临床诊断与治疗方案系列

内分泌及风湿病临床诊断与治疗方案

主 编 李延兵 梁柳琴

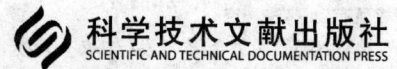

图书在版编目(CIP)数据

内分泌及风湿病临床诊断与治疗方案/李延兵,梁柳琴主编. —北京:科学技术文献出版社,2011.6
(临床诊断与治疗方案系列)
ISBN 978-7-5023-6890-6

Ⅰ.①内… Ⅱ.①李… ②梁… Ⅲ.①内分泌病-诊疗 ②风湿性疾病-诊疗 Ⅳ.①R58 ②R593.21

中国版本图书馆 CIP 数据核字(2011)第 046841 号

内分泌及风湿病临床诊断与治疗方案

策划编辑:薛士滨　责任编辑:薛士滨　责任校对:唐 炜　责任出版:王杰馨

出 版 者	科学技术文献出版社
地　　址	北京市复兴路 15 号　邮编 100038
编 务 部	(010)58882938,58882087(传真)
发 行 部	(010)58882868,58882866(传真)
邮 购 部	(010)58882873
网　　址	http://www.stdp.com.cn
发 行 者	科学技术文献出版社发行　全国各地新华书店经销
印 刷 者	富华印刷包装有限公司
版　　次	2011 年 6 月第 1 版　2011 年 6 月第 1 次印刷
开　　本	787×960　1/16 开
字　　数	749 千
印　　张	42.75
书　　号	ISBN 978-7-5023-6890-6
定　　价	98.00 元

版权所有　违法必究

购买本社图书,凡字迹不清、缺页、倒页、脱页者,本社发行部负责调换

编者名单

主　编　李延兵　梁柳琴
副主编　肖海鹏　姚　斌　杨岫岩　许韩师
秘　书　卫国红　刘建彬　刘烈华
编　者　（以姓氏字母排序）

曹筱佩　陈　说　陈冬莹　陈松锦
崔卫玲　方冬虹　高　扬　何婷婷
黄知敏　李　昊　李　进　李延兵
梁柳琴　梁素娟　廖志红　刘烈华
刘　娟　邱　茜　苏　磊　万学思
卫国红　肖海鹏　修玲玲　许韩师
许　雯　徐文明　徐　芸　杨岫岩
姚　斌　叶玉津　詹钟平　张　晖
张坚博

丛书编委会

总 主 编 王深明

丛书编委 （按姓氏笔画排序）

丁学强	万　勇	马华梅	王　玲	王深明
王治平	王海军	王子莲	文卫平	史剑波
冯崇锦	许多荣	许韩师	许扬滨	许　庚
刘思纯	关念红	庄思齐	何建桂	何裕隆
何定阳	杜志民	李　娟	李延兵	李晓曦
李佛保	肖海鹏	杨岫岩	杨军英	陈旻湖
陈凌武	陈　炜	余学清	张晋碚	张　希
汪　谦	吴钟凯	吴新建	巫国勇	罗绍凯
罗红鹤	周燕斌	周列民	胡品津	姚　斌
姜鸿彦	骆荣江	陶　军	郭禹标	徐艳文
梁柳琴	崔　毅	盛文利	盛璞义	黄锋先
黄正松	黄静文	董吁钢	彭爱华	彭宝岗
谢灿茂	曾　勉	曾志荣	曾进胜	程　钢
韩建德	蒋小云	廖威明	廖瑞端	蔡　坚
霍丽君	戴宇平			

丛书序

随着现代科学技术和医学科学的飞速发展，传统医学理论受到严峻挑战，新的医学理论层出不穷，人类对疾病的认识不断深化，加之医学模式的转变，新的医疗设备、材料和科学仪器不断涌现，导致许多疾病的诊断方法和治疗方案发生巨大变化。而如何正确诊断和治疗疾病是每个医生不可回避的、必须深思的问题。因此，亟待新的、系统的、权威的、有关不同疾病诊断和治疗方案的参考书出现。有鉴于此，王深明教授组织了以中山大学附属第一医院为核心的300多位临床医学专家共同编写了《临床诊断与治疗方案》系列丛书。我非常高兴地看到该丛书的出版，它将为提高我国医务工作者的临床诊治能力做出重要贡献。在该系列丛书出版之际，我谨表示热烈祝贺。

《临床诊断与治疗方案系列》丛书由各临床学科领域内的优秀学术骨干根据多年的临床实践经验体会，并参阅大量国内外文献和科研成果编写而成。它凝集了数百位来自临床一线的医学专家的智慧和辛勤劳动。纵览全书，该系列丛书共21分册，包括心血管内科疾病临床诊断与治疗方案、血液病临床诊断与治疗方案、呼吸内科疾病临床诊断与治疗方案、内分泌及风湿病临床诊断与治疗方案、消化病临床诊断与治疗方案、神经内科疾病临床诊断与治疗方案、肾内科疾病临床诊断与治疗方案、精神科疾病临床诊断与治疗方案、普通外科疾病临床诊断与治疗方案、骨科疾病临床诊断与治疗方案、胸心血管外科疾病临床诊断与治疗方案、泌尿外科疾病临床诊断与治疗方案、神经外科疾病临床诊断与治疗方案、整形外科疾病临床诊断与治疗方案、皮肤病临床诊断与治疗方案、妇产科疾病临床诊断与治疗方案、儿科疾病临床诊断与治疗方案、耳鼻咽喉科疾病临床诊断与治疗方案、口腔科疾病临床诊断与治疗方案、感染病临床诊断与治疗方案和眼科疾病临床诊断与治疗方案,共1 000多万字,涵盖了临床各主要学科,系统论述了各科疾病的概述、诊断和鉴别诊断、治疗方案、随访与预后等方面,尤其注重新进展、新方法的介绍。本系列丛书立足于临床,实用性很强,内容系统、新颖、重点突出,是一套全面而实用的临床参考书,对临床工作具有良好的指导意义。它的出版定会受到广大医务工作者的欢迎。

  我欣然为此系列丛书作序,并热忱地将它推荐给广大临床医生、研究生和医学生,特别是年轻医生。

钟南山

丛书前言

当今,医学的发展日新月异,医学理论不断创新,新理论、新技术不断涌现。随着人们对疾病的认识不断深化,有些疾病的诊断和治疗规范也在不断改变中。为了适应现代医学的快速发展,我们编写《临床诊断与治疗方案》系列丛书。

《临床诊断与治疗方案系列》丛书的编写采取主编负责制,编者完稿后由分册主编组织相关专家集体讨论定稿,最后由总主编整理。本书的编者是以中山大学附属第一医院各学科的知名专家和业务骨干为核心,编者以各自的临床实践经验和体会为基础,并参阅大量国内外最新文献撰写而成。

本系列丛书共1 000多万字,分为21分册,包含心血管内科疾病临床诊断与治疗方案、血液病临床诊断与治疗方案、呼吸内科疾病临床诊断与治疗方案、内分泌及风湿病临床诊断与治疗方案、消化病临床诊断与治疗方案、神经内科疾病临床诊断与治疗方案、肾内科疾病临床诊断与治疗方案、精神科疾病临床诊断与治疗方案、普通外科疾病临床诊断与治疗方案、骨科疾病临床诊断与治疗方案、胸心血管外科疾病临床诊断与治疗方案、泌尿外科疾病临床诊断与治疗方案、神经外科疾病临床诊断与治疗方案、整形外科疾病临床诊断与治疗方案、皮肤病临床诊断与治疗方案、妇产科疾病临床诊断与治疗方案、儿科疾病临床诊断与治疗方案、耳鼻咽喉科疾病临床诊断与治疗方案、口腔科疾病临床诊断与治疗方案、感染病临床诊断与治疗方案和眼科疾病临床诊断与治疗方案。各分册对各专科疾病的概述、诊断步骤和对策、治疗对策、病程观察与处理、预后评价及出院后随访等方面作了系统的介绍，尤其对新理论和新技术做了较为全面的叙述。

本书具有实用、简明、内容详尽且新颖等特点，对临床各科疾病的诊断和治疗具有指导意义，适合我国各级临床医生尤其是低年资医生、研究生、实习医生阅读参考，亦可作为医学院校教学参考用书。

本书编写过程中得到了中山大学、中山大学附属第一医院和科学技术文献出版社等各级领导的大力支持，我们一并表示衷心地感谢。

由于我们的水平有限及编写时间仓促，书中错误或不当之处在所难免，敬请广大读者批评和指正。

前 言

近年来,内分泌代谢与风湿免疫领域越来越受到学界的重视。糖尿病、甲亢、红斑狼疮、类风湿性关节炎等疾病严重危害着人群的健康。熟练掌握内分泌系统和风湿免疫相关疾病的诊疗常规和临床思维,是每位医务工作者必备的基本功。另一方面,内分泌代谢和风湿免疫领域的研究进展日新月异,论著、指南卷帙浩繁,常常使初学者感到无所适从。对于这些资料如何进行分析解读,并用于临床实践,也是另外一个挑战。

内分泌代谢系统和风湿免疫病相关资料不可谓不多。然而传统的教科书多以疾病本身作为线索,介绍病因、病理生理、临床表现、诊断和治疗。尽管层次清晰,但与临床思维的过程有较大的差距,读者在临床实践中仍需要一个较长的摸索理解、融会贯通的过程。单靠教科书和一些指南,仍无法解决临床中遇到的许多困难。有鉴于此,我们另辟蹊径,立足实践,以接诊患者时的临床思维的过程作为线索,结合最新的进展和临床经验,编写了此书,以飨读者。

本书主要有以下特点:(1)以临床思路为线索,以诊疗过程为依归进行阐述。本书各章节按照概述、诊断对策、治疗对策、病程观察及处理、随访、预后进行阐述,点面结合,贴近医疗实践。(2)立足临床,详略得当。本书内容紧扣临床,实用性强。对于基础研究内容以及尚无定论的内容进行了适当精简,重点放在了与临床密切相关的内容,力求有助于解决实际问题。(3)新旧结合,广征博引。撰写时每个章节都对国内外最新的观点、研究成果、临床指南进行归纳回顾,在文后列出引用的重要文献以备查考。同时,对于一些新理念、新方法,也做了恰当的阐述。除此之外,各编者结合自己的临床体会和临床经验,提出了许多值得借鉴的观点和技巧,这对于临床医师掌握扎实的临床基本功大有裨益。

因此,通过阅读本书,初学者可方便地掌握临床基本知识和诊疗技能,快速入门;广大医师则可将此书作为案头参考,指导医疗和教学。而专科医师也可以进行参比对照,启发思维,有所收获。由于本书为第一次出版,时间仓促,水平有限,讹误之处在所难免,望广大读者不吝指正。

目 录

1 ▶ **第1章 糖尿病**

1 ▶ 第一节 1型糖尿病
21 ▶ 第二节 2型糖尿病
34 ▶ 第三节 特殊类型糖尿病
34 ▶ 青少年的成人发病型糖尿病
41 ▶ 线粒体糖尿病
45 ▶ 极度胰岛素抵抗综合征
52 ▶ 第四节 糖尿病酮症酸中毒
60 ▶ 第五节 糖尿病高渗性高血糖状态
66 ▶ 第六节 糖尿病乳酸性酸中毒
70 ▶ 第七节 糖尿病视网膜病变
79 ▶ 第八节 糖尿病肾病
89 ▶ 第九节 糖尿病周围神经病变
101 ▶ 第十节 糖尿病自主神经病变
107 ▶ 第十一节 糖尿病伴高血压
121 ▶ 第十二节 糖尿病心血管疾病
135 ▶ 第十三节 糖尿病脑血管疾病
153 ▶ 第十四节 糖尿病下肢血管病变
161 ▶ 第十五节 糖尿病足
169 ▶ 第十六节 糖尿病骨关节病
174 ▶ 第十七节 妊娠期糖尿病

190 ▶ **第2章　低血糖症**

198 ▶ **第3章　肥胖症**

205 ▶ **第4章　血脂异常**

219 ▶ **第5章　痛　风**

227 ▶ **第6章　卟啉病**

234 ▶ **第7章　骨质疏松症**

244 ▶ **第8章　下丘脑-垂体疾病**

244 ▶ 第一节　下丘脑综合征
248 ▶ 第二节　垂体性闭经
253 ▶ 第三节　空泡蝶鞍综合征
257 ▶ 第四节　垂体瘤
262 ▶ 第五节　生长激素缺乏症
266 ▶ 第六节　巨人症和肢端肥大症
273 ▶ 第七节　高泌乳素性血症
278 ▶ 第八节　泌乳素瘤
284 ▶ 第九节　腺垂体功能减退症
289 ▶ 第十节　尿崩症
297 ▶ 第十一节　抗利尿激素分泌不当综合征

308 ▶ **第9章　甲状腺疾病**

308 ▶ 第一节　单纯性甲状腺肿
312 ▶ 第二节　毒性弥漫性甲状腺肿
329 ▶ 甲状腺浸润性眼病
336 ▶ 第三节　多结节性甲状腺肿伴甲亢
339 ▶ 第四节　自主性功能亢进性甲状腺腺瘤病

目录

- 342 第五节 碘与甲状腺疾病
- 346 第六节 甲状腺功能正常性病变综合征
- 348 第七节 甲状腺功能减退症
- 353 第八节 亚急性甲状腺炎
- 356 第九节 慢性自身免疫性甲状腺炎
- 360 第十节 甲状腺肿瘤
- 364 第十一节 甲状腺结节

369 第10章 甲状旁腺疾病

- 369 第一节 甲状旁腺功能减退症
- 377 第二节 假性甲状旁腺功能减退症
- 383 第三节 甲状旁腺功能亢进症

394 第11章 肾上腺疾病

- 394 第一节 皮质醇增多症
- 401 第二节 慢性肾上腺皮质功能减退症
- 409 第三节 肾上腺危象
- 415 第四节 原发性醛固酮增多症
- 423 第五节 继发性醛固酮增多症
- 426 第六节 先天性肾上腺皮质增生症
- 440 第十节 嗜铬细胞瘤
- 448 第八节 肾上腺意外瘤

454 第12章 多发性内分泌腺肿瘤综合征

462 第13章 多毛症

470 第14章 弥漫性结缔组织病

- 470 第一节 系统性红斑狼疮
- 481 第二节 类风湿关节炎
- 493 第三节 幼年型类风湿关节炎
- 502 第四节 特发性炎症性肌病

- 509 第五节 系统性硬化病
- 515 第六节 干燥综合征
- 523 第七节 混合性结缔组织病
- 528 第八节 成人斯蒂尔病
- 534 第九节 未分化结缔组织病
- 537 第十节 风湿热

546 第15章 系统性血管炎

- 549 第一节 大动脉炎
- 555 第二节 巨细胞动脉炎及风湿性多肌痛
- 560 第三节 结节性多动脉炎
- 566 第四节 显微镜下多血管炎
- 570 第五节 Wegener 肉芽肿
- 577 第六节 变应性肉芽肿血管炎
- 581 第七节 皮肤血管炎
- 591 第八节 白塞病

599 第16章 血清阴性脊柱关节病

- 599 第一节 强直性脊柱炎
- 607 第二节 赖特综合征
- 612 第三节 银屑病关节炎

619 第17章 骨关节炎

626 第18章 感染性关节炎

632 第19章 复发性多软骨炎

639 第20章 其他风湿病

- 639 第一节 结节病
- 647 第二节 纤维肌痛综合征
- 653 第三节 结节性脂膜炎
- 659 第四节 抗磷脂抗体综合征

第 1 章 糖尿病

第一节 1型糖尿病

【概述】

糖尿病为胰岛素分泌缺陷和(或)胰岛素作用缺陷引起,并以慢性高血糖伴碳水化合物、脂肪和蛋白质的代谢障碍为特征。糖尿病可造成眼、肾脏、心脏和血管等多种器官的慢性损害、功能障碍以及衰竭。目前国际上通用 WHO 糖尿病专家委员会提出的病因学分型标准(1999年),将糖尿病分为 1 型糖尿病、2 型糖尿病、其他特殊类型糖尿病和妊娠糖尿病。绝大多数 1 型糖尿病(Type 1 diabetes mellitus,T_1DM)是自身免疫性疾病,遗传因素和环境因素共同参与其发病过程,1 型糖尿病的主要病因是 β 细胞遭到破坏,患者需要使用胰岛素维持生命。世界不同地区 1 型糖尿病发病情况差异巨大,以北欧国家最高,而东南亚国家则相对较低。中国是世界上发病率最低的国家之一,1996 年 T1DM 发病率为 0.57/10 万,全国约 300 万,约占糖尿病总人数的 5.6%。T1DM 发病率有一定地域性和季节性特点,春夏季节发病率低,冬秋季高。6 个月以内婴儿很少发生 1 型糖尿病,发病一般从 9 个月开始,随年龄增长,发病率逐渐升高。国外报道发病高峰年龄为 12~14 岁,我国 11 个地区调查结果显示 10~14 岁达高峰,成人 1 型糖尿病流行病资料尚缺,不能反映年龄变化。

【诊断步骤】

(一)病史采集要点

1. 起病情况 儿童 1 型糖尿病发病年龄高峰在青春期,起病急、病程短,容易掌握确切的发病时间。成人 1 型糖尿病则起病隐匿,症状可能在数周或数月后出现。成人隐匿性自身免疫性糖尿病(latent autoimmune diabetes in adults(LADA)起病多在 30 岁以后。

2. 主要临床表现　主要由于高血糖引起症状,如多尿、烦渴、多食,体重减轻,视力模糊。如果合并感染,发热、咽痛、咳嗽或排尿困难可能成为首发症状。部分患者可能为酮症酸中毒起病,可表现为腹痛、恶心、呕吐、意识障碍、轻度的嗜睡到深度昏睡,治疗不及时甚至昏迷。

3. 既往病变　是否患有与本病有关的胰腺疾病,有无肥胖、高血压、营养不良、长期上腹痛、酗酒等病史,有无垂体、甲状腺、胰腺、肾上腺等病史,有无外伤、手术等病史。

(二)体格检查要点

1. 身高和体重　计算 BMI 值,评价是否有消瘦。

2. 儿童患者的发育情况　病程长,血糖控制不好的患者可发生生长发育迟缓,身材矮小,智力发育迟缓。

3. 营养状态　评价是否存在营养不良。

4. 各系统检查　重点明确有无白内障,合并眼底改变;有无合并神经病变和肾脏病变。

(三)门诊资料分析

1. 怀疑 1 型糖尿病的临床情况　在临床上,遇到下列情况时,要想到糖尿病可能:①家庭一级亲属中有 1 型糖尿病患者;②食量明显增多,而体重下降,或伴有多饮、多尿;③疲乏和虚弱;④反复发作的视力模糊;⑤顽固性阴道炎或外阴瘙痒;⑥顽固性或反复发作的肺部、泌尿、胆道系统感染;⑦非应激状态下一过性高血糖。

2. 血糖、糖化血红蛋白(HbA1c)检查　正常参考值空腹血糖为 3.9～6.1 mmol/L,HbA1c 为 4%～6%。两者结合可用于糖尿病诊断。

3. 口服葡萄糖耐量试验(oral glucose tolerance test,OGTT)　空腹血糖正常或轻度升高者可作 OGTT,儿童口服葡萄糖的用量是:<3 岁者 2 g/kg;>3 岁者 1.75 g/kg,最大量≤75 g。非妊娠成人服 75 g 无水葡萄糖或者 82.5 g 含一分子水的葡萄糖,溶于 250～300 ml 水中,5～10 min 内饮完。空腹状态下施行,空腹时间不少于 10 h,也不应超过 16 h。空腹及服糖后 30 min,60 min,120 min 采血。空腹血糖≤6.0 mmol/L 和/或 OGTT 2 h 血糖均≤7.8 mmol/L 为正常。

(四)进一步检查项目

1. 胰岛 β 细胞自身抗体　确诊血糖升高后,应进行抗胰岛细胞抗体、谷氨酸脱羧酶(GAD)抗体及胰岛素自身抗体(IAA)检查,以早期诊断1型糖尿病。

2. **糖尿病急性并发症检查** 怀疑并发糖尿病酮症酸中毒,除测定血糖外,还应测定生化检查,血酮、尿酮、血渗透压、血气和酸碱平衡等检查。

3. **糖尿病慢性并发症检查** 诊断糖尿病后,应定期进行视网膜病变、神经系统、肾脏系统的病变检查。

4. **残存胰岛β细胞功能检查** 血清C肽水平可用来评价1型糖尿病患者残存的胰岛β细胞功能。通常测定空腹C肽水平或行胰高糖素-C肽释放试验。空腹C肽水平<0.2 nmol/L,餐后2 h C肽<0.5 nmol/L或胰高糖素刺激后6 min C肽<0.5 nmol/L。糖尿病控制和并发症研究(DCCT)显示残存低水平的C肽水平有利于改善1型糖尿病患者的代谢控制。

5. **遗传标志** 与HLA-Ⅱ中的DQA1*0301-B1*0302(DQ8)和DQA1*0501-B1*0102(DQ2)易感基因有关,与DQA2*0102-B1*0602DQ6保护性基因有关。

6. **伴有其他器官特异性抗体阳性** 抗甲状腺抗体、抗核抗体等。

【诊断对策】

(一)诊断要点

1. **1型糖尿病** ①青少年起病,非肥胖,或酮症酸中毒起病;②根据1997年,美国糖尿病协会(ADA)诊断标准:空腹血糖FPG≥7.0 mmol/L;有典型的"三多一少"症状,随机血糖(就餐后任意时间血糖)≥11.1 mmol/L;OGTT 2小时血糖2 h PG≥11.1 mmol/L,次日复查仍符合上述标准之一者,即可诊断糖尿病。③胰岛β细胞自身抗体阳性。

2. **LADA** ①发病年龄>20岁或者>30岁,非肥胖;②口服降糖药物易失效;③临床起病到依赖胰岛素的自然病程≥6月或1年;④有2型糖尿病家族史;⑤胰岛β细胞自身抗体阳性。

(二)鉴别诊断要点

1. **1型糖尿病与下列疾病鉴别**

(1)应激性血糖升高 各种生理性应激(过度兴奋、过度的体力活动)及各种病理性应激(如发热、感染、大出血、创伤、手术、麻醉、昏迷等)均可因应激激素的增多,糖耐量下降,呈现糖尿病样反应。

(2)2型糖尿病 多成年人起病,起病时多肥胖,非胰岛素依赖性,胰岛β细胞自身抗体阴性。

(3)胰源性糖尿病　胰腺全切术后、慢性酒精中毒或胰腺炎等引起的胰腺疾病可伴有糖尿病。临床表现和实验室检查类似1型糖尿病,但血中胰高血糖素和胰岛素均明显降低,治疗中更易发生低血糖,但不易发生严重的酮症酸中毒。可伴有吸收不良、营养不良、慢性腹泻和消化不良等表现。

(4)内分泌疾病所致糖尿病　一般其原发病的表现(如肢端肥大症、皮质醇增多症、嗜铬细胞瘤、甲状腺功能亢进症等)突出,糖尿病表现不明显。

(5)医源性糖尿病　长期使用糖皮质激素或者免疫抑制剂可导致糖耐量异常,以胰岛素抵抗和高胰岛素血症为特征。

2. LADA 与下列疾病鉴别

(1)线粒体糖尿病　为胰岛β细胞功能基因异常所致的糖尿病,其突变基因为线粒体 tRNA 核苷酸 3243AG,改变了胰岛β细胞对葡萄糖的反应,并且导致了β细胞的缺失。临床特点为母系遗传倾向不典型的非胰岛素依赖性糖尿病,起病早,消瘦,β细胞功能进行性衰竭,病程中需改用胰岛素,可伴有神经性耳聋。基因测定、家族史及自身抗体的检测可与 LADA 鉴别。

(2)MODY(青少年起病的成年型糖尿病)　发病年龄多小于25岁,家族中有二代以上的遗传史,病情较轻,多不需要胰岛素治疗,该病属于常染色体遗传。

(三)临床分型

根据病因分型:

1. 1A 型糖尿病　为免疫介导所致,突出的特点是存在胰岛自身抗体和胰岛炎,以及选择性的胰岛β细胞破坏。自身抗体阳性率可达90%以上。

2. 1B 型糖尿病　具有严重胰岛素缺乏而无胰岛β细胞自身免疫证据。

【治疗对策】

(一)治疗原则

1. 早期明确诊断,早期治疗。

2. 明确糖尿病为终生性疾病,需要坚持长期治疗。

3. 明确综合治疗的必要性　糖尿病教育,饮食治疗,运动治疗,药物治疗,血糖自我监测。

4. 明确早期强化治疗的重要性。

(二)治疗计划

1. 糖尿病健康教育　糖尿病健康教育的目标是让患者及其家人懂得糖尿病的基本病理生理机制及胰岛素依赖型和非胰岛素依赖型糖尿病的差别。1型糖尿病患者及其家人要学习维持患者生命的基本技能:①胰岛素的使用;②自我血糖监测;③调整运动前的胰岛素剂量和饮食摄入量;④发病时的护理及酮症酸中毒的预防和低血糖的治疗;⑤慢性并发症的预防、治疗和康复课程,应该包括学习如何应付并发症所带来的身体变化和身体功能的下降等内容。尤其重要的是要强调血糖控制的短期和长期的益处。

2. 饮食治疗

(1)目标

1)根据日常饮食和生活方式制定个体化的餐饮计划,并将其作为胰岛素治疗与日常饮食和运动方式相结合的基础。

2)对于接受胰岛素治疗的患者,坚持碳水化合物进餐时间与胰岛素作用时间同步。

3)对接受强化胰岛素治疗的患者,根据总碳水化合物摄入量和通过监测血糖水平以确定餐前胰岛素剂量和确定餐后血糖反应以调整胰岛素用量。

4)对血糖有改善的患者,注意摄入的碳水化合物、蛋白质和脂肪的总热量,以防止体重增加。

5)对于改变常规进食和运动习惯的患者,应及时调整速效胰岛素用量以预防低血糖,对于计划外的运动,可能需要额外补充碳水化合物。

(2)热量 在首次确诊时1型糖尿病患者体型通常偏瘦。饮食应该给以足够热量以保证其正常生长和发育,以及维持日常的体力活动。对于婴儿、儿童和青少年,热卡摄入量应该与根据生长和性成熟期所需要的能量绘成的生长曲线保持一致。

根据标准体重及活动量计算每日所需总热卡。标准体重(公斤体重)的计算方法是:40岁以下者为身高(厘米)−105;40岁以上者身高(厘米)−100,或者[身高(厘米)−100]×0.9。成人每天每公斤标准体重的总热量估计为:休息状态下为25~30千卡,轻体力劳动者为30~35千卡,中度体力劳动者为35~40千卡,重体力劳动者为40千卡以上。18岁以下青少年每日每公斤标准体重所需热卡(千卡)=90−3×年龄(岁)。儿童所需热量与健康儿童相同。

(3)合理分配营养成分比例 营养物质分配的原则是高碳水化合物、高纤维素、低脂肪饮食。一般碳水化合物占总热量的50%~60%,蛋白质占总热量的15%~20%(每日每公斤体重0.8~1.0 kg),脂肪占总热量的20%~25%(每日每公斤体重需要0.6~1.0 g)。

(4)食物的选择与注意事项

1)应告诉患者不宜食用含糖的甜食(低血糖除外),满足口感可使用糖的代用品,如木糖醇,甜味葡萄糖精。碳水化合物主要有谷类、薯类、豆类、含糖多的蔬菜和水果等。以谷类为主食者尽量选择粗制品。

2)选择脂类食品时,尽量减少动物性脂肪的摄入量,适当增加植物脂肪。

3)动物性蛋白主要源于动物的瘦肉类、畜肉、禽肉、鱼虾蛋类,植物性蛋白含量最高的是豆类。

4)每日空腹或两餐之间进食新鲜水果,少量开始,应计算在总热量内。

(5)食谱和热卡的设计与计算

1)粗算法 适用于门诊患者,体重大致正常,身体状况较好者,根据劳动强度大致估计主食:休息者200~250 g,轻体力劳动者400~500 g,中体力劳动者350~400 g,重体力劳动者400~450 g。副食品中蔬菜不限制,蛋白质约30~40 g,脂肪40~50 g。

2)细算法 科学性强,但须经常查阅食物成分表。方法和步骤为:①根据患者性别、年龄、身高体重计算标准体重;②根据患者劳动强度确定每天所需总热量;③确定碳水化合物、脂肪和蛋白的供给量。每克碳水化合物与每克蛋白质均产生4 kcal热量,每克脂肪产生9 kcal热量。设全日总热量=X,全日碳水化合物(g)=X×(50%~60%)/4,全日蛋白质(g)=X×(12%~20%)/4,全日脂肪(g)=X×(20%~35%)/9。总热量三餐分配按1/5、2/5、2/5分配。

3. 运动治疗 糖尿病运动治疗可改善胰岛素敏感性,但1型糖尿病患者需慎重,注意以下事项:①为减少低血糖发生的风险,注射胰岛素后1~1.5 h内避免剧烈运动。②运动前减少短效和中效胰岛素的剂量,并且运动后应该增加碳水化合物的摄取。③不同运动类型对血糖水平会产生截然不同的影响:中等度、持续的运动能降低血糖,并可能引起低血糖,而短时间、高强度的运动则会升高血糖。因此,选择中等强度的运动。④建议1型糖尿病患者在运动前不仅检测血糖水平,同时测定尿酮或血酮水平,如果血糖水平达到或超过13.9 mmol/L并且出现酮体,应推迟运动并注射胰岛素。⑤强调个体化治疗,但有共同原则,运动前测定血糖,如血糖低于5.6 mmol/L,补充碳水化合物,或者应在进餐后1~3 h后运动。计划运动时,减少餐前短效胰岛素用量50%,中效胰岛素用量减少30%~35%。⑥运动前、中、后可根据血糖水平补充碳水化合物。

4. 胰岛素及胰岛素类似物治疗

(1)胰岛素及类似物的分类

1)按来源不同分类

①动物胰岛素:20世纪70年代以前临床广泛使用的是动物胰岛素。其来源主要是从猪和牛的胰腺提取。猪胰岛素与人胰岛素仅相差一个氨基酸,牛胰岛素与人胰岛素相差3个氨基酸。使用牛胰岛素比猪胰岛素易于产生抗体,但药效相同。

②化学合成胰岛素:1965年我国成功合成了具有生物活性的结晶牛胰岛素。由于成本高,批量生产困难,一直局限于实验室,未用于临床。

③半合成人胰岛素:采用生物酶切技术,将猪胰岛素β链第30位丙氨酸一次性置换成苏氨酸,此即半合成人胰岛素。

④生物合成人胰岛素:近年来,由于生物科学技术突飞猛进的发展,生物合成人胰岛素已被广泛应用临床。应用基因工程技术,获得高纯度的生物合成人胰岛素已不再是神话。人工合成人胰岛素与人体内源性胰岛素的结构及生物活性完全相同,给糖尿病的治疗带来又一次革命。目前国内应用的有两种:丹麦生产的"诺和灵",和美国生产的"优泌林"。

2)按药效时间长短分类

①短效型(或速效型)胰岛素:为可溶性,可供皮下、肌内、静脉注射的胰岛素。一般皮下注射30 min后开始起效,高峰浓度在2~4 h,持续作用5~8 h,随剂量增大其作用时间可延长。临床常用的有普通胰岛素(即动物胰岛素)、人胰岛素如诺和灵R和常规优泌林。

②中效型胰岛素低鱼精蛋白锌胰岛素(简称NPH):呈中性的白色混悬液,只供皮下和肌内注射。注射后2~4 h起效,高峰浓度在6~12 h,以后作用渐减可持续约24 h。本品中的鱼精蛋白锌全部与胰岛素结合在一起,没有多余的部分。胰岛素与鱼精蛋白分离后,才能被吸收。这种分离是逐渐的,所以吸收的速度很慢,维持时间较长。本品可单独应用,也可和短效胰岛素混合在一起应用。混合时,短效和中效胰岛素按各自吸收的速度发挥作用。

③长效型(慢效型)胰岛素:鱼精蛋白锌胰岛素(简称PZI),呈中性的白色混悬液,只供皮下和肌内注射。注射后4~6 h起效,高峰浓度在14~20 h,作用持续约24~36 h。本品含鱼精蛋白锌比中效胰岛素为多,吸收速度更慢,维持时间更长。本品所含的鱼精蛋白锌大部分和胰岛素相结合。当和短效胰岛素混合使用时,游离部分的鱼精蛋白锌和加入的短效胰岛素结合,使其变成鱼精蛋白锌胰岛素。

④预混胰岛素:预混胰岛素是指短效与中效胰岛素按一定比例混合而成,最常用的制剂是70/30。常见类型以及作用特点见表1-1。

表1提供了常用胰岛素的注射途径和作用时间。

表 1-1 常用胰岛素种类及特点

类型	品种	来源	注射途径	作用时间(h) 开始(h)	最强(h)	持续(h)
短效	正规胰岛(RI)	猪	静脉	即刻	1/2	2
			皮下肌内	1/2~1	2~4	6~8
	中性单峰胰岛素	猪	静脉	即刻	1/2	2
			皮下肌内	1/2~1	2~4	6~8
	诺和灵 R	人	静脉	即刻		
			皮下肌内	1/2~1	1~3	8
	常规优泌林	人	皮下肌内	1/2	2~4	6~8
中效	低鱼精蛋白锌胰岛素(NPH)	猪	皮下肌内	3~4	6~12	13~16
	诺和灵 N	人	皮下肌内	1.5	4~12	13~16
	中效优泌林	人	皮下肌内	1~2	4~10	13~16
预混	诺和灵 30R	人	皮下肌内	0.5		
	诺和灵 50R	人	皮下肌内	0.5		
	优泌林 70/30	人	皮下肌内	0.5	2~8	16~20
	优泌林 50/50	人	皮下肌内	0.5		16~20
	优泌乐 75/25	生物合成	皮下肌内	15 min	1.5~3	16~24
超短效类似物	诺和锐	生物合成	静脉皮下肌内	5~10 min	1~3	3~5
	优泌乐	生物合成	静脉 皮下肌内	<15 min	0.5~1.5	4~5
长效类似物	甘精胰岛素	生物合成	皮下肌内	2~3	无分泌高峰	30
	诺和平	生物合成	皮下肌内	2~3	无分泌高峰	24

3) 胰岛素类似物分类 胰岛素类似物是指对人胰岛素分子结构进行生化改变,从而改变它的起效时间,作用高峰和效用持续时间,以模拟人体内β细胞分泌的胰岛素作用。临床试验显示这些胰岛素类似物安全有效,它们的优势在于模拟了胰岛素的生理功能从而更好地控制血糖。

①超短效或速效胰岛素类似物：目前临床常用的有 B_{28} 门冬氨酸人胰岛素类似物（诺和锐，B_{28}Asp）和赖脯胰岛素类似物（优泌乐），前者是丹麦诺和诺德公司另一种基因工程合成的速效/短效人胰岛素同类物，胰岛素 β 链第 28 位脯氨基酸被天门冬氨酸所取代。后者则是美国礼来公司生产，胰岛素的 B28～B29 位分别采用赖氨酸和脯氨酸，对人胰岛素的两种修饰方法都是为了降低胰岛素自身聚合性，与常规人胰岛素比较，此胰岛素类似物具有注射于人体后吸收快、起效快、代谢快等特点。它们的起效、达峰所需时间和效用持续时间都与进食导致的血糖升高时间相吻合，因此是进餐前使用的理想胰岛素。也有研究证明了年幼患儿餐后注射优泌乐的可行性，表现在安全、有效和低血糖发生风险降低。

②长效胰岛素类似物：甘精胰岛素（Glargine）是第一个通过重组技术生产的长效胰岛素类似物，对天然人胰岛素进行两个修饰，在人胰岛素 β 链羧基终端加上两个碱性精氨酸残基（生成 B31 精氨酸、B32 精氨酸），将蛋白质的等电点从 pH5.4 移到 pH6.7，使分子在酸性 pH 更容易溶解，而在中性 pH 不易溶解。由于类似物储存在酸性 pH，为防止在低 pH 时 A21 天冬酰胺发生不合适的脱氨基，将 A21 天冬酰用甘氨酸替代，因此称为"甘精胰岛素"。甘精胰岛素已被美国 FDA 批准。其具有很好的稳定性，注射后 1.5～2 h 起效，持续作用时间为 24 h。吸收速率比较恒定，没有作用峰值。用葡萄糖胰岛素钳夹试验比较 Glargine、NPH（中效胰岛素）和长效胰岛素的作用，结果显示 Glargine 在 24 h 的作用过程中基本呈平坦的曲线，相同的血糖控制，夜间症状性低血糖发生率，比应用 NPH 者明显降低。尤其适合低基础胰岛素者的胰岛素替代治疗。甘精胰岛素不能用于 6 岁以下儿童。另一种长效胰岛素类似物诺和平（Insulin determin）是在 B29 赖氨酸侧链酰基化加上 14 碳脂肪酸，而去除 B30 氨基酸，可促使其与血清白蛋白结合，从而延长其在注射部位的吸收和血循环中的半衰期。

③预混胰岛素类似物：优泌乐 75/25 和诺和锐 30 皮下注射后，可产生类似于皮下注射赖脯胰岛素或门冬氨酸胰岛素所产生的快速胰岛素作用峰，而其中的中性精蛋白赖脯胰岛素或门冬氨酸胰岛素组分则可提供类似与中性精蛋白人胰岛素那样的基础胰岛素水平，因此其控制餐后血糖作用较预混人胰岛素 70/30 更好。

(2)胰岛素治疗原则　无急性代谢紊乱和急性合并症的 1 型糖尿病，都应在饮食治疗的基础上使用胰岛素治疗，必须做到定时定量进餐。初用胰岛素者，应用短（速）效类胰岛素，从小剂量开始，然后根据血糖、尿糖情况逐步调整到所需剂量。如需改用中、长效胰岛素或混合胰岛素时，先用短效胰岛素调整剂量，证明每日所需剂量后再改用其他类型胰岛素,这样容易成功。设法使胰岛素高峰与血糖高峰相重合,所以要注意胰岛素注射时间与进餐的关系,普通胰岛素需三餐前 30 min 皮下注射。体力运动要定时定量,要根据胰岛素作用时间和进餐情况,选择合理的运动时间和运动量,如注射普通胰岛素,一般都在餐后 1~2 h 开始运动,运动 15~30 min,每日 2~3 次。使用胰岛素的患者要有规律地监测血糖和尿糖情况,以便调整胰岛素用量。

可见,胰岛素的使用必须严格掌握以下原则:①胰岛素治疗的适应证。②所使用胰岛素的作用特点。③依据患者具体情况(如糖尿病类型、血糖水平、饮食情况、运动量、劳动强度、有无并发症及应激状况),确定胰岛素治疗的剂量,强调个体化。④无论何种类型的糖尿病,初用多采用短效胰岛素和中长效胰岛素联合多次注射,每日 3~4 次皮下注射,血糖稳定控制后,可根据患者的病情或需求考虑改用每日两次注射。在糖尿病合并急性并发症(如酮症酸中毒、高渗性昏迷、乳酸性酸中毒)及严重应激状况(严重感染、急性心梗、脑梗死、外伤和大手术)时,均应采用短效胰岛素治疗。⑤短效与长效胰岛素的比例一般为 1.5~4:1。混合液中的长效胰岛素剂量一般不超过 16 u。人短效与中效胰岛素的混合比例以 1:2 为适当,最多为 1:1。注意:人的短效胰岛素不可多于中效胰岛素。⑥初用胰岛素,均应从小剂量开始,然后参照血、尿糖每 3~5 d 调量一次,直至血、尿糖控制在满意的水平。在维持治疗阶段,如发现血糖升高或低于正常,首先应消除诱因,不可盲目增减胰岛素用量,以防血糖大幅度波动。当血糖控制平稳,需撤减胰岛素用量时,速度不可过快,每次减量幅度不宜过大。⑦应用胰岛素治疗期间,不可随意自行中断治疗。1 型糖尿患者除少数在蜜月期可暂停用胰岛素外,必须坚持胰岛素治疗,以保护残存的胰岛 β 细胞功能,延缓病情的发展及并发症的发生。⑧胰岛素治疗期间,必须坚持饮食疗法,保持固定的餐次、进餐时间、进餐量,保持相对稳定的运动量。1 型糖尿病患者,尤其是消瘦的 1 型糖尿病患者,对胰岛素比较敏感,有时剂量增减 1~2 u,即可引起血糖较大的波动。此时除需考虑调整胰岛素用量、剂型、注射时间和注射部位外,尚需注意餐次、进餐时间、饮食量的调整。⑨糖尿病患者及家属掌握血、尿糖的自我监测技术,并做好记录,以便胰岛素剂量的调整。⑩糖尿病患者及其家属了解胰岛素的副作用,尤其是低血糖的产生原因、临床表现,要学会一般的应急处理方法。

(3)胰岛素治疗方案和剂量调整 1 型糖尿病患者需要终身胰岛素替代治疗,其胰岛素治疗目标为:①消除高血糖症状;②预防糖尿病酮症酸中毒;③阻止严重的分解代谢状态并保持合适的体重指数及恢复去脂肪体重;④降低感染率;⑤降低孕期的胎儿和母体的感染率；⑥预防并延缓糖尿病微血管及大血管并发症。在1型糖尿病患者中进行的大型临床前瞻性研究 DCCT 显示强化治疗能显著降低1型糖尿病患者的微血管并发症的患病率。因此在不发生严重低血糖的前提下，制定合适的个体化胰岛素治疗方案非常重要。

胰岛素治疗方案

1)一日多次胰岛素注射方案(MDI)　餐时＋基础胰岛素联合注射，每日3~4次注射，三餐前一般首选超短效胰岛素类似物，或者短效胰岛素，睡前可选用中效胰岛素或者长效胰岛素类似物。

2)持续皮下胰岛素输注治疗(CSII)　是一种更为完善的胰岛素强化治疗方式。放置常规人胰岛素或超短效胰岛素类似物的容器通过导管分别与针头和泵连接，针头置于腹部皮下组织，用可调程序的微型电子计算机控制胰岛素输注，模拟胰岛素的基础分泌和进餐时的脉冲式释放。较 MDI 的优点包括患者无需面对每日多次注射的压力，在就餐和运动方面有更好的弹性，CSII 是目前最符合生理条件的基础胰岛素替代治疗方法。

3)一日2次胰岛素注射治疗方案　1型糖尿病患者并不推荐使用一日2次胰岛素注射治疗方案，因为其既不能提供良好的血糖控制，又没有足够的弹性空间来调整胰岛素剂量。

胰岛素的使用大体可分为三个阶段：初始剂量的确定，治疗剂量的调整，维持治疗。尤其是前两个阶段的治疗，必须在医生的严密监护及指导下进行。

1)胰岛素初始剂量的确定和剂量分配阶段

在保持固定的饮食量及活动量后，可根据患者的血糖、尿糖、病情、体重等估计胰岛素的初始剂量。初始胰岛素治疗多采用 MDI 方案，因此，以 MDI 为例介绍胰岛素治疗剂量的确定和调整。可根据生理需要量估计：正常人每日胰岛素分泌量为24~48 u，24 u 为基础量。可先按24~30 u/日给予。或者根据病情、体重估计（表1-2）。

表1-2　初用胰岛素治疗剂量

病　情	剂　量
1型糖尿病	
新近诊断	0.5 u/(kg·d)
蜜月期	0.4 u/(kg·d)
应激状态下	0.6~1.0 u/(kg·d)

续表

病 情	剂 量
原用胰岛素量 0.7~0.9 u/(kg·d)	0.7 u/(kg·d)
原用胰岛素量<0.7 u/(kg·d)	按原剂量,以后酌情调整
原用胰岛素量 0.7~0.9 u/(kg·d)	0.7 u/(kg·d)
原用胰岛素量>0.9 u/(kg·d)	酌减 20%~25%,以后进一步调整

胰岛素初始剂量确定后,可将全日量的 60%分配到三餐前 15~30 min 皮下注射,用量分配原则为:早餐前>晚餐前>午餐前,全日量 40%分配到睡前注射。

2)胰岛素剂量的调整阶段

胰岛素初始剂量试用 2~3 d 后,应根据患者的血糖、尿糖进一步调整剂量。根据血糖调整:根据三餐前及睡前的血糖水平调整胰岛素剂量,见表 1-3。

调整胰岛素剂量期间,需明确血糖控制目标,见表 1-4。

表 1-3　依据餐前血糖值调整胰岛素剂量

餐前血糖值 mmol/L(mg/dl)	餐前胰岛素用量	其他处理
<2.8(<50)	减 2~3 u	立刻进餐
2.8~3.9(50~70)	减 1~2 u	
3.9~7.2(70~130)	原剂量	
7.2~8.3(130~150)	加 1 u	
8.3~11.1(150~200)	加 2 u	
11.1~13.9(200~250)	加 3 u	
13.9~16.6(250~300)	加 4~6 u	
16.6~19.4(300~350)	加 8~10 u	
餐前活动量增加	减 1~2 u	或加餐
餐前活动量减少	加 1~2 u	

表 1-4　中国糖尿病患者的血糖控制目标

		良好	一般	不良
血浆葡萄糖(mmol/L)	空腹血糖	4.4～6.1	<7.0	>7.0
	餐后 2 h 血糖	4.4～8.0	<10.0	>10.0
A1C(%)		<6.5	6.5～7.5	>7.5

3)胰岛素维持治疗阶段

一部分 1 型糖尿病患者在胰岛素治疗后一段时间内病情部分或完全缓解,胰岛素剂量减少或者可以完全停用,称为"糖尿病蜜月期",通常持续数周或数月。因此,糖尿病患者的血糖得以控制时的胰岛素用量并不代表日后所需的维持量。在此阶段应根据患者的血、尿糖情况及有无低血糖反应,每隔数日酌情减少胰岛素用量,直到每日最少的必需量(维持量)。维持量也不能长久固定不变,应根据患者日后的饮食情况、运动量大小、有无应激状况及血糖水平的变化及时增减。

(4)胰岛素注射的方式及部位

糖尿患者胰岛素治疗的传统方式是采用皮下注射法。因为胰岛素是由 51 个氨基酸所组成的多肽,可受肠道内的酶及 pH 值的影响而变性或分解,故不能口服给药。皮下注射的部位可取前臂外侧、腹壁、股部及臀部。胰岛素吸收的速率可依据注射部位不同而有所差异。一般认为吸收速率上腹部＞下腹部＞前臂外侧＞股部＞臀部。胰岛素在脂肪肥大区域或水肿区域的吸收较为缓慢,应避免在这些部位注射。

每次注射均应变换注射点,如果多次在同一点上注射,可使局部的皮下组织变硬,吸收能力减低,使所注射的胰岛素得不到全部吸收。此外,注射长效胰岛素后,分离出来的鱼精蛋白与体内的某些物质结合起来,成为一种不容易溶化的块状物,可引起注射部位的淋巴管堵塞。一般认为两周内同一注射点上不能重复注射两次。可有目的的将身体上可注射的部位划一些线,沿每条注射线,有顺序的自上而下,或自下而上注射数次。两个注射点最好相隔 2 cm 的距离,这样可保证每一点在相当长的时间以后才接受第二次注射。由于身体不同部位对胰岛素吸收速率的不同,不可过频的随意变换注射部位,以防引起血糖的波动。

有人观察到,在腿部及臀部注射比皮下注射吸收要快些。但在腹部,皮下注射与肌内注射相比,吸收速率无变化。鉴于肌内注射后有加重运动期间低血糖反应的可能,和注射后带来的不适感,以及在腿部肌肉中的吸收并不快于在腹部皮下组织中的吸收,故目前不主张胰岛素注射采用肌内注射方式。

胰岛素的吸收速率除与注射途径及部位有关外,尚受以下体内外因素的影响:

①温度:较高的环境温度及注射部位受热(如洗热水澡)可加速其吸收;反之,寒冷可减慢其吸收。

②运动:注射到大腿部后运动可加快其吸收,故在此部位注射 1 h 内应避免运动;但胰岛素注射在腹部,运动不会产生太大影响,此也是提倡在该部位注射的原因之一。

③并发症:酮症酸中毒时可显著加快胰岛素的吸收速率;在健康人低血糖时,胰岛素的吸收速率减慢。

④吸烟:有人认为吸烟有降低胰岛素吸收的趋势。

⑤药物:钙离子拮抗剂可加速胰岛素的吸收;受体阻滞剂可延缓胰岛素的吸收。

(5)正确贮存胰岛素 胰岛素是一种生物制剂,它的贮存需要合适的温度及一定的条件,否则会引起胰岛素活力的下降,影响降糖疗效。

贮存胰岛素的最佳温度为 2~8 ℃。中效及长效胰岛素比短效胰岛素稳定,在 5 ℃的环境内,可放置 3 年不变质;而短效胰岛素在 5 ℃的环境内,放置 3 个月后效值稍减,放置 3 年可减效 20%。为保持胰岛素的活力,最好将其放置在冰箱内的冷藏室内,远离冷冻室的地方。如无条件,可设法放置在能利用的最阴暗、最凉的地方。胰岛素不可冰冻。冰冻后即要变性,失去生物活性,即使解冻也无法复原。胰岛素不可暴露在阳光下,甚至散射的阳光也可使其生物活性丧失的速度比平常快 100 倍。不可放在温度较高的地方,不宜放在电子计算机及电视机上面,否则会引起活力的丧失。在 30~50 ℃时,各种胰岛素均会部分失效,颜色及结构上亦会有改变。在 55~60 ℃时各种胰岛素均迅速失效。

正在使用的胰岛素可在室温(不超过 25 ℃)中放置 1 个月,如有条件,最好还是放在冰箱冷藏室内。笔式注射器和一次性预灌式注射器在注射期间无需贮存在冰箱内。在较高的温度(包括 25 ℃)下,时间久了,胰岛素会在瓶底及瓶壁上沉淀。长效胰岛素的沉淀物,轻轻摇晃后很容易脱落分散;而中效胰岛素的沉淀物常浑浊不均,在瓶底及瓶壁粘连较紧。摇动后可成块脱离。此块状物还保存正常活力,但不易通过针头,可使抽取的药液中胰岛素活力下降。各种胰岛素出厂后规定有效期为 1~2 年,如果保存得当,过期不久的胰岛素也可以使用。但药效可能减低,注意使用时剂量要比原剂量有所增加。

此外,要避免胰岛素受到频繁的震动。学会辨认胰岛素变质。如果出现下列现象,表明胰岛素变质,请停止使用:可溶性胰岛素出现变色,或悬浮颗粒,或絮状;混悬液出现颗粒状;液体偶尔出现棕色变化。

(6)使用胰岛素常见副作用

1)低血糖反应 为胰岛素治疗中最常见、最重要的副作用。产生原因:1型糖尿病,病情不稳定,血糖波动大者,易出现低血糖反应;胰岛素用量过大,或血糖控制后而未及时的减少胰岛素用量;注射胰岛素后未按时进餐,或进食量不足;注射混合胰岛素,长效胰岛素比例过大,易出现夜间低血糖;增加运动量,而事先未减少胰岛素用量或未增加饮食量;注射部位对胰岛素吸收不好,吸收不规律;当胰岛素吸收过多时可产生低血糖反应;抽吸胰岛素量不准确,致使注入药量过多。

临床症状表现为两大类:①交感神经兴奋症状:面色苍白,头晕多汗,心慌手抖,饥饿感。查体可见血压有所增高,心率加快。②中枢神经功能障碍症状:头痛头晕,烦躁不安,视物不清或一过性黑蒙,木纳痴呆,精神错乱,运动障碍,严重者有惊厥、癫痫样发作,甚至昏迷死亡。交感神经兴奋症状多见于糖尿病初期,口服降糖药物或胰岛素治疗早期的患者。并多见于应用速效胰岛素过量而致血糖下降过快时。随着糖尿病病程的延长或并发自主神经病变,其反应可逐渐不明显。在老年糖尿病患者低血糖时,其反应可不典型,致使低血糖不易发现。当血糖下降过低时多出现中枢神经功能障碍症状。长效胰岛素过量时造成血糖降低较慢的低血糖,亦多出现神经功能障碍症状。

处理方法:轻者立即进食糖水和含糖事物。较重者静注50%葡萄糖40~60 ml。严重而昏迷持续时间较长者应予氢化可的松100~300 mg加入5%~10%葡萄糖内静点,或肌内注射胰升糖素1 mg,继以静点10%葡萄糖。患者清醒后立即进食,并重新调整胰岛素用量。

2)过敏反应 从动物胰腺提取而未经过进一步纯化的胰岛素,由于含有较高的杂质,具有一定的抗原性,可产生过敏反应。另外,外源性胰岛素保存时可形成二聚体和氧化物,尤其是前者在高温下可刺激特异性抗体产生;在应用低鱼精蛋白锌胰岛素的人中,约有40%存在鱼精蛋白抗体。这些抗体可能与过敏反应有关。

临床症状:①局部过敏反应:注射局部及周围出现麻疹、红斑、皮肤瘙痒。②全身过敏反应:见于少数患者,表现为全身麻疹、血管神经性水肿、紫癜。极个别可见过敏性休克。

处理方法:轻者采用组织胺类药物,重者调换胰岛素制剂或改用口服降糖药物。必须用胰岛素治疗者可在医护人员的严密监护下采用脱敏疗法。脱敏后不宜中途停用胰岛素。过敏性休克者立即给予肾上腺素 0.25～1.0 ml 皮下注射，继以氢化可的松 100～300 mg 溶于 5% 葡萄糖 250～500 ml 内静点。

3) 胰岛素抵抗　糖尿病者在无酮症酸中毒、感染及其他内分泌疾病的情况下，成人胰岛素需要量>1.5 u/(kg·d) 或 100～200 u/d，儿童>2.5 u/(kg·d)，才能使高血糖得以控制持续 48 h 以上称胰岛素抵抗。约有 3/4 发生在 40 岁以上的患者，2/3 见于胰岛素治疗后第一年。胰岛素抵抗属于胰岛素免疫反应，约 90% 使用胰岛素的患者在治疗的最初几个月内既可产生胰岛素抗体，胰岛素抗体与胰岛素结合所形成的复合物影响胰岛素的生物活性，当体内胰岛素抗体水平迅速升高时可导致胰岛素抵抗。胰岛素受体缺陷，受体数目减少或亲和力降低。胰岛素受体产生抗体，而与外源性胰岛素竞争结合，引起胰岛素和胰岛素受体结合减少。受体后缺陷，导致胰岛素敏感细胞对糖转运的数量减少，从而引起胰岛素抵抗。

处理方法：①更换胰岛素剂型，换用高纯度胰岛素或人胰岛素。②应用糖皮质激素：对大多数有较高胰岛素抗体水平的胰岛素抵抗患者疗效较好。可予强的松 40～80 mg/d 或其他剂量相当的糖皮质激素。几天后胰岛素需要量会减少。有效后强的松可逐渐减少至 5～10 mg/d，作为维持量。用至胰岛素减至最小量时停用，一般疗程 1～3 个月。如果 4 周内胰岛素抵抗未得以控制，须停用。③加服口服降糖药物：磺脲类及双胍类药物均可选用。

4) 胰岛素水肿　胰岛素治疗 4～6 d 后，少数患者面部及四肢出现水肿。此可能和胰岛素促进肾小管回吸收钠有关。一般不必治疗，数天内可恢复。

5) 屈光不正　部分患者应用胰岛素治疗后出现视物模糊，由于治疗时血糖迅速下降，影响晶状体及玻璃体内渗透压，使晶状体内水分逸出而屈光率下降，此种变化是暂时的，不必矫正，血糖恢复后可消失。

6) 局部反应　注射部位红肿、皮下硬结、皮下脂肪萎缩及皮下脂肪纤维化增生。多由于胰岛素不纯，含杂质较多引起。处理方法改用人或高纯度胰岛素。对硫酸锌过敏者，改用无锌或低锌胰岛素。经常改换注射部位。

5. 胰岛移植

胰岛移植始于 1967 年，1972 年 Lacy 采用腹腔移植胰岛治疗糖尿病大鼠获得成功。由于胰岛移植本身的一些特点如：①胰岛不具备一定的器官外形和解剖结构，可移植于身体多个部位，手术安全、简便、创伤小，即使移植失败亦仅是移植物失去功能而不会危及患者的生命；②可在移植前对移植物进行各种处理，以降低其免疫原性，而且，移植后急性排斥反应小，不需终生应用免疫抑制剂；③能替代受者胰岛的功能，恢复生理性的血糖胰岛素调节，从而维持血糖恒定，防止并发症的发生。目前主要方法如下：

(1)同种胰岛移植　同种动物之间胰岛移植后,移植物存活时间目前<1~2年,最长者可达4年。受者动物血糖恢复正常,糖尿病症状消失,同时可防止并发症的发生。选择的移植部位应考虑:①手术的创伤小;②胰岛素的释放符合生理状态;③移植物可长期存活及避免排斥反应;④一旦发生手术并发症时移植物易于被切除等。选择的移植部位主要有肌肉、腹腔、脾脏、门静脉及肾包膜下等。在近年的临床胰岛移植中,86%的病例是经门静脉注射移植到肝内,其效果优于肌肉内及腹腔内移植。

正常成人胰腺平均重70 g,含30万~150万个胰岛当量。一般要求植入的胰岛量应在8 000胰岛当量/kg。排斥反应的治疗:降低移植物的免疫原性。应用免疫抑制剂防止移植后的急性排斥反应具有重要意义。成人胰岛异体移植后,一般用抗人ALG/ATG诱导,然后联合应用环孢霉素、硫唑嘌呤与糖皮质激素。由于目前部分的胰岛移植是与肝、肾等器官移植联合进行的,免疫抑制剂的使用需兼顾所有移植的器官,故无固定的方案。

自体胰岛移植:即从患者自身的胰腺分离纯化出胰岛并移植回自体内。酒精引起的复发性胰腺炎常导致反复发作的疼痛且难以用药物控制,其可行的疼痛缓解办法是胰腺切除,而糖尿病又是该治疗方法的后遗症。对这种患者,理想的治疗是从切除的胰腺分离出胰岛并移植回去,以治疗糖尿病及防止其并发症。1977—1992年,明尼苏达州医院对26例患者采用了该治疗方法,其中9例术后停用胰岛素,最长者停用达6年之久,无手术并发症。

同种异体胰岛移植治疗胰腺切除患者:Ricordi等采用肝-胰岛移植治疗因胃、肝、胰腺的肿瘤而切除上腹部脏器的患者。5/8的患者停用胰岛素达1年以上,最长者42个月。

同种异体胰岛移植治疗1型糖尿病:目的在于提供有功能的β细胞,以纠正糖尿病患者的糖代谢紊乱,恢复正常血糖水平,防治慢性并发症。早期疗效不理想,移植后患者对外源性胰岛素的需要量虽有减少,但不能停用。其主要原因认为系植入的胰岛量不够。1989年后,由于胰岛分离纯化技术的提高,回收率增加,从而使胰岛移植效果大为改观。至1993年7月,全世界共进行同种异体成人胰岛素移植183例,有23例在术后3个月至4年间停用胰岛素。

移植后效果的判定:术后通过血糖、IVGTT、C肽水平和HbA1c的变化来监测移植物的作用。根据胰岛移植登记报告,移植物有功能的定义为:移植术后1个月至1年以上,受者的基础C肽水平阳性($\geqslant 1\ \mu g/L$或0.33 nmol/L),或者不依赖胰岛素治疗。

至1991年底,我国共有939例1型糖尿患者在59所医院做了胰岛移植。移植物来源及制备方法基本相同,移植部位大多为腹腔内和肌肉,少数移植于肝内、脑内、肾内和胰包膜下等。移植后少数病例曾短程应用免疫抑制剂。平均随访时间(15.98±14.92)个月,723例(86.59%)有效,其中59例已停用胰岛素1.5～86个月,空腹血清C肽水平比移植前明显增高,空腹与餐后血糖比移植前有明显减低。

(2)异种胰岛移植 第一例临床异种胰腺组织移植是在1894年,当时有人采用羊的胰腺组织块皮下移植治疗晚期糖尿病患者,接下来是一段较长时间的"静止期",近年来,由于同种胰岛移植的迅速进展以及随之而来的供体胰腺严重短缺,使得异种胰岛移植成为当前的研究热点。异种胰岛移植的意义不仅在于解决供体胰腺的严重短缺问题,许多学者认为还可避免移植成功后糖尿病的复发。目前普遍认为1型糖尿病的致病机理为自身免疫损伤,故同种胰岛移植物即使不被排斥,亦可能被免疫损伤所破坏,造成糖尿病复发,使移植失败。目前,异种胰岛移植的研究尚处于动物实验阶段。在临床应用之前还有许多问题需要解决,如供体的选择,简单、快速和有效的胰岛分离方法的研究及排斥反应的防治等。对于人来说,亲缘关系最近的是灵长类动物。但由于其种群数量少,饲养困难,而且还涉及伦理方面的问题,难以作为主要的供体来源。猪与人的胰岛素在结构上最为接近,仅一个氨基酸之差,猪的β细胞对葡萄糖刺激有反应,且饲养容易,来源丰富,故被认为是人类理想的异种胰腺来源。瑞典一医学中心从1990年开始进行猪人异种胰岛移植,8例受试者在术后随访中,有3例能在尿液中测出C肽,平均维持275天,说明移植物有一定功能,但无一例能在血中测出C肽,且术后胰岛素用量未变。1992年,Anderson报道3例经门静脉输注猪胰岛悬液,其中一例移植物存活8个月。原苏联曾报道将猪胰岛注射于65例T1DM患者的三角肌肉,14例有效,胰岛素用量减少25%。国内夏穗生等报道采用小猪胰岛悬液治疗9例T1DM,胰岛素用量平均减少43.6%,其中一例停用胰岛素半年。

(3)免疫隔离 免疫隔离即将胰岛包被在一些具有选择通透性的人工膜中。小分子量的物质如营养物质、电解质、氧及细胞分泌的生物活性物质可以通过此膜进行交换,而免疫细胞及免疫活性物质被隔离在膜外,从而阻止宿主免疫细胞对植入胰岛的排斥反应。

6. 糖尿病的基因治疗 基因治疗是以正常基因替代或置换致病基因的一种治疗方法。目前基因治疗的基本手段是将外源性目的基因通过载体转移到靶(体)

细胞内,在将该靶细胞种植到受者(人或动物)体内,使之表达特定的产物,这个过程称为转核种植(transkaryotic implantation)。亦可直接将带有基因的载体引入体内,进入体细胞进行表达。这些方法适用于1型糖尿病。由于外源性激素基因被植入人体后能主动表达,从而能补充内源性激素的不足。现在这方面研究最多的是糖尿病和垂体性侏儒症的基因治疗。但要使基因治疗真正能够用于糖尿病及其他内分泌疾病的治疗,激素基因表达的调控是关键,国内外学者进行了许多研究,但尚未获得满意的结果。

　　1型糖尿患者是一种自身免疫性疾病,由于胰岛中T淋巴细胞的浸润,使得产生分泌胰岛素的β细胞被破坏,患者不能合成自身所需要的胰岛素,故需每天注射外源性胰岛素以维持正常的血糖水平,防止并发症的发生。但在临床实践中发现,要想借助外源性胰岛素使患者血糖长期恒定在正常水平确实是很困难的,即使是采用胰岛素泵亦不一定能办到,而且胰岛素泵本身也有一些无法解决的问题。基因治疗适用于这类患者,该疗法对2型糖尿患者中需要胰岛素治疗者也同样适用。基因治疗1型糖尿病的途径有多条,其中之一是针对其免疫系统,预防β细胞的自身免疫性破坏,但这方面的前景并不乐观。另一途径是采用基因技术以替代患者β细胞分泌胰岛素,可通过上述的植入基因工程化细胞或直接在体内引入胰岛素基因等方法来实现。胰岛素的合成和分泌:在人类,编码预前胰岛素(preproinsulin)的基因位于第11号染色体。基因工程细胞治疗糖尿病,体内给予胰岛素基因。

【病程观察及处理】

(一)病情观察要点

1. 治疗期间定期监测血糖,建议患者应用便携式血糖计进行自我血糖监测(SMBG),监测酮症,包括尿酮、血酮等。近年来,持续血糖监测系统(CGMS)开始用于临床,该系统将探头植入皮下,通过接收器连续记录72 h的组织液葡萄糖值,可用于血糖难控制或波动较大患者,为精确调整胰岛素用量提供帮助。

2. 每3～6个月定期复查HbA1c,了解血糖总体控制情况,及时调整治疗方案。

3. 每年1～2次的全面复查,了解心、肾、神经和眼底的情况,尽早发现并发症,给予相应的治疗。

4. 注意胰岛素的不良反应。

5. 注意避免糖尿病急性并发症如糖尿病酮症酸中毒的诱因,如感染、中断胰岛素治疗等。

(二)疗效判断与处理

1. 血糖控制　在不引起严重低血糖的情况下,维持理想的血糖控制是 1 型糖尿病的主要治疗目标,血糖控制目标已如表 4 所示。除外血糖和 HbA1c 达标外,减少血糖波动也是血糖理想控制的重要方面。

2. 采用强化胰岛素治疗方案后,有时空腹血糖仍然较高,可能的原因有 ①夜间胰岛素作用不足,处理:增加睡前胰岛素用量。②"黎明现象":即夜间血糖控制良好,也无低血糖发生,仅于黎明短时间内出现高血糖,可能由于清晨皮质醇、生长激素等胰岛素拮抗激素分泌增多所致。处理:将早餐前胰岛素注射提前,或使用 CSII 治疗者,可分段设置基础率。③Somogyi 现象:即在夜间曾有低血糖,在睡眠中未被察觉,导致体内胰岛素拮抗激素分泌增加,继而发生低血糖后的反跳性高血糖。处理:减少睡前胰岛素用量。

【预后评估】

1 型糖尿病患者多需要终身胰岛素替代治疗,合理的饮食、适当的运动和理想的血糖控制可使 1 型糖尿病患者进行正常的生活和工作。糖尿病慢性并发症是糖尿病患者致死致残的主要原因。

【出院随访】

1. 出院时带药:胰岛素。

2. 定期检查项目与检查周期:每 3~6 个月定期复查 HbA1c,了解血糖总体控制情况,每年 1~2 次的全面复查,了解心、肾、神经和眼底的情况。

3. 定期门诊与取药。

4. 出院应当注意的问题:定时定量进食,运动时调整饮食和胰岛素用量,自我监测血糖,随身携带糖尿病卡片(注明姓名、地址,亲友电话,所患疾病,如果出现低血糖昏迷时,可以采取的措施等)。

(刘　娟　李延兵)

第二节 2型糖尿病

【概述】

2型糖尿病(Type 2 Diabetes Mellitus,T2DM)是糖尿病中最常见的类型,占糖尿患者群的93.7%,本病是一组异质性疾病,包含许多不同病因者。可发生在任何年龄,但多见于成年人。其特征为胰岛素作用异常和胰岛素分泌相对缺乏而非绝对缺乏,可以其任意一个方面为主,胰岛β细胞功能通常随着糖尿病的病程而不断下降。通常在糖尿病有明显临床表现时两者均存在。尽管许多患者最终需要胰岛素来控制血糖,但在诊断为糖尿病时,甚至终身都可能不需要胰岛素治疗来维持生存。近20年来,中国糖尿病患患者数在快速增加,2007年约为3980万,2007年我国14个省市地区糖尿病患病率调查结果显示,20岁以上中国人群2型糖尿病的发病率高达9.7%,中国成人糖尿病总数达9 240万,我国可能已成为糖尿病人数最多的国家。

【诊断步骤】

(一)病史采集要点

1. 起病情况 多见于成年人,常在40岁以后起病,但近年来,早发2型糖尿病有增多趋势,多数起病缓慢。

2. 主要临床表现 症状相对较轻,半数以上无任何症状。不少患者因为慢性并发症、伴发病或健康体检时发现。很少自发性发生酮症酸中毒(DKA),但在感染等应激情况下,可发生DKA。有的早期患者进餐后胰岛素分泌高峰延迟,餐后3~5 h血浆胰岛素水平不适当的升高,引起反应性低血糖,成为这些患者的首发症状。

3. 既往病变 常有家族史,临床上肥胖症、血脂异常、脂肪肝、高血压、冠心病或者糖耐量减低(IGT)和2型糖尿病等疾病同时或先后发生,伴有胰岛素抵抗,称为代谢综合征。

(二)体格检查要点

1. 身高和体重 计算BMI值,测量腰围,评价是否有消瘦或肥胖。

2. 营养状态 评价是否存在营养过剩。

3. 各系统检查　重点明确有无白内障,合并眼底改变;有无合并神经病变和肾脏病变。

(三)门诊资料分析

1. 提示2型糖尿病的临床情况　在临床上遇到下列情况时,要想到2型糖尿病可能:①家庭一级亲属中有2型糖尿病患者;②食量明显增多,而体重下降,或伴有多饮、多尿;③疲乏和虚弱;④反复发作的视力模糊;⑤顽固性阴道炎或外阴瘙痒;⑥顽固性或反复发作的肺部、泌尿、胆道系统感染;⑦非应激状态下一过性高血糖;⑧巨大胎儿史;⑨糖调节受损;⑩年龄大于45岁,合并高血压、冠心病、肥胖症、血脂异常等疾病。

2. 血糖、糖化血红蛋白(HbA1c)检查　正常参考值空腹血糖为3.9~6.1 mmol/L,HbA1c为3％~6％。后者可反映近8~12周的血糖水平。两者结合可用于糖尿病诊断。

3. 口服葡萄糖耐量试验(oral glucose tolerance test,OGTT)　空腹血糖正常或轻度升高者可做OGTT,方法见1型糖尿病章节。

(四)进一步检查项目

1. 胰岛β细胞自身抗体　确诊血糖升高后,应进行抗胰岛细胞抗体、谷氨酸脱羧酶(GAD)抗体及胰岛素自身抗体(IAA)检查,排除1型糖尿病。

2. 糖尿病急性并发症检查　怀疑并发糖尿病酮症酸中毒,除测定血糖外,还应测定生化检查,血酮、尿酮、血渗透压、血气和酸碱平衡等检查。

3. 糖尿病慢性并发症检查　诊断糖尿病后,应定期进行视网膜病变、神经、肾脏系统的病变检查,具体见相关章节。

4. 胰岛β细胞功能检查

(1)高葡萄糖钳夹技术(高糖钳夹)　是目前较为精确和公认的标准方法。方法:空腹基础血糖稳定后,快速静注葡萄糖使血糖迅速上升至高血糖状态(基础血糖+5.4 mmol/L或更高的平台,多为11.1~13.9 mmol/L),然后通过不断调整持续静脉输注葡萄糖的速度,维持前述高血糖状态2~3 h,即达高血糖稳态;自输入葡萄糖开始,即0 min开始至持续输入10 min之间,每2 min取血测胰岛素1次,可见血浆胰岛素浓度迅速上升,在数分钟内达峰值,此为第一时相胰岛素分泌,计算其胰岛素增加面积作为第一时相分泌指数;以后每10 min取血1次。在稳态后30 min,血胰岛素浓度均值为第二时相胰岛素分泌指数。该法可观察胰岛素双时相分泌,反映β细胞储备的胰岛素对急性刺激产生反应的能力,直接比较不同个体在相同葡萄糖浓度下的胰岛素反应能力,发现潜在的β细胞功能减退。高糖逐步钳夹可获得β细胞的最大胰岛素分泌量(25.53 mmol/L),联合口服葡萄糖、脂肪或静注精氨酸能观察不同物质对胰岛素分泌的影响,还可同时评估高糖刺激下葡萄糖代谢量(胰岛素敏感性)。可预测糖尿病、适用于糖调节受损及早期2型糖尿病患者,还可评估β细胞功能有关简易参数的精确性、评定药物疗效等。缺点是设备要求高,操作复杂,多用于科研,所评估的是胰岛素分泌量,受胰岛素抵抗影响,明显高血糖或晚期糖尿病患者因缺乏第一时相分泌而检测意义不大。

(2) 血清C肽水平 可用来评价有长期病程的2型糖尿病患者残存的胰岛β细胞功能。通常测定空腹C肽水平或行胰高糖素-C肽释放试验。空腹C肽水平<0.2 nmol/L,餐后2 h C肽<0.5 nmol/L 或胰高糖素刺激后6 min C肽<0.5 nmol/L。C肽不受胰岛素抗体和外源性胰岛素干扰。

(3) 口服葡萄糖糖耐量试验(胰岛素释放试验) 正常人空腹基础血浆胰岛素约为5~20 Mu/L,口服75 g无水葡萄糖后,血浆胰岛素在30~60 min上升至高峰,峰值为基础值的5~10倍,3~4 h恢复到基础水平。该方法可以评估胰岛素早时相和晚期分泌功能。IGT、早期糖尿病患者胰岛素高峰后延表示其早时相分泌减弱,而晚时相(30 min以后)胰岛素分泌增高或降低。较适合于流行病学研究,但不能精确测定单一个体胰岛β细胞功能,受胃肠激素及口服葡萄糖个体吸收不同等影响,受胰岛素抵抗干扰大,使用时必须调整胰岛素敏感性的影响。

(4) 静脉葡萄糖糖耐量胰岛素分泌试验 空腹状态下,快速(1~3 min内)静注50%葡萄糖300 mg/kg,最大剂量25 g,连续采血测血糖及胰岛素(0,1,2,4,6,10 min)。正常糖耐量(NGT)者血浆胰岛素水平迅速上升,数分钟内达峰值,10 min内开始下降,此为第一时相胰岛素分泌,可通过计算急性胰岛素反应(Acute Insulin Response,AIR),指注射葡萄糖后胰岛素面积的增加值或增加的平均胰岛素浓度,也可用胰岛素曲线下面积(AUC)反映第一时相情况。第2相胰岛素分泌与血糖水平密切相关,一次推注葡萄糖后,血糖在急骤上升后迅速下降,故第2相分泌较为低平。本法为公认的评估胰岛β细胞功能早期损伤的方法,操作相对简单,重复性较好,与高糖钳夹的测定值相关性高($r=0.96, P<0.0001$),不受胃肠激素及口服葡萄糖所致个体吸收不同等影响,缺点是未达葡萄糖稳态,精确性不如高糖钳夹。

(5) 微小模型计算法 即频繁取血的静脉葡萄糖耐量试验(Frequently sampled intravenous glucose tolerance test,FSIVGTT),3 h内抽血22~32次,以计算机模型计算注射葡萄糖后第一时相和第二时相胰岛素分泌量,还可同时测定胰岛素敏感性,自1985年Bergman等创立以来已经几度修正,首先是由仅仅静脉输入葡萄糖改为加用 D860 刺激,后又改为注射胰岛素(24)。但因取血次数太多而影响其使用。

(6) Homa 稳态模型(Homeostatic Model Assessment)　1985 年 Matthews 首先提出,由一次空腹血糖(FPG)和胰岛素(FINS)同时计算在基础稳态下胰岛 β 细胞功能指数:HOMA B＝20×FINS/FPG－3.5 和胰岛素抵抗指数 HOMA IR＝FPG×FINS/22.5,后者主要反映基础胰岛素水平下,葡萄糖生成和利用的胰岛素敏感性。由于其简单,只需取一次空腹血,就能对胰岛素分泌情况做出大致的估计,在临床上应用广泛,特别适用于大样本的流行病学研究。缺点是受胰岛素抵抗干扰较大,常高估 β 细胞功能,因为胰岛 β 细胞功能衰竭在糖负荷刺激下才能充分显露,而空腹状态只能部分反映 β 细胞功能。选用时应注意校正胰岛素抵抗影响,可通过 Homa IR 校正之。另外注意使用免疫反应胰岛素测定时其变异可达 31%,而用真胰岛素测定时,变异可降至 7.8%～11.7%。

(7)非糖物质刺激胰岛素分泌-胰高血糖素刺激试验和精氨酸刺激试验　前者静脉注射胰升血糖素 1 mg,测定 0、6 min C 肽或胰岛素。后者在 30～60 s 内静注 10%盐酸精氨酸溶液 50 ml(总量 5 g),测定 0,2,3,4,5 min 胰岛素或 C 肽,以 2～5 min 胰岛素或 C 肽均值和空腹胰岛素或 C 肽差值,了解 β 细胞功能。通常葡萄糖刺激的胰岛素分泌先受损,非葡萄糖刺激的胰岛素分泌受损在后,故此法较适用于晚期糖尿患者群 β 细胞功能研究,对于双相分泌缺乏者了解残存 β 细胞功能,对血糖控制欠佳者可作为口服降糖药失效和需要胰岛素治疗的参考指标(胰高血糖素刺激试验:空腹 C 肽<0.45 pmol/L,刺激后<0.75 pmol/L,增加<0.35 pmol/L)。这些试验简单安全、耗时短,前者更经典、规范,重复性好;后者较为经济。缺点是对此二种物质有反应并不一定表明这些个体也对葡萄糖刺激有反应或对刺激胰岛素分泌的药物有反应。

(8)空腹胰岛素原(FPI)及其与免疫反应性胰岛素比值(PI/IRI)　胰岛素原生物活性不及胰岛素的 10%。作为胰岛素分泌质量指标,两者增高反映胰岛素合成的先天缺陷,有报道 PI/IRI 增高可预测高危个体 2 型糖尿病的发生;或胰岛素分泌耗竭:在生理情况下,胰岛素原裂解为胰岛素的过程需 3 h,而急需胰岛素分泌时,大量"半成品"会释放出来使 PI/IRI 比值升高。

【诊断对策】

(一)诊断要点

1. 2 型糖尿病　①成年人起病,多肥胖。②根据 1997 年,美国糖尿病协会

(ADA)诊断标准:空腹血糖 FPG≥7.0 mmol/L;有典型的"三多一少"症状,随机血糖(就餐后任意时间血糖)≥11.1 mmol/L;OGTT 2 h 血糖 2 h PG≥11.1 mmol/L。次日复查仍符合上述标准之一者,即可诊断糖尿病。③胰岛 β 细胞自身抗体阴性。

2. 糖调节受损(impaired glucose regulations,IGR) 包括空腹血糖受损(IFG)和糖耐量减低(IGT)。前者指静脉血浆空腹血糖介于 6.1~6.9 mmol/L,OGTT 2 h 血糖<7.8 mmol/L;后者指静脉血浆空腹血糖<6.1 mmol/L,IFG+IGT 指静脉血浆空腹血糖介于 6.1~6.9 mmol/L,OGTT 2 h 血糖介于 7.8~11.1 mmol/L。IFG 或 IGT 的诊断应根据 3 个月内的两次 OGTT 结果。

(二)鉴别诊断要点

1. 应激性血糖升高 各种生理性应激(过度兴奋、过度的体力活动)及各种病理性应激(如发热、感染、大出血、创伤、手术、麻醉、昏迷等)均可因应激激素的增多,糖耐量下降,呈现糖尿病样反应。

2. 1 型糖尿病 多儿童或青少年起病,起病时消瘦,胰岛素依赖性,胰岛 β 细胞自身抗体阳性。

3. 胰源性糖尿病 胰腺全切术后、慢性酒精中毒或胰腺炎等引起的胰腺疾病可伴有糖尿病。临床表现和实验室检查类似 1 型糖尿病,但血中胰高血糖素和胰岛素均明显降低,治疗中更易发生低血糖,但不易发生严重的酮症酸中毒。可伴有吸收不良、营养不良、慢性腹泻和消化不良等表现。

4. 内分泌疾病所致糖尿病 一般其原发病的表现(如肢端肥大症、皮质醇增多症、嗜铬细胞瘤、甲状腺功能亢进症等)突出,糖尿病表现不明显。

5. 医源性糖尿病 长期使用糖皮质激素或者免疫抑制剂可导致糖耐量异常,以胰岛素抵抗和高胰岛素血症为特征。

【治疗对策】

(一)治疗原则

1. 早期诊断,早期治疗。

2. 明确糖尿病为终生性疾病,需要坚持长期治疗。

3. 明确综合治疗的必要性 糖尿病教育,饮食治疗,运动治疗,药物治疗,血糖自我监测。

4. 明确早期强化治疗的重要性。

5. 2 型糖尿病患者除了控制高血糖之外,还应该维持患者的健康状态,预防远期并发症发生。

(二)治疗计划

1. 糖尿病健康教育 2型糖尿病患者及其家人同样需要懂得糖尿病的基本病理生理机制及胰岛素依赖型和非胰岛素依赖型糖尿病的差别。除了学习维持生命的基本技能,如胰岛素的使用,血糖监测,酮症酸中毒的预防和低血糖的识别与处理外,2型糖尿病患者更要强调饮食计划和体重控制。注意对老年患者和患有冠心病、明显心肌缺血患者的护理。接受口服降糖药物治疗的患者要了解药物的作用原理和副作用,同时需要知道,对口服药不敏感的患者最终也要接受胰岛素治疗,尽量消除患者对胰岛素治疗的恐惧,给予正确的引导。2型糖尿病患者同样需要了解血糖控制的短期和长期的益处。健康教育计划应该个体化,理想的健康教育团队应该包括专科医生、护士、营养师等成员。

2. 饮食治疗

(1)目标 ①对于超重和胰岛素抵抗的患者,强调改变生活方式,减少热量摄入和通过体力活动增加能量消耗;②通过降低膳食中的碳水化合物、饱和脂肪、胆固醇,必要时限盐,达到和维持血糖、血脂和血压控制的目标;③对于超重患者,坚持中等强度的热量限制和营养适当的餐饮计划,减少碳水化合物和总脂肪尤其饱和脂肪的含量,并应增加运动量;④提高活动和运动量,可改善血糖,降低胰岛素抵抗和降低心血管危险因素。

(2)热量 2型糖尿病患者在首次确诊时常常是超重的,因此,不管起始体重如何,中等程度的体重下降(5～9 kg)可能是饮食治疗中最重要的。每日总热量的计算方法同1型糖尿病,肥胖患者应酌减。

(3)合理分配营养成分比例 营养物质分配的原则见1型糖尿病章节,多数患者需要限盐,每日食盐摄入量限制在10 g以下。限制饮酒。

(4)食谱和热卡的设计与计算方法 见1型糖尿病章节。

3. 运动治疗 对于2型糖尿病患者,运动有更多的益处,包括改善血脂和血压。长期的体育锻炼还能改善胰岛素敏感性,降低空腹和餐后血糖水平。还有临床研究显示,运动可以预防糖尿病的发生。有几个方面需要注意:大于35岁的患者运动前应筛查有无潜在的、无症状的冠状动脉疾病;患者应该进行眼部检查了解有无增殖期视网膜病变;还应该检查微量白蛋白尿、外周和自主神经病变。运动治疗的方案应该个体化,理想情况下,需氧运动至少持续30 min,最大心率不宜过高,比休息状态提高60%～70%之内,建议每周至少3 d进行运动。告知运动中发生低血糖的危险性,做好预防措施。

4. 口服降糖药物治疗 目前临床使用的口服降糖药物主要有以下几类。

(1)胰岛素促泌剂

1)磺脲类胰岛素促泌剂(SUs) 第一代 SUs 如甲苯磺丁脲、氯磺丙脲等已经很少应用；第二代 SUs 有格列本脲、格列吡嗪、格列奇特、格列喹酮和格列美脲。第二代 SUs 的作用特点见表 1-5。

表 1-5 第二代磺脲类的主要特点及应用

名称	片剂量(mg)	剂量范围(mg/d)	每天服药次数	作用时间(h)	肾脏排泄(%)	A1c下降幅度(%)
格列本脲	2.5~5	1.25~20	1~2	16~24	50	0.7
格列吡嗪	5	2.5~30	1~2	12~24	89	0.34
格列奇特	80,30	40~240	1~2	12~24	80	
格列喹酮	30	30~180	1~2		5	
格列美脲	1,2	1~8	1~2	10~20	60	1.2~1.9

SUs 的主要作用为刺激胰岛 β 细胞分泌胰岛素,其作用部位是胰岛 β 细胞膜上的 ATP 敏感的钾离子通道(K_{ATP})。K_{ATP} 是钾离子进出细胞的调节通道,对葡萄糖以及 SUs 刺激胰岛素分泌非常重要。当血糖水平升高时,葡萄糖被胰岛 β 细胞摄取和代谢,产生 ATP,ATP/ADP 比例升高,关闭 K_{ATP},细胞内钾离子外流减少,细胞膜去极化,激活电压依赖性钙离子通道,钙离子内流增加,刺激含有胰岛素颗粒的外移和释放,胰岛素分泌增加。K_{ATP} 由向内整流型钾离子通道(Kir)和磺脲类受体(SUR)组成,前者形成钾离子通道,后者调节钾离子通道开放或关闭,SUs 和 SUR 结合,通过上述相同过程,启动胰岛素分泌降低血糖。SUs 降血糖作用的前提条件是机体内尚保存相当数量(30%以上)的有功能的胰岛 β 细胞。

适应证:SUs 作为单药治疗主要选择应用于新诊断 2 型糖尿病非肥胖患者、用饮食运动治疗血糖控制不理想时。年龄>40 岁,病程<5 年,空腹血糖<10 mmol/L,HbA1c<8.5%时效果较好。随着病情进展,SUs 需要与其他作用机制不同的药物或胰岛素联合应用,但在 2 型糖尿病晚期,胰岛 β 细胞功能衰竭,SUs 及其他胰岛素促泌剂不再有效,而需要胰岛素替代治疗。

禁忌证:1 型糖尿病,有严重并发症或晚期 β 细胞功能很差的 2 型糖尿病,儿童糖尿病,孕妇,哺乳期妇女,大手术围手术期,全胰腺切除术后,对 SUs 过敏或有严重不良反应等。

不良反应:①低血糖反应:最常见,且最重要,常发生于老年患者(60岁以上)、肝肾功能不全或营养不良者,药物剂量过大,体力活动过度,进食不规则,进食减少,饮用含有酒精饮料等诱因。作用时间长的药物较容易引起低血糖,而且持续时间较长、停药后仍可反复发作,最近大型的临床回顾性研究表明,格列本脲引起的低血糖发生率最高。对于有低血糖发生危险的患者,可使用作用时间短的药物如格列吡嗪和格列奇特等。②体重增加:可能与刺激胰岛素分泌增多有关。③皮肤过敏反应:皮疹、皮肤瘙痒等。④消化系统:上腹不适,食欲减退等,偶见肝功能损害,胆汁淤积性黄疸。⑤心血管系统:K_{ATP}至少有三种类型:SUR1/Kir6.2主要分布在胰腺β细胞和大脑神经元,SUR2A/Kir6.2主要在心肌、骨骼肌,SUR2B/Kir6.2主要在血管平滑肌。SUR2A/Kir6.2或SUR2B/Kir6.2主要调节心肌收缩、氧耗量、血管阻力和血流量,在生理情况下关闭,缺血时开放,使血管阻力下降、血流量增加,可减轻对心肌组织的损伤。SUs关闭心肌/血管平滑肌细胞膜上的K_{ATP},可能妨碍缺血时的正常反应。不同的SUs对不同类型K_{ATP}的亲和力不同,选择性结合的特异性不同,格列本脲对心血管组织的K_{ATP}通道的结合亲和力与β细胞几乎相等,动物试验中,格列本脲确实可以阻断缺血预适应,但是目前并无临床研究的数据支持这一观点。其他SUs与SUR1/Kir6.2的亲和力均高于SUR2A/Kir6.2或SUR2B/Kir6.2,在动物模型和临床研究中,均未发现对心血管事件的不利影响。

临床应用:磺脲类药物并不能纠正2型糖尿病特征性的早期胰岛素分泌缺陷,其主要作用是增加后期的胰岛素分泌。目前临床常用的为第二代SUs,各药的降糖机制基本一致,最大剂量时降糖作用也大致一样。建议从小剂量开始应用,早餐前半小时一次服用,根据血糖逐渐增加剂量,剂量较大时可改为早、晚餐前两次服用。格列本脲作用强,价廉,目前应用仍较广泛,但容易引起低血糖,老年人及肝肾功能不全的患者慎用。格列吡嗪、格列奇特和格列喹酮作用温和,较适用于老年人。轻度肾功能减退(肌酐清除率>60 ml/min)时几种药物均可使用,中度肾功能减退(30 ml/min<肌酐清除率<60 ml/min)时宜使用格列喹酮,重要肾功能减退(肌酐清除率<30 ml/min)时格列喹酮也不适用。应强调不宜同时使用各种SUs,也不宜与其他胰岛素促泌剂合用。

2)格列奈类 是非磺脲类胰岛素促泌剂,有两种制剂瑞格列奈——苯甲酸衍生物,那格列奈——D-苯丙酸衍生物,也作用于SUR,使K_{ATP}通道关闭,但结合位点和结合特性与SUs不同:瑞格列奈并不直接刺激胰岛素分泌颗粒出胞,那格列奈与β细胞的K_{ATP}通道选择性结合,与血管平滑肌的K_{ATP}通道几乎不结合,因此对胰岛素分泌的刺激作用迅速而且持续时间短暂,而对心脏和血管组织的作用很小或几乎不起作用。格列奈类可改善胰岛素早时相分泌,降糖作用快而短暂,主要用于控制餐后高血糖。低血糖发生率低,程度轻且限于餐后期间。较适合于2型糖尿病早期餐后高血糖阶段或以餐后高血糖为主的老年患者。可单独使用或与二甲双胍、胰岛素敏感剂联合使用。禁忌证和不适证与SUs相同。餐前或进餐时口服。瑞格列奈常用剂量每次0.5～4 mg,那格列奈常用剂量为每次60～120 mg。

(2)双胍类 目前广泛应用的是二甲双胍。主要作用机制为抑制肝糖输出,也可改善外周组织对胰岛素敏感性、增加对葡萄糖的摄取和利用。近年来认为二甲双胍可能通过激活一磷酸腺苷激活的蛋白激酶(AMPK)信号系统而发挥多方面的代谢调节作用,包括降低血浆游离脂肪酸和增加脂肪氧化,轻度改善高甘油三酯血症和高LDL胆固醇血症,减轻肥胖;通过降低纤溶酶原激活物抑制物改善纤维蛋白溶解,降低胰岛素水平,血小板聚集性降低,动脉壁平滑肌细胞和成纤维细胞生长受抑制等,被认为可能有助于延缓或改善糖尿病血管并发症。

适应证:①2型糖尿病,尤其是无明显消瘦以及伴有血脂异常、高血压或高胰岛素血症的患者,作为一线用药,可单用或联合应用。②1型糖尿病:与胰岛素联合应用可能减少胰岛素用量和血糖波动。

禁忌证:①需要药物治疗的充血性心力衰竭;②肝脏疾患;③年龄大于80岁,除非肌酐清除率显示其肾功能还允许使用;④脓毒血症或其他组织灌注下降的急性疾病,伴或不伴高热者;⑤酗酒者;⑥静脉注射造影剂期间;⑦肾功能下降,血肌酐男性≥1.5 mg/dl和女性≥1.4 mg/dl或肌酐清除率<60 ml/min。不适应证:慢性胃肠病、慢性营养不良、消瘦者不宜使用,1型糖尿病不宜单独使用。2型糖尿病合并急性严重代谢紊乱、严重感染、外伤、大手术、孕妇和哺乳期妇女等;对药物过敏或有严重不良反应者。

不良反应:①消化道反应:最常见的胃肠道症状是金属味、厌食、恶心、腹痛和腹泻。进餐时服用,从小剂量开始,逐渐增加剂量,可减少消化道反应;②皮肤过敏反应;③乳酸性酸中毒:为最严重的副作用,二甲双胍极少引起乳酸性酸中毒,但须注意严格按照推荐用法。

临床应用:儿童不宜服用本药,除非明确为肥胖的2型糖尿病及存在胰岛素抵抗,老年患者慎用,药量酌减,并监测肾功能。准备做静脉注射碘造影剂检查的患者应事先暂停服用双胍类药物。现常用制剂有两种:①二甲双胍:500～1 500 mg/d,分2～3次口服,最大剂量不超过2 g/d。②苯乙双胍:50～150 mg,分2次服用,此药现已经少用,有些国家禁用。

(3) 噻唑烷二酮类（TZDs） TZDs 是通过激活过氧化物增殖体激活受体 γ（PPAR-γ）发挥药理作用,包括增加肌肉胰岛素介导的葡萄糖摄取以减轻胰岛素抵抗,增加脂肪合成。TZDs 还可改善胰岛素抵抗的血脂紊乱,增加血浆 LDL 胆固醇和一定程度降低血浆甘油三酯水平,降低游离脂肪酸水平。另外有研究显示,TZDs 可能通过减轻胰岛素抵抗减少 β 细胞的丧失。目前临床上广泛使用罗格列酮和吡格列酮,前者每日给药 1～2 次,剂量为 4～8 mg,后者为每天给药一次,剂量为 15～45 mg。饮食控制和增加体力活动仍控制不良的 2 型糖尿病患者,每天加用 4 mg 或 8 mg 罗格列酮,可使糖化血红蛋白降低 1.2%、1.5%。适合于胰岛素抵抗较为突出的 2 型糖尿病患者,即超重或肥胖患者,但在体型偏轻的 2 型糖尿病患者,二甲双胍不适用的情况下,可考虑加用 TZDs 改善其胰岛素敏感性。TZDs 的主要副作用是：①体重增加,是体内液体潴留和脂肪组织增加的共同作用。②体内液体潴留引起的周围性水肿,少数情况下还出现充血性心力衰竭。③血容量轻度增加,表现为血红蛋白水平和红细胞压积的轻度下降。

(4) α 糖苷酶抑制剂 主要用于控制餐后高血糖的药物,α 糖苷酶抑制剂与寡聚糖竞争酶的结合位点,抑制了寡聚糖裂解为单糖,从而抑制了碳水化合物的吸收。目前市售有 3 种：阿卡波糖、伏格列波糖和米格列醇。α 糖苷酶抑制剂应在每次进餐开始时服用,只有在饮食中碳水化合物比例至少达 40%,最好在 50% 时,药物的效果才明显。可从小剂量开始应用,每餐 25～50 mg,少数患者可能需要加至 100 mg。饮食控制后血糖控制不佳的 2 型糖尿病患者加用阿卡波糖后,餐后血糖峰值平均下降 3.0 mmol/L,糖化血红蛋白下降 0.9%。α 糖苷酶抑制剂还对胃肠手术后严重低血糖和其他形式的反应性低血糖治疗非常有效。另外,可以减轻体重,降低餐后胰岛素水平,降低餐后甘油三酯水平,增加胰高糖素样肽-1 水平。单药使用不引起低血糖,但如与 SUs 或胰岛素合用,仍可发生低血糖,一旦发生,应直接给予葡萄糖口服或静脉注射,进食双糖类或淀粉类食物无效。不良反应是胃肠道反应,包括腹部不适、胀气、腹泻等。有个别病例出现胆汁淤积性黄疸的报道。

(5) 二肽酶 DPPⅣ 抑制剂 新型的口服降糖药。胰高血糖素样肽-1（GLP-1）为肠促胰素,餐时从肠道分泌,可加强胰岛 β 细胞对葡萄糖刺激引起的胰岛素分泌,还可以促进胰岛素作用于外周组织摄取葡萄糖,抑制胰高血糖素分泌,诱导饱感,促进胰腺新生 β 细胞的分泌和生长。但 GLP-1 半衰期短（小于 2 min）,在二肽酶 DPPⅣ 的作用下失活,二肽酶 DPPⅣ 抑制剂可防止 GLP-1 失活,并由此延长和加强肠促胰素的生理作用。目前有两种制剂 sitagliptin 和 vildagliptin,前者已于 2006 年在美国上市。两种药物推荐剂量为 100 mg,每天一次。可单独使用,也可联合其他口服降糖药物使用。目前报道的不良反应较少,对体重无明显影响。

(6)用药原则　治疗前评估:治疗前应详细评估患者状况,包括一般临床资料如年龄、BMI,胰岛素抵抗程度,β细胞功能受损情况,空腹或餐后血糖为主,患者对低血糖的敏感性,糖尿病慢性并发症以及各种伴发病情况。

(7)口服降糖药物选择原则

1)根据 T2D 自然病程特点选用药物　在肥胖/超重的 T2D 早期,胰岛素抵抗伴代偿性的胰岛素水平升高,首先应该考虑选择改善胰岛素抵抗和/或延缓葡萄糖吸收的药物。如果疗效欠佳或减退,或病情进一步发展、胰岛素分泌异常加剧时,可加用促进胰岛素分泌的药物:餐后血糖升高明显,加用格列奈类,空腹血糖升高为主则选择磺脲类。对于体重正常的患者,则可首先选用促进胰岛素分泌的药物和延缓葡萄糖吸收的药物,必要时加用增加胰岛素作用的药物。

2)如果诊断时的空腹和餐后血糖均升高,治疗开始即可联合两种作用机制不同的口服药物,肥胖/超重患者且无二甲双胍禁忌者可加用二甲双胍。

3)以最小有效剂量开始,2～4周,甚至1～2周调整剂量一次(TZD除外),尽快控制血糖或达到最大有效剂量。

4)联合用药　单一药物使用 2～3 个月不能满意控制血糖,应迅速加用其他口服药物。各种口服降糖药物的降糖机制不同,单一使用效果有限,而且不同种类的药物也不能相互替代,而联合使用不仅可使不同降糖药物的作用叠加,还可减少副作用。应根据患者的血糖情况,耐受情况,药物作用特点以及经济特点进行联合使用。联合方案应同时发挥不同类型药物优点,不叠加或者减轻不同类型药物的副作用。考虑药物价格和方便服用,以增加患者的依从性。

5)联合二种或二种以上口服药物的疗效欠佳时,尽快加用或改用胰岛素治疗。

6)特殊情况　对于合并代谢综合征的患者,选择既可降低血糖,又能改善心血管危险因素的药物,如二甲双胍或/和 TZD;对于≥65 岁的老年患者,低血糖的危害性高于高血糖。

7)如果初始治疗时空腹血糖＞11.1 mmol/L、随机血糖＞16.7 mmol/L,可短时期使用胰岛素强化治疗,消除葡萄糖毒性作用后再改用口服药。

5.胰岛素治疗

(1)2 型糖尿病患者的胰岛素适应证　①发生酮症酸中毒,非酮症高渗性昏迷、乳酸性酸中毒等急性并发症者,均应采用胰岛素治疗。②应激状态时,如严重感染、外伤、手术、急性心肌梗死等情况下发生酮症酸中毒者,宜暂用胰岛素治疗,直至应激反应消除,病情好转后可酌情停用。③糖尿患者合并严重的心、脑、肝、肾、眼、神经的病变、肝硬化、下肢坏疽等宜采用胰岛素治疗。④糖尿患者,经饮食疗法、运动疗法及口服降糖药物治疗而得不到满意控制或治疗失效者。⑤糖尿病病程较长,胰岛β细胞功能衰竭者。⑥糖尿病妇女妊娠、分娩时;妊娠妇女有糖尿病或妊娠期糖尿病患者。⑦糖尿患者体重明显减轻,伴营养不良,生长发育迟缓,消瘦明显者,宜采用胰岛素治疗,若伴有结核病等长期消耗性疾病者须联合抗痨治疗。⑧继发性糖尿病如垂体性糖尿病、胰源性糖尿病等均须采用胰岛素治疗。

(2)2型糖尿病患者的胰岛素治疗方案

1)胰岛素强化治疗 事实上,2型糖尿病的治疗模式近年来有较大的调整,而胰岛素治疗在2型糖尿病患者中的应用(包括使用的时机、方式和疗程)是一个主要改变。2型糖尿病的传统治疗以生活方式改变(增加运动量和饮食控制)开始,进而一种到两种甚至多种口服药物治疗,胰岛素治疗被作为最后的"无奈选择"。但事实表明这种被动式的治疗方案调整带来的是血糖控制达标率低和血糖的波动大。在一个超过7 000例前瞻性的糖尿患者群研究中,传统的阶梯式治疗方式远不能有效地维持正常血糖控制。在开始胰岛素治疗时,平均每个患者累计有5年 HbA1c>8%,10年 HbA1c>7%。因此,胰岛素治疗在2型糖尿病患者治疗中不仅仅是用来降低使用口服降糖药物控制不佳的血糖。而在一些研究中,包括近年来我科室开展的2型糖尿病患者早期使用胰岛素泵进行短期(为期2周)强化治疗研究,结果表明胰岛素除了快速稳定地控制高血糖外,还可以进而改善胰岛素分泌功能,特别是胰岛素第一分泌时相,逆转糖尿病病程,重建对"饮食治疗的反应性",使近一半的患者获得2年的临床缓解期(指单纯饮食运动控制下,维持良好的血糖控制)。随后而来的大样本量的多中心随机对照研究更突显了胰岛素强化治疗的不可替代性,虽然不能完全清楚胰岛素强化治疗优越性的病理生理机制,但和口服降糖药物相比,它让更多的患者获得长期临床缓解却是不争的事实。2型糖尿病患者使用胰岛素强化治疗的方式应以胰岛素泵作为首选,在缺乏相应设备的前提下,每日多次注射治疗也具有一定的优势。伴有显著高空腹血糖(11.1 mmol/L以上)的2型糖尿病患者应该更能从中获益。强化治疗时间还有待于统一,多数研究中为期2~4周就已获得较好的疗效,个别报道强化达半年以上。

2)常规治疗方案 在口服药物不能使血糖良好控制(IDF指南推荐在糖化血红蛋白大于7.5%)的时候,可以考虑联合使用胰岛素治疗。最常用的是口服降糖药物加睡前基础胰岛素注射(中性精蛋白胰岛素或长效胰岛素类似物),口服药物可以是双胍类、SUs、TZDs或α糖苷酶抑制剂。如果患者的胰岛β细胞功能进一步恶化,患者可能需要胰岛素替代治疗。一日两次(早晚餐前)的胰岛素(常用中短效比例为 70/30 的预混胰岛素)皮下注射治疗方案或者类似于 1 型糖尿病患者的每日多次胰岛素注射。剂量调整基本方法同 1 型糖尿病患者,但 2 型糖尿病患者大多合并胰岛素抵抗,所需剂量偏大,剂量调整时可以 2~4 u 进行加减。

【病程观察及处理】

(一)病情观察要点

1. 治疗期间定期测血糖,建议患者应用便携式血糖计进行自我血糖监测(SMBG)。

2. 每 3~6 个月定期复查 HbA1c,了解血糖总体控制情况,及时调整治疗方案。

3. 每年 1~2 次的全面复查,了解心、肾、神经和眼底的情况,尽早发现并发症,给予相应的治疗。

4. 注意口服降糖药物和胰岛素的不良反应。

5. 注意避免糖尿病急性并发症如糖尿病酮症酸中毒的诱因,如感染、中断胰岛素治疗等。

(二)疗效判断与处理

1. 血糖控制 控制目标应根据患者的个体情况而定。一般来说老年人、有严重合并症患者以及有严重或频发低血糖史,预期生存期在 5 年以内的患者血糖控制目标应适当放宽。年龄小于 65 岁,无严重肝肾功能的患者应严格控制血糖,糖化血红蛋白是主要控制目标,在不发生低血糖的时候应使糖化血红蛋白尽可能接近正常水平。

2. 其他代谢控制 2 型糖尿病患者大多合并代谢综合征的其他表现,如高血压、血脂异常、肥胖症等,这些因素都是发生大血管病变的危险因素。因此 2 型糖尿病患者的治疗应该包括这些危险因素的控制。糖尿病患者血压应<130/80 mmHg,总胆固醇<4.5 mmol/L,高密度脂蛋白>1.0 mmol/L,甘油三酯<1.5 mmol/L,低密度脂蛋白<2.5 mmol/L。

【预后评估】

2 型糖尿病患者主要致残因素为慢性微血管和大血管并发症,严重者发生失明、肾功能衰竭。这也是增加个人和社会经济负担的主要因素。一般来说,诊断 2 型糖尿病 10 年以后多数会出现程度不一的慢性微血管并发症,2 型糖尿病患者发生心血管病变的几率是非糖尿患者群的 2~3 倍。强化血糖控制可以显著延缓慢性微血管病变的发生,但与大血管病变的关系并不密切。

【出院随访】

1. 出院时带药 口服药物或者胰岛素。

2. 定期检查项目与检查周期 每 3～6 个月定期复查 HbA1c,了解血糖总体控制情况,每年 1～2 次的全面复查,了解心、肾、神经和眼底的情况。

3. 定期门诊与取药。

4. 出院应当注意的问题 定时定量进食,运动时调整饮食和胰岛素用量,自我监测血糖,随身携带糖尿病卡片(注明姓名、地址,亲友电话,所患疾病,如果出现低血糖昏迷时,可以采取的措施等)。

(刘 娟 李延兵)

第三节 特殊类型糖尿病

青少年的成人发病型糖尿病

【概述】

青少年的成人发病型糖尿病(maturity-onset diabetes of the young,Mody)属于特殊类型糖尿病,是一组具有高度遗传及临床表型异质性的单基因疾病,其特征为发病年龄小于 25 岁,有三代以上糖尿病家族遗传史,符合常染色体显性遗传规律,是胰岛 β 细胞遗传性分泌功能缺陷的特殊类型。随着分子生物学技术的发展,目前至少已发现 6 种 Mody 亚型,其发病机制与调节胰岛素基因表达的转录因子及葡萄糖代谢关键酶基因变异相关,如 Mody1/肝细胞核因子 4α(Hepatic nuclear factor,HNF-4α),Mody2/葡萄糖激酶(Glucokinase,GCK),Mody3/肝细胞核因子 1α(HNF-1α),Mody4/胰岛素启动子因子 1(Insulin promoter factor 1,IPF1),Mody5/肝细胞核因子-1β(HNF-1β),Mody6/神经源性分化因子 1(NeuroD1/BETA2)。另外还有约 16%～45% 的家系具有典型 Mody 临床表现及遗传特征,但分子遗传学机制尚未明确的,称为 Mody-X。Mody 患病率较低,但广泛分布于欧洲、拉丁美洲、非洲及亚洲的印度和日本等人群,我国香港及台湾等地也有个别家系报道。根据西欧资料统计约占糖尿病的 2%~5%左右,其中分布最广的是 Mody3,几乎存在于已报道的所有人群中,约占全部 Mody 家系的 21%~64%,其次是 Mody2,为欧洲最常见类型,约占 8%~63%,其他亚型较少见。

【诊断步骤】

(一)病史采集要点

1. 起病情况 年轻起病,病程进展缓慢,可以无症状或仅表现为糖耐量减低,其病程发展有别于普通 1 型糖尿病而类似于常见的 2 型糖尿病,无酮症倾向,仅靠饮食控制或磺脲类药物治疗获得长期良好的血糖控制,至少在发病 2 年内不依赖胰岛素治疗。

2. 主要临床表现 Mody 的遗传异质性决定其临床表型异质性的特点,譬如 Mody2 临床表现较轻,大多数突变携带者在青春期即出现血糖水平的轻度升高,但因无症状常漏诊,约 50%携带突变的妇女于妊娠期通过葡萄糖耐量筛查试验发现糖尿病,病情进展缓慢,微血管并发症较少见且预后良好,而与大血管并发症相关的危险因素,如高血压、肥胖、血脂紊乱等也较少在 Mody2 患者聚集,故与之相关的心脑血管并发症也较少见。而由肝细胞核因子突变引起的 Mody1 及 Mody3 临床表现相似,高血糖发生时间稍晚于 Mody2,高血糖情况较为严重,胰岛素分泌功能逐年衰退,而胰岛素的敏感性相对正常,大多数患者体重指数较低,临床症状明显,病情随年龄加重,血糖控制情况常进行性恶化,易并发糖尿病视网膜病变及糖尿病肾病,半数患者最终需要胰岛素治疗。少数患者由于起病年龄小,病情较重且进展快,易被误诊为 1 型糖尿病。除了不同 Mody 亚型之间总体的临床表型异质性以外,同一种 Mody 亚型内不同家系,或同一家系的不同成员之间的临床表现也常不一致,如发病年龄的早晚及糖尿病的严重程度等。

3. 家族史 Mody 为常染色体显性遗传,常累及 3 代或以上家族成员,且家族中一般有 2 个以上患者在 25 岁以前发病,故须仔细询问患者父母和兄弟姐妹、父母的兄弟姐妹有无糖尿病史,以及糖尿病的起病年龄等。

(二)体格检查要点

1. 一般情况 大多体型中等偏瘦,但由于环境等因素影响,肥胖体型者不能完全排除 Mody 的可能性;因 Mody 以胰岛素分泌缺陷为主,而胰岛素抵抗较轻,多数患者不合并高血压。

2. 皮肤及下肢血管　若出现颜面及双下肢浮肿,需考虑合并糖尿病肾病的可能性;双足背动脉及胫后动脉搏动的检查有助于评估是否存在下肢血管动脉粥样硬化闭塞症。

3. 足部检查　使用 10 g 尼龙丝检查足部压力觉,音叉检查双足第一踇趾趾掌关节骨突处振动觉,以发现早期糖尿病周围神经病变。注意足部有无红肿、溃疡、水疱等糖尿病足的表现。

4. 其他　若患者存在耳聋或有明显的糖尿病及耳聋家族史,需注意另一种单基因遗传的糖尿病,即线粒体糖尿病。

(三)门诊资料分析

1. 血糖　空腹血糖、餐后 2 h 血糖、口服葡萄糖耐量试验及糖化血糖蛋白测定,反映患者糖调节受损程度。

2. 尿常规　酮体多为阴性。在 Mody3 患者,由于 HNF-1α 还在肾脏表达,HNF-1α 基因缺陷可通过改变肾远曲小管钠-葡萄糖协同转运子的表达,使肾脏重吸收葡萄糖能力下降,进而降低肾糖阈,故血糖非明显升高即可见尿糖阳性,这是 Mody3 临床表现的特点之一。

3. 血脂　Mody 一般较少合并显著的血脂异常。在 Mody1 患者,由于 HNF-4α 还调节脂代谢途径中载脂蛋白 CⅢ基因的表达,HNF-4α 突变可引起 ApoCⅢ表达量下降,进而导致脂蛋白脂酶活性增加和甘油三酯水平降低,因此某些 Mody1 突变携带者其血甘油三酯和 ApoCⅢ浓度明显降低。

(四)进一步检查项目

1. 胰岛 β 细胞功能　胰岛素及 C 肽(空腹、葡萄糖或进餐负荷后)、胰高糖素-C 肽释放试验等均提示胰岛素分泌的基础水平及储备能力下降。

2. 并发症筛查　过夜尿微量白蛋白排泄率(AER)定量检测有助于发现早期糖尿病肾病;常规检眼镜进行眼底检查及荧光造影可发现糖尿病视网膜病变;肌电图检查对于早期糖尿病周围神经病变神经传导速度下降是敏感的检测手段。

3. 腹部 B 超　HNF-1β 基因突变所致的 Mody5 临床上除了具有一般 Mody 共有的遗传特征外,还可伴有肾脏先天性病变(如多囊肾),这些肾脏改变可早于高血糖的发生。

4. 基因检测及家系调查　通过对符合 Mody 临床表现的家系先证者进行直接测序可以确定突变的存在及疾病的亚型,进而对整个家系成员,包括正常糖耐量者进行突变筛查,以确定携带者,并进行长期追踪观察。但因为工作量巨大,目前仅用于科学研究,而较少应用于临床。

【诊断对策】

(一)诊断要点

1. 累及3代或以上家族成员,符合常染色体显性遗传规律。
2. 家族中一般有2个以上患者在25岁以前发生糖尿病。
3. 多数患者体型为非肥胖。
4. 病程进展缓慢,在青年期可以无症状或仅表现为糖耐量减低。
5. 一般无酮症酸中毒,至少在发病2年内不依赖胰岛素治疗。进一步确诊有依赖于基因检测。

(二)鉴别诊断

1. 1型糖尿病　年幼发病,起病急骤,三多一少症状明显,酮症倾向,自诊断起即需终生依赖胰岛素治疗,一般无糖尿病家族史。

2. 2型糖尿病　早发2型糖尿病(起病年龄<35岁或40岁)常有明显家族聚集现象,若为父母双线遗传的,则Mody可能性较少(但未能绝对排除),最终仍需依赖基因检测进一步明确。但因在中国大陆已进行的大量Mody基因筛查研究中,符合Mody临床特点,但通过基因检测确诊的家系极少,故一般不易诊断Mody。

3. 线粒体糖尿病　年轻起病,体型非肥胖,符合母系遗传特点,80%以上患者可合并神经性耳聋,或合并显著耳聋家族史,严重者可伴发缺氧性肌病,血乳酸水平升高,常需用胰岛素控制血糖。

(三)临床类型

Mody临床表型的异质性主要由基因型决定的,包括以下不同亚型(表1-6)。

表1-6　Mody亚型及相关基因的定位

Mody亚型	基因定位	相关基因
Mody1	20q12-q13	肝细胞核因子-4α(HNF-4α)
Mody2	7p15	葡萄糖激酶(GCK)
Mody3	12q24	肝细胞核因子-1α(HNF-1α)
Mody4	13q12	胰岛素启动子因子1(IPF1)
Mody5	17q12-q21	肝细胞核因子1β(HNF-1β)
Mody6	2q32	神经源性分化因子1(NeuroD1/BETA2)
ModyX	尚未确定	

【治疗对策】

(一) 治疗原则

1. Mody 的治疗仍以纠正代谢紊乱、防止或延缓并发症及延长寿命为目的。
2. 因为患者发病年龄较小，对高血糖的控制应更为严格，血糖需长期达标。
3. 可根据不同 Mody 亚型及高血糖的严重程度决定个体化治疗方案。
4. 定期追踪随访胰岛 β 细胞功能及评估并发症情况。
5. 通过对符合 Mody 临床表现的家系先证者进行直接测序可以确定突变的存在及疾病的亚型，从而制定治疗方案及估计疾病预后。
6. 对家系中未发病的突变携带者进行早期生活方式的干预以及病情的监测和追踪，可延缓甚或逆转疾病的发生。

(二) 治疗计划

1. 血糖控制目标　目前并无专门针对 Mody 的血糖控制目标，一般与各指南对糖尿病患者理想血糖要求目标值一致，如根据亚洲-太平洋地区 2 型糖尿病政策组 (2002 年) 理想血糖标准，4.4 mmol/L＜空腹血糖＜6.1 mmol/L，4.4 mmol/L＜餐后 2 h 血糖＜8.0 mmol/L，GHbA1c＜6.5%。因为 Mody 患者发病年龄小，血糖控制须更为严格，以减少长期代谢并发症的发生及降低致残可能，故要求每 3 个月监测 GHbA1c 一次，以获得长期血糖达标。

2. 降糖方案个体化　如 Mody2 一般血糖升高较轻微，约 2/3 的患者可单纯依靠饮食控制和适当的运动，而不需要依赖药物的作用而获得良好的血糖控制；另外 1/3 的患者对磺脲类降糖药有显效，除妊娠期患者外，一般无需胰岛素治疗。对于临床表现较严重的 Mody 亚型，如 Mody1 及 Mody3 则常需口服降糖药或胰岛素来控制血糖，其药物选择指征与普通 2 型糖尿病相似。

3. 胰岛素的使用　目前临床上对胰岛素的使用比以前更为积极，如美国糖尿病学会 (ADA) 建议，对改变生活方式基础上联合使用二甲双胍治疗仍不能达标的患者 (GHBA1c＞7%)，可选择加用基础胰岛素。Mody 的发病基础是以胰岛素分泌不足为主，且胰岛 β 细胞功能有逐年衰退趋势，而胰岛素抵抗可不明显，故而对这些患者更应提倡早期使用胰岛素治疗，因为促进胰岛素分泌的药物，尤其是传统磺脲类药物有可能加速胰岛 β 细胞功能衰竭。实际上 Mody 患者除 Mody2 外，即便在诊断早期不需用胰岛素治疗，最终大多数仍需加用基础胰岛素，或使用多次胰岛素注射方案来控制血糖。

4. 并发症的筛查　Mody2 病情进展缓慢，预后良好，微血管并发症包括糖尿病视网膜病变、糖尿病肾病较少,而与大血管并发症相关的危险因素也较少在Mody2患者聚集,与之相关的心脑血管并发症也较少见。而Mody1和Mody3的高血糖情况较为严重,病情随年龄加重,血糖控制情况常进行性恶化,易并发微血管并发症,因而须每年进行并发症的筛查,包括检查眼底、夜尿微量白蛋白排泄率测定、足部神经及血管检查,对已存在早期并发症表现患者,适当缩短随访间隔,加强糖尿病宣教,预防加速器官功能衰竭的诱因(如感染),尽可能降低致残率。Mody4~Mody6,ModyX因为实际报道的病例及家系较少,其血糖控制标准以及对并发症的监测等与普通2型糖尿病相似。

5. 家系筛查　对临床疑诊为Mody,或符合Mody临床初筛标准的患者,包括累及三代以上的糖尿病家族史、家系中至少2人以上糖尿病发病年龄早于25岁(或35岁),应对包括先证者在内的所有家系成员及配偶进行家系筛查,内容包括确定各家系成员糖耐量状态、收集血标本进行DNA提取、对先证者通过直接测序的方法筛查各Mody相关基因突变、将已获得的可能致病突变在家系其他成员中进一步筛查,分析共分离关系,确定该突变是否与疾病相关联。由于Mody亚型较多,而每个Mody基因所含外显子众多,故基因筛查工作繁琐、花费巨大,一般只能作为科学研究。随着分子医学技术的发展,基因芯片、全基因组扫描、单核苷酸多态性等技术的应用,已能做到高通量的基因扫描,但可能是人种的差异,尽管在过去10年间中国大陆(尤其是上海、北京、广州等)的科学工作者也进行了大量Mody家系的筛查工作,却鲜有发现,再次印证了糖尿病遗传学的复杂性。

(三)治疗方案的选择

胰岛β细胞功能进行性衰退是Mody的主要病理生理基础,故而使用胰岛素,优化血糖控制可以一定程度上延缓β细胞功能衰竭。可以选择的方案很多,应根据患者的具体情况,结合医师的个人用药经验,制订个体化方案,以下两种胰岛素治疗方案可供备选。

1. 基础胰岛素联合口服降糖药　选用甘精胰岛素(按每公斤体重0.2 u起始),根据空腹血糖调整用量,另加用非磺脲类胰岛素促分泌剂(那格列奈、瑞格列奈)或α-葡萄糖苷酶抑制剂以控制餐后血糖。

2. 三餐前速效胰岛素加基础胰岛素治疗　三餐前速效胰岛素(赖脯胰岛素或门冬胰岛素)加甘精胰岛素治疗方案,可根据空腹血糖调整甘精胰岛素用量,根据餐后2 h血糖调整该餐前速效胰岛素用量,甘精胰岛素占全天胰岛素比例约40%~60%为宜。

备选的治疗方案还有很多,以强化血糖控制、保护胰岛β细胞功能、延缓并发症发生为首要目的,而胰岛素增敏剂类(双胍类、噻唑烷二酮类)一般不作为首选药物。

【病程观察及处理】

(一)病情观察要点

1. 患者的症状及营养状态　虽然不是敏感指标,但也可间接反映患者血糖控制的好坏及胰岛素分泌的能力。血糖控制良好者,一般无症状且体重长期保持稳定。

2. 定期监测血糖　建议患者每周至少进行 2 次自我血糖监测,最好一天为工作日,一天为周末休息日,监测一次空腹及一次餐后 2 h 血糖;若无血糖仪,至少应每月监测 1 次空腹及餐后 2 h 静脉血浆血糖;每季度应监测 1 次 GHbA1c。

3. 胰岛 β 细胞功能监测　Mody 为胰岛 β 细胞功能进行性减退性疾病,除 Mody 2 外,应每年进行 1 次胰岛 β 细胞功能检测,胰高糖素 C 肽释放试验是较好的评价指标,可反应 β 细胞基础及储备的分泌能力,重复性好,操作简便,患者接受程度高。

4. 并发症检查　按指南要求,和其他类型糖尿病一样,应每年检查有无糖尿病的各种慢性并发症,如测夜尿 AER 以筛查糖尿病肾病,检查眼底,足部神经检查等;对于胰岛 β 细胞功能较差的患者,尚需定期检测尿酮以了解有无糖尿病酮症发生。

(二)疗效判断与处理

1. 糖尿病控制标准同 1 型糖尿病。

2. 处理

(1)理想者　可维持原治疗方案。因为 Mody 患者胰岛 β 细胞功能呈进行性减退,随着病程的延长,须适时调整降糖方案,以维持理想控制。

(2)一般者　对于年龄较大≥60 岁的患者,控制尚可的代谢水平是可接受的;但对于年轻患者应尽量使糖尿病控制理想,以减少并发症的发生。

(3)差者　应寻找原因,排除患者依从性因素,强化教育及进行治疗方案调整,使糖尿病控制尽量达标。

【预后评估】

1. Mody2　预后最好,胰岛 β 细胞功能进展缓慢,终生处于轻度高血糖状态,可单纯通过饮食控制,一般不发生酮症,并发症也少见。

2. Mody1 与 Mody3　介于1型糖尿病与2型糖尿病之间,强化血糖控制可减少并发症的发生,预后较好,长期代谢控制较差者,易于并发酮症及其他慢性代谢并发症,预后较差。

3. 其他 Mody 亚型　因为世界范围内家系报道较少,预后不好评估。

【出院随访】

1. 出院时带药　根据具体治疗方案,一般需带胰岛素。

2. 定期检查项目与检查周期　应至少每年进行胰岛β细胞功能评估及并发症筛查;每季度检测一次 GHbA1c 及血脂;每月复查一次空腹及餐后2h血浆葡萄糖;每周进行自我血糖监测1至2次。

3. 定期门诊与取药　建议患者每月返院门诊复诊及取药。

4. 出院应当注意的问题　适当控制饮食及运动,定期进行自我血糖监测,并根据监测结果调整药物用量,使血糖维持达标;能识别并掌握低血糖的处理,尽量避免及预防低血糖的发生;避免感染,在合并感染其他疾病的情况下,应增加血糖监测次数,避免血糖过高过低及酮症发生。

(黄知敏)

线粒体糖尿病

【概述】

线粒体是细胞内唯一存在于细胞核外又带有遗传物质的细胞器,也是细胞能量储存和供给的场所。线粒体 DNA 共编码13个参与氧化磷酸化的蛋白质,22种 tRNA 和2种 rRNA,其表达对于维持细胞的生理功能至关重要。由于线粒体 DNA 独特的遗传学特性,使其容易发生突变并呈杂胞质性(heteroplasmy)。线粒体糖尿病是特殊类型糖尿病中单基因突变的疾病。以线粒体 tRNA$^{Leu(UUR)}$ 基因二氢尿嘧啶环上的 nt3243 位点发生 A(腺嘌呤核苷)到 G(鸟嘌呤核苷)的突变最为多见,也是目前国际上惟一公认的线粒体糖尿病致病突变点。国内、外报道占糖尿患者群中的1%～1.5%左右,而在有糖尿病家族史的患者中比率则明显增高。

内分泌及风湿病 临床诊断与治疗方案

【诊断步骤】

(一) 病史采集要点

1. 发病年龄　多在 30～40 岁左右发病,但家系成员间的发病年龄差异较大,子代的发病年龄明显低于母代。

2. 家族史　多有糖尿病家族史,呈母系遗传。由于突变的线粒体 DNA 杂胞质性的存在,并非累及所有子女。

3. 起病情况　一般初诊类似 2 型糖尿病,但亦有部分患者初诊即为 1 型糖尿病并发生过酮症酸中毒。

4. 伴随症状　60% 以上的患者伴不同程度的听力障碍,部分有神经肌肉系统的症状。

(二) 体格检查要点

1. 大部分患者为正常或体型偏瘦,90% 以上的患者体重指数 $<24\ kg/m^2$。

2. 患者听力下降一般随年龄增长呈进行性,为神经性耳聋。听力下降可发生于糖尿病诊断之前或之后,严重程度与糖尿病亦不相关。

(三) 门诊资料分析

由于线粒体糖尿病分类确立的时间不长,发病率也不高,容易与一般的糖尿病混淆。应详细了解病史:如有患者发病时胰岛功能尚存在,临床上常用口服降糖药治疗,但随着年龄和病程的增长,逐渐表现出进行性胰岛功能低下,继发性降糖药失效而需用胰岛素治疗的情况,伴有听力下降和母系遗传的家族史,应高度怀疑并进行线粒体 DNA 的检测。

(四) 进一步检查项目

1. 一般实验室检查　①胰岛 β 细胞功能和相关抗体以排除 1 型糖尿病;②血清乳酸水平升高提示线粒体呼吸链氧化酶功能障碍,脑脊液中乳酸水平升高表明中枢神经系统受累;③听力下降为神经性耳聋,呈高频听力损害。

2. 线粒体 DNA 的检测　最常用的方法是 PCR-RFLP,一旦基因诊断阳性者,应对其家系成员进行 DNA 的筛查。

3. 伴有神经肌肉系统症状的应考虑是否合并线粒体肌病如 Melas 综合征、Merrf 综合征、Kearns-Sayre 综合征以及 Leber 遗传性视神经病(LHON),应到神经专科进一步确诊。

【诊断对策】

(一)诊断要点

根据中国专家委员会的建议具有以下表现的糖尿病患者,应考虑进行线粒体 DNA 的筛查:①有母系遗传家族史的糖尿病患者;②起病早(≤40 岁),临床表现类似 2 型糖尿病,但病程中出现胰岛 β 细胞分泌功能进行性减退,较快出现口服药物失效而需用胰岛素治疗者;③伴神经性耳聋的糖尿病患者,或糖尿病患者家族中存在 1 个或以上非创伤性及老年性耳聋者;④体型非肥胖的 2 型糖尿病患者;⑤糖尿病患者本身或家族成员伴中枢神经系统、骨骼肌病表现及心肌病、视网膜色素变性、视神经萎缩、眼外肌麻痹及乳酸性酸中毒等。

(二)鉴别诊断要点

1. 1 型糖尿病　与 1 型糖尿病的区别是:①发病年龄相对较晚;②病程呈缓慢进展,临床症状也随着年龄的老化而加重;③胰岛 β 细胞功能低下不完全;④胰岛细胞抗体多为阴性,少数表现为低滴度持续阳性;⑤多有 2 型糖尿病的家族史。

2. 2 型糖尿病　与 2 型糖尿病的区别是:①发病年龄相对较早(≤40 岁);②体型偏瘦;③糖尿病呈母系遗传的特点;④胰岛 β 细胞功能减退要比一般 2 型糖尿病患者明显加快。

3. 青年人中的成人发病型糖尿病(matruity-onset diabetes of the young,MODY)的临床特征　①常染色体显性遗传病,三代或以上的家族发病史;②发病年龄较早(≤25 岁);③无酮症倾向,一般 5 年内不需要用胰岛素治疗;④根据突变基因的不同目前有六种亚型;$Mody_{1\sim6}$。国内 Mody 的发病率比较低,可能与人种族不同有关。

【治疗对策】

(一)治疗原则

1. 饮食　由于本病患者的体型偏瘦,不宜与 2 型糖尿患者一样严格限制饮食,以免造成营养不良。

2. 运动　由于患者的肌肉细胞 ATP 合成减少,葡萄糖氧化不足,容易发生肌肉乳酸堆积,故不宜剧烈运动。

3. 药物　临床表现类似 2 型糖尿病的患者,在饮食控制的基础上加用磺脲类药物控制血糖。由于有乳酸性酸中毒的危险,应避免应用双胍类药物。一旦口服药物失效,应尽早使用胰岛素。由于线粒体糖尿病为进行性胰岛 β 细胞分泌功能缺陷,若已确诊患者在可能的条件下应尽早使用胰素以保护残存的胰岛功能。

4. 针对线粒体病的治疗　目前尚无针对线粒体病的特异性治疗方式,也缺乏较大规模的循证医学的临床资料。辅酶 Q10 是呼吸链的载体,还原后又成为抗氧化剂,可防止自由基对线粒体膜蛋白及 DNA 的氧化损伤。有报道对确诊的线粒体糖尿病患者进行口服辅酶 Q10,每日 150 mg,持续 3 年的治疗,可增加患者的 C 肽分泌,减慢了听力的进行性下降。另在 Melas 综合征、Merrf 综合征的患者用辅酶 Q10 治疗 6 个月以上,可以改善患者神经肌肉的症状,<1% 的患者可出现胃肠道不适。

5. 避免使用损害线粒体呼吸链活性的药物　丙戊酸、巴比妥、四环素、氯霉素、叠氮胸苷等。

(二)治疗计划

1. 线粒体糖尿病一旦确诊,有条件的情况下应尽早使用胰岛素治疗。根据自我监测血糖(SMBG)的结果调整胰岛素的用量。

2. 饮食、运动与一般的糖尿病患者有区别　应避免剧烈运动和双胍类药物的使用。

3. 辅以补充辅酶 Q_{10},以减轻氧化磷酸化功能的损害。

【病程观察及处理】

(一)病情观察要点

1. 已确诊线粒体 DNA 突变的家系,其家系成员均需要进行随访和观察,定期检查血糖、听力等情况,以期尽早发现、尽早进行治疗。

2. 已确诊为线粒体糖尿病患者,除了进行血糖的监测外,还应定期检查听力、神经肌肉等情况,及时进行对症处理。

(二)疗效判断与处理

尚无资料显示线粒体糖尿病患者的血糖控制与糖尿病患者有何不同,血糖控制详见"糖尿病治疗"章节。

【预后评估】

由于线粒体基因突变的杂胞质性特点,临床表现明显的异质性:同种突变在不同人群或同一人群,甚至同一家系内的不同个体间均可以有不同的表现。目前尚没有明确的相关临床评估的资料。

【出院随访】

1. 以目前的临床资料还不能提示线粒体糖尿病引起相关并发症的特点。虽然线粒体糖尿病大多独立于 MELAS 以外,但线粒体 A 3243G 突变可以导致多种临床表型,若同一患者有多系统受累的症状,应考虑线粒体疾病的可能。

2. 携带 3243 A-G 突变者发生糖尿病的几率较高,即使目前只是携带者,也要定期检查和随访。

(苏 磊 修玲玲)

极度胰岛素抵抗综合征

【概述】

极度胰岛素抵抗综合征(Severe insulin resistance syndrome)是一类由多种病因引起的胰岛素不敏感综合征,分为先天性与后天性两大类,前者与遗传有关,后者主要由各种生理因素、应激或疾病因素引起。有人试图用胰岛素水平定义极度胰岛素抵抗综合征,认为空腹胰岛素>50~70 mu/L 及负荷后胰岛素>350 mu/L 即为极度胰岛素抵抗综合征,但因为胰岛素测定的标准化问题及研究人群的差异,这个标准并未得到广泛认可。本节主要着重阐述的是先天性极度胰岛素抵抗综合征。

根据胰岛素抵抗发生在胰岛素受体(IR)前、受体及受体后水平,极度胰岛素抵抗综合征的病因主要分为三大类:

(1)受体前水平 主要由于胰岛素基因突变产生结构异常的胰岛素,也称变异胰岛素,使胰岛素生物活性下降或丧失,如 Chicago 胰岛素、Los Angeles 胰岛素、Tokyo 胰岛素原等。

(2)受体水平 由于胰岛素受体 α 或 β 亚单位编码基因的纯合或杂合错义、缺失突变,导致胰岛素受体结构或功能异常,与胰岛素结合障碍等导致胰岛素抵抗,一般按其对 IR 功能影响的不同分为 5 类突变:①Ⅰ类突变:突变导致 IR 合成障碍;②Ⅱ类突变:IR 翻译后加工、分子折叠障碍,导致 IR 不能从细胞内移位至细胞膜;③Ⅲ类突变:突变使 IR 不能与胰岛素结合或结合减少;④Ⅳ类抵抗:IR 的 β 亚基酪氨酸激酶活性降低,导致 IR 的 β 亚基自身磷酸化障碍,跨膜信号转导异常;

⑤Ⅴ类突变:突变导致 IR 降解加速。

(3)受体后水平　胰岛素受体后信号转导通路上任何一个分子蛋白发生基因突变均可导致极度胰岛素抵抗综合征。其中,研究历史较长、研究较为充分的是受体缺陷所致的一系列临床综合征,是本节阐述的主要内容。

【诊断步骤】

(一)病史采集要点

1.家族史　家族中是否存在类似患者,有无新生儿畸形或奇特面容或体型及早夭史。

2.起病时间　一般起病较早,严重的纯合基因缺陷引起者常于新生儿及婴幼儿阶段已发现代谢异常及器官发育畸形;携带某些杂合突变的女性患者可于青春期生理性胰岛素抵抗明显阶段出现相应临床表现而引起重视;而部分患者尤其是男性临床症状及体征较轻,常于检查或家系研究时检测胰岛素水平明显升高。

3.临床表现　严重胰岛素受体基因缺陷病例可表现为矮妖精貌、生长迟滞、智力障碍、黑棘皮病、脂肪营养不良,早期可有反复低血糖症,随着 β 细胞功能进行性衰竭,出现糖尿病及严重酮症酸中毒,患者常于婴幼儿期或孩童期时死亡;基因缺陷稍轻的女性患者可表现为出生低体重,年幼时与同龄儿差异不大,青春期开始出现明显胰岛素抵抗表现,如多毛、痤疮、月经减少甚至闭经、黑棘皮病、多囊卵巢综合征、雄激素水平升高。由于胰岛素代偿性分泌增多及清除减慢,可出现糖尿病合并餐后延迟性低血糖表现。

(二)体格检查要点

1.黑棘皮病　特征为皮肤乳头状瘤、表皮角化过度和色素沉着,常发生于颈部、腋窝、肘窝和指关节处。绝大多数黑棘皮病患者都有胰岛素抵抗,仅少数为单纯皮肤病变,不伴胰岛素抵抗。部分患者黑棘皮病表现不典型,主要是颈项部、皮肤皱褶处等皮肤变黑。

2.多毛与痤疮　主要由于卵巢源性雄激素水平升高所致。可表现为发际偏低,手臂、腿部毛发过长而色黑,性毛呈男性化分布;面部及胸背部痤疮较同龄人明显增多。

3.脂肪萎缩及肝大　严重胰岛素受体基因缺陷者可出现皮下脂肪萎缩、严重血脂异常及脂肪在肝脏沉积引起肝大、非酒精性肝病等。

4.其他器官发育异常　身材矮小、体型偏瘦、面容丑陋、牙齿畸形、指(趾)甲增厚,并可合并器官发育不良。

(三)门诊资料分析

1. 口服葡萄糖耐量试验及同步胰岛素测定　血糖可表现为正常糖耐量、糖耐量减低及糖尿病状态,并可伴负荷后延长低血糖症。同步胰岛素测定明显增高,负荷后胰岛素可超过1 000 mu/L。

2. 性激素组合　可表现为高雄激素血症,伴或不伴LH/FSH比例失常。

3. 胰岛素抗体　包括谷氨酸脱羧酶抗体(GAD)、胰岛素自身抗体(IAA)、胰岛细胞自身抗体(ICA)等一般为阴性。

4. 妇科B超　可表现为卵巢多囊样改变。

(四)进一步检查项目

1. 高胰岛素正葡萄糖钳夹试验　是检测胰岛素抵抗的金标准,通过人为输注外源性胰岛素造成高胰岛素血症状态,同时输入葡萄糖,使患者始终维持正常空腹血糖水平,此时葡萄糖的输注率相当于机体外周组织对葡萄糖的摄取或利用率,输入的葡萄糖愈多,表明组织对胰岛素愈敏感。通过钳夹试验除能反映机体外周组织对胰岛素的敏感性,还可以反映机体胰岛素清除率,但该技术需要特殊设备,技术要求较高、费用昂贵、费时长,且需要一定样本量的正常人群做对照,并非常规开展的临床检验项目,仅在科研中使用。

2. 动态血糖监测　使用动态血糖仪监测连续3 d的全天血糖水平,每日288个皮下微量血糖,可发现不易察觉的夜间低血糖情况。

3. 基因筛查及家系分析　通过对疑诊为胰岛素受体基因缺陷导致的极度胰岛素抵抗综合征患者进行外周血DNA提取,并对胰岛素受体基因进行直接测序,可以确定突变的存在并明确诊断;进而对整个家系成员,包括正常糖耐量者进行突变筛查,以确定突变基因携带者。

【诊断对策】

(一)诊断要点

1. 家族史,如果家系成员中有多个同样或类似患者,常提示胰岛素抵抗为遗传性IR基因突变所致。

2. 临床表现出现早,呈进行性发展,突变越严重,起病越早,死亡率越高。

3. 常伴有特异性临床表现,尤其是IR基因突变严重者常合并器官组织发育异常,如特殊面容、身材矮小、牙齿及骨骼发育异常;突变较轻者主要表现为胰岛素抵抗相关的症状及体征,如黑棘皮病、多毛、月经紊乱、高雄激素血症、多囊卵巢综合征等。

4. 空腹及负荷后血清胰岛素水平显著升高,同时伴糖耐量异常或延长后低血糖症等。

5. 胰岛素敏感性明显下降,可选用各种评估胰岛素敏感性的手段,结合当地研究人群胰岛素敏感性的评估标准,了解患者敏感性下降的程度及性质。

(二)鉴别诊断

1. 后天性胰岛素抵抗所致多囊卵巢综合征　常表现为肥胖、月经紊乱、不孕、多毛、黑棘皮病、高雄激素血症、卵巢多囊样改变、LH/FSH 比例倒置,为育龄期妇女常见的内分泌异常。一般胰岛素水平轻中度升高,无 IR 基因突变存在,对改善胰岛素抵抗药物(如二甲双胍、噻唑烷二酮类)或单纯生活方式干预、减重治疗反应良好,而 IR 基因突变所致多囊卵巢综合征患者通常体形消瘦,一般不难鉴别。

2. 后天性胰岛素抵抗综合征　也称为代谢综合征或 X 综合征,常指葡萄糖调节受损(IFG 或 IGT 或两者合并存在)伴高胰岛素血症、肥胖,尤其是腹型肥胖、高血压、血脂异常、高尿酸血症、微量白蛋白尿等多种临床代谢异常的集合,患者常有不典型黑棘皮病的体征,一般胰岛素水平不显著升高,无特殊面容及体型异常、无 IR 基因突变的存在,属于后天性胰岛素抵抗综合征,是心血管疾病高危人群,临床上与 IR 基因突变所致者区别明显。

3. 变异胰岛素　为受体前胰岛素抵抗综合征,测定反应性胰岛素时可见胰岛素水平显著升高,测定真胰岛素有利于鉴别,进一步胰岛素基因突变扫描有利于明确诊断,并判断胰岛素分子缺陷类型。

4. 胰岛素受体后缺陷所致极度胰岛素抵抗综合征　极少见,常伴有其他特殊临床表现,如 Werner 综合征可表现为外周脂肪萎缩、早衰、脱发、并发各种恶性肿瘤等;Alstrom 综合征患者多伴有色素性视网膜炎及进行性加重的神经性耳聋等。

(三)临床类型

1. 矮妖精貌综合征　出生低体重,出生后生长迟缓,"小妖精"面容,两眼距增宽、多毛、皮下脂肪萎缩、黑棘皮病,显著高胰岛素血症,并有空腹低血糖发作和餐后明显高血糖状态,最终因严重糖尿病并发酮症酸中毒,多数患者于 1 岁前死亡。基因检测显示为编码胰岛素受体 α 亚单位的纯合错义或缺失突变,或存在 2 种不同的杂合错义突变,其中一个突变在 α 亚单位基因上,使细胞膜上 IR 数目减少或与胰岛素结合能力缺失。

2. Rabson-Mendenhall 综合征　患者幼年起病,有出牙早、牙畸形、皮肤干燥、指甲厚、多毛、青春发育期提前、外生殖器增大、松果体增生和糖尿病,患者通常于青春期前死于糖尿病酮症酸中毒,其高血糖及酮症较顽固,常一日使用数千单位胰岛素不足以控制。其基因缺陷常为 2 种不同杂合错义突变,导致 IR 数目减少或与胰岛素结合能力下降,受体缺陷程度仅次于矮妖精貌综合征。

3. A 型胰岛素抵抗综合征　又称为卵巢性高雄激素血症-胰岛素抵抗性黑棘皮病(HAIR-AN)综合征。典型病例多见于消瘦的青少年女性,患者常有糖耐量异常、严重高胰岛素血症、黑棘皮病、多囊卵巢综合征、高雄激素血症、多毛、月经稀少甚至闭经等。A 型胰岛素抵抗综合征常于青春期起病,部分患者可伴有餐后延迟低血糖及夜间低血糖,其基因缺陷主要为 β 亚单位基因杂合错义突变,影响其酪氨酸酶磷酸化功能及受体后信号转导,缺陷程度轻于上述两种综合征。

4. 先天性纤维型非对称性肌病(congenital fibertype disproportional myopathy)　患者有严重的糖尿病及胰岛素抵抗,还伴有身材矮小、皮下脂肪萎缩及面部畸形等。

【治疗对策】

(一)治疗原则

1. 明确诊断,区分不同的临床类型,有利于评估预后。
2. 由于 IR 基因缺陷引起的先天性极度胰岛素抵抗综合征,目前尚无有效的针对病因治疗措施。
3. 根据患者的具体情况采取不同的对症治疗干预手段。
4. 尽可能进行家系调查及基因突变筛查明确 IR 受体缺陷类型。

(二)治疗计划

1. 胰岛素治疗　主要针对存在明显高血糖及酮症提示胰岛 β 细胞功能衰竭的患者用以控制高血糖。由于胰岛素极不敏感,每日胰岛素用量可至数千甚至上万个单位。

2. 胰岛素增敏剂　使用噻唑烷二酮类药物干预治疗 A 型胰岛素抵抗综合征者国外曾有 1 篇文献报道,结果无效;患者通常体型消瘦,二甲双胍一般也不适宜使用。

3. 基因重组人胰岛素样生长因子-1(Insulin-like growth factor-1,IGF-1)　因其结构与胰岛素类似,其受体后信号转导通路及对代谢调节作用亦与胰岛素受体后信号转导通路类似,曾有人试用于治疗矮妖精貌综合征,提示有一定的代谢改善作用。

4. 饮食治疗　对于存在餐后延迟低血糖及夜间低血糖患者,应给予饮食指导,适当分餐,少食多餐,进食低碳水化合物、高脂肪、高纤维素饮食,可减少对胰岛素的刺激,并减少延迟低血糖反应及夜间低血糖。

5. 对症治疗措施 对于A型胰岛素抵抗综合征高雄激素血症的治疗常较困难,卵巢楔形切除可明显降低血清雄激素水平,减轻黑棘皮病症状。拮抗雄激素药物如氟他胺和螺内酯对多毛症患者有一定效果。

(三)治疗方案

1. 矮妖精貌综合征及Rabson-Mendenhall综合征 无法纠正病因,对症治疗手段有限,预后极差。治疗主要根据血糖监测结果及代谢紊乱情况,使用巨量胰岛素控制血糖,纠正酮症酸中毒,对于空腹低血糖则通过加餐及静滴葡萄糖纠正。还有人试用IGF-1治疗,效果有限。

2. A型胰岛素抵抗综合征 根据不同的糖耐量状态决定干预治疗措施,如处于糖耐量减低或早期轻度糖尿病阶段,可通过饮食干预、监测血糖及密切随访观察,暂不用药物治疗;若血糖较高一般建议用胰岛素控制血糖,或在密切跟踪的情况下试用格列美脲治疗,疗效及不良反应不确定。胰岛素抵抗相关的其他临床表现如黑棘皮病、多毛、月经紊乱等可使用拮抗雄激素药物或行卵巢楔形切除,必要时辅以雌孕激素周期疗法调整,同时监测药物不良反应。

3. 先天性纤维型非对称性肌病 一般需要大量胰岛素控制血糖。

【病情观察及处理】

(一)病情观察要点

1. 血糖 可有空腹低血糖及餐后明显高血糖,故需至少每日监测4次血糖,甚至监测夜间睡前及凌晨3时血糖,根据血糖水平决定治疗用药及胰岛素用量。对于A型胰岛素抵抗综合征患者血糖升高时间通常在青春期或之后,对携带突变的家系成员也应每年追踪葡萄糖代谢水平。

2. 尿酮 对于矮妖精貌综合征及Rabson-Mendenhall综合征患者,糖尿病酮症酸中毒是最终的结局及死亡原因,当巨量胰岛素的使用不足以控制血糖时,提示胰岛β细胞功能衰竭,酮症不可避免,此时需关注尿酮检测。

3. 胰岛β细胞功能 A型胰岛素抵抗综合征早期胰岛β细胞分泌功能足以代偿胰岛素抵抗,则胰岛β细胞功能处于分泌亢进阶段,甚至胰岛素第一时相的分泌功能,在糖调节受损的早期也会因胰岛素清除减少而表现为假性的保存完好。随着胰岛β细胞分泌功能失代偿,血糖明显升高的同时胰岛β细胞分泌功能逐步减退。

4. 卵巢高雄激素血症相关表现 包括月经稀少、痤疮、多毛、黑棘皮病等表现,在使用抗雄激素药物及调经治疗后有无改善,以及药物不良反应。

(二)疗效判断与处理

1. 疗效判断

(1)有效 通过胰岛素治疗及对症支持能纠正酮症酸中毒,血糖控制在理想水平,不存在明显的代谢紊乱情况及电解质失衡。

(2)无效 使用巨量胰岛素但血糖仍难以控制,并发酮症酸中毒且难以纠正,生命体征难以维持。

2. 处理

(1)有效者 随诊患者血糖及胰岛β细胞功能及代谢控制情况,当患者胰岛β细胞功能衰竭时,可能同样的治疗手段处理无效。

(2)无效者 加强支持治疗,试用非常规治疗手段,如IGF-1等。

【预后评估】

1. 矮妖精貌综合征 预后极差,对胰岛素治疗反应差,合并多种器官发育畸形,常于1~2岁内死于糖尿病酮症酸中毒。

2. Rabson-Mendenhall综合征 预后很差,常须使用巨量胰岛素但血糖仍难以控制,常于青幼年期死于糖尿病酮症酸中毒。

3. A型胰岛素抵抗综合征 预后相对较好,男性患者常无明显临床表现,多于家系调查时发现,其糖尿病症状出现相对较晚,易误诊为2型糖尿病;女性患者常因月经和生育问题,以及多毛、黑棘皮病或餐后延迟低血糖等表现而于青春期被诊断,一般由于强大的胰岛β细胞代偿分泌能力,糖尿病发病年龄较普通2型糖尿病早,血糖升高不是特别显著,有时对常规的口服降糖药显效,一般不需要使用巨量胰岛素,也无酮症倾向。

4. 先天性纤维型非对称性肌病 病例报道较少,预后不好判断。

【出院随访】

1. 出院带药 矮妖精貌综合征及Rabson-Mendenhall综合征常需带胰岛素,A型胰岛素抵抗综合征血糖升高不明显时,主要带拮抗雄激素药物以治疗胰岛素抵抗伴发的症状。

2. 定期检查项目与检查周期 血糖控制不良者需每日监测血糖及尿酮,血糖相对稳定者可每周定期测血糖,每3个月或至少每年评估胰岛β细胞功能。

3. 定期门诊与取药 代谢控制不良者至少每周或每2周复诊调整治疗方案,

代谢控制较好且病情稳定者,可每 3 个月复诊取药。

4. 出院应当注意的问题 注意监测血糖、尿酮,避免停用胰岛素及出现感染,避免暴饮暴食加重血糖恶化因素。

(黄知敏)

第四节 糖尿病酮症酸中毒

【概述】

糖尿病酮症酸中毒(diabetic ketoacidosis,DKA)是糖尿病最常见的急性代谢并发症,也是内科常见急症之一,临床以发病急、病情重、变化快为特点。本症是由于胰岛素缺乏所引起的以高血糖、高酮血症和代谢性酸中毒为主要生化改变的临床综合征。这种并发症在 1 型和 2 型糖尿病中均可发生。国外统计,本症的发病率约占住院糖尿病患者的 14%,国内为 14.6%。在胰岛素应用于临床之前,本症是糖尿病患者死亡的主要原因。随着糖尿病知识的普及与胰岛素的广泛应用,DKA 的发病率已明显下降。目前,即使是有经验的医院,糖尿病酮症酸中毒(DKA)的病死率仍达 5%,DKA 的死亡率与患者年龄、入院时意识状态、酸中毒、高渗和氮质血症的严重程度以及医疗护理水平有关,在老年、存在昏迷和低血压状态时这种并发症的预后更差。

DKA 的发病机制较为复杂,近年来国内外多从激素异常和代谢紊乱两个方面对本病的发病机制进行认识和阐述。在生理状态下,人体胰岛素与拮抗激素的分泌处于神经内分泌系统的调节控制之下,保持着严密的动态平衡而维持着正常的生命活动。在病理状态下,胰岛素的分泌相对或绝对不足;更重要的是拮抗激素(如胰高血糖素、肾上腺素、生长激素和皮质醇)的分泌增多,甚至于高出基础值 2~4 倍,破坏了这一严密的激素分泌动态平衡,出现了以高血糖、高酮血症、代谢性酸中毒为特征的 DKA。

酮体由乙酰乙酸、β-羟丁酸和丙酮组成。在生理状态下,游离脂肪酸(free fatty acids,FFA)在肝细胞线粒体中经 β 氧化形成乙酰辅酶 A。乙酰辅酶 A 与草酰乙酸结合后经三羧酸循环氧化产生能量与二氧化碳及水。当胰岛素分泌相对或绝对不足时,草酰乙酸减少,乙酰辅酶A不易进入三羧酸循环,便滞留堆积,最后在肝脏内转化成乙酰乙酸;乙酰乙酸脱去羧基成为丙酮;大量的乙酰乙酸在β-羟丁酸脱氢酶的作用下,还原为β-羟丁酸。在血酮体中,β-羟丁酸占65%~70%。乙酰乙酸与β-羟丁酸为较强的有机酸,其积聚超过一定量时便发生DKA。

【诊断步骤】

(一)诱因

1. DKA最常见的诱因是各种感染,尤其是2型糖尿病患者伴急性全身性严重感染如败血症、肺炎、尿路感染、化脓性皮肤感染、胃肠道感染、急性胰腺炎、胆囊胆管炎、腹膜炎等。

2. 胰岛素剂量不足或中断 在发生急性伴发疾病的状态下,没有及时增加胰岛素剂量,个别患者错误地自行减少胰岛素用量,年轻的1型糖尿病患者中断胰岛素治疗的原因还包括害怕体重增加或发生低血糖反应等。

3. 各种急性应激状态 外伤、手术、麻醉、急性心肌梗死、心力衰竭、精神紧张或严重刺激引起应激状态等。

4. 饮食失调或胃肠疾患,尤其是伴严重呕吐、腹泻、厌食(伴有进食紊乱精神障碍的年轻1型糖尿病患者导致DKA的复发率达20%)。高热等导致严重失水和进食不足时,如果此时胰岛素用量不足或中断、减量时更易发生。

5. 妊娠和分娩。

6. 胰岛素抗药性 由于受体和信号传递异常引起的胰岛素不敏感或产生胰岛素抗体,均可导致胰岛素的疗效降低。

7. 伴有拮抗胰岛素的激素分泌过多,如肢端肥大症、皮质醇增多症或大量应用糖皮质激素、胰升糖素、拟交感神经活性药物(dobutamine,terbutaline)等。

8. 原因不明 有人统计,10%~30%的患者原因不明,而以DKA形式突然发病。

(二)主要临床表现

早期除原有症状加重或仅有感染等并发症症状外,常无明显表现。随着酮症酸中毒发展加重,患者逐渐发生一系列症状。初感疲乏软弱,四肢无力,极度口渴,多饮多尿,尿量出现增多,轻度失水时仍有多尿,当循环衰竭或休克严重时尿量减少。早期常有食欲不振,随着病情进展可出现恶心呕吐,有时腹痛,甚至表现为急腹症。也可出现胸痛,年长伴发冠心病者可并发心绞痛、心肌梗死、心律不齐或心力衰竭等。由于DKA时心肌收缩力减低,心搏出量减少,加以周围血管扩张,血

内分泌及风湿病 临床诊断与治疗方案

压常下降,导致周围循环衰竭。当 pH<7.2 时常有呼吸深快,中枢神经受抑制而出现倦怠、嗜睡、头痛、全身痛、意识模糊、木僵、昏迷等。

体征早期除糖尿病原有征象外,失水常加重,皮肤黏膜(包括口腔、唇舌、鼻黏膜等)明显干燥,黏液分泌浓缩,组织弹性降低。舌唇樱桃红色而干燥,两颊潮红,眼球下陷而软,眼压降低,呼吸常加深加速,呈大呼吸,有烂苹果样丙酮味。脉搏细弱,血压下降,四肢厥冷。除伴有感染时体温上升外,通常体温常低于正常。上腹部可有压痛,有时可误诊为急腹症。当神经系统被累及时,患者可以出现精神症状,早期可表现为神志淡漠、倦怠、昏睡状,部分患者可表现为兴奋症状、烦躁、多动、躁狂、谵妄。随病变加重,渐转为精神抑制状态,反射常迟钝,甚而消失,肌张力下降,最终进入昏迷状态。当治疗过程中出现脑水肿时,常表现为虽血糖下降,酸中毒迅速纠正而临床表现反见恶化,又转入昏迷状态,且伴有头痛、喷射性呕吐等颅压增高等表现,必须迅速诊断并抢救。

(三)实验室检查

对 DKA 疑似患者最初的实验室检查包括:测定血糖、血尿酸、肌酐、血酮、血电解质,计算阴离子间隙、血浆渗透压,尿常规、尿酮体;动脉血气分析、全血细胞计数与分类,心电图,胸部 X 线检查等。如果怀疑存在感染,在采取血、尿、咽拭子细菌培养标本后,可以进行抗感染治疗。测定 HbA1c 可以有助于分析本次发生 DKA 是由于先前未诊断的糖尿病或长期血糖控制不良,还是真正意义上的血糖控制良好患者急性发作。

1. 尿 ①尿糖可呈强阳性。②尿酮:当肾功能正常时,尿酮呈强阳性,但亚硝酸铁氰化钠(sodium nitroprusside)仅能与乙酰乙酸起反应,与丙酮反应较弱,与β-羟丁酸无反应。故当尿中以β-羟丁酸为主时易漏诊。当肾功能严重损伤时,由于肾脏血流灌注障碍,肾小球滤过率减少可表现为糖尿和酮尿减少甚至消失,因此诊断必须依靠血液检查。如果血 pH 明显降低而尿酮血酮增加不明显者,尚需注意有无乳酸性酸中毒可能。③有时有蛋白尿和管型尿。④早期尿量增多,可达 3 000 ml/d 以上,当严重休克、急性肾功能衰竭时可减少,甚至尿闭;恢复期尿量可增多。⑤尿钠、钾、钙、镁、氯、磷、铵及 HCO_3 排泄增多。

2. 血 ①高血糖:大多数在 500 mg/dl 左右,有时可达 600~1 000 mg/dl 以上,800 mg/dl 以上者可伴有高渗性昏迷。②高血酮:定性强阳性,定量一般>50 mg/dl(约 5 mmol/L),有时可达 300 mg/dl,大于 5 mmol/L 有诊断意义。③血酸度:酸中毒代偿期 pH 在正常范围内,当失代偿期常低于 7.35,有时<7.0,CO_2 结合力常<30 容积%,严重时<20 容积%,HCO_3<10~15 mmol/L,碱剩余负值

增大,阴离子间隙增大;当肾循环衰竭时更严重。④由于高血糖引起的高渗状态,渗透性利尿伴钠离子丢失,血钠水平可以偏低,有时因为高甘油三酯血症可以出现假性血钠降低,但这种情况比较少见。血电解质一般 Na^+<135 mmol/L,少数正常,偶可升高达 145 mmol/L。血钾初期可正常或偏低,但在胰岛素缺乏、严重失水、有效循环血量减少、肾脏血流灌注下降,或严重酸中毒时可升高至 5 mmol/L 以上。如果入院时患者血钾在正常或低水平,说明患者机体严重缺钾。补液和胰岛素治疗后血钾将进一步下降,容易诱发心律失常,因此,治疗时需要严密监测心电图和血钾水平。血磷、镁亦可降至低于正常。⑤血脂 FFA 升高最早出现,约 4 倍于正常水平。继以甘油三酯、磷脂及胆固醇依次增高,甘油三酯可达 1 000 mg/dl 以上。⑥失水、循环衰竭和肾功能衰竭严重时尿素氮及肌酐可增高,但应鉴别肾前性、肾性或肾后性氮质血症。⑦大多数 DKA 患者有白细胞增多,而且与血酮浓度成比例。无感染时可达 15 000~30 000/mm³,尤以中性粒细胞增高较显著,可呈类白血病样反应。血红蛋白、血细胞比容增高,反映了失水和血液浓缩状态。⑧大多数 DKA 患者可有血浆淀粉酶升高,属于非胰源性升高,测定血浆脂肪酶可以进行鉴别,但 DKA 时,部分患者脂肪酶也可升高,应注意鉴别。血浆淀粉酶升高、肝酶异常在 DKA 较常见。

【诊断对策】

(一)诊断要点

典型 DKA 的临床诊断并不困难,对于有明确的糖尿病诊断的患者突然出现脱水、酸中毒、休克、神志淡漠、反应迟钝甚至昏迷,应首先考虑到 DKA 的可能。对于尚未诊断为糖尿病,突然出现脱水、休克,尿量较多,呼气中伴有烂苹果味者,必须提高警惕。对于可疑诊断为 DKA 的患者,应立即检测尿糖、酮体、血糖、二氧化碳结合力和血气分析等。

主要的诊断指标有:①血糖>14 mmol/L(250 mg/dl);②血 HCO_3^- 降低;③血 pH<7.35;④阴离子隙增加;⑤血酮或尿酮阳性。

临床一般在尿糖、尿酮体阳性的同时,血糖水平增高者,无论有无糖尿病史即可成立诊断。

(二)鉴别诊断要点

对于已明确诊断为糖尿病者,若发生昏迷后,除考虑到 DKA 的可能外,还应与其他原因引起的昏迷鉴别。

1. 低血糖症昏迷 糖尿病低血糖症多以突然昏迷的方式起病,起病前曾有注射大量胰岛素及口服降糖药如优降糖等病史，用药后未进食或过度劳累、激动等。患者有饥饿感及心慌、出汗、手抖、反应迟钝及性格改变。体检可见双侧瞳孔散大、心跳加快、出汗、意识模糊甚至昏迷。腱反射增强，巴宾斯基征可阳性。实验室检查血糖<2.8 mmol/L，尿糖(—)。

2. 非酮症高渗性昏迷　非酮症高渗性昏迷起病较为缓慢，从发病到昏迷约数日以上。本症多见于老年患者，有呕吐腹泻，而入水量不足；或有感染存在；静脉注射过多的高渗葡萄糖；或正在使用皮质醇、噻嗪类等药物。患者多有神志及运动障碍，表现为幻觉、躁动、抽搐、瘫痪等。体格检查可见明显的脱水，皮肤干燥，弹性差，心跳快速但无力，腱反射亢进或消失。实验室检查血糖多在 16.7～33.3 mmol/L之间，尿糖＋＋～＋＋＋＋，酮体弱阳性；二氧化碳结合力下降。

3. 乳酸酸中毒昏迷　乳酸由丙酮酸还原而来，是糖代谢的中间产物，当缺氧或丙酮未及氧化时即还原为乳酸。DKA时，由于酮体与FFA升高，抑制了丙酮酸的氧化，生成大量的乳酸。乳酸酸中毒昏迷起病较急，从起病到昏迷约为1～24 h。诱因多见于感染、休克、缺氧、饮酒，或服用大量降糖灵药片，或原有慢性肝、肾病史。本病的临床表现常被多种原发疾病所掩盖。由缺氧及休克状态引起者，在原发病的基础上可伴有紫绀、休克等症状。无缺氧及休克状态者，除原发病以外，以代谢性酸中毒为主，常伴有原因不明的深呼吸、神志模糊、嗜睡、木僵、昏迷等。有些患者常伴有恶心、呕吐、腹痛，或偶有腹泻。体温可下降，体格检查可见呼吸深大而快。无酮味，皮肤潮红，心跳快速有力，腱反射迟钝。实验室检查，血乳酸>5 mmol/L，pH<7.35 或阴离子隙(AG)>18 mmol/L，乳酸/丙酮酸(I/P)>3.0，结合病史进行诊断。

4. 其他原因引起的酮症酸中毒　有饥饿性或酒精性酮症酸中毒等。这些患者血糖一般在 250 mg/dl 以下或正常或低于正常，从病史、酒味等体征可鉴别。经输注葡萄糖盐水后较易恢复。

5. 心、脑血管意外　中年以上糖尿病患者常有动脉硬化，可并发心、脑血管意外，有时还可诱发酮症酸中毒或高渗性昏迷，须详查血糖、血酮及心电图、心肌酶、神经系统体征等进行鉴别。

6. 各种急腹症　酮症酸中毒时有腹痛者应注意除外各种急腹症，特别注意急性胰腺炎、胆囊炎、阑尾炎等并发症，也可与本症并存或相混淆，必须对病史、体征及实验室检查资料和动态随访观察结果进行分析判断。

【治疗对策】

治疗的原则应去除诱因、纠正代谢紊乱、防止各种并发症、减少或尽量避免病死。治疗的目的在于加强肝、肌肉及脂肪组织对葡萄糖利用；逆转酮血症和酸中毒；纠正水和电解质的失衡。但据数十年的经验体会，胰岛素、补液等治疗方案的改进非常重要。治疗过程中应尽量防止低血糖、低血钾和脑水肿等并发症发生。

治疗应根据病情轻重而定。如早期轻症，脱水不严重，酸中毒属轻度，无循环衰竭，神志清楚的患者，仅需给予足量正规胰岛素，每 4～6h 一次，每次皮下或肌内注射 10～20 u，并鼓励多饮水，进食半流质或流质饮食，必要时静脉补液，同时严密观察病情，随访尿糖、尿酮、血糖与血酮及 CO_2 结合力、血钾水平等，随时调整胰岛素及补液量，并治疗诱因，一般均能得到控制与纠正。

对于中度和重症病例，CO_2 结合力在 20 容积%以下，血 HCO_3^- <10 mmol/L，pH<7.35，血酮>5 mmol/L，甚而伴有循环衰竭或昏迷者，应积极抢救，立即采取以下措施。

（一）补液

DKA 诊断一旦确立，应该立即进行治疗。静脉补液治疗的目的是纠正水和电解质的丢失，补充循环血容量，防止并纠正大脑冠状动脉及肾脏的低灌注，降低血浆渗透压，增加细胞对胰岛素的敏感性，从而改善胰岛素抵抗。首先建立两条静脉通路，一条为快速补液通路，另一条为静脉胰岛素输注通路。由于静脉内应用胰岛素需要保持一定的浓度和滴速，因此，保证胰岛素单独静脉通路是十分必要的。胰岛素是蛋白质，输注液体的 pH、液体成分及输注物的分子量等因素均可能降低胰岛素的生物学效价，因此用于静脉滴注的胰岛素液体可以是生理盐水或葡萄糖溶液，尽量不与其他药物配伍。最初补液治疗目的：①迅速扩张血管内外液容量；②恢复肾脏血流灌注；③纠正高渗状态；④通过肾脏排泄酮体。在无心脏禁忌情况下，可以立即在第 1～1.5 h 内，以 15～20 ml/(kg·h)的速度静脉滴注等渗液体（0.9% NaCl），接着可根据患者当时情况（脱水程度、电解质水平、尿量）选择其他液体补充。肾功能一旦恢复，可以补充钾离子，直至血钾稳定。可以口服钾制剂时停止静脉补钾。补液治疗期间，密切监测血流动力学和心功能（血压变化、静脉充盈、中心静脉压等），记录出入液量。在第一个 24 h 内应纠正体液不足。在有心脏病变、肾功能不良的患者，尤其密切监测血浆渗透压，及时评价心功能、肾功能、精神状态，警惕和避免水负荷过量。

（二）胰岛素治疗

胰岛素治疗与补液治疗可以同时进行。对中度以上的 DKA，一旦诊断，应该首选静脉持续输注胰岛素治疗方案。如果血钾浓度＞3.3 mmol/L，可以先予正规胰岛素，按 0.15 u/kg 体重的剂量一次性静脉冲击，然后再持续进行正规胰岛素 0.1 u/(kg·h)（5～7 u/h 成人）静脉滴注。在儿童 DKA 患者中，仅推荐使用 0.1 u/(kg·h) 持续静脉滴注正规胰岛素治疗方案，而不推荐首次静脉胰岛素冲击治疗方案。

小剂量正规胰岛素通常可以使血浆葡萄糖浓度以 50～70 mg/(dl·h) 的速度下降，胰岛素治疗后 1 小时，如果血浆葡萄糖浓度不能下降 50 mg/dl，则需要重新评价脱水程度，如果补液量充足，可加倍每小时胰岛素输注剂量，直至血浆葡萄糖浓度以 50～70 mg/(dl·h) 稳定速度下降。当然，如果患者的脱水状况已经纠正，或存在心功能不全，则可以适当增加胰岛素浓度，减慢滴速，以免容量负荷过多导致心功能不全加重。

当血浆葡萄糖浓度在治疗 DKA 时下降到 250 mg/dl 时，需要减少胰岛素静脉滴注量，改为 0.05～0.1 u/(kg·h)（3～6 u/h），并同时给予 5%～10% 的葡萄糖静脉滴注。胰岛素和葡萄糖用量需要根据血糖水平进行及时调整，在静脉应用胰岛素期间，使血糖保持在以上水平。当 DKA 酸中毒得到纠正，精神症状消失，患者恢复正常进餐时，可以改为胰岛素皮下注射治疗方案。

DKA 时纠正酮症常比纠正高血糖缓慢。在 DKA 时，引起酸中毒作用最强、比例最高的是 β-羟丁酸，监测 DKA 的程度的最佳方法是直接测定 β-羟丁酸。而常用的亚硝基氢氰酸盐法仅仅可以测定乙酰乙酸和丙酮。在治疗过程中，β-羟丁酸可以转化成乙酰乙酸，没有经验的临床医生可能误认为酮症恶化。因此，最好用直接测定 β-羟丁酸的方法监测酮症的治疗反应。在治疗 DKA 时，每 2～4 h 测定一次血浆电解质、葡萄糖、尿素氮、肌酐、渗透压、静脉 pH（DKA）。一般来讲，重复测定动脉血气分析并无必要。因为静脉 pH 比动脉 pH 值降低 0.03 u，可以用静脉 pH 换算，从而减少反复动脉采血。阴离子间隙也是一个监测 DKA 的重要指标。

DKA 临床纠正的标准为：血糖＜200 mg/dl，血浆碳酸氢盐≥18 mmol/L，静脉血 pH＞7.3。DKA 一旦纠正，患者可以正常进餐，可以停止静脉胰岛素治疗，改为皮下多次注射。开始改为皮下注射时，需要静脉内输注胰岛素继续 1～2 h，如果突然中断静脉胰岛素治疗，而皮下注射尚未发挥作用时，可能使酮症恶化。

（三）维持电解质平衡

1. 补钾　在胰岛素缺乏、高渗、酸中毒情况下，血钾水平升高。如果入院时患者血钾在正常或低水平,说明患者机体严重缺钾。开始胰岛素治疗后,随着酸中毒的纠正,容量的恢复,均可降低血钾水平。为了预防低钾血症,当血钾<5.5 mmol/L,尿量适当时即可开始补钾。通常每升溶液加入 20~30 毫升钾,可以使血钾维持在正常范围。少数情况下,DKA 患者存在明显低钾,则应该在补液开始就予以补钾,待血钾恢复到 3.3 mmol/L 时再开始胰岛素治疗,可以避免心律失常、心脏骤停和呼吸肌麻痹。

2. 补充碳酸氢盐　当 DKA 患者 pH>7.0 时,足够的胰岛素治疗即能有效地抑制脂肪分解,从而抑制酮体生成,因此不需补碱,就可以纠正酮症酸中毒。对于 pH<6.9 的成年患者,给予 $NaHCO_3$ 100 mmol 加入 400 ml 注射用水中,以 200 ml/h 的速度静脉输注,但应十分谨慎,不宜过快和过量。pH 在 6.9~7.0 的患者,可将 $NaHCO_3$ 50 mmol 加入 200 ml 注射用水中,以 200 ml/h 的速度静脉输注。

3. 补充磷酸盐　在 DKA 时,全身磷酸盐缺失达到 1.0 mmol/kg 体重,但是血浆磷酸盐水平正常或稍偏高。胰岛素治疗后,血磷水平会降低。前瞻性随机研究尚未证实补磷对 DKA 临床结果有任何益处,而且积极补磷可以导致严重低钙血症。然而,对于有心衰、贫血、呼吸抑制和血磷浓度<1.0 mg/dl 的患者,为了避免心肌、骨骼肌麻痹和呼吸抑制,谨慎补磷有一定指征。如果确实需要,可以在液体中加入 5~10 mmol/L 磷酸钾。

(四)去除和防治诱因

DKA 最常见的诱因是各种感染,尤其是 2 型糖尿病患者伴急性全身性严重感染,如败血症、肺炎、化脓性皮肤感染、化脓性扁桃体炎、化脓性中耳炎、鼻窦炎、胃肠道感染、急性胰腺炎、胆囊胆管炎、腹膜炎、泌尿生殖系统感染时,应该在补液、胰岛素治疗的同时,积极抗感染治疗。

(五)积极治疗并发症

DKA 最常见的并发症包括积极胰岛素治疗后的低血糖、低钾血症、转换皮下胰岛素治疗时高血糖的反复。DKA 纠正后常发生高氯血症,是由于补液时大量使用生理盐水所致。暂时性非阴离子间隙增高性代谢性酸中毒也较常见,如果没有急性肾功能衰竭,这些生化异常往往是暂时的。

DKA 患者可以发生脑水肿,虽然少见,但往往是致命的。DKA 儿童患者脑水肿发生率为 0.7%~1%,常见于新诊断的儿童糖尿病,但在已经诊断的儿童糖尿病和 20 岁的年轻患者中也有报道。

DKA 治疗过程中可伴发低氧血症和罕见的非心源性肺水肿。低氧血症可以使胶体渗透压降低,导致肺组织水分增加,肺的顺应性降低。DIC、患者血气分析如果提示肺泡-动脉氧梯度增大或体检发现肺部啰音可以提示有发生肺水肿的高度危险性。

【预防】

良好的医疗措施、合适的教育和伴发疾病时与医疗保健人员及时有效的联系,可以有效地预防DKA的发生。尽量把预防知识介绍给患者,使他们充分了解本症是可以预防的。预防的重要性和具体措施如下:

1. 长期坚持严格控制糖尿病,尤其正在应用各种降糖药物或接受胰岛素治疗的患者,不能随意减量或中断治疗。

2. 及早发现和防治各种诱因,包括感染等。

3. 告知患者糖尿病酮症酸中毒的症状和表现,一旦出现,应立即就医。

(崔卫玲)

第五节 糖尿病高渗性高血糖状态

【概述】

高渗性非酮症性糖尿病昏迷(hyperosmolar nonketotic diabetic coma,简称高渗性昏迷)已经用"高渗性高血糖状态(hyperosmolar hyperglycemic state,HHS)"一词代替,因为:①高渗状态下可以存在意识障碍,不一定表现为昏迷;②高渗性高血糖状态可以伴有不同程度的血酮升高。

糖尿病高渗性高血糖状态是糖尿病的一种少见而严重的急性并发症,也是糖尿病昏迷的一种特殊类型。HHS是以严重高血糖、高血浆渗透压、严重脱水、无明显酮症、伴有进行性意识障碍为主的临床综合征。HHS发生率约为糖尿病酮症酸中毒的1/6~1/10,多见于老年糖尿病患者和以往无糖尿病病史的患者,或仅有轻度糖尿病不需要胰岛素治疗者,但也可发生在有糖尿病酮症酸中毒史、用胰岛素治疗的年轻糖尿病患者。HHS的病死率极高,以往报道为40%~70%,近年来由于诊治水平的提高,病死率已显著下降,但仍高达15%~20%。故早期诊断和正确治疗对于降低病死率尤为重要。

【诊断步骤】

(一)诱发因素

HHS患者几乎都有明显的发病诱因。临床常见的诱因有以下三个方面。

1. 引起血糖增高的因素

(1)应激 如急性感染、手术、烧伤、外伤、急性心肌梗死、脑血管意外等。其中急性感染占HHS诱因的首位,也是影响预后的重要因素。

(2)使用引起血糖升高的药物 如糖皮质激素、甲状腺激素、免疫抑制剂、利尿剂、普萘洛尔(心得安)、苯妥英钠、氯丙嗪、甘露醇、降压药等。其中利尿剂如氢氯噻嗪(双氢克尿塞)、呋塞米(速尿)等不仅加重失水,而且还有抑制胰岛素分泌和降低胰岛素敏感性的作用。

(3)糖摄入过多 如大量输入葡萄糖液、饮多量橘子水、静脉高营养和高糖饮食等。

(4)合并其他内分泌疾病 如库欣综合征、肢端肥大症、甲状腺功能亢进症等。

2. 引起脱水的因素

(1)饮水不足或失水 如饥饿、限制饮水、呕吐或腹泻。老年人由于渴感中枢不敏感,主动饮水少,更易引起脱水。

(2)使用利尿剂或脱水剂。

(3)腹膜透析或血液透析。

(4)大面积烧伤患者或伴发尿崩症。

3. 肾脏病变 如急、慢性肾功能不全,急慢性肾功能衰竭,糖尿病肾病等。由于肾小球滤过率下降,对血糖的清除率亦下降。

(二)临床表现

1. 前驱期 HHS起病一般比糖尿病酮症酸中毒缓慢,在出现神经系统症状和进入昏迷前的一段过程,即为前驱期。这一期从数天到数周不等,往往表现为糖尿病症状加重,呈烦渴、多饮、多尿、无力、头晕、食欲不振、恶心、呕吐、腹痛等,反应迟钝,表情淡漠。引起这些症状的基本原因是由于渗透性利尿失水所致。

2. 典型期 如前驱期得不到及时治疗,则病情继续发展,由于严重的失水引起血浆高渗和血容量减少,患者主要为严重的脱水和神经系统两组症状。

严重脱水:表现为体重明显下降,皮肤干燥无弹性,眼球凹陷,唇舌干裂,血压下降,心跳加速,甚至四肢厥冷、发绀,呈休克状态。有的由于严重脱水而少尿、无尿。

神经系统方面:表现为不同程度的意识障碍,从意识淡漠、昏睡直至昏迷。与酮症酸中毒的神经系统症群不同,除感觉神经受抑制而神志淡漠、迟钝甚至木僵外,运动神经较多受累,常见者有卒中、不同程度的偏瘫、全身性和灶性运动神经发作性表现,包括失语、偏瘫、眼球震颤和斜视,以及灶性或全身性癫痫发作等。反射常亢进或消失,前庭功能障碍,有时有幻觉、胡言乱语、躁动不安等。有时精神症状严重。有时体温可上升达40℃以上,可能为中枢性高热,亦可因各种感染所致,常误诊为脑炎或脑膜脑炎。由于极度高血糖和高血浆渗透压,血液浓缩,黏稠度增高,易并发动静脉血栓形成,尤以脑血栓为严重,导致较高的病死率。

(三)实验室检查

1. 血糖 极度升高,通常≥33.3 mmol/L(600 mg/dl),甚至可达83.3～266.7 mmol/L(1 500～4 800 mg/dl)L。

2. 电解质 血清钠常增高至≥150 mmol/L,但亦有轻度升高或正常者。血清钾可升高、正常或降低,取决于患者脱水及肾脏的功能损害程度,以及血容量减少所致的继发性醛固酮分泌状况。在胰岛素及补液治疗后,即使有高血钾者亦可发生明显的低钾血症。血氯可稍增高。

3. 血浆渗透压 ≥350 mOsm/L或有效渗透压＞320 mOsm/L(有效渗透压不包括尿素氮部分)。按公式计算:

血浆渗透压(mOsm/L)＝2(钠＋钾)mmol/L＋血糖(mmol/L)＋尿素氮(mmol/L)。正常范围:280～300 mOsm/L。

4. 血尿素氮 常中度升高,可达28.56～32.13 mmol/L(80～90 mg/dl)。血肌酐亦升高,可达442～530.4 μmol/L(5～6 mg/dl),大多属肾前性(失水,循环衰竭),或伴有急性肾功能不全。

5. 血常规 白细胞在无感染情况下也可明显升高,红细胞压积增大,血红蛋白量升高。部分患者可有贫血,如红细胞比容正常者大多有贫血并存。

6. 尿常规 病情较重者可出现蛋白尿、红细胞管型尿,尿糖强阳性,尿酮体阴性或弱阳性。

7. 血二氧化碳结合力、血pH值 大多正常或稍下降。当合并酮症酸中毒或肾功能不全时,血pH降低。

8. 酮体 大多正常或轻度升高,伴酮症酸中毒者则较高。

9. 脑脊液检查 脑脊液压与葡萄糖含量均升高,其他无异常。

10. 其他 血浆生长激素、皮质醇测定轻度升高,血浆C肽测定含量可降低,但均不如糖尿病酮症酸中毒时明显。

【诊断对策】

(一)诊断要点

1. 凡有糖尿病史、糖尿病家族史或无糖尿病史患者,如出现意识障碍及昏迷,有定位体征,尤其是老年人应考虑 HHS 的可能。

2. HHS 具有高血糖、高血浆渗透压、缺乏明显酮症和意识进行性丧失四大特点。

3. 往往有明确的促发因素。

(1)最多见的是感染、脑血管意外、急性心肌梗死等应激状态,使对抗胰岛素的激素如生长激素、胰高血糖素、皮质醇等分泌增加。

(2)摄入糖过多或不适当地补充葡萄糖。

(3)肾功能减退,胃肠功能紊乱伴呕吐、不进食,加重脱水和高渗状态等。

(4)服用抑制胰岛素分泌(使血糖升高)的药物,如噻嗪类利尿剂、普萘洛尔(心得安)、糖皮质激素、苯妥英钠等。

4. 对可疑 HHS 者应立即采血查血糖、血电解质(Na^+、K^+、Cl^-)、尿素氮、肌酐和 CO_2CP,有条件者作血酮和血气分析,查尿糖、尿酮体,做心电图。

5. HHS 实验室诊断标准

(1)血糖≥33.3 mmol/L(600 mg/dl);

(2)血钠>145 mmol/L;

(3)血浆渗透压≥350 mOsm/L 或有效渗透压>320 mOsm/L;

(4)尿糖强阳性,尿酮体阴性或弱阳性。

(二)鉴别诊断

首先应与非糖尿病脑血管意外患者相鉴别,这种患者血糖多不高,或有轻度应激性血糖增高,但不可能达 33.3 mmol/L 以上。其次应与其他原因的糖尿病昏迷相鉴别。

【治疗对策】

HHS 是内科急症,病死率很高,必须迅速抢救。其治疗措施如下:

(一)补液

迅速补液,扩充血容量,纠正血浆高渗状态,是治疗本症的关键。

1. 补液的种类和浓度 目前多主张治疗开始即输等渗液,好处是:①大量输入等渗液不会引起溶血反应;②有利于恢复血容量和防止因血浆渗透压下降过快而继发脑水肿;③等渗液对于处于高渗状态的患者来讲为相对低渗。具体用法可按以下三种情况掌握:

(1) 有低血容量休克者 应先静脉滴注生理盐水,以较快地提高血容量,升高血压,改善肾血流,恢复肾功能。在血容量恢复、血压回升至正常且稳定,而血浆渗透压仍高时,改用0.45%氯化钠液。

(2) 血压正常而血钠>150 mmol/L者 可开始即用低渗液。当血浆渗透压降至350 mOsm/L以下,血钠在140~150 mmol/L之间时,应改输等渗氯化钠液。若血糖降至13.89~16.67 mmol/L(250~300 mg/dl)时,改输5%葡萄糖液或葡萄糖盐水。

(3) 休克患者或收缩压持续<10.7 kPa(80 mmHg)者,开始除补等渗液外,应间断输血浆或全血。

2. 补液量的估计 可按血浆渗透压计算患者的失水量,计算公式:

失水量(L)=[患者血浆渗透压(mOsm)-300]/300(正常血浆渗透压)×体重(kg)×0.6。也可按患者发病前体重的10%~12%估算失水量作为补液量,一般为6~18 L,平均为9 L。

3. 补液速度按先快后慢的原则 第1 h可静滴1~1.5 L,前4 h静滴1.5~3 L,以后逐渐减慢补液速度。一般第1天可补给估计失水总量的一半左右。若输液4~6 h后仍无尿者,可给予呋塞米(速尿)40 mg。应注意患者的心功能,对老年人有心脏病者必须做中心静脉压监护。

(二) 胰岛素治疗

应用小剂量胰岛素治疗的原则与酮症酸中毒时相同。即以5~6 u/h胰岛素静脉滴注,与补液同时进行。当血糖降至13.89 mmol/L(250 mg/dl)时应改用5%葡萄糖液或葡萄糖盐水,按每2~4 g葡萄糖给1 u胰岛素的比例在输液瓶内加入胰岛素输注,病情稳定后改为胰岛素常规皮下注射。多数患者病情好转后可不用胰岛素。

(三) 补钾

HHS患者体内钾总量减少,且用胰岛素治疗后血钾即迅速下降,故应及时补钾。若患者无肾功能衰竭、尿少及高血钾(>5.5 mmol/L),治疗开始即应补钾。用量根据尿量、血钾值、心电图等灵活掌握,每日约3~8 g不等。患者清醒后,钾盐可部分或全部以口服补充。目前不主张常规补磷,若有低血磷则应补磷。人体对磷酸盐的需要量很小,1L生理盐水中加入1~2 ml磷酸钾,6 h内输完为合适剂量。过量补磷可引起血钙降低和手足搐搦。

(四)纠正酸中毒

部分患者同时存在酸中毒,一般不需特殊处理。合并有严重酸中毒者,每次给予5%碳酸氢钠不超过150 ml,用注射用水稀释成等渗液1.4%静脉滴注,疗程1~3 d,总量控制在600 ml以内。

(五)治疗诱因与并发症

1. 控制感染　感染是最常见的诱因,也是引起患者后期死亡的主要因素。必须一开始就给予大剂量有效抗生素治疗,一般需两种以上新型广谱抗生素。这是降低病死率和治疗成功的关键。

2. 维持重要脏器功能　合并心力衰竭者应控制输液量和速度,避免引起低血钾和高血钾,应随访血钾和心电图。应保持血浆渗透压和血糖下降速度,以免引起脑水肿。应加强呼吸循环监测,仔细调整代谢紊乱。对症处理,加强支持疗法,以维持重要脏器功能。有高凝状态者给予小剂量肝素治疗,以防血栓形成。

【预防】

临床医师应提高对HHS的警惕和认识。在诊治老年患者时,无论患者有无糖尿病病史都要注意避免可能导致诱发HHS的因素,以防止HHS的发生。

1. 早期发现与严格控制糖尿病　老年人糖尿病发病率呈上升趋势,且随年龄增大而增高,50岁以上者达5%以上。老年人应定期查血糖,以早期发现和早期治疗无症状性糖尿病。

2. 防治各种感染、应激、高热、胃肠失水等易导致高血糖和严重失水者,以免出现高渗状态。

3. 注意各种导致HHS的药物,如利尿剂和升血糖药物等。注意应用脱水疗法时血压降低,注意透析疗法时失水。尽力防止诱发HHS。

(崔卫玲)

第六节 糖尿病乳酸性酸中毒

【概述】

乳酸性酸中毒(lactic acidosis)系大量乳酸在体内堆积所致。乳酸由丙酮酸还原而成,是糖中间代谢产物,血浆乳酸浓度取决于糖酵解的速度及乳酸被利用的快慢,如果因各种原因引起组织缺氧,丙酮酸未及氧化时即还原为乳酸,导致乳酸生成过多,或因肝脏疾病致使乳酸未能被充分利用,清除障碍,血乳酸浓度则升高。正常人休息状态下静脉血乳酸含量为 $0.4 \sim 1.4$ mmol/L。当血乳酸浓度 >2 mmol/L(有些人认为 5 mmol/L)时,可产生乳酸性酸中毒。若血乳酸浓度升高,但动脉血 pH 仍在正常范围,称之为高乳酸血症;若动脉血 pH 失代偿而小于 7.35,称之为乳酸性酸中毒。

正常乳酸是糖无氧酵解的最终产物。在正常氧化条件下,乳酸通过血液循环进入肝脏或肾脏,在线粒体内经乳酸脱氢酶(LDH)的作用下转变为丙酮酸,后者经丙酮酸羧化支路异生为葡萄糖。丙酮酸亦可进入线粒体内经三羧酸循环,代谢产物分解为 H_2O 和 CO_2,当线粒体因为组织缺氧而功能障碍时,丙酮酸容易积聚在胞浆中而转变为乳酸,从而发生乳酸性酸中毒。

【诊断步骤】

(一)分类

乳酸性酸中毒分为先天性和获得性两大类。先天性乳酸性酸中毒因遗传性酶的缺陷造成乳酸、丙酮酸代谢障碍,如缺乏葡萄糖-6-磷酸酶、丙酮酸羧化酶、果糖-1,6-二磷酸酶、丙酮酸脱氢酶等,可导致先天性乳酸性酸中毒。大多数乳酸性酸中毒是获得性的,可分为 A 型和 B 型两大类。A 型为继发性乳酸性酸中毒,较 B 型常见得多,其发病机制是组织获得的氧不能满足组织代谢需要,导致无氧酵解增加,产生 A 型乳酸性酸中毒。B 型为自发性乳酸性酸中毒,其发病机制与组织缺氧无关。可进一步分为三种亚型,B_1 型与糖尿病、脓毒血症、肝肾功能衰竭等常见病有关,B_2 型与药物或毒物有关,B_3 型与肌肉剧烈活动、癫痫大发作等其他因素有关。

获得性乳酸性酸中毒的分类如下:

A型:由组织低氧所致。

1. 组织低灌注　各种休克、右心衰竭、心排血量减少。

2. 动脉氧含量下降　窒息、低氧血症(PaO_2<4.7 kPa)、CO中毒、危及生命的贫血。

B型:并非由组织低氧所致。

1. 常见病　脓毒血症、肝功能衰竭、肾功能衰竭、糖尿病、恶性肿瘤、疟疾、伤寒。

2. 药物或毒物　双胍类、乙醇、水杨酸、甲醇、乙烯乙二醇、氰化物、硝普钠、烟酸、儿茶酚胺、二乙醚、罂粟碱、扑热息痛、萘啶酮酸、异烟肼、链脲霉素、山梨醇、乳糖、茶碱、可卡因、三聚乙醛、阿托伐他汀。

3. 其他　剧烈肌肉活动,癫痫大发作,D乳酸性酸中毒,胃肠外营养,缺乏维生素。

(二)临床表现

起病较急,有深大呼吸(不伴酮臭味)、神志模糊、嗜睡、木僵、昏迷等症状,可伴恶心、呕吐、腹痛。缺氧引起者有发绀、休克及原发病表现。药物引起者常有服药史及相应中毒表现。但本病症状与体征可不特异,轻症临床表现可不明显,可能仅表现为呼吸稍深快,应注意避免误诊或漏诊。

(三)实验室检查

1. 血乳酸　正常人静息状态下静脉血乳酸含量为0.4~1.4 mmol/L。血乳酸浓度是诊断乳酸性酸中毒的特异性指标,一般认为本病患者血乳酸浓度≥5 mmol/L,有时可达35 mmol/L,大于25 mmol/L者预后差。

2. 动脉血pH　是诊断乳酸性酸中毒是否同时伴酸血症的重要指标。当血乳酸浓度升高,动脉血pH仍在正常范围,称之为高乳酸血症;若动脉血pH<7.35,称之为乳酸性酸中毒。乳酸性酸中毒不一定产生酸血症,这取决于患者高乳酸血症的严重程度、机体的缓冲能力及是否存在呼吸性碱中毒等情况,故应将高乳酸血症归类于乳酸性酸中毒。

3. CO_2结合力　乳酸性酸中毒时CO_2结合力常<9.0 mmol/L。

4. 阴离子间隙　可通过公式$[Na^+]-[Cl^-+HCO_3^-]$来计算,其正常值为7~14 mmol/L。乳酸性酸中毒患者阴离子间隙升高,常>18 mmol/L,一般可达25~45 mmol/L。需注意的是,血乳酸和阴离子间隙及动脉血pH之间的关系可不完全一致。Iberti等人报告,血乳酸浓度>5 mmol/L的患者,阴离子间隙正常者占50%,动脉血pH>7.35者占25%,所以动脉血pH和阴离子间隙不是乳酸性酸中毒的敏感指标。

5. HCO_3^- 乳酸性酸中毒时明显降低,常<10 mmol/L。

6. 血丙酮酸 正常人静息状态下血丙酮酸浓度为 0.07～0.14 mmol/L。乳酸/丙酮酸正常比值为 10:1,一般<15:1,平时处于平衡状态;发生乳酸性酸中毒时,丙酮酸相应增高达 0.2～1.5 mmol/L。乳酸/丙酮酸≥30:1。

7. 血白细胞 乳酸性酸中毒时大多增高,有时可达 $60×10^9$/L。

8. 血酮体 一般不升高,或轻度升高。

【诊断对策】

乳酸性酸中毒目前尚缺乏满意的疗法,一旦发生,死亡率高达50%以上,预后较差,因此必须对本病提高警惕,积极预防,以便及早发现与诊断,及早治疗。凡是口服双胍类降糖药物的糖尿病患者有严重酸中毒而酮体无明显增高者,应考虑本病。凡有休克、缺氧、肝肾功能衰竭者,如酸中毒较重时,必须警惕乳酸性酸中毒的可能性。通过血乳酸、动脉血 pH、二氧化碳结合力、阴离子间隙、HCO_3^-、血丙酮酸等测定,可以确诊。

主要诊断标准为:①血乳酸≥5 mmol/L;②动脉血 pH≤7.35;③阴离子间隙>18 mmol/L;④HCO_3^-<10 mmol/L;⑤CO_2结合力降低;⑥丙酮酸增高,乳酸/丙酮酸≥30:1;⑦血酮体一般不升高。

【防治】

(一)预防为主

乳酸性酸中毒死亡率很高,治疗难度大,故必须提高警惕,认真预防。双胍类药物如苯乙双胍可诱发乳酸性酸中毒,肝、肾、心功能不全者,药物在体内的代谢、降解及通过肾脏的排泄均降低,可导致双胍类药物在体内蓄积,因而在应用双胍类药物前应查明肝、肾、心功能,肝、肾、心功能不全者忌用双胍类药物。对于其他能诱发本病的药物,也应尽量避免应用。休克、缺氧、肝肾功能衰竭状态下的重危患者,若伴有酸中毒,须警惕发生本病的可能性,努力防治。

(二)一般措施

寻找和去除诱发乳酸性酸中毒的诱因,停用所有可诱发乳酸性酸中毒的药物及化学物质,有利于 B 型乳酸性酸中毒的治疗。宜改善患者的缺氧状态,开始阶段患者呼吸急促,随后可出现呼吸肌衰竭,应立即予以吸氧,并做好人工呼吸的各种准备。治疗过程中,应密切注意血压、脉搏、呼吸等生命体征的变化,加强病情观察,及时进行血乳酸、血气分析(pH,HCO_3^-)、血糖、血电解质、阴离子间隙等血生化检查,并密切随访复查。

(三)纠正休克

是治疗 A 型乳酸性酸中毒的重要措施,补液扩容可改善组织灌注,减少乳酸的产生,促进利尿排酸。输液宜用生理盐水,避免使用含乳酸的溶液。肾上腺素和去甲肾上腺素强烈收缩血管,减少肌肉、肝脏血流量,应予禁用。

(四)纠正酸中毒

乳酸性酸中毒对机体损害严重,必须及时纠正。

1. 碳酸氢钠　应用碳酸氢钠治疗乳酸性酸中毒存在争议。以往强调乳酸性酸中毒经确诊后,应立即给予大量碳酸氢钠,近年来研究表明,大剂量碳酸氢钠可引起血钠过高、血渗压高、容量负荷加重,血乳酸反而升高。其机制为碳酸氢钠静脉滴注后,CO_2 产生增多,进入细胞使细胞内 pH 下降,加重细胞内酸中毒,可导致心肌收缩力减弱,心排血量减少,组织血氧灌注降低,无氧代谢加强,乳酸及 H^+ 产生增多,加重酸中毒,增高死亡率。故有人主张给予小剂量碳酸氢钠,采用持续静脉滴注的方式,使 HCO_3^- 上升 4～6 mmol/L,维持在 14～16 mmol/L,动脉血 pH 上升至 7.2。酸中毒严重者(血 pH<7.0)纠正不宜太快,尤其肺功能及循环功能减退者,CO_2 容易蓄积而进一步加重缺氧。

2. 二氯醋酸(dichloroacetate,DCA)　是丙酮酸脱氢酶激活剂,能迅速增强乳酸的代谢,并在一定程度上抑制乳酸的生成,可用于纠正乳酸性酸中毒。但目前还是一种研究性药物,不作为临床常规用药。

3. 美蓝(亚甲蓝)　是氢离子接收剂,可促使乳酸脱氢氧化为丙酮酸,可用于乳酸性酸中毒,但疗效不确切。

(五)胰岛素和葡萄糖

胰岛素不足是导致糖尿病乳酸性酸中毒的诱因之一。胰岛素不足使丙酮酸脱氢酶活性降低,丙酮酸进入三羧酸循环减少。此类患者宜用胰岛素治疗,与葡萄糖合用,有利于减少糖类的无氧酵解,可促进葡萄糖有氧氧化,改善糖代谢,有利于血乳酸的消除。糖尿病乳酸酸中毒者血糖不一定很高,但血糖过低或过高均能增加乳酸生成。根据心功能及尿量情况适量补液,提供能量,加速排泄。输液量一般在第一个 24 h 总液体量达 4 000～5 000 ml,严重者 6 000～8 000 ml,开始时速度应较快,2 h 内可输入 2 000～3 000 ml,可用 0.9%氯化钠注射液、葡萄糖注射液、血浆、木糖醇注射液等。

(六)透析治疗

用不含乳酸钠的透析液进行血液或腹膜透析治疗,可加速乳酸排泄,并可清除苯乙双胍等引起乳酸性酸中毒的药物,多用于不能耐受钠过多的老年患者和肾功能不全患者。

(七)糖尿病乳酸酸中毒治疗困难,病死率高,重在预防

建议严格掌握降糖灵的适应证及禁忌证,对服用降糖灵者,一旦出现肺部感染、胃肠炎、心脏疾病、肝肾功能不全时即应停用。对糖尿病患者出现休克、酸中毒、意识障碍者应测乳酸浓度,以排除乳酸酸中毒。

(崔卫玲)

第七节 糖尿病视网膜病变

【概述】

糖尿病视网膜病变(diabetic retinopathy,DR)是糖尿病慢性并发症最常见的微血管病变之一,是糖尿病微血管病变在眼底独特环境中的表现。中国2型糖尿病防治指南指出:糖尿病视网膜病变的主要危险因素包括糖尿病病程、血糖控制不良、高血压及血脂紊乱,其他的危险因素还包括妊娠与糖尿病肾病。其中,长病程是发生糖尿病视网膜病变最重要的危险因素。糖尿病发病5年后约有25%患者发生DR,10年后可增至60%,15年后则高达75%～80%,其中危害最大的增殖性视网膜病变(proliferative retinopathy)占25%。糖尿病视网膜病变是目前导致成年人群失明的主要病因。以HbA1c水平为标准来实施严格的血糖控制,可以显著减少糖尿病视网膜病变发生与发展的危险性。UKPDS报道强化治疗组微血管病终点危险性减少25%,眼激光治疗减少1/4。DCCT研究组对进行强化治疗的患者终止强化治疗后随访,4年内糖尿病视网膜病变仍明显少于常规治疗组。另外,恰当的光凝治疗与其他手术治疗能够最大限度地减少糖尿病视网膜病变中度至重度视力受损的危险性,且能够使一部分视力丧失的患者视力得到部分恢复,对于接近或刚刚达到高危增殖期糖尿病视网膜病变的患者或因糖尿病黄斑水肿有失明危险性的患者,外科手术尤其是激光治疗,效果较好。

【诊断步骤】

(一)病史采集要点

1. 起病情况　糖尿病视网膜病变的患病主要与糖尿病病程和血糖控制程度有关。1 型糖尿病患者于发病 3～5 年内,不常见糖尿病视网膜病变,5～10 年后,糖尿病视网膜病变的发生率逐渐升高。2 型糖尿病起病常隐匿,诊断之时即有部分患者发生糖尿病视网膜病变,甚至在一些糖耐量异常的患者也可发现视网膜微血管瘤。

2. 主要临床表现　可有各型糖尿病的各种临床表现,如代谢紊乱及其他相关并发症的临床表现。糖尿病视网膜病变早期阶段常无明显的眼部自觉症状。随着病程的进展,可出现不同程度的视力下降、视物模糊、视物变形、眼前黑影飘动、视野缺损等症状,重者可失明。部分患者可有颜色识别能力障碍。

3. 既往病史　1 型糖尿病患者多有 5 年以上病史,或长期血糖控制不佳史。而 2 型糖尿病患者因起病隐匿,30％患者在诊断时已经发现视网膜病变的某些表现。育龄妇女在妊娠阶段,由于妊娠本身或代谢控制的变化,糖尿病视网膜病变可能会恶化。

(二)体格检查要点

1. 系统体格检查同糖尿病章节。

2. 糖尿病视网膜病变主要的体格检查为视力检查与眼压检查。部分患者可出现视力减退。注意眼压的检查以排除合并青光眼的存在。

3. 眼底检查　按病变严重程度将糖尿病视网膜病变分为非增殖期和增殖期。非增殖期视网膜病变(background diabetic retinopathy)的眼底表现包括:视网膜静脉扩张、微血管瘤、深层和浅层出血、硬性渗出、棉絮斑,视网膜水肿,长期的黄斑水肿形成黄斑囊样水肿(CME),视力明显下降。当损害进一步加重,进入增殖期糖尿病视网膜病变(proliferative diabetic retinopathy),较大面积毛细血管闭塞缺血,视网膜新生血管出现,进而新生血管由视网膜表面长入内界膜和玻璃体后界面间,形成纤维血管膜。新生血管易破裂出血,大量玻璃体积血、机化,导致牵拉性视网膜脱离。缺血区的视网膜产生的血管生长因子,经玻璃体进入前房,致虹膜、房角新生血管形成,最终导致继发闭角型青光眼即新生血管性青光眼而失明。

(三)门诊资料分析

采集门诊资料包括糖尿病病程、既往血糖控制水平(HbA1c 水平)、用药史、是否合并糖尿病肾病、既往就诊史(有否肾病、高血压,血脂水平、妊娠情况等)、视力检查、眼压检查。综合以上情况,评价患者糖尿病病情与并发症。

(四)进一步检查项目

1. 糖化血红蛋白(GHbA1c)及糖化血浆白蛋白测定、胰岛β细胞功能检测(包括胰岛素释放试验、C肽释放试验、静脉注射葡萄糖-胰岛素释放试验等)等检查详见糖尿病章节。

2. 尿蛋白测定 糖尿病视网膜病变与糖尿病肾病均属糖尿病慢性并发症,其发病机制多有相同之处,其中最显著的特点是都属微血管病变。高血糖与微血管病变存有因果联系,诊断糖尿病肾病的发生可以间接了解糖尿病视网膜病变。

3. 眼底镜检查 包括直接眼底镜、间接眼底镜及裂隙灯显微镜眼后部检查。常规的眼底镜检查可以作为糖尿病患者的常规检查。非增殖期糖尿病视网膜病变可见微血管瘤、小出血斑、棉絮斑与硬性渗出,部分患者可发生黄斑病变。增殖期糖尿病视网膜病变眼底可见视网膜新生血管、视网膜前与玻璃体出血等,最后因纤维组织收缩与牵拉导致视网膜脱落。糖尿病患者扩瞳前应注意询问患者有无青光眼病史及症状,必要时先测眼压,再扩瞳查眼底,否则有诱发青光眼发生的危险。

4. 眼底彩照 通过应用需散瞳或不需散瞳的眼底照相仪获得眼底彩照,眼底表现同眼底镜检查所见。在发现伴有黄斑水肿的视网膜增厚以及发现细微的新生血管方面,临床眼底检查更具优越性。但眼底照相发现糖尿病视网膜病变的重复性比临床眼底检查要好。虽然大多数的无需散瞳的照相机缺乏拍摄立体图像能力,但仍可分辨细微的新生血管及黄斑水肿。在眼保健有限的地区或内分泌专科,这种眼底筛查项目意义较大。高质量的眼底彩照需要相当熟练的照相人员操作,方可获得高质量的视野恰当的照片。

5. 眼底荧光血管造影 临床上应用眼底荧光血管造影动态观察视网膜微循环和血管病变。眼底荧光血管造影包括荧光眼底检查及荧光眼底照相。前者是通过装有标准化滤光系统的眼底镜或裂隙灯下直接观察眼底荧光变化;后者则是通过荧光眼底造影照相仪摄取眼底荧光图像,可保留图像资料,更具客观依据。

非增殖期糖尿病视网膜病变:微血管瘤在静脉早期充盈,通常表现为边界清晰的小圆形荧光点,约 $20\sim30~\mu m$ 大小。间或可见微动脉与微血管瘤相连,常在小的毛细血管闭塞区周围出现,有扩张的毛细血管将微动脉瘤连接形成串珠样。毛细血管扩张可显示荧光渗漏。毛细血管无灌注区是较严重的视网膜病变,荧光造影表现为视网膜呈斑点状或片状无荧光暗区。当动静脉相互交通或短路时,有轻度荧光素渗漏。硬性渗出边缘有荧光素渗漏。黄斑囊样水肿则表现为围绕中心凹排列的花瓣状图案。

增殖期糖尿病视网膜病变：眼底荧光造影表现多种多样，除了上述改变外，还可见新生血管的荧光渗漏，视网膜出血的遮蔽荧光等。

荧光造影可发现常规眼底镜检查未能发现的早期视网膜病变，较后者更灵敏、准确。荧光造影对糖尿病视网膜病变的诊断、病情发展情况、有无光凝治疗的指征、光凝方法的选择，以及治疗效果的观察均有重要意义。但它不是糖尿病视网膜病变的常规检查，其在糖尿病视网膜病变中的应用见表1-7。

表1-7 眼底荧光造影在糖尿病视网膜病变中的应用

情况	经常使用	偶尔使用	不使用
指导治疗具有临床意义的黄斑水肿		√	
评估不可解释的视力下降		√	
确认可疑的但临床上仍不明确的视网膜新生血管		√	
筛查没有或仅有轻微糖尿病视网膜病变的患者			√

6. **眼部超声检查** 超声对视网膜脱落的诊断具有重要意义。尤其在屈光介质混浊，或高度近视者、因眼轴过长发生巩膜葡萄肿者，用常规检查方法往往难以做出视网膜脱离的诊断，超声检查在这些情况下，将起决定性作用。由于超声检查可容易显示视网膜脱离，且在多数病例可明确其为裂孔源性、牵拉性、渗出性或肿瘤继发性，故对所有视网膜脱落的患者均需常规行眼部超声检查。

7. **视网膜血管多普勒检查** 包括彩色多普勒与激光多普勒检查。

应用彩色多普勒对糖尿病视网膜血流动力学检测，发现在临床视网膜病变出现前视网膜血流动力学已有异常变化，主要表现为视网膜动脉系统灌注降低和静脉瘀滞。糖尿病视网膜病变的血流速度及参数改变的特点为：眼动脉、视网膜中央动脉及睫状动脉的收缩期峰值血流速度与舒张末期血流速度，均不同程度降低，而阻力指数增高。其中，视网膜中央动脉下降明显，近相当于正常的50%左右。且视网膜中央动脉血流速度降低与病变程度有关。在视网膜中央动脉血流波幅下降的同时，视网膜中央静脉波幅却明显升高，且具有较大的脉动性。

激光多普勒血流检查可发现糖尿病患者早期出现视网膜血流明显增多，且在病情恶化时再次出现血流量增加。血流量的增加与病情严重程度成正比。糖尿病患者的血糖在正常范围时，应用共焦激光扫描多普勒血流仪测定其视网膜血流量大小，可预测其今后糖尿病视网膜病变的发生、发展情况。血糖控制后黄斑区血流增加是糖尿病患者发生增殖期视网膜病变的危险信号，而在此时进行视网膜光凝治疗效果较好。

8. **相干光断层扫描**（optical coherence tomography，OCT） 可提供玻璃体视网膜交界面、视网膜与视网膜间歇的高分辨率（10 μm）图像。它在定量测量视网膜增厚、监测黄斑水肿的部分缓解，以及在一些由于紧张的后玻璃体面而引起的糖尿病性黄斑水肿患者中确定玻璃体黄斑牵拉较优。在黄斑水肿患者对激光治疗反应不好、眼科医生考虑采取玻璃体切除术剥离玻璃体后界膜时，应考虑此项检查。

9. **糖尿病其他并发症检查** 根据病情需要选择血脂、肝肾功能等常规检查，急性严重代谢紊乱时的酮体、电解质、酸碱平衡检查，心、肝、肾、脑以及神经系统的各项辅助检查。

【诊断对策】

(一)诊断要点

根据患者病史中的糖尿病代谢紊乱综合征如多尿、多饮、多食、体重减轻表现，结合糖代谢异常的检查结果，同时伴有糖尿病视网膜病变眼底特征性改变如视网膜微血管瘤、出血、渗出、增殖、视网膜脱离等，诊断基本明确。

(二)鉴别诊断要点

糖尿病视网膜病变应注意与高血压性视网膜病变鉴别，详见表1-8。

表1-8 糖尿病视网膜病变与高血压性视网膜病变鉴别要点

	高血压性视网膜病变	糖尿病视网膜病变
水肿	视乳头及视网膜有水肿	轻或无
渗出物	常出现白色棉絮样渗出斑、黄斑部呈星状排列	腊肠样棕黄色硬性渗出物围绕黄斑呈环状排列
出血	多位于浅层，呈火焰状或线状	多位于深层，呈点状、圆形或不规则
血管变化	最早血管损害为小动脉病变，以动脉变化为主，可见痉挛及硬化	最早血管损伤在毛细血管及静脉，以静脉变化为主，可见微血管病变新生血管

(三)临床类型

糖尿病视网膜病变依据眼底改变分为非增殖型（背景型）、增殖型和糖尿病黄斑水肿。非增殖型糖尿病视网膜病变是早期病变，又分为轻度、中度和重度；增殖型改变是一种进展型改变;黄斑水肿可与上述两型同时存在。

1. 非增殖型糖尿病视网膜病变的早期眼底有出血点和动脉瘤者较少,随病情进展,出血点和动脉瘤增多,称为轻度非增殖型糖尿病视网膜病变;出现棉毛斑和视网膜内微动脉异常时,称为中度非增殖型糖尿病视网膜病变;进一步发展可见静脉串珠样改变,视网膜局部毛细血管无灌注区累及多个象限,称为重度非增殖型糖尿病视网膜病变。

2. 糖尿病性黄斑水肿源于视网膜血管通透性异常,病变介于背景型及增殖型之间,在裂隙灯下用双目显微眼底镜可看到黄斑局部视网膜增厚,水肿区内有微血管瘤,周围有硬性渗出。黄斑区大面积毛细血管异常导致弥漫性黄斑水肿。病程长的患者,黄斑部可出现黄斑囊样水肿。

3. 增殖型糖尿病视网膜病变的眼底特点是出现视网膜新生血管的增殖和纤维组织增生。新生血管可发生在视网膜任何部位,也可以发生在视盘上。病程早期视网膜新生血管较小,伴随的纤维增殖也较少;随后新生血管逐渐增大,纤维组织也增多;以后新生血管逐渐退行性变,纤维血管组织沿玻璃体后皮层继续增殖。玻璃体对纤维血管膜的牵引和纤维血管膜的收缩以及不完全的玻璃体后脱离,导致玻璃体积血与牵拉性视网膜脱离。视网膜脱离发生在黄斑区或接近黄斑区,会使患者出现视物变形。牵拉性视网膜脱离可以造成视网膜裂孔,进而导致牵拉孔源混合性视网膜脱离,造成患者失明。

目前国内仍根据病变严重程度将糖尿病视网膜病变分为6期:①非增殖期(背景期):Ⅰ期视网膜有微血管瘤或并有小出血点。Ⅱ期视网膜有黄白"硬性渗出"或有出血斑。Ⅲ期视网膜有白色"软性渗出"或并有出血斑。②增殖期:Ⅳ期视网膜有新生血管和(或)玻璃体出血。Ⅴ期视网膜有新生血管和纤维增殖。Ⅵ期视网膜有新生血管和纤维增殖并发视网膜脱离。

【治疗对策】

(一)治疗原则

糖尿病视网膜病变的发生既有全身因素的影响,又有眼局部因素的效应,因此,糖尿病视网膜病变患者应着手于整体和局部两方面进行综合治疗,在严格控制血糖的基础上,根据患者糖尿病视网膜病变的严重程度,权衡利弊选择药物、激光视网膜光凝术、玻璃体切割术等治疗,方能获得最佳治疗效果。

(二)治疗计划

治疗目标:最大限度降低糖尿病视网膜病变导致的失明及视力损伤。

1. 预防及基础治疗

(1)糖尿病健康教育、医学营养学治疗、体育锻炼 应该对患者加强教育,使之了解保持接近正常血糖、血压与较低的血脂水平非常重要;鼓励尚无糖尿病视网膜病变的患者每年接受一次散瞳的眼科检查,以及时发现视网膜病变进行诊治;告知那些仍具有良好的视力、无眼底症状的糖尿病视网膜病变患者,有效的治疗来自于及时的干预。这是诊治过程的一个重要方面。

(2)制定随诊计划 因糖尿病视网膜病变早期患者常无症状,单眼患病时常常不易察觉,因此在糖尿病诊断确立后应在眼科医生处定期随诊。无视网膜病变随诊时间可定为1年,出现视网膜病变要缩短随诊间隔。

眼底无糖尿病视网膜病变,随诊时间见表1-9。

眼底发现糖尿病视网膜病变,按视网膜病变程度随诊,见表1-10。

表1-9 按糖尿病分型制定随诊计划

糖尿病分型	首次眼底检查推荐时间	常规随诊时间
1型糖尿病	发病5年后	每年1次
2型糖尿病	诊断2型糖尿病时	每年1次
妊娠期	确定妊娠	每3个月1次

表1-10 按视网膜病变程度制定随诊计划

糖尿病视网膜病变程度	建议随诊时间
几个出血点或微血管瘤	每年1次
非增殖型糖尿病视网膜病变	
轻度	每9个月1次
中度	每6个月1次
重度	每4个月1次
黄斑水肿	每2~4个月1次
增殖型糖尿病视网膜病变	每2~3个月1次
妊娠	每月1次

（3）改善血流黏滞度，减少毛细血管通透性的药物，有助于改善微循环，缓解视网膜缺氧。小剂量阿司匹林(50～100 mg/d)治疗：ETDRS 对阿司匹林治疗预防与延缓糖尿病视网膜病变的作用进行评估，指出现没有证据表明阿司匹林可以延缓或减轻糖尿病视网膜病变的发展。但阿司匹林没有增加糖尿病视网膜病变患者出血的风险，不是糖尿病视网膜病变患者使用的禁忌证。导升明治疗，1 500 mg/d，分 3 次口服，连续 3～6 个月。

（4）严格控制血糖　DCCT 及 UKPDS 均表明：严格的血糖控制可以显著减少糖尿病视网膜病变发生与发展的危险性。故强调尽可能保持血糖在接近正常水平（通过监测 HbA1c 水平实施）。

（5）降压治疗　严格的降压治疗可以明显降低糖尿病视网膜病变进展的危险。而在采用 ACEI 或 β 受体阻滞剂治疗的人群中，在糖尿病视网膜病变的进展或是终点视力均无显著差异。

（6）降脂治疗　视网膜脂质渗出与血胆固醇和低密度脂蛋白胆固醇水平密切相关，故给予他汀类药物治疗，降低血脂水平有助于改变视网膜状态。

2. 特殊治疗　进展性糖尿病视网膜病变或已经发展为增殖期糖尿病视网膜病变，仅用全身治疗难以改变眼底情况，应考虑眼的局部治疗。治疗眼部局部病变时，一定要注意全身情况，控制好血糖、血压、血脂等代谢紊乱情况。

（1）激光视网膜光凝治疗　应用激光凝固治疗，封闭视网膜新生血管和微血管瘤，以及有病变的毛细血管和小血管，防止玻璃体出血及视网膜水肿的发生。光凝治疗后，较大面积的视网膜血管被破坏，耗氧高的视网膜杆体和锥体被耗氧低的瘢痕组织所替代，光凝后视网膜变薄，有利于来自脉络膜血循环的氧供应至视网膜内层，从而改善视网膜缺氧状态，以维持正常的氧张力。

激光视网膜光凝治疗主要用于治疗增殖型糖尿病视网膜病变和临床有意义的黄斑水肿。研究表明对严重非增殖型糖尿病视网膜病变和增殖型视网膜病变行全视网膜光凝，5 年内发生视力严重下降(0.025)的患者可减少 50% 以上。临床有意义的黄斑水肿是：发生在黄斑中心凹 1 个视盘直径范围内的视网膜增厚，或硬性渗出出现在中心凹 500 μm 范围。对黄斑水肿区进行局部光凝，对比相同病情不做光凝者，2 年内发生视力中等程度下降的患者可减少 50% 以上。

对已发生糖尿病视网膜病变患者的治疗方案为：①当糖尿病视网膜病变达到或接近高危阶段时行全视网膜光凝治疗。②初次治疗后每 3～4 个月进行一次密切随诊。③对持续存在或复发性的可治愈的病变再次进行激光治疗。④全视网膜光凝治疗前首先进行局部光凝治疗黄斑水肿，以减少前者可能诱发黄斑水肿加重的危险性。

(2) 冷凝治疗　由于光凝治疗不能达到视网膜前部,必要时可在眼球前表面的结膜、巩膜或巩膜表面做冷凝治疗,可对周边视网膜达到与光凝类似的治疗目的。对于有屈光间质混浊,不能采用光凝治疗的患者,也可采用冷凝疗法。

(3) 玻璃体切割术　目前广泛开展的手术适应证包括不吸收的玻璃体积血、牵拉性视网膜脱离累及威胁黄斑部、牵拉孔源混合性视网膜脱离、进行性纤维血管增殖、眼前段玻璃体纤维血管增殖、红细胞诱导的青光眼、黄斑前致密的出血等。对于玻璃体积血合并白内障的病例,应进行白内障摘除玻璃体切除联合手术,并尽可能植入人工晶体。

(4) 糖尿病患者的白内障手术　很多临床研究提示白内障手术后糖尿病视网膜病变进展加快,因此建议对白内障手术前,眼底检查能看到黄斑水肿、严重非增殖型糖尿病视网膜病变或增殖型视网膜病变时,先进行全视网膜光凝治疗。如果晶体混浊程度严重,白内障手术后第二天应检查眼底,若存在黄斑水肿、严重非增殖型糖尿病视网膜病变或增殖型糖尿病视网膜病变时,行全视网膜光凝治疗。

(5) 全身用药　目前尚未有证实有确切疗效的治疗糖尿病视网膜病变的药物。药物治疗仍主要围绕糖尿病的全身治疗。

3. 对于那些不适于手术或不可能行进一步治疗的病例,应提供适当的专业支持,使其得到恰当的咨询、康复、社会服务。

【病程观察及处理】

(一) 病情观察要点

病史询问要点包括以下项目:眼部症状、全身状态(妊娠、血压、肾脏功能)、血糖水平(HbA1c)。

检查要点包括:视力、眼压、裂隙灯显微镜下检查虹膜、前房角镜检查、散瞳下对后极部的立体影像学检查。

(二) 预后评估

出现新生血管、视盘和视周新生血管、严重的新生血管、玻璃体和视网膜前出血为发生视力严重丧失的四种危险因素。

【出院后随访】

1. 出院时带药　控制血糖、血压、血脂及改善血流黏滞度的药物。
2. 检查项目与周期　监测血糖、血压、血脂,每3个月复查 HbA1c。

定期监测眼底、视力，随访计划根据有否糖尿病视网膜病变以及糖尿病视网膜病变的严重程度而异。

3. 定期门诊检查与取药。

（梁素娟　李延兵）

第八节　糖尿病肾病

【概述】

糖尿病肾病(diabefic nephropathy,DN)是糖尿病常见的慢性并发症之一，它特指糖尿病相关的肾小球硬化性病变，和糖尿病视网膜病变、神经病变同属于糖尿病微血管病变。其发病机制至今未完全阐明。高血压和肾脏局部血流动力异常、高血糖及其导致的糖基化终末产物的堆积和山梨醇旁路的激活、氧化应激、多种细胞因子(如 TGF-β_1、VEGF、血管紧张素Ⅱ)以及蛋白尿、高血脂等多种因素均能导致和加重肾脏损伤。DN 在糖尿病患者中的发病率为 20%～40%，其中约 50% 的微量蛋白尿患者可进展为显性蛋白尿。1 型糖尿病病程前 3 年起病者罕见，在病程第 5～15 年达到发病率的高峰。而 2 型糖尿病中因其起病时间难以确定，故 DN 病程并不明确。在欧美国家和我国一些经济发达城市，DN 是终末期肾病(ESRD)的主要病因。

【诊断步骤】

(一)病史采集要点

1. 病程和伴随情况　DN 起病常较缓慢。糖尿病患者进展到终末期肾病常需要 20～40 年时间，且绝大多数患者在进展至 ESRD 前均需经历大量蛋白尿期。对于 1 型糖尿病，需要仔细询问糖尿病的病程。由于糖尿病神经病变和糖尿病视网膜病变同属于糖尿病微血管病变，故应注意询问眼部及神经系统表现。注意询问是否有感染、心衰、血容量不足、呕吐、尿路梗阻等加重肾功能不全的可逆因素。

2. 主要临床表现　在显性蛋白尿出现前(<0.5 g/d)DN 的症状较少，常只能通过实验室手段进行诊断。典型的 DN 常出现以下主要临床表现。

(1)蛋白尿和浮肿　大量蛋白尿是显性 DN 的特征,患者常诉尿中带有较多细小泡沫。蛋白尿可达到肾病综合征的水平（>3.5 g/d）,低蛋白血症可引起凹陷性浮肿。浮肿常见于下肢低垂部位及眼睑,可蔓延至大腿、腹壁、阴囊,严重者可出现腹腔、胸腔等浆膜腔积液。DN 患者肉眼血尿少见。

(2)高血压　1 型糖尿病中血压升高常提示 DN 的存在。出现显性肾病的 DN 患者中高血压的比例可达到 65%~79%,常为轻中度升高,重度升高常见于肾功能受损明显者。2 型糖尿病患者高血压常早于蛋白尿出现,为代谢综合征的成分之一。

(3)慢性肾功能不全相关表现　贫血、纳差、乏力、钙磷等电解质代谢紊乱及多器官受累等慢性肾功能不全的表现常见于 ESRD 中。

3.既往病史　包括仔细询问既往是否有慢性肾小球肾炎、风湿性疾病（系统性红斑狼疮、血管炎、系统性硬化等）、乙型肝炎、高血压、高血脂和其他原因所致慢性肾功能不全病史及相关用药病史,是否曾使用肾脏毒性药物（如氨基糖苷类、解热镇痛药、抗真菌药等）,是否吸烟及吸烟量。（加重因素）鉴于 DN 的发生和进展速度有一定遗传背景,询问是否有 DN 家族史亦属必要。

(二)体格检查要点

1.一般情况　血压可有不同程度升高。患者可呈慢性肾病面容,即颜面苍白、双睑浮肿,舌胖大有齿痕。

2.低蛋白血症相关体征　皮肤黏膜凹陷性水肿是主要的体征,多见于血白蛋白<30 g/L 者。轻者局限于眼睑、眶周及踝部,重者可蔓延至躯干、阴囊,甚至皮肤肿胀发亮,有液体渗出。中重度水肿患者应注意是否有心包、胸腔、腹腔等浆膜腔积液的体征。

3.慢性肾功能不全相关体征　如患者出现血压重度升高、皮肤黝黑、贫血等表现,提示慢性肾功能不全的可能。若因慢性肾功能衰竭引起多器官功能损害,可产生相应体征。

4.其他　需同时进行浅感觉、神经反射等神经系统检查及眼科检查。

(三)门诊资料分析

1.尿常规　主要表现为蛋白尿。尿常规中蛋白定性敏感性差,不足以显示微量蛋白尿,尿常规中蛋白阳性常提示显性肾病。DN 患者尿常规隐血及红细胞少见,一般定性均在（++）以下。若尿中出现较多隐血及红细胞,除外月经污染外,需考虑其他疾病引起的血尿,如慢性肾小球肾炎、尿路感染、尿路结石、泌尿系统肿瘤、前列腺肥大等。另外,若晨尿比重下降和 pH 值低,常提示合并肾小管浓缩和酸化功能异常。

2. 生化及血脂检查　大量蛋白尿者可出现低白蛋白血症及代偿性高球蛋白血症。低钠、低钾、低氯血症常见于纳差及使用利尿药者。合并肾功能不全者可出现肌酐、尿素氮升高，此时应注意鉴别是否存在肾前性和肾后性因素。DN患者胆固醇、甘油三酯、LDL、VLDL等均可升高，糖尿病所致代谢异常、低蛋白血症引起代偿性脂蛋白合成增加均为高脂血症原因，而高脂血症亦可加速DN进展。

3. 其他　肾功能不全者可见正细胞正色素性贫血和高磷、低钙、酸中毒等生化改变。

(四)进一步检查项目

1. 尿白蛋白排泄(UAE)测定　UAE检测对于DN的筛查、病程及预后的判断有举足轻重的意义。UAE的标本留取有三种方法：①随机尿中白蛋白和肌酐比值；②24 h尿计算白蛋白排泄率；③4 h或8 h(过夜)尿蛋白排泄率(UAER)。方法②、③较为准确，干扰较少，但需多次留尿；①较简便易行，但容易受多种因素影响，尤其白天随机尿受到较多因素干扰，因此推荐采用清晨初次尿进行测定。UAE应避免在明显血糖升高的患者中测定。若UAE升高，需在3~6个月内再次检测，如仍升高方能明确微量白蛋白尿的诊断。白蛋白排泄异常的分类如表1-11所示。

表1-11　尿白蛋白排泄异常的诊断参考值

分类	随机尿 (μg/mg Cr)	24 h尿 (mg/24 h)	8 h UAER (μg/min)
正常	<30	<30	<20
微量白蛋白尿	30~299	30~299	20~199
临床白蛋白尿	≥300	≥300	≥300

2. 肾小球滤过功能评估　DN患者常在正常血肌酐时即出现肾小球滤过率(GFR)的下降。GFR的变化能帮助全面了解DN的严重程度，并指导药物治疗。常使用Cockcroft-Gault公式计算肌酐清除率(CrCl)作为GFR的近似估计。

$$CrCl = \frac{(140-年龄) \times 体重(kg) \times 0.85(女性)}{血肌酐 \times 72}$$

值得注意的是在DN患者中CrCl常较实际GFR高，因部分Cr可经肾小管排泄。核素肾图亦可用于GFR检测。

3. 肾穿刺活检　DN肾病的病理改变主要为系膜增生，基底膜增厚。肾小球的结节样硬化(K-W结节)为其病理特征。活检能可靠地诊断2期DN，但为创伤性,故典型的病例穿刺活检不作为常规。如出现以下情况诊断困难则应考虑穿刺活检:①尿沉渣出现较多红细胞、多形细胞管型,红细胞位相提示为肾小球源性血尿;②进展迅速,蛋白尿迅速增加或急性肾功能衰竭难以用病程解释;③有明显蛋白尿,但无视网膜病变,或病程短的1型糖尿病。

4. 其他检查　早期肾影像检查可见肾脏增大。若患者肌酐已升高,尽管双肾大小正常,仍应考虑已出现肾功能不全。DN患者肾小管功能常可见损害,β_2-微球蛋白、α_1-微球蛋白、视黄醇结合蛋白等反映肾小管功能的指标常可见异常。另外,尿 β_2-微球蛋白、IgG、NAG 等的升高可能比微量白蛋白尿更早预示 DN 的发生。

【诊断对策】

(一)诊断要点

DN目前尚没有统一的诊断标准。蛋白尿是DN的临床特征,因此蛋白尿被作为DN的诊断依据。3～6个月内2次UAER检查达到表1-11所示微量白蛋白尿标准以上者,可诊断为糖尿病肾病。UAER的测定需要排除下列因素的干扰:严重的高血糖、运动、尿路感染、严重高血压、充血性心力衰竭、急性发热性疾病,以及其他引起尿蛋白排泄增加的肾脏疾病。需要强调糖尿病视网膜病变常和DN合并存在,有学者甚至认为糖尿病视网膜病变是诊断DN的必要条件。

(二)鉴别诊断要点

主要和临床表现相似以及和引起尿蛋白的其他疾病鉴别。

1. 其他原因所致水肿　DM患者合并其他原因所致水肿并不少见。心源性水肿常从下肢和低垂部位开始,晚期方累及颜面,且凹陷性不明显,患者常伴有胸闷、气促、呼吸困难、少尿等心衰表现,血白蛋白可不低,胸片、UCG可见心衰相关表现。肝病性水肿以腹水多见,腹壁静脉显露曲张,下肢水肿相对较轻,可同时伴有黄疸、纳差、厌油等表现,肝功能可见异常。伴有皮肤软组织感染,或伴下肢静脉血栓形成的患者,此时双下肢肿胀程度可不对称,感染者还可有患肢皮温升高、皮肤红肿热痛等表现。下肢静脉彩超可明确是否存在静脉血栓。

2. 其他原因所致蛋白尿及低蛋白血症

(1)慢性肾小球肾炎　IgA肾病、系膜增生型肾小球肾炎肾病常有较明显血尿,鉴别较容易。微小病变型及膜性肾病常以大量蛋白尿为主要临床表现,此时糖尿病的病程、疾病的进展速度、是否合并存在视网膜病变是主要临床鉴别要点。若诊断困难,可行肾穿刺活检明确诊断。

(2)继发性肾病综合征 常见病因为乙肝相关性肾炎、风湿疾病所致肾病、淀粉样变、骨髓瘤及实体瘤所致肾病综合征、过敏性紫癜等,它们有各自原发病的临床表现,多不伴糖尿病视网膜病变。肾穿刺活检可以明确。

(3)高血压性肾损害 DN常合并高血压,需要与高血压肾损害鉴别。高血压肾损害者血压升高病程较长,以夜尿多、肾小管浓缩及稀释功能减弱较明显,血尿、蛋白尿相对不明显。眼底可见视网膜动脉硬化,不伴血管瘤;影像学可见双肾缩小,可资鉴别。

(三)DN的临床分期

Mogensen等根据DN的临床及病理表现将DN分为5期,该分期目前被广泛采用作为DN的临床分期。

1. 第1期 主要表现为肾小球高滤过、肾脏增大。该期患者可无临床症状,肾脏病理亦无特殊,但GFR可增加20%～40%,故DM患者GFR升高可能预示DN的发生。若血糖控制良好,上述表现可在数月内逆转。

2. 第2期 隐匿性DN期 此时患者无DN临床表现,但肾脏已有DN的病理改变。静息时UAER正常,但运动后UAER升高。有学者使用运动使心率达到同年龄最大心率75%,持续20 min测UAER升高作为DN 2期的诊断。

3. 第3期 微量蛋白尿期 此期患者出现持续的UAE的升高,达到表1-11中所示微量白蛋白尿的标准。此期患者多可出现高血压。如不干预,半数以上的患者可在10年内进入显性肾病期。

4. 第4期 显性肾病期 此期的特征是大量蛋白尿,24 h尿蛋白定量常大于0.5 g/24 h;UAE检测达到表1-11中临床白蛋白尿。该期多出现在T1DM的第15至20年,蛋白尿的量可达到病综合征的标准。DN进入此期GFR多有下降。若不干预,可在数年内进展至ESRD。

5. 第5期 ESRD期 常出现在T1DM病程第20至30年。ESRD的定义为GFR<15 ml或已经开始透析。患者此时需要肾脏替代治疗。T2DM患者常在出现ESRD前死于心血管并发症。

【治疗对策】

(一)治疗原则

1. 加强高危人群筛查,及早诊断DN,早期干预。
2. 寻找并纠正肾功能恶化的可逆因素,避免使用加重肾损害药物。
3. 严格饮食控制,积极控制血糖、血压。

4. 最大限度减少尿蛋白排泄。

5. 监测 GFR、UAE 的变化,及时调整用药,必要时行肾脏替代治疗。

6. 适度利尿消肿对症治疗,注意药物的副作用。

(二)治疗计划及方案选择

1. 饮食控制 高蛋白饮食可增加蛋白从肾小球滤过,加重肾脏负担,加速 DN 的进展。动物试验及一些临床研究表明,减少蛋白摄入可延缓肾脏病变进展。因此,当 DN 患者出现显性蛋白尿时,应将每日蛋白摄入量减少至 0.8 g/kg;当出现慢性肾功能不全时,应进一步限制每日蛋白摄入至 0.6 g/kg,并主要应以优质蛋白为主,一般认为尽量少摄入植物蛋白。然而近期研究认为适量进食豆类有助于补充维生素、纤维素,并可减低血脂,对糖尿病肾病或有所助益。

2. 严格的血糖控制 具有糖尿病治疗里程碑意义的两项研究——DCCT 研究及 UKPDS 研究均证实了强化血糖控制可减少新发微量白蛋白尿和微量蛋白尿进展为显性蛋白尿。另外,DCCT 后续随访研究还证实,DN 的进展具有"代谢记忆"效应,即早期血糖控制有长期持续的肾脏保护作用。因此,控制 GHbA1c 至 7% 被大多数指南推荐。在不增加低血糖风险前提下,GHbA1c 尽量接近正常可能有更多获益。

糖尿病肾病和蛋白尿本身不是降糖药物使用的禁忌证。伴有 GFR 下降时应注意肾功能不全对降糖药物的影响。除格列喹酮类药物,磺脲类药物大多经肾排泄,GFR 下降时可能导致药物蓄积,增加低血糖风险。格列喹酮肾脏排泄仅 5%,在轻度肌酐升高患者仍可慎用。二甲双胍可增加乳酸合成,肾功能不全患者乳酸排泄障碍,可能增加致命的乳酸酸中毒的风险,有学者认为 GFR<50/min 时不推荐使用。PPAR-γ 激动剂可加重水肿,应慎用。非磺脲类促分泌剂半衰期短,主要经肝代谢;α-葡萄糖苷酶抑制剂吸收极少,可用于轻中度肾功能不全患者。

中重度肾功能不全患者常需使用胰岛素治疗。慢性肾功能不全患者可能存在较明显胰岛素抵抗,然而因胰岛素通过肾脏降解减少,可增加低血糖的风险。因此,胰岛素的使用需要更仔细的观察和细致的调整。

3. 高血压的处理 高血压能加重肾小球局部的高滤过,导致蛋白尿及 GFR 下降的进展加快,同时,高血压、肾病、糖尿病三者均是心血管事件的独立危险因素。高血压的治疗在 DN 处理中的作用不亚于血糖控制。因此,DN 患者的血压控制需要比非糖尿病患者更严格。目前建议,微量蛋白尿的患者中,血压降至 130/80 mmHg 是有益的;而在显性肾病,蛋白尿在 1 g/24 h 以上的患者,应把目标定在 125/75 mmHg 以下。在可耐受的前提下,血压降得越低,潜在获益越大。DN 的患者，尤其是伴有 GFR 明显下降的患者，常需联用多种降压药以达血压控制标准。

(1)血管紧张素转化酶抑制剂(ACEI)和血管紧张素受体拮抗剂(ARB)在 DN 的降压治疗中的一线地位已经被广泛确立。许多临床试验证实 ACEI/ARB 类药物存在降压以外的肾脏保护作用，如舒张出球小动脉减少肾脏高滤过、抑制肾脏局部的 RAS 系统、减少系膜基质生成和改善血管通透性、减少 TGF-β 生成等。同时微量蛋白尿是心血管事件的独立危险因素，ACEI/ARB 类药物亦被证明可减少这部分患者的冠心病的风险。

目前比较 ACEI 和 ARB 疗效的"头对头"研究仍较缺乏。现有证据支持如下观点：①在伴有高血压、蛋白尿的 T1DM 患者中，ACEI 能有效延缓 DN 发展；②在伴有微量蛋白尿和高血压的 T2DM 患者中，ARB 和 ACEI 都能延缓 DN 进展；③在伴有高血压及大量蛋白尿和肾功能不全(血肌酐＞1.5 mg/dl)的患者中，ARB 能有效延缓 DN 进展。有研究表明，在无高血压的微量蛋白尿患者中，使用 ACEI 和 ARB 类药物可能也是有效的。各种 ACEI 类之间的肾脏保护作用可以认为是类似的。

常见的 ACEI 及 ARB 类药物的用药剂量及不良反应如表 1-12 所示。若能耐受应使用至中到大剂量。下列情况为使用禁忌：有血管神经性水肿病史、孕妇、对该类药物过敏、双侧肾动脉狭窄、肌酐重度升高。治疗过程中可能出现血钾的轻度升高和肌酐的轻度升高(＜30%)治疗过程中应注意监测血生化。通常患者对 ARB 类的耐受性较 ACEI 好，发生高血钾及严重肾功能损害者较少。

表 1-12 常用 ACEI 类及 ARB 类药物

	药物名称	常用剂量	不良反应
ACEI	卡托普利	25～100 mg 每日 2～3 次饭前服	高钾血症、干咳、肾功能损害、皮疹、皮肤红斑、血管神经性水肿、体位性低血压
	依那普利	5～10 mg 每日 2 次，最大剂量 40 mg/d，肾功能不全者减半	
	苯那普利	推荐 10 mg/d，最大剂量 40 mg/d	
	培哚普利	2～4 mg/d，最大剂量 8 mg/d	
	福辛普利	10～40 mg/d，单次口服	
	雷米普利	1.25～2.5 mg，每日 2 次；最大 5 mg/d	
ARB	缬沙坦	80 mg～160 mg/d，分 1～2 次	除干咳外与 ACEI 类似，但程度较轻
	厄贝沙坦	150～300 mg，分 1～2 次	
	洛沙坦	50～100 mg/d，分 1～2 次	

(2)钙通道阻滞剂(CCB) CCB对于DN肾病的作用有较大的差异。CCB可分为二氢吡啶类和非二氢吡啶类。临床试验中非二氢吡啶类除可降低血压外还可降低尿蛋白,有些临床实验中甚至可达到ACEI的效果;而二氢吡啶类反而可能会增加尿蛋白,不利于DN。CCB类药物均能扩张入球小动脉,其治疗效果差别可能来自扩张出球小动脉作用的差异。CCB类药物的应用禁忌较少,主要禁忌为心力衰竭。CCB可能导致水肿,以及具有潜在升高血糖的危险,使用时应注意。常用药物 二氢吡啶类:硝苯地平缓释片30 mg 每日1~2次,尼群地平10 mg 每日3次,氨氯地平5 mg 每日1~2次;非二氢吡啶类:地尔硫䓬30 mg 每日3次。

(3)其他降压药物 联合应用降压药物可使血压尽快达标。β受体阻滞剂降压效果偏弱,对糖代谢有潜在不利影响,且可能掩盖低血糖症状。但UKPDS提示β受体阻滞剂具有与ACEI类似的降压及降尿蛋白的效果,可适当选用美托洛尔、比索洛尔等选择性高的$β_2$受体阻滞剂。利尿剂常用作DN患者的联合治疗,和其他降压药有良好的协同降压效果,但其对血糖、血脂、尿酸代谢均可能存在不利影响,使用时需要监测血电解质。对于α受体阻滞剂未被证实对蛋白尿及肾病进展有帮助,可在顽固性高血压患者中作为二线用药,主要副作用为体位性低血压、鼻塞、心动过速。

4. 对症治疗 主要为针对水肿治疗。应根据出量控制入水量。水肿患者可予适当利尿消肿。常用利尿剂有速尿、氢氯噻嗪、安体舒通等。其中氢氯噻嗪对代谢影响较大,而且GFR下降患者效果不佳,应用受到限制。常使用速尿和安体舒通联用,以减少对电解质的不良影响。严重水肿患者利尿效果差,可输注白蛋白随后序贯使用速尿,但白蛋白仅作为暂时性手段,不能长期使用以免加重肾脏负担。出现少尿及肾功能损害患者应避免使用渗透性利尿剂和行静脉肾盂造影,以免造成管型,诱发急性肾功能衰竭。

5. ESRD的处理

(1)一般治疗 控制蛋白质摄入已如前述。患者常伴继发性甲旁亢,出现高磷、低钙。因此需要适量补充钙剂(如碳酸钙,每日600~1 200 mg)和骨化三醇(如罗钙全0.25 μg 每日1次)。伴有明显贫血而血压升高不严重时,可使用促红细胞生成素。补充α-酮酸可补充蛋白摄入的不足,并可减少含氮废物。含大黄的中成药(如尿毒清)对减少毒素吸收有一定帮助。

(2)透析治疗 DN患者透析的时机,应较非DN患者更早。一般认为DN患者肌酐在6~8 mg/dl以上,GFR在15 ml/min以下即可开始透析。透析手段包括腹膜透析和血液透析。两种透析方式各有优缺点,可根据患者情况使用。两种透析方法的优缺点如表 1-13 所示。

(3)移植治疗　近年来由于移植技术的进步、免疫抑制方案的改进,ESRD 患者移植后的预后有了很大的改善。肾移植可以解决肾衰竭的问题,是终末期肾病患者的出路之一。但是 DN 患者常有明显血管病变加大手术难度,血糖控制不佳仍可使移植肾发生 DN;同时抗排斥药物可较明显影响血糖及血脂代谢,同时可能加重高血压,因此移植后仍存在较多问题。有人报道胰-肾联合移植可能可稳定甚至部分逆转肾脏病变,然而受到供体数量限制难以推广。

表 1-13　2 种透析治疗方法的优缺点

透析方法	优点	缺点
血液透析	透析效率高 清除小分子毒物效果好 蛋白质丢失少	DN 患者造瘘及护理困难 血流动力学波动大 影响工作及生活 不能保护残余肾单位功能
腹膜透析	对工作生活影响小 可清除部分中分子毒物 避免使用肝素 对血压和心脏影响小 可保护残余肾单位功能	胃肠道反应 腹膜炎、腹膜硬化 蛋白丢失多

6. 其他　醛糖还原酶抑制剂和抗氧化剂对于 DN 可能有一定作用,许多针对 DN 发病机制的药物目前正在开发之中,如蛋白激酶 C 阻断剂、AGEs 抑制剂等,这些药物的疗效有待进一步检验。

【病程观察及处理】

1. 密切观察临床表现　每日监测血压变化。对于水肿患者每日记录尿量或出入水量。记录患者每日体重。观察水肿消退或进展情况,可使用皮尺测量下肢同部位周径,检查治疗效果。根据尿量和水肿情况调整利尿剂使用。血压不达标患者应及时调整降压药物用量。注意降压药物一般需要 1 周左右达到最大降压效果。

2. 监测尿蛋白排泄　可于用药后 1～2 周复查,微量蛋白尿者应监测 AER,临床蛋白尿者可监测 24 h 尿蛋白定量。观测尿蛋白减少情况。若尿蛋白量仍较多,而患者可耐受,可增大 ACEI/ARB 的量。

3. 监测血糖、生化、肾功能　除原发病外,使用利尿剂可能影响生化、血糖,ACEI/ARB 类可能影响肾功能及血钾。若两者合用可能对血钾影响较少。因此,使用上述药物应注意生化的监测,直至肌酐及血钾稳定。如出现血钾>6.0 mmol/L、肌酐增高>50%或增高至>3 mg/dl(265 μmol/L)时应停药。同时亦应关注白蛋白及血脂的恢复情况。

4. 慢性肾功能不全患者及有肾功能不全加重因素的患者,应监测相应疾病。

【预后评估】

如不干预,1 型糖尿病微量白蛋白尿患者中 80%可在 15 年内进展成临床蛋白尿,75%在 20~40 年后进展为 ESRD。T2DM 患者中上述比例较低,但仍有 20%在 20 年后发展成 ESRD。严格控制血糖、血压,并使用 ACEI/ARB 可显著延缓病程的进展。

【出院随访】

1. 高危人群的筛查随访　1 型糖尿病患者病程前 5 年无需常规筛查。5 年以上病程的 1 型糖尿病患者及所有 2 型糖尿病患者均需每年行 1 次白蛋白排泄率检查,如有异常需要在 3~6 个月内再次确认。

2. 出院带药　抗高血压药及降糖措施需要长期维持。微量蛋白尿患者无论是否存在高血压,均需长期服用 ACEI/ARB 类药物。若水肿稳定,为避免对代谢的不利影响,利尿剂可酌情间断使用。

3. 定期检查项目及周期　对于已确诊的患者,推荐每年进行一次 AER 及 GFR 的检查,以明确病变的进展和药物的疗效。长期使用利尿剂的患者,需要定期监测生化及血白蛋白。

4. 出院应注意的问题　出院前应做好患者相关教育,在院外嘱其自我监测血压、血糖,并定期随诊。

(刘烈华　李延兵)

第九节　糖尿病周围神经病变

【概述】

糖尿病周围神经病变(diabetic peripheral neuropathic,DPN)是糖尿病最常见的并发症之一,临床颇常见。英国糖尿病前瞻性研究发现,超过11%的患者在糖尿病确诊的同时就已经存在明显的周围神经病变。《2007年中国糖尿病防治指南》指出,经过详细的神经功能检查,我国近60%～90%的糖尿病患者发现不同程度的神经病变,其中30%～40%的人无症状。在吸烟、≥40岁及血糖控制差的糖尿病患者中,糖尿病神经病变的发病率更高。2008年ADA指南指出因为≥50%的糖尿病周围神经病变患者无症状,故所有患者由确诊糖尿病开始,每年均需进行周围神经检查。

糖尿病周围神经病变可呈对称性多发性神经病变、单神经病变或多发性单神经病变,可累及感觉、运动神经及自主神经,多以感觉性症状为主,其中自主神经病变将另有章节详述。其病因机制相当复杂,目前已发现与代谢紊乱、血管损害、神经营养障碍、氧化应激损伤、自身免疫损伤有关。临床症状轻重不一。

【诊断步骤】

(一)病史采集要点

1. 起病情况　起病常较为隐匿,进展缓慢。需耐心分析,争取掌握比较确切的起病时间,了解病程和疾病进展情况。

2. 主要临床表现

(1)感觉症状　常呈对称性改变,下肢较上肢严重,多先为感觉异常,多呈手套、袜套样分布,或麻木,感觉减退甚至感觉消失,或针刺感,或灼热感;四肢远端可有蚁行感。有的表现为痛觉过敏,隐痛、刺痛、烧灼样痛,也有深部钝痛与痉挛样痛,于夜间或寒冷天气时加重。本体觉、位置觉、振动觉、温度觉异常,平衡障碍,共济失调,走路不稳,如踏棉垫。

(2)肌肉症状　非疲劳性乏力,肌肉萎缩甚至瘫痪,手指、足趾间小肌群或大腿肌萎缩无力。

(3)脑神经受损症状　出现眼睑下垂、复视、斜视等Ⅲ、Ⅳ、Ⅵ神经麻痹的症状,其他颅神经麻痹也较常见,特别是面神经麻痹多见,有自发缓解倾向。

(4)正中神经、尺神经受损可发生腕管综合征。

(5)腰骶神经根神经受损可致近端神经病,主要发生在老年糖尿病患者,表现为缓慢或突然起病,以大腿或髋骨骨盆疼痛为主诉,近端肌无力,不能从坐姿站起,必须用手支撑才能站立,严重的肌萎缩者可呈恶病质。

3. 回顾糖尿病史,血糖控制情况,日常的血糖监测记录,此前的糖化血红蛋白水平。

4. 既往病史　了解既往用药史(包括草药)和工作生活环境(毒物及放射性物质接触史),排除其他可导致神经受损的病因,包括维生素 B_{12} 缺乏、酒精中毒、毒物接触史、药物所致的神经损害、神经肿瘤病变及其他自身免疫病。

5. 糖尿病家族史和神经病变家族史。

(二)体格检查要点

1. 比较传统的体查有轻触觉、温度觉、痛觉、震动觉、关节位置觉、踝反射、膝反射肌力、肌张力等检查。运动神经受损可致肌力、肌张力减低、腱反射早期亢进、后期减弱或消失。

2. Semmes-Weinstein 单丝检查　单丝是由一系列不同口径的尼龙丝组成,可以评估患者的表皮压力觉阈,常被用来筛查糖尿病患者足部保护性感觉的缺失。单丝有不同的规格,其中 5 g/10 g 单丝最常用。一些研究表明,10 g 单丝用于预测足部溃疡的敏感性为 86%～100%。

在正式测试前,在检查者手掌上试验 2～3 次,尼龙丝不可过于僵硬;测试时尼龙丝应垂直于测试的皮肤;施压力尼龙丝弯曲约 1 cm;去除对尼龙丝的压力;测定下一点前应停止 2～3 秒;测定时应避免胼胝,但应包括容易发生溃疡的部位;但是 10 g 单丝检查的位点目前还没统一。图 1-1 为其中一种较常用的检查方法,共测定 10 个点,患者仅感觉到 8 个点或不足 8 个点,则视 2 点以上感知缺失为异常。

3. 音叉检查　一般有两种操作方法:一种是将 128 Hz 音叉放在双侧大拇趾表面的骨隆突处各测试两次,记录受试者未能感觉到振动的次数;另一种方法同上,但记录的是受试者从感觉振动到不能感觉振动的时间,两种方法的敏感性和特异性差不多,但前者操作更简单省时,更常用;另一种标刻度的 Rydel-Seiffer 音叉,评估者使用视觉来决定剩余振动的强度(分为 0 到 8 级),这种音叉与定量感觉检查(QST)有很好的相关性,可用于糖尿病周围神经病变的筛查。

2008ADA 指南指出,综合上述体格检查,对糖尿病周围神经病变诊断的敏感

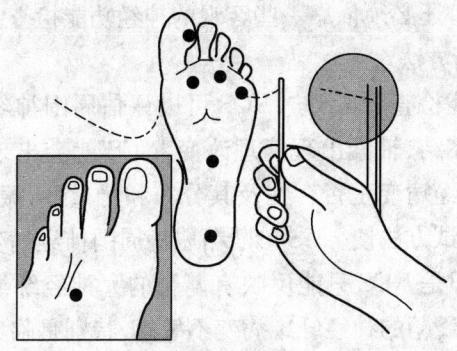

图 1-1 Semmes-Weinstein 单丝检查

性可达到 87%。

(三)门诊资料分析

为了给临床治疗和随访提供定量判断的依据,近年来国外学者先后提出多个评分系统,包括 NISLL 评分、NDS 评分、MDNS 评分、MNSI 评分、DNS 评分,目前较为简便和广泛使用的是 TCSS 评分《多伦多临床评分系统》。

表 1-14 糖尿病周围神经病变的多伦多临床评分系统

症状分	反射分	感觉实验分
足部疼痛	膝反射	针刺感
发麻	踝反射	温度觉
针刺感		轻触觉
无力		震动觉
共济失调		位置觉
上肢症状		

注:症状分:出现一项记 1 分,无为 0 分。

反射分:每一侧反射消失 2 分,减退 1 分,正常 0 分,最高分 4 分。

感觉实验分:每出现一项异常记 1 分,无异常 0 分。

总分最高 19 分,得分越高,神经功能受损越严重。

(四)进一步检查项目

对于临床上排除其他原因所致的神经病变,一般而言,上述检查足以确诊糖尿病周围神经病变,2008ADA 指南不建议常规做神经功能学及形态学的检查。但对一些不典型的糖尿病周围神经病变,以及作为糖尿病神经病变严重程度的判断及对其发展过程的监测,还必须依靠一些客观的神经功能检查。

1. 功能学的诊断方法

(1)神经传导功能检查(NCS)　NCS 可以评估周围神经传递电信号的能力,如果神经的髓鞘、朗飞结、轴索出现病理改变,NCS 就会出现异常,其测量结果可以反映糖尿病周围神经病变是否存在及其分布和严重性,振幅可反映神经纤维减少的程度。标准的测试方法使 NCS 诊断糖尿病周围神经病变的变异性减少,增加了 NCS 的可靠性。但是 NCS 只能反映有髓鞘的大神经纤维的功能状态,对鉴别小神经纤维病变及脱髓鞘的神经纤维病变不敏感,特别是临床较早期,糖尿病周围神经病变的病理改变多是神经末梢和小纤维改变,此时 NCS 结果可能仍在正常范围,部分临床有末梢神经病变明确症状的患者如单独以 NCS 为指标判断,就可能被漏诊。该检查在测试过程费时,患者有明显不适感,检查费用比较昂贵。

(2)定量感觉检查(QST)　早在 1992 年,美国糖尿病协会(ADA)就在一个糖尿病神经病变的流行病学研究和药物试验中,把 QST 作为一个有效的诊断标准。QST 检查分很多种,有简单工具辅助法,如定量音叉、10 g 等不同规格的尼龙单丝;有计算机辅助分析仪器检查(CASE),现在已发展到第 4 代(CASE Ⅳ),能较系统地检查患者的振动、温度、痛觉等改变。QST 可测量多种感觉,评估有髓鞘的大神经纤维功能需测量轻触觉及振动觉,评估有髓鞘或无髓鞘的小神经纤维功能需测量温度觉,评估痛觉过敏和感觉减退需测量痛觉。QST 的缺点一是无定位功能;二是客观性稍差,依赖受试者的合作及注意力的集中程度;而且往往需要 1～2 小时,患者难以持续保持警觉,况且在不断的重复试验中,患者可能凭经验得到一个虚假的结果;另外,还受仪器的类型、探头接触面积的大小、测试方法、测试者的人群特征、检查者的技术差异、皮肤的基础温度、刺激的特征(包括刺激的强度、持续时间、温度改变的速度及刺激的部位)和两次检查相隔的时间等很多因素影响。

(3)其他测量糖尿病神经病变的特殊装置　"Neuropen"装置,用于测量糖尿病周围神经病变痛觉及压力觉,其评估糖尿病周围神经功能的敏感性很高;"Tiptherm"的装置筛查糖尿病周围神经病变的敏感性及特异性均比生物震感阈测量仪及单丝检查高,且操作简单,轻便易携;最近 Ziegler 等通过用 NeuroQuick 测试人的冷感觉来评估早期糖尿病周围神经病变,结果表明,NeuroQuick 检查结果与其他神经功能检查都显著相关,且其诊断糖尿病周围神经病变的敏感性高于其他温度觉检查及音叉等筛查方法。还用 Neurometer 通过测试电流感觉阈值来检查 2 型糖尿病患者的神经损伤情况。

(4)欧米诺(Neuropad)——糖尿病足神经病变的早期诊断膏。足部汗液与膏贴内化学试剂反应，产生颜色改变，从而检测糖尿病足部自主神经病变：正常人10 min内膏贴从蓝色变为粉红色，但糖尿病患者由于足部汗腺受累变色较早。这种产品在一定程度上反映了糖尿病患者周围神经病变的存在，由于正常人足部出汗个体差异也较大，欧米诺检查异常后还需要NCS与QST检查，才能在临床明确是否到了临床期的糖尿病周围神经病变。

2. 形态学的诊断方法

(1)神经活检　神经纤维的活检多选腓肠神经。腓肠神经是下肢的末梢神经，其在糖尿病神经病变的早期即有病理改变。通过神经纤维密度、神经纤维脱髓鞘程度、无髓鞘神经纤维变性和神经纤维再生等指标，反映糖尿病周围神经病变程度。外踝后方的腓肠神经是常用的活检部位，有些研究则采用在体腓肠神经暴露的方法。神经活检有以下局限性：一是其为侵入性的伤害性检查，可造成感染、疼痛、感觉异常、感觉缺失等不良后果；二是仅能反映活检当时局部的神经病变，而不能反映完整的神经反射的功能。因此，神经活检在临床应用仍有颇多争议。

(2)皮肤内神经纤维和神经末梢检查与分析　皮肤活检只需直径3 mm的皮肤，利用免疫组化的方法，观察表皮内神经纤维密度(intraepidermal nerve fiber density, IENF)及平均神经分支长度(mean dendritic length, MDL)的改变，用来评估糖尿病周围神经病变的小神经纤维病变。在糖尿病神经病变的早期，一些小神经纤维开始发生病变，往往没有相关症状，肌力、反射、电生理检查和QST等检查也均为正常，此时皮肤活检常见表皮内神经纤维密度减少，且与糖尿病患者的热感觉阈相关。随糖尿病病程的延长，皮肤的去神经化程度加重。皮肤活检虽然在标本取样及组织读片上较神经活检大大简化，但也有一定的创伤性，目前只用于研究，是否适用于临床，还需进一步的研究。

(3)角膜共聚焦显微镜技术　共聚焦显微镜可较清晰地观察人角膜Bowman层中丰富的神经纤维丛。随着糖尿病患者临床糖尿病周围神经病变严重程度增加，这些神经纤维密度、长度等指标减少，其程度与临床糖尿病周围神经病变的严重度相关性良好，这一完全非侵入性技术有可能成为观察糖尿病周围神经病变严重性的窗口；其还可在治疗前后了解糖尿病周围神经病变患者神经病变恢复情况。目前这一技术临床应用尚较少，需要进一步研究验证其临床价值。

(4)其他　包括运用微电极去测量神经内膜的氧张力，利用荧光血管造影和神经外膜血管照相来研究神经纤维内微血管系统，利用微光导分光光度计技术来测量腓肠神经的血流及氧饱和度。

内分泌及风湿病 临床诊断与治疗方案

【诊断对策】

(一)诊断要点

糖尿病周围神经病变的诊断标准一直是众多神经病学专家争论的焦点,需要根据患者病史、体征,结合辅助检查,并排除其他可致神经受损的病因,才能确诊。但是,有部分患者周围神经病变的表现作为糖尿病的首发症状,甚至早于糖尿病的出现,因此,当患者无明显诱因出现周围神经功能异常时,尤其是有患糖尿病的高危因素,如体型肥胖、有糖尿病家族史时,应考虑糖尿病周围神经病变的可能,必要时需做糖耐量检查及定期监测血糖代谢情况。

(二)鉴别诊断要点

注意与一些临床表现和辅助检查结果相似的疾病进行鉴别。糖尿病局灶性神经病变需与肿瘤局部压迫浸润、中毒性神经病变(如铅中毒)相鉴别。

糖尿病多发性周围神经病需与下列疾病鉴别:

(1)药物性多发性神经病 以呋喃类药物、异烟肼最常见。

(2)中毒性多发性神经病 如化学品、有机磷农药、有机氯杀虫剂、重金属、白喉毒素中毒。

(3)营养缺乏性多发性神经病 多见于慢性酒精中毒、慢性胃肠道疾病、妊娠和手术后等。

(4)尿毒症 毒素或代谢物潴留致多发性神经病,约占透析患者的半数,初期多表现感觉障碍,下肢较上肢早且严重,透析后可好转。

(5)POEMS综合征 表现为多发性神经病、脏器肿大、内分泌病变、M蛋白及皮肤损害。

(6)遗传性多发性神经病 特点是起病隐匿,呈慢性进行性发展,常有家族史。

(三)临床类型

1. 根据临床神经病变表现分类(最常见的分类)

(1)局灶性和多发局灶性神经病变

1)糖尿病脑神经病变;

2)糖尿病单神经病变;

3)糖尿病胸段神经根神经病变;

4)糖尿病腰骶神经根神经病变(近端神经病变)。

(2)多发性周围神经病变

1)糖尿病多发性周围神经病变(对称性感觉运动性周围神经病变);

2)少见类型的糖尿病神经病变;

3)急性痛性神经病变;

4)胰岛素治疗介导的神经病变。

2. 根据临床表现和神经电生理的改变分型(San Antonio 分类)

(1)亚临床神经病变

1)神经电生理检测异常　神经传导速度减慢;复合肌肉动作电位或感觉神经动作电位波幅降低。

2)感觉定量测定(QST)异常　声叉震动觉/触觉异常;温度觉异常;其他。

3)自主神经功能检测异常　心率减慢;皮肤交感反应(SSR)异常;瞳孔反应潜伏期延长。

(2)临床神经病

1)弥漫性神经病　远端对称性多发性周围神经病;原发性小神经纤维神经病;原发性大神经纤维神经病;混合型神经病;自主神经病;瞳孔功能异常;立毛肌(汗腺)功能异常;泌尿生殖自主神经病:排尿和性功能异常;胃肠道自主神经病;心脏自主神经病。

2)局灶性神经病　单神经病;多发单神经病;神经丛神经病;神经根病;脑神经病。

3. 近年来引起重视的几种特殊类型

(1)糖尿病前期周围神经病(neuropathy associated with prediabetes,NAP) 指 IFG 或 IGT 时合并的多发性周围神经病。该组患者通常有代谢异常表现,包括胰岛素抵抗、高脂血症和高血压。NAP 的神经损害多表现在神经远端,为对称性的感觉神经病或痛性神经病。典型者表现为足部麻木刺痛、撕裂感和烧灼痛。男性患者常伴有性功能障碍,其他自主神经功能障碍少见。NAP 多累及无髓鞘的细纤维,针对小纤维功能的特异性检查有感觉定量测定、SSR 测定及皮肤钻孔活检表皮内神经纤维密度计数等。NCS 测定主要是检测有髓鞘的大纤维,对 NAP 不敏感。

(2)血糖骤降引起的周围神经病　近年来的研究发现,长期慢性高血糖的患者,当血糖急剧下降且伴有糖化血红蛋白突然降低时,患者会出现 DM 周围神经病或者原有周围神经病症状的突然加重。主要表现为急性痛性周围神经病变、手套袜套样感觉减退或感觉异常,也可出现对称性的肢体无力、四肢远端肌肉萎缩(常见于大、小鱼际肌和骨间肌萎缩),腱反射减低或消失。肌电图检查可见失神经电位,感觉和运动神经传导速度减慢,动作电位降低或消失。减少这种并发症的主要方法是个体化治疗,在合理的时间窗内以恰当的速度降低血糖,以期最大程度地减少因高血糖而引发微血管病变和直接对周围神经损害,同时也把因降糖引发对多发性神经病变的可能性降到最低,避免低血糖发生。

(3)胰岛素诱导的周围神经病　此型较少见,通常指既往没有周围神经病的糖尿病患者,在使用胰岛素治疗严格控制血糖后,1个月内出现的急性糖尿病痛性神经病变。其原因可能为高血糖可以拮抗神经内膜对缺氧损害的敏感性,但胰岛素治疗可恢复这种敏感性从而导致神经受损,亦有认为胰岛素的应用可以增加动静脉(短路)的血流,从而使供应神经的营养物质减少,导致急性的神经内膜缺氧,目前对此型周围神经病尚无预防措施。

【治疗对策】

(一)治疗原则

治疗的目标为缓解症状及预防神经病变的进展与恶化。

1. 病因治疗　纠正高血糖、高血压、血脂紊乱及其他治疗:积极控制高血糖,如胰岛素泵强化治疗于2周内多可缓解疼痛。对于合并高血压病患者使用ACEI、ARB、钙离子通道阻滞剂等降压药;根据情况使用调血脂药、阿司匹林、抗氧化剂等综合治疗均有益于纠正糖尿病神经病变的多种病理生理异常。已有严重神经病变的糖尿病患者,应采用胰岛素治疗。

神经营养素:如维生素 B_1、维生素 B_6、维生素 B_{12}(甲钴胺)等。

改善神经微循环:如前列腺素E脂质体、西洛他唑和盐酸丁咯地尔等。

2. 对症治疗

止痛:阿米替林、丙咪嗪、度洛西汀、左旋苯丙胺、卡马西平、普加巴林、加巴喷丁。必要时可用曲马多。亦可局部外用药治疗。

对感觉缺如或减退的患者:应远离火源、热源,注意足部日常自我保健。

(二)治疗计划

1. 纠正代谢紊乱

(1)有效、平稳降糖,避免血糖波动,糖化血红蛋白(GHbA1c)控制目标尽可能的接近非糖尿患者的水平,至少在7%以下。

(2)强化治疗是有效治疗手段之一,在2型糖尿病患者,根据目前 UKPDS、DCCT、Steno-2、DCCT/EDIC,European Diabetes Prospective Complications Study 等的研究结果,强化降糖、降压、降脂治疗对减少糖尿病神经病变是有益的。

(3)生活方式和多种危险因素干预,糖尿病神经病变患者常合并的肥胖、高血压、高血脂等心血管危险因素,对糖尿病神经病变均有一定的影响,应该按照相应的指南积极全面干预,措施应该包括戒烟、酒、减轻体重、减少脂肪摄入(高脂血症需按指南进行调脂治疗)、适当的体育锻炼等。2008ADA 指南建议糖尿病神经病变患者进行非负重运动(如游泳、骑自行车、上肢运动等)。对于间歇性跛行的患者,ACC/AHA 的指南建议每周至少锻炼 3 次,每次长于 30 min,行走至接近最疼痛的程度,至少持续 12 周。糖尿病足部溃疡和部分截肢的患者,运动耐力下降,足部受力增加,应考虑适当足部保护(如使用减压鞋垫或纠型鞋)和锻炼计划的调整。

糖尿病神经病变患者需养成良好的足部卫生习惯:每日用温水或柔和的香皂洗足,保持足的清洁;洗脚前用手试测水温,绝对不能用热水泡足而造成烫伤,避免皮肤破损;足洗净后,应用干毛巾轻轻擦干,包括足趾缝间,切勿用粗布用力摩擦而造成皮肤擦伤;为保护皮肤柔软,不发生皲裂,可涂抹护肤油、膏、霜,但不要涂抹于趾缝间;足汗多时不宜用爽身粉吸水,以防毛孔堵塞而感染;不宜穿着不透风的尼龙涤纶袜。宜穿棉纱袜或羊毛袜;每天要检查足跟、足底、趾缝,有无溃破、裂口、擦伤和水疱等,如果发现足部病变应及时求医,妥善处理,切不可等闲视之,贻误了治疗时机;鸡眼、胼胝不能自行剪割,也不能用化学制剂腐蚀,应由医生处理;鞋袜要合适、宽松,每天要换袜,最好有两双鞋子更换,以便鞋内保持干燥。穿鞋前应检查鞋内有无沙石粒、钉子等杂物,以免脚底出现破溃;不宜穿尖头鞋、高跟鞋、暴露足趾露足跟的凉鞋,切忌赤足走路或穿拖鞋外出;寒冬时切忌用热水袋、暖水壶或电热毯保温,以免足部烫伤;足部皲裂不贴胶布,足部真菌感染要及时治疗;尽量避免足部损伤,防止冻伤、挤伤。

(4)抑制山梨醇旁路代谢　醛糖还原酶抑制剂(aldose reductase inhibitor,ARI)目前只有依帕司他(Epalrestat)在中国上市。依帕司他(Epalrestat) 50 mg tid 可改善了运动神经传导速度和震动知觉阈值(VPT),对心血管自主神经功能有改善的趋势,但未达到统计学差异,患者的主观症状如肢端麻木、感觉异常和痛性痉挛有所改善,糖尿病神经病变症状和体征的改善率在 50% 左右,改善神经传导速度约在 2 个月开始起效,副作用的发生率约 6% 至 8.8%,多出现在治疗开始的 1 年以内,最常见的为肝功能异常,其他依次为恶心、呕吐、皮疹、头晕、乏力、瘙痒、下肢无力和水肿。

(5)晚期糖基化终末产物 AGEs 抑制剂　氨基胍是非酶促糖基化抑制剂,能改善神经微血管,抑制微血管基膜的增厚,改进实验性大鼠的神经传导速度,减轻神经纤维脱髓鞘及轴突变性;还能抑制一氧化氮合酶(NOS)和低密度脂蛋白(LDL)的氧化修饰。但有关氨基胍长期毒性的临床观察发现,部分患者用后出现抗髓过氧化物酶和抗中性粒细胞自身抗体,极少数患者甚至出现肾小球肾炎,限制了此药作进一步的临床评估。

2. 改善神经血管微循环药物

(1)血管扩张剂 脂微球包裹前列腺素 E1(Lipo-PGE1)10~20 μg qd 或 bid,静脉注射 2 周,麻木、感觉丧失的症状和压力感觉阈值可明显改善。前列腺素 E 在改善神经症状、体征和传导速度方面均优于 B 族维生素和安慰剂,在改善自发性疼痛和感觉异常等症状方面 Lipo-PGE1 较 PGE$_1$ 粉剂更加有效。不良反应包括静脉炎、头痛、头晕、胃肠道反应、注射部位红肿、出血等,多在减慢滴速后消失,极少数需要停药缓解。贝前列素钠为口服前列腺素Ⅰ2,40 μg tid。短期疗效不如 PGE$_1$,但可作为脂微球包裹前列腺素 E$_1$ 静脉滴注后的口服序贯治疗。

(2)抗血小板药物 西洛他唑(Cilostazol)是血小板和血管平滑肌磷酸二酯酶抑制剂,可以增加循环中一磷酸腺苷的浓度,具有降低部分黏附分子、抑制血小板聚集、血管舒张和抑制平滑肌增殖的作用。该药物同前列腺素类一样可以改善局部血液供应,主要用于外周动脉疾病时运动诱发缺血所致的间歇性跛行,疗效优于己酮可可碱。常见的不良反应包括头痛、腹泻、心悸和头晕。但 FDA 警告心力衰竭的患者不能服用西洛他唑。用法为口服 50~100 mg bid。安步乐克(Anplag)可选择性地拮抗 5-羟色胺(5-HT)与 5-HT2 受体结合,以发挥抑制血小板凝集,尤其抑制被 5-羟色胺增强的血小板凝集作用、抑制血管收缩作用等。用法为口服 100 mg tid。

(3)盐酸丁咯地尔,其作用机制为抑制血管 α 受体活性,抑制血管收缩、扩张血管,抑制血小板聚集,降低血液黏度。

(4)舒洛地特(商品名:伟素),药物成分是葡糖醛酸基葡糖胺聚糖硫酸盐,其中 80% 为快速移动肝素,20% 为硫酸皮肤素。可改善微循环,维护血管壁的完整性,对改善糖尿病周围神经病变症状较明显。

(5)一些活血化瘀中成药也有一定的疗效。

3. 改善神经营养障碍

(1)维生素 B$_1$、维生素 B$_6$ 有报道苯酰磷酸维生素 B$_1$(Benfotiamine)50 mg qid 3 周后疼痛减轻,神经系统评分增加。维生素 B$_1$、维生素 B$_6$ 对糖尿病神经病变的治疗作用尚有待更多的试验证实。

(2)维生素 B$_{12}$ 的钴酰胺制剂:甲钴胺 500 μg im qd,1 个月后再改口服 500 μg tid 至症状缓解。有报道甲钴胺(500 μg tid)4 个月后发现疼痛等躯体感觉症状和自主神经症状评分较安慰剂组有统计学差异,但运动和感觉神经传导速度没有差别。副作用发生率约5.6%,为轻度的皮疹、消化道不适、头晕、过敏等。

(3)神经生长因子(NGF)和IGF-1(胰岛素样生长因子) 补充外源性NGF有利于神经递质的表达、轴索的修复和再生,人工合成rhNGF和IGF-1(胰岛素样生长因子)对试验动物神经病变有较好的改善作用。虽然重组人神经生长因子(rhNGF)在Ⅲ期临床试验中没有达到预期的效果,但由于其具有促进神经再生、副作用小等优点,一些生长因子类似物正在Ⅱ期临床试验中。

4. 抗氧化应激治疗 α硫辛酸可减轻神经组织的氧化应激,维持神经内膜血流和神经传导速度。目前国内α硫辛酸仅有静脉应用剂型。静脉应用α硫辛酸(300~600 mg/d)2~4周,可改善疼痛、麻木、烧灼感与痛觉、压力觉、踝反射,但对神经病变的长期疗效尚需进一步研究。其副作用发生率约20%,主要为头痛、恶心、呕吐。当剂量增大到1 200 mg/d和1800 mg/d时,虽然缓解症状的速度较快,但会增加胃肠道等副作用,阳性症状评分(TSS)没有相应提高。600 mg/d显得较为合适。小规模的临床研究显示,糖尿病神经病变患者口服维生素E 900 mg/d(n=11)6个月,可以改善运动神经传导速度,而增大剂量会损伤患者的内皮功能。此外,他汀类和贝特类降脂药、血管紧张素转化酶抑制剂类可以减轻细胞内的氧化压力,其防治糖尿病神经病变的作用尚在研究探索中。《Joslin糖尿病学》提及已有2个小型研究表明ACEI能改善糖尿病周围神经病变神经传导。

5. 自身免疫调节治疗 神经妥乐平是从牛痘免疫病毒疫苗接种家兔的炎症组织中摄取的非蛋白性生物活性物质,具有免疫调节和神经修复作用,还可通过中枢机制和外周机制发挥独特的镇痛作用。此外,神经妥乐平还可通过扩张外周血管、血小板聚集性正常化,改善微循环,使神经组织供氧量增加,改善神经生理功能,以达到预防或延缓糖尿病神经病变发生的效果。但目前尚缺乏大规模的临床研究验证其疗效。

6. 疼痛的对症治疗

(1)三环类药物 阿米替林10~75 mg或去甲替林25~75 mg或丙米嗪25~75 mg睡前服用。推荐由小剂量开始服用。不良反应来自于其抗胆碱能作用,如口干、尿潴留,以及由于中枢作用引起的乏力、嗜睡。

(2)5-羟色胺和去甲肾上腺素重吸收抑制剂(SSRI) 主要包括帕罗西汀、西酞普兰和度洛西汀60~120 mg qd。此类药物的副作用较三环类药物少但可能疗效也稍弱。最常见的副作用包括恶心(16.7/27.4%)、瞌睡(20.2/28.3%)、头晕(9.6/23%)、便秘(14.9/10.6%)、口干(7.1/15%)和食欲减退(2.6/12.4%),还有报道能增加患者消化道出血的危险,其中度洛西汀可能会影响血糖控制并剂量依赖性的增加心率。

(3)抗惊厥药　可选择普加巴林 100 mg tid,卡马西平 200～400 mg tid,加巴喷丁 300～1 200 mg tid。加巴喷丁的临床证据更充分,研究显示由于大部分患者要达到 1.8 g/d 才能缓解症状,所以建议 100～300 mg 起睡前服用并逐渐加量。加巴喷丁不经过肝脏代谢,以原形形式从肾脏排除,故在肌酐清除率减低的患者中应调整剂量。此类药物的副作用总体较前两类少,常见的不良反应包括嗜睡、头晕和步履障碍,卡马西平还有更为严重但较少见的致白细胞减少和肝毒性。

(4)阿片类药物　该类药物止痛作用强,有成瘾性,故被认为在上述药物无效时方可加用或换用,并且应按控制肿瘤性疼痛方案在固定的时间和剂量服用。

(5)也有报道降钙素皮下注射(100 u/d)连续 2 周,1/3 的人疼痛可完全消失。

(6)局部治疗

1)0.025%～0.075%辣椒素每天涂抹 3～4 次,可缓解和减轻疼痛,该药是从红辣椒中提取的天然胶状物质,具有耗竭传入神经的 P 物质的作用。少部分患者开始时疼痛可稍加重,但 2～3 周后则可缓解,副作用是涂抹部位可能出现烧灼感、麻刺感、红肿和叮刺感。

2)经皮神经电刺激、针刺治疗、脊髓电刺激、红外线辐射等物理治疗:缺少严格的双盲对照试验,但其价格低廉,不良反应少,无药物相互作用,在部分患者中也可试用。

(7)外周神经减压手术　有助于改善嵌压部位的血流,改善疼痛等症状,并可减低肢体溃疡和截肢的发生率,但并非所有的患者均适合手术治疗,四肢远端对称性的周围神经病变或血糖波动引起的急性痛性周围神经病变手术治疗并不能获益。

【病程观察及处理】

(一)病情观察要点

1. 按糖尿病的常规随访。

2. 记录足部疼痛、发麻、针刺感、无力、共济失调等神经症状的变化,治疗期间定期监测温度觉、痛觉、轻触觉、震动觉、关节位置觉、踝反射、膝反射,并列表记录,以利对照。

3. 注意药物副反应。

(二)疗效判断与处理

可根据《多伦多临床评分系统》TCSS 评分了解疗效,综合治疗。

【出院随访】

1. 出院时带药根据患者情况予以改善微循环药物、神经营养药,可将住院期间静脉用药改为口服同类药物序贯治疗。若疼痛严重可予止痛药治疗。

2. 若症状未缓解,每月返门诊复查温度觉、痛觉、轻触觉、震动觉、关节位置觉、踝反射、膝反射、Semmes-Weinstein 单丝检查、音叉检查等,并进行 TCSS 评分了解疗效,调整用药方案。若症状已完全缓解,可每 3 个月返门诊完成上述复查,以利于及时发现病情变化。

3. 出院应当注意坚持规律服药治疗,选择健康的生活方式,自我监测血糖波动情况,感觉缺如或减退的患者远离火源、热源,注意足部日常自我保健。

(万学思 李延兵)

第十节 糖尿病自主神经病变

【概述】

糖尿病自主神经病变是糖尿病患者常见的并发症之一。据多数文献报告:患病率为 17%~40%。但随年龄增长(高峰见于 50~60 岁组)和糖尿病控制不良而呈上升趋势。糖尿病自主神经病变与神经内血管进行性硬化、血管闭塞,导致神经内微循环障碍和代谢紊乱等各种因素有关。糖尿病自主神经病变常与对称多发性神经病变同时存在,并可广泛地累及全身各系统。自主神经病变往往早于躯体神经受累,临床工作中更有必要提高这方面的认识。

【诊断步骤】

(一)病史采集要点

1. 起病情况 糖尿病引起的自主神经病变可以在发病数年后出现自主神经受累的各种症状,也可在早期,甚至在糖尿病确诊前发生,起病隐匿,进展缓慢。

2. 主要临床表现 可单独,也可与其他神经病变并存。自主神经病变可涉及多个系统,有以自主神经病变为首发症状,也有无症状的,或有症状而患者未予重视。因此,应按系统详细询问,以免漏诊。

(1)心血管系统

1)静息性心动过速。

2)体位性低血压。

3)无痛性心肌梗死。

(2)消化系统

1)食管功能障碍　临床上多无症状,最常见的症状是烧心和吞咽困难。

2)胃轻瘫　临床症状常见的有早饱感,餐后上腹部不适,上腹部疼痛,厌食,烧心,恶心和(或)呕吐。由于胃排空延迟,导致餐后血糖上升缓慢,容易发生低血糖。

3)胆囊收缩动能不良。

4)排便异常　糖尿病患者可有便秘、腹泻,甚至便秘与腹泻交替发生。

(3)呼吸系统　由于与呼吸有关的化学、压力感受器及肺内感受器病变和传入神经的失神经作用,使传入冲动减少,呼吸中枢活性降低,引起颈动脉窦低氧血症,有的伴杵状指,有的患者突然出现呼吸心跳骤停,可能为呼吸道自主神经病变,以至对缺氧的正常换气反应消失。

(4)泌尿生殖系统

1)糖尿病性膀胱(糖尿病膀胱尿道功能障碍)　早期常缺乏症状,表现为排尿时间延长,清晨尿量增大,因多同时伴尿次减少,容易误以为病情好转。其主要特点是膀胱感觉缺失、低张力性大容量膀胱、残余尿增多或尿潴留,常因反复感染、肾积水导致慢性肾功能衰竭。

2)阳痿。

3)逆向射精　这种患者没有阳痿,有性欲高潮,但由于逆向射精,影响患者的生育能力。

4)妇女性功能受损。

(5)其他

1)出汗异常　足、腿乃至躯干下部出汗减少甚至无汗,而上半身尤其面部及胸部出汗过多。

2)皮肤温度降低。

3)无症状性低血糖。

4)瞳孔改变　瞳孔缩小且不规则,有些患者的对光反应减弱或消失。

3. 既往病史　既往糖尿病史可提示糖尿病自主神经病变,但部分患者上述症状发生在糖尿病确诊之前,甚至是糖尿病的首发症状。

(二)体格检查要点

根据病变累及不同系统,有不同的阳性体征。

1. 血压　患者的血压尤其是收缩压立位时常较卧位降低 30 mmHg 左右。

2. 心率　安静时心率达 90~100 次/min,心率固定。早期单有迷走神经损害者,心率增加显著,可达 130 次/min,而当迷走和交感神经均受累时,则略为增快。因为心脏迷走神经纤维较交感神经为长,故早期容易受损。当糖尿病患者心率增快,特别是安静时心动过速,应考虑自主神经病变。

3. 瞳孔　瞳孔缩小且不规则,对光反应减弱或消失。

4. 腹部触诊　当膀胱积尿时,可在下腹中部触及圆形或类圆形包块,囊性感,不能用手推移。按压时憋胀,有尿意,排尿或导尿后缩小或消失。

(三)门诊资料分析

1. 血糖值　表现为升高,伴有胃肠功能异常者,血糖值不稳定,不论空腹或餐后 1、2 h 血糖值都表现为极不稳定,变化差异较大。

2. X 线钡餐透视　胃排空时间延至 6~8 h,甚至更长。

(四)进一步检查项目

1. 非创伤性心血管试验　主要有 Valsalva 动作反应指数、呼吸心率差、立卧心率差、30/15 比值、卧立血压差、持续握力血压变化及平卧心率。

2. 核素标记食物法　是目前公认测定胃排空时间较为灵敏、可靠的方法,用 ^{99m}Tc 标记可消化的固体食物,选一定的时间间隔,用 γ 照像机探测标素在胃的潴留量,通过电子计算机得出胃排空时间。

3. 膀胱残余尿量　受试者将尿排尽后立即取仰卧位,以 B 型超声仪探查残余尿量。

4. 瞳孔反应试验　瞳孔常有缩小趋势,对光反射振幅较小,药物电眼试验变化不明显(如用肾上腺素、乙酰甲胆碱)。

5. 催汗轴突反射定量试验　通过定量检测乙酰胆碱刺激后的汗液分泌量,检查节后神经传导路的完整性,有神经节或节后纤维损害的患者都不出汗。

【诊断对策】

(一)诊断要点

既往糖尿病病史,具有明显的上述临床症状和体征,结合实验室检查,糖尿病自主神经病变的诊断并不难。但是,有部分患者自主神经病变的表现早于糖尿病的诊断,甚至是糖尿病的首发症状。因此,当患者无明显诱因出现自主神经功能障碍时,尤其是患者有糖尿病高危因素,如体型肥胖,有糖尿病家族史时,应考虑糖尿病自主神经病变的可能,血糖升高支持该诊断。

(二)鉴别诊断要点

自主神经功能障碍病因不仅是糖尿病或者还有其他原因,如炎症、肿瘤和血管病变等,即使在糖尿病患者也可能如此,因此需要加以鉴别。

1. 心理社会因素　如长期精神紧张、压抑或遭受强烈的精神刺激引起大脑皮层机能紊乱,进而引发自主神经功能紊乱。患者的血糖往往是正常的,给予心理治疗后,病情常常有所好转。

2. 下丘脑综合征　下丘脑综合征是由于多种病因损及下丘脑所致的疾病,除了自主神经功能紊乱外,还伴有内分泌代谢功能障碍,睡眠、体液调节及性功能失常、尿崩症、肥胖或消瘦、癫痫等表现,其中 3/4 是由肿瘤引起的,常有肿瘤的影像学表现。患者血糖正常,既往无糖尿病病史。

(三)临床类型

Thomas 将糖尿病自主神经病变归于糖尿病神经病变对称性神经病变的其中一个分型,具体分型详见糖尿病周围神经病变章节。

国内学者将糖尿病自主神经病变分型如下:

1. 心血管系统　心率异常;姿势性低血压。
2. 胃肠系统　食管改变;胃无张力;胆囊;小肠;大肠。
3. 泌尿生殖系统　膀胱功能异常;男性性功能障碍。
4. 体温调节　出汗异常;血管运动异常。
5. 低血糖。

【治疗对策】

(一)治疗原则

1. 病因治疗　控制血糖。首先应用降血糖药物,使血糖控制在正常范围。良好地控制血糖是维持有效治疗的基本原则。

2. 对症治疗　自主神经功能障碍累及系统不同,治疗方法也不同。

不同系统的糖尿病自主神经病变存在不少共同之处,如神经内微循环障碍、有髓纤维节段性脱髓鞘病变等,因此,在治疗上也有一些相同点,如 B 族维生素、肌醇、醛糖还原酶抑制剂和抗氧化剂等。

3. 中医治疗　目前仍无关于中医治疗的循证学依据,但是中医治疗在减轻患者症状有一定疗效。

(二)治疗计划

1. **控制血糖**　良好的血糖控制是减少糖尿病并发症的基础。根据患者血糖水平、体型、是否存在急慢性并发症以及既往治疗史等选择合适的治疗方案,包括饮食、运动控制,口服药物和(或)胰岛素治疗等,详见糖尿病治疗对策章节。出现严重糖尿病自主神经病变的患者往往需要胰岛素治疗。

2. **肌醇**　糖尿病患者在高血糖作用下多元醇紊乱,神经细胞内山梨醇及果糖堆积而影响了神经细胞对周围环境中肌醇的摄取,从而使神经组织内肌醇缺乏,这是补充肌醇以治疗糖尿病自主神经病变的依据,但是目前对肌醇的临床疗效还没有定论。

3. **醛糖还原酶抑制剂(ARI)**　醛糖还原酶(AR)是葡萄糖的山梨醇代谢旁路的首要限速酶,其在高血糖作用下糖化而活力增高,从而导致神经组织糖醇代谢紊乱,引起神经病变。ARI治疗的依据就是抑制AR以控制糖醇代谢。托瑞司他(tolrestat),300～600 mg/d,一般应用4～8周后有效,副作用有头痛、腹泻、腹痛等,少数可致转氨酶升高。

4. **抗氧化剂**　糖尿病患者长期高血糖造成微血管内皮病变,导致神经缺血、缺氧,引起氧化应激增强、自由基生成增多,引起一系列氧化反应,导致神经损伤。α-硫辛酸在生物体内可转化为还原型二氢硫辛酸,二者都是强抗氧化剂。可以清除自由基,再生其他抗氧化剂,通过阻抑神经内氧化应激状态,增加神经营养血管内血流量。其用法为静脉注射给药,每天300～600 mg,2～4周为一疗程。

5. **对症治疗**　糖尿病自主神经病变累及不同系统而有不同表现,下面仅介绍一些常见症状的处理。

(1) **直立性低血压**　缓慢起立有助于轻症患者,9-α-氟氢可的松是直立性低血压患者的首选治疗药物,起始剂量为0.1 mg/d,以后可增加到0.5 mg/d,该药可能引起卧位高血压、踝关节水肿、低血钾和充血性心力衰竭等不良反应。如果仍无明显改善,可以加用拟交感神经药物,α-肾上腺素受体激动剂甲氧胺福林是应用最广泛的拟交感药物,可以从2.5 mg tid,逐渐增加至10 mg tid,其不良反应包括脱发、瘙痒、反射性高血压、胃肠道不适、尿潴留等。其他常用的拟交感神经药物还有麻黄素、伪麻黄碱等。

(2) **胃轻瘫**　少食多餐联合药物治疗是治疗糖尿病胃轻瘫的标准方法。多巴胺受体激动剂胃复安5～20 mg餐前30 min或睡前口服,能够加速胃排空,并且有止吐作用。多潘利酮(吗丁啉)为多巴胺抑制剂,可增加胃的液体及固体食物的排空,排空延迟明显的患者效果尤为显著,副作用较胃复安少。红霉素以及相关的一些大环内酯类化合物可能有促进胃肠蠕动的作用。

(3)糖尿病性膀胱　鼓励患者耻骨上按摩,定时、有意识地排尿,白天可 3～4 h 排尿一次,胆碱能药甲氨酰甲基胆碱可加强迫尿功能,促进排尿,必要时间歇导尿。

(4)阳痿　应停用影响自主神经功能的药物,如精神调节药和抗高血压药,昔多芬起始用量 50 mg,根据反应可加用 50～100 mg,24 h 内不可连续用药 2 次或以上。海绵窦内注射前列腺素 E_1 也是一种有效的治疗方法,但目前已较少使用。必要时可用阴茎假体植入。

(5)异常出汗　可用抗胆碱能药物,如苯海索、普鲁本辛或东莨菪碱治疗,使用这类药物需较大剂量,常引起较大不良反应限制其应用。

【病程观察及处理】

监测血糖:糖尿病患者应坚持至少每周自行监测两天的空腹和餐后 2 h 血糖,糖尿病自主神经病变与病情密切相关。

注意药物副作用。

【出院随访】

(一)出院时带药

1. 患者出院后应继续予降糖治疗。

2. α-硫辛酸可改维持治疗,采用每天口服 200～300 mg,分 2～3 次服用,但目前国内没有口服制剂。

3. 根据患者累及不同系统及住院期间疗效,出院时予相应药物。

(二)检查项目与周期

1. 糖尿病的定期检查项目。

2. 心血管反射试验。

【预后评估】

糖尿病自主神经功能障碍,经过早期合理治疗预后甚好。若至晚期造成不可逆损害,引起内脏器官功能紊乱,以至多种器官功能衰竭,则预后不良。

(方冬虹　李延兵)

第十一节 糖尿病伴高血压

【概述】

高血压病和糖尿病都是常见的内科疾病,二者常常合并存在,都是冠心病、脑卒中和肾功能衰竭的重要危险因素。二者的发病率越来越高,尤其在发展中国家增长更快,已经成为当代对人类威胁极大的疾病。

欧美国家高血压的患病率为25%,据2002年全国居民营养与健康状况调查资料显示,我国成人高血压患病率为18.8%,全国有高血压患者约1.6亿,与1991年比较,患病率上升31%。我国18岁及以上居民糖尿病患病率为2.6%,空腹血糖受损率为1.9%。估计全国糖尿病现患人数2 000多万,另有近2 000万人空腹血糖受损。与1996年比较,大城市20岁以上糖尿病患病率由4.6%上升到6.4%,增加39%。高血压患者中,糖尿病的患病率约为10%~20%,而糖尿病患者中,高血压的患病率约为40%~60%,二者合并约为1 500万,其中90%为2型糖尿病。2型糖尿病患者往往合并原发性高血压,而1型糖尿病的高血压多出现在糖尿病肾病发生后。

高血压和糖尿病合并存在对心血管的危害有乘积效应。高血压可使糖尿病患者的心血管风险提高近2倍,因此二者并存的心血管危害的净效应是普通人群的4~8倍。同样地,糖尿病也可使高血压人群的心血管风险增加2倍。因此在人群中,当出现高血压和糖尿病并存时,动脉粥样硬化的机会大大增加,患心血管疾病的概率估计可高达50%,其中冠心病可高达25%,心血管疾病死亡的风险也显著升高。高血压也是糖尿病特征性微血管病变的主要危险因素,其作用可能更甚于高血糖。英国糖尿病前瞻性研究UKPDS的结果显示,降低血压可以减少微血管并发症风险37%,而降低血糖只减少25%。正因为糖尿病合并高血压的危害大于非糖尿病患者,美国ADA建议糖尿病患者的高血压诊断切点应为收缩压≥130 mmHg或(和)舒张压≥80 mmHg,而且糖尿病合并高血压的降压措施和降压目标也有其特殊性。

内分泌及风湿病 临床诊断与治疗方案

【诊断步骤】

(一)病史采集要点

1. 起病情况　由于大多数高血压起病缓慢、渐进,一般缺乏特异症状,而糖尿病合并高血压的几率又高,因此在糖尿病筛查的同时测量血压,血压测量必须成为糖尿病日常门诊不可缺少的内容,由于糖尿病患者往往伴有自主神经病变,必要时要进行不同体位的测量,以发现自主神经病变对血压的影响。如果门诊发现收缩压≥130 mmHg 或(和)舒张压≥80 mmHg,应改天进行重复测量,以证实血压是否升高。

2. 主要临床表现　高血压常见的临床症状有头晕、头痛、颈项板紧、疲劳、心悸等,呈轻度持续性,在紧张或劳累后加重,这些症状缺乏特异性,不一定与血压有关,也有部分患者无症状,体检测血压发现,也有部分患者发生高血压心、脑、肾并发症而诊断为高血压。继发性高血压会伴有一些相应的临床症状(详见鉴别诊断)。

3. 既往病史　既往血压情况,有无冠心病、心力衰竭、脑血管病、外周血管病、糖尿病、痛风、血脂异常、支气管痉挛、睡眠呼吸暂停综合征、性功能异常和肾脏疾病等的症状或病史及其治疗情况。

既往有无继发性高血压的指征:肾脏疾病家族史(多囊肾),肾脏疾病、尿路感染、血尿、滥用止痛药(肾实质性疾病)。影响血压药物使用史:口服避孕药、甘草、生胃酮、滴鼻药、可卡因、安非他明、类固醇、非甾体类抗炎药、促红细胞生长素、环孢菌素等。

家族史:询问患者有无高血压、糖尿病、血脂异常、冠心病、脑卒中或肾脏病的家族史。

生活方式:仔细了解膳食中的脂肪、盐、酒摄入量,吸烟支数、体力活动量。询问成年后体重增加情况。

心理社会因素:详细了解可能影响高血压病程及疗效的个人心理、社会和环境因素,包括家庭情况、工作环境及文化程度。

(二)体格检查要点

1. 正确测量血压,必要时测量四肢血压。
2. 一般情况　测量身高、体重,计算体重指数(BMI),测量腰围及臀围。
3. 继发性高血压伴随体征　观察有无 Cushing 面容、神经纤维瘤性皮肤斑、甲状腺功能亢进性突眼征、下肢水肿,听诊颈动脉、胸主动脉、腹部动脉及股动脉有无杂音,甲状腺触诊,检查腹部有无肾脏扩大、肿块。

4. 高血压并发症　检查眼底,全面的心肺检查,四肢动脉搏动,神经系统检查。

(三)门诊资料分析

1. 血压水平　1型糖尿病多在并发肾病变后出现高血压,2型糖尿病往往合并原发性高血压,可以在2型糖尿病发病之前、同时或之后出现。在糖尿病筛查的同时测量血压,血压测量必须成为糖尿病日常门诊不可缺少的内容,除了为患者测量血压,还要了解患者既往血压水平、病程、治疗方案及控制水平。

2. 危险因素和并发症评估　收集患者既往实验室检查及辅助检查资料,了解患者既往疾病情况,评估其危险因素和并发症。

(四)进一步检查项目

1. 补充门诊未做的常规实验室检查　血生化(钾、空腹血糖、血清总胆固醇、甘油三酯、高密度脂蛋白胆固醇、低密度脂蛋白胆固醇和尿酸、肌酐)、血常规(全血细胞计数、血红蛋白和血细胞比容)、尿液分析(尿蛋白、糖和尿沉渣镜检)、心电图、尿蛋白定量(糖尿病和慢性肾病患者应每年至少查一次尿蛋白)。

2. 推荐检查项目　根据患者病情及经济情况行相关检查:超声心动图、颈动脉和股动脉超声、C反应蛋白(高敏感)、微量白蛋白尿(糖尿病患者必查项目)、尿蛋白定量(若纤维素试纸检查为阳性者检查此项目)、眼底检查和胸片、睡眠呼吸监测(睡眠呼吸暂停综合征)。

3. 对疑诊继发性高血压者,根据需要分别进行以下检查　血浆肾素活性、血及尿醛固酮、血及尿儿茶酚胺、动脉造影、肾和肾上腺超声、CT或MRI。

4. 动态血压监测　可用于诊断白大衣性高血压、隐蔽性高血压、顽固难治性高血压、发作性高血压或低血压,评估血压升高严重程度,但是目前主要仍用于临床研究,例如评估心血管调节机制、预后意义、新药或治疗方案疗效考核等,不能取代诊所血压测量。

5. 有心脏合并症的检查　心电图检查旨在发现心肌缺血、心脏传导阻滞和心律失常及左室肥厚。超声心动图诊断左室肥厚和预测心血管危险无疑优于心电图。磁共振、心脏同位素显像、运动试验和冠状动脉造影在有特殊适应证时(如诊断冠心病)可应用。胸部X线检查也是一种有用的诊断方法(了解心脏轮廓、大动脉或肺循环情况)。

6. 有血管合并症的检查　超声探测颈动脉内膜中层厚度(IMT)和斑块,可能有预测脑卒中和心肌梗死发生的价值。收缩压和脉压作为老年人心血管事件的预测指标,也越来越受到重视。脉搏波速率测量和增强指数测量仪,有望发展成为大动脉顺应性的诊断工具。内皮细胞功能失调作为心血管损害的早期标志也受到广泛关注,内皮细胞活性标志物(一氧化氮及其代谢产物,内皮素等)研究有可能在将来提供一种检测内皮功能的简单方法。

7. 有肾脏合并症的检查　高血压肾脏损害的诊断主要依据血清肌酐升高,肌酐清除率降低和尿蛋白(微量白蛋白尿或大量白蛋白尿)排泄率增加。高尿酸血症〔血清尿酸水平≥416(mol/L(7 mg/dl)〕常见于未治疗的高血压患者。高尿酸血症与肾硬化症相关。血清肌酐浓度升高提示肾小球滤过率减少,而排出白蛋白增加提示肾小球过滤屏障功能紊乱。微量白蛋白尿强烈提示 1 型和 2 型糖尿病患者出现了进展性糖尿病肾病,而蛋白尿常提示肾实质损害。非糖尿病的高血压患者伴有微白蛋白尿,对心血管事件有预测价值。因此,建议所有高血压患者均测定血清肌酐、血清尿酸和尿蛋白(纤维素试纸检查)。

8. 眼底镜检查　按 Wagener 和 Backer 高血压眼底改变分为 4 级。其中 1 级和 2 级视网膜病变患病率在高血压患者中达 78%,故其对在总心血管危险分层中作为靶器官损害的证据尚有疑问。而 3 级和 4 级视网膜病变则肯定是严重高血压并发症,故眼底发现出血、渗出和视乳头水肿列为临床并存情况。

9. 有脑血管合并症的检查　头颅 CT、MRI 检查是诊断脑卒中的标准方法。MRI 检查对有神经系统异常的高血压患者是可行的。老年认知功能障碍至少部分与高血压有关,故对老年高血压可作认知评估。

【诊断对策】

(一)诊断要点

糖尿病合并高血压的几率较大,而高血压早期往往缺乏特异临床表现,因此糖尿病患者在日常随访中应常规测量血压以尽早发现高血压。注意按照高血压防治指南规定的测量方法准确测量。糖尿病患者在未用抗高血压药情况下,收缩压≥130 mmHg 和/或舒张压≥80 mmHg,就应在不同日重复测量血压,如果收缩压仍≥130 mmHg 或舒张压仍≥80 mmHg 就应诊断为高血压病。患者既往有高血压史,目前正在用抗高血压药,血压虽然低于 140/90 mmHg,亦应该诊断为高血压。

(二)鉴别诊断要点

成人高血压中约 5%～10%可查出高血压的具体原因。虽然糖尿病患者合并的高血压绝大部分为原发性高血压,但仍需排除继发性高血压,特别是同时具有高血糖和高血压的疾病如 Cushing、嗜铬细胞瘤、肢端肥大症等。通过临床病史、体格检查和常规实验室检查,可对继发性高血压进行简单筛查。以下线索提示有继发性高血压可能:①严重或顽固性高血压;②年轻时发病;③原来控制良好的高血压突然恶化;④突然发病;⑤合并周围血管病的高血压,对这种患者须进行以下特异性诊断程序。

(1)肾实质性高血压　是最常见的继发性高血压(以慢性肾小球肾炎最为常见,其他包括结构性肾病和梗阻性肾病等),应对所有高血压患者初诊时进行尿常规检查,以筛查除外肾实质性高血压。体检时双侧上腹部如触及块状物,应疑为多囊肾,并做腹部超声检查,有助于明确诊断。测尿蛋白、红细胞和白细胞及血肌酐浓度等,有助于了解肾小球及肾小管功能。糖尿病合并蛋白尿的患者中约有 20%~30% 为其他肾病引起,在一些高血压或糖尿病病程不详的患者鉴别肾实质性高血压比较困难,如果蛋白尿合并其他尿液异常、进展较快的肾功能不全、有蛋白尿或肾功能不全而无糖尿病视网膜病变的患者,尤其应注意确定是否因其他肾病引起的高血压。1 型糖尿病患者在发病时往往并不伴有高血压,在发生糖尿病肾病后才出现高血压,严格讲应归入肾实质性高血压。

(2)肾血管性高血压　是继发性高血压的第二位原因。国外肾动脉狭窄患者中 75% 是由动脉粥样硬化所致(尤其在老年人),而病程较长的糖尿病患者往往伴有全身血管的动脉粥样硬化,也可以因为肾动脉狭窄而发生高血压或加重已经存在的高血压。我国,大动脉炎是年轻人肾动脉狭窄的重要原因之一。纤维肌性发育不良在我国较少见。肾动脉狭窄体征是脐上闻及向单侧传导的血管杂音,但不常见。实验室检查有可能发现高肾素、低血钾。肾功能进行性减退和肾脏体积缩小是晚期患者的主要表现。超声肾动脉检查,增强螺旋 CT,磁共振血管造影,数字减影,有助于诊断。肾动脉彩色多普勒超声检查,是敏感和特异性很高的无创筛查手段。肾动脉造影可确诊。

(3)嗜铬细胞瘤　是一种少见的继发性高血压,尿与血儿茶酚胺检测可明确是否存在儿茶酚胺分泌亢进。超声或 CT 检查可定位诊断。

(4)原发性醛固酮增多症　低血钾为其临床特点,但最近研究仅有 9%~37% 的患者有低血钾。停用影响肾素的药物(如 β 阻滞剂、ACEI 等)后,血浆肾素活性显著低下(<1ng/(ml·h)),且血浆醛固酮水平明显增高提示该病。血浆醛固酮(ng/dl)与血浆肾素活性(ng/(ml·h))比值大于 50,高度提示原发性醛固酮增多症。CT/MRI 检查有助于确定是腺瘤或增生。

(5)库欣综合征(Cushing syndrome)　患者典型体型常提示此综合征。可靠指标是测定24 h尿氢化可的松水平，＞110 nmol/L(40ng)高度提示本病。

(6)药物诱发的高血压 升高血压的药物有：甘草、口服避孕药、类固醇、非甾体抗炎药、可卡因、安非他明、促红细胞生成素和环孢菌素等。

(三)临床类型

高血压的预后不仅与血压升高水平有关，而且与其他心血管危险因素存在以及靶器官损害程度有关。因此，从治疗和判断预后的角度，主张对高血压患者作心血管危险分层，将患者分为低危、中危、高危和极高危，分别表示10年内将发生心、脑血管病事件的概率为小于15%、15%～20%、20%～30%和大于30%。目前的危险分层是WHO/ISH指南委员会根据"弗明汉心脏研究"观察对象10年心血管病死亡、非致死性卒中和非致死性心肌梗死的资料，计算出几项危险因素合并存在时对以后心血管事件绝对危险的影响，作为中国人的标准将高估我国人群的风险，但目前尚没有国内人群高血压危险因素的综合评价，中国高血压指南仍采用了WHO/ISH的危险分层方法。

许多观察性研究证实收缩压和舒张压均与脑卒中及冠心病危险独立相关，且这种关系是连续的逐级递增的。有些资料也显示老年人脉压增大是比收缩压和舒张压更重要的心血管事件的预测因子，老年人基线脉压与总死亡、心血管性死亡、脑卒中和冠心病发病均呈显著正相关。高血压分级和危险评估目的在于应用收缩压和舒张压对血压水平和总危险进行分层。

表1-15 血压水平的定义和分类

类别	收缩压(mmHg)	舒张压(mmHg)
正常血压	＜120	＜80
正常高值	120～139	80～89
高血压	≥140	≥90
1级高血压(轻度)	140～159	90～99
2级高血压(中度)	160～179	100～109
3级高血压(重度)	≥180	≥110
单纯收缩期高血压	≥140	＜90

注：若患者的收缩压与舒张压分属不同的级别时，则以较高的分级为准。单纯收缩期高血压也可按照收缩压水平分为1、2、3级。(摘自《中国高血压防治指南(2005年修订版)》)

糖尿病 第1章

表 1-16　影响预后的因素

心血管病的危险因素	靶器官的损害(TOD)	糖尿病	并存的临床情况(ACC)
• 收缩压和舒张压水平(1~3级)	• 左心室肥厚 心电图 超声心动图：LVMI 或 X 线	空腹血糖 ≥7.0 mmol/L (126 mg/dl) 餐后血糖 ≥11.1 mmol/L (200 mg/dl)	• 脑血管病 缺血性卒中 脑出血 短暂性脑缺血发作
• 男性>55岁			
• 女性>65岁			
• 吸烟	• 动脉壁增厚 颈动脉超声 IM≥0.9 mm 或动脉粥样硬化性斑块的超声表现		• 心脏疾病 心肌梗死史 心绞痛 冠状动脉血运重建 充血性心力衰竭
• 血脂异常 TC≥5.7 mmol/L (220 mg/dl) 或 LDL-C>3.6 mmol/L (140 mg/dl) 或 HDL-C<1.0 mmol/L (40 mg/dl)			
	• 血清肌酐轻度升高 男性 115~133 μmol/L (1.3~1.5 mg/dl) 女性 107~124 μmol/L (1.2~1.4 mg/dl)		• 肾脏疾病 糖尿病肾病 肾功能受损(血清肌酐) 男性 >133 μmol/L (1.5 mg/dl) 女性 >124 μmol/L (1.4 md/dl) 蛋白尿(>300 mg/24 h)
• 早发心血管病家族史一级亲属，发病年龄<50岁			
• 腹型肥胖或肥胖 腹型肥胖 * WC 男性≥85 cm 女性≥80 cm 肥胖 BMI≥28 kg/m²	• 微量白蛋白尿 30~300 mg/24 h 白蛋白/肌酐比 男性 ≥22 mg/g (2.5 mg/mmol) 女性 ≥31 mg/g (3.5 mg/mmol)		• 外周血管疾病 • 视网膜病变：出血或渗出，视乳头水肿
• 缺乏体力活动			
• 高敏 C 反应蛋白 ≥3 mg/L 或 C 反应蛋白 ≥10 mg/L			

注：TC：总胆固醇；LDL-C：低密度脂蛋白胆固醇；HDL-C：高密度脂蛋白胆固醇；LVMI：左室质量指数；IMT：颈动脉内膜中层厚度；BMI：体重指数；WC：腰围。*为中国肥胖工作组标准

　　糖尿病被列在单独一栏，主要是为了强调它作为危险因素的重要性(与非糖尿病患者相比，至少使危险增加了1倍)。摘自《中国高血压防治指南(2005年修订版)》

表 1-17 按危险分层,量化地估计预后

其他危险因素和病史	血压(mmHg)		
	1级高血压 SBP140～159 或 DBP90～99	2级高血压 SBP160～179 或 DBP100～109	3级高血压 SBP≥180 或 DBP≥110
Ⅰ无其他危险因素	低危	中危	高危
Ⅱ 1～2 个危险因素	中危	中危	很高危
Ⅲ ≥3 个危险因素 靶器官损害或糖尿病	高危	高危	很高危
Ⅳ 并存的临床情况	很高危	很高危	很高危

注:摘自《中国高血压防治指南(2005年修订版)》

糖尿病合并高血压的危害相当于高血压合并 3 个危险因素。凡合并糖尿病的高血压其危害分层均在"高危"之上,且糖尿病本身往往伴有多个危险因素,发生的眼、肾、心脑血管并发症与高血压有重叠。因此,二者并存的危险分层常常能达到"很高危"水平。

高血压也是糖尿病特征性微血管病变的主要危险因素,其作用可能更甚于高血糖,英国糖尿病前瞻性研究 UKPDS 的结果显示,降低血压可以减少微血管并发症风险 37%,而降低血糖只减少 25%。

【治疗对策】

(一)治疗原则

1. 尽早明确诊断,及时治疗。
2. 治疗高血压的主要目的是最大限度地降低心血管发病和死亡的总危险。
3. 根据高血压的危险分层以及合并的临床情况,制订合理的治疗方案。
4. 采用综合治疗方案,包括药物和非药物治疗。
5. 根据病情选择获益较大副作用较小的降压药。
6. 良好控制血糖、血脂等多种心血管危险因素。
7. 定期随诊,根据病情调整治疗方案。

(二)治疗计划

1. 非药物治疗

(1) 减轻体重 建议体重指数(BMI)男性应控制在 25 kg/m² 以下,女性应控制在 24 kg/m² 以下。减重对健康的利益是巨大的,如在人群中平均体重下降 5~10 公斤,收缩压可下降 5~20 mmHg。高血压患者体重减少 10%,则可使胰岛素抵抗、糖尿病、高脂血症和左心室肥厚改善。减重的方法一方面是减少总热量的摄入,强调少脂肪并限制过多碳水化合物的摄入,另一方面则需增加体育锻炼,如跑步、太极拳、健美操等。

(2) 合理膳食,减少钠盐摄入 高血压患者每日食盐量不超过 6 g 为宜;减少膳食脂肪含量,最好将膳食脂肪控制在总热量 25% 以下;补充适量优质蛋白质,建议减少含脂肪高的猪肉,增加含蛋白质较高而脂肪较少的禽类及鱼类;补充钙和钾盐,如绿叶菜、鲜奶、豆类制品等;多吃蔬菜和水果;限制饮酒,尽管有研究表明非常少量饮酒可能减少冠心病发病的危险,但是饮酒和血压水平及高血压患病率之间却呈线性相关,大量饮酒可诱发心脑血管事件发作,因此不提倡用少量饮酒预防冠心病,提倡高血压患者应戒酒,因饮酒可增加服用降压药物的抗性,WHO 对酒的新建议是:酒,越少越好。

(3) 增加体力活动 规律运动可以缓解轻中度高血压,每周 4 次以上,每次 30 min 以上,可使收缩压下降 4~9 mmHg,还可以改善胰岛素抵抗、改善血脂血糖水平,减少血栓形成。但运动前对糖尿病患者进行身体评估是十分重要的,以明确潜在的疾病、损伤和并发症:行心电图检查或平板试验以了解心脏情况,有冠心病的患者发生心绞痛、心梗或心律失常的危险性增高;行眼底检查以了解眼睛和视网膜病变,严重视网膜病变突然的剧烈运动可导致眼底出血或视网膜剥离;行神经系统的检查(感觉神经与自主神经),如有感觉神经损害,注意鞋、袜的选择,如有足部破损,立即停止运动,及时处理,如有汗腺功能异常,在运动中注意补充水分。应根据自身病情、经济状况和周围环境选择安全、经济、便于操作和长期坚持的运动方式、强度、频率和持续时间。但糖尿病患者在血糖未较好控制、并发各种急性感染、伴心功能不全、心律失常、糖尿病足、严重糖尿病肾病、严重糖尿病眼病、伴糖尿病酮症或酮症酸中毒情况下禁忌运动。运动强度必须因人而异,按科学锻炼的要求,常用运动强度指标可用运动时最大心率达到 180(或 170)减去年龄,如 50 岁的人运动心率为 120~130 次/min,如果要求精确则采用最大心率的 60%~85% 作为运动适宜心率,需在医师指导下进行。运动频度一般要求每周 3~5 次,每次持续 20~60 min 即可,可根据运动者身体状况和所选择的运动种类以及气候条件等而定。运动前的血糖应低于 13.9 mmol/L,不能有酮症,低血糖的发生也不频繁,如运动前血糖低于 5.6 mmol/L,则应少量加餐后再运动,如长时间持续运动时,每

30 min应加餐碳水化合物15～30 g。注意日常生活工作中的运动，如尽量以步代车，以爬楼梯代电梯。老年人或日常少运动的患者应选择梯度运动负荷试验，小负荷开始，逐渐增加运动负荷。糖尿患者一般以餐后30 min至1 h开始运动为宜，因为此时血糖较高，低血糖的风险较低。运动前做缓和热身运动，运动后做放松活动、自我按摩或其他低强度活动，可以防止血压急剧下降、头晕和晕厥。

2. 降压药物治疗

当前常用于降压的药物主要有以下5类，即利尿药、β阻滞剂、血管紧张素转换酶抑制剂（ACEI）、血管紧张素Ⅱ受体阻滞剂（ARB）、钙拮抗剂（CCB）。

（1）利尿剂　降压效果明确，长期应用能减少心血管疾病的患病率和死亡率。适应证有充血性心力衰竭、老年高血压、单纯收缩期高血压等，禁忌证有痛风、妊娠，保钾利尿剂禁用于肾功能衰竭和高钾血症等。小剂量应用时不良反应少，大剂量时可导致低血钾（保钾类利尿剂可导致高血钾）、低血镁、低血钠、糖耐量减低，可加重糖尿病和胰岛素抵抗、脂质代谢紊乱和阳痿等。常与其他降压药合用以增强疗效，是糖尿病合并高血压的二线用药。利尿剂按作用部位及机制分为三类，袢利尿剂（速尿）、噻嗪类（双氢氯噻嗪、氯噻酮、吲哒帕胺）、保钾利尿剂（氨苯蝶啶、安体舒通、阿米洛利）。

（2）β阻滞剂　研究显示降低糖尿病微血管和心血管并发症事件与ACEI相同，可使心肌梗死患者相对死亡率降低25%。适应证有心绞痛、心梗后、快速心律失常、充血性心力衰竭纠正后、妊娠等，禁忌证有2～3度房室传导阻滞、哮喘、慢性阻塞性肺病。可引起周围血管收缩（肢端发冷、间歇性跛行），慎用于有周围血管病、经常运动者。非选择性β阻滞剂可降低低血糖的调节反应，一般不用于糖尿病患者，选择性β₁阻滞剂基本不增加低血糖的发生率，但低血糖发生频繁的患者仍应慎用。β阻滞剂因其负性肌力作用而有加重心衰的潜在风险，但其可对抗心衰时的交感神经兴奋，心肌梗死和心衰的糖尿病患者使用选择性β₁阻滞剂的整体获益大于其潜在风险。是糖尿病合并高血压的二线用药。根据作用的受体不同分为非选择性（普萘洛尔）、β₁受体选择性（美托洛尔、阿替洛尔、倍他洛尔、比索洛尔）、α，β阻滞剂（拉贝洛尔、卡维地洛、阿罗洛尔）。

（3）血管紧张素转换酶抑制剂　降压作用主要通过抑制周围和组织的血管紧张素转换酶，使血管紧张素Ⅱ生成减少，同时抑制激肽酶使缓激肽降解减少。适应证有充血性心力衰竭、心梗后左室功能不全、非糖尿病肾病、1型糖尿病肾病、蛋白尿，禁忌证有妊娠、高血钾、双侧肾动脉狭窄，血肌酐>309(mol/L(3.5 mg/dl)时应用ACEI应谨慎。常见副作用为干咳，偶尔出现进行性肾功能降低和高钾血症，使用过程中应监测血肌酐和血钾。可以降低糖尿病有关的死亡率、微血管和心血管并发症的发生率,延缓糖尿病肾病的发生发展,对血脂、血糖水平无不良影响。是糖尿病合并高血压的一线用药。在 1 型糖尿病,ACEI 被证明能延缓肾脏并发症的进展,因此是 1 型糖尿病合并高血压的首选降压药,如果患者不能耐受,可以换 ARB 类。常用的 ACEI 类降压药包括卡托普利、依那普利、苯那普利、赖诺普利、雷米普利、福辛普利、培哚普利等。

(4)血管紧张素Ⅱ受体阻滞剂 是最新一类抗高血压药物,降压作用主要通过阻滞组织的血管紧张素Ⅱ受体亚型 AT1,更充分有效地阻断血管紧张素Ⅱ的水钠潴留、血管收缩与组织重构作用。适应证、禁忌证与 ACEI 相似,与 ACEI 相比的最大优点是无咳嗽,其他副作用与 ACEI 相同,可作为 ACEI 所致咳嗽的替代,应用注意事项同 ACEI。但在 2 型糖尿病中的获益证据更多,推荐为 2 型糖尿病合并高血压的首选用药,常用的 ARB 类降压药包括氯沙坦、缬沙坦、厄贝沙坦、替米沙坦等。

(5)钙拮抗剂 根据药物核心分子结构和作用于 L 型钙通道不同的亚单位而分为二氢吡啶类和非二氢吡啶类,降压作用主要通过阻滞细胞外钙离子经电压依赖 L 型钙通道进入血管平滑肌细胞内,减弱兴奋-收缩耦联,降低阻力血管的收缩反应性,另外还能减轻血管紧张素Ⅱ和 α_1 肾上腺素能受体的缩血管效应,减少肾小管钠重吸收。二氢吡啶类适应证有老年高血压、周围血管病、妊娠、单纯收缩期高血压、颈动脉粥样硬化等,禁用于快速心律失常和充血性心衰患者。非二氢吡啶类适用于心绞痛、颈动脉粥样硬化、室上性心动过速,禁用于 2～3 度房室传导阻滞和充血性心力衰竭。降压多选用长效二氢吡啶类,有研究显示短效钙拮抗剂有潜在的心脏不良作用,可能与其反射性交感活性增高导致的心率增快有关。钙拮抗剂直接扩张血管,降压效果较强,对血糖血脂无明显影响,有抗动脉粥样硬化作用,可降低脑卒中的发生率,对糖尿病心血管保护作用较 ACEI 或 β 阻滞剂差,但总的认为用于糖尿病合并高血压无害或无禁忌。也有研究表明非二氢吡啶类可减少糖尿病肾病患者的蛋白尿。CCB 是糖尿病合并高血压的二线用药。常用的二氢吡啶类有非洛地平、氨氯地平、尼卡地平、硝苯地平及其控释片、尼群地平、尼索地平、拉西地平、乐卡地平等,非二氢吡啶类有维拉帕米和地尔硫䓬。

另外,α_1 受体阻滞剂能降低总的外周阻力和动脉血压,可改善胰岛素抵抗,对血糖血脂无明显不良影响,甚至可降低低密度脂蛋白胆固醇,可改善前列腺肥大的排尿困难。但此类药物长期应用可出现耐药性,首次用药时易引起体位性低血压,可能有心血管副作用(加重心衰)。因此除非血压控制不佳,或有前列腺肥大,一般

不使用 α_1 阻滞剂。如老年男性患者同时伴有前列腺肥大可选择此类药物,在糖尿病合并高血压者多种降压药物联合使用仍不能良好控制时可联用。常用的药物有哌唑嗪、特拉唑嗪、多沙唑嗪等。

(三)综合治疗

(1)控制血糖 糖尿病是动脉粥样硬化性疾病的明确危险因素,也是冠心病的等危症。糖尿病患者的空腹血糖应控制在 4.4~6.1 mmol/L,餐后 2 h 血糖应控制在 4.4~8.0 mmol/L,GHbA1c 应控制在 6.5% 以下,老年患者可适当放宽控制目标。

(2)调脂治疗 血清总胆固醇(TC)和低密度脂蛋白胆固醇(LDL-C)升高是冠心病和缺血性卒中的危险因素。有研究显示血 TC 作为冠心病发病的危险因素,没有最低阈值。我国 14 组人群研究显示,人群中高密度脂蛋白胆固醇(HDL-C)均值与冠心病发病率呈显著负相关。高血压伴有血脂异常可增加心血管病发生危险。糖尿病和高血压均为缺血性心血管病的高危因素,糖尿病合并高血压患者应每 3~6 个月检测一次血脂,包括总胆固醇、甘油三酯、低密度脂蛋白胆固醇、高密度脂蛋白胆固醇,西太地区 2 型糖尿病政策组 2002 年制定的理想的血脂控制目标为:总胆固醇小于 4.2 mmol/L,高密度脂蛋白胆固醇大于 1.1 mmol/L,甘油三酯小于 1.5 mmol/L,低密度脂蛋白胆固醇小于 2.5 mmol/L。高甘油三酯和低 HDL-C 血症者首先要改变生活方式、减轻体重、限制饮酒和严格控制血糖,调脂药物首选贝特类,当甘油三酯≥5.6 mmol/L 时,应首先降低甘油三酯以防止急性胰腺炎。高胆固醇和高 LDL-C 血症的治疗首选他汀类降脂药。总胆固醇和甘油三酯均升高的患者可以谨慎联合应用他汀类和贝特类药物,但要注意联用时的药物不良反应(具体可参考血脂异常章节)。

(3)抗血小板治疗 糖尿病患者一般均存在血液高凝状态,如无禁忌证,应常规服用小剂量阿司匹林(每日 75~162 mg),糖尿病合并高血压的患者应注意在血压控制良好的时候才抗凝治疗,否则有增加出血的风险。如有其他心血管危险因素可能需要联合其他抗凝药物治疗。

(四)治疗方案的选择

(1)降压药物应用的时机 收缩压处于 130~139 mmHg 或者舒张压处于 80~89 mmHg 的糖尿病患者,可以进行不超过 3 个月的非药物治疗,如果不能达标,则应当采用药物治疗。收缩压大于 140 mmHg 或者舒张压大于 90 mmHg 的糖尿病患者,应在非药物治疗的基础上直接加用药物治疗。对于已经出现微量白蛋白尿的患者,即使血压不高也应该直接使用药物治疗。

(2)降压药物的选择 药物治疗首先考虑使用 ACEI 或 ARB,二者为治疗糖尿病高血压的一线药物。当单一药有效时,可优先选用 ACEI 或 ARB,当需要联合用药时,也应当以其中一种为基础。如果患者不能耐受,二者可以互换。ACEI 和 ARB 对肾脏有独特保护作用,且有代谢上的好处,一旦出现微量白蛋白尿,即应使用 ACEI 或者 ARB。在 1 型糖尿病,ACEI 被证明能延缓肾脏并发症的进展,ARB 和 ACEI 均能延缓 2 型糖尿病发生大量白蛋白尿。合并大量白蛋白尿或肾功能不全的 2 型糖尿病患者,推荐 ARB 作为降血压首选。使用 ARB 或 ACEI 的患者,应当定期检查血钾和肾功能。

(3)降压药物的联合 糖尿病合并高血压为避免肾脏和心血管的损害,要求将血压降至 130/80 mmHg 以下,因此常须联合用药,必要时联合应用钙拮抗剂、噻嗪类利尿剂、β阻滞剂,但也应以 ACEI 或 ARB 为基础。联合用药可以减少单药加大剂量带来的副作用,利用协同作用增强疗效,相互之间抵消副作用,对靶器官有综合保护作用。在肾小球滤过率(GFR)大于 30 ml/(min·1.73 m²)时,推荐的联合方案有 ACEI 或 ARB 与噻嗪类利尿剂,在 GFR 小于 30 ml/(min·1.73 m²)时则联合应用袢利尿剂,一方面有协同降压效果,另一方面可以抵消对血钾的不良影响,应用 ACEI、ARB 和利尿剂时应经常监测肾功能和血钾水平。一般认为三联用药就应该包括一种利尿剂,利尿剂和β阻滞剂宜小剂量使用,比如氢氯噻嗪每日剂量不超过 12.5~25 mg,以避免对血脂和血糖的不利影响。对糖尿病合并高尿酸血症或痛风的患者,慎用利尿剂。对于反复低血糖发作的 1 型糖尿患者,慎用β阻滞剂,以免其掩盖低血糖症状。除非血压控制不佳,或有前列腺肥大,一般不使用α阻滞剂。现在有 ARB 与氢氯噻嗪的复合制剂如复代文、安博诺、海捷亚等制剂,方便患者服药,提高患者的依从性。

(4)糖尿病合并高血压患者妊娠期间,为了孕妇的长期健康和胎儿的发育,血压应控制于 110~129 mmHg/65~79 mmHg,但 ACEI 和 ARB 在妊娠期禁忌使用。

【病程观察及处理】

(一)病情观察要点

1. 血压测量必须成为糖尿病日常门诊不可缺少的内容,糖尿病合并高血压的患者每次门诊都应该测量血压,也鼓励患者在家自测血压,测血压的频度至少每周一次。如果血压控制不理想,需及时评估治疗方案,必要时加大降压药物的剂量或者联合用药。

2. 患者的其他危险因素和临床情况的改变,检测血糖、血脂等。

3. 药物不良反应的检测 糖尿病合并高血压患者药物种类往往较多,需注意各种药物的不良反应及相互之间的影响。

(二)疗效判断与处理

1. 疗效评定标准 糖尿病合并高血压患者的血压应控制于 130/80 mmHg 以下,如其尿蛋白排泄量达到 1 g/24 h,血压控制则应低于 125/75 mmHg。老年糖尿病患者降压治疗应循序渐进、逐步达标,血压控制标准可适当放宽,如以 140/90 mmHg 为治疗目标,以避免血压骤降引起脏器供血不足。

2. 处理

(1)血压控制理想者 应继续原方案治疗,高血压患者一般须终身治疗。患者经确诊为高血压后若自行停药,其血压(或迟或早)终将回复到治疗前水平。但患者的血压若长期控制,可以试图小心、逐步地减少服药数或剂量。尤其是认真地进行非药物治疗,密切地观察改进生活方式进度和效果的患者。患者在试行这种"逐步减药"时,应十分仔细地监测血压。

(2)血压控制不理想者 应评估之前的治疗方案是否合理,是否改变了不良的生活方式,如果单药治疗血压控制不理想,应该联合其他降压药,需注意不同药物联合的协同作用及不良反应,使血压逐渐降至理想目标。

(3)尿蛋白阳性者 目前已经有大量循证医学证明 ACEI 和 ARB 类降压药可以减少糖尿病肾病的尿白蛋白排泄率,延缓肾功能衰竭的发展。但临床实验中所用的药物剂量一般均超过降压的常规剂量,因此目前对 ACEI 和 ARB 类药物减少蛋白尿的应用剂量尚有争议,有认为如果为减少蛋白尿、延缓肾功能减退的进展速度,应使用循证医学证明有效的药物剂量。

【出院后随访】

1. 出院时带药 出院时根据患者的经济情况决定带糖尿病药物及高血压药物的时间,糖尿病与高血压均为终身性疾病,几乎需要终身用药,但要根据患者病情及器官功能的变化而调整治疗方案,另外患者住院时的生活方式和出院后的生活方式会有所不同,出院后可能需要根据新的生活方式而适当调整治疗方案。

2. 检查项目与周期 糖尿病合并高血压者应每次随访中测量血压,建议在家多次监测血压及血糖。每 3 个月复查一次 GHbA1c,每 6~12 个月复查一次血脂,其他并发症或合并症的检查详见相关章节。

3. 定期门诊检查与取药 糖尿病合并高血压每月至少门诊随诊一次,每次随诊评估血糖和血压的控制水平,根据血糖与血压的控制水平决定继续原来的降糖降压方案还是更改方案,糖尿病和高血压患者的整个病程中往往需要更改治疗方案。

4. 应当注意的问题　糖尿病合并高血压的危害大于单纯糖尿病或高血压,因此应注意血糖和血压的控制水平。在糖尿病合并高血压肾功能正常时应首选ACEI或ARB类降压药。

【预后评估】

高血压的危害性除与患者的血压水平相关外,还取决于同时存在的其他心血管危险因素以及合并的其他疾病情况。治疗高血压的主要目的是最大限度地降低心血管发病和死亡的总危险。这就要求医生在治疗高血压的同时,干预患者检查出来的所有可逆性危险因素,并适当处理患者同时存在的各种临床情况。高血压患者的预后与合并存在的危险因素密切相关,根据血压水平及合并的危险因素而分为低危、中危、高危和很高危组。国外数据显示10年心血管发病的绝对危险分别为低危患者<15%、中危患者15%～20%、高危患者20%～30%、很高危患者>30%,我国现有数据显示国人10年心血管发病的危险性稍低于国外。

（卫国红　李延兵）

第十二节　糖尿病心血管疾病

【概述】

心血管病变是糖尿病患者最主要的大血管病变,据报道糖尿病合并冠心病者高达72.3%,约50% 2型糖尿病患者在诊断时已存在冠心病,而且糖尿病又加速冠心病的发展。Framinghan的研究发现,糖尿患者冠心病患病率为非糖尿患者的2.5倍。与非糖尿病患者相比,男性糖尿病患者的心血管发病率高2倍,女性高3倍,女性非糖尿病患者绝经期前冠心病的发病率明显低于同龄男性,但糖尿病患者无这种性别差异。2001年美国国家成人胆固醇教育计划第三次报告(ATPⅢ)明确提出"糖尿病是冠心病等危症"。中华医学会糖尿病学分会2001年组织对京、津、沪、渝4城市10家医院住院糖尿病患者并发症患病率调查,合并各种心血管并发症者高达93%,其中高血压占41.8%,冠心病占25.1%,脑血管病占17.3%,约

内分泌及风湿病 临床诊断与治疗方案

80%的糖尿病患者死于心血管并发症,其中75%死于冠心病,为非糖尿病的2~4倍。因此从某种意义上讲对糖尿病的防治,自始至终其主要目的就是尽可能地预防和延缓冠心病的发生,从而降低糖尿病冠心病病死率。

冠心病通常指由于冠状动脉粥样硬化斑块及(或)斑块破裂出血和血栓形成,引起心肌缺血与坏死的疾病。冠心病常见的临床类型有:①慢性稳定型心绞痛(stable angina pectoris,SAP)。②急性冠状动脉综合征(acute coronary syndrome,ACS),包括不稳定型心绞痛(unstable angina,UA)、非ST段抬高心肌梗死(non-ST-segment elevation myocardial infarction,NSTEMI)。③ST段抬高心肌梗死(ST-segment elevation myocardial infarction,STEMI)或急性心肌梗死(acute myocardial infarction,AMI)。糖尿病并发冠状动脉粥样硬化呈现严重和弥漫的特征,其临床表现、治疗与预后与非糖尿病患者不尽相同。

【诊断步骤】

(一)病史采集要点

1. 糖尿病史,诊治情况,糖尿病慢性并发症情况,血糖控制水平。
2. 血脂异常病史,诊治情况,血脂控制水平。
3. 高血压病史,诊治情况,血压控制水平。
4. 冠心病病史、类型,心前区疼痛的部位、范围、放射部位、性质、诱因、持续时间、缓解方式、发作频率,由于糖尿病患者多并发神经病变,其可以出现无痛性心肌梗死而突然出现严重的心律失常、心衰或猝死。32%~42%的糖尿病患者心肌梗死以非典型症状如意识障碍、呼吸困难、乏力或者恶心呕吐为主诉。
5. 其他症状 心梗患者可伴有发热、心悸、恶心、呕吐和上腹胀痛,可发生心律失常而伴有乏力、头晕、晕厥等,但糖尿病患者可以缺乏这些症状。

(二)体格检查要点

1. 体温、呼吸、脉率、心率、血压等生命体征监测。
2. 肺部和心脏的体格检查,注意肺底有无湿啰音、心脏的形态大小、心率、心音和瓣膜杂音。
3. 主动脉的听诊检查,动脉粥样硬化可形成动脉瘤,以腹主动脉最多见,其次为主动脉弓和降主动脉,注意主动脉走行部位的体格检查。
4. 急性心肌梗死可出现心律失常、休克或心力衰竭有关的体征。

(三)门诊资料分析

1. 既往糖尿病病史和治疗方案,血糖控制情况。

2. 既往血脂水平和药物治疗情况,控制情况。

3. 既往高血压病史和降压方案,血压控制情况。

4. 既往的检查结果分析,由于糖尿病心肌缺血可以缺乏典型心绞痛症状,有研究采用非侵入性技术平板运动试验、动态心电监护和负荷铊闪烁扫描检出无症状心肌缺血比非糖尿病患者更常见。

(四)进一步检查项目

1. 血糖水平、糖化血红蛋白水平。

2. 血脂情况包括胆固醇、甘油三酯、低密度脂蛋白胆固醇、高密度脂蛋白胆固醇。

3. 心电图　如果心电图正常而又怀疑存在心血管疾病时应进行负荷试验。

4. 多普勒超声检查有助于判断颈动脉内膜厚度以及主动脉血流情况和血管病变,超声心动图可以了解心脏形态及功能。

5. 考虑急性冠脉综合征者应查血清心肌标记物,如肌红蛋白、心脏肌钙蛋白(cTnI、cTnT)、肌酸肌酶(CK)、肌酸肌酶同工酶(CK-MB)、天冬氨酸转氨酶(AST),但早期血液化验结果可以为阴性,如临床表现高度可疑而心电图表现不特异时,推荐以血清心肌标记物检测 AMI,推荐于入院即刻、2～4 h、6～9 h、12～24 h 采血,要求尽早报告结果,以迅速得到结果,如临床疑有再发心肌梗死,则应连续测定存在时间短的血清心肌标记物,如肌红蛋白、CK-MB 及其他心肌标记物,以确定再梗死的诊断和发生时间。

6. 对疑诊冠心病而其他检查不能明确时可行 64 排冠脉 CT 检查,ACCURA-CY 对 230 例胸痛患者的研究显示 64 排 CT 对于冠心病 50%和 70%的狭窄病变的探测均有高度的准确性,并有很高的阴性预测价值(99%)。患者对有急性冠脉综合征或有介入治疗指证者可行冠脉造影,冠脉造影被认为是诊断冠心病的金标准,糖尿病冠心病与非糖尿患者相比冠脉粥样硬化呈现严重和弥漫的特征,受累支数更多,更加弥漫,斑块溃疡和血栓形成显著增多。

【诊断对策】

(一)诊断要点

1. 心绞痛的诊断　根据典型的发作特点和体征,含用硝酸甘油后缓解,结合年龄和存在冠心病的危险因素,除外其他原因所致的心绞痛,一般即可建立诊断,但糖尿病患者有可能存在神经感觉障碍而无心前区疼痛的表现,因此早期诊断应靠实验室或心电图检查。

2. 心肌梗死的诊断 根据典型的临床表现,特征性的心电图改变以及实验室检查发现,基本可以诊断本病,但因糖尿病患者多为无痛性心肌梗死,对糖尿病患者,尤其老年患者,如果突然发生严重心律失常、休克、心力衰竭而原因不明者,或突然发生较严重而持久的胸闷或胸痛者,都应考虑本病的可能,宜先按急性心肌梗死来处理,并短期内进行心电图、血清心肌标记物测定等的动态观察以确定诊断。对非 ST 段抬高心肌梗死,血清肌钙蛋白测定的诊断价值更大。

(二)鉴别诊断要点

1. 与其他原因所致的冠心病引起的心肌缺血疾病如冠脉炎、冠脉栓塞、先天畸形、痉挛等鉴别。

2. 与其他原因引起的心衰、心脏增大的疾病如先天性心脏病、高血压心脏病、风湿性心脏病、肺心病、心肌病等鉴别。

3. 与其他引起心前区疼痛的疾病如胸膜炎、肋间神经炎、肋软骨炎等鉴别。

(三)临床类型

1. 慢性稳定型心绞痛 心绞痛是一种以胸、颈、肩或臀部不适为特征的综合征。典型表现为:①胸部不适常为绞痛、紧缩、压迫或沉重感,并非刀割或针刺样痛;②部位在胸骨后但可放射到颈、上腹或左肩臂;③持续时间几分钟;④劳累或情绪激动常为诱因;⑤休息或舌下含服硝酸甘油片常在 30 秒至数分钟内缓解。糖尿病患者心绞痛常不典型。

心绞痛通常发生在冠状动脉≥1 支的大冠脉受累的患者,发作时心电图相应导联常有缺血性改变。然而心绞痛亦可发生于其他心脏病如瓣膜病、心肌肥厚性心脏病等,亦可见于冠状动脉痉挛或血管内皮功能紊乱有关的心肌缺血。有时食管、胸壁或肺部等非心血管疾患亦可类似心绞痛。在诊断冠状动脉粥样硬化性心脏病心绞痛时应予鉴别。

表 1-18 胸痛的临床分类

分类	症状
典型心绞痛(明确的)	1. 性质和持续时间典型的胸骨后不适感 2. 劳累和情绪激动可诱发 3. 休息或含服硝酸甘油片后可以缓解
非典型心绞痛(可疑)	具有上述特征中的两项
非心源性胸痛	具有上述特征中的一项或不具备上述特征

2. 急性冠状动脉综合征　急性冠状动脉综合征的命名：缺血性胸痛患者心电图可以表现为 ST 段抬高或者没有 ST 段抬高。大多数 ST 段抬高的患者最终发生 Q 波心肌梗死(QMI)，少数发生急性非 Q 波心肌梗死(NQMI)。没有 ST 段抬高的患者发生不稳定型心绞痛(UA)或 NQMI。后两者之间的鉴别最终取决于血液中是否可以检测到心脏标记物肌钙蛋白 T 或 I(TnT 或 TnI)，或测肌酸激酶(CK-MB)。急性冠脉综合征是指急性心肌缺血引起的一组临床症状。

急性冠状动脉综合征的范畴包括不稳定型心绞痛、非 Q 波心肌梗死或 Q 波心肌梗死。糖尿病患者发生急性冠状动脉综合征较非糖尿病患者不论短期及长期随访显示死亡率较高，预后较严重。

3. ST 段抬高心肌梗死(STEMI 或 QMI)　并应强调急性心肌梗死有溶栓适应证时糖尿病患者较非糖尿病患者得益更大。糖尿病患者首次 PTCA 成功率与非糖尿病患者相似，但再狭窄率及长期预后较非糖尿病患者差。2 支或 3 支冠状动脉病变更多选用 CABG。阿司匹林、β 受体阻滞剂、ACEI 的应用均较非糖尿病患者得益大。

【治疗对策】

(一)治疗原则

应坚持预防为主，及早发现，尽早治疗的原则。2 型糖尿病患者在诊断时就应检查有无冠心病，如果存在冠心病则要长期规律治疗，如无冠心病应严格控制血糖、血压、血脂等以预防冠心病的发生。

(二)治疗计划

1. 控制血脂紊乱　包括饮食调节，减少脂肪尤其是饱和脂肪的摄入，每日胆固醇的摄入应小于 300 mg，多食富含食物纤维及维生素的水果、蔬菜及粗杂粮。改变生活方式，坚持运动，戒烟戒酒等。以甘油三酯升高为主的选择贝特类降脂药，以胆固醇升高为主的选择他汀类降脂药。但降低 LDL-C 可以明显减少心血管事件的发生和改善预后，被 ADA 和 AHA 推荐为糖尿病患者降脂治疗的主要目标。

2. 控制血压　糖尿病患者血压应控制在 130/80 mmHg 以下，如果尿蛋白大于 1 g/d，血压应控制在 125/75 mmHg 以下，在血肌酐小于 350 μmol/L、无肾动脉狭窄和高钾血症时应首选 ACEI 或 ARB 类降压药控制血压，ACEI 不仅是血管扩张剂，还具有逆转左室肥厚，改善舒张功能，抗血管重构，抗动脉粥样硬化，抗缺血、抗氧化应激的作用，减少 LDL 被过氧化，抗血小板及增强纤溶而抗凝，对急性心肌梗死的近期及远期并发症、心功能和病死率均有效。不达标时可联合其他降压药。

3. 控制血糖　严格控制血糖可以延缓糖尿病大血管并发症的进展,在心肌梗死急性期应使用胰岛素控制血糖,急性期后如无口服药物禁忌证也可选用口服降糖药控制血糖。2008年三项大型临床研究ADVANCE(Action in Diabetes and Vascular Disease)试验、VADT(Veterans Administration Diabetes Trial)试验和ACCORD(Action to Control Cardiovascular Risk in Diabetes)试验均未发现严格的血糖控制可以预防心血管事件的发生。但是这些试验都是在有许多心血管疾病危险因素的高危人群中进行,许多患者已经存在心血管疾病,此外这些研究均对血压、血脂等心血管危险因素和抗血小板等也进行了干预,而UKPDS 30年随访结果显示,新诊断的2型糖尿病患者从刚诊断及长期接受药物强化治疗后,微血管并发症和长期的大血管事件与死亡风险可降低,这也提示糖尿病患者应尽早控制血糖、血压、血脂等心血管危险因素。另外,从ACCORD试验因强化治疗组死亡率增加而提前终止和ADVANCE试验强化组的糖尿病肾病发生率较对照组下降,心血管事件有下降趋势(相对风险下降10%,$P=0.013$),这提示在为具体患者制订治疗方案时不仅要考虑HbA1c的达标,更要考虑治疗策略的个体化。

(三)治疗方案的选择

1. 慢性稳定性心绞痛

(1)治疗目的　①预防心肌梗死及猝死;②减轻症状性心肌缺血发作,提高生活质量。

(2)治疗要点　①无禁忌证时服阿司匹林75~300 mg/d,其降低心脏性死亡率的效果在糖尿病患者中大于非糖尿病患者。②无禁忌证时不论有无心肌梗死皆可应用β受体阻滞剂,其梗死后存活及得益糖尿病患者大于非糖尿病患者。但需注意β受体阻滞剂可能掩盖低血糖反应及损害糖耐量。糖尿病伴有左室收缩功能不全者宜应用血管紧张素转换酶抑制剂(ACEI)。凡确诊或拟诊为冠心病并且LDL-C>120 mg/dl(3.1 mmol/L)的患者,均可用调脂药物如羟甲基戊二酰辅酶A(HMG-CoA)还原酶抑制剂降低LDL-C至<100 mg/dl(2.6 mmol/L)。舌下含化硝酸甘油片或使用硝酸甘油喷雾剂缓解心绞痛。若无陈旧性心肌梗死亦无禁忌证时,可用β受体阻滞剂缓解心绞痛。若β受体阻滞剂有禁忌证时可连用长效二氢吡啶类钙通道阻滞剂或长效硝酸盐制剂。糖尿病合并冠心病患者冠状动脉造影常表现为冠脉弥漫性病变,若2支病变包括前降支近端病变或3支病变宜选用冠脉搭桥术(CABG)。若为轻微心绞痛、单支病变左室功能正常者,也可药物治疗或做经皮冠脉血管成行术(PTCA)或支架植入。必须强化控制空腹血糖、餐后血糖及

糖化血红蛋白(HbA1c)达到目标值。

2. 不稳定型心绞痛和非 ST 段抬高心梗　早期危险分层。凡有冠心病急性心肌缺血心前区不适的患者都应做早期危险分层评估。根据心绞痛症状、体征、12 导联心电图及心肌损伤的生化标记物,如 TnT,TnI,CK-MB 或肌红蛋白、高敏 C 反应蛋白(hsCRP)及其他炎症指标,对疑有发生急性冠状动脉综合征的患者评估其发生死亡及非致死性心脏缺血事件的危险程度,可分低危、中危及高危。低危指无静息痛和夜间痛、心电图正常或无变化;高危患者指有肺水肿,持续胸痛≥20 min,心绞痛伴有奔马律、肺底啰音或新出现二尖瓣反流性杂音或原有杂音改变,低血压或 ST 段动态改变≥1 mV;非低危、非高危患者即属于中危。若心绞痛迅速加剧、原有心肌梗死及 TnT 升高、hsCRP 显著升高患者,常提示预后较差。糖尿病患者胸痛症状常不明显,甚至无症状,但病理改变严重,都属于中危或高危患者。

肯定为急性冠状动脉综合征患者,并有进行性胸部不适、心肌损伤标记物阳性及新出现 T 波倒置、血流动力学异常或心电图负荷试验阳性,需急诊住院处理。

急性心肌缺血治疗:舌下含服或口喷硝酸甘油吸入随后静脉滴注,以迅速缓解缺血及相关症状;有紫绀或呼吸困难者予以吸氧;进行性胸部不适无禁忌证时可静脉滴注 β 受体阻滞剂,然后口服;糖尿病及左室收缩功能障碍者,宜加 ACEI。

抗血小板与抗凝治疗:迅速开始抗血小板治疗,首选阿司匹林即刻嚼服并持续应用;阿司匹林过敏或胃肠道疾病不能耐受者,可用氯吡格雷;糖尿病患者抗血小板治疗较非糖尿病患者降低死亡率较多;抗凝药物可选普通肝素、低分子肝素(LMWH),LMWH 优于普通肝素;血小板糖蛋白受体拮抗剂(GpⅡb/Ⅲa 受体拮抗剂)的效果与非糖尿病患者相似。

经皮冠脉血管成行术(PTCA)及冠脉搭桥术(CABG)的选择:糖尿病患者多属高危。冠状动脉常为弥漫性病变,2 支或 3 支病变多见,首选 CABG,若为 2 支病变而无明显前降支近端病变又有大片存活心肌也可选 PTCA。

3. ST 段抬高或伴左束支传导阻滞的心肌梗死　对 ST 段抬高或新发左束支传导阻滞的患者应迅速评价溶栓禁忌证,开始抗缺血治疗,并尽快开始再灌注治疗(30 min 内开始溶栓或 90 min 内开始球囊扩张)。入院时做常规血液检查,包括血脂、血糖、凝血时间和电解质等,持续心电、血压和血氧饱和度监测,及时发现和处理心律失常、血流动力学异常和低氧血症。

(1)一般治疗　卧床休息,吸氧,建立静脉通道,剧烈胸痛患者给予吗啡 3 mg 静脉注射镇痛,必要时每 5 min 重复一次,总量不超过 15 mg,AMI 患者只要无禁忌证通常使用硝酸甘油静脉滴注 24～48 h,然后改用口服硝酸酯制剂。所有 AMI 患者只要无禁忌证均应立即口服水溶性阿司匹林或嚼服肠溶阿司匹林 150～300 mg。纠正水、电解质及酸碱平衡失调。AMI 患者需禁食至胸痛消失,然后给予流质、半流质饮食,逐步过渡到普通饮食。所有 AMI 患者均应使用缓泻剂,以防止便秘时排便用力导致心脏破裂或引起心律失常、心力衰竭。

(2)再灌注治疗 ①溶栓治疗,虽然糖尿病心血管事件的发生率和死亡率高于非糖尿患者群,但糖尿病患者使用不同的溶栓药物治疗死亡率下降和非糖尿患者相似。冠状动脉急性闭塞 6 h 内使冠状动脉再通,可挽救濒临坏死的缺血心肌。症状出现后越早进行溶栓治疗,降低病死率效果越明显,但对 6～12 h 仍有胸痛及 ST 段抬高的患者进行溶栓治疗仍可获益。溶栓治疗受益的机制包括挽救心肌和对梗死后心肌重塑的有利作用,但要掌握溶栓治疗的适应证与禁忌证。②血管成形术,糖尿病患者 PTCA 和 CABG 后死亡率与非糖尿病患者无统计学差异,然而糖尿病患者较高的再狭窄率降低了血管成形术的长期益处,而糖尿病也是 PTCA 术后血管再狭窄的危险因素。直接 PTCA 与溶栓治疗比较,梗死相关血管(IRA)再通率高,达到心肌梗死溶栓试验(TIMI)3 级血流者明显多,再闭塞率低,缺血复发少,且出血(尤其脑出血)的危险性低。对溶栓治疗未再通的患者使用 PTCA 恢复前向血流即为补救性 PTCA。其目的在于尽早开通梗死相关动脉,挽救缺血但仍存活的心肌,从而改善生存率和心功能。对溶栓治疗成功的患者不主张立即行 PTCA。CABG 解除糖尿病患者心绞痛症状的效果与非糖尿病患者相同,而且并不增加围手术期死亡率,但增加伤口感染率和延长住院天数。由于糖尿病合并冠心病多为多支病变,而 CABG 可以提供比较完全的血运重建,在糖尿病患者中 CABG 效果优于 PTCA。

(3)药物治疗

1)硝酸酯类药物 硝酸酯类药物的主要作用是松弛血管平滑肌产生血管扩张的作用,该药对静脉的扩张作用明显强于对动脉的扩张作用。周围静脉的扩张可降低心脏前负荷,动脉扩张可减轻心脏后负荷,从而减少心脏做功和心肌耗氧量。抗血小板治疗已成为 AMI 的常规治疗,溶栓前即应使用。

2)抗血小板治疗 阿司匹林和噻氯匹定或氯吡格雷(clopidogrel)是目前临床上常用的抗血小板药物。

3)抗凝治疗 抗凝治疗目前多选用低分子量肝素,较普通肝素应用方便、不需监测凝血时间、出血并发症低等优点。

4)β受体阻滞剂 在无β受体阻滞剂禁忌证的情况下应及早常规应用。常用的β受体阻滞剂为美托洛尔、阿替洛尔,前者常用剂量为 25～50 mg,每日 2 次或 3 次,后者为 6.25～25 mg,每日 2 次。用药需严密观察,使用剂量必须个体化。

5)血管紧张素转换酶抑制剂(ACEI) 在无禁忌证的情况下,溶栓治疗后血压稳定即可开始使用 ACEI。ACEI 使用的剂量和时限应视患者情况而定,一般来说,AMI 早期 ACEI 应从低剂量开始逐渐增加剂量。

6)钙拮抗剂 钙拮抗剂在 AMI 治疗中不作为一线用药,对于无左心衰竭临床表现的非 Q 波 AMI 患者,服用地尔硫䓬可以降低再梗死发生率,有一定的临床益处。AMI 并发心房颤动伴快速心室率,且无严重左心功能障碍的患者,可使用静脉地尔硫䓬。

7)洋地黄制剂 AMI 24 h 之内一般不使用洋地黄制剂,对于 AMI 合并左心衰竭的患者 24 h 后常规服用洋地黄制剂是否有益也一直存在争议。目前一般认为,AMI 恢复期在 ACEI 和利尿剂治疗下仍存在充血性心力衰竭的患者,可使用地高辛。对于 AMI 左心衰竭并发快速心房颤动的患者,使用洋地黄制剂较为适合,可首次静脉注射西地兰 0.4 mg,此后根据情况追加 0.2～0.4 mg,然后口服地高辛维持。

【病程观察及处理】

(一)病情观察要点

1. 左心功能不全 合并左心功能不全时临床上出现程度不等的呼吸困难、脉弱及末梢灌注不良表现,当肺毛细血管楔压(PCWC)>18 mmHg、心脏指数(CI)<2.5 L/(min·m^2)时表现为左心功能不全。合并左心功能不全者必须迅速采集病史,完成体格检查、心电图、血气分析、X 线胸片及有关生化检查,必要时做床旁超声心动图及漂浮导管血流动力学测定。急性左心衰竭临床上表现为程度不等的呼吸困难,严重者可端坐呼吸,咯粉红色泡沫痰。处理包括:①适量利尿剂,Killip Ⅲ级(肺水肿)时静脉注射速尿 20 mg;②静脉滴注硝酸甘油,由 10 μg/min 开始,逐渐加量,直到收缩压下降 10%～15%,但不低于 90 mmHg;③尽早口服 ACEI,急性期以短效 ACEI 为宜,小剂量开始,根据耐受情况逐渐加量;④肺水肿合并严重高血压时是静脉滴注硝普钠的最佳适应证。小剂量(10 μg/min)开始,根据血压逐渐加量并调整至合适剂量;⑤洋地黄制剂在 AMI 发病 24 h 内使用有增加室性心律失常的危险,故不主张使用。在合并快速心房颤动时,可用西地兰或地高辛减慢心室率。在左室收缩功能不全,每搏量下降时,心率宜维持在 90～110 次/min,以维持适当的心排血量;⑥急性肺水肿伴严重低氧血症者,可行人工机械通气治疗。

心源性休克的处理：①在严重低血压时，应静脉滴注多巴胺 5～15 μg/(kg·min)，一旦血压升至 90 mmHg 以上，则可同时静脉滴注多巴酚丁胺(3～10 μg/(kg·min)，以减少多巴胺用量。如血压不升，应使用大剂量多巴胺(≥15 μg/(kg·min)。大剂量多巴胺刺激 $α_1$ 受体引起动脉收缩，可使血压升高。大剂量多巴胺无效时，也可静脉滴注去甲肾上腺素 2～8 μg/min。轻度低血压时，可用多巴胺或与多巴酚丁胺合用。②AMI 合并心源性休克时药物治疗不能改善预后，应使用主动脉内球囊反搏（IABP）。在升压药和 IABP 治疗的基础上，谨慎、少量应用血管扩张剂（如硝普钠）对减轻心脏前后负荷可能有用。③迅速使完全闭塞的梗死相关血管开通，恢复血流至关重要，这与住院期间的存活率密切相关，AMI 合并心源性休克提倡机械再灌注治疗。近期非随机回顾性研究表明，AMI 合并心源性休克若 PTCA 失败或不适用者（如多支病变或左主干病变），应急诊 CABG。无条件行血管重建术的医院可溶栓治疗，同时积极升压，然后转送到有条件的医院进一步治疗。

2. 下壁梗死时出现低血压、无肺部啰音、伴颈静脉充盈或 Kussmaul 征（吸气时颈静脉充盈）是右室梗死的典型三联征。但临床上常因血容量减低而缺乏颈静脉充盈体征，主要表现为低血压。维持右心室前负荷为其主要处理原则。下壁心肌梗死合并低血压时应避免使用硝酸酯和利尿剂，需积极扩容治疗，若补液 1～2 L 血压仍不回升，应静脉滴注正性肌力药物多巴胺。在合并高度房室传导阻滞、对阿托品无反应时，应予临时起搏以增加心排血量。右室梗死时也可出现左心功能不全引起的心源性休克，处理同左室梗死时的心源性休克。

3. 并发心律失常　急性心肌梗死由于缺血性心电不稳定可出现室性早搏、室性心动过速、心室颤动或加速性心室自主心律；由于泵衰竭或过度交感兴奋可引起窦性心动过速、房性早搏、心房颤动、心房扑动或室上性心动过速；由于缺血或自主神经反射可引起缓慢性心律失常（如窦性心动过缓、房室传导阻滞）。

4. 机械性并发症　AMI 机械性并发症为心脏破裂，包括左室游离壁破裂、室间隔穿孔、乳头肌和邻近的腱索断裂等。常发生在 AMI 发病第一周，多发生在第一次及 Q 波心肌梗死患者。

（二）疗效判断与处理

1. 无创检查评价　对 AMI 恢复期无明显心肌缺血症状、血流动力学稳定、无心力衰竭及严重室性心律失常者，在有条件的单位应行下列无创检查与评价。

（1）心肌缺血的评价

1）运动心电图试验　患者可于出院前（心肌梗死后 10～14 d）行症状限制性负荷心电图试验或于出院后早期（心肌梗死后 10～21 d）进行运动心电图试验评价。

运动试验示心电图 ST 段压低者,较无 ST 段压低者 1 年的死亡率高。运动试验持续时间也是重要的预后预测因素,能完成至少 5 个代谢当量(METs)而不出现早期 ST 段压低,且运动中收缩期血压正常上升,具有重要的阴性预测价值。

2)心电图监测心肌缺血　据长期随访研究报道,若心肌梗死后动态心电图检查有缺血存在,则提示心血管事件增加,预后不良。动态心电图尚可获取其他预后的资料。动态心电图检测可能有助于预测患者的心肌缺血发作,并可将其初步分为高危或低危人群。尽管如此,动态心电图在所有心肌梗死患者的预后评价中的价值仍有待进一步研究确定。

3)心肌缺血或梗死范围的测量　处于缺血危险的心肌范围是决定梗死面积最终大小的主要因素,但由于再灌注治疗、自发性再灌注及侧支循环的作用,使最终梗死范围小于缺血危险区域。临床研究显示,最终梗死范围的大小是患者生存和生活质量的重要决定因素。^{201}Tl 或 ^{99m}Tc MIBI 心肌灌注显像可用以评价梗死范围的大小,对心肌梗死患者的预后有一定预测价值。

4)若静息心电图有异常,如束支传导阻滞、ST-T 异常、预激综合征或使用洋地黄、β受体阻滞剂治疗者,则应考虑选择运动核素心肌灌注显像或负荷超声心动图(UCG)检查;对不能运动的患者可以药物负荷心肌灌注显像或 UCG 检查。

(2)存活心肌的评价　研究表明,心肌缺血后部分心肌细胞因为缓慢低流量的血流可使心功能下降,即所谓心肌冬眠;另一种情况是心肌梗死后虽恢复充分的再灌注血流,但心功能恢复延迟,即所谓心肌顿抑。冬眠心肌和顿抑心肌均是存活心肌,但心功能下降,采用铊显像、正电子发射断层摄像(PET)以及小剂量多巴酚丁胺负荷超声心动图,均可检测出心肌梗死后的存活心肌,其中 PET 检测的敏感性最高,但价格昂贵,多巴酚丁胺负荷超声心动图亦有较高的阳性预测准确性。临床评价显示,部分因心肌缺血导致左心室功能障碍的患者,可通过存活心肌的检测与相应的血管重建术而得到改善。

(3)心功能评价　研究证实心肌梗死后左心室功能是未来心血管事件较准确的预测因子之一。用来评估左心室功能状况的多种指标或检测技术,如患者的症状(劳累性呼吸困难等)、体征(颈静脉压升高、心脏扩大、S_3 奔马律)、运动持续时间(活动平板运动时间)以及用左室造影、放射性核素心室显影及二维 UCG 检查测定的左室 EF 等,均显示有显著的预后预测价值。左室造影显示心肌梗死后左室收缩末期容积>130 ml,比左室 EF<40% 或舒张末期容积增加在预测死亡率方面有更好的评估价值。

(4)室性心律失常检测与评价　在心肌梗死后 1 年内出现恶性室性心律失常

者,其危险性较大,是猝死发生的重要预测因子。心肌梗死患者出院前动态心电图检测若发现频发室性早搏或更严重的室性异位心律(如非持续性室性心动过速),都与死亡率增加相关。

信号平均心电图可识别梗死区内延迟的碎裂电信号,表现为 QRS 波群终末的晚电位。新近研究显示再灌注治疗可减少 AMI 后晚电位发生率,信号平均心电图的预测价值目前尚不肯定。

心率变异性(HRV)反映心脏交感与迷走神经的相互作用。心率变异性减低,反映迷走张力减低,是心肌梗死后死亡率增加的预测因素,尽管如此,当单独使用时其预测价值有限。

总之,这些对室性心律失常的无创评价方法,单个试验的阴性预测值高($>$90%),但阳性预测值偏低($<$30%);几项试验结合起来,可能中等度增加其阳性预测值,但阳性结果对临床治疗的指导价值仍不明确,因而目前尚不能推荐作为心肌梗死后临床常规检查与评价的方法。

2. 有创检查评价(冠状动脉造影)及 PTCA 或 CABG 适应证选择 AMI 恢复期间,如有自发性或轻微活动后诱发的心肌缺血发作、需要确定治疗的心肌梗死后机械并发症(如二尖瓣反流、室间隔穿孔、假性动脉瘤或左室室壁瘤)、血流动力学持续不稳定或有左室收缩功能降低(EF$<$40%)者,在有条件的单位应考虑行有创评价(包括冠状动脉造影),并根据病变情况考虑 PTCA 或 CABG。

【出院后随访】

(一)出院时带药

1. 调脂药物 羟甲基戊二酰辅酶 A 还原酶抑制剂即他汀类药物不仅可显著降低冠心病事件的发生率(30%~40%),而且降低总死亡率(22%~30%),并减少作 PTCA、CABG 及脑卒中的发生率,不论性别、年龄(60 岁以上)、是否合并高血压、糖尿病或吸烟,患者使用他汀类治疗均可受益。长期治疗观察安全有效。采用饮食调节后,总胆固醇(TC)$>$4.68 mmol/L(180 mg/dl)或 LDL-C$>$3.12 mmol/L(120 mg/dl)的患者,应进行药物治疗,将 LDL-C 降至 2.59 mmol/L(100 mg/dl)以下。最有效的药物是他汀类,各种他汀类药物都有效,其次为烟酸、胆酸隔置剂。长期应用时需注意副作用。血浆胆固醇水平正常但 HDL-C 水平$<$0.91 mmol/L(35 mg/dl)的患者,应接受非药物治疗,或选用贝特类药物,以提高 HDL-C 水平到$\geq$1.04 mmol/L(40 mg/dl)。

2. β受体阻滞剂 心肌梗死后应用β受体阻滞剂可明显降低心肌梗死后病残

率及死亡率,早用得益多而且可长期有益。对心肌梗死高危人群即大面积或前壁梗死患者治疗益处最大,而且对糖尿病患者的有效程度可能高于非糖尿病患者,因此应早期应用β受体阻滞剂。AMI后长期应用β受体阻滞剂使死亡率下降最多的是高危的心肌梗死患者,即有心功能受损及心律失常的患者。研究表明β受体阻滞剂中的美多洛尔普萘洛尔和噻吗洛尔均有此作用。但具有拟交感神经活性的β受体阻滞剂对心肌梗死死亡率未显示有益作用,治疗MI可以使糖尿病患者的死亡率下降37%,应该强调的是β受体阻滞剂所致的血糖控制不良和对低血糖反应能力的下降并不是一个严重的临床问题,权衡利弊,β受体阻滞剂对糖尿病伴心血管疾病的患者益处更明显。β受体阻滞剂中心脏选择性与非选择性制剂未见差异。注意其剂量需个体化。

3. 阿司匹林 大量研究证明,心肌梗死后患者长期服用阿司匹林可以显著减少其后的死亡率。目前尚无研究证明其他抗血小板药物治疗优于阿司匹林。二级预防每日50~325 mg,即相当有效,且副作用少。一项心脏病发作研究提示长期用阿司匹林的患者发生心肌梗死时梗死范围较小,并且常为非Q波梗死。这些资料提示所有AMI患者只要无禁忌证都应长期服用,常用量每50~150 mg。对于阿司匹林过敏或有禁忌证的心肌梗死患者可选用噻氯匹定250 mg,每日1次。但该药的疗效还缺少AMI后长期应用的临床试验的证实。因为糖尿病患者心血管事件发生率升高,ADA建议糖尿病伴有以下情况均应使用阿司匹林:①冠心病家族史;②吸烟;③高血压;④肥胖;⑤蛋白尿;⑥LDL-C>130 mg/dl;⑦HDL-C<40 mg/dl;⑧TG>250 mg/dl。

4. 血管紧张素转换酶抑制剂(ACEI) 对年龄<75岁、梗死面积大或前壁梗死、有明显心力衰竭或左室收缩功能显著受损而收缩压>100 mmHg的患者,应长期服用ACEI。可选用一种ACEI从小剂量开始逐渐加量到临床试验推荐的靶剂量(如卡托普利150 mg/d,依那普利40 mg/d,雷米普利10 mg/d,福辛普利10 mg/d)或最大耐受量。ACEI应用的禁忌证参见前述。对于梗死面积小或下壁梗死无明显左室功能障碍的患者,不推荐长期应用。ACEI也是糖尿病合并高血压的首选药物,对血糖和血脂无不良影响,还可以增加胰岛素敏感性,应注意ACEI的禁忌证和不良反应。

5. 钙拮抗剂 目前不主张将钙通道阻滞剂作为AMI后的常规治疗或二级预防。对合并高血压、心绞痛或周围血管疾病的患者,如其他药物不能有效控制,可应用长效或缓释型二氢吡啶类或非二氢吡啶类制剂。对于使用β受体阻滞剂禁忌或难以耐受的患者,可用减慢心率的钙拮抗剂(如维拉帕米或硫氮䓬酮)作为左室功能基本正常患者的二级预防药物。

（二）检查项目与周期

1. 每次随诊均应检查血压、体重、评估空腹和餐后血糖控制水平。
2. 每3个月检查血脂、GHbA1c、出凝血时间、肝肾功能、心电图、足背动脉搏动、周围神经感觉。
3. 每年检查眼底、体重指数（BMI）、尿微量白蛋白。

（三）定期门诊检查与取药

1. 降糖药物、降压药物、调脂药物。
2. 抗凝、抗血小板药物。
3. 硝酸酯类药物。
4. 伴心律失常的需要抗心律失常药物，有心功能不全的需要强心药物。

（四）应当注意的问题

心血管疾病是糖尿病患者最主要的死亡原因，因此糖尿病患者均应一级预防心血管疾病的发生，如果患心血管疾病，更应长期控制危险因素，预防心血管疾病的危害和导致的死亡。凡心肌梗死恢复后的患者都应采取积极的二级预防措施，包括健康教育、非药物治疗（合理饮食、适当锻炼、戒烟、限酒、心理平衡）及药物治疗。同时应积极治疗作为冠心病危险因素的高血压和血脂异常，严格控制作为冠心病危险的等同情况的糖尿病。

饮食调节 AMI恢复后的所有患者均应采用饮食调节，即低饱和脂肪和低胆固醇饮食（饱和脂肪占总热量的7%以下，胆固醇<200 mg/d）。

戒烟 不论性别如何，吸烟使心血管疾病死亡率增加50%，且与吸烟数量有关。吸烟亦增强其他危险因素的不利作用，并可影响与血栓形成、斑块不稳定、心律失常有关事件的发生。戒烟是心肌梗死后二级预防的重要措施。每次随诊都必须了解并登记吸烟情况，劝导患者戒烟；应建立随访联系，必要时可采用尼古丁替代物治疗。

【预后评估】

大血管病变不是糖尿病的特异并发症，但糖尿病患者发生心血管疾病的危险性增加2~4倍，使大血管病变更严重、更广泛、预后更差、发病年龄更早，应始终保持对心血管病变的警惕，当存在自主神经病变时，发生心绞痛或心肌梗死时常是无痛性的，体格检查难以检出缺血性心脏病。

疑诊AMI的患者常用初始18导联心电图来评估其危险性。患者病死率随

ST段抬高的心电图导联数的增加而增高。如患者伴有下列任何一项,如女性、高龄(>70岁)、既往梗死史、心房颤动、前壁心肌梗死、肺部啰音、低血压、窦性心动过速、糖尿病,则属于高危患者。血清心肌标记物对评估危险性可提供有价值的信息。血清心肌标记物浓度与心肌损害范围呈正相关。非ST段抬高的不稳定性心绞痛患者约30% cTnI或cTnT升高,可能为非Q波心肌梗死而属高危患者,即使CK-MB正常,死亡危险性也增加。肌钙蛋白水平越高,预测的危险性越大。CK峰值和cTnI、cTnT浓度可粗略估计梗死面积和患者预后。

非ST段抬高的AMI较ST段抬高AMI有更宽的临床谱,不同的临床背景与其近、远期预后有密切的关系,临床上主要根据患者症状、体征、心电图以及血流动力学指标对其进行危险性分层。

(1)低危险组　无合并症、血流动力学稳定、不伴有反复缺血发作的患者。

(2)中危险组　伴有持续性胸痛或反复发作心绞痛的患者。①不伴有心电图改变或ST段压低≤1 mm;②ST段压低>1 mm。

(3)高危险组　并发心源性休克、急性肺水肿或持续性低血压。

(卫国红　李延兵)

第十三节　糖尿病脑血管疾病

【概述】

糖尿患者(主要为2型糖尿病)除高血糖外,常合并有脑血管病的其他危险因素,如高血压、血脂异常、高黏血症、吸烟等,使其发生脑血管病的几率大为增加,患病率较正常人高3~5倍。发病年龄也趋于年轻化,一般较非糖尿患者提前5年左右。糖尿病患者血液流变学异常,血液黏度增高,血小板聚集黏附性增强,使微血管内血流不畅或栓塞、导致脑血栓形成,故伴发脑血管病多为缺血性,约占89%,其中多发生腔隙性脑梗死,可反复梗死最终导致脑软化、脑萎缩,而致老年性痴呆,大大降低了生存质量。由于糖尿患者多伴有高血压,因此出血性脑血管病并非罕见,且死亡率可高达90%以上。

糖尿病性脑血管疾病:主要的病理改变是动脉粥样硬化。糖尿病性脑血管病

内分泌及风湿病 临床诊断与治疗方案

与非糖尿病性脑血管病的临床类型上无特异性差别,但在糖尿病性脑血管病中,主要为脑血栓形成,而脑出血较少。糖尿病性脑血管病变的另一个特点是腔隙性脑梗死,腔隙性脑梗塞是由小动脉病变引起。多因脑基底节区深部穿通动脉阻塞所致。脑梗死后液化,1~3 个月后,液化组织吸收,遗留直径 0.5~15 mm 的空腔。临床表现常因反复出现的轻度卒中发作而呈现痴呆,偏瘫,交叉瘫,假性球麻痹共济失调;也可无明显卒中发作而表现为痴呆,震颤麻痹,小步态等。

糖尿病性脑血管病在发病年龄、发病率、临床特点、治疗及预后方面均有别于非糖尿病脑血管病,如糖尿病患者的脑梗死发病年龄较非糖尿病患者约早 5 年,脑血管病的发病率也明显高于非糖尿患者群,临床症状相对复杂且进展较快,并发症多、治疗效果相对较差、预后较差等。临床多分为无局灶神经系统体征的脑血管病(包括脑动脉粥样硬化、Binswanger 病、无症状卒中)和脑血管病急性发作(包括短暂性脑缺血发作、脑梗死和脑出血)。

【诊断步骤】

(一)病史采集要点

1. 起病情况　要注意收集患者发病的时间、当时的状况,病情的演变情况。比如无局灶神经系统体征的脑血管病往往无明确的起病时间,症状逐渐发生发展,由于清晨血糖高,血液浓缩,血压也经常偏高,缺血性脑血管病多发生于上午 4 时至 9 时之间,症状逐渐加重。脑出血性疾病多发生于剧烈运动、酗酒、情绪激动后,发病突然,经常有头痛等。

2. 主要临床表现　主要收集患者的神经系统及精神、神志的表现。

(1)脑动脉粥样硬化　无明确的发病时间和定位体征。主要表现为头昏、头痛、失眠、乏力、健忘、注意力不集中、工作效率低下以及情绪不稳定等神经衰弱症状,神经系统多无明确阳性体征。

(2)Binswanger 病　又称为皮质下动脉硬化性脑病,是比较常见的糖尿病性脑血管病,临床以进行性痴呆为主要特征。

(3)无症状卒中　也是糖尿病性脑血管病的一种常见类型,是指发现病灶而又无临床症状或症状轻微而未引起注意,包括无症状脑梗死和无症状脑出血,以前者较常见,脑梗死又分为腔隙性脑梗死和非腔隙性脑梗死,这类患者多因其他原因就诊检查而发现异常病灶或因脑血管病发现责任病灶以为的病变而又缺乏相应临床表现。

(4)急性脑缺血发作　在糖尿患者群的发病率远高于脑出血性疾病,主要包括短暂性脑缺血发作(TIA)和脑梗死。TIA被认为是脑梗死的超级预警信号,糖尿病是TIA后早期发生脑梗死的主要危险因素之一,TIA发病突然,持续时间短暂,一般10～15 min,多在1 h内,最长不超过24 h,恢复完全,不遗留神经功能缺损体征,多有反复发作的病史,多表现为单侧视觉或大脑半球症状,视觉症状表现为一过性黑矇、雾视、视野中有黑点或有时眼前有阴影。大脑半球症状多为一侧面部或肢体的无力或麻木,可以出现失语和认知及行为功能的改变,眼动脉缺血可出现一过性单眼黑矇。椎-基底动脉系统TIA通常表现为眩晕、头昏、构音障碍、跌倒发作、共济失调、异常的眼球运动、复视、交叉性运动或感觉障碍、偏盲或双侧视力丧失。TIA的诊断需符合下列诊断标准:①发病突然;②局灶性脑或视网膜功能障碍的症状;③持续时间短暂,一般十余分钟,多在1 h内,最长不超过24 h;④恢复完全,且不遗留神经功能缺损体征。脑梗死多数在静态下急性起病,动态起病者以心源性脑梗死多见,部分病例在发病前可有TIA发作,病情多在几小时或几天内达到高峰,部分患者症状可进行性加重或波动。临床表现决定于梗死灶的大小和部位,主要为局灶性神经功能缺损的症状和体征,如偏瘫、偏身感觉障碍、失语、共济失调等,部分可有头痛、呕吐、昏迷等全脑症状。

(5)脑出血性疾病　糖尿病在脑出血发病机制中的作用是有争议的,甚至有报道糖尿病患者脑出血的发病率低于非糖尿患者群,但也有研究脑出血患者中糖尿病患病率高于其他人群。脑出血多在动态下急性起病。包括脑出血与蛛网膜下腔出血。脑出血突发出现局灶性神经功能缺损症状,常伴有头痛、呕吐,可伴有血压增高、意识障碍和脑膜刺激征。蛛网膜下腔出血多突发剧烈头痛,持续不能缓解或进行性加重,多伴有恶心、呕吐,可有短暂的意识障碍及烦躁、谵妄等精神症状,少数出现癫痫发作。

(6)颅内静脉系统血栓形成远较脑动脉血栓少见,临床表现又极易与良性颅内压增高、颅内占位病变、缺血或出血性卒中、脑脓肿、脑炎、代谢性脑病等多种疾病相混淆,故以往本病误诊、漏诊较多,近年来随着CT、MRI和MRA的广泛应用,使本病多能及时准确的诊断。各年龄组均可发病,年轻患者居多,常无高血压、动脉硬化病史。起病方式多样,其中亚急性(48 h到30 d)和慢性(30 d以上)起病者占多数(73%)。临床表现复杂多样,而且除海绵窦血栓形成外均缺乏特征性,既可以表现为单纯颅内压增高,也可为伴或不伴有颅内高压的局灶性脑功能受累的表现(瘫痪、癫痫、失语、偏盲、感觉障碍等),还可表现为以意识障碍为主。由于脑静脉间吻合丰富,尤其是大脑皮质静脉受累时,症状体征波动多变,可为单侧或双侧,也可左右交替,分布也不符合动脉血栓致供血区功能障碍的特点。伴发脑实质出血

(出血性梗死、皮质下血肿)或/及蛛网膜下腔出血也较脑动脉血栓为多。

3. 既往病史

(1)糖尿病病史及血糖控制情况 有研究表明糖尿病是缺血性脑血管疾病的独立危险因素,糖尿病患者高血糖状态下存在糖酵解异常,导致2,3-二磷酸甘油酸(2,3-DPG)下降,血红蛋白携氧能力下降,导致脑组织缺氧,另外长期高血糖会促进全身血管粥样硬化狭窄。血糖控制不理想的患者血管病变往往严重,发病较早,进展较快,程度较重,治疗效果和预后较差。1999年国内通过对"首钢"923例糖尿病患者1∶1配对研究,分析脑血管病的危险因素,发现糖尿病使脑卒中的患病危险增加2.6倍,其中缺血性卒中的危险比对照组增加3.6倍。

(2)高血压病史及控制情况 高血压是脑出血和脑梗死的最重要的危险因素,脑卒中发病率、死亡率的上升与血压水平存在密切的线性相关,国内研究表明收缩压每升高10 mmHg,脑卒中发病的相对危险增加49%,舒张压每升高5 mmHg,脑卒中发病的相对危险增加46%。东亚(中国、日本)人群研究结果显示血压升高对脑卒中发病的作用强度大于西方人,约为西方人的1.5倍。

(3)血脂紊乱 糖尿病患者常见的脂代谢紊乱是甘油三酯(TG)、极低密度脂蛋白胆固醇(VLDL-C)和胆固醇(TC)升高,而高密度脂蛋白胆固醇(LDL-C)降低,血脂异常会促进动脉粥样硬化的形成,4S、CARE及LIPID等试验显示他汀类药物可减少缺血性卒中的发生危险19%~31%。

(4)吸烟饮酒史 经常吸烟是缺血性脑卒中的危险因素,其对机体产生的病理生理作用是多方面的,主要影响全身血管和血液系统,如加速动脉硬化、升高纤维蛋白原水平、促使血小板聚集、降低高密度脂蛋白胆固醇等。吸烟者发生缺血性脑卒中的相对危险度是2.5~5.6。长期被动吸烟也可增加脑卒中的发病危险。人群研究证据已经显示酒精摄入量与出血性卒中有直接的剂量相关性,但对于缺血性卒中的相关性目前尚有争议。长期大量饮酒和急性酒精中毒是缺血性卒中和脑梗死的危险因素,国外有研究认为饮酒和缺血性卒中之间呈"J"形曲线关系,国内尚无饮酒与脑血管病变关系的研究。

(5)肥胖病史及日常体育运动情况 肥胖人群易患心脑血管病已有不少研究证据。肥胖和缺乏体育运动人群往往伴有胰岛素抵抗和高胰岛素血症,可促进动脉壁脂质的合成和摄取,阻止胆固醇的清除,促进和加重动脉粥样硬化的形成。另外肥胖和缺乏体育运动也会增加糖尿病、高血压病及血脂紊乱的发生。近年有几项大型研究显示,腹部肥胖比体重指数(BMI)增高或均匀性肥胖与卒中的关系更为密切。Walker等人调查了年龄在40~75岁的28 643名男性健康自由职业者。在调整了年龄等其他影响因素后,相对于低体重指数的男性而言,高体重指数者卒中相对危险度为 1.29,但以腰/臀围比进行比较时其相对危险度为 2.33。有人研究了女性超重和脑卒中之间的关系,发现随着 BMI 的增加其缺血性卒中的相对危险也随之增加。规律的体育锻炼对减少心脑血管病大有益处。研究证明,适当的体育活动可以改善心脏功能,增加脑血流量,改善微循环。也可通过降低升高的血压、控制血糖水平和降低体重等控制卒中主要危险因素的作用,来起到保护性效应。规律的体育活动还可提高血浆 t-PA 的活性和 HDL-C 的水平,并可使血浆纤维蛋白原和血小板活动度降低。

(6)近期患病、手术或外伤史及药物使用史 如果近期有手术或外伤史,患者可能存在血液高凝状态,缺血性脑卒中的可能性较大,而溶栓治疗的出血风险又大。关于口服避孕药是否增加卒中的发生率目前并无定论,对雌激素含量较低的第二代和第三代口服避孕药多数研究并未发现卒中危险性增加。但对 35 岁以上的吸烟女性同时伴有高血压、糖尿病、偏头痛或以前有血栓病事件者,如果应用口服避孕药可能会增加卒中的危险。故建议在伴有上述脑血管病危险因素的女性中,应尽量避免长期应用口服避孕药。

(二)体格检查要点

1. 监测体温、脉搏、呼吸、血压等生命体征。
2. 检查营养状况、意识状况、语调与语态、体位。
3. 检查颅神经、运动功能、感觉功能。
4. 神经系统浅反射、深反射、病理反射、脑膜刺激征。
5. 自主神经功能检查。

(三)门诊资料分析

1. 糖尿病的病程、相关检查结果、治疗方案及控制水平。
2. 高血压病史、治疗方案及控制水平。国内外很多研究证实高血压是脑出血和脑梗死最重要的危险因素。
3. 心脏病史、相关检查结果及治疗方案。美国明尼苏达的一项前瞻性研究结果表明,无论何种血压水平,有心脏病的人发生脑卒中的危险都要比无心脏病者高 2 倍以上,对缺血性卒中而言,高血压性心脏病和冠心病者其相对危险度为 2.2,先天性心脏病为 1.7。
4. 血脂异常的情况、血脂水平及治疗方案,控制水平。大量研究已经证实血清总胆固醇、低密度脂蛋白胆固醇升高,高密度脂蛋白胆固醇降低与大血管的粥样硬化和心血管病有密切关系,应用他汀类等调脂药可降低脑卒中的发病率和死亡率。

(四)进一步检查项目

1. 空腹及餐后血糖、GHbA1c，评估血糖的控制水平，检测血胰岛素、C肽水平、血脂、肝肾功能。

2. 头部影像学检查，头颅CT或MRI，急性脑梗死首选CT，因为它比MRI更普及和经济，扫描时间短，对早期除外脑出血的诊断更容易。

3. 血管病变诊断 经颅多普勒超声可以发现头颅血管的通畅和血流情况。

4. 心电图、超声心动图、肝肾超声检查。

5. 颈动脉超声和颈动脉内膜厚度测量，颈动脉内膜中层厚度可以了解动脉粥样硬化病变的程度。

【诊断对策】

(一)诊断要点

根据糖尿病病史以及患者的症状、体征、实验室和影像学检查往往可以做出诊断，对无神经系统定位体征的疾病需排除相关疾病后确诊。

(二)鉴别诊断要点

1. 糖尿病酮症酸中毒昏迷 是糖尿病急性并发症，1型糖尿病有自发DKA倾向，多为年轻患者，2型糖尿病患者在感染、胰岛素治疗中断或不适当减量、创伤、手术等情况下可以发生DKA，患者在发生意识障碍前数天有明显的多尿、烦渴多饮和乏力，随后出现食欲减退、恶心、呕吐等，呼吸深快，呼气中有烂苹果味，随病情进展出现严重失水、尿量减少、皮肤干燥，至晚期时各种反射迟钝或消失，嗜睡以至昏迷，检测血糖和酮体升高，尿糖和尿酮体强阳性，CO_2结合力降低，血pH值降低可确诊。

2. 低血糖昏迷 老人低血糖可有脑功能障碍，表现为精神不振、头晕、思维迟钝、视物不清、步态不稳，可有幻觉、躁动、肌张力增高性痉挛、昏迷、甚至"植物人"，老年糖尿病患者可因年老衰弱、意识能力差、频繁发作低血糖致脑功能障碍等可缺乏低血糖的自主神经警告症状而直接陷入昏迷或惊厥，而低血糖降低程度较重且历时较久，脑细胞可发生不可逆病理改变如点状出血、脑水肿、坏死等，因此糖尿病患者出现昏迷应尽快检测血糖，如无条件检测可直接静脉注射或口服葡萄糖10 g，如果为低血糖则可及时抢救，如果无效则进一步检查昏迷原因。

3. 高渗性非酮症糖尿病昏迷 多见于老年人，常见诱因有感染、急性胃肠炎、胰腺炎、脑血管意外，以及某些药物如糖皮质激素、免疫抑制剂等，患者因高血钠和血浆渗透压升高导致脑细胞脱水,从而引起突出的神经精神症状。起病时常先有多尿、多饮,而多食不明显,神经精神症状表现为嗜睡、幻觉、定向障碍、偏盲、上肢拍击样粗震颤、癫痫样抽搐(多为局限性发作或单瘫、偏瘫)等,最后陷入昏迷,患者血糖常高至 33.3 mmol/L,血钠可高达 155 mmol/L,血浆渗透压可高达 330~460 mmol/L。因为脑血管意外也可以引起高渗性非酮症糖尿病昏迷,因此对老年患者也应做头颅 CT 或 MRI 检查以排除脑血管病变。

4. 糖尿病乳酸性酸中毒昏迷 糖尿病患者在使用二甲双胍情况下同时有心肺疾病导致的缺氧或肝肾功能不全致二甲双胍蓄积,均有可能影响葡萄糖的氧化分解而使无氧酵解增强,乳酸产生增加,临床起病较急,有酸中毒深大呼吸(不伴烂苹果味)、神志模糊、嗜睡、木僵、昏迷等症状,缺氧者可有发绀、休克等。实验室检查可有血乳酸升高(多大于 5 mmol/L),动脉血气分析显示为代谢性酸中毒,CO_2 结合力降低、pH 降低、阴离子间隙升高,而血酮体不高,尿酮体阴性。

5. 中毒 在误食、意外接触有毒物质、用药过量、自杀或谋害等情况下,过量毒物进入体内引起中毒,可表现为昏迷、惊厥、呼吸困难、休克等表现,这类疾病多可以发现毒物接触史或自杀倾向等,皮肤黏膜可出现化学物质的灼伤、发绀或黄疸等,眼球的表现如双侧瞳孔扩大见于阿托品、莨菪碱类中毒,双侧瞳孔缩小见于有机磷、氨基甲酸酯类中毒。除神经系统表现外,往往伴有呼吸系统、循环系统、泌尿系统和血液系统等表现,可通过检测残留食物或血液的毒物分析确诊。

6. 高血压脑病 发生在重症高血压患者,由于过高的血压突破了脑血流自动调节范围,脑组织血流灌注过多引起脑水肿。临床表现以脑病的症状与体征为特点,表现为弥漫性严重头痛、呕吐、意识障碍、精神错乱,甚至昏迷、局灶性或全身抽搐。脑 CT 或 MRI 显示为脑水肿而无出血或缺血灶。

(三)临床类型

1. 脑动脉粥样硬化 研究显示,病程在 5 年以下的糖尿病患者发生率为 31%,病程 5 年以上可达 70%。由于脑动脉粥样硬化狭窄尚无完全闭塞,脑血供减少所致。临床症状往往缺乏特异性。

2. Binswanger 病 也是血管性痴呆的一种重要临床分型,多发生在脑动脉粥样硬化的基础上,发病机制是由于脑白质深穿支小动脉硬化,管腔狭窄,血流减少,白质血管广泛变性,致使脑室周围和半卵圆中心白质进行性缺血及神经纤维脱髓鞘,甚至导致多发性腔隙性脑梗死。

3. 无症状卒中 也是糖尿病脑血管病变的一种常见类型,由于病灶太小或未累及重要的运动、感觉传导束而被忽视;或者是未被认定的卒中,即无明确卒中发作史,无明确的神经系统症状和体征;或检查时发现责任病灶以外的病变而又缺乏相应病史者。无症状卒中包括无症状脑梗死和无症状脑出血,以前者较常见,前者又以腔隙性脑梗死常见。

4. 急性脑缺血发作　糖尿病性脑梗死与非糖尿病性脑梗死部位及类型也明显不同,前者以后循环梗死及腔隙性脑梗死多见,而后者则多发生前循环梗死。糖尿病微血管病变造成微循环障碍和微血管瘤形成,导致基底膜增厚,特别是豆纹动脉、丘脑深穿支小动脉闭塞,这也是糖尿病腔隙性脑梗死和后循环脑梗死多见的原因。糖尿病患者动脉粥样硬化性血栓性脑梗死和多发性脑梗死的发生也较多。在临床症状方面,糖尿病脑梗死易于发生运动功能障碍、构音困难、言语不清,失语及吞咽困难较非糖尿病脑梗死少见。

5. 糖尿病性脑出血　糖尿病性脑出血患者的出血量大,病死率高和治愈率低,可能与糖尿病患者血管胶原蛋白的非酶促糖化使血管脆性增加、出血后闭合能力下降等有关。

【治疗对策】

(一)治疗原则

1. 尽快明确诊断及评估病情,及时治疗。
2. 根据病变部位、范围、病理生理改变制订个体化治疗方案。
3. 注意对全身情况和血压、血糖、血脂等危险因素及生命体征的监测与处理。
4. 并发症的预防与处理。
5. 强调早期的康复治疗与活动。

(二)治疗计划

可分为基础治疗和急性脑血管病的特异治疗,基础治疗针对动脉粥样硬化的危险因素如胰岛素抵抗、高血糖、高血压、血脂紊乱和血液黏度增加的治疗,以预防脑血管病的发生或再发。糖尿病急性脑血管病的特异治疗基本同非糖尿病急性脑血管病的治疗,这部分患者应由有经验的神经科医生治疗,但态度应更积极,措施应更得力,监护应更紧密,同时关注糖尿病其他并发症和合并症。

1. 控制血糖　由于糖尿病并发或伴发的心脑血管病是长期高血糖,尤其是餐后高血糖造成的结果,因此最首要的任务是控制好血糖,但控制血糖并非越低越好,反复或严重低血糖易导致脑功能障碍,低血糖程度较重及持续时间过长,脑细胞可发生不可逆的病理改变,如点状出血、脑水肿、坏死、软化等,加重病情。一般空腹血糖应低于 8.0 mmol/L,餐后血糖应低于 10.0 mmol/L,同时其波动范围应低于 4.0 mmol/L,糖化血红蛋白控制在 7% 以下。只有这样,才能有效预防心脑血管并发症的发生及发展,使其发病率控制在最低水平。糖尿病性脑血管病急性应激状态下随机血糖大于 11.1 mmol/L,就应该开始胰岛素治疗。应激性高血糖患者在禁食或摄入不足状态下,既要关注营养补充,也要关注血糖水平,可在静脉营养或胃肠营养的情况下同时胰岛素治疗。值得注意的是高血糖状态下机体对胰岛素的敏感性下降,随着胰岛素用量的增加,血糖的降低,胰岛素敏感性改善,此时更应该密切监测血糖。非应激状态下的降糖原则和方案同普通糖尿病患者,在口服药物血糖控制不佳时需及时联合或改用胰岛素治疗。

2. 调脂治疗　糖尿病性脑血管病往往是全身动脉粥样硬化在脑部的表现,其调脂治疗原则和方法同糖尿病血脂紊乱患者和糖尿病心血管疾病患者。

3. 控制血压　国内外几乎所有研究均证实,高血压是脑出血或脑梗死最重要的危险因素,脑卒中发病率和死亡率的上升与血压升高有着十分密切的关系。这种关系是一种直接的、持续的、并且是独立的,在控制了其他危险因素后,收缩压每升高 10 mmHg,脑卒中发病的相对危险增加 49%,舒张压每升高 5 mmHg,脑卒中发病的相对危险增加 46%。糖尿病患者的血压应控制到 130/80 mmHg 以下,蛋白尿大于 1 g/d 者应控制到 125/75 mmHg 以下,但糖尿病患者尤其老年患者同时存在动脉粥样硬化和脑供血不足,过低的血压会引起头昏、眩晕、注意力不集中、记忆力减退等不适,这些患者可适当放宽标准,但也应尽量降至患者不产生脑供血不足的最大耐受血压水平。在脑卒中急性期血压的处理与此又有不同,可按神经科治疗方案处理。

4. 改善血黏度　糖尿病患者由于高血糖、高血脂、高血压,其血黏度异常,这样更增加心脑血管病的危险性,通过上述措施,可使血黏度有所改善,同时可服用肠溶阿司匹林 100 mg/d,可以改善血液黏度,一些有活血化瘀作用的中药也可以选用。

5. 改善脑血液循环　通过溶栓或者抗凝治疗改善血液循环,增加脑血液供应。

(1)溶栓　大多数脑梗死是脑动脉阻塞所致,在缺血引起脑不可逆损害之前将闭塞的血管再通,重建脑血流对维持神经细胞的正常代谢与功能,防止脑组织的坏死非常重要,然而溶栓并非对所有脑梗死都有益处,且有再灌注损伤、出血等风险,因此应掌握溶栓的禁忌证以及权衡利弊谨慎决定。

(2)抗凝　抗凝治疗可防止凝血酶原转变为凝血酶,因而可减少血栓形成,主要用于短暂性脑缺血发作和不完全性缺血性脑卒中,也有用于椎-基底动脉血栓形成。常用药物有肝素、低分子肝素、双香豆素、去纤酶等。

6. 脑保护 卒中脑组织损害的机制复杂,如能量衰竭、酸中毒、水电解质紊乱、磷脂类代谢障碍、氧自由基、兴奋性氨基酸和一氧化氮的毒性作用等。改善脑组织的营养代谢以减轻或逆转脑损害,目前临床应用的脑保护措施包括以下几类。

(1) 营养和能量制剂 能量合剂、极化液、维生素、γ-酪氨酸、胞二磷胆碱、脑复康、都可喜等。

(2) 自由基清除剂 大剂量糖皮质激素可防止和减轻自由基引起的脂质过氧化反应,保护质膜和细胞结构的完整性,降低毛细血管通透性,改善线粒体和溶酶体的功能,恢复能量,其他药物如巴比妥类、甘露醇、二甲基硫脲、维生素C和维生素E等也有抗自由基作用。

(3) 钙通道阻滞剂 由于钙离子内流形成的钙超载,是脑损害的一个病理生理障碍,抑制细胞外钙离子内流有治疗作用,钙通道阻滞剂中的尼莫地平有较好的脑血管选择性。

(4) 兴奋性氨基酸受体拮抗剂 由于谷氨酸、天门冬氨酸等兴奋性氨基酸可使受体过度兴奋而介导神经细胞的急性渗透性肿胀或延迟性损伤,N-甲基-D-天门冬氨酸(NMDA)受体拮抗剂如MK-801、右吗南、氯胺酮等,α-氨基羟甲基噁唑丙酸(AMPA)受体拮抗剂如NBQX等显示可减少神经细胞死亡,有明显的脑保护作用。

(5) 其他尚有多肽类物质、神经营养因子、神经生长因子、二磷酸果糖、神经节苷酯等,中药如人参皂甙、当归、盐酸小檗碱、绞股蓝总皂甙等也有上述不同的作用。

7. 抗脑水肿、降低颅内压 中风的急性期往往伴发脑水肿,而脑卒中灶或蛛网膜下腔出血又增加了颅内容积,因此,颅内压明显增高。在重症的出血或梗塞患者甚至可以形成脑疝。因此临床上积极的抗脑水肿降低颅内压是非常重要的,经常使用的有甘露醇、速尿、甘油、白蛋白、糖皮质激素等药物和亚低温、脑脊液引流等措施。必须根据病变部位、颅内压的程度及全身状况来选择。

8. 手术 有些重症脑卒中患者,尽管使用多种内科治疗,仍无法控制脑损害的发展,开颅血肿清除术可使不少患者转危为安,有的甚至获得较好的功能恢复,对于难以承受开颅术,尤其是老年人,血肿碎吸引流术也有相当的效果。大片脑梗死有脑疝危险且药物无法控制者,去骨瓣减压或切除部分坏死组织有可能会挽救患者生命。脑脊液引流可排出部分血液,降低颅内压,减轻脑积水,主要用于大量蛛网膜下腔出血和脑室出血,对脑出血尤其伴破入脑室者也有一定的改善作用。

（三）治疗方案的选择

1. 短暂性脑缺血发作的治疗　TIA是卒中的高危因素，应对其积极进行治疗，整个治疗应尽可能个体化。控制存在的危险因素；药物治疗可选择抗血小板药物。阿司匹林150 mg/d可有效减少卒中的发生；双嘧达莫与阿司匹林合用可加强其药理作用，目前欧洲急性脑卒中治疗指南已将阿司匹林和双嘧达莫缓释剂的复合制剂作为首先推荐应用的药物。其他如噻氯匹定、氯吡格雷等也可选用。抗凝治疗不作为常规治疗，对房颤、频繁发作TIA或椎-基底动脉TIA患者可考虑选用抗凝治疗。

2. 脑梗死　脑梗死的治疗不能一概而论，应根据不同的病因、发病机制、临床类型、发病时间等确定针对性强的治疗方案，实施以分型、分期为核心的个体化治疗。在一般内科支持治疗的基础上，可酌情选用改善脑循环、脑保护、抗脑水肿降颅压等措施，重点是急性期（1～2周）的分型治疗，腔隙性脑梗死不宜脱水，主要是改善脑循环，大、中梗死应积极抗脑水肿降颅压，防止脑疝形成。

在发病6 h内的时间窗内有适应证者可行溶栓治疗。溶栓治疗的适应证有：①年龄18～75岁；②发病在6 h内；③脑功能损害的体征持续存在超过1 h且比较严重；④脑CT已排除颅内出血且无早期脑梗死低密度改变及其他明显早期脑梗死改变；⑤患者或家属签署知情同意书。禁忌证有：①既往有颅内出血，包括可疑蛛网膜下腔出血，近3个月有头颅外伤史，近3周有胃肠或泌尿系统出血，近2周内进行过大的外科手术，近1周内有不可压迫部位的动脉穿刺；②近3个月有脑梗死或心肌梗死史，但陈旧小腔隙未遗留神经功能体征者除外；③严重心、肾、肝功能不全或严重糖尿病者；④体检发现有活动性出血或外伤（如骨折）的证据；⑤已口服抗凝药，且INR大于1.5，48 h内接受过肝素治疗（APTT超出正常范围）；⑥血小板计数$<10\times10^9$/L，血糖<2.7 mmol/L；⑦收缩压>180 mmHg或舒张压>100 mmHg；⑧妊娠；⑨不合作。

3. 脑出血　急性脑出血除内科一般治疗外，针对出血的治疗包括：

（1）调控血压，脑出血患者血压的控制并无一定的标准，应视患者的年龄、既往有无高血压、有无颅内压增高、出血原因、发病时间等情况而定，一般遵循的原则为脑出血患者不要急于降压，应先降颅内压后，再根据血压情况决定是否进行降血压治疗，血压$>200/110$ mmHg时，在降颅压的同时可慎重平稳降血压治疗，使血压维持在略高于发病前水平或180/105 mmHg左右；收缩压在170～200 mmHg或舒张压在100～110 mmHg，暂时不必降压治疗，先脱水降颅压，密切观察血压情况，必要时再用降压药；收缩压<160 mmHg或舒张压<95 mmHg，不需要降压；

血压过低者应升压治疗。

(2) 降低颅内压为治疗脑出血的重要任务,首先以高渗脱水药为主,如甘露醇、甘油果糖、甘油氯化钠等,可酌情选用速尿、白蛋白。

(3) 止血药物一般不用,如有凝血功能障碍可短期应用。

(4) 亚低温治疗是脑出血的辅助治疗,越早用效果越好。

(5) 自发性脑出血患者哪些需要手术治疗、手术方法及时机尚无定论,主要采用的方法有去骨瓣减压术、小骨窗开颅血肿清除术、钻孔穿刺血肿碎吸术、内镜血肿清除术、微创血肿清除术和脑室穿刺引流术等。去骨瓣减压术对颅压非常高的减压较充分,但创伤较大,已经较少单独采用;内镜血肿清除术只有少数医院在试行阶段;钻孔穿刺碎吸术对脑组织损伤较大已基本不用;目前不少医院采用小骨窗血肿清除术和微创血肿清除术,但对手术结果的评价目前很不一致,小骨窗手术止血效果较好,比较适合血肿靠外的脑出血,对深部的血肿止血往往不够彻底,对颅压较高者,减压不够充分;微创穿刺血肿清除术适用于各种血肿,但由于不能在直视下止血,可能发生再出血,优点是简单、方便、易行,在病房及处置室即可完成手术,同时由于不需要复杂的仪器设备,术后引流可放置时间较长,感染机会较少,现已在国内广泛开展。目前正在利用 YL-Ⅰ 型穿刺针进行多中心、随机对照研究,不久将能取得较客观的评价。全脑室出血采用脑室穿刺引流术加腰穿放液治疗很有效,即使深昏迷患者也可能取得良好的效果。

4. 蛛网膜下腔出血 蛛网膜下腔出血除了内科一般处理及对症治疗外,还包括以下治疗措施:

(1) 防治再出血 安静休息:绝对卧床 4~6 周,镇静、镇痛,避免用力和情绪刺激。调控血压:去除疼痛等诱因后,如果平均动脉压＞125 mmHg 或收缩压＞180 mmHg,可在血压监测下使用短效降压药物使血压下降,保持血压稳定在正常或者起病前水平。可选用钙离子通道阻滞剂、β受体阻滞剂或 ACEI 类等。抗纤溶药物:为了防止动脉瘤周围的血块溶解引起再度出血,可用抗纤维蛋白溶解剂以抑制纤维蛋白溶解原的形成。常用 6-氨基己酸(EACA),初次剂量 4~6 g 溶于 100 ml 生理盐水或者 5% 葡萄糖中静滴(15~30 min)后一般维持静滴 1 g/h,12~24 g/d,使用 2~3 周或到手术前,也可用止血芳酸(PAMBA)或止血环酸(氨甲环酸),抗纤溶治疗可以降低再出血的发生率,但同时也增加 CVS 和脑梗死的发生率,建议与钙离子通道阻滞剂同时使用。外科手术:动脉瘤性 SAH,Hunt 和 Hess 分级≤Ⅲ级时,多早期行手术夹闭动脉瘤或者介入栓塞。

(2) 防治脑动脉痉挛及脑缺血 维持正常血压和血容量:血压偏高给予降压治

疗；在动脉瘤处理后，血压偏低者，首先应去除诱因如减或停脱水和降压药物；予胶体溶液（白蛋白、血浆等）扩容升压；必要时使用升压药物如多巴胺静滴。早期使用尼莫地平：常用剂量10～20 mg/d，静脉滴注1 mg/h，共10～14 d，注意其低血压的副作用。腰穿放CSF或CSF置换术：多年来即有人应用此方法，但缺乏多中心、随机、对照研究。在早期（起病后1～3 d）行脑脊液置换可能利于预防脑血管痉挛，减轻后遗症状。剧烈头痛、烦躁等严重脑膜刺激征的患者，可考虑酌情选用，适当放CSF或CSF置换治疗。注意有诱发颅内感染、再出血及脑疝的危险。

(3)防治脑积水　药物治疗：轻度的急、慢性脑积水都应先行药物治疗，给予醋氮酰胺等药物减少CSF分泌，酌情选用甘露醇、速尿等。脑室穿刺CSF外引流术：CSF外引流术适用于SAH后脑室积血扩张或形成铸型出现急性脑积水经内科治疗后症状仍进行性加剧，有意识障碍者；或患者年老，心、肺、肾等内脏严重功能障碍，不能耐受开颅手术者。紧急脑室穿刺外引流术可以降低颅内压、改善脑脊液循环，减少梗阻性脑积水和脑血管痉挛的发生，可使50%～80%的患者临床症状改善，引流术后尽快夹闭动脉瘤。CSF外引流术可与CSF置换术联合应用。CSF分流术：慢性脑积水多数经内科治疗可逆转，如内科治疗无效或脑室CSF外引流效果不佳，CT或MRI见脑室明显扩大者，要及时行脑室-心房或脑室-腹腔分流术，以防加重脑损害。

(4)病变血管的处理　血管内介入治疗：介入治疗无需开颅和全身麻醉，对循环影响小，近年来已经广泛应用于颅内动脉瘤治疗。术前须控制血压，使用尼莫地平预防血管痉挛，行DSA检查确定动脉瘤部位及大小形态，选择栓塞材料行瘤体栓塞或者载瘤动脉的闭塞术。颅内动静脉畸形（AVM）有适应证者也可以采用介入治疗闭塞病变动脉。外科手术：需要综合考虑动脉瘤的复杂性、手术难易程度、患者临床情况的分级等以决定手术时机。动脉瘤性SAH倾向于早期手术（3 d内）夹闭动脉瘤；一般Hunt和Hess分级≤Ⅲ级时多主张早期手术。Ⅳ、Ⅴ级患者经药物保守治疗情况好转后可行延迟性手术（10～14 d）。对AVM反复出血者，年轻患者、病变范围局限和曾有出血史的患者首选显微手术切除。立体定向放射治疗（γ-刀治疗）：主要用于小型AVM以及栓塞或手术治疗后残余病灶。

5.颅内静脉系统血栓形成　由于本病少见，大宗病例临床治疗研究资料的报道不多，加之其临床表现、病因、病程及预后等差异又大，治疗方法上规范统一也尚待完善，但应针对具体患者予以个体化的综合治疗，包括病因、对症及抗栓等治疗，可以参阅神经科相关章节。

内分泌及风湿病 临床诊断与治疗方案

【病程观察及处理】

(一)病情观察要点

1. 有无危及生命的情况,就是需要紧急处理的问题,主要是密切观测生命体征,保证患者呼吸和循环功能处于一个相对正常的状态,为后续治疗提供保障。

2. 有无严重的潜在性疾病或合并症 合并症多且严重的患者预后往往不良,需注意潜在的疾病及合并症,并给予积极治疗。

3. 有无颅内压升高的情况及严重程度 这是临床决定内科治疗及手术治疗的一个重要依据,凡内科治疗效果不理想的颅内高压应及时行手术治疗。

4. 治疗期间应密切观察神志、生理反射和病理反射、皮肤黏膜和消化道等的出血情况,抗血小板和抗凝治疗应检测出、凝血时间等指标的变化。

(二)疗效判断与处理

1. **疗效判断** 脑梗死的治疗方法众多,但至今还没有哪一种方法或药物在国际上得到普遍公认和推荐。脑梗死的治疗应根据病情分型分期基础上的个体化治疗,疗效的判断要靠临床医生具体分析判断。脑出血同样也存在病因、病情及合并症等的差异,各种治疗方法也存在经验与开始时机的影响,其疗效也要根据病情的转归来判断。

(1)有效 患者神经功能逐渐改善,神志、定向功能逐渐好转。

(2)恶化 患者神经功能,神志、定向功能无明显改善甚至恶化。出现新的急性并发症或原有并发症加重,如颅内压增高甚至脑疝形成、血压升高、肺炎或肺水肿、吞咽困难、上消化道出血、心脏损害、急性肾功能衰竭、严重水电解质紊乱、深部静脉血栓形成与肺栓塞、继发癫痫、褥疮等,或生命体征不稳定或恶化。

2. 处理

(1)有效 应继续原来治疗方案或根据病情变化适当调整治疗方案,后期注重康复治疗。

(2)恶化 根据病情的变化或并发症的情况,制订相应的治疗方案。

1)如果颅内压增高而内科治疗效果不理想时应及时选择手术治疗,对脑梗死可施行开颅减压术和(或)部分脑组织切除术,对脑出血可行外科手术或微创血肿清除术,伴有脑积水的患者应进行脑室引流。

2)对血压升高或不稳的患者应密切监测血压,并给予相应处理。

3)早期识别和处理卒中患者的吞咽困难和误吸问题,对预防吸入性肺炎有显著作用,肺炎的治疗主要包括呼吸支持和抗生素治疗,神经源性肺水肿应针对原发的脑卒中进行病因治疗,对症治疗包括面罩吸氧、静注吗啡和速尿等。

4)卒中患者发生吞咽困难较多,治疗的目的是预防吸入性肺炎和避免因摄入不足导致的营养不良和水电解质紊乱。卒中后发生的吞咽困难一般可较快恢复。发病1周内超过一半的患者吞咽困难即可改善;发病几周之内吞咽困难恢复可达43%～86%。如果患者没有营养障碍的危险,发病最初5～7 d之内不必采用鼻饲,应权衡营养改善与插鼻胃管带来不适的利弊。如果患者存在营养障碍,可较早给予鼻饲。轻度和中度的吞咽困难一般可用鼻饲过渡。如系长期不能吞咽者,应选用经皮胃管进食。由于卒中患者的吞咽困难有较高的恢复率,故采用经皮胃管多在发病2～4周以后进行。急性脑血管病合并上消化道出血者预后差,病死率较高。

5)上消化道出血一般发生在脑血管病的急性期,有的发生在发病后数小时内。以下情况可考虑有上消化道出血的可能:①呕吐或从胃管内引流出大量咖啡色液体;②柏油样大便;③体格检查发现腹部膨隆,叩诊呈鼓音,肠鸣音低弱或消失;④血压下降,皮肤湿冷,尿少等末梢循环衰竭等表现;⑤血红蛋白下降,血浆尿素氮增高,甚至有各重要脏器功能衰竭。上消化道出血的处理包括 ①胃内灌洗:冰生理盐水 100～200 ml,其中 50～100 ml 加入去甲肾上腺素 1～2 mg 口服;仍不能止血者,将另外 50～100 ml 加入凝血酶 1 000～2 000 u 口服。对于意识障碍或吞咽困难患者,可给予鼻饲导管内注入。也可用立止血、云南白药、止血敏、止血芳酸、生长抑素等。②使用制酸止血药物:甲氰咪胍 200～400 mg/d 静脉点滴;洛赛克 20 mg 口服或胃管内注入或静脉注射。③防治休克:如有循环衰竭表现,应补充血容量;如血红蛋白低于 70 g/L,红细胞压积小于 30%,心率大于 120 次/min,收缩压低于 90 mmHg,可静脉输新鲜全血或红细胞成分输血。④胃镜下止血:上述多种治疗无效情况下,仍有顽固性大量出血,可在胃镜下进行高频电凝止血。⑤手术治疗:对于胃镜下止血仍无效时,因过多过久地大量出血危及生命时,可考虑手术止血。

6)急性脑血管病合并心脏损伤也是脑心综合征的表现之一,其发生机制尚不十分清楚,一般认为与脑部病变引起脑对心脏的调节作用紊乱、神经体液调节作用的紊乱,以及脑心血管病有共同的病理基础有关。发病早期应密切观察心脏情况,必要时行动态心电监测及心肌酶谱测查,及时发现心脏损伤,给予治疗。病因治疗:首先应积极治疗脑血管病,许多患者随着脑血管病好转,心脏损伤也逐渐缓解。减轻心脏负荷:避免或慎用增加心脏负担的药物。注意补液速度及控制补液量,快速静滴甘露醇溶液进行脱水治疗时,要密切观察心脏情况,对于高龄患者和原有心脏病患者,甘露醇用半量或改用其他脱水剂。药物治疗:如已发生心肌缺血、心肌梗死、心律紊乱或心功能衰竭等心脏损伤者,应积极进行必要的处理,以使患者安全度过急性期。

7)对于并发急性肾功能衰竭患者的治疗,首先减少甘露醇的用量或停止使用;同时避免应用对肾功能有损害的药物;控制补液量,保持出入量平衡。为促进体内水分的排出,首先应用速尿 40～100 mg 肌内注射,每日 2～4 次。如仍为少尿或无尿者,应进行透析性治疗。积极纠正水电解质和酸碱平衡紊乱。

8)具有意识障碍者水电解质紊乱的临床表现可能不明显,因而诊断水电解质紊乱主要依赖于化验检测。水电解质紊乱的处理主要包括 ①预防:病情较重和进行脱水治疗的急性卒中患者,需监测电解质及酸碱平衡情况;不能进食的患者,每日的出入量应保持平衡,入量应根据尿量进行调整(尿量加 500 ml,发热患者体温每增加 1 ℃增加 300 ml)。输液最好不用只含葡萄糖的溶液,不宜使用低渗性溶液,最好使用等渗性溶液,如生理盐水。并补充足够的钾、钠离子。进行中心静脉压和肺动脉楔压监测的应将中心静脉压保持在 5～12 mmHg,肺动脉楔压保持在 10～14 mmHg。②低钾血症:轻至中度的低钾血症(血钾 2.7～3.5 mmol/L)一般可予口服氯化钾 6～8 g/d,分 3 次口服或鼻饲。当血钾低于 2.7 mmol/L 或血清钾虽未降至 2.7 mmol/L 以下,但有严重肌无力症状或发生严重心律失常的患者,应在口服补钾的同时,予以静脉补钾。补钾用液尽可能不要使用单纯的葡萄糖溶液,以免刺激胰岛素分泌,使钾进入细胞内而使血钾降低。③低钠血症:应根据低钠的原因分别治疗。SIADH 患者主要应限制水分摄入,对成人每日应将液体限制在 500～1 000 ml 之内,直至血钠正常。CSWS 患者给予等渗盐水或高渗盐水口服和静脉补充。补盐速度不能过快,以免引起桥脑中央髓鞘溶解症。补盐速度限制在每小时 0.7 mmol/L,每天不超过 20 mmol/L。④高钠血症:限制钠的摄入,口服或鼻饲水分,严重的可给予 5%的葡萄糖溶液静滴。纠正高钠血症不宜过快,以免引起脑水肿。通过补液使血清钠降低的速度,每小时不宜超过 2 mmol/L,每 8 h 血清钠降低不超过 15 mmol/L。由继发性尿崩症引起的高钠血症,可予皮下注射血管加压素等替代治疗。

9)深静脉血栓形成(deep vein thrombosis,DVT)的危险因素包括静脉血流淤滞、静脉系统内皮损伤和血液高凝状态。脑卒中后 DVT 可出现于发病后第 2 天,高峰在 4～7 d。有症状的 DVT 发生率仅有 2%。瘫痪重、年老及心房颤动者发生 DVT 的比例更高。DVT 最重要的并发症为肺栓塞(pulmonary embolism,PE),脑卒中后约 25%的急性期死亡是由 PE 引起的。对于瘫痪程度重,长期卧床的脑卒中患者应重视 DVT 及 PE 的预防；可早期做 D-二聚体筛选实验，阳性者可进一步行多普勒超声、磁共振显影（MRI）等检查。鼓励患者尽早活动、腿抬高、穿弹性长统袜；尽量避免下肢静脉输液，特别是瘫痪侧肢体。对于有发生 DVT 及 PE 风险的患者可预防性地给予药物治疗，首选低分子肝素抗凝治疗。对于已经发生 DVT 及 PE 的患者，应进行生命体征及血气监测，给予呼吸循环支持及镇静止痛等对症治疗；绝对卧床休息、避免用力；同时采用低分子肝素抗凝治疗。如症状无缓解、近端 DVT 或有 PE 可能性的患者，应给予溶栓治疗。出血性疾病（如脑出血）或有出血倾向的患者，避免用抗凝与溶栓治疗。

10）脑卒中急性期的癫痫发作称为痫性发作。对于有痫性发作危险性的脑卒中患者，应保持气道通畅、持续吸氧、维持体温正常、纠正电解质紊乱及酸碱失衡、减轻脑水肿；但不推荐使用预防性抗痫治疗。对于脑卒中急性期的痫性发作可用抗痉治疗，孤立出现的一次痫性发作或急性期的痫性发作控制后，可以不继续长期服用抗痉药；若出现癫痫持续状态，可按癫痫持续状态的治疗原则进行处置；脑卒中发生 2~3 个月后再次发生痫性发作则应按癫痫的常规治疗方法进行长期药物治疗。

【出院后随访】

（一）出院时带药

1. 降压药物　糖尿患者合并高血压应首选 ACEI 或 ARB 类降压药，如果合并有脑血管病变 CCB 类降压药是首选的联合用药。

2. 抗血小板聚集药　对于缺血性卒中后的患者使用抗血小板聚集药物显著降低卒中再发的风险，可单独应用阿司匹林 50~150 mg/d，或小剂量阿司匹林（25 mg）加潘生丁缓释剂（200 mg）的复合制剂。有条件者、高危人群或对阿司匹林不能耐受者，可选用氯吡格雷 75 mg/d。

3. 抗凝剂　使用抗凝剂有增加颅内出血的风险，只有在诊断为房颤（特别是非瓣膜病变性房颤）诱发心源性栓塞的患者才适宜应用抗凝剂。过大强度的抗凝治疗并不安全。对已明确诊断为非瓣膜病变性房颤诱发的心源性栓塞患者可使用华法令抗凝治疗，剂量为 2~4 mg/d，INR 值应控制在 2.0~3.0 之间。如果没有监测 INR 的条件，则不能使用华法林，只能选用阿司匹林等治疗。

4. 调脂药物　以胆固醇升高为主的首选他汀类调脂药，以甘油三酯升高为主的首选贝特类调脂药；二者均升高的混合性高脂血症，可谨慎联合使用他汀类和贝特类调脂药。

(二)检查项目与周期

1. 每次就诊均应评估血压和血糖控制水平。
2. 有心脏病的患者,用华法林抗凝治疗者应监测国际标准化比(INR)。
3. 每3～6个月检测一次血脂,包括TC、TG、LDL-C、HDL-C。
4. 如果患者神志、精神、肢体运动、神经反射等有变化或恶化,应及时复查头颅影像学CT或MRI。

(三)定期门诊检查与取药

1. 控制血糖药物。
2. 降血压药物。
3. 有血脂异常,则应用调脂药物治疗。
4. 抗血小板聚集药物 阿司匹林50～150 mg/d或阿司匹林25 mg/d加潘生丁200 mg/d。
5. 抗凝治疗 房颤诱发的心源性栓塞患者,应用华法林抗凝。
6. 有冠心病和心肌梗死病史患者,接收冠心病治疗药物。
7. 大剂量叶酸、维生素B_6和维生素B_{12}能够降低血浆半胱氨酸水平。

(四)应当注意的问题

为了减少致残率,脑卒中发生后应尽早进行康复治疗,据世界卫生组织1989年发表的资料,脑卒中患者经康复后,第一年末约60%可达到日常生活活动自理,20%需要一定帮助,15%需要较多帮助,仅5%需要全部帮助;且30%在工作年龄的患者,在病后1年末可恢复工作。在欧美康复医学发达的国家,特别是美国、加拿大等,脑血管病的康复流程是:在综合医院内的脑血管病病房实施急性期脑血管病早期康复,协助临床治疗,防止继发合并症的发生。实施早期坐位能力、进食能力的训练,为离开脑血管病病房进行下一步康复打下基础。这段时间一般为7 d左右。然后患者转移到康复科作进一步康复治疗。这阶段以康复治疗为主,临床治疗为辅。康复治疗的任务是提高患者的肢体运动功能及日常生活能力,如站立平衡训练、转移训练、步行能力训练及自行进食、入厕、洗澡、整容洗漱、交流能力等训练。这段时间一般为20 d左右。绝大多数患者经过这段训练后均可达到生活能力自理,回归家庭,其中80%的转到社区医疗进行进一步康复训练。社区康复的任务是巩固已取得的康复效果,进一步提高运动功能、交流功能和日常生活能力。其中20%左右尚不能达到日常生活能力完全自理的患者,直接转到脑血管病专科康复中心进行康复治疗。其任务是让患者能达到大部分日常生活能够自理。这一般为2个月左右。这就是所谓的急性脑血管病三级康复体系。

脑卒中的复发相当普遍，卒中复发导致患者已有的神经功能障碍加重，并使死亡率明显增加。首次卒中后 6 个月内是卒中复发危险性最高的阶段，有研究将卒中早期复发的时限定为初次发病后的 90 d 内，所以在卒中首次发病后有必要尽早开展二级预防工作。二级预防的主要目的是为了预防或降低再次发生卒中的危险，减轻残疾程度。针对发生过一次或多次脑血管意外的患者，通过寻找意外事件发生的原因，治疗可逆性病因，纠正所有可干预的危险因素，在中青年（<50 岁）患者中显得尤为重要。卒中复发的相关危险因素，包括不可干预的危险因素与可干预的危险因素两方面，可干预的危险因素又分为生理学危险因素如高血压、糖尿病、高脂血症、心脏病、高半胱氨酸血症等和行为学危险因素如吸烟、酗酒、肥胖、抑郁等。

【预后评估】

脑卒中的预后与病变的部位、性质、程度密切相关，也与合并症与并发症的发生有关，治疗时机、方案的选择以及康复治疗也影响患者的预后。

（卫国红　李延兵）

第十四节　糖尿病下肢血管病变

【概述】

在糖尿病周围血管病变中，以下肢动脉疾病多见，其中又以闭塞性动脉硬化症最为重要，病因上多为全身血管粥样硬化的下肢血管表现，最常见的是膝关节以下动脉病变。由于血供障碍而引起下肢发凉、麻木和典型的间歇性跛行，即行走时发生腓肠肌麻木、疼痛以至痉挛，休息后消失，再走时又出现，严重者可持续性疼痛，下肢动脉尤其是足背动脉搏动减弱或消失。如动脉管腔完全闭塞时可产生坏疽。与糖尿病周围神经病变及微循环障碍合并存在使下肢血管病变的发生率更高，症状不典型，治疗效果也不理想。下肢静脉也可发生血栓形成或静脉曲张溃疡等病变。

内分泌及风湿病 临床诊断与治疗方案

【诊断步骤】

(一)病史采集要点

1. 起病情况　下肢病变的起病情况、病程及诊治经过。

2. 主要临床表现　根据疾病进展可分为四期。第一期为轻微症状期,患者有患肢轻度发凉感,或轻度麻木,活动后易感疲乏,患者下肢动脉不完全闭塞或者虽有下肢动脉硬化闭塞,但侧支循环建立比较丰富。第二期为间歇性跛行,为闭塞性动脉硬化症的特征性症状,小腿的症状比大腿重,典型的主诉是肌肉疼痛、痉挛及疲乏无力,必须停止活动或行走,休息数分钟后症状逐渐缓解。第三期为静息痛,因为严重的动脉病变和侧支循环血管形成不足,使患者在休息时也感疼痛、麻木和感觉异常。静息痛常发生于动脉栓塞后。第四期为坏死期,如病情进一步加重,则在慢性缺血性营养改变的基础上发生肢端溃疡或坏疽,坏死多发生在侧支循环差的足尖部或受压部。

3. 既往病史　糖尿病病程、血糖控制水平,血脂水平及治疗情况,高血压病史、治疗方案及控制水平,其他血管病变情况,吸烟饮酒史及家族史。

(二)体格检查要点

闭塞性动脉硬化症的体征早期是足背动脉或踝部胫后动脉搏动减弱,严重者搏动消失,进一步发展腘动脉、股动脉的搏动也不能触及,但极少累及髂总动脉。

闭塞血管远端的下肢皮肤发凉、温度降低,肢端皮肤苍白,静脉充盈时间和皮肤色泽恢复时间均延迟。到病变后期出现组织营养障碍,如足趾冰凉、发绀、趾甲增厚、变形、溃疡、坏死等。局部血管的杂音多发生于高度狭窄的部位。

下肢静脉血栓全身症状多不明显,偶有脉率增快,深静脉病变可引起疼痛,局部压痛,较典型的表现为单侧的受累肢体远端突发性肿胀,血栓性静脉炎可有体温升高,脉率增快,发生在表浅静脉时局部有红肿热痛等炎症表现。

(三)门诊资料分析

糖尿病病情的严重性分析,糖尿病的病程、药物治疗方案,既往血糖和糖化血红蛋白的水平。

高血压病程、治疗方案、血压控制水平。

心脑血管等其他大动脉疾病情况及治疗方案。

血脂紊乱的情况、药物治疗方案及控制水平。

(四)进一步检查项目

下肢血管病变可行踝动脉-肱动脉血压比值(ABI)、多普勒超声血流检查、经皮氧分压、动脉造影检查。

1. 踝动脉-肱动脉血压比值（ABI） 是非常有价值的反映下肢血压与血管状态的指标，正常值为 1.0～1.4，＜0.9 为轻度缺血，0.5～0.7 为中度缺血，＜0.5 为重度缺血，如果踝动脉收缩压过高（大于 200 mmHg）或 ABI≥1.5，则应高度怀疑患者有下肢动脉硬化性闭塞，此时，应测定足趾的血压。

2. 多普勒超声血流检查 可检查下肢大中血管的血液循环情况，为无创性检查，可显示动脉结构及功能异常：动脉内膜不光滑、管壁增厚，管腔不规则，局部狭窄、管腔内血栓形成，血管走行迂曲，收缩期峰值流速增加、狭窄远端血流减慢，但对微血管的血流情况无法检查。

3. 经皮氧分压测定（$TcPO_2$） 反映微循环状态，也能反映周围动脉的供血情况，正常人足背皮肤氧张力＞40 mmHg，小于 40 mmHg 则提示周围血液供应不足。

4. 磁共振血管造影（MRA） 对大血管能显示良好的图像，MRA 技术可不用注射顺磁质造影剂使血管显影。联合使用顺磁质造影剂可以增强血管内信号，提高图像质量。

5. 高速螺旋 CT 进行 3～5 mm 薄层扫描后经三维重建，可以得到动脉的立体图像，称为 CTA。

6. 动脉造影检查 为检查下肢血管病变的金标准，且可进行介入治疗开通闭塞的大血管，但为有创检查，需要用造影剂，在糖尿病伴肾功能不全的患者应慎用。

【诊断对策】

（一）诊断要点

糖尿病患者出现下肢缺血的临床表现，体检下肢血管搏动减弱或消失，辅助检查异常，下肢血管造影可确诊糖尿病下肢血管病变。

（二）鉴别诊断要点

1. 糖尿病闭塞性动脉硬化症与其他疾病的鉴别

（1）血栓闭塞性脉管炎 多见于中青年男性，主要累及四肢中、小动脉，上肢动脉受累远较动脉硬化性闭塞症多见，30% 的患者发病早期小腿部位反复发生游走性血栓性静脉炎。指端发生坏疽的几率较高。

（2）多发性大动脉炎 多见于青年女性，虽然下肢缺血，但很少发生静息痛、溃疡和坏疽。

（3）动脉栓塞 一般有房颤病史，突发下肢剧烈疼痛，皮肤苍白，动脉搏动消失,迅速出现肢体运动神经麻痹、感觉迟钝和坏疽,发病前无间歇性跛行。

(4)腰椎间盘脱出的症状与动脉硬化性闭塞症早、中期相似,但下肢动脉搏动正常。

(5)髋关节炎或膝关节炎　患者行走时腿部常感觉疼痛,但休息时症状不一定缓解,下肢动脉搏动正常。

(6)雷诺病　是由于血管内皮细胞的功能异常导致末梢血管对寒冷、情绪压力等刺激出现过度的反应,病程长且严重者可以出现指尖的坏疽,本病多见于20～40岁的女性,起病缓慢,逐渐加重,可有手脚发冷、发凉、干燥和苍白,患者血糖往往正常。

2. 糖尿病下肢静脉血栓形成、血栓性静脉炎与其他疾病的鉴别

(1)急性动脉栓塞　肢体无肿胀,受累动脉搏动消失。

(2)急性淋巴管炎　受累肢体肿胀,但浅静脉不怒张。

(3)淋巴水肿　起病缓慢,无色素沉着和溃疡,足背和足趾肿胀明显,浅静脉不怒张。

3. 下肢静脉曲张与其他疾病的鉴别

(1)原发性下肢静脉瓣膜关闭不全与静脉曲张密切联系,大隐静脉曲张的患者约有66%同时伴有深静脉瓣膜关闭不全,原发性下肢静脉瓣膜关闭不全的基本表现也是静脉曲张,所不同的是伴有小腿水肿、明显的酸胀甚至疼痛。

(2)深静脉血栓形成及其后遗症有肢体突然肿胀的病史,肿胀程度重、范围大,无损伤检查发现深静脉血流受阻,上行性深静脉造影发现深静脉充盈缺损。

(3)先天性动静脉畸形往往动静脉同时受累,即常合并不同程度的动静脉瘘,可以扪及曲张静脉的搏动,在患肢上听到杂音。CT、MRI和血管造影扫描,可以发现异常走向和分布的血管组织。

(三)临床类型

1. 糖尿病闭塞性动脉硬化症　主要是动脉粥样硬化斑堵塞血管腔,动脉壁中层及内膜钙化,在病理上很难与非糖尿病动脉硬化相区别,但从临床和流行病学方面比非糖尿患者发病率高,发病年龄早,病变进展快,病变范围广,下肢病变重于上肢,又因合并周围神经病变而下肢受伤后不易及时发现而导致严重感染甚至足坏疽。糖尿病患者可能累及腘动脉以下的动脉而足部动脉通畅,这使得远端的动脉重建有可能成功,膝关节以上的动脉较少累及,这些动脉又可以在动脉旁路手术时被用作流入道来源。

2. 糖尿病下肢静脉血栓形成和血栓性静脉炎　在临床上并不少见,只是因为

小静脉炎或小血栓形成,常无临床表现而被忽视,多见于足底静脉、胫后静脉和大隐静脉。尤其是糖尿病长期卧床、手术、静脉输液治疗的患者更易发生,栓子脱落可造成肺栓塞而危及生命。

3. 糖尿病下肢静脉曲张与溃疡　病理上与非糖尿病下肢静脉曲张很难区别,但并发溃疡后很难愈合。由于长期静脉血液瘀滞,小腿特别是下 1/3 及踝部的皮肤及皮下组织发生营养不良,相继出现水肿、萎缩、湿疹及慢性溃疡。

【治疗对策】

(一)治疗原则

在积极治疗糖尿病、高血压、血脂紊乱的基础上,采用手术或非手术方法改善下肢血液循环和血管再通治疗。在决定治疗方案时必须要考虑的三项基本原则是:①所有的糖尿病足患者均需要被评估是否有缺血;②纠正中度的缺血会促使受损的足溃疡愈合;③只要有可能,应该考虑行动脉重建手术来恢复正常的动脉压,使得血液能够到达靶组织。这三项原则就形成了糖尿病患者与非糖尿病患者血管重建手术方面的关键不同之处。对糖尿病患者特别要注意的是,要重视正常的动脉搏动及其足底压力等体征的改变。

(二)治疗计划

1. 非手术治疗

(1)积极治疗糖尿病　糖尿病合并严重的下肢血管病变应使用胰岛素良好地控制血糖。控制目标详见本章第一节。

(2)高血压药物　应良好控制血压,糖尿病合并高血压的治疗详见相关章节,但注意β受体阻滞剂对周围血管的不良影响,严重周围血管病变应慎用。

(3)调脂药物　糖尿病患者多合并有血脂紊乱和下肢动脉粥样硬化,应根据血脂紊乱情况和水平选用调脂药物,使血脂恢复正常。

(4)抗凝药物　降低血液的凝固性,预防和治疗血栓闭塞性疾病。禁用于出血性疾病或有出血倾向、维生素 K 或维生素 C 缺乏症、肝肾功能严重不全、高血压尚未控制、溃疡出血或肺病咳血等。常用的是肝素和低分子肝素,因低分子肝素的副作用较肝素小而目前临床多选用。其他还有华法林。

(5)抗血小板治疗　用于防治动脉闭塞性疾病,也用于静脉血栓形成,阿司匹林、潘生丁、低分子右旋糖酐、噻氯匹啶等。

(6)溶栓治疗　急性血栓闭塞性疾病的溶栓治疗效果较理想,关键是早期用药,最好 3 d 内用药,溶血栓药物可以经导管直接用于病变部位,以提高疗效、减少不良反应。常用的药物有链激酶、尿激酶、基因重组人组织型纤溶酶原激活物(TPA)等。

(7)血管扩张药　动脉闭塞性和血管痉挛性疾病的扩血管药物治疗作用有限,但对糖尿病微血管病变有效。常用的有前列腺素 E_1、前列环素 I_2、西洛他唑等,其他降纤维蛋白药、活血化瘀中药如丹参、川芎、葛根素等也有一定扩血管、降低血黏度和改善微循环的作用。

2. 血管腔内治疗　只用于动脉损伤区域比较短的患者。

(1)经皮腔内球囊扩张血管成形术(PTA)与血管腔内支架术　以球囊的扩张力分离狭窄的硬化内膜壳,同时撑扩血管中膜以扩大狭窄的管腔,适用于动脉粥样硬化、多发性大动脉炎、纤维肌发育不良所致的局部狭窄、以及动脉吻合口狭窄等。PTA 术后远期可能再狭窄,血管腔内植入支架可减少再狭窄的发生率。

(2)动脉硬化斑块机械性切除术　用旋切刀切除粥样硬化斑块,激光血管成形术是利用激光的热能、光能、电机械能和光化学能对硬化斑块进行切割。这些技术与 PTA 以及血管腔内支架成形技术结合使用。但存在血栓再形成的问题,影响其长期疗效。

(3)低频高能超声治疗　血栓和斑块再声波的作用下可分裂成小到不足以影响远端血运的碎屑。此技术可以用来治疗动脉和静脉内的血栓或栓子,但有一定的再狭窄率和血栓再形成的问题存在。

3. 手术治疗　包括人工血管或自体静脉旁路移植术、动脉内膜剥脱术等血管再通术。

(三)治疗方案的选择

1. 动脉硬化性闭塞症　非手术治疗包括:①戒烟,是动脉硬化性闭塞症首要的治疗措施;②步行锻炼,可增加侧支循环的建立,也可使 PTA 或旁路手术的血管维持长期通畅;③加强足部护理,避免下肢缺血性溃疡和坏疽;④药物治疗,主要针对早、中期的动脉硬化性闭塞症或合并有微循环障碍的患者或者无法耐受手术的患者,但药物对大血管的硬化性闭塞症效果较差;⑤血管腔内介入治疗,在糖尿病患者中的长期疗效尚有待观察,再狭窄的发生率也较高。

手术重建血供是挽救濒危肢体的有效手段,严重影响生活质量的间歇性跛行、静息痛以及下肢溃疡和坏疽,应考虑手术,但应评估糖尿病下肢的微血管病变严重程度,因存在微循环障碍以及硬化性闭塞多为弥漫性病变,其疗效可能低于非糖尿病患者,在关注大血管病变的时候要兼顾微循环障碍。但血管重建之后,血管再通率和肢体获救率在糖尿病和非糖尿病患者之间并无差异,糖尿病足国际临床指南建议糖尿病不能作为拒绝该疗法的理由。手术方法包括：①动脉旁路手术，术前应了解患者的全身情况，对患者心、肺、肾等重要脏器功能要求高，但旁路血管远期通畅率较其他治疗方法高，手术结束后应立即观察患肢皮肤色泽和温度变化，了解患肢动脉搏动是否恢复，流出道动脉搏动是旁路血管通畅的可靠标志；②血栓内膜切除术，适用于短段动脉硬化闭塞的患者，长段血栓内膜切除后容易继发血栓；③静脉动脉化，仅适用于无流出道严重静息痛的患者，术后易发生患肢水肿，易使干性坏疽变为湿性坏疽，患肢有坏疽的慎用；④截肢术，适用于患肢有大片坏疽而内科保守治疗无效者，因糖尿病下肢血管病变往往弥漫，截肢平面明显高于坏疽平面。也可选择血管腔内介入治疗。

2. 静脉血栓形成和血栓性静脉炎　急性期主要选择药物治疗，下肢深静脉血栓形成一般不必手术取栓，而股静脉则常需手术取栓，单纯髂股静脉血栓形成取栓术的效果比较好，下腔静脉滤网有预防肺栓塞的作用。慢性期的治疗主要是物理方法，选择手术时必须严格掌握适应证，手术方式有大隐静脉耻骨上转流移植术等。

3. 静脉曲张　保守治疗主要是穿弹力袜外部加压；局部轻度静脉曲张或者手术后残留的静脉曲张可用硬化剂注射治疗，常用的硬化剂有5%的鱼肝油酸钠、3%的十四羟基硫酸钠和5%的油酸乙醇胺溶液；手术治疗的目的是去除曲张静脉和防止复发，最适宜的方法是大隐静脉或者小隐静脉高位结扎和小切口曲张静脉分段拉除（剥脱）术。

【病程观察及处理】

(一)病情观察要点

1. 患肢皮肤的色泽、温度，水肿、疼痛感。治疗有效色泽红润，皮温恢复正常或接近正常，如果皮温过高是存在感染的表现，静脉疾病多有下肢水肿，治疗有效静脉回流改善则水肿减轻或消失，糖尿病患者同时存在下肢的周围神经病变，治疗有效疼痛感觉会恢复，患者疼痛加重，必要时给予镇痛治疗。

2. 溃疡或坏疽的面积、深度，分泌物的颜色、味道。治疗有效溃疡或坏疽的面积缩小、深度变小，创面清洁逐渐有肉芽组织生长，创面的分泌物颜色逐渐变清亮，臭味减轻。

3. 患肢动脉搏动。患肢动脉搏动恢复是血管再通的可靠标志，如果不能扪及搏动则说明血管未通或再堵塞。

(二)疗效判断与处理

1. 有效　血管再通，血液循环恢复，动脉搏动存在，血管多普勒超声显示血流信号,否则为无效。

2. 处理　如有效,应服用抗凝血药和(或)抗血小板药以防远期再阻塞;如果无效,根据患者全身状况和病变特点选择手术或介入治疗,如不能耐受则选择药物保守治疗。

【出院后随访】

(一)出院时带药

糖尿病下肢血管病变的患者往往病程较长,可能存在其他合并症或并发症,因此出院时除了应带降糖药、降压药和调脂药等外,应带抗凝、抗血小板、扩张血管的口服药物。

(二)检查项目与周期

糖尿病合并高血压应每次随访中测量血压,建议在家多次监测血压及血糖。每3个月复查一次GHbA1c,每6~12个月复查一次血脂,其他并发症或合并症的检查详见相关章节。

糖尿病下肢血管的检查应每年1次,如果有病变应每年2次以上,如果下肢有临床症状或足部溃疡坏疽,应即时检查下肢血管。如果有用抗凝、抗血小板药物,应每3~6个月检查一次出凝血功能,如果有出血表现应即时检查。

(三)定期门诊检查与取药

糖尿病及其并发症与合并症多为终身性疾病,应定期门诊取药与检查,根据检查结果和临床症状体征的改变调整治疗方案。

(四)应当注意的问题

糖尿病下肢血管病变多为缺血性病变,多需要长期抗凝血、抗血小板治疗,患者存在出血风险,还有一部分患者即使应用抗凝抗血小板治疗仍有外周血管再梗塞或狭窄的风险。应注意评估药物的不良反应和疗效,权衡利弊,合理治疗。

【预后评估】

糖尿病大血管病变多与微血管病变合并存在,而且多为全身性大血管包括心脑血管、肾动脉、主动脉等病变,而且病变呈弥漫性分布,因此治疗效果较非糖尿病患者差,而且因为糖尿病对全身多器官的损害,对手术的耐受性降低,整体疗效并不理想。

(卫国红　李延兵)

第十五节 糖尿病足

【概述】

糖尿病足(diabetes foot)根据WHO定义是指与下肢远端神经异常和不同程度的周围血管病变相关的足部(踝关节或踝关节以下的部分)感染、溃疡和(或)深层组织破坏。它是糖尿病下肢在神经病变、血管病变的基础上合并皮肤完整性的破坏、继发感染的结果。患者从皮肤到骨与关节各层组织均可受累,严重者可发生局部或全足坏疽,需要截肢。糖尿病足溃疡与坏疽是糖尿病患者致残致死的重要原因,是许多国家非外伤截肢的首位原因。西方国家中,5%～10%的糖尿病患者有不同程度的足溃疡,截肢率为1%。糖尿病患者的截肢率是非糖尿病患者的15倍。糖尿病足溃疡使患者生活质量严重下降,而且治疗相当困难,治疗周期长,医疗费用高。国内1992年回顾性调查糖尿病足占住院糖尿病患者的12.4%,截肢率为7.3%,近年来有增加趋势。糖尿病足病变是可防可治的。保守治疗如获得成功,可以大大减少医疗费用,瑞典的资料表明节省了80%的截肢费用。处理糖尿病足的目标是预防足溃疡的发生和避免截肢。加强对有危险因素的足的预防性保护,可以避免截肢。

【诊断步骤】

(一)病史采集要点

1. 起病情况　糖尿患者仅合并外周血管病变和神经病变而无皮肤完整性的破坏一般很少发生糖尿病足部溃疡感染,但已经存在足部的保护性感觉及血供营养障碍,问诊应重点了解足部损伤的诱因及原因、溃疡及感染起病时间、发展过程、诊疗经过。

2. 临床情况　糖尿病足根据病因和病变性质可分为神经性、缺血性和混合性。应该了解糖尿病神经病变和外周血管病变的情况,糖尿病周围神经病变多呈袜子或手套样分布,从远端逐渐向近端发展,可以有感觉减退、感觉过敏或异常感觉,而感觉减退甚至消失对糖尿病足的危险最大,从而使足不能对一些损害因素进行调整,血管病变会引起下肢的血液营养障碍及细胞防御功能减退,对损伤的修复作用减退。80%以上的糖尿病足患者至少合并一种糖尿病慢性并发症,因此也要重点了解其他糖尿病慢性并发症的情况。

3. 既往情况(危险因素) 有下列危险因素者容易发生糖尿病足的溃疡和坏疽,应充分仔细地了解,以便有针对性地采取有效的防治处理措施。足溃疡的既往史;神经病变的症状(足的麻木、感觉触觉或痛觉减退或消失)和(或)缺血性血管病变(运动引起的腓肠肌疼痛或足发凉);神经病变的体征(足发热、皮肤不出汗、肌肉萎缩、鹰爪样趾、压力点的皮肤增厚)和(或)周围血管病变的体征(足发凉、皮肤发亮变薄、脉搏消失和皮下组织萎缩);糖尿病的其他慢性并发症(严重肾衰竭或肾移植、明显的视网膜病变);神经和(或)血管病变并不严重但有严重的足畸形其他的危险因素,如视力下降,影响了足功能的骨科问题如膝、髋或脊柱关节炎,鞋袜不合适等;个人的因素,如社会经济条件差、老年或独自生活、拒绝治疗和护理等。

(二)体格检查要点

1. 足部病变情况 一般的体格检查很难判定足部病变的确切范围及程度,局部感染的征象包括红肿热痛和触痛,但这些体征可以不明显甚至缺乏,更可靠的感染表现是脓性分泌物、捻发音或深部窦道。一般实际溃疡感染范围远大于看到的创面,必要时需要用探针探查病变范围。根据足部病变的程度有不同的分级方法,目前被广泛应用的分级方法是 Wagner 分级,根据病变的严重程度分 0~5 级共 6 级。

表 1-19 糖尿病足的 Wagner 分级法

分级	临床表现
0级	有发生足溃疡的危险因素,目前无溃疡
1级	表面溃疡,临床上无感染
2级	较深的溃疡,常合并软组织炎,无脓肿或骨的感染
3级	深度感染,伴有骨组织病变或脓肿
4级	局限性坏疽(趾、足跟或前足背)
5级	全足坏疽

近年来为了更好地评估糖尿病足的分级与判断预后,美国 TEXAS 大学制定了新的糖尿病足分级分期标准,该分类方法评估了溃疡的深度、感染和缺血的程度,考虑了病因与程度两方面的因素。

表 1-20 TEXAS 大学糖尿病足分级分期方法

分级	分期
1 足部溃疡病史	A 无感染、无缺血
2 表浅溃疡	B 合并感染
3 溃疡深达肌腱	C 合并缺血
4 溃疡累及骨和关节	D 有感染和缺血

2. 神经病变 神经系统的检查主要是为了了解患者是否仍存在保护性感觉,较为简单的方法是采用 10 g 尼龙丝检查法,利用音叉检查振动觉,皮肤温度的检查(详见糖尿病神经病变章节),双下肢及足部皮肤温度的不同可能因为双侧血供障碍的程度不同,如果溃疡侧的皮肤温度高于对侧提示溃疡面存在感染。

3. 周围血管检查 主要是为了了解下肢和足部大血管的血液循环情况,触诊足背动脉和(或)胫后动脉的搏动,动脉搏动消失往往提示患者有严重的大血管病变,需要进行进一步检查或密切监测。

(三)门诊资料分析

1. 糖尿病患病情况 糖尿病的病程、治疗方案、血糖控制水平。

2. 足部溃疡或坏疽的发病情况,在外院的诊治经过,已做的辅助检查及应用的药物及疗效。

3. 糖尿病慢性并发症 糖尿病足的患者往往合并有其他糖尿病慢性并发症,应注意搜集既往已经诊断的糖尿病慢性并发症及治疗情况。

4. 糖尿病合并症 糖尿病足患者的大血管病变往往是全身性和弥漫性的,需搜集分析患者既往诊断的高血压、冠心病、脑血管病等合并症及治疗情况。分析患者的血压水平、心电图、超声心动图、脑电图等资料。

(四)进一步检查项目

1. 紧急检查 入院后应急查血常规、血糖、酮体、电解质及尿常规,创面分泌物的细菌、厌氧菌和真菌培养及药物敏感试验。

2. 糖尿病足的检查 足部的 X 线检查以了解病变的程度和范围,局部软组织内的气体说明存在感染,见到骨组织被侵蚀,说明有骨髓炎,另外也可以发现足部骨骼的畸形及骨关节病变。

3. 下肢血管的检查 踝动脉-肱动脉血压比值(ABI)是非常有价值的反映下肢血压与血管状态的指标,正常值为 1.0~1.4,小于 0.9 为轻度缺血,0.5~0.7 为中度缺血,小于0.5为重度缺血,如果踝动脉收缩压过高(大于200 mmHg)或ABI大于1.5,则应高度怀疑患者有下肢动脉的硬化性闭塞,此时应检测足趾的压力。下肢血管的彩色多普勒超声可显示动脉结构及功能异常,此检查为无创性,且经济、方便,糖尿病足患者应常规进行此检查,一方面可以评估血管病变的严重程度,也可以为下一步的治疗方案提供资料。如果患者需行血管再通治疗则需在手术前行血管造影检查。

4. 周围神经的检查　利用皮肤温度测定仪如红外线皮肤温度测定仪可以定量测定下肢皮肤的温度觉,这种仪器体积小,测试方便、快捷、准确性和重复性均较好。可以用仪器检测足部不同部位的压力,以了解患者有无足部压力异常。神经肌电图检查为非侵袭性且重复性比较好的客观定量检查方法,可以在临床症状出现前即已发现异常,既可以早期诊断,也可用于临床疗效的评估。

5. 糖尿病其他慢性并发症和合并症的检查　糖尿病的血管病变和神经病变往往是全身性的,因此要注意心脑血管病变的检查以及微血管病变如肾病、视网膜病变的检查。

【诊断对策】

(一)诊断要点

糖尿患者在神经病变和周围血管病变基础上出现足部的溃疡或坏疽,即可诊断为糖尿病足。在诊断了糖尿病足后需要恰当地评估病变的严重程度,包括感染的范围与程度,周围神经病变和下肢血管病变的程度,以制订合理的治疗方案。

(二)鉴别诊断要点

糖尿病足部坏疽需要与其他原因引起的足部坏疽相鉴别。

1. 闭塞性动脉硬化症　是由于下肢动脉硬化、管腔狭窄或闭塞造成,多见于50岁以上中老年人,起病较慢,临床症状多有肢端发凉、肢体萎缩和间歇性跛行等肢体缺血表现,而不伴有明显的神经感觉减退表现,可以没有糖尿病史。血管影像学检查可以明确诊断。

2. 血栓闭塞性脉管炎　是由于下肢血管的炎症伴血管内血栓形成造成管腔闭塞,多见于青壮年男性尤其有长期吸烟史者,病情进展较快,多见于指趾端及下肢,临床症状有肢端发凉、间歇性跛行、下肢明显的静息痛,多为湿性坏疽,年轻患者的血糖多正常。

3. 动脉栓子性坏疽　多因心内膜炎或脓毒血症的炎症或坏死组织脱落形成栓子,随血流进入下肢血管并阻塞血管,多见于中老年人,起病较突然,可见于四肢尤其是下肢,临床症状可为突然发生进展迅速的下肢发凉、剧痛、肌肉痉挛及下肢皮肤颜色的青紫等,如不及时处理可于1~2 d内发展成干性坏疽。

4. 雷诺病坏疽　是由于血管内皮细胞的功能异常导致末梢血管对寒冷、情绪压力等刺激出现过度的反应,病程长且严重者可以出现指尖的坏疽,本病多见于20~40岁的女性,起病缓慢,逐渐加重,可有手脚发冷、发凉、干燥和苍白,患者血糖往往正常。

(三)临床类型

糖尿病足溃疡可按照病变性质分为神经性、缺血性和混合性。

1. 神经性溃疡　神经病变在病因上起主要作用,血液循环相对正常,患者的主要临床表现是神经感觉障碍如足部的麻木和感觉减退消失,皮肤色泽和动脉搏动基本正常。可发生神经性溃疡,病变部位多在足底,典型的溃疡部位是趾骨头、拇趾与足跟,周围多环绕胼胝,足底溃疡可呈环形,可深达组织或关节。主要是因为足底的保护性感觉缺失,不能对损伤做出防御性反应,这种溃疡因血液供应基本正常,治疗效果较缺血性好,截肢率相对较低。

2. 缺血性溃疡　单纯缺血而无神经病变的溃疡相对较少,如果仅有缺血病变而神经感觉正常,一般会对损伤做出反应而不会发生溃疡,患者足背动脉搏动消失,皮肤色泽灰暗,肢端发冷,可有间歇性跛行或静息痛,而一旦溃疡形成,则因血液循环障碍而不易愈合,治疗效果较差,截肢率较高。

3. 混合性(神经-缺血性)溃疡　是国内最常见的类型,既有感觉减退导致的保护性反射缺失,也有血液循环障碍导致的营养和抵抗力的减退。溃疡多位于神经病变和血管病变相对严重的足部边缘,多见于大拇趾、第1趾骨头正中、第5趾骨外侧和跟骨。

【治疗对策】

(一)治疗原则

1. 尽早诊断,及时治疗。
2. 良好控制血糖、血压、血脂等基础病变。
3. 根据病变的严重程度和临床类型,制订合理的治疗方案。
4. 改善血液循环、抗凝治疗。
5. 营养神经治疗。
6. 抗感染治疗,包括全身用药和局部清创治疗。
7. 内科治疗效果不理想,可以考虑外科治疗。

(二)治疗计划

1. 基础治疗

(1)控制血糖　高血糖可降低机体的免疫功能,易发生感染,且感染不容易控制。在糖尿病足感染溃疡时应选择胰岛素控制血糖,应争取使血糖降至理想范围,如果患者年龄较大,对低血糖的反应减退,应适当放宽血糖控制标准,营养不良的患者应适当加强营养,如果有低蛋白血症应适当增加饮食中的优质蛋白比例(动物蛋白为主)。

(2)控制血压　良好控制血压可以延缓周围血管的硬化狭窄,但需注意β受体阻滞剂对外周血管的不良影响,应尽量避免使用。

(3)控制血脂　控制血脂可以延缓血管的粥样硬化,应使用调脂药物控制血脂。

2. 特异治疗

(1)改善血液循环　对于血管阻塞不是非常严重或没有手术指征者,可以采用内科保守治疗,应用扩张血管、活血化瘀、抗血小板和抗凝药物改善循环功能,目前常用的扩血管药物有前列地尔、己酮可可碱、罂粟碱、甲磺酸酚妥拉明等,可以扩张外周血管,降低外周血管阻力,改善血液循环。抗血小板药物有阿司匹林、双嘧达莫、西洛他唑、盐酸噻氯匹定、盐酸沙格雷酯等,可以抑制血小板聚集,其中双嘧达莫还有扩张外周血管作用。抗凝药物有肝素、低分子肝素、华法林等。降纤药物有精制蝮蛇抗栓酶、蚓激酶、降纤酶、东菱迪芙等,通过降低纤维蛋白原,增加血液流动性,防止血栓形成,改善血液循环。如果患者有严重的周围血管病变,应尽可能行血管重建手术,如血管置换、血管成形或血管旁路术。坏疽患者在休息时有疼痛及广泛的病变不能手术改善者才考虑截肢。

(2)营养神经　可选择维生素 B_1、维生素 B_{12},甲钴氨酸等神经营养素。其他药物有醛糖还原酶抑制剂,神经节苷脂,抗氧化剂维生素 E、维生素 C 等(详见糖尿病神经病变章节)。

(3)抗感染治疗　糖尿病足感染往往是混合性感染,而且局部的抵抗力降低,应加强抗感染治疗。在病原学未明确前应选用广谱抗生素或联合应用针对不同细菌的抗生素,在病原菌明确后改用敏感抗生素治疗。糖尿病足合并厌氧菌感染的几率较大,应进行厌氧菌的培养和应用抗厌氧菌的治疗。

(4)局部坏疽的治疗　可分为三个阶段,在早期应以全身治疗为主,局部保持引流通畅,不宜急于大面积清创,待全身和局部循环及微循环改善,炎症控制和并发症纠正后再进行处理。在患者一般情况好转后再清除坏死组织。待坏死组织逐渐清除,此时重点是应用表皮生长因子等药物促进局部肉芽组织的新生。

(5)手术治疗　手术治疗包括溃疡及感染骨骼的清创,一般需多次清创。如果创面较大难以愈合者需做植皮手术。对于下肢大血管闭塞或严重狭窄者,需进行血管重建或置换手术,以恢复下肢血运。

(三)治疗方案的选择

1. 神经性足溃疡的治疗　处理的关键是通过特殊的改变压力的矫形鞋子或足的矫形器来改变患者足的局部压力。根据溃疡的深度、面积大小、渗出多少,以及是否合并感染来决定溃疡的换药次数和局部用药。采用一些生物制剂或生长因子类药物治疗难以治愈的足溃疡,适当的治疗可以使90%的神经性溃疡愈合。足溃疡愈合后,患者仍处于再发生溃疡的危险中。应加强教育,教会患者如何保护足,学会选择适合自己的鞋袜,定期看足医等。

2. 缺血性病变的治疗　对于血管阻塞不是非常严重或没有手术指征者,可以采取内科保守治疗,静脉滴注扩血管和改善血液循环的药物。如果患者有严重的周围血管病变,应尽可能行血管重建手术,如血管置换、血管成行或血管旁路术。坏疽患者在休息时有疼痛及广泛的病变不能手术改善者,才考虑截肢。

【病程观察及处理】

(一)病情观察要点

1. 监测血糖、血压、血脂的控制水平。
2. 监测血白细胞的水平,如果创面存在时间较长,治疗中需再做创面的病原学培养,以了解有无新的细菌感染,并根据药敏结果相应调整或联合使用抗生素。
3. 观察下肢动脉的搏动、皮肤温度和颜色的改变,周围神经感觉的改变。
4. 观察溃疡创面和坏疽的变化。

(二)疗效判断与处理

1. 治疗后下肢神经感觉和血运改善,溃疡没有继续发展,可继续原来治疗方案,创面有新生肉芽组织生成,有可能逐渐愈合。
2. 治疗后创面已无感染坏死组织,但肉芽组织没有继续生成,创面可能难以自愈,可考虑对创面植皮。
3. 如下肢动脉闭塞,内科治疗效果不理想,可考虑血管重建手术以恢复下肢血运。
4. 如果创面较大,感染严重而抗感染治疗效果不理想者可行截肢治疗,但因存在下肢的血管病变,实际截肢平面要高于感染平面,在术前应检查下肢血管病变的情况以确定截肢平面。

【出院后随访】

(一)出院时带药

1. 控制血糖、血压、血脂的药物。

2. 根据溃疡创面情况带抗生素、创面局部换药物品。

3. 针对糖尿病神经病变和血管病变的药物,如营养神经、改善循环和抗凝药物。

4. 其他并发症和合并症的治疗药物。

(二)检查项目与周期

1. 每天应检查足部皮肤有无溃破,每次穿鞋前应确认里边没有异物。

2. 经常监测血糖、血压、血脂控制水平,监测频度根据控制水平而定,控制不理想时应增加监测的频度。

3. 每3~6个月复查下肢神经病变和血管病变的情况。

(三)定期门诊检查与取药

1. 坚持规律服用控制血糖、血压、血脂药物,定期复查,根据结果适当调整治疗方案。

2. 每次就诊时应评价血糖、血压控制水平,测量血压。

3. 如有血脂异常,在开始药物治疗后6~8周复查,如果达到治疗目标,可每4~6个月复查一次。如未达标需要增加剂量、联合用药或换药,仍需每6~8周复查一次。

4. 糖尿病足的随访频度应根据病情的类型和程度而定,足底有溃疡的患者复诊应勤些,可1~3周复查一次,足部感觉缺失的患者可以每3个月复诊一次。

5. 有糖尿病周围神经病变和外周血管病变的患者,应长期应用抗凝、改善循环和营养神经的药物,每3~6个月应检查下肢神经病变和血管病变情况。

(四)应当注意的问题

糖尿病足溃疡愈合后,患者仍处于再发生溃疡的危险中,应加强教育,教会患者如何保护足,学会选择适合自己的鞋袜,定期看医生。

1. 每天应检查足部皮肤有无溃破,每次穿鞋前应确认里边没有异物。

2. 任何时候不要赤脚行走,以免足部皮肤受损。

3. 每日以温水洗脚、按摩,注意水温不要太高以免烫伤,洗脚后应用软毛巾擦干足部。

4. 出现皮肤水疱或血疱时,应找医护人员处理。

5. 足部皮肤应保持干燥。

【预后评估】

糖尿病足的主要危险是感染和截肢。在美国有过半的糖尿病足合并感染,有20%的患者在病程中需要截肢,比非糖尿患者的截肢率高5~10倍。

糖尿病足3年内复发者超过50%,与文化程度低(糖尿病知识缺乏)、大血管和微血管并发症的严重程度、神经病变的程度密切相关。

糖尿病足感染时抗生素使用过晚、应用不当、长期反复应用广谱抗生素可导致感染不易控制,影响糖尿病足的预后。

(卫国红 李延兵)

第十六节 糖尿病骨关节病

【概述】

随着糖尿病患者生存时间的延长以及生活质量的提高,患者的肌肉骨骼病变发生率在逐渐提高,虽然骨关节病不是糖尿病的主要致死原因,但可使患者致残,降低生活质量。由于分类及诊断标准尚不统一,糖尿病骨关节病的发病率尚无大规模流行病学资料,现有报道的发病率差异也较大。

常见的糖尿病骨关节病变主要有糖尿病所致足坏疽、肢端骨溶解和Charcot关节病等。足坏疽部分在糖尿病足章节论述,本节重点讨论肢端骨溶解和Charcot关节病。

【诊断步骤】

(一)病史采集要点

1. **肢端骨改变** 患者是否有末梢动脉阻塞血液循环障碍的表现,糖尿病患者因同时伴有末梢神经病变,可以无疼痛等而表现为肢端麻木感,往往表现为临床症状轻而影像学检查重的特点。

2. Charcot 关节病起病的时间、诱因、诊治经过 相关检查。早期表现为患病关节的急性无菌性炎症,如充血,关节的红、肿、热,可因为同时伴有神经病变而不出现疼痛,进一步发展可出现骨质破坏,待骨碎片开始互相连接关节趋于稳定,足部的炎症表现逐渐消失,出现骨硬化、关节畸形和纤维性强直。进而影响行走功能。尽管在发展为 Charcot 关节病前可以有轻微的外伤史,但这种外伤多非常轻微以至于常常被忽略。

Charcot 关节病的分期:0 期(急性炎症期)临床表现为患足的急性炎症,如足部关节的红、肿、热,可伴有疼痛,此期 X 线无明显关节破坏的表现,临床上难以和感染区别。1 期(离解期)临床表现基本同前,但此期 X 线表现出关节周围骨质溶解、破碎,关节脱位。2 期(融合期)此期开始了修复过程,足的红肿热痛等症状减轻,X 线可见新骨出现,骨碎块开始相互连接,关节趋于稳定。3 期(消退期)足部的炎症基本消退。皮肤温度和局部肿胀恢复正常,骨出现硬化,骨折块光滑,关节出现纤维性强直,常常遗留足踝部畸形。

(二)体格检查要点

1. 肢端骨溶解多见于足远端,其特点是出现不同程度的疼痛或皮肤红斑,患者可合并关节旁损害如类风湿关节炎或痛风,可造成邻近骨组织的缺失,病变可自行缓解,部分或完全恢复骨的正常结构,若病情严重,可出现骨折或骨碎裂。

2. 髋部和膝部迁移性骨溶解的特点是局部骨密度降低,并伴有明显疼痛,疼痛可持续 1 年以上,常能自行缓解,不留后遗症。典型的表现常发生于 50 岁以上的女性,发病初期剧烈疼痛,病变累及下肢的某一负重关节,疼痛程度与体检结果不一致。

3. Charcot 关节病常发生在病程长且并发高血压、蛋白尿和视网膜病变的患者,50 岁以上患者常发展为关节肿胀和畸形,病变主要累及足部和踝部,典型表现为不能解释的足部浮肿和发红,临床易误诊,对于糖尿病合并不能解释的无痛性关节肿胀时要高度警惕本病的可能。

(三)门诊资料分析

1. 糖尿病病程,治疗方案,控制水平,高血压及血脂紊乱的病史及诊治情况。
2. 病变关节的影像学检查资料。
3. 糖尿病足和血管病变危险因素的评估,如足部畸形、吸烟史、家族史等。

(四)进一步检查项目

糖尿病骨关节病变的检查主要是影像学检查,包括 X 线、CT、MR 等检查,针对不同的病变具体检查也不同。

肢端改变的 X 线表现:主要为趾骨末端削尖样骨溶解,也可表现为小斑点样骨溶解,并可逐渐扩大,吸收周围无骨质硬化和骨膜增生,而像融冰样骨破坏。同时有关节囊松弛,常发生关节脱位,有的患者还可出现指、肩和髋关节等部位的多发性对称性滑膜炎。糖尿患者往往伴有周围神经病变而感觉减退或消失,因而症状轻而X线改变重。

Charcot关节病的X线表现:早期受累关节大量积液,但无症状,关节软组织肿胀,关节可以半脱位,关节内有少量的游离骨碎片。进一步发展关节面骨质消失,宛如手术切除,关节相对面硬化,关节周围有较多骨碎片,周围软组织肿胀,和其他关节炎的区别在于它是无症状的严重关节病,关节活动功能不受限制甚至活动更大,如果发生关节面骨质融合则关节活动障碍。MRI是Charcot关节病诊断和鉴别诊断的重要补充检查,表现为关节周围软组织块影结构,由内向外为关节囊内积液、关节囊壁及囊壁外其余软组织块影,关节囊壁不均匀增厚、松弛及拉长,在关节周围、骨干旁或肌间隙内呈伪足状伸延,T_1WI呈稍低信号,T_2WI呈稍高信号,注射钆喷替酸葡甲胺后明显强化,其强化程度常高于外周的软组织块影。关节周围软组织块影的三层结构及关节囊的改变较具有特点。

【诊断对策】

(一)诊断要点

早期诊断主要取决于医生对此病的认识,通过病史、临床表现和影像学检查可做出诊断。①病史:一般Charcot关节病多发生在糖尿病病程10年以上的患者,但在临床上也可见到少数患者在早期就发生Charcot关节,甚者可以作为糖尿病的首发症状,可有或无明确的创伤史,其他危险因素如使用激素、肾移植等。②检查:足部疼痛,大约有一半的患者可出现疼痛,可伴有局部皮温升高,有或无可触及的骨擦感,神经损害。③影像学检查异常。

(二)鉴别诊断要点

1. 糖尿病肢端改变应与以下疾病鉴别

(1)硬皮病　往往有皮肤变硬,骨质疏松,肢端软组织可见斑点状钙化影。

(2)银屑病性关节炎　有银屑病反复发作史,同时出现远端指间关节间隙变窄,关节边缘受蚀,可以出现关节脱位畸形。

(3)血栓闭塞性脉管炎　有肢端血液循环障碍的临床表现,肢端呈铅笔头样骨溶解,供血不足,但神经障碍不明显。

(4)甲状旁腺功能亢进　指甲粗隆可以模糊吸收,但不呈削尖状,无肢端血液供应障碍和神经障碍,有明显的骨质疏松和骨膜下皮质吸收。

(5)其他原因的肢端骨溶解的鉴别　家族性肢端骨溶解、早老症、冻疮、干燥综合征。

2. Charcot 关节病的鉴别　本病要和痛风性关节炎、蜂窝织炎以及骨髓炎等相鉴别,与其他关节骨质破坏的鉴别要点是有 X 线的表现并伴有深部痛觉的减退或消失。在怀疑感染时,可让患者卧床 2 h 后抬高患肢,糖尿病骨关节病引起的肿胀可减轻,而感染引起的肿胀无变化。

(三)临床类型

根据病变骨关节的部位及特点,临床可分为肢端骨溶解和 Charcot 关节病。肢端骨溶解主要表现为主要趾骨末端削尖样骨吸收,Charcot 关节病主要表现为下肢关节的改变。

【治疗对策】

(一)治疗原则

治疗取决于基础的致病因素。首选保守治疗,充分地控制糖尿病高血糖是治疗的前提,患者常常需要从口服降糖药改为胰岛素治疗。卧床休息和减轻足受到的压力也是基本治疗。如有炎症,需要做微生物培养和选用广谱抗生素。采用二磷酸盐治疗 Charcot 关节病正在进一步观察之中。即使有较广泛的骨组织破坏,或有骨畸形或 X 线表现已经到了 3 期,仍然有可能达到愈合的程度。预后是好的,通常不需用外科治疗。

(二)治疗计划

全身治疗　积极控制血糖、血压、血脂,营养神经、改善血液循环、抗凝、抗血小板治疗。

非手术治疗　一般包括石膏或支具固定的局部制动。手术治疗包括异常骨质的切除、畸形的矫治、关节的固定和融合等。

(三)治疗方案的选择

1. 肢端骨溶解的治疗　足远端的骨溶解因可自行缓解,尚没有特别的治疗方法,髋部和膝部的骨溶解往往对小剂量糖皮质激素治疗敏感,但会加重胰岛素抵抗和糖尿病病情,国外多使用降钙素治疗,但体外实验显示降钙素减少内源性胰岛素合成,故应谨慎使用。

2. Charcot 关节病的治疗

(1)0 期　石膏或支具固定。

(2)1 期　全接触石膏(TCC)固定保持非负重,根据肢体肿胀程度的变化更换石膏。此期一般需6～8周,可以保护肢体免受损伤,固定皮肤边缘,以利于组织生长,减轻肢体肿胀,减少溃疡部位的压力。TCC固定只适用于前中足跖侧无感染的浅表溃疡和Charcot关节1、2期的患者。对于足部深部感染,分泌物较多,骨髓炎,足部坏疽,皮肤条件不良,严重的血管病变,肢体处于坏疽前期,全身情况极差不能随时来医院随诊的患者禁止使用。

(3) 2期(早期骨愈合)　TCC固定,可部分负重,每3～4周更换一次石膏,一般固定4～6个月。

(4) 3期(骨愈合,病变不再进一步发展)　可穿戴支具或矫形鞋。合并浅表感染可用TCC固定。深部溃疡可合并感染,应根据神经和血管状态,手术清创或截肢。

(5) 手术治疗　如果足部骨畸形影响骨愈合或使溃疡反复发生,足踝关节不稳定或固定畸形使患者不能穿戴支具或矫形鞋,可使用手术治疗。手术治疗的目的是切除骨异常突出部分,避免溃疡的反复发生。对于畸形和不稳定的关节,应纠正畸形,固定和融合关节,使足获得新的稳定,便于患者行走。手术一般在稳定期(3期)完成。对于急性炎症期,血糖未能较好控制,有严重外周血管病变、软组织或骨的感染、骨质条件差,不能做较坚强内固定的患者,不适宜手术治疗。Charcot关节足的重建手术难度较大,并发症较多。通过分析利弊,慎重选择手术,对于一些患者确实可以带来好处,提高生活质量。

【病程观察及处理】

(一)病情观察要点

身体一般状况的观察,糖尿病合并骨关节病的患者一般病程较长,多合并有高血压、血脂紊乱、心脑血管病变、糖尿病肾病、视网膜病变等。

病变骨关节的红肿热痛炎症反应,关节形态,步态,治疗后的变化。

(二)疗效判断与处理

治疗后关节的红肿热痛症状减轻,认为有效,如果无效,应注意排除有无合并感染或骨髓炎。

关节畸形治疗后关节的稳定性是否增加,是否能够行走,如果关节不稳定而不能行走,需考虑手术治疗。

【出院后随访】

(一)出院时带药

出院时应带降血糖、降压、调脂药,骨关节病往往合并血液循环障碍和周围神经病变,应带改善循环、抗凝、抗血小板和营养神经药,如果合并骨质疏松应开立药物。

(二)检查项目与周期

糖尿病合并高血压应每次随访中测量血压,建议在家多次监测血压及血糖。每3个月复查一次GHbA1C,每6～12个月复查一次血脂,其他并发症或合并症的检查详见相关章节。

每次随诊应对糖尿病骨关节病受累关节进行物理检查,每3～6个月行影像学检查,如果有症状或外形有变化应随时行影像学检查,每年行骨质疏松的检查,评估疗效和病变程度。

(三)定期门诊检查与取药

糖尿病患者每月至少一次内分泌或糖尿病专科门诊随访,根据血糖、血压、血脂情况调脂治疗方案,神经病变和血管病变的治疗药物也要长期应用。

(四)应当注意的问题

糖尿病骨关节病的患者多合并有全身的骨质疏松,除了要保护已受累关节免受损伤外,还要注意保护其他未受累的关节,在一侧关节受累时,对侧关节的负重负荷增加,受损伤的几率增加,因此严重的骨关节病患者应注意制动。

【预后评估】

糖尿病骨关节病的治疗只能减轻症状、延缓病情,保护残存功能或恢复行走,但不能阻止病变的加重,一般预后不良,重在预防由此而引起的骨关节并发症如骨髓炎、骨坏死等。

(卫国红 李延兵)

第十七节 妊娠期糖尿病

【概述】

妊娠期糖尿病(gestational diabetes mellitus,GDM)是指以往未诊断糖尿病亦无糖耐量降低的妇女,在妊娠期首次发现或发生的糖代谢异常,GDM包括了一部分妊娠前已经患有糖尿病但并未曾获得诊断,仅在此次妊娠期被发现的糖尿病患者。GDM 的发病率因种族不同和采用诊断标准不统一,世界各国报道相差悬殊,约 1‰~14%。美国报道该病发病率 3%~8%,每年有超过 20 万的新发病例,我国 GDM 发病率为 2%~3%,而妊娠期糖耐量异常的(gestational impaired glucose tolerance,GIGT)发病率在 5%左右。妊娠明显影响糖代谢,在母亲患有糖尿病的新生儿中,先天性畸形的发生率是母亲未患有糖尿病婴儿的 3 倍,与背景人群比较,围产期死亡率/发病率增高了 4 倍。大多数 GDM 患者产后糖代谢异常能恢复正常,但将来患糖尿病机会增加。由于 GDM 对母婴的危害极大,目前国内外有关 GDM 的临床指南都强调应对所有孕妇进行 GDM 的筛查和诊治。

【诊断步骤】

(一)病史采集要点

1. 发病情况 通常于中期妊娠发病,多见于年龄 30 岁以上者,或者肥胖、曾经有 GDM 病史者。

2. 主要临床表现 患者常无明显的自觉症状,但是也可以出现体重骤增、肥胖或"三多一少"症状,即多饮、多食、多尿、体重不增(与孕周期应增加的体重不符),容易疲乏,或反复发作的外阴阴道念珠菌感染,重症可以出现酮症酸中毒,甚至昏迷危及生命。此外还可以出现肾盂肾炎、羊水过多、妊娠高血压综合征、巨大胎儿、胎儿畸形及死胎。

3. 既往病史 可有糖尿病家族史,有血统关系的家族成员中患糖尿病的人数越多孕妇患此病的可能性也越大,经产妇过去有反复流产、不明原因之死胎或死产、新生儿死亡、巨大儿、畸形儿等分娩史,或者既往 GDM 病史。或有肥胖、高血压病史等。

(二)体格检查要点

1. 一般情况 多数没有明显的异常,部分可以有明显的肥胖,体重超标 20%,血压可以升高。

2. 肾区 部分有尿频尿急的孕妇可以出现肋棘点、肋腰点的压痛,双肾区的叩击痛阳性。

3. 感染 有外阴瘙痒、灼痛症状的孕妇可见小阴唇内侧及阴道黏膜上附着白色膜状物,擦除后露出红肿黏膜面。急性期还可能见到白色膜状物覆盖下有受损的糜烂面及浅溃疡。

4. 产科检查 可有子宫增大超过孕月,腹部膨隆明显,宫底偏高,胎体、胎头大等巨大胎儿的体征,亦可出现胎位不清、胎心音难听到。羊水过多者可以出现下肢及外阴浮肿、静脉曲张。

(三)门诊资料分析

1. 糖筛结果异常　GDM 的筛查方法很多,2007 年版中国 2 型糖尿病防治指南以及美国糖尿病协会(American Diabetes Association,ADA)糖尿病防治指南,均推荐一步法或两步法对孕妇进行 GDM 筛查。一步法直接进行 75 g 口服葡萄糖耐量试验(Oral Glucose Tolerance Test,OGTT),两步法也是最常用的 50 g 葡萄糖负荷筛查方法,随机口服 50 g 葡萄糖,1 h 后抽静脉血查血糖,血糖≥7.2 mmol/L 为糖筛异常,应进一步行 75 g OGTT,糖筛查结果≥11.1 mmol/L 及/或空腹血糖≥7.0 mol/L 患 GDM 可能性较大,应于 2 周内重复测定。

2. OGTT 结果异常　空腹(禁食 8～14 h 后)口服溶于 300 ml 水中的无水葡萄糖 75 g,测空腹血糖及服糖后 1 h、2 h、3 h 4 点血糖,正常值为 5.5 mmol/L、10.2 mmol/L、8.2 mmol/L、6.6 mmol/L,其中任 2 点达到或超过正常值即可诊断为 GDM,仅一点高于正常值诊断为妊娠期糖耐量受损。或检测空腹及服糖后 2 h 血糖,2 h 血糖≥7.8 mmol/L 即可诊断为 GDM(WHO 标准)。

3. 尿糖测定异常　所有初诊孕妇均应作尿糖测定,如果孕早期阴性,需于孕中、晚期重复测定。正常妊娠时,尤其在妊娠 4 个月后,孕妇肾小管对葡萄糖的再吸收能力减低,部分孕妇可因肾排糖阈的下降而出现糖尿,此时血糖值在正常范围内,称为妊娠期生理性糖尿。但部分孕妇尿糖阳性可能是血糖升高的结果,因此凡尿糖阳性者需进一步做糖耐量试验以排除 GDM。

(四)继续检查项目

1. OGTT 试验　所有孕妇在初次就诊时均应进行 GDM 风险评估,肥胖、糖尿病家族史、GDM 史或巨大胎儿生产史、多囊卵巢患者,以及尿糖阳性为 GDM 高风险人群,应尽快安排糖筛查,如结果正常应于妊娠 24～28 周再次筛查,所有孕妇均应于妊娠 24～28 周常规进行 GDM 筛查。结果异常者应行 75 g OGTT 或 100 g OGTT。

2. 糖化血红蛋白测定　妊娠早期血糖升高可导致严重的胎儿畸形,测定糖化血红蛋白(GHbA1c)可以反映近 8～12 周血糖控制情况,GHbA1c 测定可作为反映胎儿器官形成阶段血糖控制的指标,可以估计畸形的可能性。

3. 血浆胰岛素测定　血浆胰岛素(RIA)测定非妊娠状态的正常值为 5～25 mu/L,妊娠合并糖尿病时可降低或升高。检测胰岛素水平可作为分析孕妇胰岛 B 细胞功能及胰岛素抵抗的参数。

4. **血尿电解质酸碱平衡状态** 检测血电解质、血脂、血乳酸盐、血酮体、二氧化碳结合力、血渗透压,以及尿酮体、尿蛋白、pH 值有无异常。

5. **心、肝、肾功能检查** 心电图、超声心动图观察有无冠状动脉硬化,谷丙转氨酶、血尿素氮、肌酐及尿酸等测定综合判断心肝肾功能情况。

6. **眼底检查** 一旦确诊即应进行眼底检测,观察有无视网膜病变,并每3个月复查一次。

7. **血清及羊水甲胎蛋白浓度测定** 主张在妊娠 16～18 周及 37 周左右时测定,用以监测胎儿畸形及胎肺成熟情况

8. **B超** 常规超声检查,全面了解胎儿情况。

【诊断对策】

(一)诊断要点

根据病史、糖尿病的临床表现、妊娠以及实验室检查异常,如反复尿糖＞＋＋,空腹血糖＞5.6 mmol/L,即可怀疑妊娠期糖尿病的诊断,诊断依据 OGTT 血糖值。目前采用的妊娠期 OGTT 实验的方法有多样,表 1-21 列出常用方法,其中北美多采用 NDDG 或 ADA 方法,欧洲国家多采用 WHO 的方法。我国亦多采用 WHO 的方法。

表 1-21 妊娠期糖尿病的诊断标准

	负荷(g)	时间(h)	确诊异常点(n)	空腹、1 h、2 h、3 h 血糖界值(mmol/L)
NDDG,1979	100	3	≥2	5.8,10.6,9.2,8.1
Carpenter and Coustan,1982	100	3	≥2	5.3,10,8.6,7.8
WHO,1985	75	2	≥1	7.8,N/A,7.8
EASD,1991	75	2	≥1	5.8,N/A,10.6
ADA and ACOG	75 or 100	2	≥2	5.3,10,8.6
		3	≥2	5.3,10,8.6,7.8
WHO,1999	75	2	≥1	N/A,N/A,7.8

(二)鉴别诊断要点

1. **妊娠期生理性糖尿** 尿糖可以出现＋,尤其是在怀孕4个月之后,肾脏对葡萄糖的重吸收能力下降,而且其他非葡萄糖如乳糖排出不断增多,所以许多孕妇

常会出现尿糖阳性,但此时血糖却是正常的。因此不能因为妊娠期尿糖阳性就诊断妊娠期糖尿病,而应该通过进一步检查(如血糖筛查、糖耐量试验)确诊。

2. 妊娠高血压综合征 常发生于妊娠 20 周以后或产褥早期,可以有高血压、蛋白尿、水肿等表现,应该与妊娠期糖尿病肾病鉴别,子痫发生时要与妊娠期糖尿病所致的酮症酸中毒或高渗性昏迷相鉴别。妊高征一般在妊娠结束后病情会迅速缓解,容易与妊娠期糖尿病鉴别。

【治疗对策】

(一)治疗原则

1. 尽早明确诊断,确定诊断后,应尽早按妊娠糖尿病诊疗常规进行管理,1～2周就诊一次。

2. 进行针对妊娠妇女的糖尿病教育。

3. 坚持监测血糖、尿酮体、糖化血红蛋白等指标,病情严重者测定肝肾功能。

4. 通过血糖自我监测检测空腹、餐前及餐后指尖血糖。血糖控制目标为空腹或餐前血糖 3.9～5.6 mmol/L,餐后 2 h 血糖 4.4～6.7 mmol/L;Hb1c 尽可能控制在 6% 以下。

5. 以饮食控制为基础,配合适量的运动,饮食计划应保证孕妇和胎儿的营养又能控制孕妇体重,避免体重过度增加,运动方式和强度都要适合妊娠情况。

6. 对饮食治疗不能控制者,尽可能避免使用一切口服降糖药,应选用胰岛素控制血糖。

7. 血压应控制在 130/80 mmHg 以下。

8. 密切监护胎儿生长情况,常规超声检测胎儿发育情况,加强胎盘功能监测。

9. 如无特殊情况,按预产期分娩,并尽量阴道分娩。分娩时及产后加强血糖监测,保持良好的血糖控制。

(二)治疗计划

1. 一般治疗

(1)饮食治疗 妊娠期糖尿病患者的饮食管理十分重要,既要控制血糖避免因血糖过度升高致胎儿畸形,又要照顾胎儿的营养需要,使胎儿正常发育,还要避免热卡控制过于严格造成饥饿性酮症。每日热卡为 1 500 kJ/kg(36 kcal/kg)左右,其中碳水化合物 40%～50%,蛋白质 12%～20%,脂肪 30%～35%,并应补充元素钙 400 mg/d,元素铁 30～60 mg/d,叶酸 400～800 mg/d 及多种维生素,适当限制食盐的摄入量。教育妊娠糖尿病妇女应控制血糖和体重,建议少量多餐及睡前加餐。如通过饮食控制,空腹血糖≥5.6 mmol/L(100 mg/dl),或餐后 2 h 血糖≥7.8 mmol/L(140 mg/dl),应加用胰岛素治疗。

(2)胰岛素治疗　妊娠期间禁止使用一切口服降糖药,因磺脲类和双胍类降糖药均可通过胎盘进入胎儿体内,前者刺激胎儿胰岛 B 细胞分泌过多胰岛素造成胎儿低血糖和巨大胎儿,后者可引起胎儿乳酸性酸中毒。

胰岛素不能通过胎盘进入胎儿体内,故孕妇可应用。使用方法可采用①一天两次注射;②一天多次注射(三餐前及睡前中效胰岛素治疗);③胰岛素泵治疗。胰岛素用量根据血糖和糖化血红蛋白及个体对胰岛素的敏感性来调整。

(3)运动疗法　糖尿病孕妇进行适当的运动,能增加机体对胰岛素的敏感性,同时促进葡萄糖的利用,对减低血糖有一定帮助,尤其肥胖孕妇更应该餐后进行一定量的锻炼。先兆早产或者合并其他严重并发症者不适于进行运动。

2. 产期治疗

(1)分娩时间选择　如无特殊请况,按预产期分娩,并尽量阴道分娩。一般应在妊娠 35 周左右住院待产,根据胎儿体重、胎龄、胎儿肺成熟度、胎盘功能以及糖尿病病情轻重、有无合并症、并发症及血糖控制情况综合考虑分娩时间,一般以 37 周左右为宜。

(2)分娩方式　巨大胎儿、胎盘功能不良、糖尿病病情较重或有其他产科指征,应考虑剖宫产。在剖宫产前 3 h,应停止单独使用胰岛素,以免胎儿出生后发生低血糖。

(3)终止妊娠　引产或剖宫产术前给予地塞米松 5 mg 静脉注射,每 8 h 1 次,共 2 d,血糖控制在接近正常,尿酮阴性,无低钾,无脱水征,分娩过程中可按每 4～6 g 糖加 1 u 胰岛素比例补液,勿使血糖低于 5.5 mmol/L,分娩后 24 h 内胰岛素用量减为原用量的一半,第 2 d 后为原用量的 2/3,继续注意水电解质平衡和预防感染。

3. 新生儿处理　糖尿病患者的新生儿抵抗力弱,不论体重大小都应按早产儿处理,出生后即应检测血糖,注意低血糖、低血钙、高胆红素血症和呼吸窘迫综合征,产后 20 min 开始定期喂服 50%葡萄糖,多数在产后 6 h 内血糖恢复正常。提倡母乳喂养,母亲在哺乳期内不得使用口服降糖药,必要时可使用胰岛素。

【病情观察及处理】

(一)病情观察要点

1. 孕妇监护　除了一般产前检查的内容外,需进行下列检测。

(1) 肾功能监测 初诊时应详细检查肾功能,以后每 1~2 个月复查,包括血尿素氮、肌酐、尿酸、肌酐清除率、24 h 尿蛋白定量,尿培养以便及时了解糖尿病孕妇有无合并糖尿病肾病、泌尿系感染。

(2) 眼底检查 初诊时应检测有无视网膜病变,以后定期 3 个月复查。

(3) 监测血压 首先了解基础血压,严密观察血压变化,及时发现妊高征。

(4) 严密观察宫底高度变化,结合 B 超及时发现巨大胎儿或羊水过多。

(5) 妊娠期血糖监测 24 h 血糖监测可以通过测定空腹及三餐后 2 h 血糖,指导胰岛素剂量的调整,同时要定期监测尿糖及酮体,HbA1c 及果糖胺可以反映较长时间的血糖平均水平,对于预测胎儿畸形和自然流产有重要意义。羊水 C 肽和胰岛素的测定可直接反应胎儿胰岛素分泌水平,判断胎儿宫内受累程度,指导临床治疗。

2. 胎儿监护

(1) B 超检查 常规 B 超检查核对胎龄并排除胎儿致命性畸形,孕晚期应 3~4 周复查一次。

(2) 胎儿超声心动检查 有条件者应对胎儿进行超声心动图检查,及时发现胎儿先天性心脏病。

(3) 甲胎蛋白测定 孕期甲胎蛋白测定可以用于筛查出开放性神经管畸形儿。

(4) 胎盘功能监测 包括尿雌激素、血 HPL 及 E_2 胎心监护等。

(二) 疗效判断及处理

1. 疗效评定标准

(1) 饮食控制的实验室指标为 空腹血糖 4.4~5.6 mmol/L,餐后 1 h 血糖<8.33 mmol/L,若空腹血糖≥5.6 mmol/L,餐后血糖≥7.8 mmol/L 应加用胰岛素治疗。

(2) 胰岛素控制指标 空腹或餐前血糖 3.9~5.6 mmol/L,餐后 2 h 血糖 4.4~6.7 mmol/L;Hb1c 尽可能控制在 6% 以下。无低血糖及酮症酸中毒。

2. 处理

(1) 饮食控制有效者 应继续维持原方案治疗,配合运动。

(2) 饮食控制无法达标者 加用胰岛素治疗,剂量应个体化,在妊娠早期平均较孕前增加 50%,妊娠中期逐渐增加,妊娠晚期较孕前增加 85%,少数患者可增加 1~3 倍。

(3) 胰岛素治疗有效,无严重并发症者 可以继续妊娠,密切随访,维持血糖达标。

(4)并发症严重者 终止妊娠的指征:严重妊高征,特别是发生子痫者;酮症酸中毒;严重肝肾损害;恶性进展性增生性视网膜病变;动脉硬化性心脏病;胎儿宫内发育迟缓;严重感染;孕妇营养不良;胎儿畸形或羊水过多。

【预后评估】

因妊娠期生理变化而导致的 GDM 在产后 6 周应完全恢复正常,产后 2 个月时的 OGTT 仍异常可能系产前漏诊的糖尿病或糖耐量降低的妇女。GDM 患者将来发生显性糖尿病及糖耐量异常机会明显增加,再次妊娠时 GDM 复发机会多,许多追访资料表明,是否发展为显性糖尿病主要与种族有关,黑种人较白种人更容易,确诊 GDM 时的空腹血糖水平 5.88~7.28 mmol/L,43% 发展为显性糖尿病,而空腹血糖>7.28 mmol/L,86% 将成为糖尿病患者。年龄、肥胖以及孕期是否需接受胰岛素治疗以及随访时间,均与糖尿病发病密切相关。通过产后控制饮食,改变饮食结构,减少碳水化合物及脂肪摄入,保持体重在正常范围内并增加锻炼可减少或推迟糖尿病发病,根据报道通过上述干预,GDM 患者 10 年后仅 6.4% 发展为显性糖尿病。

【出院随访】

1. 出院时可以带胰岛素继续治疗。
2. 定期检查血糖、尿糖、酮体、糖化血红蛋白,产科检查,胎儿监测。
3. 定期产科门诊复诊,根据血糖情况调整胰岛素用量或治疗方案。
4. 一般 GDM 产后 6 周行 75 g OGTT,重新评估糖代谢情况。正常者定期每 3 年检查一次血糖,若有症状提前检查,OGTT 确诊糖尿病应转内科治疗,糖耐量降低者应每年随访。

(曹筱佩)

参 考 文 献

1 Tuomilehto J, Karvonen M, Pitkäniemi J, et al. Record-high incidence of Type I (insulin-dependent) diabetes mellitus in Finnish children. The Finnish Childhood Type I Diabetes Registry Group. Diabetologia, 1999, 42(6): 655~660.
2 Steffes MW, Sibley S, Jackson M. et al. Beta-cell function and the development of diabetes-re-

lated complications in the diabetes control and complications trial. Diabetes Care, 2003, 26 (3):832~836.

3　García L, Lamas C, Tuset MJ, et al. Treatment with the insulin analogue lispro in children and adolescents with type 1 diabetes mellitus: evaluation over a 3-year period. Diabetes Nutr Metab, 2002, 15 (1):7~13.

4　Scholtz HE, Pretorius SG, Wessels DH, et al. Pharmacokinetic and glucodynamic variability: assessment of insulin glargine, NPH insulin and insulin ultralente in healthy volunteers using a euglycaemic clamp technique. Diabetologia, 48(10):1988~1995.

5　The Diabetes Control and Complications Trial Research Group. The Effect of intensive treatment of diabetes on the development and progression of long-term complications in insulin-dependent diabetes mellitus. N Engl J Med, 1993, 329:977~986.

6　Kostianovsky M, Lacy PE, Greider MH, et al. Long term (15 days) incubation of islets of Langerhans isolated from adult rats and mice. Lab Invest, 1972, 27(1):53~61.

7　Fiorina P, Shapiro AM, Ricordi C, et al. The clinical impact of islet transplantation. Am J Transplant, 2008, 8 (10):1990~1997.

8　潘长玉,陈家伟,陈名道,等译. Joslin糖尿病学. 第14版. 北京:人民卫生出版社,2007.

9　DeFronzo RA, Tobin JD & Andres R. The euglycaemic hyperinsulinaemic clamp for the assessment of IS and the hyperglycaemic clamp for the assessment of BCF (and secondarily also for IS) Glucose clamp technique: a method for quantifying insulin secretion and resistance. American Journal of Physiology, Endocrinology and Metabolism 1979, 273: E214~E223.

10　Bergman RN, Beard J & Chen M. The minimal modeling methods: assessment of insulin sensitivity and beta cell function in vivo. In Pohl SL (ed.) Methods in Diabetes Research, New York: Wiley, 1986, 15~34.

11　Yanbing Li, Wen Xu, Jianping Weng, et al. Induction of long-term glycemic control in newly diagnosed type 2 diabetic patients is associated with improvement of beta-cell function. Diabetes Care, 2004, 27(11):2597~2602.

12　Stumvoll M, Mitrakou A, Pimenta W, et al. Use of the oral glucose tolerance test to assess insulin release and insulin sensitivity. Diabetes Care, 2000, 23:295~301.

13　Wallace TW, Levy JC, Matthews DR. Use and Abuse of HOMA Modeling. Diabetes Care, 2004, 27:1487~1495.

14　Purrello F, Rabuazza AM. Metabolic factors that affect beta-cell function and survival. Diabetes Nutr Metab, 2000, 13(2):84~91.

15　Jianping Weng, Yanbing Li, Wen Xu, et al. Effect of intensive insulin therapy on β-cell function and glycaemic control in patients with newly diagnosed type 2 diabetes: a multicentre

randomized parallel-group trial. Lancet,2008,5(371):1753~1760.
16　中华医学会糖尿病学分会. 中国 2 型糖尿病防治指南. 2007 版.
17　程　桦. 糖尿病. 见:陆再英,钟南山主编. 内科学. 第 7 版. 北京:人民卫生出版社,2007:770~794.
18　Tattersall RB. Maturity-onset diabetes of the young:a clinical history. Diabet Med,1998,15:11~14.
19　Tattersall RB,Fajans SS. A difference between the inheritance of classical juvenile-onset and maturity-onset type diabetes of young people. Diabetes,1975,24:44~53.
20　Doria A,Yang Y,Malecki M,et al. Clinical characteristics of early-onset,autosomal dominant type2 diabetes unlinked to known MODY genes. Diabetes Care,1999,22:253~261.
21　Duncan S,Navas M,Dufort D,et al. Regulation of a transcription factor network required for the differentiation and metabolism. Science,1998,281:692~695.
22　Winter W. E. ,Nakamura M,House D. V,et al. Monogenic diabetes mellitus in youth-The Mody syndromes. Endocrinol and Metab Clin Nor. Am,1999,28:765~785.
23　McCarthy MI. Progress in defining the molecular basis of type 2 diabetes mellitus through susceptibility-gene identification. Hum Mol Genet,2004,13:R33~R41.
24　Menzel S. Genetic and molecular analyses of complex metabolic disorders:genetic linkage. Ann N Y Acad Sci,2002,967:249-257.
25　中华医学会糖尿病学分会. 线粒体基因突变糖尿病的现状及筛查与诊治的建议. 中华医学杂志,2005,85(28):1951~1956.
26　修玲玲,张　庆,余斌杰,等. 线粒体基因突变的家族性糖尿病的临床特征. 中华医学杂志,1997,77:418~421.
27　修玲玲. 糖尿病的新亚型——线粒体糖尿病. 新医学,1999,30(1):5.
28　Chinnery P,Majamaa K,Turnbull D,et al. Treatment for mitochondrial disorders. Cochrane Database Syst Rev. 2006,(1):CD004426.
29　Suzuki S,Hinokio Y,Ohtomo M,et al. The effects of coenzyme Q10 treatment on maternally inherited diabetes mellitus and deafness, and mitochondrial DNA 3243（A to G）mutation. Diabetologia,1998,41(5):584~588.
30　Bonakdar RA and Guarneri E. Coenzyme Q10. Am Fam Physician,2005,72(6):1065~1070.
31　Maassen JA,Jahangir Tafrechi RS,Janssen GM,et al. New insights in the molecular pathogenesis of the maternally inherited diabetes and deafness syndrome. Endocrinol Metab Clin North Am,2006,35(2):385~396.
32　Savage DB,Semple RK,Chatterjee VK,et al. A clinical approach to severe insulin resistance. Endocr Dev,2007,11:122~132.
33　Musso C,Cochran E,Moran SA,et al. Clinical course of genetic diseases of the insulin recep-

tor (type A and Rabson-Mendenhall syndromes): a 30-year prospective. Medicine (Baltimore),2004,83(4):209~222.

34 Chernausek SD. Mendelian genetic causes of the short child born small for gestational age. J Endocrinol Invest,2006,29(1 Suppl):16~20.

35 Agarwal AK,Garg A. Congenital generalized lipodystrophy: significance of triglyceride biosynthetic pathways. Trends Endocrinol Metab,2003,14(5):214~221.

36 Mercado MM,McLenithan JC,Silver KD,et al. Genetics of insulin resistance. Curr Diab Rep,2002,2(1):83~95.

37 O'Rahilly S. Insights into obesity and insulin resistance from the study of extreme human phenotypes. Eur J Endocrinol,2002,147(4):435~441.

38 Taylor,S. I. Lilly Lecture: Molecular mechanisms of insulin resistance. Lessons from patients with mutations in the insulin-receptor gene. Diabetes,1992,41,1473 1490.

39 Longo,N,Wang,Y,Smith,S. A. et al. Genotype-phenotype correlation in inherited severe insulin resistance. Hum Mol Genetics,2002,11:465 1475.

40 Kitabchi AE,Umpierraz GE,Murphy M,et al. Management of Hyperglycemic Crises in Patients with Diabetes. Diabetes Care,2001,24:131~153.

41 American Diabetes association. Hyperglycemic Crises in Patients with Diabetes Mellitus. Diabetes Care 26,2003:26,Supplement 1,S109~117.

42 Delaney MF,Zisman A,Kettyle WM. Diabetic Ketoacidosis and hyperglycemic hyperosmolar nonketotic syndrome. Endocrinol Metab Clin North Am,2000,29:683~705.

43 Morales AE,AL Rosenbloom. Death caused by hyperglycemic hyperosmolar state at the onset of type 2 diabetes. J Pediatr,2004,144(2):270~273.

44 刘建民,赵咏桔. 糖尿病酮症酸中毒和高血糖高渗状态. 中华内分泌代谢杂志,2003,19(6):505~508.

45 Larber DI. Nonketotic hypertonicity in diabetes mellitus. Med Clin North Am,1995,79(1):39.

46 De Beer K,Michael S,Thacker M,et al. Diabetic ketoacidosis and hyperglycaemic hyperosmolar syndrome-clinical guidelines. Nurs Crit Care. 2008 Jan-Feb;13(1):5~11. Review.

47 徐新民,等. 老年人高渗性非酮症综合征诊治中的若干问题. 中华老年医学杂志,1993,19(6):505~508.

48 Guillermo E. Diabetic Ketoacidosis and hyperglycemic hyperosmolar syndrome. Diabetes spectrum,2002,15(1):28~36.

49 钱荣立. 非酮症性高血糖、高渗性糖尿病昏迷. 中华内科杂志,1997,36(7):497~499.

50 Calabrese AT,Coley KC,Dapos SV,et al. Evaluation of prescribing practices: risk of lactic acidosis with metformin therapy. Arch Intern med,2002,162(4):434.

51　Neale R, Reynolds TM, Saweirs W. Statin precipitated lactic acidosis. Clin Pathol, 2004, 57 (9):989.

52　Khan JK, Pallaki M, Tolbert SR, et al. Lactic academia associated with metformin. Ann pharmacother, 2003, 37(1):66.

53　English P, Williams G. Hyperglycaemic crises and lactic acidosis in diabetes mellitus. Postgrad Med J, 2004, 80:253.

54　许曼音主编. 糖尿病学. 上海:上海科学技术出版社, 2003.

55　Landewe-Cleuren S, van Zwam WH, de Bruin TW, et al. Prevention of lactic acidosis due to metformin intoxication in contrast media nephropathy. Ned Tijdschr eneeskd, 2000, 144(40):1903～1905.

56　李永航, 高政南. 糖尿病乳酸酸中毒13例分析. 中国误诊学杂志, 2005, 5(10):1919.

57　中华医学会眼科学分会, 编译. 眼科临床指南:糖尿病视网膜病变. 北京:人民卫生出版社, 2006.

58　Fong DS, Ferris Ⅲ FL, Davis MD, et al. Causes of severe visual loss in the early treatment diabetic retinopathy study ETDRS report No 24. Am J Ophthalmology, 1999, 127:137～141.

59　霍鸣, 张海江, 吴昊, 等. 糖尿病视网膜病变的激光光凝治疗. 国际眼科杂志, 2007, 7(1):202～203.

60　Helbig H. Surgery for diabetic retinopathy. Ophthalmologica, 2007, 221(2):103～111.

61　Cusick M, Meleth AD, Agron E, et al. Early Treatment Diabetic Retinopathy Study Research Group. Associations of mortality and diabetes complications in patients with type 1 and type 2 diabetes: early treatment diabetic retinopathy study report No. 27. Diabetes Care, 2005, 28:617.

62　Ogata N, Nishikawa, Nishimura T, et al. Unbalanced vitreous levels of pigment epithelium-derived fact or and vascular endothelial growth fact or in diabetic retinopathy. Am J Ophthalmology, 2002, 134:348.

63　中华医学会眼科学会眼底病学组. 糖尿病视网膜病变分期标准. 中华眼科杂志, 1985, 21:113.

64　Diabetic Retinopathy Study Research Group. DRS report No. 7: A modification on the Airlie House classification of diabetic retinopathy. Invest Ophthalmol Vis Sci, 1981, 21:210～226.

65　张承芬主编. 眼底病学. 北京:人民卫生出版社, 1998.

66　张惠蓉, 鹿新荣. 糖尿病黄斑病变分型和视力预后. 中华眼底病杂志, 2000, 16:144～146.

67　The Early Treatment Diabetic Study Retinopathy Research Group. Focalphoto-coagulation treatment of diabetic macular edema. Arch Ophthalmology, 1995, 113:1144～1155.

68 Helbig H. Surgery for diabetic retinopathy. Ophthal mologica,2007,221 (2):103～111.
69 黄红深. 增殖型糖尿病视网膜病变的治疗. 临床眼科杂志 2002,10:146～147.
70 Perkins BA,Ficeciello LH,Silva KH,et al. Regression of microalbuminuria in type 1 diabetes. N Engl J Med,2003,348:2285～2293.
71 Adler AL,Stevens RJ,Manley SE,et al. Development and progression of nephropathy in type 2 diabetes:The United Kingdom Prospective Diabetes Study (UKPDS 64). Kidney Int,2003,63:225～232.
72 American Diabetes Association. Nephropathy in Diabetes. Diabetes care,2004,27(Suppl. 1):S79～S83.
73 Giuseppe Remuzzi,Arrigo Schieppati,Piero Ruggenenti. Nephropathy in Patients with Type 2 Diabetes. N Engl J Med,2002,346:1145～1151.
74 Mogensen CE,Christensen CK,Vittinghus E. The stages in diabetic renal disease. With emphasis on the stage of incipient diabetic nephropathy. Diabetes,1983,32 (Suppl 2):64～78.
75 American Diabetes Association. Standards of medical care in diabetes-2009. Diabtes Care,2009,32(s1):s28～s29.
76 The National Kidney Foundation Disease Outcomes Quality Initiative. KDOQI Clinical Practice Guidelines and Clinical Practice Recommendations for Diabetes and Chronic Kidney Disease. Am J Kidney Dis,2007,49 (Suppl. 2):S12～154.
77 The Writing Team for the Diabetes Control and Complications Trial/Epidemiology of Diabetes Interventions and Complications Research Group. Sustained Effect of Intensive Treatment of Type 1 Diabetes Mellitus on Development and Progression of Diabetic Nephropathy:the Epidemiology of Diabetes Interventions and Complications (EDIC) study. JAMA,2003,290:2159～2167.
78 UK Prospective Diabetes Study (UKPDS) Group. Intensive blood-glucose control with sulphonylureas or insulin compared with conventional treatment and risk of complications in patients with type 2 diabetes (UKPDS 33). Lancet,1998,352:837～845.
79 Rury R. Holman,Sanjoy K. Paul,M. Angelyn Bethel,et al. 10-Year Follow-up of Intensive Glucose Control in Type 2 Diabetes. N Engl J Med,2008,359:1577～1589.
80 Barnett AH,Bain SC,Bouter P,et al. Angiotensin-receptor blockade versus converting-enzyme inhibition in type 2 diabetes and nephropathy. N Engl J Med,2004,351:1952～1961.
81 Kshirsagar AV,Joy MS,Hogan SL,et al. Effect of ACE inhibitors in diabetic and nondiabetic chronic renal disease:a systematic overview of randomized placebo-controlled trials. Am J Kidney Dis,2000,35:695～707.
82 Lewis EJ,Hunsicker LG,Clarke WR,et al. Renoprotective effect of the angiotensin-receptor antagonist irbesartan in patients with nephropathy due to type 2 diabetes. N Engl J Med,

2001,345:851～860.

83 Eva L, Feldman. Oxidative stress and diabetic neuropathy: a new understanding of an old problem. The Journal of Clinical Investigation,2003,111(4):1～3

84 Gina M. Leinninger, Andrea M. Vincent, and Eva L. Feldman. The role of growth factors in diabetic peripheral neuropathy. Journal of the Peripheral Nervous System,2004,(9):26 53.

85 David R. Tomlinson and Natalie J. Gardiner. Glucose neurotoxicity. Nature Reviews/Neuroscience,2008,9:36～45.

86 Isabel IIIa. Diagnosis and Management of Diabetic Peripheral Neuropathy. Eur Neurol,1999,41(suppl 1):37.

87 Su-Yen Goh, Mark E Cooper. Review: The role of advanced glycation end products in progression and complications of diabetes. J Clin Endocrin Metab,2000,10:1210～2033.

88 郑景晨,龚小花. 氧化应激与糖尿病神经病变及其对策. 实用糖尿病杂志,2007,3(3):9～10

89 王贵平. 糖尿病周围神经病的神经电生理及病理研究进展. 临床神经电生理杂志,2007,16(1):44～48.

90 侯瑞芳,汤正义,宁光. 糖尿病周围神经病变的检查方法及其诊断效率. 国际内分泌代谢杂志,2006,26(4):270～272.

91 余俊先,张银娣. 糖尿病周围神经病变的发病机制及药物治疗. 中国医刊,2007,42(9):66～69.

92 Tae Sun Park, Hong Sun Baek, Ji Hyun Park. Advanced diagnostic methods of small fiber diabetic peripheral neuropathy. Diabetes Research and Clinical Practice,2007,77:190～193.

93 蔡洁. 糖尿病周围神经病变发病机制的研究进展. 中国临床医学,2007,14(3):302～305.

94 薛莹. 糖尿病神经病变发病机制的研究进展. 医学综述,2007,10:761～762.

95 Effects of treatments for symptoms of painful diabetic neuropathy: systematic review, Manchun Wong, Joanne W Y Chung and Thomas K S Wong. BMJ,2007,335:87～98.

96 Ann M. Aring, David E. JONES, James M. Falko. Evaluation and Prevention of Diabetic Neuropathy. American Family Physician,2005,71(11):2123～2128.

97 衡先培主编. 糖尿病性神经病变诊断与治疗. 北京:人民卫生出版社,2002.

98 Vinik, A. I., R. E. Maser, et al. Diabetic autonomic neuropathy. Diabetes Care,2003,26(5):1553～1579.

99 Vinik, A. I., R. Freeman, et al. Diabetic autonomic neuropathy. Semin Neurol,2003,23(4):365～372.

100 Vinik, A. I. and D. Ziegler. Diabetic cardiovascular autonomic neuropathy. Circulation,2007,115(3):387～397.

101 廖二元主编. 内分泌学. 第2版. 北京:人民卫生出版社,2007.

102 中国高血压防治指南修订委员会.中国高血压防治指南.北京:人民卫生出版社,2006.

103 中国成人血脂异常防治指南制订联合委员会.中国成人血脂异常防治指南.中华心血管病杂志,2007,35(5):390~409.

104 陈小明译.糖尿病患者心血管病的一级预防:美国心脏病协会和美国糖尿病学会的科学声明.中华高血压杂志,2007,15(11):953~954,1036~1037.

105 中华医学会心血管病学分会,中华心血管病杂志编辑委员会,中国循环杂志编辑委员会.急性心肌梗死诊断和治疗指南.中华心血管病杂志,2001,29(12):710~725.

106 Matthew JB, David D, James GJ, et al. Diagnostic performance of 64-multidetector row coronary computed tomographic angiography for evaluation of coronary artery tenosis in individuals without known coronary artery disease. J Am Coll Cardiol, 2008, 52:1724~1732.

107 The action to control cardiovascular risk in diabetes study group. Effects of intensive glucose lowering in type 2 diabetes. N Engl J Med, 2008, 358:2545~2559.

108 The ADVANCE collaborative group. Intensive blood glucose control and vascular outcomes in patients with type 2 diabetes. N Engl J Med, 2008, 358:2560~2572.

109 中国脑血管病防治指南编写委员会.中国脑血管病防治指南(试行版).北京:人民卫生出版社,2007.

110 黄如训,苏镇培.脑卒中.北京:人民卫生出版社,2001.

111 周厚广,董 强,胡仁明.糖尿病性脑血管病的研究进展.中国脑血管病杂志,2009,(1):49~53.

112 苗 青,李益明.糖尿病合并脑卒中的研究现状.中国临床神经科学,2008,6(4):437~441.

113 王玉琦.血管外科的基本问题,血管损伤和血管外科疾病.见:陈孝平主编.外科学.北京:人民卫生出版社,2002,758~792.

114 谷涌泉,齐立行.糖尿病性下肢缺血病变的外科治疗.中国现代手术学杂志,2003,7(2):101~103.

115 国际糖尿病足工作组.糖尿病足国际临床指南.北京:人民军医出版社,2003.

116 王 妪,杨永年.糖尿病现代治疗学.北京:科学出版社,2005.

117 许樟荣.糖尿病足.国际临床指南.北京:人民军医出版社,2003.

118 许樟荣.糖尿病足病变的分类与诊治进展.内科急危重症杂志,2002,8(1):32~35.

119 王玉珍,许樟荣.糖尿病足病的检查与诊断分级.中国实用内科杂志,2007,27(7):489~492.

120 A. J. M. Boulton, H. Connor, P. R. Cavanagh. The foot in diabetes, Third Edition. John Wiley & Sons, Inc. 2000.

121 张建中.糖尿病神经性骨关节病.国外医学内分泌学分册,2004,24(5):310~311.

122 孟俊非,周春香,陈应明,等.Charcot关节的影像表现.中华放射学杂志,2003,37(5):428~432.

123 匡洪宇,邹 伟,刘晓民. 糖尿病夏克氏足和全接触性支具. 国外医学内分泌学分册,2003,23(1):10～12.
124 武宝玉,李红兵,袁申元. 糖尿病足部神经性溃疡与神经性骨关节病. 国外医学内科学分册,2004,31(4):147～150.
125 曹泽毅. 中华妇产科学. 第2版. 北京:人民卫生出版社,2004.
126 陈灏珠. 实用内科学. 第12版. 北京:人民卫生出版社,2005.
127 牛秀敏. 妊娠期糖尿病的诊断与治疗. 北京:人民军医出版社,2005.
128 (美)利文诺(Leveno,K.J.)等主编. 龚晓明,边旭明译. 威廉姆斯产科学手册:妊娠并发症. 第22版. 北京:人民卫生出版社,2008.
129 Norman Lavin. Manual of Endocrinology and Metabolism. 3rd ed. Lippincott Williams Wilkins & Wilkins. 2002.
130 Dennis L. Kasper,Eugene Braunwald,Anthony Fauci,et al. Harrison's Principles of internal Medicine. 16th ed. Ney York:Mc Graw-Hill Company,2005.
131 沈 铀,吴维颖. 糖尿病并低血糖的诊治及预防. 现代医院,2007,7(8):50～51.
132 张蕙芬,迟家敏,王瑞萍. 实用糖尿病学. 2版. 北京:人民卫生出版社,2001:527.

第2章 低血糖症

【概述】

低血糖症是血浆葡萄糖(简称血糖)浓度低于 2.8 mmol/L(50 mg/dl),导致主要以交感神经兴奋和脑细胞缺糖为主要特点的临床综合征,可因多种病因所引起,其发病机制复杂,症状表现有较大的个体差异。临床表现的严重程度取决于:①低血糖的浓度;②低血糖发生的速度以及持续的时间;③机体对低血糖的反应性;④年龄等。临床上以饮酒和药物性低血糖多见,尤其以胰岛素和磺脲类药物所致低血糖症最常见;非胰岛 B 细胞肿瘤及内源性高胰岛素血症引起的低血糖少见。对于糖尿病患者,血糖≤3.9 mmol/L 即为低血糖范畴。

【诊断】

(一)病史采集要点

1. 起病情况　询问发病的确切时间和情况,按低血糖发生与进餐的关系分为空腹低血糖和餐后(反应性)低血糖。胰岛素瘤患者一般是在空腹或运动后出现低血糖,反应性低血糖患者多为餐后早期(2～3 小时)和后期(3～5 小时)出现低血糖。

2. 主要临床表现　低血糖症常呈发作性,临床表现可因不同病因、血糖下降程度和速度、个体反应性和耐受性不同而表现多样化,主要可归纳为两个方面:

自主(交感)神经过度兴奋症状:出汗、颤抖、心悸、心率加快、紧张、焦虑、面色苍白、饥饿、肢凉震颤、软弱无力等。

中枢神经症状:精神不振、头晕、思维迟钝、嗜睡、视物不清、步态不稳、严重时可有幻觉、躁动、行为怪僻、肌张力增高性痉挛、昏迷、甚至死亡。

另外部分患者(尤其是反复低血糖发作的老年人)的自主神经警示症状不易被察觉,而迅速陷入昏迷或者惊厥,称为未察觉的低血糖症。

3. 既往病史　详细了解既往病史有可能发现致病的病因。如近期有无使用胰岛素和磺脲类药物，大量饮酒，严重的肝肾疾病、内分泌疾病病史以及胃肠手术史等。

(二)体格检查要点

低血糖症的体格检查不具有特征性，一般会有精神紧张、焦虑、面色苍白、心率加快、血压轻度升高、精神不振、肌张力增高、神志不清等。

(三)门诊资料分析

1. 血糖　对疑为低血糖发作的患者，即时测定随机指尖血糖，能快速确定是否存在低血糖。但需注意的是，指尖血糖有时并不能反应血糖的真实水平，需多次测量，最好能取静脉血测血浆葡萄糖浓度。

2. 其他检查　应急查肝功组合、肝酶组合和出、凝血组合，以明确是否有严重肝损害而导致低血糖。

(四)进一步检查项目

1. 血浆胰岛素测定　低血糖发作时，应同时测定血浆葡萄糖、胰岛素、胰岛素原和C-肽水平，以证实有无胰岛素和C-肽不适当分泌增多。

胰岛素释放指数：对确定是否有胰岛素不适当分泌有重要的意义，血浆胰岛素与同一标本测定的血糖值之比值称胰岛素释放指数，正常人<0.3，多数胰岛素瘤患者>0.4，甚至1.0以上，血糖不低时此比值>0.3也无临床意义。

胰岛素释放修正指数：某些患者的血糖很低而胰岛素却不很高，可计算胰岛素释放修正指数——血浆胰岛素×100/(血糖－30)，正常人多低于50，胰岛素瘤患者>85。

备注：计算公式中的血浆胰岛素单位为 $\mu U/ml$，血糖单位为 mg/dl。

2. 饥饿试验　对于住院后无低血糖发作以及高度怀疑胰岛素瘤的患者，可在严密检测下行饥饿试验。出现低血糖时同时测定血糖、胰岛素、C-肽和β-羟丁酸。胰岛素介导低血糖症的血浆β-羟丁酸浓度应<2.7 mmol/L，若不是由胰岛素介导的低血糖症，则因酮体形成增加而β-羟丁酸浓度升高。胰岛素瘤患者几乎全部在24～36 h出现低血糖。饥饿试验期间应鼓励患者活动，可饮不含糖和热卡的饮料，以便促发低血糖。试验期间当血糖≤3.3 mmol/L时，应每1～2小时检测血糖一次；血糖≤2.8 mmol/L时，终止试验。

3. 延长(5小时)OGTT试验　对鉴别餐后低血糖病因有帮助。口服75 g葡萄糖，同时测定空腹、服糖后半小时、1小时、2小时、3小时、4小时、5小时血糖、血胰岛素及C肽水平，观察血糖曲线与胰岛素分泌曲线的平行情况，有助于2型糖尿病早期出现的餐后晚发性低血糖的诊断。

4. 其他试验 升糖激素水平测定、胰岛素抗体测定、肝肾功能测定有助于本病病因的鉴别诊断。

5. 影像学检查 经上述检查已证实有低血糖及胰岛素不适当过多分泌者,高度疑为胰岛素瘤,应进一步作肿瘤定位检查。多数患者肿瘤体积很小,故超声波及CT扫描阴性时不能排除胰岛素瘤,选择性动脉造影对细小肿瘤定位有一定价值。

【诊断对策】

(一)诊断要点

低血糖症的诊断依据典型 Whipple 三联症表现确定:①低血糖症状;②发作时血糖<2.8 mmol/L(50 mg/dl);③供糖后低血糖症状迅速缓解。

(二)鉴别诊断要点

低血糖症的症状与体征常为非特异性表现,通常以交感神经兴奋为主要症状的,易于识别,但以神经缺糖症状为主的,可误诊为精神病、癫痫、TIA 发作或脑血管意外等。通过详细询问病史和进行相关检查,仔细分析,才能明确低血糖症及其复杂的多种原因,并与非低血糖症相鉴别,可参考图 2-1,图 2-2。

(三)临床类型

低血糖症的分类通常根据低血糖症发生时间、诱因、发病机制、病史、相关检查结果等资料进行综合后分类,具体见表 2-1。

表 2-1 低血糖症的临床分类

空腹低血糖症	内分泌性	胰岛素或胰岛素样生长因子过多 分泌胰岛素的胰岛瘤 胰岛增生 胰腺外肿瘤 升糖激素(生长激素、糖皮质激素、胰高糖素、甲状腺素、肾上腺素)缺乏 腺垂体功能减退症
	肝源性	急性肝坏死:①病毒性;②中毒性 糖原贮积症 糖异生所需酶先天性缺乏(果糖1,6二磷酸酶缺乏、半乳糖血症)

续表

空腹低血糖症	糖异生底物缺乏	充血性心力衰竭 妊娠和哺乳 婴儿酮症低血糖症 慢性肾衰竭 严重营养不良 剧烈运动
	其他	胰岛素自身免疫综合征 儿童高胰岛素血症低血糖症
反应性低血糖症	功能性低血糖症 食饵性低血糖症 胃肠术后 胰岛素和促胰岛素分泌剂如磺脲类药	
诱导性低血糖症	酒精性低血糖症 药物引起的低血糖症(水杨酸盐、β受体阻断药、奎宁、喷他脒、氟哌啶醇等)	

【治疗对策】

(一)治疗原则

1. 解除神经缺糖症状。

2. 纠正导致低血糖症的各种潜在原因。

(二)治疗计划

1. 低血糖发作的处理 可参照2007年中国2型糖尿病防治指南制定的低血糖症诊疗流程进行。

(1)病情轻神志清醒者可经口给予糖水、含糖饮料、饼干、面包、馒头等即可缓解。

(2)病情重甚至昏迷者,及时给予50%葡萄糖液20～40ml静脉注射。神志转清后又陷入昏迷或持续出现严重低血糖者,应持续静脉滴注5%～10%葡萄糖液,直到病情稳定,必要时可加用氢化可的松100mg静脉滴注和(或)胰高血糖素0.5～1mg肌肉或静脉注射。

(3)昏迷患者若血糖恢复正常,而神志经半个小时仍不恢复者,应考虑有脑水

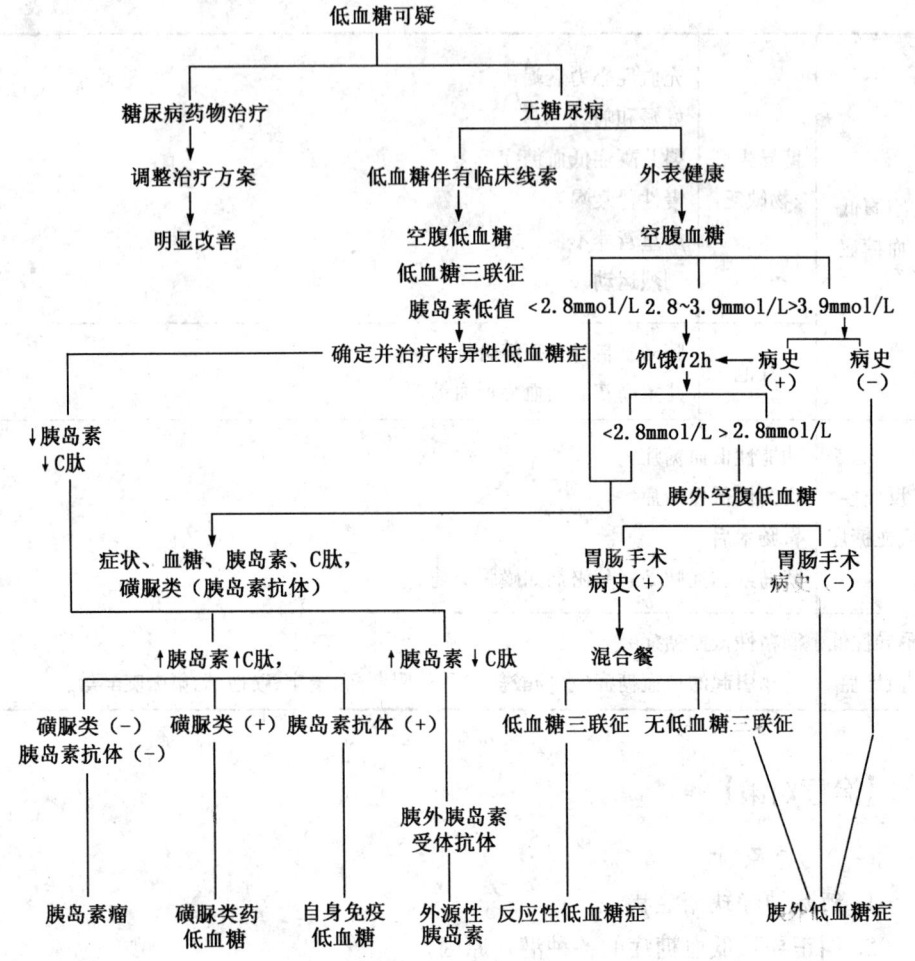

图 2-1 低血糖症诊断与鉴别诊断流程

肿,可给予 20% 甘露醇 200 ml 静滴脱水治疗。

2. 病因治疗 确诊为低血糖症,应积极寻找病因,进行对症治疗,从而选择合适的病因治疗方案。

(三)治疗方案的选择

低血糖症治疗方案的选择主要是针对病因,功能性及反应性低血糖宜给低糖、高脂、高蛋白饮食,少食多餐,并给少量镇静剂及抑制迷走神经的药物。肿瘤等其他原因引起的低血糖须作相应的病因治疗。

1. 手术治疗

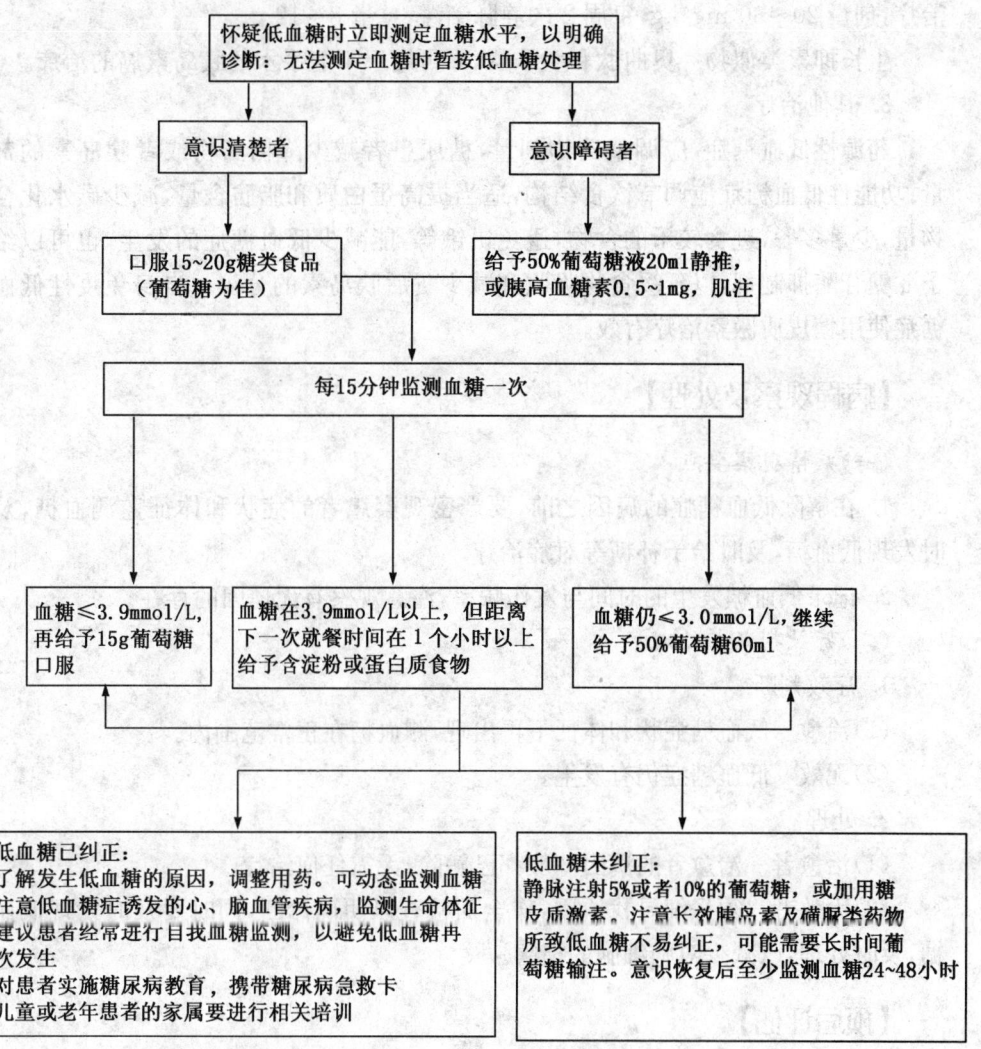

图 2-2 低血糖症的诊治流程（2007 年中国 2 型糖尿病防治指南）

手术切除肿瘤是胰岛素瘤的根治方法，成功率可达 90%，术中应严密观察血糖浓度并以 5%～10%葡萄糖维持。

2. 药物治疗

二氮嗪　主要用于胰岛素瘤的术前准备，每次 100～200 mg，1 日 2～3 次口服，以抑制胰岛素的分泌。

链左星　能破坏胰岛 B 细胞，用于不能手术切除的胰岛素癌或癌术后的辅助治疗,剂量 20~30 mg/kg,每周 2 次静脉滴注,总量 8~12 g。

生长抑素类似物　奥曲肽和兰乐肽,亦可用于不能手术的胰岛素癌的治疗。

3. 其他治疗

药源性低血糖症,应调整药物剂量,糖尿患者减少降糖药物或者胰岛素的剂量;功能性低血糖症应调节饮食结构,适当提高蛋白质和脂肪含量,减少碳水化合物量,少量多餐,进食较干的食物,避免饥饿等,能减少低血糖症的发生,也可以给予 α 糖苷酶抑制剂,以延缓食物吸收和减少餐后胰岛素的分泌。自身免疫性低血糖症使用糖皮质激素治疗有效。

【病程观察及处理】

(一)病情观察要点

1. 在解除低血糖症的病因之前,要严密观察患者的症状和体征监测血糖,及时发现低血糖,及时给予补糖等对症治疗。

2. 记录低血糖发生的时间与发作频率,注意观察有无诱因的存在。

(二)疗效判断与处理

1. 疗效判断

(1)治愈　低血糖症状和体征不再出现,测血糖在正常范围内。

(2)无效　低血糖症仍有发生。

2. 处理

(1)治愈者　治愈者的病因一般都已解除,无需任何治疗。

(2)无效者　须仔细寻找原因,作全面检查以明确诊断,同时要及时发现低血糖,及时处理,以减少对脑细胞的损害。

【预后评估】

低血糖症的病因解除后,预后都比较良好,但长期低血糖引起的脑损害则不易完全恢复。

【出院随访】

1. 已解除病因的患者,无需特别的跟踪随访。

2. 原因未明确者,要自行监测血糖,备好葡萄糖水或含糖较高的食物,避免发生严重低血糖,定期至医院复查。

(陈松锦　曹筱佩)

参 考 文 献

1 陈灏珠. 实用内科学. 12版. 北京:人民卫生出版社,2005:1065~1073
2 沈 铀,吴维颖. 糖尿病并低血糖的诊治及预防. 现代医院,2007,7(8):50~51
3 张蕙芬,迟家敏,王瑞萍. 实用糖尿病学. 2版. 北京:人民卫生出版社,2001:527

第 3 章 肥胖症

【概述】

肥胖症是指体内脂肪堆积过多和/或分布异常,体重增加的慢性代谢性疾病。遗传因素、高热量、高脂饮食、体力活动少(环境和社会因素)是肥胖的主要原因。肥胖既是一个独立的疾病,又常与 2 型糖尿病、心血管病、高血压等集结出现。由于肥胖本身及其相关疾病对健康的危害,已逐渐成为重要的世界性健康问题之一。目前我国体重超重(overweight)者已达 24.1%(男性),26.1%(女性),肥胖者(obesity)2.8%(男性),5.0%(女性)。尤其是青少年肥胖的逐年增加,将对国人的健康、社会和经济的负担造成较大的影响。

【诊断步骤】

(一)病史采集要点

1. 发病年龄 一般而言,随着年龄的增加体重会逐渐上升,肥胖的发生率也会增加。但近些年来儿童和青少年的肥胖者越来越多见。

2. 家族史 应询问有无肥胖、糖尿病、高血压等的家族史。

3. 临床表现 因体重增加可引起下腰痛、关节痛、气喘;肥胖患者可因体型而引起自卑感、焦虑、抑郁等身心问题;严重肥胖者的并发症有睡眠呼吸暂停综合征、静脉血栓等。另外,肥胖患者恶性肿瘤的发生率也有所增加。

4. 生活方式 仔细了解患者膳食中的脂肪、盐、酒的摄入量,吸烟、体力活动情况及体重增加的情况。此外,还应详细询问曾否服用过可能导致体重增加的药物;有无继发性肥胖的其他伴随症状。

(二)体格检查要点

1. 体格检查

(1)测量患者身高(m)、体重(kg)、血压、腹围及臀围等,以了解患者是否肥胖及其程度和血压情况。

(2) 观察身体外形及脂肪分布情况　中心型肥胖:苹果型——脂肪分布在腹腔和腰部,男性多见;梨型——脂肪分布在腰以下、臀部等,多见于女性。

(3) 继发性肥胖　如向心性肥胖,满月脸、水牛背、多血质外貌、紫纹、痤疮等多为皮质醇增多症的特征;女性肥胖伴多毛、闭经不孕者多为多囊卵巢所致;体态肥胖面容虚肿、皮肤干而粗糙、反应迟钝则为甲状腺功能减退的表现。

2. 简易测量及计算方法

(1) 体重指数(body mass index, BMI)＝体重(kg)/[身高(m)]^2　直立、免冠、脱鞋并仅穿轻薄的衣服情况下测体重及身高。试者直立、两脚后跟并拢靠近量尺,并将两肩及臀部也贴近量尺。测量人员用一根直角尺放在受试者的头顶,使直角的两个边一边靠紧量尺另一边接近受试者的头皮,读取量尺上的读数,准确至1.0 mm。称量体重最好用经过校正的杠杆型体重秤,受试者全身放松,直立在秤底盘的中部。测量人员读取杠杆秤上的游标位置,读数准确至10.0 g。

(2) 腰、臀围及其比值(WHR)　使用软皮尺,让皮尺贴着皮肤表面但不压迫软组织进行测量。腰围(waist circumference, WC)测定时需两足分开(距离25～30 cm)并直立。测量部位在髂前上嵴与第十二肋骨下缘连线的中点(通常是腰部的天然最窄部位),沿水平方向围绕腹部一周,在正常呼气末测量腰围的长度,读数准确至1.0 mm。目前公认腰围是衡量脂肪在腹部蓄积(即中心性肥胖)程度的最简单、实用的指标。臀围(Hip)测定时则并足直立,测量部位在臀部最大周径。腰/臀比(waist/hip ratio, WHR)＝腰围/臀围。

(三) 门诊资料分析

1. 肥胖的评价指标　大多数个体的 BMI 与身体脂肪的百分含量有明显的相关性,主要反映全身的肥胖程度。BMI 在具体应用时还应考虑到其局限性:①个体差异:如对肌肉很发达的运动员或有水肿的患者,BMI 值可能过高估计其肥胖程度。老年人的肌肉组织较脂肪组织减少的较多,计算的 BMI 值可能过低估计其肥胖程度。一般相等 BMI 值的女性体脂百分含量大于男性。所以为了定量的测量肥胖,应使用多个指标,比如 BMI、腰围、腰臀比。②种族差异:亚洲人群中的体脂分布以中心性为特点,这种类型人群在同等 BMI 情况下,体脂肪含量高于全身性肥胖人群。应进一步评估体内脂肪分布更有助于判断肥胖的程度。

2. 继发性肥胖

(1) 类固醇激素和作用于精神的药物　如抗抑郁药(三环抗抑郁药、四环抗抑郁药、单胺氧化酶抑制剂)、苯二氮、锂都可使体重增加。

(2) 其他疾病 Cushing 综合征所引起的肾上腺皮质功能亢进;多囊卵巢综合征的卵巢分泌激素的功能失调;甲状腺功能减退症等。

(四) 进一步检查项目

对严重肥胖者需进行相关的心血管疾病、糖尿病和代谢综合征有关指标的检查。主要项目包括:血糖(OGTT)、胰岛素、血脂、尿酸等,伴有高血压的患者还应检测尿常规、尿微量白蛋白"排泄率"及是否有相应靶器官的损伤。

【诊断对策】

(一) 诊断要点

1. 体重指数(BMI) 测量身体的肥胖程度。

2. 诊断标准 2003 年中国的诊断标准(表 3-1)。

表 3-1 肥胖症诊断标准(中国地区,2003)

1. 正常:BMI 18.5~23.9 kg/m^2
2. 超重:BMI 24.0~27.9 kg/m^2
3. 肥胖:BMI≥28.0 kg/m^2

3. 腰/臀比(WHR) 反映体内脂肪分布,因腰围较 WHR 更适用于检测腹型肥胖,任何评价肥胖的方法均需包括腰围测量。中国肥胖控制指南的标准:男性腰围≥85 cm,女性腰围≥80 cm 为腹部脂肪蓄积的诊断界值。由于简单的腰围测定就可以有效的预测 2 型糖尿病、高血压和脂代谢紊乱的危险性。2005 年,国际糖尿病联盟(IDF)对代谢综合征的新定义中,就将以腰围测量定义的中心性肥胖作为诊断的必备条件。

4. CT 或 MRI 计算皮下脂肪厚度或内脏脂肪量,是目前评估体内脂肪分布最准确的方法。

5. 其他 ①生物电阻抗测定:测量人体脂肪。②双能 X 线(DEXA)吸收法:测量体脂含量。这两者仅用于体型特殊,估计脂肪、肌肉量困难时。

(二) 鉴别诊断要点

1. Cushing 综合征 向心性肥胖、满月脸、多血质外貌、水牛背、皮肤紫纹、痤疮、高血压等,但早期患者的表现与单纯性肥胖相似。实验室检查:皮质醇分泌增多、失去昼夜节律、不被小剂量地塞米松抑制可帮助鉴别。

2. 多囊卵巢综合征(PCOS) PCOS 的特点是月经失调或闭经、不孕、多毛、痤疮和肥胖;血清 LH 和(或)LH/FSH 比值升高(>2~3);血清睾酮、雄烯二酮水平升高;高胰岛素血症、糖耐量异常、血脂异常等。B超检查:卵巢增大内有多个直径≤10 mm的卵泡,分布于卵巢皮质呈车轮状。腹腔镜:卵巢包膜增厚、表面灰白见囊状卵泡。

【治疗对策】

(一)治疗原则

1. 预防为主　从儿童、青少年开始,积极改变人们的生活方式,包括改变膳食、增加体力活动、矫正引起过度进食或活动不足的行为和习惯。

2. 改变膳食　减少由膳食摄入的能量,在食物摄入的种类应尽量均衡的前提下,摄入低能量、低脂肪、适量优质蛋白质和复杂碳水化合物的膳食。

3. 增加能量消耗　因人而异,量力而行。加强体力活动以增加能量消耗,控制能量平衡是保持健康的基本条件。而增加体力活动与适当控制膳食总能量和减少饱和脂肪酸摄入量相结合,促进能量负平衡,是世界公认的减重良方。

4. 辅以药物治疗　严重肥胖者必要时辅以药物减重。有以下适应证者:①食欲旺盛,餐前饥饿难忍,每餐进食量较多;②合并高血糖、高血压、血脂异常和脂肪肝;③合并负重关节疼痛;④肥胖引起呼吸困难或有阻塞性睡眠呼吸暂停综合征,可考虑用药物辅助治疗。

(二)治疗计划

1. 教育与行为治疗　包括改变不正确的认识和饮食行为,采取健康的生活方式、改变膳食结构和增加体力活动,这些均是肥胖治疗的首位及最重要的步骤。预防措施有:针对人口总体的有普遍性预防;针对高危人群的有选择性预防和针对性预防两种。

2. 饮食控制　采用低脂、低糖类食物以及个体化的能量不足膳食(低热量饮食)。减轻体重不宜操之过急,首先每日膳食的热量应比原来减少1/3,逐渐过渡到患者能接受的低热量饮食并长期坚持。低热量饮食指每天42～84 kJ(10～20 kCal)/kg IBW[每日供给热卡为5 000 kJ(1 200 kCal)],男性1 200～1 600千卡/日,女性1 000～1 200千卡/日。此外,饮食的合理构成极为重要,用混合的平衡饮食(蛋白质0.8～1.2 g/kg IBW,碳水化合物150～200 g,其余热量由脂肪提供),可适当增加膳食纤维和足量的维生素、矿物质和微量元素。

3. 体力活动或运动　适当的体力活动或运动能增加能量消耗且有益健康,但应依年龄和因人而异估算运动量,采取循序渐进的方式,强调增加习惯性的日常活动,如步行和爬楼梯等。肥胖者每天的运动达到能量消耗至少1 242 kJ

(300 kCal),或每周消耗 1 000 kCal,每周体重减轻 0.5～1 kg 为宜。运动量＝运动强度×运动时间,即运动所造成的热卡消耗量。每天安排进行体力活动的量和时间应按减体重目标计算,对于需要亏空的能量,一般多用增加体力活动量和控制饮食相结合的方法,其中 50% 应该由增加体力活动的能量消耗来解决,其他 50% 可由减少饮食总能量和减少脂肪的摄入量来达到。

4. 药物治疗　对严重肥胖和并发症(糖尿病、高血压和冠心病)者应用药物减重。

(1)食欲抑制剂　作用于下丘脑调节摄食的神经递质,减少摄食。①拟儿茶酚胺类制剂——芬特明(Phentermine)15 mg/d,早餐前服;②拟血清素制剂——氟西汀(fluoxitene)20 mg,每日 1～3 次;③复合拟儿茶酚胺和拟血清素制剂——降低食欲,同时增强代谢。β-苯乙胺(sibutramine,西布曲明)10 mg/日,该药由于增加心血管事件于 2010 年被中、美等国停止使用。

(2)减少肠道脂肪吸收的药物　肠道胰脂肪酶的选择性抑制剂。奥利司他(xenical,赛尼可)120 mg/次,每日进餐前。

(3)降糖药物　肥胖并伴有糖尿病和/或胰岛素抵抗患者,可用改善胰岛素抵抗的双胍类——二甲双胍(metformin)250～500 mg,每日 3 次。

5. 外科治疗　手术方法有:①胃成形术(垂直性和水平性胃成形术)。②胃搭桥术(包括:空回肠短路术、胃短路术、胆管胰腺短路术、迷走神经切断术等)。③局部去脂术(脂肪抽吸术和皮下脂肪切除术)。④超声吸脂术(使局部脂肪乳化,再通过负压吸除乳化液)。手术有效(体重降低＞20%)率可达 95%。手术治疗的患者选择应严格控制。手术的指征:只适用于严重的病态肥胖;减肥失败而又有严重并发症者。

(三)治疗方案的选择

1. 行为和饮食运动是治疗肥胖的基本方法,必须长期坚持。
2. 根据适应证选用药物或手术治疗。
3. 特殊人群的处理

(1)女性　往往因限食不当而引起进食行为紊乱,如神经性厌食症或在暴饮暴食后自行引吐等心理、行为障碍。

(2)孕期和哺乳期妇女　为了加强营养而摄食过多,由于内分泌的生理性变化而使机体对能量和脂肪储存能力加强,坚持母乳喂养和合理营养不仅对儿童的生长发育有益,而且可能是预防妇女产后肥胖的有益措施。

(3)老年人　不必过分强调减重,防止体重继续增长是非常重要的。确要进行减重,对其健康情况(包括体检和实验室检查)应有较全面的了解,制定的减重措施应当个体化,着重针对其产生肥胖的可能原因和存在的并发症进行。

【病程观察和处理】

(一)病程观察要点

1. 建立节食意识,每餐不过饱;尽量减少暴饮暴食的频度和程度,注意挑选脂肪含量低的食物;不要认为限食就是单纯限制谷类主食量,不吃或少食谷类主食的观点和做法是不可取的。谷类中的淀粉是复杂的碳水化合物,有维持血糖水平的作用。

2. 体重下降的速度不应过快,但要使体重完全达到正常范围通常是不现实的,不能以此作为减重的目标。不管怎样只要适当的减重(通常减轻5%～10%)即可对健康产生有益的影响。

3. 注意伴随症状的变化情况,如血糖、血脂、血压等的变化。

(二)疗效判断与处理

1. 制订的减重目标要具体,并且是可以达到的,教会需要减肥的患者进行自我监测。虽然短期内过度限食可见到一些暂时效果,但如果不长期坚持饮食控制,也不积极参加体力活动,则很难保持已降低的体重水平。

2. BMI标准因不同人种和地域分布的特点有明显差别,特别是亚洲人群倾向于发生腹型肥胖,在BMI较低时可能发生与肥胖相关的疾病。

【出院后随访】

1. 应该改变人们的观念,把体力活动看成是提高身体素质和保证健康的必要条件。尽量创造更多的活动机会,并把增加活动的意识融于对生活的安排之中;一定程度地改变每天的生活习惯,尽量选择较多体力活动以替代较为省力的条件。而增加体力活动量应循序渐进,速度不宜过快,不可急于求成。

2. 医疗保健人员应协助肥胖患者制订规划和指导减肥措施的执行。并需要了解肥胖者的肥胖史,曾做过哪些处理?减肥措施受到过哪些挫折、存在的问题,以及肥胖症对其生活有何影响,以示对患者的关心;应向肥胖症患者说明肥胖对健康带来的可能危险,建立共同战胜肥胖症的伙伴关系。

3. 应让患者采取主动、积极参与制订改变行为的计划和目标。对行为的自我监测通常可以使患者向所希望的目标方向改变。

4. 对使用中枢性减肥药者的随访,起初至少每2～4周一次,3个月以后可以改为每月一次。

【预后评估】

1. 预防肥胖应从儿童时期开始，养成良好的生活方式和习惯。
2. 即使是轻度的体重降低（5%～10%），都足以控制或改善肥胖的并发症。
3. 合理饮食和运动加上规范的药物治疗仍然是最佳的选择和基本原则。
4. 由于需长期用药，患者持续性肥胖的危险性应与药物副作用的潜在危险相权衡利弊。

（苏 磊 修玲玲）

参 考 文 献

1　傅祖植．肥胖症．见：叶任高，陆再英主编．内科学．第6版．北京人民版社，2004
2　Reynolds K, Gu D, Whelton PK, et al. Prevalence and risk factors of overweight and obesity in China. Obesity(Silver Spring)，2007，15(1)：10～18.
3　Alberti KG, Zimmet P and Shaw J. The metabolic syndrome-a new worldwide definition. Lancet，2005，366(9491)：1059～1062.
4　卫生部疾病控制司．中国成人超重和肥胖症控制指南（试行）．北京：北京人民版社，2003.

第4章 血脂异常

【概述】

由于脂肪代谢或运转异常使血浆中一种或几种脂质高于正常称为高脂血症，可表现为高胆固醇血症、高甘油三酯血症或两者兼有（混合型高脂血症）。脂质不溶或微溶于水，必须与蛋白质结合以脂蛋白的形式才能在血液中运转，因此高脂血症常以高脂蛋白血症反映。在临床上，通常根据引起高脂血症的原因将其分为原发性和继发性两类。原发性高脂血症通常由于遗传基因的缺陷所致，部分病因未明；继发性高脂血症则由于饮食、糖尿病、肥胖、甲减、肝肾疾病、糖原累积症、SLE等原发疾病以及某些药物如利尿剂、β受体阻滞剂、糖皮质激素等引起。临床上所见的高脂血症，多数同时存在以上两种情况。原因不明的高脂血症称为散发性或多基因性高脂血症。我国目前血脂异常的患病率约为18.6%，尤以城市居民患病更高。高脂血症可导致动脉粥样硬化，使心脑血管疾病的发病率和死亡率增加。

【诊断步骤】

(一)病史采集要点

1. 起病情况　原发性高脂血症通常起病较早，可以在成年前就表现出临床症状和体征，继发性高脂血症起病较隐匿，病程进展缓慢，可在相当长时间内无症状。

2. 主要临床表现　高脂血症的临床表现主要包括两方面：动脉粥样硬化和黄色瘤。由于黄色瘤的发生率不高，动脉粥样硬化的发生隐匿且需要相当长的时间，因此许多高脂血症患者并无任何临床症状，往往是在血液生化检查时发现。动脉粥样硬化可以表现为冠心病、脑血管病和周围血管病，常见为头痛、头晕、心绞痛，甚至心肌梗塞。黄色瘤为局部皮肤异常隆起，呈黄色、褐色或棕红色，多见于眼睑周围。严重者可有角膜弓和脂血症眼底,多见于家族性高脂血症,此外还可以表现为急性胰腺炎和游走性多关节炎。继发性的高脂血症还可以有各种原发疾病的临床表现,常为代谢综合征的一部分。

3. 既往病史　应详细询问有无引起继发性高脂血症的相关疾病(高血压、糖尿病、甲减、肝肾疾病等),个人的生活饮食习惯(有否长期过量饮酒),引起高脂血症的药物应用史,是否绝经(绝经后雌激素水平下降可以升高血胆固醇),有无血脂异常的家族史,或家族早发动脉粥样硬化或冠心病史。

(二)体格检查要点

1. 体重情况　注意有无肥胖。

2. 皮肤、黏膜　可以出现黄色瘤,一种局限性的皮肤隆起,颜色可为黄色、橘黄色或棕红色,多呈结节斑块、或丘疹形状,质地柔软,数日可逐渐增多,可累及眼睑、面、颈、躯干和肢体。

3. 眼　脂质在角膜浸润可以形成角膜弓,角膜可混浊,当血清甘油三酯>22.6毫摩尔/升时,可以出现脂血症眼底。

4. 心脏　心脏有无扩大,心音听诊是否异常。

5. 腹部　肝脾是否肿大,上腹部是否有压痛。

6. 关节　极少数可以有游走性的关节炎症。

7. 其他　注意其他原发疾病如糖尿病、甲减、脑血管病、肾病、肝病、SLE等的体征。

(三)门诊资料分析

1. 生化检查　主要是血浆 TC 或 TG 升高或二者同时升高,血清 HDL 减低,血清 LDL 升高。TC 合适范围为<5.20 mmol/L(200 mg/dl),5.23~5.69 mmol/L(201~219 mg/dl)为边缘升高,>5.72 mmol/L(220 mg/dl)为升高。TG 的合适范围为<1.70 mmol/L(150 mg/dl),>1.70 mmol/L(150 mg/dl)为升高。血清 LDL-C 合适范围为 3.12 mmol/L(120 mg/dl)以下,3.15~3.61 mmol/L(121~139 mg/dl)为边缘升高,3.64 mmol/L(140 mg/dl)以上为升高。血清 HDL-C 合适范围为 1.04 mmol/L(40 mg/dl)以上,0.91 mmol/L(35 mg/dl)以下为减低。临床实际工作中,了解血清 LDL-C 和 HDL-C 较总胆固醇水平的意义更大。

2. 血糖检查　高脂血症者往往伴发糖尿病,可以观察到空腹血糖升高。

3. 影响血脂水平的因素较多,为了保证检查结果的真实性,采血前应注意①保持正常饮食并禁酒1周以上,体重相对恒定;②无急性疾病,急性心肌梗死后至少6周才能采血;③未服过降脂药或对血脂有影响的药物,如避孕药、雌激素、肾上腺皮质激素等;④血浆标本应在进餐后12～16小时采取。

4. 复查,如首次检测发现异常则宜复查禁食12～14小时后的血脂水平,1～2周内血清胆固醇水平可有110%的变异,实验室的变异容许在3%以内,在判断是否存在高脂血症或决定防止措施前至少应有2次血标本检查的记录。

(四)进一步检查项目

1. 冠心病危险因素的检测　可以观察 apoA、apoB 等指标。载脂蛋白 AI(apoAI)的正常值范围:1.2～1.6 g/L,血清 apoAI 主要反映 HDL 水平,与 HDL-C 呈明显正相关,其临床意义也大体相似;载脂蛋白 B 的正常值范围:0.8～1.1 g/L,除特殊说明外,临床常规测定的 apoB 包括 $apoB_{100}$ 和 $apoB_{48}$。血清 apoB 主要反映 LDL 水平,它与血清 LDL-C 水平呈明显正相关。apoB/apoAI 比值<1.0 时对于评估冠心病的危险度比其他指标更重要。脂蛋白 a(Lp)结构与 LDL 相似,浓度超过 30 mg/dl 即为升高,与冠心病、心肌梗死、脑卒中、血管再狭窄等密切相关,是动脉粥样硬化的独立危险因素。

2. 体内脂蛋白代谢测试　即将脂蛋白或载脂蛋白分离后用碘进行标记然后注入受试者体内,定时抽取血样了解其代谢分解情况,此外还可以进行基因 DNA 突变分析、脂蛋白-受体相互作用以及脂蛋白脂酶和肝脂酶、胆固醇脂化酶与合成酶等方面的测定。

3. 肝功能检查　了解肝功能损害情况。

4. 肾功能检查　主要用于肾功能评价、蛋白质代谢和营养学评价,有无血尿酸升高、痛风,预测代谢综合征。

5. 血液流变学检验　提示血液黏滞性情况,为某些疾病提供预报性资料,可作为某些疾病鉴别诊断的辅助手段。

6. 心脏检查(常规心电图检查+导联)　发现心肌缺血、诊断心绞痛最常用的检查方法,也可以进行心电图负荷试验、24小时心电图连续监测、心肌酶检查,有冠心病表现的患者可以考虑进行心肌核素显像和冠脉血管造影。

7. 腹部黑白 B 超(肝、胆、胰、脾)　了解肝、胆、胰、脾、肾各脏器的大小、结构是否正常,有无脂肪肝、炎症、结石、肿瘤等病变。

8. 颈动脉彩超(双侧)　有无颈动脉硬化、斑块形成、管腔狭窄、痉挛等。

9. 血糖、胰岛素测定　家族性混合型高脂血症和家族性高甘油三酯血症存在胰岛素抵抗,其血浆胰岛素水平升高,表现为血糖升高或糖耐量异常。

10. 甲状腺功能检查　Ⅲ型高脂蛋白血症可伴有甲状腺功能减低。

【诊断对策】

(一)诊断要点

通常患者大多是因为发生了动脉粥样硬化性血管病变、胰腺炎、黄色瘤或进行体检时发现血脂水平升高而前来就诊,体格检查重点放在心血管系统以及皮肤、角膜弓、眼底改变等方面,无论有无临床表现,高脂血症的诊断主要根据患者的血脂水平而做出。现分别将2001年美国胆固醇教育计划委员会成人治疗组(adult treatment panel,ATP)所制定的高脂血脂诊断标准以及2007年中国成人血脂异常防治指南所制定的高脂血脂诊断标准见表4-1,表4-2。

表4-1 美国高脂血症的诊断标准(ATPⅢ、2001年)

判断	TC(mg/dl)	TG(mg/dl)	LDL-C(mg/dl)	HDL-C(mg/dl)
合适水平	<200	150	<100	
准合适水平				100~130
临界	200~240	150~199	130~160	
增高	>240	200~499	160~189	>60
极高		500	>190	
降低				<40

表4-2 中国高脂血症的诊断标准(2007年)

判断	TC(mg/dl)	TG(mg/dl)	LDL-C(mg/dl)	HDL-C(mg/dl)
合适水平	<200	<150	<130	>40
边缘升高	200~239	150~199	130~159	
增高	>240	>200	>160	>60
降低				<40

首次检查发现血脂异常,应在2~3周内复查,若仍属异常,则可确立诊断。

(二)鉴别诊断要点

在进行高血脂的诊断时,应该弄清患者的脂代谢异常属于何种类型,必须将原发性高脂血症与继发性高脂血症区分开来,并进而确定其具体的病因。临床上为方便起见,通常简单地将血脂异常分为高胆固醇血症(单纯胆固醇升高)、高甘油三酯血症(单纯甘油三酯升高)、混合性高脂血症(胆固醇和甘油三酯均升高),以及低高密度脂蛋白胆固醇血症。

(三)临床类型

1. 高脂蛋白血症表型分类　主要基于各种血浆脂蛋白升高的程度不同而进行分型，不包括病因分型。该分类把高脂蛋白血症分为 5 型(连亚型在内，可分为 6 型)，具体如表 4-3：

表 4-3　高脂蛋白血症表型分类

类型	病名	血脂			脂蛋白		
		TC	TG	CM	LDL	VLDL	HDL
I	家族性高乳糜微粒血症 (家族性高甘油三酯血症)	↑	↑↑	↑↑↑	↓	—↓	↓↓
IIa	家族型高胆固醇血症 (家族性高β脂蛋白血症)	↑↑	正常	无	↑↑↑	正常 或↓	正常
IIb		↑↑	↑↑	无	↑↑	↑↑	正常
III	家族性异常β脂蛋白血症	↑↑	↑↑	无或 少量		↑↑↑	
IV	高前β脂蛋白血症	正常	↑↑	无	正常 或↓	↑↑↑	正常 或↓
V	混合型高甘油三脂血症 (混合性高脂血症)	↑↑	↑↑↑	↑↑	↓↓	↑↑↑	↓↓

2. 按是否继发于全身性疾病分类　分为原发性和继发性高脂血症(高脂蛋白血症)。继发性者由一些全身性疾病引起血脂异常，如糖尿病、甲状腺功能减退症、肾病、某些药物等。在排除继发性后，可诊断为原发性，常见继发性高脂血症分类见表 4-4。

表 4-4　常见继发性高脂血症分类

高胆固醇血症
糖尿病、肾病综合征、甲状腺功能减退症、Cushing 综合征
高甘油三酯血症
糖尿病(未控制)、肾病综合征、尿毒症、肥胖症、雌激素治疗
糖原储积症(I型)、饮酒、SLE、异常γ-球蛋白血症、痛风
高异常脂蛋白血症
各种原因引起的肝内外胆道梗阻、胆汁淤积性肝胆病包括肝内胆小管性肝炎、胆汁性肝硬化

3. 基因分类　随着分子生物学技术的发展,发现一部分高脂血症患者存在单一或多个遗传基因的缺陷,多具有家族聚集性,有明显的遗传倾向,临床称之为家族性高脂血症,例如家族性高胆固醇血症、家族性高甘油三酯血症、家族性异常 β 脂蛋白血症。

【治疗对策】

(一)治疗原则

血脂异常治疗的最主要目的是为了防治冠心病,所以应根据是否已有冠心病或冠心病等危症以及有无心血管危险因素,结合血脂水平,进行全面评价,以决定治疗措施及血脂的目标水平。继发性血脂异常以治疗原发病为主。

由于血脂异常与饮食和生活方式有密切关系,所以饮食治疗和改善生活方式是血脂异常治疗的基础措施。无论是否进行药物调脂治疗都必须坚持控制饮食和改善生活方式。根据血脂异常的类型及其治疗需要达到的目的,选择合适的调脂药物。需要定期地进行调脂疗效和药物不良反应的监测。必要时采用血液净化治疗或外科治疗。

在决定采用药物进行调脂治疗时,需要全面了解患者患冠心病及伴随的危险因素情况。在进行调脂治疗时,应将降低 LDL-C 作为首要目标。临床上在决定开始药物调脂治疗以及拟定达到的目标值时,需要考虑患者是否同时并存其他冠心病的主要危险因素(即除 LDL-C 以外的危险因素)。分析这些冠心病的主要危险因素将有助于判断罹患冠心病的危险程度,由此决定降低 LDL-C 的目标值。不同的危险人群,开始药物治疗的 LDL-C 水平以及需达到的 LDL-C 目标值有很大的不同。

(二)治疗计划

1. 改变生活方式治疗(Therapeutic Life-style Change,TLC)

(1)饮食治疗　无论哪一型高脂蛋白血症,饮食治疗是首要的基本治疗措施,应长期坚持。饮食治疗的目的是降低血浆胆固醇,保持均衡营养,对超重患者,应减除过多的总热量;脂肪入量<30%总热量,饱和脂肪占 8%～10%,每日胆固醇入量<300 mg。如果效果不佳,应进一步将饱和脂肪入量限至 7%以下,胆固醇入量<200 mg。Ⅰ型患者可按需要加用中链脂肪酸(MCT,即脂肪酸链中的碳在 12 个以下),因可直接经门静脉吸收而不形成乳糜微粒,但不宜用于糖尿病或肝硬化患者。对内源性高甘油三酯血症(Ⅲ、Ⅳ、Ⅴ型),应限制总热量和糖类入量。对超重的患者,积极的体育活动非常重要,体重减轻后可加强降低 LDL 胆固醇的作用。运动和降低体重除有利于降低胆固醇外,还可使甘油三酯和高血压降低,增加

HDL 胆固醇。

(2)生活方式的治疗 体重超重者应积极调整饮食、增加体育活动和体力劳动,减轻体重。吸烟、过度饮酒、久坐不动、精神过度紧张等不良的生活方式都应注意加以纠正。

在 ATP Ⅲ 中,特别提出了"治疗性生活方式的改变",强调的就是饮食及生活方式对血脂治疗的影响,它在血脂的治疗、心血管疾病的防治中起着非常重要的作用。

2. 药物治疗 经饮食及体育锻炼治疗后,如仍存在下列情况之一者,应考虑用药物治疗:①如无其他危险因子,LDL 胆固醇>4.9 mmmol/L(190 mg/dl);②有2个其他危险因子(例如吸烟、高血压、HDL 胆固醇低、早年发生冠心病家族史等),LDL 胆固醇>4.1 mmol/L(160 mg/dl);③甘油三酯>5.5 mmol/L(500 mg/dl)。药物治疗的目的大致与饮食治疗相同。LDL 胆固醇应降至<4.1 mmol/L(160 mg/dl),如有2个其他危险因子存在,应<3.4 mmol/L(130 mg/dl)。35岁以下男性或绝经期前妇女,如无其他危险因子,可暂缓药物治疗。目前国内外常用的疗效明确的降脂药物有4类,其中以降低血清胆固醇和 LDL 胆固醇为主的有他汀类和树脂类,以降低血清甘油三酯为主的有贝特类和烟酸类:

(1)β羟基β甲基戊二酰辅酶 A(HMG-CoA)还原酶抑制剂 是胆固醇合成的强有力抑制剂。目前较常用的有洛伐他汀(lovastatin),辛伐他汀(simvastatin),普伐他汀(pravastatin),氟伐他汀(fluvastatin),阿托伐他汀(atorvastatin)。可降低总胆固醇、LDL 和 VLDL 的胆固醇,升高 HDL。除阿伐他汀可在任何时间内服药外,其余制剂均为晚餐时1次顿服,主要副作用有胃肠道反应。大量的临床对照研究证实,他汀类药物不仅减少冠心病的病死率,减慢和逆转动脉粥样硬化病变,降低总病死率,改善预后,而且他汀类药物可以减少急性冠脉综合征发生次数,减少医疗费用。所以,他汀类药物治疗的益处已经得到了充分的肯定。

(2)苯氧芳酸(fibrate)类 主要作用为增强脂蛋白酯酶活性,对需要药物治疗的高甘油三酯血症有显著疗效,还有一定的降低血浆纤维蛋白原的作用。属本类药物有氯贝特(clofibrate),可减少 VLDL 合成,升高 HDL,降低甘油三酯作用明显,是治疗Ⅲ型的首选药物,亦可用于Ⅳ、Ⅴ型、糖尿病伴高甘油三酯血症者,每次口服 0.5 g,每日3次,主要副作用有胃肠道反应和血清转氨酶升高,此外,可加强抗凝剂的作用,两药合用时,抗凝剂剂量宜减少 1/3~1/2。同类制剂有吉非贝齐(gemfibrozil),每次 0.6 g,每日2次早晚餐前半小时服;苯扎贝持(bezafibrate),每次口服 0.2 g,每日2~3次,饭后服。

(3)烟酸类(nicotinic acid,niacin) 抑制 VLDL 和 LDL 合成,可降低胆固醇

和甘油三酯,升高 HDL 胆固醇和 APoA I,用于治疗Ⅲ、Ⅳ、Ⅴ型,大剂量可治疗Ⅱ型,开始 0.1 g,每日 3 次,以后根据血脂变化和耐受程度,增加至 1～2 g,每日 3 次,副作用有皮肤潮红、瘙痒、胃部不适、消化不良,并可引起血糖升高,血尿酸升高,长期应用要注意检查肝功能。绝对禁忌证为慢性肝病和严重痛风。相对禁忌证为糖尿病、高尿酸血症、消化行溃疡。阿西莫司(acipimox)为烟酸衍生物,有明显的降甘油三酯作用,升高 HDL 胆固醇约 14%～20%,但对降低总胆固醇则无明显作用。副作用较烟酸为少。适用于Ⅱb、Ⅲ、Ⅳ型高脂血症及糖尿病引起的高脂血症。常用剂量为每晚睡前服 250～500 mg,如病情需要可在早餐时加服 250 mg。

(4)胆酸结合树脂　例如考来烯胺(cholestyramine),是季胺阴离子交换树脂,在肠道不吸收,与胆盐结合阻断其肠肝循环,使胆盐和胆固醇排出增加。此外,考来烯胺可促进 LDL 分解,从而降低血浆胆固醇,是治疗Ⅱa 型的理想药物,由于在某些患者可引起甘油三酯浓度升高,故不宜单独用于治疗Ⅱb 型患者,用量每次口服 4～5 g,每日 3 次,用药期间宜定期作血常规、肝功能和血电解质检查,副作用有胀气、恶心、呕吐。考来烯胺与华法林(warfarin)、洋地黄、甲状腺素等药物合用时,可与这些药物结合,减少其吸收,应予考虑。同类药物有考来替泊(colestipol),每次 4～5 g,每日 3 次。树脂类药物对任何类型的高甘油三酯血症均无效,对胆固醇和甘油三酯均升高的混合型血脂异常需与其他类型的调脂药物联合应用。

(5)其他调脂药

1)普罗布考,此药通过掺入到脂蛋白颗粒中影响脂蛋白代谢,而产生调脂作用。可使血浆 TC 降低 20%～25%,LDL-C 降低 5%～15%,但 HDL-C 也明显降低(可达 25%)。主要适应于高胆固醇血症尤其是纯合子型家族性高胆固醇血症。该药虽使 HDL-C 降低,但可使黄色瘤减轻或消退,动脉粥样硬化病变减轻,其确切作用机制未明。有些研究认为普罗布考虽然降低了 HDL-C 水平,但它改变了 HDL 的结构和代谢功能,提高了 HDL 运载胆固醇到肝脏进行代谢的能力,因此更有利于 HDL 发挥抗动脉粥样硬化的作用。普罗布考尚有抗氧化作用。常见的副作用包括恶心、腹泻、消化不良等;亦可引起嗜酸细胞增多,血浆尿酸浓度增高;最严重的副作用是引起 QT 间期延长,但极为少见,因此有室性心律失常或 QT 间期延长者禁用。常用剂量为 0.5 g,2 次/天。

2)n-3 脂肪酸 n-3(ω-3),长链多不饱和脂肪酸　主要为二十碳戊烯酸(EPA,$C20:5n-3$)和二十二碳已烯酸(DHA,$C22:6n-3$),二者为海鱼油的主要成分,制剂为其乙酯,高纯度的制剂用于临床。n-3 脂肪酸制剂降低 TG 和轻度升高 HDL-C,对 TC 和 LDL-C 无影响。当用量为 2～4 g/d 时,可使 TG 下降 25%～30%。主要用于高甘油三酯血症；可以与贝特类合用治疗严重高甘油三酯血症，也可与他汀类药物合用治疗混合型高脂血症。n-3 脂肪酸还有降低血压、抑制血小板聚集和炎症的作用，改善血管反应性。GISSI 研究（GISSI-Prenenzione trial）对心肌梗死后患者用 n-3 脂肪酸（800 mg/d）治疗 3.5 年，与安慰剂组比较，全因死亡危险降低 20%，冠心病死亡危险降低 30%，猝死危险减少 45%。该类制剂的不良反应不常见，约有 2%～3%服药后出现消化道症状如恶心、消化不良、腹胀和便秘；少数病例出现转氨酶或 CK 轻度升高，偶见出血倾向。有研究表明，每日剂量高至 3 克时，临床上无明显不良反应。与他汀类药物或其他降脂药合用时，无不良的药物相互作用。n-3 脂肪酸制剂（多烯酸乙酯）中的二十碳五烯酸（EPA）+二十二碳六烯酸（DHA）含量应大于 85%，否则达不到临床调脂效果。n-3 脂肪酸制剂的常用剂量为 0.5～1 g，3 次/天。近来还发现 n-3 脂肪酸有预防心律失常和猝死的作用。

3）升高 HDL-胆固醇的药物，如 CETP（胆固醇酯转移蛋白）抑制剂，能够抑制 CETP 活性从而升高 HDL-C 的水平，起到防治动脉粥样硬化的效果，实验发现 PPAR 激动剂 GW501516 能够明显升高 HDL，降低小而密的 LDL、甘油三酯、空腹胰岛素水平，促进胆固醇的逆向转运和提高胰岛素敏感性的作用。LCAT（卵磷脂胆固醇乙酰转移酶）可将 HDL 表面的胆固醇脂化成胆固醇酯，减少 HDL 表面的游离胆固醇，促进胆固醇向 HDL 转移，表明 LCAT 活化剂可以作为一个新的治疗动脉粥样硬化的靶点进行药物的开发研制。

（6）中药治疗，祖国医药在降血脂作用方面的研究也取得一定效果，如从泽泻提取有效成分三萜类；从虎杖中提出单体白藜芦醇；从水飞蓟中提取水飞蓟素，均有降血脂作用，可用于治疗Ⅱb、Ⅳ、Ⅴ型。首乌、山楂、桑寄生、茶树生、毛冬青、决明子、灵芝、海藻、昆布亦均有一定的降血脂作用。

3. **血浆净化治疗** 又称血浆分离法、血浆清除法、或血浆置换法，是通过各种方法（多为物理方法）去除血浆中过多的脂蛋白，临床上可用于治疗难治性高胆固醇血症患者，有多种方法，主要有滤过法、灌流法、血浆吸附法、肝素沉淀法。

4. **外科治疗** 对于少数病例如纯合子型家族性高胆固醇血症患者，在常规治疗方法，或对药物不能耐受时，可考虑外科治疗。临床上已经开展且有一定疗效的手术有回肠末端切除术、门腔静脉分流术和肝移植术。

5. **基因治疗** 通过利用特定的重组 DNA，影响靶细胞中的基因表达、替换突变基因、抑制突变基因的表达或在靶细胞中增加可以对抗突变基因作用的特殊基因，以达到治疗高脂血症的目的。目前开展较多的主要是家族性高胆固醇血症的基因治疗，但还有待于进一步的研究与完善。

(三)治疗方案选择(表 4-5,表 4-6)

临床时间中常根据血脂异常的病因以及类别,根据调脂药物的作用机制、不良反应等因素进行调脂药物的选择。

表 4-5 原发型高脂血症的治疗方案与控制目标

治疗前 LDL-C 水平	冠心病危险因素	治疗方案	LDL-C 目标
无冠心病			
<3.4~4.1(159)	有/无	饮食控制,生活方式	<3.4(130)
4.1~4.9(150~189)	0~1	饮食控制,生活方式	<3.4(130)
	≥2	饮食控制,生活方式,降脂药物	<3.4(130)
>4.9(190)	0~1	饮食控制,生活方式	<3.4(130)
	≥2	饮食控制,生活方式,降脂药物	<3.4(130)
有冠心病	—	饮食控制,生活方式	<2.6(100)
<3.4(130)		可用降脂药物	
≥3.4(130)	—	饮食控制,生活方式,降脂药物	<2.6(100)

表 4-6 高脂血症的降脂药物选择

简单分型	首选药物	次选药物	也可以考虑的药物
高胆固醇血症	他汀类	胆酸螯合剂	烟酸或贝特类
高甘油三酯血症	贝特类	烟酸	鱼油制剂
以高胆固醇为主型	他汀类	烟酸	贝特类
以高甘油三酯为主型	贝特类	烟酸	

有些血脂异常的患者,在调整饮食和生活方式的基础上,用一种调脂药物仍然不能达到理想的疗效,可能需要联合用药。选择联合用药时,应谨慎,尤其是要关注不良反应。例如,他汀类和贝特类联合应用时,尤其是在剂量较大时,肝功能异常以及肌溶解症的发生机会明显增加,应密切关注。总的说来应尽量避免联合用药。必须用时,应剂量小、并密切关注相关不良反应的症状。

【病情观察及处理】

(一)病情观察要点

1. 饮食与非调脂药物治疗 3~6 个月后,应复查血脂水平,如能达到要求即继续治疗,但仍须每6个月至1年复查1次,如持续达到要求,每年复查1次。药物治疗开始后4~8周复查血脂及AST、ALT和CK,如能达到目标值,逐步改为每6~12个月复查1次,如开始治疗3~6个月复查血脂仍未达到目标值,则调整剂量或药物种类,或联合药物治疗,再经4~8周后复查。达到目标值后延长为每6~12个月复查1次,治疗性生活方式改变和降脂药物治疗必须长期坚持,才能获得临床益处。对心血管病的高危患者,应采取更积极的降脂治疗策略。

2. 降脂药物治疗需要个体化,治疗期间必须监测安全性。依据患者的心血管病状况和血脂水平选择药物和起始剂量。在药物治疗时,必须监测不良反应,主要是定期检测肝功能和血CK。如AST或ALT超过3×ULN,应暂停给药。停药后仍需每周复查肝功能,直至恢复正常。在用药过程中应询问患者有无肌痛、肌压痛、肌无力、乏力和发热等症状,血CK升高超过5×ULN应停药。用药期间如有其他可能引起肌溶解的急性或严重情况,如败血症、创伤、大手术、低血压和抽搐等,应暂停给药。

(二)疗效判断与处理(表4-7)

表4-7 血脂异常患者开始调脂治疗的TC和LDL-C值及其目标值

危险等级	TLC开始	药物治疗开始	治疗目标值
低危:10年 危险<5%	TC≥6.22 mmol/L (240 mg/dl) LDL-C≥4.14 mmol/L (160 mg/dl)	TC≥6.99 mmol/L (270 mg/dl) LDL-C≥4.92 mmol/L (190 mg/dl)	TC<6.22 mmol/L (240 mg/dl) LDL-C<4.14 mmol/L (160 mg/dl)
中危:10年 危险5%~10%	TC≥5.18 mmol/L (200 mg/dl) LDL-C ≥3.37 mmol/L (130 mg/dl)	TC≥6.22 mmol/L (240 mg/dl) LDL-C ≥4.14 mmol/L (160 mg/dl)	TC<5.18 mmol/L (200 mg/dl) LDL-C <3.37 mmol/L (130 mg/dl)
高危:冠心病 或冠心病等危症 或10年危险 10%~15%	TC≥4.14 mmol/L (160 mg/dl) LDL-C≥2.59 mmol/L (100 mg/dl)	TC≥4.14 mmol/L (160 mg/dl) LDL-C ≥2.59 mmol/L (100 mg/dl)	TC<4.14 mmol/L (160 mg/dl) LDL-C <2.59 mmol/L (100 mg/dl)

续表

危险等级	TLC 开始	药物治疗开始	治疗目标值
极高危:急性冠脉综合征缺血性心血管病合并糖尿病	TC≥3.11 mmol/L (120 mg/dl) LDL-C≥2.07 mmol/L (80 mg/dl)	TC≥4.14 mmol/L (160 mg/dl) LDL-C≥2.07 mmol/L (80 mg/dl)	TC＜3.11 mmol/L (120 mg/dl) LDL-C＜2.07 mmol/L (80 mg/dl)

1. 血脂异常治疗　按危险程度和血脂异常的类型决定治疗目标和措施。①低度危险:治疗目标为 LDL-C＜4.14 mmol/L(160 mg/dl),坚持 TLC,如仍未达标加用药物治疗。②中度危险:治疗目标为 LDL-C＜3.37 mmol/L(130 mg/dl)。基线 LDL-C≥3.37 mmol/L(130 mg/dl)者给予 TLC,必要时加用药物治疗;如 LDL-C≥4.14 mmol/L(160 mg/dl),TLC 同时加用药物治疗;基线 LDL-C 2.59～3.34 mmol/L(100～129 mg/dl)而主要危险因素控制不佳者,可考虑启用降脂治疗。③高危患者:治疗目标为 LDL-C＜2.59 mmol/L(100 mg/dl),如属于极高危,治疗目标为＜2.07 mmol/L(80 mg/dl)。基线 LDL-C≥2.59 mmol/L(100 mg/dl)者即用降脂药物,已治疗而 LDL-C 仍≥2.59 mmol/L(100 mg/dl)者,加强降 LDL-C 治疗。④非 HDL-C 升高者:加用贝特类(非诺贝特优先)或烟酸,如 TG≥5.65 mmol/L(500 mg/dl)应及早启用贝特类或烟酸治疗。⑤HDL-C 低者:强化 TLC,减低体重,增加体力活动。

2. 高血压治疗　非糖尿病患者血压应达到 140/90 mmHg 以下,糖尿病患者血压应达到 130/80 mmHg 以下。在降压治疗的同时要强调 TLC 的重要性。

3. 高血糖治疗　对血糖调节异常者,可采取饮食控制、增加体力活动、减低体重,使血糖恢复正常。对已有糖尿病者,在生活方式干预下,加用降糖药物,使糖化血红蛋白(HbAlc)＜6.5%。可以考虑合理应用胰岛素增敏剂和利于调脂的药物如噻唑烷二酮类药、二甲双胍。

4. 急性冠状动脉综合征　无论患者基线总胆固醇(TC)和 LDL-C 是多少,都应尽早给予他汀类药物治疗,剂量可以较大,如无安全性方面不利因素,可使 LDL-C 降至＜2.07 mmol/L(80 mg/dl)或较基线降低 40%以上。

5. 重度高胆固醇血症　对单基因型家族性高胆固醇血症(FH)患者首推普罗布考。对严重的高胆固醇血症患者,也可考虑联合用药措施。

6. 中度以上高甘油三酯血症　TG 水平 1.70～2.26 mmol/L(150～199 mg/

dl)者,主要采取非药物治疗措施,减轻体重,增加体力活动。TG 2.26～5.65 mmol/L(200～499 mg/dl)者,需加用烟酸类或贝特类。TG≥5.65 mmol/L(500 mg/dl)时,治疗选用贝特类或烟酸类。

7. 低高密度脂蛋白血症　单纯低 HDL-C 应首先采用改善生活方式措施。对低 HDL-C、低危 LDL-C 患者,或用他汀类药物后 HDL-C 仍低者,给烟酸类或贝特类治疗。对低 HDL-C 且属高危者,宜用他汀类药物合并烟酸或贝特类。

8. 混合型血脂异常　高低密度脂蛋白血症伴高甘油三酯血症患者,LDL-C 达标是首要的治疗目标,然后根据 TG 水平来选择治疗措施。高 LDL-C 伴显著低 HDL-C 患者,LDL-C 仍为达标的首要目标。在此基础上根据 HDL-C 水平首先以生活方式改变为主,必要时合用可升高 HDL-C 的贝特类或烟酸类,特别是存在代谢综合征时。

9. 老年人血脂异常　老年心血管危险人群同样应进行积极的调脂治疗,降脂药物剂量的选择需个体化,起始剂量不宜太大,在监测肝肾功能和 CK 的条件下合理调整药物用量。

【预后评估】

血脂异常容易引起动脉粥样硬化,高甘油三酯血症还可导致胰腺炎,严重者可发生心肌梗死、脑血管意外,甚至危及生命。利用各种方法长期控制血脂于合适的水平,可以预防动脉粥样硬化,而积极降低 LDL-胆固醇可以减轻动脉粥样硬化斑块,减少冠心病事件。近年来,对高甘油三酯血症在动脉粥样硬化中的意义的认识正在加深。因此,在广大人群中进行高脂血症的防治成为动脉粥样硬化防治的重要环节。

【出院随访】

1. 需终生治疗、随访。
2. 定期复查血脂,检测肝功能和血 CK。
3. 定期门诊取药。
4. 出院后注意坚持饮食运动结合药物治疗,服用降脂药物的要注意监测副反应。

(陈　说　曹筱佩)

参 考 文 献

1. 廖二元. 内分泌学. 第2版. 北京:人民卫生出版社,2008.
2. 陆再英,钟南山. 内科学. 第7版. 北京:人民卫生出版社,2006.
3. 陈灏珠. 实用内科学. 第12版. 北京:人民卫生出版社,2005.
4. 史轶蘩. 协和内分泌和代谢学. 北京:科学出版社,1999.
5. 吕建新. 内分泌及代谢疾病的检验诊断. 北京:人民卫生出版社,2007.
6. 胡绍文. 内分泌代谢疾病药物治疗学. 北京:人民军医出版社,2001.
7. 董玉梅,杨珍玉译. 内分泌与代谢性疾病手册. 第2版. 辽宁:辽宁科学技术出版社,2003.
8. Goldman L. Cecil Textbook of Medicine. 23th ed. Philadelphia:W. B. Saunders Company,2007.
9. Norman Lavin. Manual of Endocrinology and Metabolism. 3rd ed. Lippincott:Williams Wilkins & Wilkins. 2002.
10. P. Reed Larsen. Williams Textbook of Endocrinology. 10th ed. Philadelphia:W. B. Saunders Company,2002.

第5章 痛风

【概述】

痛风为嘌呤代谢紊乱和(或)尿酸排泄障碍所致血尿酸增高的一组异质性疾病。其临床特点是高尿酸血症、痛风性急性关节炎反复发作、痛风石沉积、特征性慢性关节炎和关节畸形,常累及肾引起慢性间质性肾炎和肾尿酸结石形成。痛风可分为原发性和继发性两大类。前者常与肥胖、糖脂代谢紊乱、高血压、动脉硬化和冠心病等聚集发生,并以胰岛素抵抗为根本原因,临床上称为代谢综合征。高尿酸血症和痛风仅为本综合征的一种表现。

【诊断步骤】

(一)病史采集要点

1. 起病情况　包括有无外伤、饮酒、进食海鲜等高嘌呤食物的诱因、起病的时间和缓急,肿痛关节起始部位及进展情况、对治疗的反应等。

2. 主要临床表现　常于午夜起病,因疼痛而惊醒,突然发作下肢远端单一关节红肿、热、痛和功能障碍,最常见为跗趾及第一跖趾关节,其余依次踝、膝、腕、指、肘等关节。大关节受累时可伴有关节腔积液。症状一般在数小时内发展至高峰,受累关节及周围软组织呈暗红色,可伴有发热、头痛等症状。亦有少数患者因关节炎症状轻微而未引起足够的重视,以至于发生关节畸形以后才发现患有痛风。通常急性关节炎症状以春季较为多见,秋季发病者相对较少。

3. 既往发病情况　有无反复发作史、家族史及同时合并有高血压、肥胖、糖尿病、高脂血症和冠心病等。

(二)体格检查要点

检查受累关节部位、活动情况、有无红肿痛及局部脱屑和瘙痒,有无皮肤溃破和分泌物、有无波动感,寻找痛风石等。

(三)实验室检查

1. **尿液检查** 限制嘌呤饮食5天后,每日尿酸排出量仍超过3.57 mmol/L (600 mg),可认为尿酸生成增多。24小时尿尿酸排泄增多有助于痛风性肾病与慢性肾小球肾炎所致肾功能衰竭之间的鉴别。

2. **血液检查** 血清标本、尿酸酶法,正常男性为150～380 μmol/L(2.4～6.4 mg/L),女性100～300 μmol/L(1.6～5.0 mg/L),一般男性＞420 μmol/L (7 mg/L)、女性＞350 μmol/L(6 mg/L)可确定为高尿酸血症。由于存在波动性,应反复监测。其他还有外周血白细胞增高、血沉加快。尿酸性肾病影响肾小球滤过功能时可出现血尿素氮和肌酐升高。

3. **滑囊液或痛风石内容物检查** 通过关节腔穿刺术抽取滑囊液或结节自行溃破物,在偏振光显微镜下可发现白细胞中有双折光的针形尿酸钠结晶。

4. **X线检查** 急性关节炎期表现为非特征性的软组织肿胀,关节显影正常。慢性或反复发作后,可见软骨缘破坏,关节面不规则;典型者由于尿酸盐侵犯骨质,使之呈圆形或不整齐的穿凿样、凿孔样、虫蚀样或弧形、圆形骨质透亮缺损,为痛风的X线特征。

5. **CT与MRI检查** 沉积在关节内的痛风石,CT扫描表现为灰度不等的斑点状影像。在MRI检查的影像中呈低到中等密度的块状阴影。

【诊断对策】

(一)诊断要点

对于中年以上的男性,有或无诱因而突然出现第一跖趾等单个关节的红、肿、疼痛、活动障碍,尤其是伴有泌尿系统结石病史或痛风石者,均应考虑痛风的可能性,但目前诊断标准尚不理想。1977年ACR急性痛风性关节炎的诊断标准:①急性关节炎发作一次以上,在1天内即达到发作高峰。②急性关节炎限于个别关节。整个关节呈暗红色。第一跖指关节肿痛。③单侧跗骨关节炎急性发作。④有痛风石。⑤高尿酸血症。⑥非对称性关节肿痛。⑦发作可自行停止。凡具备上述条件3条以上,并可排除继发性痛风者即可确诊。1985年Holmes标准:具备下列1条者:①滑液中白细胞有吞噬尿酸盐结晶的现象;②关节腔积液穿刺或结节活检有大量尿酸盐结晶;③有反复发作的急性单关节炎和无症状间歇期、高尿酸血症及对秋水仙碱治疗有特效者。

(二)鉴别诊断要点

1. **类风湿性关节炎** 一般以中青年女性多见。好发于四肢近端小关节,且为多关节受累,对称性指、关节肿胀呈梭形畸形,常伴明显晨僵。一般血尿酸不高,类风湿因子阳性,X线片出现穿凿样缺损少见。

2. 化脓性关节炎与创伤性关节炎　创伤性关节炎一般有关节的外伤史,化脓性关节炎关节囊液可培养出细菌,两者血尿酸水平不高,关节囊液检查无尿酸盐结晶。

3. 假性痛风　系关节软骨钙化所致,多见于老年人,膝关节最常受累,关节炎的症状无明显的季节性,血尿酸水平正常、关节滑囊液检查可发现有焦磷酸钙结晶或磷灰石,X线可见软骨呈线状钙化或关节旁钙化。

4. 银屑病关节炎　常累及远端的指(趾)间关节、掌指关节、跖趾关节;少数可累及脊柱和骶髂关节,表现为非对称性关节炎,约20%左右的患者可伴血尿酸增高,有时难以与痛风鉴别。X线片可见关节间隙增宽,骨质增生与破坏同时存在,末节指(趾)远端呈铅笔尖或帽状。

5. 关节周围蜂窝织炎　关节周围软组织明显红肿,畏寒、发热等全身症状较为突出,但关节疼痛往往不如痛风显著,周围血白细胞明显增高,血尿酸水平正常。

6. 其他关节炎　急性关节炎期还需与系统性红斑狼疮、复发性关节炎及Reiter综合征相鉴别,慢性关节炎期还应与肥大性关节病、化脓性及创伤性关节炎的后遗症等鉴别。通常血尿酸水平的测定可有助于以上疾病的鉴别诊断。

(三)临床类型

1. 根据病因分型

(1)原发性痛风　发病有关因素主要有以下两个方面:①尿酸排泄减少:尿酸排泄障碍是引起高尿酸血症的重要因素包括肾小球尿酸滤过减少、肾小管重吸收增多、肾小管尿酸分泌减少以及尿酸盐结晶在泌尿系统沉积。痛风患者中80%~90%的个体具有尿酸排泄障碍,而且上述异常都不同程度地存在,但以肾小管尿酸的分泌减少最为重要,而尿酸的生成大多数正常。大多数原发性痛风患者有阳性家族史,属多基因遗传缺陷,但确切的发病机制未明。②尿酸生成增多:若限制嘌呤饮食5天后,如每日尿酸排出超过3.57 mmol/L(600 mg),可认为是尿酸生成过多。痛风患者中以尿酸生成增多者不足10%,酶的缺陷是导致尿酸生成增多的原因,而且多为性连锁遗传。

(2)继发性痛风　由于肾的疾病致尿酸排泄减少;骨髓增生性疾病致尿酸生成增多;某些药物抑制尿酸的排泄等多种原因导致的高尿酸血症所致,在某些原发性痛风中也存在继发性因素。此外,还有一种原因不明的高尿酸血症,称为特发性高尿酸血症。

2. 根据临床表现分型

(1) 无症状期 仅有血尿酸持续性或波动性增高,而无任何临床表现。从血尿酸增高至症状出现的时间可长达数年至数10年,有些可终身不出现症状。但随年龄增长出现痛风的比率增加,其症状出现与高尿酸血症的水平和持续时间有关。

(2) 急性关节炎期 是痛风的首发症状①常午夜起病,因疼痛而惊醒,突然发作下肢远端单一关节红、肿、热、痛和功能障碍,最常见为跨趾及第一跖趾关节,其余依次为踝、膝、腕、指、肘等关节;②患者有发热,血白细胞增高,血沉增快,给予秋水仙碱治疗后,关节炎症可以迅速缓解,有特殊的治疗效果;③伴高尿酸血症;④关节液白细胞内有尿酸盐结晶或痛风石针吸活检有尿酸盐结晶是确诊本病的依据。寒冷、劳累、饮酒、高蛋白、高嘌呤饮食或穿紧鞋、外伤、手术、感染等为常见的发病诱因。

(3) 间歇期 急性关节炎发作常有自限性,一般经过1~2天或多至几周后可自行缓解,此时,受累关节局部皮肤出现脱屑和瘙痒,为本病特有的症状,但非经常出现。此阶段称为间歇期,可持续数月至数年。多数患者于一年内症状复发,其后每年发作数次或数年发作一次。少数患者可终生仅有一次单关节炎发作,其后不再复发。个别患者发病后可无明显的间歇期,关节炎症状长期存在,直至发生慢性痛风性关节炎。

(4) 慢性关节炎期 多见于未经治疗或治疗不规则的患者。其病理基础是痛风石在骨关节周围组织引起的炎症性损伤。此期发作较频,间歇期缩短,疼痛日渐加剧。尿酸盐沉积在软骨、滑膜、肌腱和软组织中形成的痛风石为本期的特征性表现,以耳廓及跨趾、指间、掌指、肘等关节较为常见,亦可见于尺骨鹰嘴滑车和跟腱内。痛风石形成过多和关节功能毁损造成手、足畸形。痛风石溃破,可检出含白色粉末状的尿酸盐结晶。

(5) 肾脏病变 病程较长的痛风患者约1/3有肾脏损害,表现以下3种形式。①痛风性肾病:为尿酸盐在肾间质沉积所致。早期表现为间歇性的蛋白尿或镜下血尿。一般病程进展缓慢。随着病情的发展,蛋白尿逐渐转变为持续性,肾脏浓缩功能受损,出现夜尿增多、等张尿等。晚期发展为慢性肾功能不全。②尿酸性肾结石病:以尿酸性肾结石为首发表现。细小泥沙样结石可随尿液排出,较大结石常引起肾绞痛、血尿及尿路感染。③急性肾功能衰竭:由于大量尿酸盐结晶堵塞肾小管、肾盂甚至输尿管所致。患者突然出现少尿甚至无尿,如不及时处理可迅速进展为急性肾功能衰竭,甚至引起死亡。

【治疗对策】

(一)治疗原则

1. 尽早明确诊断,及时治疗。
2. 尽快平稳的控制急性痛风性关节炎的发作。延误治疗可使病情迁延,影响对药物治疗的反应性。
3. 预防急性痛风性关节炎复发。
4. 降低血尿酸,防止或逆转尿酸盐在皮肤、关节、肾脏沉积所致的并发症。
5. 预防尿酸性肾结石的形成,防治肾功能的损害。
6. 同时治疗糖尿病、肥胖、高血压、血脂异常等合并症。

(二)治疗计划

1. 基础治疗

(1)饮食治疗　包括避免高嘌呤饮食;高嘌呤食物包括动物内脏、肉类和贝壳。鼓励多进食水果、蔬菜、豆类及奶制品等;要限制总热量的摄入;要禁酒。

(2)休息和运动　痛风急性期应卧床休息,以利患肢炎症消退,减轻疼痛。发作间隙期鼓励运动,有助于改善关节的血液循环,减少急性发作。

(3)避免使用降低尿酸排泄的药物。许多药物可以导致尿酸排泄减少,常见药物包括利尿剂、青霉素、胰岛素和B族维生素等。

2. 急性痛风性关节炎的治疗

要及时、有效的控制急性炎症,避免使用抑制尿酸合成或促进尿酸排泄的药物,防止病情迁延。药物有:

(1)秋水仙碱(colchicine)　是治疗急性痛风性关节炎的特异性药物,具有治疗和诊断两方面的价值。治疗方案为:初始口服剂量为1 mg,随后每小时0.5 mg或每2小时1 mg,直到症状缓解,或出现恶心、呕吐、腹泻等胃肠道副作用,或24小时用至最大剂量6 mg而症状无明显改善。如果开始口服秋水仙碱即出现明显的胃肠道反应,可考虑静脉用药,将秋水仙碱1~2 mg溶于20 ml生理盐水中,5~10分钟内缓慢静脉注射;如病情需要,可在6~8小时后再注射1 mg,24小时的总剂量不超过4 mg。无论口服或静脉给药,秋水仙碱都可能引起骨髓抑制、脱发、肝肾功能损害、精神抑郁甚至上行性麻痹、呼吸抑制和死亡,在老年患者使用尤应谨慎。

(2)非甾体类抗炎药　治疗急性痛风性关节炎时,开始应给予最大治疗剂量,症状缓解后维持24小时。随后逐渐减至维持量,维持用药最少一周,然后考虑停药。不应长期使用或同类药物联合使用。传统的非甾体类抗炎药有消炎痛、双氯芬酸、布洛芬等。但大量的研究证实,非选择性 NSAID 可引起上消化道穿孔、溃疡、出血等不良事件,患者胃肠道不耐受的发生率高达 50%,镜下溃疡发生率达 15%～25%。故现在临床上常选用选择性环氧合酶 2(COX-2)抑制剂(昔布类药物)。美国疼痛学会(APS)建议:选择性 COX-2 抑制剂是治疗中、重度关节炎疼痛的首选药物。美国老年病学会(AGS)建议:需长期镇痛治疗者应避免使用非选择性 NSAID,需 NSAID 治疗的老年人应首选选择性 COX-2 抑制剂。如西乐葆:每次 200 mg,每天 2 次,连续给药 5 天达到稳定的血浆浓度。症状缓解后减量为 200 mg,每天 1 次。

(3)肾上腺糖皮质激素或促肾上腺皮质激素(ACTH) 治疗急性痛风性关节炎疗效迅速,但易出现症状"反跳"现象,仅在秋水仙碱或/和非甾体类抗炎药治疗无效或有禁忌证时才考虑使用。常用强的松每次 10～20 mg,每天 3 次;或促肾上腺皮质激素 50 U 溶于葡萄糖溶液中肌注或静滴,用药前需进行皮试。症状缓解后,第二天开始减量,持续 3～4 天。可口服秋水仙碱 1～2 mg/d 以防止症状"反跳"。

3. 痛风发作间歇期的治疗

治疗目的是预防或逆转尿酸盐结晶在组织中沉积,保持血尿酸低于细胞外液尿酸饱和的最小浓度,即 0.415 mmol/L(7.0 mg/dl),以及预防痛风性关节炎急性发作。有关药物分为两大类:丙磺舒、磺吡酮和苯溴马隆抑制肾小管对尿酸的重吸收,促进尿酸排泄;别嘌呤醇是目前抑制尿酸生成的唯一药物。这两类药物对痛风性关节炎的急性发作无效,在急性发作未缓解前不要使用,否则可使病情迁延或诱发急性发作。使用促进尿酸排泄的药物可能导致或加重尿路结石的形成。为防止、减少尿酸结石的形成,每天摄水量应在 2 500～3 000 mg 以上,并每天给予碳酸氢钠 3～6 g 以碱化尿液,使尿 pH 值维持在 6.0～6.6 之间。别嘌呤醇(allopurinol):为减少诱发急性发作,可从小剂量开始,每天 0.1 g,1 周后逐渐加量至每天 0.3～0.6 g,最大剂量可达每天 1 g。少数患者在服用别嘌呤醇后可发生过敏综合征,表现为发热、过敏性皮疹、腹痛、腹泻、白细胞和血小板减少等。个别患者可发生严重的上皮组织中毒性坏死溶解、急性脉管炎、严重的肝肾功能损害等,甚至大面积的肝坏死,病情危重。须积极抢救治疗。

4. 无症状的高尿酸血症期

是否需要药物治疗尚无定论。以下情况需应用降低血尿酸的药物:经饮食控制后血尿酸大于 0.535 mmol/L(9.0 mg/dl),伴尿酸性肾病、肾结石,有明确痛风家族史,每天 24 小时尿尿酸排泄量大于 6.0 mmol(1 000 mg)。

5. 慢性痛风性关节炎期

应长期服用降低血尿酸的药物,维持血清尿酸浓度在 0.297～0.327 mmol/L(5.0～5.5 mg/dl)范围。

【预后评估】

如果能够早期诊断,且患者能够按医嘱治疗,现代治疗方法能使大多数患者过正常生活。对晚期患者,痛风石可以溶解,关节功能可以改善,肾功能障碍也可以改善。30 岁以前出现初发症状的痛风患者,其病情更为严重。大体上 20% 痛风患者发生尿酸或草酸钙结石,并发症有尿路梗阻和感染,并有继发性肾小管间质病变。未经治疗的进行性肾功能障碍常常与合并高血压,糖尿病或其他一些肾病有关,可进一步导致尿酸盐排泄障碍,这不仅能加速关节内的病理进程,同时也是对生命的最大威胁。所以决定痛风预后的主要因素是对其并发病有无给予及时诊断和积极的治疗。

(徐文明)

参 考 文 献

1　王吉耀主编. 内科学. 北京:人民卫生出版社,2002.

2　Grodzicki T,Palmer A,Bulpitt CJ. Incidence of diabetes and gout in hypertensive patients during 8 years of follow-up. The General Practice Hypertension Study Grop. J Hum Hypertens,1997,11:583～585.

3　Hershfield MS. Gout and uric acid metabolism. In:Bennett JC,Plum F,eds. Cecil Textbook of Medicine. 20th ed. Philadelphia:Saunders,1998,1508～1515.

4　孙冬玲,顾东风. 代谢综合征的定义及其流行病学. 中华预防医学杂志,2006;40(2):133～135.

5　Cassetta M,Gorevic PD. Crystal arthritis:Gout and Pseudogout in the geriatric patient. Geriatrics,2004,9(9):25～30.

6　黄　燕. 饶邦复. 痛风综合征. 世界今日医学杂志,2006,7(5):225～226.

7　Pascaul E,Barttle-Gualda E,Martinez A,et al. Synovial fluid ananlysis for diagnosis of intercritical gout. Ann intern Med,1999,131:756～759.

8　Kramer HJ,Choi HK,et al. The association between gout and nephrolithiasis in men:the

health professionals'follow-up study. Kid Int,2003,64(3):1022~1026.
9 Kim KY,Ralph Schumaceher H,et al. A literature review of the epidemiology and treatment of acute gout. Clin Ther,2003,25(6):1593~1617.

第6章 卟啉病

【概述】

卟啉病(porphyria)是因参与血红素生物合成过程中酶的先天性或获得性缺陷所致的一种卟啉代谢异常的代谢病。血红素大部分在骨髓和肝脏中合成,主要用于制造血红蛋白及细胞色素 P450。卟啉病的主要病理生理乃合成血红素过程中各种酶的缺陷,导致卟啉或其前体的生成的异常增多,浓度异常升高,并在体内积累,从尿、粪、胆汁中排泄增多,引起临床症状。绝大多数卟啉病是遗传性的,但其他因素对决定其病变的严重程度也很重要,主要累及神经系统和皮肤,其临床表现主要有光感性皮肤损害、腹痛及神经精神系统表现等三大症状。

【诊断】

(一)病史采集要点

1. 起病情况　起病年龄为卟啉病的分型提供了重要的线索,先天性红细胞生成性卟啉病一般于出生后不久即发病,先天性红细胞生成性原卟啉病大多在儿童期开始发病,X-性连锁缺失利用障碍性贫血,可在婴儿期已发展为难治性溶血性贫血,急性间歇性卟啉病发病常在 20～40 岁,迟发性皮肤型卟啉病多见于 40～60 岁。

2. 主要临床表现　卟啉病的临床表现主要有光感性皮肤损害、腹痛及神经精神等三大症状。光皮肤损害主要见于红细胞生成性卟啉病,皮肤的阳光暴露部位如面、颈、手等发生红斑、痒或刺痛、水肿、大小水泡,易破而成溃疡,继发感染,形成瘢痕,甚至畸形;肝性卟啉病主要表现为腹痛和神经精神症状,如急性间歇性卟啉病急性发作最常表现为腹痛,多为发作性间歇性腹绞痛,同时表现为肌无力,以肩和上肢更为明显,常伴有焦虑、抑郁、失眠、烦躁、妄想、神经过敏,甚至癔病癫痫样发作等。顽固性便秘或腹泻,有的可有发热。

3. 既往病史　详细了解既往发病情况有可能发现致病的诱因。如近期有无大量饮酒，服用雌激素、铁剂、巴比妥类、磺胺类等药物，对迟发性皮肤血卟啉病有重要意义。

4. 家族史　绝大多数卟啉病是遗传性的，详细询问家族史能为临床提供重要线索。

(二) 体格检查要点

1. 一般情况　精神欠佳，乏力，焦虑，抑郁，烦躁，高血压等。

2. 皮肤、黏膜　呈不同程度的光感性皮肤损害，皮肤的阳光暴露部位如面、颈、手等出现红斑、水肿、水疱、溃疡、瘢痕、局部多毛以及色素沉着或着色素减退等；口腔黏膜可见红色斑点，眼结膜炎、角膜炎等。

3. 肝脾、淋巴结　部分患者常因脾脏摄取异常红细胞过多及卟啉沉积，常有肿大，也有少数因致肝硬化而有肝肿大，一般没有淋巴结肿大。

4. 感染　光感性皮肤损害至皮肤溃疡、糜烂，易引发局部感染，甚至会因白细胞减少而蔓延。

(三) 门诊资料分析

1. 血常规　红细胞生成性血卟啉病患者可有轻到重度贫血，部分患者还伴有白细胞计数下降，血小板减少。

2. 尿常规　尿液常呈红色，也可无色，但经暴露于阳光或酸化煮沸半小时后变为红色。

3. 第一线卟啉病筛查项目　当高度怀疑卟啉病时，应尽早行第一线卟啉病筛查项目，即尿 ALA、PBG(急性神经内脏症状)和总血卟啉(光感性皮肤损害)检测。

(四) 进一步检查项目

1. 第二线卟啉病详查项目　初次检查阳性者，应行第二线详查项目：尿 ALA，PBG 和卟啉总量，粪中卟啉总量，红细胞 PBG 脱氨酶，红细胞卟啉，血浆卟啉总量，对明确诊断与分型具有重要意义。如先天性红细胞生成性原卟啉病患者红细胞内和血浆中原卟啉浓度增高，尿中尿卟啉不增多；急性间歇性卟啉病患者发作时血浆、尿的 ALA，PBG 明显增高，且常临床症状改善而下降，PBG 脱氨酶活性测定可确定 AIP 的诊断；迟发性皮肤血卟啉病患者尿中以尿卟啉和 7-羧化卟啉为主，粪中异粪卟啉增加，而 PGB 正常。

2. 辅助检查　肝肾功能、生化检查、心电图、腹部彩超等，有利于鉴别诊断和了解疾病对全身重要脏器功能的影响情况，为下一步诊治做好准备。

3. 分子诊断试验　对有家族史疑似本病的患者，基因检测可以明确诊断，这也是唯一筛查无症状的缺陷基因携带者的方法。

【诊断对策】

(一)诊断要点

本病的临床表现不一,临床上遇到不明原因的腹痛、精神神经系统症状、光敏感性皮肤损害的患者,即应考虑血卟啉病的可能,应观察小便的颜色,行 PBG 定性、定量检测,以及尿粪卟啉检测。血浆、红细胞、尿及粪中卟啉的检测是诊断与临床分型所必需。某些情况可行红细胞特殊酶活力的检测,如 PBG 脱氨酶活性下降可确定急性间歇性卟啉病的诊断。急性间歇性卟啉病及其他急性血性卟啉症,无特征症状,且体征也较少,所以卟啉的前体如 ALA、PBG 等的异常升高是其诊断的必要条件;红细胞性卟啉病及其他非急性卟啉病,可依靠临床症状结合相关实验室检查即可诊断。随着分子遗传学的进展,一些特定酶的基因突变检测可为分型提供最直接的证据。

(二)鉴别诊断要点

1. 急腹症 急性间歇性卟啉病腹痛发作时,与急性阑尾炎、胆囊炎、胰腺炎、肠梗阻、肾绞痛等症状相似,常被误诊为急腹症。但急性间歇性卟啉病腹痛发作时,腹软,腹部无压痛及反跳痛等急腹症体征。急腹症患者尿液经暴晒、酸化加热后不变红色,PBG 试验阴性。

2. 铅中毒 铅中毒可引起卟啉代谢障碍、腹绞痛,与急性间歇性卟啉病的发作相似,尿中的 ALA 和粪卟啉也增多,但铅中毒患者有明确的铅接触史,血铅增多,尿铅排出增多,且 PBG 正常。

3. 糙皮病 典型皮肤损害也常在手、足背等肢体的暴露部位,呈对称性分布,伴有腹泻、腹胀、精神迟钝、抑郁等,可与皮肤性卟啉病混淆,但糙皮病患者常有舌炎、口腔炎和营养障碍史,尿中卟啉及其前体不增多,尿 PBG 试验阴性,烟酸治疗有效。

4. 神经精神系统疾病 肝性血卟啉病表现为神经精神症状时需与脊髓炎、脑炎、精神分裂症等鉴别。

5. 症状性卟啉尿 亦称后天性卟啉病,为一些系统性疾病或药物引起的卟啉升高。见于肝病、结缔组织病、血液系统疾病、重金属中毒、某些化学制剂如苯、硒、酒精,以及药物如苯巴比妥类、磺胺类、氯磺苯脲等。症状性卟啉尿以粪卟啉升高为主,尿卟啉升高不明显,卟啉前体不增多,尿 PBG 试验阴性。

(三)临床类型

根据病因卟啉病可分为原发性和继发性,继发性卟啉病可见于铅中毒、六氯苯(666)中毒,或者并发于肝病和血液病,原发性卟啉病主要分为以下两大类:

1. 红细胞生成性血卟啉病　骨髓内卟啉代谢紊乱所致,骨髓内幼红细胞和红细胞中有过量及不正常的卟啉生成。按生成的卟啉不同,分为以下三型:A. 先天性红细胞生成性卟啉病;B. 红细胞生成性原卟啉病;C. X-性联铁失利用性贫血。

2. 肝性血卟啉病　肝内卟啉代谢紊乱所致。肝内有过量及不正常的卟啉产生,主要为卟啉前体如 ALA 和 PBG,常有肝功能损害。根据不同的临床表现分为以下五型:A. 急性间歇性卟啉病;B. ALA 脱水酶缺乏性卟啉病;C. 混合性卟啉病;D. 遗传性粪卟啉病;E. 迟发性皮肤卟啉病。

【治疗对策】

(一)治疗原则

治疗上主要是避免诱发因素,预防复发,对症处理;和针对不同类型的特殊治疗。

(二)治疗计划

按照不同的分型和病情,选择不同的治疗方法。

1. 红细胞生成性血卟啉病

(1)皮肤损害　避免阳光照射和创伤;外用 3% 二羟其丙酮(dihydroxyacetone)和 0.13% 散沫花素(lawsone)霜剂,穿防护衣。口服 β-胡萝卜素 60～180 mg/d,或核黄素 20～40 mg/d,或每隔日口服阿的平 50 mg。目前有采用 TL-01 光线疗法,可使患者光耐受时间延长。

(2)溶血性贫血　严重和长期溶血有脾切除指证,可能有良效且可降低对光敏感性。消胆胺 4 g,tid,餐前服用同时加用抗氧化剂维生素 E,对防止肝病的进展有效。而骨髓移植是目前最有效的治疗先天性红细胞生成性卟啉病的方法。

2. 肝性血卟啉病

(1)避免诱因　如过劳、精神刺激和饥饿、感染等。

(2)宜高糖饮食、禁酒,急性发作时,静脉滴注 10% 葡萄糖液 100～150 ml/h,或 25% 葡萄糖液 40～60 ml/h,连续 24 h,配合高糖饮食能使症状迅速缓解。糖耐量减低者可并用胰岛素治疗。

(3)激素　少数急性发作与月经周期有明显关系病例,应用雄激素、雌激素或口服女性避孕药有良效,但可出现持续性高血压,其机制不明。有体位性低血压的患者用强的松 10～20 mg,tid 获良效。

(4) 对症治疗 氯丙嗪可减轻腹痛、缓解神经精神症状,12.5～25 mg,tid。甲哌氯丙嗪疗效更好,5～10 mg,3～4 次/d。严重腹痛及四肢腰背疼痛者可用阿司匹林和丙氧基苯。

(5) 血红蛋白 是抢救危重急性血卟啉病的有效手段。剂量为每次 3～6 mg/kg 体重,24 h 内不大于 6 mg/kg 体重。用生理盐水稀释后静脉注射,速度不大于 40 mg/min,6～10 min 注毕;也可加入 500 ml 生理盐水中静脉注射一次,第 2 次注射至少间隔 12 小时,疗程 3～5 d。

(6) 静脉放血 迟发性皮肤型血卟啉病静脉放血有疗效。每 2～3 周放血一次,每次 300～500 ml,总量常需 2 000～4 000 ml。尿卟啉排出显著减少或血红蛋白降至 110 g/L 时停止放血。可使症状消失 6～9 个月,生化改善 12～24 个月,个体差异较大。

(7) 氯喹 间断试用剂量,每次口服 125 mg,每周 2 次,尿卟啉排出降至低于 100 μg/d 时停用。疗程可达数月至数年。对迟发性皮肤型患者可获完全缓解,治疗中应密切观察肝功(SGPT)情况。

(8) 纠正水、电解质紊乱:对抗利尿激素释放过多者,应限制水分摄入,并加用去甲基金霉素,每次 200～400 mg 3 次/d,5～10 d 为一疗程。如因出汗和胃肠道损失过量的钠和进水量不足者,则需补充盐类和水分。急性发作时偶见低镁血症性抽搐,应予补充镁盐。

(三) 治疗方案的选择

按照不同的分型和病情,选择不同的治疗方案。

1. **红细胞生成性血卟啉病** 避免阳光照射、创伤,外用药物,穿防护衣等措施以减少皮肤损害为主,口服消胆胺,可阻断原卟啉的肠肝循环,促进其排泄,静脉输注血红蛋白或输血都能减少红细胞系和肝脏生成原卟啉,有严重溶血性贫血者可考虑切除脾脏。

2. **肝性血卟啉病** 避免各种诱因,及时静滴葡萄糖和高糖饮食,能使症状迅速缓解;注射血红蛋白是抢救危重急性血卟啉病的有效手段;服用氯喹数月至数年,能使迟发性皮肤性卟啉病患者完全缓解,静脉放血也有效果,但个体差异较大;腹痛、神经精神症状及水、电解质紊乱等予以对症治疗即可。

【病程观察及处理】

(一)病情观察要点

1. 观察皮肤损害是否得到控制,记录继发感染的部位,次数和程度。

2. 观察腹痛及神经精神症状变化,监测血浆、红细胞、尿液及大便中卟啉及其前体的水平。

(二)疗效判断与处理

1. 疗效判断

(1)治愈　症状和体征不再出现,血浆、红细胞、尿液及大便中卟啉及其前体的水平正常。

(2)有效　症状和体征缓解,血浆、红细胞、尿液及大便中卟啉及其前体的水平有所下降。

(3)无效　症状和体征无缓解或加重,血浆、红细胞、尿液及大便中卟啉及其前体的水平无明显变化或进一步升高。

2. 处理

(1)治愈者　注意避免诱发因素,无需特殊药物治疗。

(2)有效者　应继续按原方案治疗,直至缓解或基本治愈后。

(3)无效者　无效、加重或病情反复者,应积极寻找及排除诱因,进一步加强治疗,可联合两种或以上的方法治疗。

【预后评估】

红细胞生成性血卟啉病的病程较长,进展缓慢,部分患者可活至15~20岁,少数可超过40岁;肝性血卟啉病急性发作的即刻疗效良好,但反复发作者,预后欠佳;神经症状群的预后不良,患者常在一次急性发作中死于瘫痪或呼吸麻痹,死亡率约15%~20%;迟发性皮肤性血卟啉病预后一般较好。

【出院随访】

1. 出院后应注意避免各种诱发因素。

2. 需继续药物治疗者,坚持药物治疗,定期至医院复查。

3. 症状再发作时,应及时至医院诊治。

(曹筱佩)

参 考 文 献

1 陈灏珠. 实用内科学. 12版. 北京:人民卫生出版社,2005.
2 曾 郁,陈晓文. 卟啉病诊治现状及其进展. 中国临床医药杂志,2003,97:9850～9851.
3 李 强,陆兵勋. 血卟啉病26例诊治分析. 实用医学杂志,2005,22(4):305～306.
4 Elder GH, Hift RJ. Treatment of acute porphyria. Hosp Med,2001,62(7):422.

第7章 骨质疏松症

【概述】

骨质疏松症(osteoporosis,OP)是一种以低骨量和骨组织微结构破坏为特征,导致骨质脆性增加和易于骨折的代谢性骨病。OP可分为原发性和继发性两类,继发性者原发病因明确,常有内分泌代谢疾病。(亦有学者认为有第三类,为特发性,发生于既往身体健康、青春期发育前的儿童,常见年龄2~16岁,本症诊断必须排除继发性骨质疏松症,患者症状在青春期后可自行缓解。

【诊断步骤】

(一)病史采集要点

1. 起病情况 早期骨痛、肌无力、身材缩短等症状隐匿,当出现骨折时可起病急骤。

2. 主要临床表现 主要临床表现为腰背疼痛或全身骨痛,常在劳累或活动后加重,负重能力下降或不能负重,当出现椎体压缩性骨折时,可出现身材缩短,严重者伴驼背,罕有神经压迫症状,胸廓畸形者可有胸闷、气促、呼吸困难、甚至发绀等表现。常于轻微活动或创伤如弯腰、负重、挤压或摔倒后诱发骨折,多发于脊柱、髋部和前臂。

3. 既往病史 继发性者应注意有无内分泌代谢疾病(性腺功能减退症、甲亢、甲旁亢、Cushing综合征、1型糖尿病等)或全身性疾病(器官移植术后、肠吸收不良综合征、神经性厌食、肌营养不良症、慢性肾衰竭、骨髓纤维化、白血病、系统性红斑狼疮、营养不良症等)、长期卧床、服用药物(糖皮质激素、肝素、抗癫痫药、MTX等)。原发者应注意收经年龄、起病年龄。

(二)体格检查要点

1. 皮肤黏膜 肾功能不全者有贫血面容,SLE、肾病者可有颜面下肢浮肿,

Cushing 综合征者有满月脸、水牛背、向心性肥胖、皮肤菲薄、皮下毛细血管脆性增加等。

2. 腺体　继发于甲亢、甲旁亢者应注意有无颈部肿物,继发于骨髓纤维化者可有脾大。

3. 浆膜腔检查　继发于 SLE 者可有心包摩擦音、胸膜摩擦音、移动性浊音。

4. 骨关节检查　全身骨痛或腰背痛者常无固定压痛区(点);骨折者局部压痛明显,肢体活动明显受限,可有骨折阳性体征(骨摩擦音、骨摩擦感、畸形);腰椎骨折者有身材缩短、胸廓畸形等。

(三)门诊资料分析

1. 骨形成的标志

(1)血清骨源性碱性磷酸酶(AKP)　由成骨细胞生成和分泌,是骨形成过程中所必须的催化剂,有利于骨基质的矿化作用,骨源性碱性磷酸酶的活性高低反映成骨细胞的活性。

(2)骨钙素(BGP)　来自成骨细胞的非胶原蛋白,代表骨形成功能的一种蛋白。BGP 半衰期为 5 分钟左右,所以检测 BGP 水平,不仅反映成骨细胞的活性,而且可以帮助观察药物治疗后的改变。

2. 骨吸收的指标

(1)空腹尿钙/肌酐比值　正常为 0.13 ± 0.01。如尿钙排量过多,可能由于骨吸收率增加所致。因进餐后肠钙的吸收一般在 5 小时内完成,后半夜和清晨血钙趋于下降,此时 PTH 分泌增加,促进骨钙动员释放入血,故清晨血钙尿钙升高主要来自骨组织,说明骨吸收增加。

(2)空腹尿羟脯氨酸/肌酐比值　正常高限为 0.016。胶原分解代谢旺盛时,尿羟脯氨酸排量增加,其排量与骨吸收率成正比。

(3)尿吡啶啉(Pyr)和脱氧吡啶啉(dPyr)　被认为是敏感骨吸收的指标,优于尿羟脯氨酸的测定,因 Pyr 和 dPyr 与骨胶原关系比尿羟脯氨酸更具特异性。Pyr 和 dPyr 主要在尿中排出,而尿中羟脯氨酸排量只占总量的 10%,而且 Pyr 和 dPyr 测定不受饮食的影响。

(4)血抗酒石酸酸性磷酸酶(TRAP)　主要来源于骨,存在于破骨细胞为主的一种同工酶,可反映骨吸收程度。

3. X 线照片检查、骨矿密度 BMD 或骨矿含量 BMC 测定　确定是低骨量[低于同性别峰值骨量的 1 个标准差(SD)但小于 2.5SD]、骨质疏松(低于峰值骨量的 2.5SD 以上)或严重骨质疏松(骨质疏松伴一处或多处自发性骨折)。

(四)进一步检查项目

1. 排除继发性骨质疏松症,相关检查有血 PTH、血钙、血磷、肿瘤特异标志物、生化标志物测定等。

2. 骨代谢转换率,在多数情况下,PMOP 早期(5 年)为高转换类型,而老年性者多为低转换型。

骨形成/吸收指标	高转换型	低转换型
ALP	↑→	→
BGP	↑	→
PICP	↑	↓→
TRAP	↑	↓→
尿 Pyr/Cr	↑	→
HOP/Cr	↑	→
尿 Ca/Cr	↑	→

【诊断对策】

(一)诊断要点

详细的病史和体检是临床诊断的基本依据,但骨质疏松症的确诊有赖于 X 线照片检查或 BMD 测定。1994 年 WHO 制定的白人妇女骨质疏松症诊断标准:

(1)正常　骨密度(BMD)或骨矿量(BMC)在正常青年成人平均值(骨峰值)—1 标准差(SD)之内;

(2)骨量减少　BMD 或 BMC 在骨峰值—1SD 至—2.5SD 之间者;

(3)骨质疏松症　BMD 或 BMC 低于骨峰值—2.5SD 者;

(4)严重骨质疏松症　BMD 或 BMC 低于骨峰值—2.5SD 者,并伴有 1 个部位以上骨折者。男性可参考此标准。BMD 值每降低 1SD,骨折危险增加 1.5~2.5 倍。

(二)鉴别诊断要点

通常采用排他法进行鉴别。原发性骨质疏松症的诊断必须排除各种继发性可能后,方可成立。

1. 内分泌性骨质疏松症　甲旁亢者的骨骼改变主要为纤维囊性骨炎,早期可仅表现为低骨量或骨质疏松症,测定血 PTH、血钙和血磷一般可予鉴别。其他内分泌疾病均因本身的原发病表现较明显,鉴别不难。

2. 血液系统疾病 血液系统肿瘤的骨骼损害有时可酷似甲旁亢,此时有赖于血 PTH、PTH 相关蛋白(PTHrP)和肿瘤特异标志物等鉴别。

3. 结缔组织疾病 成骨不全的骨损害特征是骨脆性增加,多数是由于Ⅰ型胶原基因缺陷所致,其临床表现依缺陷的类型和程度而异,轻者可仅表现为骨质疏松而无明显骨折,必要时借助 X 线照片、生化标志物测定或Ⅰ型胶原基因突变分析鉴别。

4. 幼年婴儿性骨质疏松 又称特发性骨质疏松。这是 8～14 岁青春期儿童的少见病,男性比女性多见。全身骨骼包括手、足都有骨质疏松,轻度外伤即可引起单个或多发性的长骨骨折。血钙、磷、碱性磷酸酶正常,尿钙和粪钙增高,甚至可超过每天摄入量。对本病的发病机制了解不多。幼年患骨质疏松也可以继发于肝病、吸收不良综合征、皮质醇增多症及白血病等。遗传性成骨不全由于普遍的胶原成熟障碍,产生一系列的临床表现,骨脆性增加、骨质稀疏、多发性骨折,并有蓝色巩膜、进行性耳聋、关节松弛、身材矮小等。婴儿成骨不全症常早期死亡。

5. 废用性骨质疏松 各种原因的废用如肢体瘫痪、严重的慢性骨关节炎、骨折后长期石膏固定等,由于长期全身或局部活动减少,不负重,对骨骼的机械刺激减少,使成骨细胞缺乏必要的刺激,造成骨形成作用减少,骨质吸收作用增强,导致骨质疏松。

6. 其他继发性骨质疏松症 几种易与原发性骨质疏松症混淆的继发性骨质疏松症的鉴别要点见表 7-1。

表 7-1 骨质疏松症的鉴别要点

	原发性骨质疏松症	原发性甲旁亢	原发性甲旁减	肾性骨病	类固醇性骨质疏松症	佝偻病或骨软化
病因	未明	PTH 瘤或主细胞增生	PTH 缺乏	肾衰竭,肾小管性酸中毒	骨吸收↑,肠钙吸收↓	维生素 D 缺乏
主要骨损害	BMD↓	纤维囊性骨炎,BMD↓	BMD↓	BMD↓	BMD↓,无菌性骨坏死	骨质软化,骨畸形,BMD↓
血 PTH	→↑	↑↑	↓↓	↑↑	↓	↑↑
血钙	→	↑	↓	→↓	→	↓

续表

	原发性骨质疏松症	原发性甲旁亢	原发性甲旁减	肾性骨病	类固醇性骨质疏松症	佝偻病或骨软化
血磷	→	↓	↑	↑↑	→	↓→
血骨钙素	↑→	↑	↓	↑	→↑	→
血1,25(OH)$_2$D$_3$	→↓	↑	↓	↓	↓	↓↓
尿吡啶啉/Cr	↑	↑	↓	↑	↑	↑
尿钙/Cr	↑	↑	↓	↑↓	↑	↓
尿磷/Cr	→	↑↑	↓	↓	→	↑↑
尿羟脯氨酸/Cr	↓	↑→	↓	↑	↓	↑
肠钙吸收	↓	↑↑	↓	→↑	↓	↓

注：↑表示升高；→表示无变化；↓表示下降；Cr表示肌酐

(三) 临床类型

分为继发性和原发性，继发性病因如前所述，原发性者又可分为两种亚型，即Ⅰ型和Ⅱ型。Ⅰ型即绝经后骨质疏松症（postmenopausal osteoporosis，PMOP）发生于绝经后女性，其中多数患者的骨转换率增高，亦称高转换型OP；Ⅱ型（老年性）OP（SOP）多见于60岁以上的老年人，女性的发病率为男性的2倍以上。

表7-2 原发性骨质疏松症分型特点

	Ⅰ型（绝经后）	Ⅱ型（老年性）
年龄	50～70	＞70
性别（男∶女）	1∶6～1∶8	1∶2
骨量丢失	主要为松骨质	松骨质和皮质骨
骨折常见部位	椎体和桡骨远端	椎体、桡骨远端和髂骨
甲状旁腺素	正常或降低	轻度增高
小肠钙吸收	降低	降低
1,25-双羟维生素D	继发性降低	原发性降低
主要发病因素	绝经	老龄

【治疗对策】

(一)治疗原则

对于继发性,以治疗原发病为主。对于原发性,尤其已患骨质疏松的患者,治疗并不能使变细断裂的骨小梁完全恢复其原有的结构,使骨量恢复到年轻时水平。治疗的目的是防止骨量的进一步丢失,保持现有的骨量,减少或抑制骨吸收,刺激成骨过程,增加骨量。减少疼痛防止骨折。

(二)治疗计划

1. 一般治疗

(1)运动　运动可增加和保持骨量,并可使老年人的应变能力增强,减少骨折意外的发生。运动的类型、方式和量应根据患者的具体情况而定。

(2)钙剂　不论何种骨质疏松症均应补充适量钙剂,使每日元素钙的总摄入量达 800~1 200 mg,除有目的地增加饮食钙含量外,尚可补充碳酸钙、葡萄糖酸钙、枸橼酸钙等制剂。

(3)维生素 D　成年人如缺乏阳光照射,每日摄入维生素 D 5 μg(200 IU)即可满足基本生理需要,但预防骨质疏松症和继发性甲旁亢则用量宜增加。水下或矿井作业者约需补充 20~50 μg(800~2 000 IU)/d,一般应维持血 25(OH)D_3 在 100~150 nmol/L 范围内。在补充适量钙剂的同时(如为骨质疏松-骨软化、骨软化或佝偻病,应先补给钙剂后数日)补充维生素 D 400 IU/d,或骨化三醇[1,25(OH)$_2D_3$、钙三醇]0.25~0.5 μg/d,阿法骨化醇 0.25~0.1 μg/d 等。近年来有维生素 D 碳酸钙合剂,每日口服 1~2 片亦可满足钙和维生素 D 的需要。

(4)其他辅助性治疗　主要包括多从事户外活动、戒除烟酒、少饮咖啡,停用致骨质疏松药物及进食富含钙镁与异黄酮类(如豆制品)食物等。

2. 对症治疗

(1)有疼痛者可给予适量非甾体抗炎药,如阿司匹林,每次 0.3~0.6 g,每日不超过 3 次;或吲哚美辛(消炎痛)片,每次 25 mg,每日 3 次;或桂美辛(吲哚拉新)每次 150 mg,3 次/日。如发生骨折,或遇顽固性骨质疏松性疼痛时,受限应除外可能存在的继发性甲旁亢、1,25(OH)$_2D_3$ 缺乏和(或)肾小管病变,随后考虑短期应用降钙素制剂(见后)。

(2)有骨畸形者应局部固定或采用其他矫形措施防止畸形加剧。

(3)有骨折者应给予牵引、固定、复位或手术治疗,同时应尽早辅以物理疗法和康复治疗,努力恢复运动功能。必要时由医护人员给予被动运动,以减少制动或废用所致的骨质疏松症。

3. 特殊治疗

(1)雌激素和选择性雌激素受体调节剂

1)适应证和禁忌证　雌激素补充治疗适应证：①主要用于绝经后骨质疏松症的预防，有时也可作为治疗的方案之一，适用于有或无骨质疏松症患者；②围绝经期伴或不伴有骨量减少者；③卵巢早衰或因各种原因切除卵巢者。

不宜或暂不宜使用雌激素制剂的情况主要有：①子宫内膜癌和乳腺癌者；②子宫内膜异位者；③不明原因阴道出血者；④活动性肝炎或其他肝病伴有肝功能异常者；⑤系统性红斑狼疮者；⑥活动性血栓栓塞性病变者。

2)制剂与剂量　制剂很多，主要有：①微粒化 17-β-雌二醇，或戊酸雌二醇 1～2 mg/d；②炔雌醇 10～20 μg/d；③替勃龙 1.25～2.5 mg/d；④尼尔雌醇 1～2 mg/w；⑤雌二醇皮贴剂 0.05～0.1 mg/d。选择性雌激素受体调节剂对某些组织表现为雌激素激动作用而对另一些组织则表达雌激素的拮抗作用，如他莫昔芬、雷洛昔芬等，主要适应于治疗无更年期症状、无血栓栓塞疾病的 PMOP。雌、孕激素合剂或雌、孕、雄激素合剂的用量小，综合作用强；皮肤贴剂可避免药物首经肝及胃肠道；而近年推出的鼻喷雌激素制剂具有药物用量低、疗效确切等优点。

3)治疗监测　主要监测内容包括：①定期进行妇科检查和乳腺检查；②定期 BMD 测量；③定期阴道 B 超，观察子宫内膜厚度变化，如子宫内膜厚度＞5 mm 应加用孕激素；④反复阴道出血者减少用量或停药。

(2)雄激素　天然的雄激素主要有睾酮、雄烯二酮及二氢睾酮。雄激素能增加骨细胞的分化和 ALP 活性，促进 IGF-2 受体和 TGF-β 的合成。雄激素可增加骨量，减少骨折发病率，用于男性骨质疏松症的治疗。可选用雄酮类似物苯丙酸诺龙(19-去甲 17-苯丙酸睾酮)或司坦唑醇(吡唑甲睾酮)。雄激素对肝有损害，并常导致水钠潴留。

(3)降钙素

1)适应证和禁忌证　降钙素为骨吸收的抑制剂，主要适用于①高转换型骨质疏松症患者；②骨质疏松症伴或不伴骨折(主要是脊柱压缩性骨折)者，其止痛效果好；③变形骨炎者；④急性高钙血症或高钙血症危象者。

2)制剂与剂量　主要有①鲑鱼降钙素为人工合成鲑鱼降钙素，活性为人或猪天然降钙素的 20～40 倍。注射用鲑鱼降钙素，每日皮下或肌肉注射 50～100 单位，每日 1～2 次，有效后减量；如需长期使用，可每周注射 2 次，每次 50～100 单位。②鳗鱼降钙素为半人工合成的鳗鱼降钙素，每周肌注 2 次，每次 20 单位，或根据病情酌情增减。

3)注意事项　降钙素为多肽类物质,有过敏史或有过敏反应慎用或禁用。应用降钙素制剂前需补充数日钙剂和维生素D。有报道降钙素可通过胎盘,故孕妇禁用。

(4)二膦酸盐

1)作用机制　二膦酸盐是一类与钙有高度亲和力的人工合成化合物,作用机制未明。实验观察显示其对骨代谢主要有两种作用:①改变骨基质特性,抑制破骨细胞生成和骨吸收;②破骨细胞胞饮二膦酸盐,并抑制其活性。

2)适应证和禁忌证　二膦酸盐主要用于骨吸收明显增强的代谢性骨病,如变形性骨炎、多发性骨髓瘤、甲旁亢、肿瘤性高钙血症、骨纤维结构不良症、骨干发育不全、成骨不全、系统性肥大细胞增多症等。亦可用于治疗原发性和继发性骨质疏松症,主要适用于高转换型者,尤其适应于高转换型PMOP又不宜用雌激素治疗者,对类固醇性骨质疏松症也有良效。骨转换率正常或降低者不宜单独用二膦酸盐治疗。

3)制剂和用量　目前已有9种二膦酸盐制剂可供选用。常用的有三种:①依替膦酸二钠(1-羟基乙膦酸钠)400 mg/d,于清晨空腹时口服,服药1小时后方可进餐或饮用含钙饮料,一般连服2~3周。通常需隔月1个疗程。②帕米膦酸钠(3-氨基-1羟基乙膦酸钠)注射液,用前用注射用水稀释成3 mg/ml浓度后加入生理盐水中,缓慢静脉滴注,至少不得短于24小时,每月注射1次,可连用3次,此后改为每3月注射1次或改为口服制剂。本药的用量要根据血钙和病情而定,一般每次用量为20~90 mg,两次给药的间隔时间不得少于1周。③阿仑膦酸钠(4-氨基-1羟丁基乙膦酸钠),常用量为10 mg/d,服药期间无需间歇。④其他新型二膦酸二钠、氯屈膦酸二钠、因卡膦酸二钠等,可酌情选用。

4)注意事项　①本类药物的作用机制未明,长期用药可损害骨矿化,一般主张低剂量间歇给药;②用药期间需补充钙剂;③消化道反应较多见,偶可发生浅表性消化性溃疡,阿仑膦酸钠等二膦酸盐对胃和食管的毒性作用类似于水杨酸盐类和非甾体类抗炎药,但只要应用得当,此类药物并不改变胃肠黏膜的通透性;④静脉注射可导致二膦酸盐-钙螯合物沉积,故有血栓栓塞性疾病、肾功能不全者禁用;⑤治疗期间追踪疗效,并监测血钙、磷和骨吸收生化标志物。

(5)氟化物

1)作用机制　促进新骨形成;增加BMC。

2)适应证和禁忌证　SOP和PMOP为适应证。消化性溃疡、胃炎、妊娠、骨折未愈,肾功能不全和骨软化症禁用。

3)制剂与用法 目前有氟化钠和特乐定,后者每片含氟元素 5 mg 和钙元素 150 mg。宜于进餐时嚼碎后吞服。

4)注意事项 长期应用可增加 BMD,但骨强度和骨的其他生物质量却下降。长期应用时可导致高氟血症。

(6)甲状旁腺素 间歇小剂量应用,可促进骨形成,增加骨量。

(7)Strontium ranelate 对于闭经后骨质疏松者,可抑制骨吸收和促进骨形成,有显著的预防骨折效果。

(8)抗 RANKL 抗体 可抑制骨吸收。

(三)治疗方案选择

抗骨质疏松症药物适应证:①椎体骨折;②髋部骨折;③椎体外骨折妇女 BMD＜骨峰值—1.5SD(非外伤性或轻度外伤性);④BMD＜骨峰值—2.0SD 不存在危险因素者;⑤BMD＜骨峰值—1.5SD＋1 个危险因素者。

近期有学者提出＞65 岁的妇女,BMD＜骨峰值—1.0SD 也主张应用药物治疗。

序贯疗法(ADFR)临床特点:①ADFR 对骨量减少的初期和中等度骨量减少的疾病更为有效;②一般情况下,用 ADFR 第一循环后骨量增加,第二循环是维持其疗效;③第一循环后骨量不增加者,其第二循环也常不增加;④必须防止活化的破骨细胞对骨量的过度破坏,故应注意促使骨吸收的时间限度,在规定时间内立即开始抑制剂的应用。

常见的具体实施方案举例如下:①14 周一个循环:先口服 1α-(OH)VD$_3$ 2.0 μg/天,两周后改为口服依普拉芬(ipriflavone)600 mg/天,四周后改为口服 1α-(OH)VD$_3$ 0.5 μg/天,同时加服乳酸钙 2.0 g/天,共 8 周。然后重复进行。②8 周一个循环:先口服 1α-(OH)VD$_3$ 2.0 μg/天,2 周后改为肌内注射降钙素 40ECU/天,2 周后改口服 1α-(OH)VD$_3$ 0.5 μg/天,共 4 周。然后重复进行。③11 个月1 个循环:先口服 1α-(OH)VD$_3$ 1.5 μg/天,4 月后改为肌内注射降钙素 10ECU/天,1.5 个月后改口服 1α-(OH)VD$_3$ 0.25 μg/天,共 5.5 个月。然后重复进行。

【病程观察及处理】

(一)病情观察要点

1. 主要为骨质疏松相关症状的监测,及时发现有无外力后引起局部不适,早期发现骨折。

2. 适时复查血钙、血磷、血 1,25$(OH)_2D_3$、骨密度(BMD)或骨矿量(BMC)。

3. 必要时复查骨形成、吸收指标(详见前文)。

4. 药物相关要点,如雌激素、降钙素、二磷酸盐等副作用。

(二)疗效判断与处理

多项 RCT 荟萃分析,显示阿伦磷酸钠、利塞磷酸钠、雷诺昔芬、降钙素、维生素 D 及其衍生物的治疗可降低骨折发生率,但只有阿伦磷酸钠和利塞磷酸钠能降低髋部骨折发生率。骨密度低的人较骨密度正常者更易获益。

用药后不能完全治愈。若骨量停止丢失,骨密度有所提高为有效;治疗后骨量继续丢失为无效。

【预后评估】

继发性者,与原发疾病治疗有关;特发性者,进入青春期后自愈;原发性者,与年龄、性别、服药医从性、骨钙库、发病程度相关。

【出院随访】

用药期间定期复查血钙、血磷、骨密度,定期做子宫、乳腺检查。

(张坚博 姚 斌)

参 考 文 献

1 P. Reed Larsen, FACP, FRCP. Williams textbook of endocrinology(tenth edition). 2002 Saunders, An Imprint of Elsevier science.

2 Watts N B, Lewiecki E M, Miller P D, et al. National Osteoporosis Foundation 2008 Clinician's Guide to Prevention and Treatment of Osteoporosis and the World Health Organization Fracture Risk Assessment Tool (FRAX):What they mean to the bone densitometrist and bone technologist. J Clin Densitom, 2008, 11(4):473～477.

3 姚 斌, 李建娟, 黄俭强, 等. 利塞膦酸钠在防治退休护士绝经后骨质疏松症中的作用. 中国医师杂志, 2004, (12):1704～1705.

4 姚 斌, 许 雯, 胡国亮, 翁建平, 梁奕铨. 绝经后骨质疏松及骨量减少患者治疗前后骨密度变化的研究. 中国骨质疏松杂志, 2004, (1):54～55,63.

5 姚 斌, 许 雯, 李建娟, 等. 利塞膦酸钠在防治绝经后骨质疏松症中的作用. 中华全科医师杂志, 2004, (4):241～244.

第8章 下丘脑-垂体疾病

第一节 下丘脑综合征

【概述】

下丘脑综合征是指由于下丘脑部位肿瘤、炎症、损伤、畸形或精神因素等多种致病因素累及下丘脑使其结构、代谢及功能受损而引起的一组以内分泌代谢障碍、体温及睡眠调节异常、自主神经功能紊乱等为主要表现的临床综合征。由于病变累及的部位不同或病因不同,临床表现差异很大。

【诊断步骤】

(一)病史采集要点

主要为临床表现:

1. 神经系统异常

(1)嗜睡或失眠 病变累及下丘脑后部时,常表现出睡眠异常,多数为嗜睡,少数为失眠。发作性睡眠较常见,表现为患者不分场合随时入睡,持续数分钟、数小时;深睡眠症,发作时可持续睡眠数天甚至数周,睡眠发作期常可被唤醒,但易再度入睡;发作性睡眠强食征,患者嗜睡醒后常暴饮暴食。

(2)多食肥胖或顽固性厌食消瘦 下丘脑腹内侧核或结节附近(饱食中枢)受累时表现为多食、肥胖;腹外侧核(摄食中枢)受累则表现为厌食、消瘦、乏力甚至恶异质。

(3)发热或体温过低 下丘脑前部或后部受累,可出现低热、高热或体温不升。

高热多表现为弛张热或不规则热型,一般退热药常不能退热。

(4)泌汗异常　多汗或少汗,或局部多汗、其他部位少汗等。

(5)精神异常　喜怒无常、易激惹、幻觉或癫痫样发作等。

(6)性功能障碍　可表现为性欲减退、月经失调、闭经、不育、阳痿等。

(7)其他　如颅内压增高表现。

2. 垂体功能异常

(1)垂体前叶功能异常　垂体前叶激素分泌增多或减少,出现相应靶腺功能亢进或不足表现,如怕冷、乏力、生长发育异常、溢乳、闭经、中枢性性早熟或成人性功能障碍、性欲减退等。

(2)垂体后叶功能异常　抗利尿激素减少,可有烦渴、多饮、多尿等尿崩症表现。

(二)体格检查要点

可无特殊体征,也可因累及不同部位出现肥胖、消瘦甚至恶异质、发热或体温过低、生长发育异常、性早熟、性征减退、皮肤变白、心率慢、溢乳、视野缺损等。

(三)门诊资料分析

1. 可有相应垂体前叶功能检查结果,结果可能提示某条轴激素水平增高或降低,也有可能没有变化。

2. 有尿崩表现的患者检查尿常规可有低比重尿。

(四)进一步检查项目

1. 补充门诊未做的垂体激素测定　血浆促肾上腺皮质激素、促甲状腺激素、黄体生长素、卵泡刺激素增高或降低。

2. 促甲状腺激素释放激素或促性腺激素释放激素兴奋试验正常或呈迟发反应。

3. 周围靶腺激素水平测定　与其相应垂体前叶促激素改变一致,血清甲状腺激素、皮质醇、睾酮、雌二醇、孕酮等出现降低或升高。

4. 禁水加压素试验及抗利尿激素测定　一些患者可有部分性或完全性中枢性尿崩症表现;限水后尿量无相应减少,尿比重无明显升高,注射垂体后叶素或用去氨加压素后,尿量减少,尿比重升高。血浆抗利尿激素水平可降低。

5. 影像学检查　头颅CT、MR或磁共振血管造影(MRA)可能发现肿瘤征象。

6. 脑脊液检查除颅内占位病变有颅压增高,炎症时有白细胞增高外,一般均属正常。

【诊断对策】

(一)诊断要点

1. 临床上遇有下列线索有助于下丘脑综合征的诊断：

(1)内分泌症状和体征不能用单一的靶腺或单纯垂体损害加以解释。

(2)内分泌紊乱症状伴有肥胖、多食、消瘦、厌食、嗜睡、精神失常及体温异常等,不能用其他疾病解释者。

(3)颅内压增高伴视力或视野下降,以及合并尿崩症、性功能低下、溢乳者。

(4)少数患者可表现为发育不良、嗅觉消失、畸形、性腺发育不全。

2. 病因诊断

病因诊断往往要结合病史、症状、体征、实验室检查等综合分析。不同的病因诊断难易程度不一。形态学检查可显示颅内病变部位和性质。脑脊液检查有助于诊断颅内占位病变有或炎症。

(二)鉴别诊断要点

要注意与原发性甲状腺、性腺、肾上腺、垂体后叶受损、垂体前叶功能低下、神经衰弱、精神分裂症等相鉴别。

1. 原发性甲状腺、性腺、肾上腺、垂体后叶受损、垂体前叶功能低下,出现的内分泌症状和体征可用相应的单一的靶腺或单纯垂体损害加以解释。

2. 神经衰弱、精神分裂症,除精神异常外无其他伴发症状及及相应实验室检查异常。

(三)临床类型

由于下丘脑的功能较复杂,所以下丘脑综合征临床表现多种多样,从不同的角度可以进行不同的分类：

按病因可分为：①炎症性下丘脑综合征；②颅脑外伤性下丘脑综合征；③脑肿瘤性下丘脑综合征；④脑血管损伤性下丘脑综合征；⑤垂体切除或垂体柄切断所致的下丘脑综合征；⑥放射治疗引起的下丘脑综合征。

按症状可分为：①神经-内分泌代谢型。如脑型肥胖综合征、脑型消瘦综合征；②自主神经-血管型和自主神经-内脏型；③体温调节障碍型；④睡眠障碍型；⑤假神经衰弱和精神病型；⑥下丘脑癫痫型(间脑癫痫)；⑦神经营养障碍型；⑧神经肌肉型。

【治疗对策】

1. 病因治疗　因肿瘤引起者行手术及/或放射治疗，感染所致者选用适当抗生素。

2. 垂体或周围靶腺激素代替治疗　对生长激素缺乏所致身材矮小可予基因重组人生长激素治疗。有肾上腺皮质、甲状腺及性腺功能不全者，分别采用相应激素代替治疗。

3. 靶腺激素分泌功能亢进治疗　不能根除病因，而又有靶腺功能亢进者，可采用药物治疗或靶腺手术治疗。如伴有溢乳及高溢乳素血症者可用溴隐亭；促肾上腺皮质激素分泌过多可行肾上腺手术治疗。

4. 有尿崩的患者可使用去氨加压素。

5. 对症治疗　低体温者注意保暖，发热者可用冰敷等物理降温。

【病程观察及处理】

(一)病情观察要点

1. 有体温异常者注意监测体温。

2. 由垂体瘤引起者观察要点见垂体瘤章节。

3. 有垂体前叶功能减退表现患者注意观察相应激素缺乏表现(详见腺垂体功能减退章)。

4. 使用溴隐亭治疗溢乳及高溢乳素血症者，注意药物副反应。常见的副反应是头晕、乏力、恶心、呕吐、便秘、体位性低血压、幻觉、随意运动障碍等。

5. 行肾上腺手术治疗者，术后注意发生急性肾上腺皮质功能不全的危险。

(二)疗效判断与处理

1. 疗效判断

(1)因肿瘤引起者行手术及/或放射治疗，复查头颅CT、MR，肿瘤消失或减小，激素水平基本恢复正常。

(2)垂体或周围靶腺激素代替治疗者，相应激素水平替代至正常。

(3)如伴有溢乳及高溢乳素血症者用溴隐亭后无溢乳，泌乳素恢复正常。

2. 处理

(1)因肿瘤引起者行手术及/或放射治疗后，若激素水平未恢复，必要时再次行手术或放射治疗；若激素水平低下，则根据相应低下激素行替代治疗。

(2)使用激素替代或溴隐亭患者，继续药物治疗。

【出院后随访】

1. 因肿瘤引起者行手术及/或放射治疗,定期复查头颅 CT、MR 及垂体激素水平。

2. 垂体或周围靶腺激素代替治疗者,患者坚持终身用药,定期复查激素水平。要做好对患者及家属宣教工作,使其了解用药的必要性及重要性。

【预后评估】

与病因相关。病因可去除者在去除病因后坚持长期有效治疗,预后较好。病因难以去除者预后较差。

(许 雯)

第二节 垂体性闭经

【概述】

正常月经是由中枢神经系统、下丘脑-垂体前叶和卵巢功能之间相互调节而控制的。垂体前叶(腺垂体)在下丘脑的控制下调节它的靶器官——性腺、肾上腺与甲状腺的功能,同时分泌生长激素、泌乳素促使生长与泌乳。当垂体的某一方面或几个方面发生问题,如垂体发生缺血坏死导致功能低下,垂体肿瘤,颅咽管瘤,空泡蝶鞍综合征等,从而影响卵巢功能引起 3 个月以上的停经时,称之为垂体性闭经。

【诊断步骤】

(一)病史采集要点

1. 询问闭经前的月经史,了解闭经前有否环境变迁、精神创伤、神经性厌食、体重下降等,应用避孕药及有关镇静剂和抗交感神经药物,有无产后出血史,糖尿病史。

2. 患者可有性腺功能减退的表现 产后乳汁少、性欲低下、乳房及生殖器萎缩、记忆力减退、浮肿等。同时可有促肾上腺皮质激素分泌不足的临床表现:表现为全身虚弱无力、生活不能自理、抵抗力低、易感冒或其他感染、食欲差、恶心或呕吐、血压、血糖低、面色苍白、浮肿、消瘦、脱发、脱毛等。以及促甲状腺激素分泌不足的临床表现：畏寒、皮肤粗糙、表情淡漠迟钝、心率慢等。

3. **垂体瘤表现** 如泌乳，巨人症、肢端肥大症的表现，Cushing 综合征，甲状腺功能亢进等表现，肿瘤压迫症状包括多饮、多尿、视力、视野改变、头痛、嗜睡等症状。

（二）体格检查要点

1. **身高和体重** 计算 BMI 值，测量腰围，评价是否有消瘦或肥胖。
2. **发育营养状态**，肥胖者注意体脂分布，有无毛发脱落，以及毛发的分布情况。
3. **生殖系统检查** 阴蒂是否肥大，卵巢是否增大，盆腔有无包块等。
4. **有无视野改变**。

（三）门诊资料分析

1. **性激素水平** 垂体促性腺激素（Gn），包括黄体生成素（LH）和促卵泡激素（FSH）、E_2（雌激素）、PRL（泌乳素）、T（雄激素）。Gn 升高尤其是 FSH 升高是卵巢功能减退最早的激素变化。如 FSH 高于 40 IU/L 伴 E_2 降低提示卵巢功能已衰竭。如 LH 低于 5 IU/L 表示促性腺激素功能不足。若 FSH 和 LH 都降低，常提示闭经部位在下丘脑-垂体。血清 PRL 高于 20~30 μg/L 或 1 000 mIU/L，为高泌乳素血症，10%~40% 的患者可伴有高泌乳素血症，PRL＞200 μg/L 提示 PRL 瘤的可能性。

2. **糖代谢** 低血糖、糖耐量曲线低平见于垂体前叶功能不全者。

3. **水及电解质紊乱** 血钠偏低，血氯偏低。

（四）进一步检查项目

1. **撤血试验** ①孕酮撤血试验：撤药后出血者，提示病变在下丘脑-垂体；②雌、孕激素撤血试验：撤药后无出血者，提示病变部位在子宫。

2. **卵巢功能的测定** 可通过测量基础体温、子宫颈黏液检查、阴道脱落细胞涂片，测定血、尿中雌激素和孕激素水平等检查方法了解卵巢功能。结合卵巢功能检查帮助鉴别闭经的原因是在靶器官或在卵巢或卵巢以上的某个环节。当卵巢有排卵功能时其闭经原因不在卵巢而可能在子宫或阴道，从而排除垂体性闭经。另外，了解卵巢功能有助于指导用药。

3. **Gn 试验** 主要用于鉴别卵泡对 Gn 的反应，当应用 Gn 后，有卵泡发育且 E_2 水平明显增高，表示闭经部位在垂体或下丘脑。阴性者应作卵巢活检，了解卵巢有无组织学异常，或卵巢不敏感综合征。

4. 促性腺激素(GnRH)兴奋试验 测垂体对下丘脑 LRH 的反应。如果反应在基数的 3 倍左右者说明垂体功能正常而病因在下丘脑。基数低、反应差或无反应者,说明垂体功能异常。部分患者是由于垂体在长期抑制状态下出现的惰性反应。故一次注射 LRH 无反应或反应迟钝,必须重复试验,经多次试验均无反应时,才有较大的临床意义。

5. 克罗米酚(CC)试验 目的在于检验下丘脑-垂体-卵巢轴(H-P-O)正负馈的完整性,当用药后 LH 及 E_2 至少增高 2 倍,视为阳性,表明下丘脑-垂体轴功能完整,若无 LH 增高,则示为下丘脑或垂体功能障碍。若仅有 LH 增高,而无 E_2 水平增高,则示卵巢无反应,可表明卵巢功能衰竭或卵巢不敏感综合征。

6. 其他诊断措施如颅内蝶鞍区摄片、CT 扫描及核磁共振以及眼底检查等,以摒除垂体肿瘤。

7. 甲状腺激素水平(T_3、T_4、TSH) 可表现为 T_3、T_4、TSH 均低下,提示垂体前叶功能不全可能性。甲状腺功能亢进患者可伴有月经紊乱,可有闭经改变,因此如果伴甲状腺激素水平升高应注意鉴别垂体肿瘤与原发性甲状腺功能亢进。肾上腺皮质功能:ACTH、皮质醇与 17 羟孕酮可出现降低。

8. 腹腔镜检查,可直接观察子宫、输卵管和卵巢的形态与病变情况。

【诊断对策】

(一)诊断要点

垂体性闭经属定位诊断,诊断中首先应排除下生殖道闭经,检查月经是否流畅,生殖管道是否通畅。然后结合雌孕激素撤退试验排除子宫性闭经,进一步根据 FSH 水平排除卵巢性闭经可能。患者若有低 FSH、LH 及 E_2,应考虑病变部位在下丘脑或垂体。若患者有产后出血史,考虑 Sheehan 综合征可能,同时检查肾上腺皮质和甲状腺功能等靶腺。同时除外该区有无肿瘤。GnRH 兴奋试验有助于鉴别下丘脑或垂体性闭经。

(二)诊断步骤

诊断步骤如图 8-1 所示。

(三)鉴别诊断要点

垂体性闭经应同一下疾病进行鉴别:

1. 下生殖道闭经 由于先天发育异常出现畸形造成阻塞而出现闭经。此类闭经仍有正常月经,只因生殖道阻塞经血不能流出,又称为隐经。患者初潮后出现周期性下腹痛,阴道坠胀,一般很快求治。下生殖道检查时发现处女膜闭锁或阴道

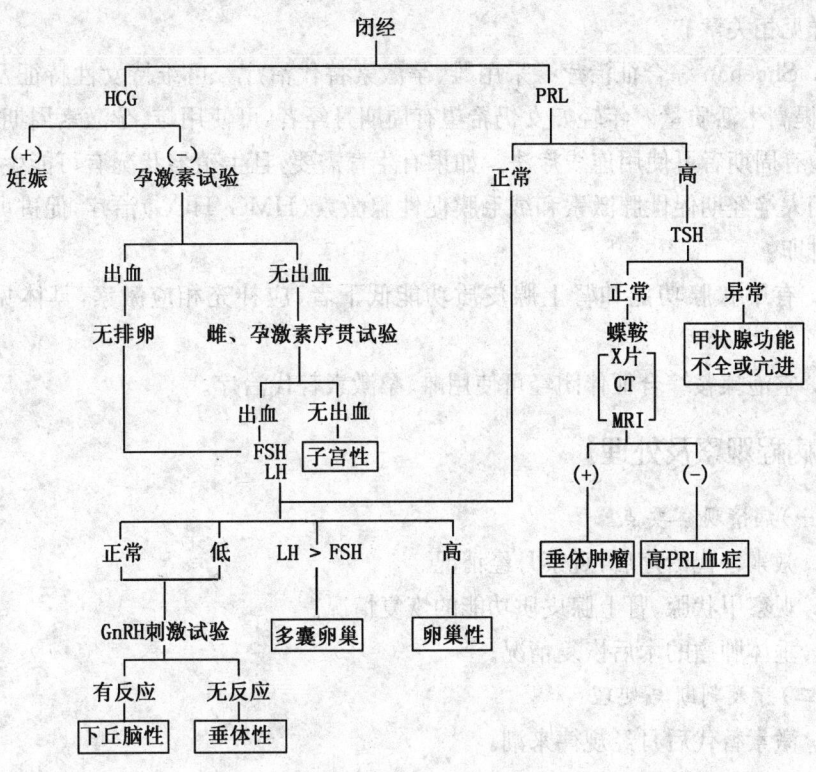

图 8-1 闭经的诊断步骤

闭锁。

2. 子宫性闭经 可有先天性子宫发育异常,或后天性因素如子宫内膜结核感染,多次人工流产后。患者性激素水平正常,雌孕激素撤退试验有助于诊断。

3. 卵巢性闭经 见于先天性卵巢发育不全,或各种后天性因素导致的卵巢早衰。患者可出现 Gn 升高,但 E_2 降低。

4. 下丘脑性闭经 GnRH 缺乏所致。患者可同时伴有嗅觉丧失或低下。

5. 神经下丘脑性闭经 包括假孕、神经性厌食、神经性、运动性、药物性等因素。

6. 其他内分泌疾病 如原发性的肾上腺功能亢进或低下,原发性甲状腺功能亢进或低下,有原发病的临床表现。

【治疗对策】

1. 垂体性肿瘤,特别是泌乳素瘤,不易补充雌激素,以防肿瘤恶化。PRL 瘤的治疗详见相关章节。

2. Sheehan综合征治疗　采用雌、孕激素替代治疗。可维持女性特征及女性功能，提高生活质量。年轻妇女仍希望有周期月经者，可使用雌、孕激素周期疗法，不希望有周期者可使用连线疗法。如果有生育需要，且生殖器状况有可能生育者，可使用人绝经期促性腺激素和绒毛膜促性腺激素（HMG/HCG）治疗，促进卵泡生育及排卵。

3. 有甲状腺功能和肾上腺皮质功能低下者，应补充相应激素，具体见相关章节。

4. 空泡蝶鞍综合征伴闭经可使用雌、孕激素替代治疗。

【病程观察及处理】

（一）病情观察要点

1. 激素替代治疗后，观察月经情况。
2. 观察甲状腺、肾上腺皮质功能的恢复情况。
3. 垂体肿瘤的术后恢复情况。

（二）疗效判断与处理

1. 激素替代后月经规律来潮。
2. 生育期妇女进行恢复排卵治疗，检查受孕情况。

【预后评估】

垂体性闭经的预后，应根据病因来判断，垂体肿瘤所致闭经者，进行手术或其他相应治疗后，月经一般可恢复。Sheehan综合征一般需要激素终身替代治疗。

【出院随访】

1. 出院时带药　雌、孕激素，或左甲状腺激素，强的松等。
2. 定期检查项目与检查周期　每6个月定期复查性激素水平、甲状腺以及肾上腺皮质功能。
3. 定期门诊与取药。

（刘　娟　李延兵）

第三节 空泡蝶鞍综合征

【概述】

空泡蝶鞍综合征是由各种原因所致鞍膈缺损或垂体萎缩，使蛛网膜下腔在脑脊液冲击下突入鞍内，蝶鞍扩大，垂体受压而产生的一系列临床表现的综合征。

【诊断步骤】

(一)病史采集要点

原发性者常见于肥胖、高血压的多次妊娠妇女，可无任何症状，或伴有不同程度的头痛。

继发性者可有原发疾病的表现，如头痛、视力下降、视野缺损等。可有垂体前叶功能低下，出现继发性肾上腺皮质功能不全、继发性甲状腺功能低下及性腺功能低下等表现。部分患者可有溢乳，儿童患者常表现生长发育迟缓，严重患者可有脑脊液鼻漏。

(二)体格检查要点

疝较大以致挤压视交叉时可发生不同程度的视野缺损，单侧或双侧视乳头苍白。部分患者有溢乳，儿童患者可有生长发育异常，有垂体前叶功能减退者可有相应表现(见垂体前叶功能减退症章节)。

(三)门诊资料分析

可有相应垂体前叶功能检查结果，结果可能提示某条轴激素水平增高或降低，也有可能没有变化。

(四)进一步检查项目

1. 补充门诊未作的垂体及其靶腺激素水平测定

(1)空泡蝶鞍综合征患者尤其是原发性空泡蝶鞍者，垂体及其相应靶腺激素水平多正常。

(2)部分患者可伴有垂体前叶激素如促肾上腺皮质激素、促卵泡刺激素、黄体生成素、促甲状腺激素及相应的靶腺激素如血皮质醇、雌二醇、孕酮、睾酮及甲状腺激素水平降低。部分患者血泌乳素升高，多在 100 μg/L 以内。

(3)儿童常有生长激素低下或缺乏,如生长激素水平增高,提示同时存在有分泌功能的垂体腺瘤。

2. 眼底视野检查

3. 影像学检查　垂体X线照片示蝶鞍增大呈球形。CT或磁共振检查可见蝶鞍扩大,垂体受压变薄,蛛网膜下腔脑脊液进入垂体窝内。

【诊断对策】

(一)诊断要点

根据病史及有限临床症状可拟诊为空泡蝶鞍综合征,但确诊有赖于影像学检查。

(二)鉴别诊断要点

与垂体瘤鉴别。垂体功能性腺瘤有相应内分泌功能亢进表现。确定诊断需用CT扫描或MRI,以明确增大的蝶鞍是肿瘤引起抑或空泡蝶鞍所致。

(三)临床类型

1. 原发性　可伴有或不伴有垂体功能异常,尸检发生率5%～23%。主要病因有:

(1)由于鞍膈孔变大,不能被垂体柄充满,致使鞍上蛛网膜下腔经此空隙挤入鞍内。

(2)先天性鞍膈发育缺陷,是儿童原发空泡蝶鞍综合征的主要病因。

(3)增大的垂体缩小后产生空隙,见于妊娠期垂体增大,孕妇于产后增大的垂体复原而缩小,或由于原发性甲状腺功能减退症因负反馈抑制解除,致垂体增大,蝶鞍扩大。患者经甲状腺激素替代治疗后,也可造成空泡蝶鞍。

(4)鞍内肿瘤囊性变向上扩展破坏鞍膈,或鞍囊肿破裂与蛛网膜下腔相通。

(5)脑膜动-静脉畸形,静脉管栓塞导致颅内高压可发生空泡蝶鞍。

2. 继发性　常见于下列几种情况:

(1)垂体瘤手术或放射治疗后引起局部粘连或肿瘤坏死,可牵引蛛网膜下腔疝入垂体窝内。

(2)垂体肿瘤梗死、卒中或退变。临床可见鞍内疝与垂体肿瘤并存。

(3)继发于席汉综合征。

(4)继发于淋巴细胞性垂体炎。

【治疗对策】

(一)治疗原则

空泡蝶鞍的治疗取决于其病因类型、是否存在垂体功能异常和患者症状严重程度。治疗原则是尽可能除去病因,纠正垂体或其他外周靶腺功能及改善患者症状。

(二)治疗计划

1. 原发性空泡蝶鞍患者如无明显垂体功能异常和明显症状则不需治疗,仅予定期观察。

2. 伴有垂体功能低下的患者,根据所缺乏的激素种类予相应靶腺激素替代治疗。

(1)肾上腺皮质激素　伴有继发性肾上腺皮质功能减退症的患者,可选用可的松每天 25~37.5 mg 或泼尼松每天 5~7.5 mg,清晨一次服药,或清晨服 2/3,下午服 1/3。应激状态如手术、感染等时应酌情加量,大手术或病情严重时应静脉给药。

(2)甲状腺激素　伴有继发性甲状腺功能减退的患者,需应用甲状腺激素替代治疗。除有黏液性水肿昏迷外,一般从小剂量开始,如干甲状腺片每天 20~40 mg 或左旋甲状腺素钠 50 μg,以后根据情况,逐渐加至维持量。完全缺乏者,每天干甲状腺片 60~80 mg 或左旋甲状腺素钠 100~200 μg。对老年患者使用甲状腺激素注意事项见甲状腺功能减退章节。

(3)性激素　可改善性欲、性功能,并有利于防止女性过早出现冠心病和骨质疏松。

(4)生长激素　儿童伴有生长激素缺乏或不足者,若骨骺未闭合,应予生长激素治疗。目前常用基因重组人生长激素,每次 0.1 U/kg,每天睡前皮下注射。

(5)如伴有溢乳及高溢乳素血症者,可用溴隐亭。

3. 手术治疗　并发有垂体瘤者,根据肿瘤类型及大小,选择手术、放射治疗或药物治疗。如出现进行性视力减退或脑脊液鼻漏,则需手术治疗,常采用经蝶窦修复手术。

【病程观察及处理】

(一)病情观察要点

1. 由垂体瘤引起者观察要点见垂体瘤章节。

2. 有垂体前叶功能减退表现患者注意观察相应激素缺乏表现。(详见腺垂体功能减退章节)

3. 儿童伴有生长激素缺乏或不足者,予生长激素治疗,应注意基因重组人生长激素副作用及患儿生长发育变化情况。基因重组人生长激素的局部及全身不良反应极少,有报告可引起血清 T_4 降低、TSH 降低。

(二)疗效判断与处理

1. 疗效判断

(1)有垂体前叶功能减退表现患者,使用垂体或周围靶腺激素替代治疗者,相应激素水平替代至正常。

(2)如伴有溢乳及高溢乳素血症者用溴隐亭后无溢乳,泌乳素恢复正常。

(3)儿童伴有生长激素缺乏或不足者,予生长激素治疗,可有身高增长。

2. 处理

(1)伴有垂体功能低下的患者,相应靶腺激素替代治疗至正常后维持原方案治疗。伴肾上腺皮质功能减退者在应激时皮质激素应适当加量。

(2)儿童伴有生长激素缺乏或不足者,予生长激素治疗。如伴有甲状腺功能减退,或基因重组人生长激素治疗中出现甲状腺功能减退,影响生长激素促生长作用时,需先给予甲状腺激素。

【出院后随访】

1. 垂体或周围靶腺激素代替治疗者,患者坚持终身用药,定期复查激素水平。要做好对患者及家属宣教工作,使其了解用药的必要性及重要性。

2. 生长激素治疗者,注意身高增长情况。

3. 因肿瘤引起者行手术及/或放射治疗,定期复查头颅 CT、MR 及垂体激素水平。

4. 使用性激素的女性,应定期进行妇科检查。

【预后评估】

儿童期发生的空泡蝶鞍综合征如不给予必要的治疗可导致严重的垂体功能不全,甚至视交叉受压。部分性空泡蝶鞍综合征在慢性咳嗽、长期便秘等情况下,易反复加重,形成完全性空泡蝶鞍综合征。

(许 雯)

第四节 垂体瘤

【概述】

垂体瘤是指来源于垂体各种细胞的肿瘤,约占颅内肿瘤的10%,绝大多数属良性肿瘤。可发生在任何年龄,以40～50岁居多,大多为微腺瘤。部分患者因其他疾病而作头颅CT或MRI检查时意外地发现。有的患者甚至终生无症状,直至因其他原因死亡作尸检时才被发现。尸检发现亚临床型垂体微腺瘤的概率高达20%以上。

【诊断步骤】

(一)病史采集要点

垂体瘤尤其是具有功能的分泌激素瘤可有两种表现:一为占位病变的压迫作用,二是激素的分泌异常,或分泌过多,或肿瘤增大压迫正常垂体组织而使激素分泌减少。

1. 占位病变的压迫症状

(1)头痛 约见于1/3～2/3的患者,初期不甚剧烈,以胀痛为主,可有间歇性加剧。头痛部位多在两颞部、额部、眼球后或鼻根部。引起头痛的主要原因是鞍膈与周围硬脑膜因肿瘤向上生长而受到牵拉所致。

(2)视神经通路受压 垂体肿瘤向鞍上扩展,压迫视交叉等可引起不同类型的视野缺损伴或不伴视力减退。

(3)其他症状 肿瘤向上生长压迫下丘脑而有尿崩症、睡眠异常、食欲亢进或减退、体温调节障碍、自主神经功能失常、性早熟、性腺功能减退、性格改变等下丘脑综合征表现;向侧方发展影响海绵窦,压迫第Ⅲ、Ⅳ、Ⅵ对颅神经而引起睑下垂、眼外肌麻痹和复视;还可影响第5对脑神经而有继发性三叉神经痛或局部麻木等功能障碍;鞍底破坏时,可出现脑脊液鼻漏。在肿瘤发展的基础上可发生垂体内出血(垂体卒中),引起严重头痛、视力急剧减退、眼外肌麻痹、昏迷、昏睡、脑膜刺激征和颅内压增高。

2. 激素分泌异常征群

(1) 垂体激素分泌增多　由于 PRL、GH、ACTH、TSH 中一种或多种激素分泌增多，分别有闭经-溢乳-性腺功能减退-不育、肢端肥大症或巨人症、库欣综合征、性腺功能减退症、甲状腺功能亢进症等中一种或多种相应表现。

(2) 正常垂体组织受压迫，激素分泌减少　垂体瘤较大时，可压迫肿瘤周围正常垂体组织，出现垂体前叶功能减退及/或尿崩症。临床表现为继发性性腺、肾上腺皮质、甲状腺功能减退症，或生长激素缺乏等。出现乏力、消瘦、食欲减退、怕冷、毛发脱落、性欲减退、闭经、阳痿等症状。儿童生长发育迟缓、身材矮小等。泌乳素分泌减少，常无明显症状；也可能由于垂体柄受压，下丘脑泌乳素释放抑制因子不能作用于垂体前叶，而致泌乳素分泌增多，出现溢乳、闭经等症状。肿瘤组织压迫垂体后叶或垂体柄时，下丘脑分泌的抗利尿激素不能正常输送到垂体后叶，出现尿崩症。

(二) 体格检查要点

可无特殊体征，也可因累及不同部位出现眼球活动受限、视野缺损、皮肤变白、心率减慢、性征减退、溢乳。

(三) 门诊资料分析

头颅 CT 或 MRI 发现垂体肿瘤。

(四) 进一步检查项目

1. **垂体激素测定**　可根据患者的临床表现选择相应的垂体激素基础值测定及其动态试验。一般应广泛检查六种腺垂体激素水平，包括黄体生成素(LH)、卵泡刺激素(FSH)、TSH、ACTH、GH 及 PRL，功能性垂体瘤可有相应一种或多种垂体激素水平升高。当某一激素水平有变化时，应检测其靶腺或靶器官、组织激素水平。当诊断尚有疑问时，可进行动态试验协助诊断。

2. **影像学检查**　头颅 X 线照片、CT 或磁共振检查示蝶鞍扩大、蝶鞍骨质吸收及破坏、垂体占位性改变及钙化斑，垂体周围组织如视交叉、下丘脑、第三脑室、海绵窦等受累。

3. **其他检查**　视力、视野检查可以了解肿瘤向鞍上扩展的程度。

4. **最终诊断取决于病理检查。**

【诊断对策】

(一) 诊断要点

垂体瘤的诊断应注意几个方面：是否垂体瘤，肿瘤是否分泌激素及激素种类，是否伴有垂体功能异常，肿瘤大小及其对周围组织压迫的程度如何等。对有分泌功能的垂体瘤，还应了解其对药物的反应性。

(二)鉴别诊断要点

需与其他一些引起颅内压迫、损害视交叉的疾病相鉴别。

1. 颅咽管瘤 可发生于各种年龄,以儿童及青少年多见。视野缺损常不对称,往往先出现颞侧下象限缺损。因颅内压增高常诉头痛,疼痛多位于眶后,并向颈背部放射。下丘脑损害者伴多种下丘脑功能紊乱表现,如尿崩症、多食或厌食、发热、肥胖等。压迫垂体门脉系统者常出现发育不全和矮小症,少数也可出现性早熟、肢端肥大症、溢乳症等垂体前叶功能亢进表现。X 线表现为鞍上型者使蝶鞍压扁、床突损害;鞍内型示蝶鞍扩大,常有特征性钙化影。鞍内型易与垂体腺瘤混淆,确诊依赖 MRI 及内分泌功能检查。

2. 淋巴细胞性垂体炎 本病多见于妊娠或产后的女性,病因未明,可能为病毒引起的自身免疫性疾病。临床表现可有垂体功能减退症以及脑垂体肿块。前者最常见 ACTH 缺乏,此后为 TSH,LH,FSH 及 AVP,可单独或合并出现。PRL 水平在半数患者出现上升(由于肿块压迫垂体门脉系统所致)。垂体肿块可导致头痛(最常见)及视野缺损。其垂体功能减退症表现不及本病出现得早及显著,可资鉴别。确诊有赖病理组织检查。

3. 颈内动脉瘤 常引起单侧鼻侧偏盲,可有眼球瘫痪及垂体前叶功能减退表现,蝶鞍可扩大。对该类患者如误诊为垂体瘤而行经蝶窦垂体切除术将会危及患者生命。因此垂体瘤患者须仔细排除颈内动脉瘤的可能,确诊依赖于 MRI。

4. 脑膜瘤

部分脑膜瘤影像学表现类似于蝶鞍区肿瘤,内分泌功能检查仅有垂体柄受压引起的轻度高泌乳素血症,临床上易误诊为无功能垂体腺瘤。

(三)临床类型

1. 根据肿瘤细胞有无合成和分泌激素分泌细胞的来源,可分为功能性垂体肿瘤和无功能肿瘤。

2. 根据影像学分类 根据影像学方面的特征进行分类。根据垂体肿瘤大小将垂体肿瘤分为微腺瘤(直径小于 10 mm)和大腺瘤(直径大于 10 mm);根据肿瘤扩展情况及发生部位可分为鞍内、鞍外和异位三种;根据垂体肿瘤有无侵犯性而将垂体肿瘤分为侵犯性和非侵犯性。

3. 根据内分泌功能分类 具有分泌生物活性激素功能的垂体瘤可按其分泌的激素不同而命名,如泌乳素(PRL)瘤、生长激素(GH)瘤、促肾上腺皮质激素(ACTH)瘤、促甲状腺激素(TSH)瘤、促性腺激素瘤及混合瘤等。其中 PRL 瘤最常见,约占 50%~55%,其次为 GH 瘤 20%~23%,ACTH 瘤 5%~8%,TSH 瘤与促性腺激素瘤较少见。

4. 根据术后病理检查分类　术后病理组织切片进行免疫细胞化学分析能查出肿瘤分泌激素的类型,但必须强调免疫染色阳性只反映某一激素有储存,不一定与该激素的合成或释放增多有关。

【治疗对策】

(一)治疗原则

治疗目的在于:①去除肿瘤或使肿瘤缩小,消除或减轻肿瘤压迫产生的症状;②抑制肿瘤分泌过多激素;③补充肿瘤导致的激素缺乏。

(二)治疗计划

垂体瘤的治疗应根据患者的年龄、一般情况、肿瘤的性质和大小、扩展和压迫情况及以往的治疗等统筹安排治疗计划。目前,垂体瘤的治疗方法主要有三种:手术治疗、药物治疗和放射治疗。治疗方法的选择主要依据垂体肿瘤的类型而定,一般而言,PRL瘤首选药物治疗,大多数GH瘤、ACTH瘤、TSH瘤以及无功能大腺瘤则首选手术治疗。术后GH、IGF-1水平仍持续升高的GH瘤患者应给予奥曲肽或多巴胺受体激动剂辅助治疗;对药物治疗效果不佳者可考虑辅以放射治疗;ACTH瘤、TSH瘤及无功能大腺瘤手术效果欠佳者也可辅以放射治疗。ACTH瘤尚有一种药物辅助治疗方法,即予酮康唑或其他肾上腺皮质类固醇合成酶抑制剂来抑制皮质醇的过度生成而达到缓解临床症状的目的。

(三)治疗方案的选择

1. 手术治疗　除泌乳素瘤一般首先采用药物治疗外,所有垂体瘤尤其大腺瘤和功能性肿瘤均宜考虑手术治疗。微腺瘤行经蝶窦肿瘤摘除术。大腺瘤,特别是肿瘤向鞍上发展压迫视交叉、下丘脑或第三脑室,或肿瘤向鞍前生长至前颅窝者,需经额开颅行肿瘤摘除术。

2. 放射治疗　用于无明显视力、视野改变,手术治疗无效或不宜手术者,及手术切除不完全的术后辅助治疗。目前多用外照射。放射治疗后随着时间的迁移,腺垂体的功能减退在所难免,应每年复查及评估垂体功能。放射剂量<45 Gy一般比较安全。

3. 药物治疗

(1)PRL瘤　详见泌乳素瘤。

(2)GH瘤　①溴隐亭:1.25 mg qd开始,于睡前与少许食物同服,数日后能适应者,每3~7天增加1.25~2.5 mg,渐加至有效量。②奥曲肽:为长效生长抑素同类物,50 μg,皮下注射,每天 3 次开始,渐加至有效量。③赛庚定:8 mg,每天 1~2 次开始。渐加至每天 24~32 mg。

(3) ACTH 瘤　可应用血清素拮抗剂如赛庚定及抑制肾上腺皮质激素合成药物如酮康唑、美替拉酮(甲吡酮)、双氯苯二氯乙烷(米托坦)等。

(4) TSH 瘤　通常首选手术治疗。药物治疗常作为术前准备或术后仍有血 TSH 升高者。可选用奥曲肽,最大剂量每天 750 μg。

4. 有垂体功能减退者行相应靶腺激素替代治疗。

【病程观察及处理】

(一)病情观察要点

1. 双侧视力短时间内急剧下降提示垂体卒中的可能,一经确诊即需紧急手术挽救视力。

2. 注意药物副作用。

(二)疗效判断与处理

1. 手术治疗的疗效评价为:

(1)治愈　肿瘤全切,视力好转或无变化,内分泌功能好转或稳定,颅内高压的症状消失。

(2)好转　肿瘤部分切除,症状稳定,颅内高压征缓解,视力无明显变化。

(3)未愈　肿瘤仅作活检,临床症状无改善。

2. 处理　垂体瘤术后需长期随访,复发者可考虑再次手术,一般术后加用放射治疗或药物治疗的疗效满意。泌乳素瘤用药物治疗的效果良好,但对多巴胺激动剂有抵抗时,其疗效不佳,需改用手术治疗或放射治疗。

【出院后随访】

1. 应每年复查及评估垂体功能、垂体 CT 或 MRI。
2. 使用药物治疗者坚持用药,定期门诊及取药。
3. 出现垂体功能减退症时按垂体功能减退症处理。

【预后评估】

无功能性微腺瘤的临床转归良好。大的垂体腺瘤经治疗可获良好疗效,早期治疗效果好;而腺癌的预后不佳。

(许　雯)

第五节 生长激素缺乏症

【概述】

生长激素缺乏症(GHD)又称为垂体性矮小症或垂体性侏儒症,指自儿童期发病的腺垂体生长激素缺乏而导致的生长发育障碍。其病因可分为特发性和继发性两类,可由垂体本身疾病所致,也可由下丘脑功能障碍引起,某些患者可同时伴有腺垂体其他激素缺乏。

【诊断步骤】

(一)病史采集要点

1. 起病情况　大多数患儿出生时身高、体重正常,1岁左右被发现生长缓慢,2~3岁时与同龄儿童的身长差异已较明显。

2. 主要临床表现

(1)生长迟缓　躯体生长迟缓,但生长并不完全停止,每年长高不足4~5 cm,成年后身高一般不超过130 cm。骨龄延迟2年以上,长骨骨骺融合较晚。部分患者牙齿成熟延迟。

(2)其他　GHD有促进脂肪分解作用,因而单一性GH缺乏者往往体态匀称,体脂丰满,呈"娃娃脸"面容,青春前期男孩睾丸、阴囊、阴茎发育差,小阴茎是重要诊断特征;女孩原发性闭经、乳房不发育等。到20岁左右才有青春期第二性征发育。

(3)患者智力发育一般正常。

(4)糖代谢紊乱　在口服葡萄糖耐量试验中,不少患者糖后2、3小时血糖偏低。有的患者可发生低血糖症,部分患者可表现为糖耐量减退。

(5)继发性者可有原发病的各种症状,由下丘脑-垂体肿瘤引起者可有视力减退、视野缺损,严重者可有颅内高压的表现以及嗜睡、抽搐等症状。

(二)体格检查要点

1. 身高　身高低于同年龄、性别、种族儿童身高的第3百分位或低于2个标准差。不治疗者成年后身高一般不超过130 cm。

2. 身体各部分的比例较其年龄为幼稚，四肢略短小，下颌骨亦相对较小，体态相对匀称。

3. 皮肤往往较细嫩，皮下脂肪丰满，面颊较丰满，面部圆形。

4. 至青春期，第二性征发育仍不出现。

5. 至成年期，皮肤弹性减退而起皱，但面容仍不成熟，呈"老小孩"样面容。

(三) 门诊资料分析

血 GH 测定。由于 GH 分泌成脉冲式，峰值与谷值相差较大，故不能仅靠基础 GH 来诊断本病。

(四) 进一步检查项目

1. 血 GH 测定　基值明显降低或测不出，由于正常人体内 GH 的释放呈脉冲式，正常基值仅 0~5 μg/L，因此不能根据单次随机血清 GH 测定值诊断，可结合 GH 兴奋试验明确。

2. GH 兴奋试验　口服或注射激发药物之前以及用药后 30、60、90 及 120 分钟抽血测 GH。常用激发药物有左旋多巴 10 mg/kg（最大量 500 mg）口服，可乐定 0.07~0.15 mg/m² 口服、盐酸精氨酸 0.5 g/kg（最高不超过 30 g）用生理盐水稀释为 10% 浓度静脉滴注（不短于 30 分钟滴完）和胰岛素 0.1~0.15 U/kg 静脉注射。诊断 GH 分泌不足需要进行至少 2 种激发试验。若激发峰值均低于 5 μg/L 为缺乏，5~10 μg/L 为部分缺乏，超过 10 μg/L 为可排除此病。也有建议以低于 7 μg/L 为缺乏，7~15 μg/L 为部分缺乏。

3. 有认为 24 小时内每 15~20 分钟抽血一次测 GH 可更准确地判断 GH 分泌。

4. 血清 IGF-1 水平。

5. 垂体前叶其他激素及相应靶腺激素测定：可明确孤立性生长激素缺乏性侏儒症或伴其他垂体前叶激素缺乏。

6. 影像学检查　X 线摄片可发现骨龄落后。行蝶鞍 X 光摄片、头颅 CT 或 MRI 了解有无垂体瘤。

【诊断对策】

(一) 诊断要点

1. 确定身材矮小　首先确定儿童实际身高，测量从头顶至足底的长度。若低于同年龄、同性别正常儿童身长的最低限度者，可视为身材矮小。身长低于同年龄、性别、种族儿童身高的第 3 百分位或低于 2 个标准差时可考虑为矮小症。

2. 根据其临床特点和血 GH 明显减低作出本病诊断,必要时应行 GH 兴奋试验。

(二)鉴别诊断要点

1. 全身性疾病所致的矮小症

患者在儿童时期患有心、肝、肾、胃、肠等慢性疾病或各种慢性感染,如结核病、血吸虫病、钩虫病等都可因生长发育障碍而致身材矮小。

2. 呆小病(克汀病)

甲状腺功能减退发病于胎儿或新生儿,可引起患者的生长发育障碍。患者除身材矮小外,常伴甲减表现及智力低下,具特殊面容。

3. Turner 综合证

为性染色体异常所致的女性分化异常,其性染色体核型常为 45,XO。除身材矮小外,伴有生殖器官发育不全,原发性闭经,亦可有颈蹼、肘外翻、盾形胸等畸形,患者血 GH 正常。

4. 青春期延迟

生长发育较同龄儿童延迟,常到 16～17 岁以后才开始第二性征发育,智力正常,无内分泌系统或慢性疾病依据。一旦开始发育,骨骼生长迅速,性成熟良好,最终身高可达正常人标准。

(三)临床类型

1. 按病因可分为特发性和继发性两类。

2. 按病变部位可分为垂体性和下丘脑性两种。

3. 按受累激素的多少可分为单一性 GH 缺乏和伴垂体其他激素缺乏症的不同类型。

【治疗对策】

(一)治疗原则

治疗目的是使患儿尽量达到正常身高。

(二)治疗计划

1. 药物治疗

(1)GH 治疗 可获得较好疗效的指征是:①完全性 GHD 者至少 2 项 GH 兴奋试验的 GH 峰值≤5～7 μg/L。②部分性 GHD 生长速度慢,兴奋试验中血 GH 峰值在 5～7 μg/L 或 7～10 μg/L。但须注意有些属于正常身材矮小儿童的兴奋试验结果可能也在此范围内。③有头颅放射治疗或中枢神经系统受损病史者虽兴奋后的血 GH 峰正常,但夜间 GH 分泌谱低于正常。④慢性肾功能衰竭所致生长障碍。近年来,重组的人 GH(rhGH)用药剂量已增至每周 0.5~0.7 U/kg,分 6~7 次于每晚睡前肌注或皮下注射。治疗剂量应个体化,同时注意纠正营养状况。该药局部及全身副作用少,偶见股骨头滑脱。注射期间应检测甲状腺功能,部分患者伴有甲状腺功能减退者需给予甲状腺素。

(2)GHRH 治疗 目前认为,GHRH 治疗仅用于 GH 分泌障碍较轻的下丘脑性 GHD,但其剂量、用药途径尚未确定。

(3)IGF-1 治疗 IGF-1 治疗对 GH 激素不敏感的患者有效。

(4)同化激素 人工合成的同化激素有较强的促进蛋白质合成作用,而雄激素作用较弱,因此同化激素促进生长,促进骨骼提早融合的作用则较弱。临床上常用苯丙酸诺龙,在患儿 12 岁后小量间歇应用,10~12.5 mg 肌肉注射,每周 1 次,疗程 1 年。

(5)人绒毛膜促性腺素(HCG)可促使黄体的形成与分泌,促进睾丸间质分泌睾酮,适用于已达青春发育期、经上述治疗身高不再增长者,每次 500~1 000 U,肌肉注射,每周 2~3 次,每 2~3 个月为一疗程,间歇 2~3 个月,可反复应用 1~2 年。使用时注意过早应用可致骨骼融合,影响生长,男孩乳腺发育。

2. 其他下丘脑垂体激素 部分 GHD 患者可有多发性垂体激素缺乏。GH 治疗可使潜在的下丘脑垂体性甲减病情加重。若患者对 GH 反应不理想,或血清 T_4 水平降至正常值以下,应及时补充甲状腺素。确有肾上腺皮质功能减退者应长期补充皮质激素。

3. 因下丘脑-垂体区肿瘤、感染、创伤引起的继发性生长激素缺乏性侏儒症者须针对不同病因行抗感染、外科手术及放化疗等治疗。

【病程观察及处理】

(一)病情观察要点

1. 身高和生长速度。

2. 注意药物副反应 注射 rhGH 的局部和全身不良反应较少。但应注意 rhGH 治疗的下列潜在危险性:1)可能使已有糖尿病倾向患者的糖耐量减低或发展为糖尿病。2)一些患者的亚临床甲减变为临床甲减。3)患者用 rhGH 治疗后骨骺迅速生长,偶可引起股骨头滑脱而致跛行或髋部及膝部疼痛。4)GH 促进细胞的有丝分裂,白血病患病率增加。

(二)疗效判断与处理

1. 疗效判断

(1) 用 rhGH 治疗的 GHD 患儿,第一年生长速度可达 8~15 cm,第二年仍稍高于正常生长速度,但第 3~4 年则降到正常的生长速度。

(2) 如 rhGH 应用不当,难以取得应有疗效,常见于以下情况:①治疗过晚,骨骺已经融合或接近融合。②用量过小。③用 rhGH 治疗后迅速产生抗 GH 抗体。④rhGH 的疗程太短(<6 个月)。⑤诊断错误。

2. 处理　若 rhGH 治疗效果不明显,应寻找有无上述原因,对因处理。

【出院后随访】

1. 坚持用药。
2. 定期门诊随诊。
3. 合并其他垂体激素缺乏症者定期复查相关激素水平。

【预后评估】

目前临床应用的 rhGH 和人 GH 结构完全相同,rhGH 的成功应用使 GHD 儿童能够基本达到正常身高。未经治疗的 GHD 患者至成年后遗留永久性身材矮小,但智力正常。继发性 GHD 由颅中窝瘤、颅咽管瘤、垂体瘤或颅内感染与肉芽肿病变引起,其预后不佳。成人型 GHD 易并发高血压、肥胖、血脂谱异常、性功能减退症和代谢综合征。

(许　雯)

第六节　巨人症和肢端肥大症

【概述】

生长激素(GH)分泌过多发生在青春期前骨骺未融合者引起巨人症,而在青春期后骨骺已融合者导致肢端肥大症。青春期前骨骺未融合时发病,但病情一直进展至成年后,既有巨人症又有肢端肥大症的表现者称为肢端肥大性巨人症,临床罕见。GH 分泌过多的原因以垂体瘤最为多见,垂体外性见于异位 GH 或生长激素释放激素(GHRH)分泌瘤。发病年龄以 20~29 岁为多见,无明显性别差异。

【诊断步骤】

(一)病史采集要点

1. 起病情况　起病缓慢,半数患者的病程在5年以上。

2. 临床表现　因性别、发病年龄、肿瘤大小、激素分泌等不同而异。

(1)巨人症多起病于幼儿,食量增大,生长过度,身高超过同龄儿,超过正常范围的2个标准差以上;至青少年期身材高大,体力过人;部分进入成年期后可合并肢端肥大症表现。生长高峰过后逐渐出现萎靡不振、乏力、体力下降等。一般至青春期发育完成后,达到1.8 m(女性)及2.0 m以上。

(2)典型的肢端肥大症,具有明显的皮肤、软组织、骨骼、内脏增生肥大,有时可伴有多种内分泌、神经功能紊乱。

(3)典型的肢端肥大症外貌　开始表现为面部、手足等部位的软组织增厚。最初,患者自觉鞋、帽、手套嫌小。随后全身皮肤及软组织增生肥大,皮肤变厚变粗。真皮结缔组织及皮下组织增多。脸皮增厚多皱纹,鼻、唇和耳垂增大、增厚,多因舌大而致言语不清,音调低沉,齿稀疏,额骨增生肥厚,额窦增大,眉弓突出,颧骨增大突出,枕骨结节明显,下颌增大,前伸咬合时,下门齿处于上门齿之前;手足粗大,皮肤粗糙。

(4)心血管系统　心肌肥大,间质纤维化,心脏扩大,左室功能减退,心力衰竭,冠心病,动脉粥样硬化,血压升高。

(5)呼吸系统　肺功能异常,肺活量降低,总肺量增加,可有上呼吸道和小气道狭窄,从而增加呼吸道感染、喘鸣和呼吸困难,可有睡眠呼吸停顿综合征,增加患者死亡率。

(6)中枢神经系统和肌肉骨骼系统　精神状态不稳定,暴躁易怒,多汗,神经紧张,全身肌无力,肌肉酸痛,神经根痛,腕部软组织增生压迫正中神经引起腕管综合征。

(7)生殖系统　在疾病早期,外生殖器肥大,男性性欲可增强,但以后多逐渐减退,发展成阳痿。女性性欲减退,可有不孕、月经紊乱、闭经。

(8)垂体瘤压迫周围组织导致的症状　见垂体瘤章节。

(9)内分泌代谢紊乱　高泌乳素血症较常见。女性患者常有闭经溢乳,男性患者溢乳较少见。甲状腺可呈结节性或弥漫性肿大,甚至可发生甲状腺功能亢进。约1/3患者出现继发性糖尿病,半数患者有糖耐量异常。有的肢端肥大症患者可伴多发性内分泌腺肿瘤Ⅰ型(MEN-1)。

(10)肿瘤并发症　长期高GH血症增加肿瘤的发生风险。其中,结肠息肉及腺癌与肢端肥大症的关系最密切。

(二)体格检查要点

1. 身高 儿童期超过正常范围的2个标准差以上,青春期发育完成后,达到1.8 m(女性)及2.0 m以上。

2. 典型肢端肥大症外貌,声音嘶哑。

3. 可有高血压、心律失常甚至心力衰竭表现。

4. 可有神经运动及感觉传导方面障碍。

5. GH瘤较大压迫周围组织者可有视力改变、视野缺损。

(三)门诊资料分析

血GH测定,基础值多数超过10 μg/L以上(一般正常人低于5 μg/L)。但GH分泌呈脉冲性,仅1次血GH测定可能误差较大。

(四)进一步检查项目

1. 血GH测定 患者入睡时GH分泌高峰消失,基础值多数超过10 μg/L以上。

2. 血IGF-1水平升高 IGF-1升高可反映24小时GH分泌总体水平,可作为筛选和疾病活动性指标,也可作为肢端肥大症治疗是否有效的指标。正常值为12.1～32.0 nmol/L。

3. 血IGF结合蛋白-3(IGFBP-3) IGFBP-3是由GH通过IGF-1诱导产生的,在肢端肥大症活动期,IGFBP-3升高。在判断疾病是否处于活动期以及手术疗效方面,血IGFBP-3比IGF-1更有价值。做葡萄糖抑制试验时,有的患者虽血清GH及IGF-1被抑制,但IGFBP-3仍升高。

4. 血GH结合蛋白(GHBP) 持续的血GHBP降低提示肢端肥大症处于活动期。

5. 尿GH和IGF-1 肢端肥大症患者24小时尿GH和IGF-1排泄量明显升高。

6. 动态试验

(1)口服葡萄糖抑制试验 为临床确诊肢端肥大症和巨人症最常用的试验。口服葡萄糖后GH不能降低到正常值,可反而升高。

(2)促生长激素释放激素(GHRH)兴奋试验 静注GHRH100 μg,分别于注射前15分钟和注射后0、15、30、45、60、75、90、105及120分钟测血GH。一般将血GH高于其基础值2倍作为阳性依据。

(3)促甲状腺素释放激素(TRH)试验 正常人对静脉注射TRH200～500 μg

无 GH 分泌反应,但肢端肥大症患者多有反应。患者的 GH 分泌能被 TRH 兴奋,表明有残留肿瘤组织,故可用来预测手术后复发的可能性。

(4)多巴胺抑制试验　每分钟静注多巴胺 5 μg/kg,持续 120 分钟,于 0,15,30,60,90,120 分钟采血测 GH,GH 瘤患者最大抑制率平均可达 70%。

(5)精氨酸抑制试验　试验前 1 天晚餐后禁食,次日晨在空腹休息时静滴精氨酸 0.5 g/kg(溶于 250 ml 盐水中)持续滴注 30 分钟,于 0,30,60,90,120 分钟采血测 GH,肢端肥大症活动期可表现为无反应。

(6)左旋多巴试验　试验前 1 天晚餐后禁食,次日晨口服左旋多巴 500 mg,于 0,30,60,90,120 分钟采血测 GH,如出现抑制作用。可能提示为肢端肥大症。

7. 其他　肢端肥大症活动期的血钙轻度升高,如血钙显著升高要考虑 MEN-1 可能,同时测定血清 PTH 有助于鉴别。尿钙排泄增多和血磷升高是病情活动的重要指标。活动期患者血清碱性磷酸酶升高,常伴糖耐量减退或糖尿病。发现低血糖时,应高度怀疑为 MEN-1(伴胰岛素瘤)。血 PRL 升高提示肿瘤同时分泌 PRL(GH/PRL 瘤)或肿瘤压迫垂体柄。

8. 影像学检查

(1)骨骼 X 线检查　显示蝶鞍增大,骨壁变薄,前床突及鞍背骨质受侵蚀。头颅骨板增厚,下颌骨增长,牙齿稀疏。全身骨骼均匀性增长变粗,二次骨化中心出现及愈合均可延迟。末节指骨骨丛增生呈花簇状为其特征,可并有手指骨增粗、骨皮质增厚、关节间隙增宽、掌骨与近侧指骨头部小的外生骨疣。跟垫软组织增厚(>23 mm),椎体增大,椎体后缘呈贝壳样变形,胸椎体楔形变及脊柱后凸畸形。

(2)垂体 CT 或 MRI　能直接显示瘤体的大小及其与邻近组织的关系。

(3)其他　必要时可用 ^{111}In 或 ^{123}I 标记的奥曲肽扫描,或 PET-CT 等协助诊断和观察疗效。

【诊断对策】

(一)诊断要点

详细病史和体格检查是诊断的基本依据,实验室检查和特殊检查有助于确定疑难病例的诊断,为防止漏诊非典型病例,对所有的垂体瘤患者都要行 PRL、GH 和 IGF-1 测定。典型病例的诊断并不困难,一般根据患者的特征性外貌及其他典型临床表现,结合血 GH 和 IGF-1 测定结果,即可确立诊断。肢端肥大症/巨人症的诊断应包括下列项目:①明确是单一的垂体 GH 瘤,或 GH/PRL 瘤,或其他导致 GH 分泌过多的病变(如 GHRH 分泌异常等);②判断 GH 瘤的良恶性特征以及肿瘤的活动性;③是否存在垂体功能减退、继发性糖尿病、视力障碍、肿瘤等并发症;④排除多发性内分泌腺肿瘤(MEN)和 G 蛋白病(如 McCune-Albright 综合征)可能。

(二)鉴别诊断要点

1. 体质性巨人和身材过长　引起生长过度和身材过高的非 GH 因素很多,其中较常见的原因有3个方面:①胎儿生长过度:主要见于糖尿病母亲分娩的巨大胎儿、Soto 综合征、Weaver 综合征等。②产后生长过度:主要见于家族性高身材、肥胖、McCune-Albright 综合征伴 GH 过度分泌、性早熟、马方综合征、Klinefelter 综合征等。③产后生长过度持续至成年期:主要见于家族性高身材、男性雌激素/雄激素缺乏症或抵抗综合征、马方综合征或 Klinefelter 综合征等。

2. 青春期发育提前　其特征是生长发育迅速,身高超过正常标准,性发育提前,过早出现第二性征,女性乳腺发育与月经初潮均提前。无内分泌及神经系统病征,最终身高与正常人相近或降低。

3. McCune-Albright 综合征　可出现肢端肥大、性早熟、溢乳等。鉴别要点是多发性骨病及皮肤色素沉着。

4. 皮肤骨膜肥厚症　有家族史,面部及手足皮肤粗厚类似肢端肥大症,踝、腕关节肥大,无蝶鞍扩大及 GH 过多。

5. 其他原因引起的 GH 分泌增多　忧虑、饥饿、营养不良、急性疾病、肝硬化、神经性厌食和Ⅰ型糖尿病等可伴血中 GH 水平增高,但无 GH 过多的临床表现。

6. 异源 GH 分泌肿瘤或异源 GHRH 分泌肿瘤　可见于肺癌、类癌、胰腺胰岛细胞癌等。下列情况需考虑本病:垂体外肿瘤伴 GH 分泌过多的临床表现;有肢端肥大症的临床表现及生化特征而影像学检查显示垂体正常或弥漫性增大或增生。

【治疗对策】

(一)治疗原则

肢端肥大症和巨人症的治疗原则是:①去除或破坏肿瘤或抑制其生长,消除压迫症状;②使 GH 和 IGF-1 值降至正常,恢复对 TRH 和 GHRH 的正常反应;③减轻症状、体征及代谢改变;④消除并发症,预防肿瘤复发。

(二)治疗计划

1. 手术治疗　对肿瘤伴有视力下降、视野缺损或垂体卒中或伴脑积水、颅内压增高者,应及时手术治疗。可经蝶窦手术或经颅底手术。大多数患者可经蝶窦手术;瘤体较大,尤其是肿瘤向鞍上或鞍外生长,引起视神经严重受压和视力、视野改变等压迫症状时,宜选择经颅底手术。

对伴有继发性肾上腺皮质功能低下的患者,手术前后应给予应激剂量的肾上腺皮质激素。术后基础血浆 GH 应<5 μg/L,葡萄糖负荷后血浆 GH 应<2 μg/L 可作为治愈标准。

2. 放射治疗　多用于身体状况不适合手术及手术未能将肿瘤全部切除的患者。放疗时配合奥曲肽治疗可提高疗效。

3. 药物治疗

(1)多巴胺能激动剂　常用的多巴胺能激动剂有溴隐亭、长效溴隐亭、培高利特、麦角乙胺、卡麦角林。抑制 GH 分泌所需剂量大于抑制 PRL,因此治疗肢端肥大症所需剂量大于泌乳素瘤,并且对 GH 及 PRL 水平同时增高者疗效较好。如溴隐亭每天总剂量可达 60 mg,培高利特每天剂量可达 3.0 mg。如与奥曲肽联合应用,则治疗效果更好。多数患者血 GH 下降 50%,随之症状消失,出汗减少,软组织肿胀症状减轻,性功能可有所改善,糖耐量好转。部分患者的 GH 瘤体积缩小。溴隐亭只抑制 GH 的分泌,不破坏肿瘤,停药后 GH 可迅速上升,肿瘤增大,故建议应用溴隐亭治疗同时给予放射治疗,每年停药一段时间,观察 GH 是否反跳,如无反跳出现,可考虑停药,然后继续观察。

(2)生长抑素类似物　奥曲肽,皮下注射的常用剂量为 50～200 μg,一日 3 次,以后根据血 GH 浓度、临床症状、患者耐受性逐渐增加剂量,一般每 4 周增加 50～100 μg,最大总剂量不超过每天 1.5 mg。治疗 1 周后大多数患者的多汗、头痛、关节痛、疲乏无力及感觉异常等症状有不同程度缓解。皮肤增厚、软组织肿胀、肢端肥大也可改善,垂体大腺瘤可缩小。长效制剂可确保奥曲肽浓度持续维持在较高水平。每 4 周肌注 20 mg 或 30 mg。一般肌注 2～3 次后,血 GH 达到稳态。

(3)生长抑素类似物缓释剂　生长抑素类似物缓释剂兰乐肽较奥曲肽对 GH 有更高的选择性抑制作用,很适合肢端肥大症和巨人症。1 次注射完后,起作用可维持 2 周。一般每 2 周肌注 30～90 mg,根据血 GH 和 IGF-1 调整剂量。注射后药物释放速率和血药浓度恒定,停药后无反跳现象。

4. 本病衰退期并发垂体前叶功能减退,需用相应激素替代治疗。

5. 异位 GHRH 综合征的治疗是针对有关肿瘤的手术或化疗。

(三)治疗方案的选择

选择何种方案,主要取决于病情和客观条件。

1. 若为垂体微腺瘤或肿瘤组织未超过蝶鞍范围,且患者无手术禁忌证时,应首选手术治疗。

2. 若为垂体大腺瘤,或肿瘤组织超过了蝶鞍范围,或者有外科禁忌证时,应首选药物治疗及联合放射治疗。待肿瘤体积缩小,血 GH 和 IGF-1 改善后,再行手术摘除。

3. 药物治疗时,肢端肥大症患者若血 GH<2 μg/L,IGF-1 降至正常,可维持原剂量,若未达到以上指标,可加大剂量;若效果不佳,可联合使用两种药物;再无效,应用手术摘除或放射治疗。

【病程观察及处理】

(一)病情观察要点

GH 瘤病情活动程度可从以下几个方面来判断:①肢端进行性增大;②视野进行性缩小;③头痛、多汗、关节和肌肉疼痛加重,或出现溢乳、高钙尿症、高磷血症或高磷酸酶血症;④继发性糖尿病症状加重;⑤血 GH 或 IGF-1 明显升高。

(二)疗效判断与处理

1. 疗效判断

(1)病情控制　最低血 GH 浓度<1 μg/L;血 IGF-1 正常;无临床活动期症状。

(2)病情控制不完全　最低血 GH 浓度>1 μg/L;血 IGF-1 高于正常;无临床活动期症状。

(3)病情未控制　最低血 GH 浓度>1 μg/L;血 IGF-1 高于正常;有临床活动期症状。

2. 处理见治疗方案的选择。

【出院后随访】

1. 病情控制者维持治疗方案不变。
2. 定期监测 GH/IGF-1 轴,评估垂体功能。
3. 定期查头部 MRI。

【预后评估】

手术和放射治疗可获得满意的临床疗效,女性患者甚至可恢复生殖能力。各种治疗可以改善患者的症状和生活质量,但骨骼变化是不可逆的。未得到治疗的肢端肥大症患者的寿命较正常人短。患者常死于心脑血管病、糖尿病并发症及垂体功能衰竭。

(许　雯)

第七节 高泌乳素性血症

【概述】

高泌乳素血症是指各种因素引起外周血清泌乳素（Prolactin，PRL）水平持续高于正常值的状态。常见的原因主要分为生理性、药理性、病理性和特发性四类型，而垂体 PRL 腺瘤是导致病理性高催乳素血症常见的原因。尤其是年轻女性高催乳素血症是最常见的垂体-下丘脑轴的内分泌紊乱。催乳素腺瘤多为良性肿瘤，依照大小可分为微腺瘤（≤10 mm）和大腺瘤（＞10 mm）。国外文献报道，单纯闭经的患者中约有 15%，闭经伴有溢乳的患者中约有 70% 的血中 PRL 升高。女性不孕不育症患者中催乳素增高的占 19.5%，男性不育症患者高催乳素血症的发生率约为 5%。

【诊断步骤】

（一）病史采集要点

1. 通过详细询问病史主要包括 月经史、分娩史、既往病史；服用各种药物的情况；采血时有无应激状态等。

2. 临床表现 ①女性表现为月经稀少或闭经，性欲减退、不育；溢乳；体重增加；进行性的骨痛、骨密度减低；部分可见多毛、脂溢及痤疮。②男性表现有性欲减退、阳痿、不育；女性样乳房发育；骨质疏松、肿瘤压迫症状；头痛、颅神经病（如视野缺损）、垂体功能低下、癫痫发作、脑脊液漏。

（二）体格检查要点

1. 溢乳情况 在非妊娠和哺乳期出现溢乳，或断奶数月仍有乳汁分泌者；溢乳程度：轻者须挤压乳房才有分泌物，重者乳液可自溢出；分泌物可以似清水状、初乳样微黄或乳白色液体，其性状与正常乳汁相仿。

2. 胸壁病变 各类胸壁炎症性疾病，如乳头炎、皲裂、胸壁外伤、带状疱疹、结核、肿瘤等疾病。

3. 有无肢端肥大症或柯兴症候群表现。妇科检查注意有无盆腔肿块或生殖器萎缩表现。

(三) 门诊资料分析

1. 影响 PRL 检测结果的因素　生理和应激状态会影响 PRL 的水平；采血时要求安静 1 小时后在上午 9～11 时为宜。

2. PRL 异常升高　轻度升高者需两次重复测定确定；高 PRL 血症者却没有相应的临床表现，考虑巨泌乳素血症。

3. 若临床症状明显，而实验室测定值却很低或正常，可能是 PRL 水平太高超过了实验室所能测定的范围，需采用倍比稀释的方法重复测定患者的血清 PRL 水平。

4. 瘤体大小与血清 PRL 水平存在相关性，但也有部分垂体大腺瘤患者血清 PRL 水平仅轻度升高。

(四) 进一步检查项目

1. 鞍区影像学检查　首选 MRI，其特点为对软组织分辨率高，可以多方位成像，在垂体微小腺瘤的检出、鞍区病变的定性和定位诊断、治疗随访等各个方面都明显优于 CT，并且无放射线损伤，可以多次重复进行。增强、动态扫描可提高微腺瘤的检出率。在无条件行 MRI 的情况下，考虑使用 CT 扫描：软组织分辨率方面不及 MRI，常不能显示小的病变，如垂体微腺瘤；但是对于较大病变的诊断，CT 可以满足临床的需要；并且 CT 对显示钙化、骨质结构的改变较 MRI 更敏感。头颅 X 线摄片只能发现已经侵犯了蝶鞍的较大肿瘤。

2. 眼底和视野检查　排除可能存在的肿瘤压迫引起的眼底或视野改变。

3. 实验室检查　妊娠试验、甲状腺功能、肾功能等检查，排除生理性或者其他疾病导致的 PRL 水平升高。

【诊断对策】

(一) 诊断要点

1. 确认高催乳素血症的诊断　根据临床表现和血清 PRL 水平＞30 ng/ml 则可确诊高催乳素血症。在正常育龄妇女通常认为至少须经二次严格按要求进行的测定，血清值均大于 25～30 ng/ml。

2. 确定病因　通过详细询问病史、相应的实验室检查、影像学检查排除生理性或者药物性因素导致的 PRL 水平升高。病理性最常见的病因为垂体 PRL 腺瘤。

(二) 鉴别诊断要点

1. 生理性　PRL 是产后乳汁产生和哺乳期所必须的激素，催乳素的生理变化主要包括:①妊娠期变化:在整个妊娠过程中逐渐上升,到足月时可以上升10倍,超过200 ng/ml;②产后泌乳过程的变化:在产后最初的4~6周内,基础PRL水平在授乳的妇女持续升高,每次哺乳动作触发垂体PRL的快速释放;在下一个4~12周,基础PRL水平和刺激状态PRL水平均下降;如果坚持严格的授乳,基础PRL水平会持续升高,并有产后闭经;③应激情况下变化:PRL是应激导致的垂体释放激素之一,应激诱导的PRL升高基本上是2~3倍的上升,持续少于1小时;④其他:刺激乳头。

2. 药物性 任何影响多巴胺(DA)代谢的药物等都可能通过拮抗PRL释放抑制因子(PIF)与增强PRL释放因子(PRF)而减弱DA类受体水平的作用而促进PRL分泌,导致高催乳素血症,但一般都在100 ng/ml以下。常见的药物类型有:①多巴胺受体拮抗剂:酚噻嗪类、丁酰苯类等神经精神类药物,镇吐作用的甲氧氯普胺(胃复安);多潘利酮(吗丁啉);氯丙嗪(冬眠灵);②多巴胺能和儿茶酚胺耗竭剂:甲基多巴、利血平;③多巴胺转化抑制剂:阿片肽;④多巴胺吸收阻断剂:二苯氮类衍生物(如丙咪嗪、安定);⑤组胺H_2受体拮抗剂:雷尼替丁;⑥单胺氧化酶抑制剂:苯乙肼;⑦雌激素类:口服避孕药;⑧其他:异烟肼、达那唑、促甲状腺激素释放激素。

3. 病理性 常见原因包括:①下丘脑PIF不足或下达至垂体受阻,使垂体PRL细胞所受的正常性抑制性调节解除:见于下丘脑或垂体柄病变(常伴有全垂体前叶功能减退)或垂体柄由于外伤或手术而受损,如颅底脑膜炎、结核、梅毒、放线菌病、颅咽管瘤、类肉瘤样病、神经胶质细胞瘤、空泡蝶鞍综合征、损伤、手术、精神创伤等;②原发性和/或继发性甲状腺功能减退、假性甲状旁腺功能减退、桥本甲状腺炎;③获得自主性高功能的PRL分泌细胞单克隆株:垂体PRL瘤、GH腺瘤、ACTH腺瘤等以及癌肿之异源PRL分泌;④传入神经通过增强的刺激可加强PIF作用:各类胸壁炎症性疾病,如乳头炎、皲裂、胸壁外伤、带状疱疹、结核、创伤性及肿瘤性疾病等;⑤PRL肾脏降解受损:慢性肾功能衰竭或肝硬化;⑥肝性脑病时,假神经递质形成,从而PIF作用减弱。

4. 特发性 临床上排除了上述生理性、药物、垂体肿瘤或其他器质性病变所导致的PRL升高,均考虑为特发性高催乳素血症。大多数表现为PRL轻度升高,病程较长,但可恢复正常。但对部分伴月经紊乱而PRL高于100 ng/ml者需警惕潜隐性垂体微腺瘤的可能,这些患者随访可发现PRL渐升高,影像学复查出现阳性变化。

【治疗对策】

(一)治疗原则

1. 抑制催乳素分泌、减少乳汁分泌、恢复 PRL 的正常水平。
2. 消除或缩小肿瘤、改善压迫症状。
3. 恢复性腺的正常功能:正常月经、排卵和生育能力。
4. 消除较大瘤体的压迫,恢复垂体的正常功能。

(二)治疗计划

1. 多巴胺受体激动剂药物是 PRL 瘤首选的治疗方法。药物有 ①溴隐亭(bromocriptine):不仅能抑制 PRL 的分泌,还可抑制其 DNA 的合成、PRL 细胞的增殖及肿瘤的生长。由于个体对溴隐亭的有效剂量的差异较大,初始量从 1.25 mg 开始,睡前服用。根据血 PRL 水平及患者的耐受情况调整至有效剂量。一般的治疗剂量为每日 2.5~15 mg,分次服用。该药有恶心、呕吐和体位性低血压等副作用,多出现在用药初期,一般通过与食物同服或延长增量间期等措施可以缓解。达到疗效后可分次减量至维持量(每天 1.25~2.5 mg)。溴隐亭在治疗 PRL 腺瘤中虽能使肿瘤发生可逆性的萎缩,但并不能消除肿瘤细胞,所以停止治疗后会重新出现血 PRL 水平升高和垂体腺瘤的再增大,因此需要长期维持治疗。当用维持量保持正常的 PRL 水平、肿瘤基本消失 5 年后,患者可试行停药,但仍容易复发;②卡麦角林(cabergoline):对 D_2 受体有高度选择性和亲和力,抑制 PRL 的作用更强大而副作用相对减少,作用时间更长,一次给药可持续 2 周。每次剂量为 0.5~2.0 mg,副作用较溴隐亭轻,患者耐受性好;③诺果宁(norprolac):非麦角类 D_2 受体激动剂,半衰期达 17 小时,每日一次,剂量为 0.1~0.5 mg,从小剂量开始逐渐增加;④培高利特(pergolide):多巴胺 D_2 受体特异性激动剂,一次口服作用可持续 24 小时以上,每日剂量为 75~300 μg,从小剂量开始逐渐增量。疗效及副作用与溴隐亭相似。

2. 手术治疗 手术治疗指征:①药物治疗无效或效果欠佳者;②药物治疗反应较大、不能耐受者;③巨大垂体腺瘤伴有明显视力视野障碍,药物治疗一段时间后无明显改善者;④侵袭性垂体腺瘤伴有脑脊液鼻漏者;⑤肿瘤较大已有明显的压迫症状者(尤其是视神经、视交叉等);⑥治疗复发的垂体腺瘤。

手术方法:微腺瘤一般均采用经蝶显微手术切除腺瘤,约 30% 可在术后 1 年内出现复发;大腺瘤的治愈率约为 25%。也可以选择开颅经额切除术治疗大腺瘤。

3. 放射治疗 目的是尽可能消灭肿瘤细胞,对周围组织减压,使内分泌功能稳定。主要作为术后的辅助治疗手段,也可单纯放疗。立体定向放射手术——γ刀:常用总剂量为 45 Gy,(分次)照射垂体。有引起垂体前叶功能减退之潜在危险。

(三)治疗方案的选择

1. 是否需要治疗　存在月经紊乱、不育、泌乳、骨质疏松、头痛、视交叉或其他颅神经压迫等表现的患者,不论是否存在垂体腺瘤均需治疗。仅有血 PRL 水平增高而无上述临床表现可以随诊观察。

2. 根据患者的临床表现和需求,综合选择应用药物、手术、放疗等。多巴胺激动剂是首选的治疗选择;对于药物治疗疗效欠佳、不耐受及拒绝服药的患者可选择手术治疗;药物和放射治疗均可用于部分患者手术后的继续治疗。

【病程观察及处理】

(一)病情观察要点

1. 迄今溴隐亭仍是首选的药物,Cabergoline、Norprolac 和 Pergolide 一般用于对溴隐亭抵抗和不耐受的患者。约 50% 对溴隐亭抵抗的患者改用 D_2 受体激动剂治疗仍有效。

2. 所有经药物治疗达到治疗目的的患者均需要进行长期监测　临床情况、血清 PRL 水平以及影像学检查,以防再复发。

3. 治疗前有视野缺损的患者,每周查 2 次视野,如有效治疗 2 周内可改善。对视野缺损无改善或只有部分改善的应在溴隐亭治疗后 1~3 周内复查 MRI,以决定是否需要手术治疗来缓解视交叉压迫症状。

(二)疗效判断与处理

1. 药物治疗　70%~90% 微腺瘤患者用多巴胺受体激动剂治疗后 PRL 迅速下降,并使肿瘤缩小和恢复性功能。表现为血 PRL 降至正常、泌乳消失或减少、垂体肿瘤缩小,女性月经周期恢复、能怀孕和生育。男性则恢复性欲和生精。60%~75% 大腺瘤患者 PRL 降至正常,瘤体缩小一半以上,多数患者的视力有不同程度改善。约 10% 的患者对溴隐亭是不敏感的、疗效不满意或不能耐受治疗的剂量。

2. 手术治疗　术后如果血中的泌乳素水平仍高于 150 ng/ml,提示肿瘤残余或复发。垂体柄损伤者一般不超过 100 ng/ml。存在垂体功能低下者,需要给予相应的内分泌激素替代治疗。手术后存在肿瘤残留的患者,仍需要采用药物或放射治疗。

3. 放射治疗　肿瘤局部控制率较高,但 PRL 恢复至正常水平则较为缓慢(需

1 年后才缓慢起效)。

4. 妊娠期的治疗 ①微腺瘤患者：应在明确妊娠后应停用溴隐亭，一般微肿瘤增大的风险较小(1%～5%)，并定期测定 PRL 水平，观察肿瘤大小。若妊娠期间 PRL 水平显著升高，肿瘤增大导致视野缺损或海绵窦综合征者，建议立即加用溴隐亭。1 周后若仍不见好转者，应考虑手术治疗；②大腺瘤患者：需在溴隐亭的治疗、PRL 腺瘤缩小后方可允许怀孕，妊娠后的危险性较大(15%～35%)，而手术治疗后的大腺瘤者妊娠后的危险性则降为 4%～7%，目前没有明确的最好治疗方法，在清楚认知不同的治疗方案后，患者必须做出高度个体化的选择。

【出院后随访】

1. 出院时带药 用最小有效剂量，应尽可能长期用溴隐亭维持治疗。

2. 定期检查项目 维持剂量治疗者，血清 PRL 水平检查每年 1～2 次，影像学检查每年 1 次；出现症状反复、加重或新的症状出现时，应立即进行上述检查。

3. 注意事项

(1) PRL 瘤的治疗取决于肿瘤的大小和高 PRL 血症是否引起症状。

(2) 临床观察 95% 的微腺瘤不会长成大腺瘤，而大腺瘤如不治疗会继续增大。

(3) 对于经治疗 PRL 水平正常而卵巢功能仍未见恢复而要求生育者，则应积极选用促进卵巢功能恢复的治疗。

(4) 采血应在每日最低谷的时相(即上午 9～11 时为宜)，采血前患者需安静 1 小时。

(苏 磊 修玲玲)

第八节 泌乳素瘤

【概述】

泌乳素(PRL)瘤是高泌乳素血症最常见的原因，女性居多，多发生于 20～40 岁女性，男性少见。在垂体腺瘤中 PRL 瘤占 50%～55%。绝大部分 PRL 瘤为良性肿瘤，常为微腺瘤，且对药物治疗十分敏感；部分 PRL 瘤有侵袭性，出现增大及血 PRL 增高,其原因尚不十分清楚。

【诊断步骤】

(一)病史采集要点

PRL 瘤引起的高 PRL 血症的临床表现因年龄、性别、高 PRL 血症持续时间及肿瘤大小的差异而有不同。女性 PRL 瘤常表现为溢乳-闭经综合征。肿瘤大小与患者血清 PRL 浓度呈正相关,肿瘤越大,PRL 水平越高,症状越明显。

1. 溢乳 多数女性患者有溢乳,男性患者较少见。溢乳一般表现为乳腺触摸性泌乳,单侧或双侧、持续或间断。有溢乳的患者血清 PRL 水平多在 200 μg/L 以上。

2. 闭经及性腺功能减退 性腺功能减退几乎是慢性高 PRL 血症患者必有症状,也是患者就诊的主要原因。女性患者以继发性闭经最常见,常因和溢乳一起出现而被称为溢乳-闭经综合征。许多患者由于首诊症状为继发性闭经就诊于妇产科后才被诊断为 PRL 瘤。其他性腺功能减退的症状有经期缩短、经量稀少或过多、月经延迟及不孕。女性青少年患者可发生青春期延迟、生长发育迟缓及原发性闭经。男性患者性腺功能减退的症状可为完全性或部分性,表现为性欲减退、阳痿(程度不一)、精子数量减少及不育。由于症状进展缓慢且有较大波动,不易引起患者注意,就诊时大多较晚。

3. 肿瘤局部压迫症状 局部压迫症状多见于大的 PRL 瘤。最常见的局部压迫症状是头痛和视觉异常。头痛的原因多为大腺瘤引起的颅内压增高,可伴有恶心、呕吐。虽然头痛症状无特异性,但如果有高 PRL 血症及其他垂体激素异常,头痛常提示垂体腺瘤的存在。垂体肿瘤向上扩展压迫视交叉时,可出现视觉异常症状,如视力减退、视野缺损、眼外肌瘫痪等。此外,当 PRL 大腺瘤压迫周围正常的腺垂体组织可出现垂体前叶功能减退症状。

4. 骨质疏松 PRL 瘤患者长期高 PRL 血症可以引起骨质疏松,有时可为首诊症状。

5. 其他症状 有些 PRL 瘤患者可出现肥胖及浮肿,女性患者还可出现多毛症及痤疮。某些生长较快的 PRL 瘤可发生瘤内出血,出现急性垂体卒中症状,表现为突发剧烈头痛、恶心、呕吐及视力急剧下降等脑神经压迫症状,甚至出现昏迷和眼球突出,需紧急抢救。抢救成功后患者多出现垂体功能减退症。

(二)体格检查要点

女性患者因血清雌激素降低可引起乳腺萎缩、阴毛脱落、外阴萎缩。男性患者胡须稀疏、阴毛稀少、睾丸松软。青少年患者可有生长发育迟缓。部分患者可出现肥胖及浮肿,女性患者还可出现多毛症及痤疮。

(三)门诊资料分析

血清 PRL 水平测定:如血 PRL 在 20 μg/L 以下可排除高 PRL 血症。PRL 瘤患者血清 PRL 一般>200 μg/L,若>300 μg/L 则可肯定,但<200 μg/L 时应检查有无药物的作用、甲状腺功能减退症、肾衰竭和下丘脑病变等。

(四)进一步检查项目

1. PRL 动态试验　TRH 兴奋试验、氯丙嗪(或甲氧氯普胺)兴奋试验、L-多巴抑制试验及溴隐亭抑制试验。

2. 其他激素测定　临床怀疑 PRL 瘤者 PRL 外,还应检测 LH、FSH、TSH、GH、ACTH、睾酮及雌激素。PRL 瘤长期高 PRL 血症导致 LH、FSH 下降,睾酮或雌激素水平降低。有些混合性腺瘤(以合并 GH 分泌增多最常见)除 PRL 增高外,尚有其他腺垂体激素增多。大的 PRL 瘤可压迫周围腺垂体组织引起一种或几种腺垂体激素分泌减少。

3. 影像学检查　微腺瘤时 X 线蝶鞍平片常无异常发现。肿瘤明显增大时可出现蝶鞍扩大、骨质变薄、鞍底倾斜或双鞍底影等间接征象。垂体 CT 或磁共振有助于发现微小病变,对大腺瘤尚可较清楚反映垂体周围骨质及周围组织受累情况。

【诊断对策】

(一)诊断要点

高 PRL 血症的诊断一般不困难,主要依据临床症状和实验室检查。PRL 瘤的诊断一般根据典型的临床表现和蝶鞍区影像学检查结果,诊断不难,确诊有赖于血 PRL 测定。PRL 瘤的的典型特点是血清 PRL 明显升高,FSH、LH、LH/FSH 比值和雌激素均降低。血 PRL 对 TRH、氯丙嗪、或甲氧氯普胺等刺激无反应,亦不被左旋多巴所抑制。

(二)鉴别诊断要点

PRL 瘤的鉴别诊断主要是围绕高 PRL 血症进行。当血清 PRL 呈轻至中度升高(未达到 200 μg/L)者须与特发性高 PRL 血症、垂体非 PRL 瘤、下丘脑肿瘤或鞍区垂体外肿瘤等鉴别。

1. 特发性高 PRL 血症　病因不明,可能为下丘脑损害(未能发现的病损)引起。特发性高 PRL 血症必须先排除药物性、病理性、生理性高 PRL 血症后才能确立诊断。CT 或 MRI 无异常发现。一般血清 PRL 仅轻度升高(多小于 100 μg/L)。少数患者以后可演变为 PRL 瘤。用溴隐亭治疗可预防 PRL 瘤的形成,且应定期随诊。

2. 垂体非 PRL 瘤　血 PRL 一般小于 200 μg/L,MRI 或 CT 检查可发现垂体内有占位病变,向鞍上发展压迫垂体柄使泌乳素释放抑制因子不能到达腺垂体。腺垂体激素检测发现除 PRL 增高外,还有另外一种激素增高(无功能腺瘤则无),但其他腺垂体激素多减少。用溴隐亭治疗后,PRL 降至正常,但垂体瘤的大小很少变化。临床上遇到此种情况要考虑垂体非 PRL 瘤可能,以无功能垂体腺瘤和 GH 瘤常见。

3. 下丘脑肿瘤或鞍区垂体外肿瘤　肿瘤类型众多,其共同点是血清 PRL 常小于 100 μg/L;MRI 或 CT 检查发现垂体内无占位病变;肿块与腺垂体无联系,多靠近垂体柄区域并压迫垂体柄造成门脉血流障碍,或者位于下丘脑内干扰多巴胺的合成和分泌。一般患者多有颅神经压迫、颅内压增高及尿崩症等症状。通常下丘脑-垂体区 MRI 或高分辨率 CT 检查可与 PRL 瘤鉴别。

4. 原发性甲状腺功能减退症　一般情况下易将其与 PRL 瘤鉴别,在少数情况下不但引起高 PRL 血症,还可导致腺垂体增大,使 MRI 等检查误认为存在垂体腺瘤。

(三)临床类型

临床上,一般将 PRL 瘤分为药物敏感性和药物抵抗性两种,其目的是指导 PRL 瘤治疗。

【治疗对策】

(一)治疗原则

泌乳素瘤积极治疗与否主要取决于两个因素,即肿瘤大小和高 PRL 血症是否引起症状。肿瘤越大,PRL 水平越高,而微腺瘤的 PRL 增加不显著,多无症状,且一般不继续增大,故不主张积极治疗,而应严密观察其血清 PRL 变化。如果 PRL 显著增加,应做垂体扫描检查。若扫描检查发现瘤体增大,应予治疗以防演变成大的腺瘤。在没有特殊禁忌的情况下,大的腺瘤可采取药物治疗使肿瘤缩小。少数微腺瘤患者 PRL 水平增高造成性功能减退、泌乳、不育或不孕以及骨质疏松等症状时需要积极治疗,若未出现以上症状一般仅检测 PRL 变化。PRL 瘤的治疗目的是恢复 PRL 的正常水平,消除或缩小肿瘤并解除较大瘤体对垂体柄、视交叉及其他颅神经的压迫,恢复垂体及性腺的正常功能。

(二)治疗计划

1. 药物治疗　为首选治疗方法。①首选溴隐亭。一般每日剂量为 2.5~

15 mg,分 2～3 次服用。常见的副反应是恶心和体位性低血压,偶尔伴有呕吐。体位性低血压多在治疗开始时出现。与食物同服或开始时服 1.25 mg/d,并在随后的 7～14 天内逐渐加量至 2.5 mg,每日 2 次或 3 次,可避免或减轻副作用。少见的副反应有指(趾)端血管痉挛、鼻腔充血、头痛、疲倦、腹痛、便秘等。这些副反应一般在服药后 1 至 2 个月内发生。此外,还可引起精神症状,如幻听、幻觉、情绪变化等,停药 72 小时后症状可缓解。其他潜在的副作用有白细胞减少、血小板减少、肝炎、水肿、心肌梗死及室上性心动过速等。肿瘤缩小后偶尔发生脑脊液鼻漏。若月经已恢复后又出现停经 3 天以上,即应检查有否怀孕,并考虑停药。②其他药物:培高利特是多巴胺 D_2 受体选择性的人工合成的麦角生物碱衍生物。它与溴隐亭疗效相当,每日剂量为 50～150 mg,每日服药 1 次,从小剂量开始逐渐加量。不良反应与溴隐亭相似,部分对溴隐亭抵抗的患者对培高利特也不敏感。诺果宁是人工合成的非麦角类多巴胺受体激动剂,选择性作用于 D_2 受体。由于其半衰期长达 17 小时,每天只需服药一次,每次剂量 0.1～0.2 mg。疗效类似溴隐亭和培高利特。部分患者对诺果宁的耐受性优于溴隐亭。约 50% 对溴隐亭抵抗的患者改用诺果宁治疗有效。卡麦角林对 D_2 受体有高度选择性和亲和力,半衰期 62～115 小时,每周服药 1～3 次,副作用比溴隐亭小,耐受性优于溴隐亭。

2. 手术治疗 药物治疗无效或肿瘤较大有明显压迫症状者宜行手术治疗。微腺瘤采用经蝶窦显微手术切除肿瘤,大腺瘤多采用经额开颅手术。

3. 放射治疗 放射治疗通常不用于治疗泌乳素微腺瘤,也不作为泌乳素大腺瘤的首选治疗方法,只作为药物治疗后肿瘤体积无明显缩小的大腺瘤或手术治疗效果不佳时的辅助治疗。

(三)治疗方案的选择

目前治疗的方法有药物、手术和垂体放射 3 种。溴隐亭已广泛用于大多数 PRL 瘤患者,并取得相当满意的疗效。经蝶窦选择性垂体瘤摘除术疗效可靠,主要用于对药物治疗不敏感及压迫症状较严重者。垂体放射治疗通常仅作为辅助治疗手段。有些病例需要用两种或以上的治疗方法才能取得较好的疗效。

【病程观察及处理】

(一)病情观察要点

1. 治疗过程中监测血 PRL 水平。定期监测垂体 CT 或磁共振,注意 PRL 瘤变化情况。

2. 注意药物副作用 溴隐亭常见的不良反应是恶心和直立性低血压,偶尔伴有呕吐。这些不良反应多在用药初期时出现,初始剂量越大,不良反应越严重。与食物同服或开始时服 1.25 mg/d,并在随后的 7~14 天内逐渐增加剂量至 2.5 mg,每日 2~3 次,可避免或减轻不良反应。少见的不良反应有指(趾)端血管痉挛、鼻腔充血、头痛、疲倦、腹痛、便秘等,一般在服药 1~2 个月内发生。此外,还可引起精神症状,如幻听、幻觉、情绪变化等,停药 72 小时后症状可缓解。其他潜在的不良反应有白细胞减少、血小板减少、肝炎、水肿、心肌梗死及室上性心动过速等。

3. 对育龄妇女注意监测有无妊娠。妊娠 3~4 周后停止药物治疗,并密切观察肿瘤是否增大。妊娠期间出现肿瘤增大时,建议重新用溴隐亭治疗。

(二)疗效判断与处理

1. 疗效判断 药物治疗对微腺瘤和大腺瘤均有效。溴隐亭可使 80%~90% 的 PRL 微腺瘤患者恢复正常的 PRL 水平。60%~75% 的大腺瘤患者用溴隐亭治疗后不仅 PRL 水平恢复正常,并且肿瘤缩小程度在 50% 以上。如果 PRL 有显著下降,即使未完全恢复正常,也能使月经恢复正常并恢复正常排卵功能。

2. 处理

(1)少数患者对溴隐亭不敏感(溴隐亭抵抗),但对诺果宁或卡麦角林可能有反应。如仍无效,应改用手术治疗。

(2)个别患者在手术治疗后仍复发,提示为恶性 PRL 瘤或疗效不佳时,必须接受放射治疗。

【出院后随访】

1. 坚持用药。

2. 定期复查血 PRL,垂体 CT 或 MRI,若有垂体前叶功能减退症的患者应坚持服用相关替代激素。

【预后评估】

绝大多数 PRL 瘤均为良性过程,而且对药物有良好反应,其预后明显好于其他垂体瘤。少数 PRL 瘤为恶性,药物治疗无效,肿瘤生长快;经放射治疗或垂体手术后无明显改善,预后差,常并发颅内高压、垂体前叶功能减退症、脑脊液鼻漏、尿崩症、垂体卒中等。

(许 雯)

第九节 腺垂体功能减退症

【概述】

腺垂体功能减退症系因腺垂体激素分泌功能部分或全部丧失的结果。约50%以上腺垂体组织破坏后才有症状,75%破坏时才有明显临床症状,破坏达95%可有严重垂体功能减退。可原发于垂体病变,或继发于下丘脑病变。产后大出血引起的腺垂体功能减退症称为希恩(Sheehan)综合征。

【诊断步骤】

(一)病史采集要点

1. 起病情况　可隐匿起病,但继发性肾上腺皮质功能不全在某些应激情况下会迅速出现乏力、纳差、呕吐等消化道症状,若不及时处理,会进入垂体危象并危及生命。

2. 主要临床表现

(1)各种激素缺乏引起靶腺功能减退,可单独或同时存在,一般先出现泌乳素、促性腺激素、生长激素不足的症状,继而促甲状腺激素,最后促肾上腺激素,有时肾上腺皮质功能不足症状的出现可早于甲状腺功能减退。

①性腺功能减退:往往最早出现而且较严重。女性有分娩时大出血史,产后无乳汁分泌,乳房萎缩,月经量少或闭经,性欲下降,阴毛、腋毛脱落等。男性阳痿、性欲下降,胡须、阴毛及腋毛稀少,睾丸缩小等。

②甲状腺功能减退:畏寒、嗜睡、反应迟钝、食欲不振、心率减慢、皮肤干燥少弹性等,严重时出现黏液性水肿。

③肾上腺皮质功能减退:乏力、头昏、纳减、体重下降、血压偏低等,严重时可有低血糖发作。皮肤色素减少,面色苍白,乳晕色素浅淡,有别于原发性肾上腺功能减退症。

④生长激素缺乏:儿童时起病可引起侏儒症,成年起病者可有低血糖反应。

(2)尿崩症　少数病例病变损及下丘脑和垂体后叶,同时可合并尿崩。但尿崩症一般较轻,补充足够的糖皮质激素后尿崩症会更明显。

(3)垂体内或附近肿瘤压迫症状　出现头痛、视力减退、视野缺损、眼肌麻痹、失明或颅内高压症群。

(4)危象　表现为甲状腺功能低下及肾上腺功能低下的混合表现。有以下几种类型：①高热型(>40 ℃)；②低温型(<30 ℃)；③低血糖型；④低血压、循环虚脱型；⑤水中毒型；⑥混合型。

3. 既往史　若发现可能致病的病因较有意义。女性有分娩时大出血、昏厥、休克史,有垂体肿瘤、颅脑外伤、垂体手术、放射治疗病史。

(二)体格检查要点

可因累及不同部位出现不同体征。累及性腺轴者,可有性征减退,如体毛(胡须、阴毛、腋毛)脱落,女性乳房萎缩,男性睾丸缩小等。累及甲状腺轴出现心率减慢、皮肤干燥少弹性等,严重时出现黏液性水肿。累及肾上腺轴者,可有消瘦、血压偏低、皮肤色素减少、面色苍白、乳晕色素浅淡等。有垂体内或附近肿瘤压迫者,可有视力减退、视野缺损、眼肌麻痹、失明或颅内高压体征。

(三)门诊资料分析

1. 电解质紊乱　血钠常偏低,血清氯化物亦偏低,血钾大多正常。

2. 血糖偏低。

(四)进一步检查项目

1. 靶腺激素水平测定　女性血雌二醇水平降低,男性睾酮水平降低或正常低值、甲状腺激素(T_3、T_4)降低,血浆皮质醇浓度降低,但节律正常,24小时尿游离皮质醇、17-羟皮质类固醇排出减少。

2. 垂体促激素水平测定　FSH、LH、PRL、TSH、ACTH等水平低于正常或正常,即可与原发性靶腺功能低下相鉴别。

3. 兴奋试验　LHRH兴奋试验、TRH兴奋试验、CRH兴奋试验以及多项激素联合兴奋试验均无反应或反应低下,可鉴别垂体性和下丘脑性。

4. 影像学检查　对于腺垂体-下丘脑的病变可用CT、MRI辨别,较蝶鞍X线和断层摄片更为精确,对于非颅脑病变也可通过胸部X线、胸腹部CT、MRI、肝、骨髓和淋巴结等活检,用于判断原发性疾病的原因。

【诊断对策】

(一)诊断要点

本病的诊断主要依据垂体功能减退的临床表现、内分泌功能检查,以及有关的病史或临床征象。分娩时大出血、休克的病史对于产后垂体功能减退症的诊断甚为重要。垂体前叶功能减退症的诊断成立后，应尽量明确病因。

(二) 鉴别诊断要点

1. 神经性厌食　神经性厌食患者有消瘦、闭经，由于神经紊乱和营养不良可影响垂体功能，出现某些类似垂体功能减退的症状。但神经性厌食多为20岁前后的女性，有精神刺激史，其消瘦程度较垂体前叶功能减退为重，而腋毛、阴毛往往并不脱落，尿17-酮类固醇及尿17-羟皮质类固醇正常或仅稍减低。

2. 原发性甲状腺功能减退症　原发性甲状腺功能减退症，除甲状腺功能不足外，其他内分泌腺功能亦可能低落，因而可被误认为垂体前叶功能减退症。但原发性甲状腺功能减退症的黏液性水肿外貌更为显著，血胆固醇浓度增高更为明显，心脏往往扩大。TSH兴奋试验：原发性甲状腺功能减退TSH过度反应，垂体前叶功能减退可无TSH升高反应，下丘脑性者呈延迟反应。最具鉴别价值的是血浆中促甲状腺激素测定，在原发性甲状腺功能减退中升高，而在垂体前叶功能减退症中降低甚至不可测得。

3. 慢性肾上腺皮质功能减退症　慢性肾上腺皮质功能减退症与垂体前叶功能减退症的鉴别点为：前者有典型的皮肤、黏膜色素沉着，而性器官萎缩及甲状腺功能减退的表现不明显，对促肾上腺激素不起反应，失钠现象比较严重。

4. 自身免疫性多发性内分泌腺征　在此征患者，有多种内分泌腺功能减退的表现，但其病因不是由于垂体功能减退，而是由于多个内分泌腺原发的功能减退。与垂体前叶功能减退症的鉴别主要依据是促肾上腺皮质激素及促甲状腺激素兴奋试验，自身免疫性多发性内分泌腺征皆无反应，而在垂体前叶功能减退症中，往往有延迟反应。

5. 慢性消耗性疾病　可伴有消瘦、乏力、性功能减退、尿17-酮类固醇偏低等，有严重营养不良者，甚至可伴有继发的垂体前叶功能不足，在营养好转后可逐渐恢复。

(三) 临床类型

除通常意义的垂体前叶功能减退症外，尚存在以下特殊临床类型：

1. 单一性垂体前叶激素缺乏症　可表现为单一性促性腺激素缺乏症、单一性生长激素缺乏症、单一性泌乳素缺乏症、单一性促甲状腺激素缺乏症及单一性促肾上腺皮质激素缺乏症。

2. 合并或伴发其他疾病

(1) 糖尿病并垂体前叶功能减退症　部分垂体前叶功能减退症的病因与全身性动脉硬化累及垂体，造成血栓形成有关，糖尿病的血管损害可能为发病的基础。

在此型中,又因临床表现按垂体前叶功能减退症出现的缓急,可分为两种:一是慢性型,表现为糖尿病患者治疗过程中变得对胰岛素特别敏感,易于出现低血糖,对胰岛素的需要量减少,并逐渐出现垂体前叶功能减退症的各种表现。二是急性型,垂体前叶功能减退症的起病急骤,由于垂体内出血或垂体脓肿急性坏死等引起,患者除垂体局部病变所致的症状外,常表现为低血糖昏迷。

(2)肢端肥大症并垂体前叶功能减退症 在肢端肥大症的基础上发生垂体前叶功能减退症也可分为急性型(垂体肿瘤内急性出血)和慢性型(肢端肥大症后期,肿瘤逐渐压迫,破坏剩余的垂体组织),甚至可并发糖尿病(亦表现为患者对胰岛素特别敏感,易于发生低血糖)。

(3)合并尿崩症的垂体前叶功能减退症。

【治疗对策】

(一)治疗原则

垂体前叶功能减退症患者在平时应采用激素替代治疗,病情可获得明显好转。在发生并发症甚至昏迷时,应积极抢救。应争取早日病因治疗。

(二)治疗计划

1. 激素替代治疗

(1)肾上腺皮质激素 以氢化可的松为首选,剂量应视病情轻重个体化,每日20~30 mg,也可口服泼尼松5~7.5 mg,可在早餐后一次顿服,或上午服2/3量,下午服1/3量。应激情况下如感染、外伤、手术等,应适当增加剂量。

(2)甲状腺激素 须在补充肾上腺皮质激素后使用,并从小剂量开始,干甲状腺片20~40 mg或L-甲状腺素25~50 μg,每天1次;每1~2周逐渐增加剂量,至维持剂量,即干甲状腺片每天40~120 mg,L-甲状腺素每天50~150 μg。服药过程应根据患者临床情况及血清T_3、T_4水平调整剂量,血清TSH水平不能作为调整甲状腺激素替代剂量的指标。在增加甲状腺激素剂量过程中,应注意相应调整皮质激素用量,以免加重肾上腺皮质功能不全。

(3)性腺激素 女性:①育龄妇女有闭经者,可采用人工周期治疗。每次月经第一天起每晚口服已烯雌酚0.25~1 mg,连续24日,第20~24日,每日加肌注黄体酮10~20 mg,连续5日,或口服安宫黄体酮5~10 mg/d,连续5~7日,停药后月经来潮。②对有生育要求的妇女需诱发排卵,若病变部位在下丘脑,可应用克罗米芬;病变在垂体本身者,可联合应用人绝经期促性腺激素(hMG)和人绒毛膜促性腺激素(HCG)。③卵巢和肾上腺来源的雄性激素均缺乏的妇女,可用庚酸睾酮

25～50 mg,每 4～8 周肌注 1 次。男性:①可肌注丙酸睾酮,每次 25～50 mg,每周 2 次;或十一酸睾酮 40 mg,每日 3 次口服。②对有生育要求者需恢复精子生成,若病变部位在下丘脑,使用促性腺激素释放激素(GnRH);病变在垂体本身者,可联合应用 hMG 和 HCG。

2. 病因治疗　颅内肿瘤可行放射或手术切除,由感染引起时给予有效的抗感染治疗,积极防治分娩时大出血。其他视病因而定。

3. 危象处理　首先给予静脉推注 50% 葡萄糖液 40～60 ml 以抢救低血糖,继而补充葡萄糖盐水,每 500～1 000 ml 中加入氢化可的松 50～100 mg 静脉滴注,以解除急性肾上腺功能减退危象。必要时补充 L-甲状腺素、血管活性物质等,低血容量者可补充血浆、白蛋白或全血。给氧,保温,抗感染。禁用或慎用麻醉剂、镇静药、催眠药或降糖药。

【病程观察及处理】

(一)病情观察要点

1. 密切注意有无垂体危象,主要是肾上腺危象(见肾上腺皮质功能减退症章节)。尤其是在有应激情况时。主要观察精神状态,有无胃肠道症状,如恶心、呕吐,有无低血压、低血糖,电解质有无严重低钠。

2. 注意有无感染征象。

(二)疗效判断与处理

1. 由于垂体激素缺乏所致症状在适当激素替代及维持后,应明显改善,相应替代治疗应终身维持。

2. 部分患者再补充糖皮质激素后尿崩症症状明显或加重,需要酌情使用去氨加压素,根据尿量调整用药量。

【出院后随访】

1. 垂体或周围靶腺激素代替治疗者,患者坚持终身用药,定期复查激素水平。要做好对患者及家属宣教工作,使其了解用药的必要性及重要性。

2. 因肿瘤引起者行手术及/或放射治疗,定期复查头颅 CT、MR 及垂体激素水平。

3. 使用性激素的女性,应定期进行妇科检查。

【预后评估】

本病的临床转归视病因而异。垂体或其附近肿瘤引起者的预后较差,患者可发生严重的视力障碍及颅内压增高。产后大出血所致者的预后较好,因为仅有垂体前叶功能减退,如能得到及时适当的激素替代治疗,患者的生活和工作的能力可望接近正常;但如得不到及时的诊断和治疗,则往往丧失劳动力,并可因多种原因诱发危象。

(许 雯)

第十节 尿崩症

【概述】

尿崩症(diabetes insipidus)是由于下丘脑-神经垂体功能低下致抗利尿激素(anditiuretic hormone,ADH,AVP)分泌和释放不足,或肾脏对 AVP 反应缺陷而引起的一组临床综合征,主要表现为多尿、烦渴多饮、低比重尿和低渗透压尿。可发生于任何年龄,但青少年多见,男女之比约为 2∶1。

【诊断步骤】

(一)病史采集要点

1. 起病情况 起病缓慢,少数骤然起病。

2. 主要临床表现

(1)多尿 尿量可达 2.5～20 L/24 hr 甚至更多,部分患者可伴脱水、水电解质紊乱表现;若患者过分禁饮、失水过多、高热、昏迷、口渴中枢功能异常或发育不全可致渴感消失,导致高钠血症、高渗状态甚至急性高渗性脑病。慢性高钠血症多见于继发性尿崩症的成年患者,主要表现为淡漠、烦躁、抽搐甚至昏迷等神经精神症状。急性高渗性脑病多见于遗传性中枢性尿崩症的婴幼儿,表现为呕吐、发热、抽搐、呼吸困难,重者昏迷死亡。死亡率可达 40% 以上。

(2)烦渴多饮 饮水过多过快者可发生水中毒,表现为头痛、恶心呕吐、意识障碍等。

(3) 原发病表现　可有头痛、视野缺损、视力减退及中枢神经系统受损症状；咽鼓管瘤患者可有睡眠障碍、食欲及情绪改变、智力低下等下丘脑综合征；松果体瘤患者可有性早熟、眼球活动障碍及共济失调等。

(4) 当尿崩症合并肾上腺皮质功能减退时，由于增加了非渗透性 AVP 分泌及减少了肾小球滤过率，多尿症状可缓解，糖皮质激素替代治疗后多尿症状反加重。合并严重甲状腺功能减退时也可发生类似情况。

3. 既往病史　继发性中枢性尿崩症患者可有颅脑外伤或手术史、肿瘤（原发于下丘脑、垂体或鞍旁的肿瘤或继发于乳腺癌、肺癌、白血病、类癌等恶性肿瘤的颅内转移）、感染（结核、梅毒、脑炎）、Sheehan 综合征等。

(二) 体格检查要点

1. 脱水体征　注意是否存在皮肤弹性差、眼窝凹陷、小儿前囟凹陷等脱水体征。

2. 原发病体征　视野、视力、听力、神经科专科体检等检查是否存在肿瘤占位体征。

(三) 门诊资料分析

1. 尿常规　尿比重多低于 1.005；尿渗透压低于血渗透压，多低于 300 Osm/kgH_2O。

2. 血浆渗透压　正常或稍高（正常值：290～310 Osm/kgH_2O）

(四) 进一步检查项目

1. 禁水-加压素试验

(1) 原理　禁水一定时间，当尿液浓缩至最大渗透压而不再上升时注射加压素，正常人此时体内已有大量 AVP 释放，已达最高抗利尿状态，外源性 AVP 不能使尿渗透压升高，但尿崩症患者体内 AVP 缺乏，外源性 AVP 可使尿渗透压继续升高。

(2) 试验流程　见图 8-2。

试验过程应严密检测生命体征，测每小时体重、血压、脉率，若患者血压下降，体重下降 3%～5%，烦躁等症状加剧应随时中止试验并让患者饮水。

加压素可致血压升高、诱发心绞痛、腹痛、子宫收缩等副作用，应予注意。

(3) 结果判读　见表 8-1。

2. 血浆 AVP　血浆 AVP 检查对鉴别中枢性还是肾性尿崩症有较大意义（表 8-2）。

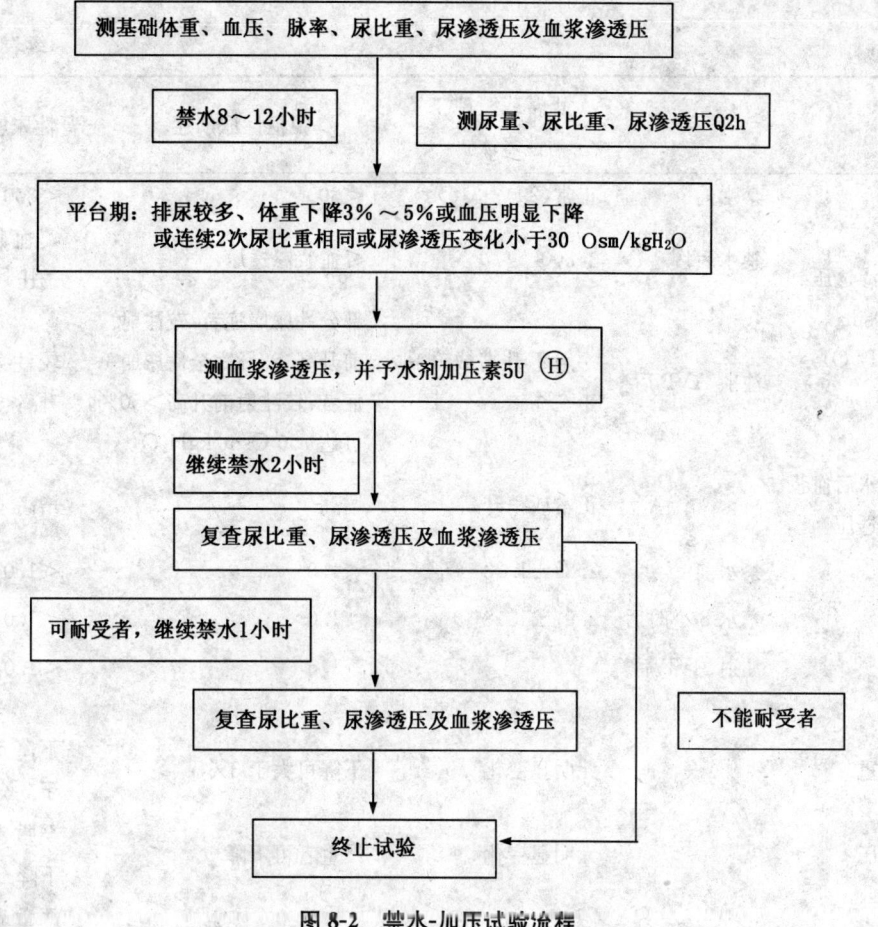

图 8-2 禁水-加压试验流程

表 8-1 禁水-加压试验结果判读

		正常或精神性多饮	中枢性尿崩症	肾性尿崩症
尿量	禁水前	1 000~2 000 ml/24 hr	多	多
	禁水后	明显减少	多	多
	注射 AVP 后	—	明显减少	多
尿比重	禁水前		一般<1.005	
	禁水后	>1.020	一般≤1.010	
	注射 AVP 后		升高	无明显变化

续表

		正常或精神性多饮	中枢性尿崩症	肾性尿崩症
尿渗透压 (Osm/kgH$_2$O)	禁水前	正常(290—310)	<300	<300
	禁水后	>800	≤血浆渗透压	≤血浆渗透压
	注射AVP后	一般不升高或升高小于9%	部分性尿崩症者:较注射前升高>9%完全性尿崩症者:较注射前升高>50%,可达750 Osm/kgH$_2$O	较注射前升高<9%
禁水后血浆渗透压		正常或稍升高	增高	增高
尿/血渗	禁水前	2.27±1.23	<1.0	<1.0
	禁水8小时后	2.97±1.18	<1.0	<1.0
	注射AVP后	—	>1.5	<1.0
体重		无明显变化	下降可大于3%	下降可大于3%
血压		无明显变化	严重者可下降	严重者可下降
脉率		无明显变化	严重者可升高	严重者可升高

表8-2 血浆AVP检查结果判读

血浆AVP	正常人	中枢性尿崩症	肾性尿崩症
禁水前	正常(1～5 mU/L)	低于正常值	正常或偏高
禁水后	明显升高	不升高	明显升高

3. 病因检查

(1)头颅MRI(尤其是蝶鞍区) 高分辨率MRI对中枢性尿崩症有较大诊断意

义,其特征表现为垂体后叶高信号消失,其他表现还包括垂体容积小、垂体柄中断、垂体饱满上缘轻凸等。继发性中枢性尿崩症常有垂体柄增粗,应警惕是否为肿瘤或全身性疾病浸润所致。

(2)头颅 CT 可发现鞍上占位性病变,蝶鞍扩大,钙化区等,但后颅窝和枕骨斜坡骨性结构限制了 CT 对蝶区尤其是细微病变的显示。

(3)蝶鞍 X 片 同样可以发现占位性病变,钙化等异常,但多不能为尿崩症提供有价值的诊断信息。

(4)眼底检查 因外伤、手术或肿瘤压迫等所致的中枢性尿崩症患者眼底检查可有视野缺损、偏盲、视乳头水肿等异常。

(5)肾功能 浓缩功能异常提示肾性尿崩症可能性大,因为肾性尿崩症是由于肾脏对 AVP 反应减弱或无反应致浓缩功能下降,但此类患者 BUN、Cr 等可正常。

(6)其他 遗传性肾性尿崩症母亲妊娠期可采用针对 X 染色体上肾性尿崩症基因的基因探针进行产前诊断,可靠性 96%。

4. 伴随症及鉴别诊断相关检查

(1)激素检查 甲状腺激素、肾上腺皮质激素、性激素等激素检查可判断是否伴随垂体前叶功能减退。

(2)血电解质 一般患者血电解质正常,部分患者因长期失水或过多饮水可有高血钠、低血钾、低血钠等表现,该检查可了解是否存在水电解质紊乱,也可排除高渗性多尿及低渗性多尿。

(3)血糖 协助排除糖尿病所致多尿,但部分尿崩症患者可伴糖尿病。

【诊断对策】

(一)诊断要点

符合以下特点者尿崩症诊断基本可成立:1)多尿:一般 1~10 L/d。2)低比重尿、尿渗透压低且低于血浆渗透压。3)禁水后尿比重和尿渗透压不升高。4)补充外源性 AVP 后尿量明显减少,尿比重及尿渗透压升高(肾性尿崩症患者除外)。

(二)临床类型

尿崩症按病变部位不同可分为中枢性尿崩症和肾性尿崩症,两者区别见表 8-3。其中中枢性尿崩症可分为继发性、特发性、遗传性三种。继发性尿崩症患者 50% 为下丘脑-神经垂体部位的肿瘤(原发于下丘脑、垂体或鞍旁的肿瘤或继发于乳腺癌、肺癌、白血病、类癌等恶性肿瘤的颅内转移)所致,10%为头部创伤(外伤、手术)所致;特发性尿崩症患者约占30%,病因尚未明确。遗传性尿崩症为有多种遗传方式,其中 Wolfram 综合征或称 DIDMOAD(diabetes insipidus-diabetes mellitus-opticatrophy-deafness 综合征)为常染色体隐性遗传,可表现为尿崩症、糖尿病、视神经萎缩、耳聋,但极为罕见。

表 8-3 中枢性尿崩症及肾性尿崩症鉴别

	中枢性尿崩症	肾性尿崩症
病因	下丘脑、垂体受损致 AVP 分泌不足	肾小管对 AVP 反应减弱或无反应
病史	创伤、肿瘤、血管病变、结缔组织病等	遗传性肾性尿崩症者多有家族史(X 性连锁隐性遗传);继发性肾性尿崩症者可有慢性肾盂肾炎、阻塞性尿路疾病等或药物致肾小管损伤的病史
发病年龄	原发者多 20 岁以下	多出生后即有症状
性别比例	男=女	男性多见
临床表现	持续性多尿多饮,且较严重	症状相对较轻,可有生长发育迟缓,成年后多尿症状可减轻
随机血 AVP	减低	正常或升高
对 AVP 反应	好	无反应

根据 AVP 缺乏程度还可分为完全性尿崩症和部分性尿崩症,后者临床表现较前者轻,注射 AVP 后部分性尿崩症升高>9%,而完全性尿崩症者尿渗透压可升高>50%。

(三)鉴别诊断要点

1. 糖尿病　也有多饮多尿症状,但程度较轻,可伴多食消瘦,根据血糖升高、尿糖阳性等易于鉴别,但应注意尿崩症患者可以同时患有糖尿病。

2. 慢性肾脏疾病(尤其是肾小管疾病),低血钾症(如原发性醛固酮增多症),高钙血症(如甲状旁腺功能亢进症)等也可有多尿口渴等表现,但多尿程度轻,且有相应原发病表现。

【治疗对策】

(一)治疗原则

1. 正确分型,制定合理治疗方案;
2. 积极寻找并治疗原发病;
3. 减少尿量,提高血尿渗透压,改善患者症状;
4. 保持水电解质平衡,尤其防止严重脱水、水中毒、低血钾等;
5. 用药个体化,根据患者反应调整剂量,注意副作用。

(二)治疗计划

中枢性尿崩症以激素替代治疗为主,肾性尿崩症可使用噻嗪类利尿剂、前列腺素合成酶抑制剂(如消炎痛)等。继发性尿崩症应尽量去除继发因素。

1. 激素替代疗法

(1)去氨加压素(1-脱氨-8-右旋精氨酸加压素,DDAVP),它是人工合成的加压素类似物,有较强抗利尿作用而无加压作用,不良反应少,是目前治疗尿崩症的首选药物。用法:鼻腔喷雾吸入:10~20 μg Bid,儿童患者 5 μg Qd;口服醋酸去氨加压素片剂:商品名为弥凝(minirin),0.1~0.5 mg Bid~Tid,其价格昂贵,部分患者可睡前服药一次,以控制夜间排尿及饮水次数以保证足够睡眠;肌内注射:1~4 μg Qd-Bid。由于不同患者对该药敏感性不同,故剂量应个体化,且建议每日剂量分 2~3 次给予,以避免一次大量给药致水中毒。婴儿和有中枢神经损害者用药期间应每日计液体出入量,随时调整用量。

(2)鞣酸加压素注射液(长效尿崩停) 5 U/ml,从 0.1 ml 开始肌注,必要时可加至 0.2~0.5 ml,疗效可持续 3~4 天,以后观察尿量了解药物起效程度及作用持续时间以调整剂量及给药间隔。注意个体差异大,剂量应个体化;长期使用 2 年左右可因抗体生成而减效,应防止用量过大而致水中毒。

(3)垂体后叶素水剂 作用时间仅 3~6 小时,需多次注射,多数患者不能坚持用药,主要用于脑损伤或手术时出现的尿崩症。用法:5~10 U/次,注射后可有头痛、恶心、呕吐、腹痛等不适。

2. 其他利尿药物

(1)氢氯噻嗪 其利钠作用大于利水,体内缺钠致肾近曲小管重吸收增加或血容量减少刺激 AVP 分泌和释放,从而使尿量减少,对肾性尿崩症也有效。可用于轻型或部分性尿崩症及肾性尿崩症。用法:25 mg Bid~Tid,儿童 2 mg/kg,Bid~Tid,主要副作用有长期应用可致低血钾、高血尿酸、血糖升高及胃肠道反应。服药期间应限制钠盐摄入并注意补钾(氯化钾 60 mg/d)。

(2)氯磺丙脲　可刺激 AVP 释放并增强 AVP 对肾小管的作用。每日剂量不超过 0.2 g,早晨顿服(服药 24 小时后起效,4 天后达最大作用,单次服药疗效维持 72 小时),主要副作用有可引起严重低血糖,也可致水中毒、肝功能损害等,与氢氯噻嗪合用可减少低血糖反应。

(3)卡马西平　其抗利尿机理同氯磺丙脲,作用迅速,尿量可减至 2 000～3 000 ml。用法:0.2 g,Bid～Tid,主要副作用:头痛、恶心、疲乏、眩晕、肝损害、白细胞减少等。

(4)氯贝丁脂(安妥明)　可能兴奋下丘脑分泌释放 AVP 或延缓 AVP 降解达抗利尿作用。与 DDAVP 合用可对抗耐药。用法:0.5～0.75 g,TID(24～48 小时起效),主要副作用有长期应用可致肝损害、肌炎及胃肠道反应。

(5)吲哒伯胺(寿比山)　机制与氢氯噻嗪相似,2.5～5 mg,Qd～Bid,应检测血钾。

【病程观察及处理】

1. 病情观察要点

(1)尿崩症病情是否好转　临床表现,尿量,尿比重及尿渗透压变化。

(2)是否存在合并症　脱水,水中毒,电解质紊乱(尤其低血钾)。

(3)原发病变化　临床表现(视野、视力等),影像学变化,肾功能等。

2. 处理　根据尿崩症控制情况考虑加压素替代治疗是否加量或加用其他利尿药,注意纠正水电解质紊乱。

【预后评估】

预后取决于原发病因,特发性尿崩症常为永久性,但在充分饮水供应及适当抗利尿治疗下常可基本维持正常生活,对寿命影响不大。继发性尿崩症预后不一,轻度脑损伤或感染引起者可完全恢复,颅内肿瘤或全身疾病所致者,预后不良。

(徐　芸　姚　斌)

第十一节 抗利尿激素分泌不当综合征

【概述】

抗利尿激素分泌不当综合征(Syndrome of inappropriate antidiuretic hormone secretion,SIADH)又称抗利尿激素分泌失调综合征或 Schwarts-Bartter 综合征,是指由多种原因引起的内源性抗利尿激素(ADH,即精氨酸加压素 AVP)分泌异常增多,相对于体液渗透压而言呈不适当的高水平,从而导致水潴留、尿钠排出增多以及稀释性低钠血症等临床综合征。由于 ADH 分泌不受正常调节机制所控制,肾远曲小管与集合管对水的重吸收增加,尿液不能稀释,自由水不能排出体外,水分在体内潴留,细胞外液容量扩张,血液稀释,血清钠浓度与渗透压均下降。引起 SIADH 的病因包括:1)恶性肿瘤:肺燕麦细胞癌最常见,约 80%SIADH 由此引起,其他肿瘤还包括胰腺癌、淋巴肉瘤、何杰金病、网状细胞肉瘤、胸腺癌、十二指肠癌、膀胱癌、前列腺癌等。肿瘤组织可产生 ADH 样物质、或通过某些介质刺激垂体 ADH 分泌,或通过某些机制使中枢 ADH 释放的渗透压调定点下降,使得正常甚至低于正常的血浆渗透压也可引起 ADH 释放。临床上不一定都有低钠血症,是否出现 SIADH 取决于水负荷的程度;2)中枢神经系统疾病:如脑外伤、硬膜下血肿、蛛网膜下腔出血、脑血栓形成、脑脓肿、脑萎缩、结核性脑膜炎等,可通过影响下丘脑-神经垂体功能,促使 ADH 不受渗透压等正常调节机制的控制,从而引起 SIADH;3)肺部感染性疾病:如肺炎、肺结核、肺脓肿、肺曲菌病等有时也可引起 SIADH,可能由于感染的肺部组织可合成并释放 ADH 样物质所致;4)药物:如氯磺丙脲、氯贝丁酯、三环类抗抑郁药、全身麻醉药、巴比妥类、长春新碱、环磷酰胺等可刺激 ADH 释放,氯磺丙脲尚可增加 ADH 的活性,噻嗪类利尿剂除因排钠利尿,造成 GFR 下降外,还可同时触发 ADH 分泌;5)手术:各种手术均可引起 SIADH,常出现于手术后的 3～5 天,机制未明。二尖瓣狭窄分离手术可因术后左心房压力骤降,刺激容量感受器,从而反射性地使 ADH 分泌增加;6)其他:如 AVP 受体活性突变;7)特发性:临床上无特殊病因可寻,衰老、吸烟、低钠鼻饲、水负荷过多等可能为诱发 SIADH 的危险因素。

【诊断步骤】

(一)病史采集要点

1. 原发病表现及用药史　有无伴发肿瘤性疾病的临床线索,如有无胸痛、咯血、不明原因消瘦、纳差、黑便、顽固性腹痛、黄疸等表现;有无神经系统疾病,如头颅外伤史、头痛、视力下降或视野缺损、喷射性呕吐、意识障碍、抽搐等表现;有无呼吸系统感染性疾病表现、手术史等;有无使用上述促进ADH分泌或增强ADH活性药物的使用史等。

2. 主要临床表现　与血钠降低的浓度密切相关,轻者可无症状,当血钠<120 mmol/L时,患者可表现为纳差、恶心、呕吐、全身无力、肌肉痉挛、嗜睡,严重者可有精神异常、惊厥、昏睡乃至昏迷,如未及时处理,可导致患者死亡。SIADH的临床表现还与血钠下降的速度有关,通常慢性低钠血症出现症状的血钠水平比急性低钠血症要低得多。

(二)体格检查要点

1. 精神状态　主要为低钠血症引起不同程度脑水肿表现,由轻至重可表现为神志清晰,意识模糊,定向力、思维能力、计算能力下降,严重的尚可出现精神异常、昏睡乃至昏迷等。

2. 生命体征　一般血压正常。

3. 神经系统体征　可出现肌力减退、腱反射减弱或消失、病理征阳性、抽搐发作,病情进一步加重可出现不同程度昏迷。

4. 皮肤表现　患者体内水分增多,体重可增加5%~10%,但一般没有浮肿表现。这是由于血容量扩张,体内利钠系统处于激活状态,肾小球滤过率增加、心房利钠肽分泌增多、醛固酮分泌受抑制,从而使尿钠排出增多,同时带出部分水分。

(三)门诊资料分析

1. 血生化　血钠降低,常<130 mmol/L,血浆渗透压下降,<270 mOsm/kg·H_2O,血氯、尿素氮(BUN)、血肌酐、尿酸、白蛋白等因血液稀释而降低。

2. 尿生化　24小时尿钠不适当排出增多,如血钠<130 mmol/L,而尿钠>30 mmol/L,血钠<125 mmol/L,尿钠>20 mmol/L。

3. 尿渗透压　高于血浆渗透压。

(四)进一步检查项目

1. 水负荷实验　正常人水负荷时有利尿作用,早晨排尿后饮水1 L,或按20 ml/kg,正常人于5 h内有80%水排出,尿渗透压可降低至100 mOsm/

kg·H_2O(比重为 1.003 左右),比血浆渗透压低。而 SIADH 患者尿量低于摄水量 40%,且不能排泄低渗尿,尿渗透压>血浆渗透压,偶尔在严格限钠后尿渗透压低于血浆渗透压,但仍大于 100 mOsm/kg·H_2O。当血钠<125 mmol/L 做此试验有诱发水中毒危险,应先限水使血钠上升后再做。

2. ADH 测定 常呈不适地升高,是确诊本病的重要指标,但不升高者不能排除本病,如肿瘤分泌 ADH 样物质,它们具有 ADH 的活性,但与 ADH 无免疫交叉性。

3. 影像学检查 胸片或胸部 CT 可提示肺部占位病变或感染性疾病,以及胸腺肿瘤;上腹部 CT 对胰腺肿瘤敏感;头颅 CT 可发现颅内占位病变、脑血栓、硬膜下血肿等。

4. 肿瘤标志物测定 前列腺特异性抗原(PSA)仍是诊断前列腺癌敏感性及特异性较高的指标;神经元特异性烯醇化酶(NSE)、鳞状细胞癌抗原(SCC)、细胞角蛋白 19 片段(Cyfra 21-1)、癌胚抗原(CEA)、糖类抗原 19-9(CA 19-9)、糖类抗原 125(CA 125)、糖类抗原 15-3(CA 15-3)等组合检测有助于提高肺癌的诊断率;CEA、CA19-9、糖类抗原(CA242)、铁蛋白(Ferritin)联合检测对胰腺癌的诊断有帮助。

【诊断对策】

(一)诊断要点

1. 血清钠降低(常<130 mmol/L),尿钠排出增多(常<30 mmol/L)。
2. 血浆渗透压降低(常<270 mOsm/kg·H_2O),尿渗透压超过血浆渗透压。
3. 有关原发病表现或用药史。
4. 血浆 ADH 不适当增高对 SIADH 的诊断有重要意义,但不升高并不能排除 SIADH。
5. 无浮肿,肾功能、肾上腺皮质功能正常。

(二)鉴别诊断要点

1. 脑耗盐综合征(Cerebral salt wasting syndrome,CSWS) 颅内疾病常伴发此综合征,因肾不能保存钠而导致进行性尿钠大量流失,并带走过多水分,从而导致低钠血症和细胞外液容量的下降,易与神经系统伴发的 SIADH 混淆。CSWS 的主要临床表现为低钠血症、尿钠增高和低血容量,而 SIADH 为血容量正常或轻度增加,CVP 测定有利于两者鉴别;此外,CSWS 对钠和血容量的补充有效,而限水治疗无效,反而使病情恶化。

2. 肾失钠所致低钠血症　如肾上腺皮质功能减退症、失盐性肾病、醛固酮减少症、范可尼综合征、利尿剂的使用等均可导致肾小管重吸收钠减少，尿钠排泄增多而致低钠血症。常有原发疾病及失水表现，血尿素氮常升高。对可疑病例，可作诊断性治疗，将每日摄水限制在 0.8～1 L 以内，如在 2～3 天内体重下降、低钠血症与低血浆渗透压被纠正、尿钠排出明显降低的，对 SIADH 有诊断意义；相反，若体重减轻而低钠血症未被纠正，尿钠排出仍多者，则符合由于肾失钠所致的低钠血症。

3. 胃肠道消化液丢失所致低钠血症　如腹泻、呕吐及胃肠减压等可导致大量消化液丢失而引起低钠血症，常有原发疾病史，一般尿钠降低。

4. 其他原因引起的稀释性低钠血症　如顽固性心力衰竭、晚期肝硬化伴腹水或肾病综合征等均可出现稀释性低钠血症，但这些患者各有相应原发病的特征，且常伴明显浮肿、腹水，而尿钠排出常减少。

5. 精神性烦渴　由于强迫饮水过多，有时也可引起低钠血症与血浆渗透压降低，但尿渗透压明显降低，不难与 SIADH 相鉴别。

(三) 临床类型

根据 ADH 分泌的特点，Robertson 等人将 SIADH 分为 4 种类型：

1. Ⅰ型　也称 A 型，ADH 分泌不规则，不受血浆渗透压调节，表现为自主性分泌，呼吸系统疾病引起的 SIADH 多属此型。

2. Ⅱ型　也称为 B 型，ADH 分泌受血浆渗透压调节，但调定点下移，故而本型又称为渗透域重调综合征(Reset osmotic syndrome)，乃渗透物质(包括电解质和非电解质)不适当地积聚于渗透压感受器细胞内，使渗透压感受器将正常的血浆渗透压误认为高渗状态，从而刺激 ADH 释放，因此，以前也将此型称为病态细胞综合征(Sick cell syndrome)。支气管肺癌和结核性脑膜炎引起者常属此型。

3. Ⅲ型　也称 C 型，ADH 分泌受血浆渗透压调节，但调节作用部分受损，当血浆渗透压降低到调定点以下时仍有部分 ADH 分泌，有人将这种 ADH 分泌称为血管加压素漏(Vasopressin leak)，中枢神经系统疾病引起者多属此型。

4. Ⅳ型　也称 D 型，ADH 分泌调节机制完好，血浆 ADH 水平也正常，但肾脏对 ADH 的敏感性升高，也有人认为，此型患者体内存在 ADH 样物质，某些药物或肿瘤引起者属于此型。

【治疗对策】

(一) 治疗原则

1. 尽早明确诊断，及时治疗。

2. 明确病因,治疗原发病或停止引起 SIADH 的药物。
3. 严格限制水分的摄入。
4. 使用髓袢利尿剂联合高钠溶液或饮食。
5. 应用抑制 ADH 分泌或活性药物以及抑制其受体作用的药物。
6. 避免医源性并发症。

(二)治疗计划

1. 病因治疗

由恶性肿瘤引起的 SIADH,经手术切除、放射治疗或化学治疗后,SIADH 可减轻或消失,肿瘤复发时可再次出现 SIADH,因此 SIADH 可作为肿瘤治疗是否彻底或有无复发的依据之一;药物引起者需立即停药,一般 SIADH 可迅速消失;中枢神经系统疾病以及肺结核或肺炎所致的 SIADH 常为一过性,随着基础疾病的好转,SIADH 常随之恢复。

2. 纠正低钠血症及水负荷过多

(1)限制水分摄入 对于轻度的 SIADH,严格限制水分摄入(每日摄水量约 800~1 000 ml),即可使症状消除,低钠血症得以纠正。

(2)补充高渗盐水及利尿剂的使用 单纯补充高渗盐水不能有效地纠正低钠血症,尤其对于已存在严重水中毒症状的患者,因为血容量扩张使患者体内的利钠系统处于高度激活状态,如心房利钠肽分泌增多、醛固酮分泌抑制、肾小球滤过率增高等,使输入的钠盐很快被排出体外。一般临床上主张联合使用髓袢利尿剂速尿和高渗盐水来纠正低钠血症。速尿可抑制髓袢升支粗段对钠的重吸收,从而排泄大量接近等渗的尿液,使细胞外液容量减少,从而抑制体内利钠系统,使尿钠不致排泄过多,速尿本身也可引起钠的丢失,这可通过输注高渗盐水得以补充。速尿常规给予 20~40 mg 静脉推注,可重复使用;高渗盐水一般使用 3% 氯化钠静脉滴注,按 1~2 ml/kg·min 滴速,使血清钠逐步上升,血钠升高速度不宜超过 1~2 mmol/(L·h),一般初步回升至 125 mmol/L 左右,患者病情改善,即可停止高渗盐水滴注。

(3)储钠作用药物 9α-氟氢可的松(0.1~0.2 mg,每日 3 次)有储钠的作用,可配合速尿与高渗盐水使用。

3. 拮抗 ADH 分泌或作用的药物

(1)拮抗 ADH 分泌或活性的药物 地美环素(demeclmyeline,去甲金霉素)可拮抗 ADH 在肾小管上皮细胞受体中腺苷酸环化酶的作用,从而抑制肾小管重吸收水分,曾在肺癌所致的 SIADH 患者中试用,每日用量为 900~1 200 mg,分 3 次口服,可引起等渗性或低渗性利尿作用,使低钠血症得以改善。该药可引起一过性氮质血症,但停药后即可消失;碳酸锂也可阻碍 ADH 对肾小管的作用,但毒性较大,可引起肾脏损害及抑制甲状腺功能,应用时须慎重,避免长期使用。苯妥英钠可抑制 ADH 的释放,对有些患者有效,但作用短暂。

(2) ADH 受体拮抗剂　上述 3 种药物治疗 SIADH 效果不确切,且存在一定的毒副反应,20 世纪 90 年代后一些非肽类 ADH 受体拮抗剂(伐普坦类,vaptans)开始研发及进入临床试验阶段。如 Mozavaptan(OPC-31260)、Lixivaptan(VPA985)、Conivaptan(YM087)、Satavaptan(SR121463)、Tolvaptan(OPC-41061)等,可明显增加游离水的清除率,有效纠正低钠血症,且毒副作用小。此类药物除可用于治疗 SIADH、充血性心力衰竭、肝硬化腹水外,目前还发现对痛经、雷诺病、脑出血、青光眼、精神障碍等均有一定疗效,是一类很有前景的药物。

4. 纠正并避免医源性并发症　避免使用葡萄糖水静脉滴注,以防加重低钠血症及诱发肺水肿;使用利尿剂可导致电解质紊乱,如低钾血症,应给予适当补充;纠正低血钠不宜过快,避免诱发中枢性脑桥脱髓鞘病变;严重水中毒合并脑水肿患者,可适当使用甘露醇脱水。

(三)治疗方案

1. 急诊处理　严重低钠血症伴水中毒、脑水肿患者,应积极抢救。给予速尿按 1 mg/kg 静脉推注,必要时重复使用,注意补充电解质,避免引起严重电解质紊乱;同时给予 3‰高渗盐水,按 1~2 ml/kg·h 静脉滴注,密切监测血清钠浓度及尿钠排出量,控制血清钠上升速度在每小时 0.5~1.0 mmol/L 的范围内,第 1 个 24 小时内血钠升高幅度不宜超过 12 mmol/L,当血钠达到 125 mmol/L 的安全水平时,可减慢滴注速度。

2. 恶性肿瘤引起的 SIADH　去除肿瘤是治愈 SIADH 的根本措施,对肿瘤晚期无法根治的患者,进行姑息手术及肿瘤的放疗及化疗,使肿瘤缩小也可一定程度地缓解 SIADH;辅以限水、利尿及地美环素等抑制 ADH 作用的药物,可控制病情,但预后较差。

3. 中枢神经系统疾病引起的 SIADH　首先应与 CSWS 鉴别,后者血容量缩减合并低钠血症,体检可表现为体位性低血压、皮肤血管充盈差、眼窝深陷、黏膜干燥、心动过速、体重下降等;侵入性血液动力学检测提示肺毛细血管锲压下降、中心静脉压降低(<6 mmHg);实验室检查提示红细胞压积上升、血尿素氮/肌酐比值升高、血钾浓度、血浆蛋白浓度上升等皆提示脱水,可借此与 SIADH 鉴别。中枢

神经系统疾病合并的 SIADH 常为一过性,随着基础疾病的好转,SIADH 改善,除限水补钠外,可适当加用苯妥英钠抑制 ADH 释放。

4. 药物引起的 SIADH　停用药物,适当限水,一般均可纠正。

【病情观察及处理】

(一)病情观察要点

1. 病情轻重　常与低钠血症的严重程度及发展速度相关,当血清钠>120 mmol/L时,患者多无症状和体征;当血钠<120 mmol/L 时,患者可出现食欲减退、恶心、呕吐、疲乏、个性改变、记忆力及思维能力下降、定向力障碍;当血钠进一步下降<110 mmol/L 时,可出现肌力减退、腱反射减弱或消失、病理征阳性、延髓麻痹、可有抽搐发作;当血钠<90~105 mmol/L 时,上述症状进一步加重,患者可陷入昏迷,甚至死亡。故而需观察患者的精神状态、胃肠道症状、神经体征等以评估患者病情。

2. 监测血生化　轻度低钠血症患者治疗期间可隔日复查血钠浓度;严重患者应密切监测血生化,在急诊处理抢救期间,可每 4~6 小时复查 1 次,监测血钠上升的速度及浓度,以及其他电解质水平。

3. 注意治疗药物的不良反应　使用抑制 ADH 分泌及作用药物的,治疗期间应定期复查肝肾功能及甲状腺功能等。

4. 注意医源性并发症的发生　血钠上升速度过快可诱发中枢性脑桥脱髓鞘病变,临床表现为低钠血症纠正后出现神经症状的恶化,如神志改变、惊厥、肺换气不足、低血压,最终出现假性延髓麻痹、四肢瘫痪、吞咽困难等。

(二)疗效判断与处理

1. 疗效判断

(1)治愈　由于肿瘤引起的 SIADH,肿瘤根治治疗后 SIADH 也可治愈,无需特别限水、补钠及药物治疗;因为药物引起的 SIADH 停药后也可使 SIADH 得以完全缓解。

(2)有效　病因无法去除者,如晚期肿瘤无法根治或肺部感染未得以完全控制者,经予限水补充钠治疗或加用抑制 ADH 分泌或作用的药物,血浆钠及渗透压能恢复至接近正常或安全范围者为治疗有效。

(3)无效　经充分治疗后血钠及渗透压均未达到安全范围或与治疗前比并无改善者为治疗无效。

2. 处理

(1) 治愈者　肿瘤引起者根治治疗后无须特殊处理,仅需定期复查肿瘤灶或复查生化,若再次出现 SIADH 表现提示肿瘤复发,可能需再次根治治疗。

(2) 有效　应继续原治疗方案,进一步去除病因。

(3) 无效　须仔细寻找原因,注意合并用药有无诱发 SIADH 可能,限水量是否充分,有无可去除的病因未得到处理。

【预后评估】

1. 恶性肿瘤引起者　预后与肿瘤能否根治有关,能通过手术切除或放化疗缩小肿瘤灶者预后良好,但有复发可能,需定期跟踪。

2. 中枢神经系统疾病引起者　SIADH 常可较严重而持续,预后与病因能否去除有关。

3. 肺部感染性疾病引起者　SIADH 常较轻,感染控制后 SIADH 可随即消失,预后良好。

4. 药物引起者　停药后 SIADH 即可完全缓解,预后良好。

【出院随访】

1. 出院时带药　肿瘤引起者去除病灶后 SIADH 可治愈,无需带药;若病因无法去除者,应教育患者限水为最基本治疗措施,可适当带利尿剂,少量间歇使用,如速尿片加螺内酯各 20 mg,每日 2 次,避免血钠过低以及低钾血症,必要时可联用 9α-氟氢可的松 $0.1 \sim 0.2$ mg,每日 3 次。

2. 定期检查项目与检查周期　对于治疗效果较差的患者或限水依从性较差的患者,应每周复查血生化,了解低钠血症的程度,并适时调整治疗方案;对于病情稳定、低钠血症相对较轻的患者,可每月复查一次血生化;肿瘤引起的 SIADH 患者,应每半年至 1 年通过 CT 或 MRI 复查肿瘤病灶,恶性度较高或复发倾向较明显的肿瘤,有时需 3 个月复查一次。

3. 定期门诊与取药　根据复查血生化的频率,定期门诊取药。

4. 出院应当注意的问题　病因无法去除的 SIADH 患者,出院后限水的依从性是病情控制的关键,必须交待患者及家属避免过度摄入水分,否则将加重病情;可适当增加饮食当中的盐分;若出现纳差、全身无力、嗜睡、精神异常等,提示病情加重,须返院复查生化,必要时进一步处理,纠正严重低钠血症。

(黄知敏)

参 考 文 献

1. 程 桦.内分泌代谢系统疾病.北京:科学技术文献出版社,2000.
2. 廖二元,超楚生.内分泌学.第2版.北京:人民卫生出版社,2008.
3. Manusharova RA. The treatment of the climacteric syndrome in women suffering from Itsenko-Cushing disease and primary obesity. Lik Sprava,1992,(1):94~96.
4. Squires LA,Constantini S,Miller DC,Wisoff JH. Hypothalamic hamartoma and the Pallister-Hall syndrome. Pediatr Neurosurg,1995,2(6):303~308.
5. 吕淑兰,曹缵孙.功能性下丘脑闭经.国外医学妇幼保健分册,1999,10(2):72~74.
6. 陆 湘,汪玉宝,高敏芝.下丘脑性闭经14例分析.中国实用妇科与产科杂志.2004,20(4):237~238.
7. 葛秦生.病理性闭经的诊治(二).生殖医学杂志,2001,3:188~193.
8. 陆再英,钟南山.内科学.第7版.北京:人民卫生出版社,2008.
9. Turner HE,Adams CB,Wass JA. Pituitary tumours in the elderly:a 20 year experience. Eur J Endocrinol. 1999,40(5):383~389.
10. Freda PU,Wardlaw SL. Clinical review 110:Diagnosis and treatment of pituitary tumors. J Clin Endocrinol Metab,1999,4(11):3859~3866.
11. Bonadonna S,Doga M,Gola M,et al. Diagnosis and treatment of acromegaly and its complications:consensus guidelines. J Endocrinol Invest. 2005,28 (11 Suppl International):43~47.
12. 史轶繁.协和内分泌和代谢学.北京:科学出版社,1998.
13. Prabhakar VK,Shalet SM. Aetiology,diagnosis,and management of hypopituitarism in adult life. Postgrad Med J,2006,2(966):259~266.
14. Blethen SL, Allen DB, Rosenfeld R. Safety of recombinant deoxyribonucleic acid-derived growth hormone:The National Cooperative Growth Study experience. J Clin Endocrinol Metab. 1996,1(5):1704~1710.
15. Lombardi G,Colao A,Ferone D,et al. Effect of growth hormone on cardiac function. Horm Res,1997,8 Suppl 4:38~42.
16. Ezzat S,Forster MJ,Berchtold P,et al. Acromegaly:Clinical and biochemical features in 500 patients. Medicine (Baltimore),1994,3(5):233~240.
17. Ezzat S, Melmed S. Acromegaly:etiology, diagnosis and management. Compr Ther,1991,1(7):31~35.
18. Rajasoorya C,Holdaway IM,Wrightson P,et al. Determinants of clinical outcome and survival in acromegaly. Clin Endocrinol (Oxf),1994,1(1):95~102.
19. Colao A,Ferone D,Marzullo P,et al. Effect of different dopaminergic agents in the treatment

of acromegaly. J Clin Endocrinol Metab,1997,2(2):518~523.

20 Abs R,Verhelst J,Maiter D,et al. Cabergoline in the treatment of acromegaly:a study in 64 patients. J Clin Endocrinol Metab,1998,3(2):374~378.

21 Newman CB,Melmed S,Snyder PJ,et al. Safety and efficacy of long-term octreotide therapy of acromegaly:results of a multicenter trial in 103 patients-a clinical research center study. J Clin Endocrinol Metab,1995,9:2768~2775.

22 Biermasz NR,Romijn JA,Pereira AM,et al. Current pharmacotherapy for acromegaly:a review. Expert Opin Pharmacother,2005,(14):2393~2405.

23 Caccavelli L,Feron F,Morange I,et al. Decreased expression of the two D2 dopamine receptor isoforms in bromocriptine-resistant prolactinomas. Neuroendocrinology, 1994, 3: 314~322.

24 Morange I,Barlier A,Pellegrini I,Brue T,Enjalbert A,Jaquet P. Prolactinomas resistant to bromocriptine:long-term efficacy of quinagolide and outcome of pregnancy. Eur J Endocrinol. 1996,35(4):413~420.

25 Colao A,Di Sarno A,Landi ML,et al. Long-term and low-dose treatment with cabergoline induces macroprolactinoma shrinkage. J Clin Endocrinol Metab,1997,2 (11):3574~3579.

26 Westwood ME,Butler GE,McLellan AC,et al. The combined pituitary function test in children:an evaluation of the clinical usefulness of TRH and LHRH stimulation tests through a retrospective analysis of one hundred and twenty six cases. Clin Endocrinol (Oxf),2000,2 (6):727~733.

27 Pentimone F,Riccioni S,Del Corso L. Congenital hypopituitarism in a 48-year old adult. Natural course,hormonal study and MRI evidence. Minerva Endocrinol,1999,4(2):87~90.

28 Burger HG,Papalia MA. A clinical update on female androgen insufficiency-testosterone testing and treatment in women presenting with low sexual desire. Sex Health,2006,2:73~78.

29 陈灏珠. 实用内科学. 第12版. 北京:人民卫生出版社,2005.

30 Lee Goldman,J. Claude Bennett. 西氏内科学. 内分泌和代谢疾病. 第21版,第7分册. 北京:世界图书出版公司,2006.

31 P. Reed Larsen, FACP, FRCP. Williams textbook of endocrinology (tenth edition). 2002 Saunders, An Imprint of Elsevier science.

32 Ghirardello S,Garre M L,Rossi A,et al. The diagnosis of children with central diabetes insipidus. J Pediatr Endocrinol Metab,2007,20(3):359~375.

33 Majzoub J A,Srivatsa A. Diabetes insipidus:clinical and basic aspects. Pediatr Endocrinol Rev,2006,4 Suppl 1:60~65.

34 Sitges-Serra A,Bergenfelz A. Clinical update:sporadic primary hyperparathy-roidism. Lancet,2007, 370(9586):468~470.

35 Lavely WC, Goetze S, Friedman KP, et al. Comparison of SPECT/CT, SPECT, and planar imaging with single-and dual-phase ^{99m}Tc-sestamibi parathyroid scintigraphy. J Nucl Med, 2007,48(7):1084~1089.

36 Vestergaard P. Current pharmacological options for the management of primary hyperparathyroidism. Drugs,2006,66(17):2189~2211.

37 Pecherstorfer M, Brenner K, Zojer N. Current management strategies for hypercalcemia. Treat Endocrinol,2003,2(4):273~292.

38 Marienhagen K, Due J, Hanssen TA, et al. Surviving extreme hypercalcaemia—a case report and review of the literature. J Intern Med,2005,258(1):86~89.

39 Rubello D, Pelizzo MR, Gross MD, et al. Controversies on minimally invasive procedures for radio-guided surgery of parathyroid tumours. Minerva Endocrinol,2004,29(4):189~193.

第9章 甲状腺疾病

第一节 单纯性甲状腺肿

【概述】

由多种原因引起的不伴有临床甲状腺功能异常的非炎症、非肿瘤性甲状腺肿称为单纯性甲状腺肿。散发病例约占人群的5%,当患病率超过10%时,称为地方性甲状腺肿。单纯性甲状腺肿的常见病因包括碘缺乏、致甲状腺肿物质、碘过量及激素合成障碍等。

【诊断步骤】

(一)病史采集要点

1. 患者甲状腺轻、中度肿大时无明显症状,重度肿大者可引起压迫症状,出现咳嗽、气促、吞咽困难或声音嘶哑等不适,若甲状腺肿大位于胸骨后或胸腔内,可压迫上腔静脉,引起上肢、颈和颜面部瘀血水肿及浅表静脉曲张。若发生甲状腺囊肿出血,可有突然疼痛及腺体急骤增大。

2. 散发病例通常在青春期、妊娠期、哺乳期发生,甲状腺多呈弥漫性轻度肿大,部分患者或疾病晚期时可出现结节性甲状腺肿。

3. 部分患者在结节性甲状腺肿基础上可出现甲状腺功能亢进症,在严重缺碘地区,结节性甲状腺肿患者可出现程度不等的甲状腺功能减退,小儿可出现呆小病。

(二)体格检查要点

1. 甲状腺肿大,可分为三度 视诊不能见到,触诊可以扪及者为Ⅰ度;视诊可见,触诊可扪及,但肿大腺体没有超过胸锁乳突肌者为Ⅱ度;肿大腺体超过胸锁乳突肌外缘者为Ⅲ度。

2. 多数患者甲状腺呈弥漫性肿大,质地较软,部分患者可呈结节性甲状腺肿。甲状腺区域多数无压痛,合并囊肿出血时可有压痛。

3. 甲状腺显著肿大压迫上腔静脉后可引起上肢、颈和颜面部瘀血水肿及浅表静脉曲张等,临床较少见。

(三)门诊资料分析

1. 甲状腺功能检查　血清 T_3、T_4 正常,T_3/T_4 比值常增高,血清 TSH 水平正常。

2. 甲状腺超声检查　可明确甲状腺大小、有无结节、血供及颈部淋巴结情况,亦有助于鉴别病灶的良恶性。

3. 甲状腺自身抗体　基本正常。

(四)进一步检查项目

1. 甲状腺扫描　甲状腺结节一般呈"温结节"。

2. 甲状腺摄^{131}I率　常高于正常,但高峰很少提前出现。

3. 细针穿刺活检　有助于结节性甲状腺肿与甲状腺肿瘤或甲状腺炎鉴别。

4. 尿碘测定　一般来说,尿碘<100 μg/L 提示缺碘,有助于缺碘性甲状腺肿大的诊断。但是由于收集随意一次尿样测定尿碘含量常因被检者饮水、出汗等因素造成尿样稀释或浓缩而使尿碘浓度减低或增高,不能反应真实尿碘水平,为克服这一弊端,在判断个体碘营养水平时,建议必须考虑尿样筛选问题,可采用收集晨尿的办法,一般会避免尿稀释或尿浓缩;如果收集随意一次尿样则要事先测量尿比重进行尿样筛选,以保证检测结果的可靠性,标准方法要求事先采用尿比重计测量尿样比重,筛选比重在生理范围(即 1.010～1.030)的尿样作为尿碘测定用,对比重<1.010,或>1.030 的尿样应弃去不用,重新采尿。另外,用于判断个体碘营养水平,采集一次尿样很难作出正确判断,因为一次尿碘测定结果只能反应前一天的碘摄入水平,建议在采尿的前几天内避免食用含碘高的特殊饮食,要在通常饮食情况下收集尿样;有条件者最好间隔一定天数连续收集 2～3 次尿样进行测定,参考连续几次尿碘测定结果的波动范围进行综合判断,根据动态观察结果才能有把握做出正确判断。

当进行人群碘营养监测与评价时,在保证足够样本量的前提条件下,可不考虑尿样筛选问题,这要由防治监测人员根据工作目的和精度要求做出决定。目前全国统一病情监测采用 PPS 抽样法评价全省水平,推荐尿碘样本量为 360 份,可达到满意的可信区间及相对精度等。如果在较小范围内或对某一特定人群做点状抽查时,建议样本量至少 50 份以上(50~100)为宜。如果一个人群的尿碘中位数 ≥100 μg/L(孕妇及哺乳妇女应≥150 μg/L),其中尿碘<100 μg/L 的比率小于 50%,而<50 μg/L 的比率小于 20%,则可判断该人群不存在碘缺乏。此时没有必要过份担心那些少数的低碘尿样,因为它们对整体评价没有实际意义,正因为尿碘水平受前一天碘摄入量的影响很大,在群体采样时必然存在一定数量的低碘尿样,但只要没有超出正常的分布频率就可以了,这当然要在足够的样本数量前提下。

5. 过氯酸排泄试验 过氯酸盐能阻滞甲状腺从血浆中摄取碘离子或促使碘离子从甲状腺内释出的作用。甲状腺内碘有机化缺陷患者,如作过氢酸盐试验,则进入甲状腺细胞内的高氯酸离子将置换细胞内未被有机化的碘离子,并促使后者排出。疑有甲状腺激素合成酶缺陷者可作该实验。甲状腺内碘有机化缺陷病的患者,口服过氯酸钾或静脉注射过氯酸钠后,^{131}I 摄取率较服药或注射前明显下降,为阳性反应。碘化物致甲状腺肿患者为阳性反应。慢性淋巴性甲状腺炎,阳性率仅为 50%~60%。甲状腺功能正常者,口服或静脉法所测第二次摄^{131}I 率与第一次比较均无明显下降。现在已无此项检测。

【诊断对策】

(一)诊断要点

1. 甲状腺弥漫性或结节性肿大。
2. 甲状腺功能检查及自身抗体检查基本正常。
3. 排除甲状腺肿瘤及甲状腺炎症等。

(二)鉴别诊断要点

1. 桥本甲状腺炎 该病甲状腺质地坚硬,边界不规则,甲状腺功能正常时,血清存在高滴度甲状腺自身抗体。50%患者出现甲状腺功能减退,部分病例出现亚临床甲减。疾病晚期甲状腺摄^{131}I 率减低。甲状腺扫描分布不均,可见冷结节。甲状腺细针穿刺活检有助于确诊。

2. Graves 病 若单纯性甲状腺肿患者伴有神经症,有心悸、多汗等症状时,需与 Graves 病鉴别。后者甲状腺功能检查示 T_3、T_4 升高,TSH 降低;甲状腺自身抗体滴度升高;甲状腺扫描呈热结节;甲状腺摄^{131}I 率明显增高,高峰前移;T_3 抑制试验呈不可抑制反应,TRH 兴奋试验呈不可兴奋反应。若 Graves 病未处于活动的甲状腺毒症阶段和缺乏眼征、特征性胫前黏液性水肿表现时,需要借助甲状腺杂音、甲状腺影像学火海征、TRAb 检测,以及甲状腺激素水平定期追踪复查等与单纯性甲状腺肿鉴别。

3. 甲状腺肿瘤　结节性甲状腺肿需与甲状腺肿瘤鉴别，主要依靠组织病理学检查，可行甲状腺细针穿刺活检明确。

(三) 临床类型

根据甲状腺肿大特征可分为弥漫型、结节型及混合型。

【治疗对策】

(一) 治疗原则

去除病因，维持甲状腺正常功能，缩小肿大腺体，出现压迫症状或怀疑恶变时手术治疗。

(二) 治疗策略

1. 对有明确病因者，应首先针对病因治疗。如缺碘引起者可补充碘，致甲状腺肿物质引起者则需停用相关物质。

2. 弥漫性甲状腺肿　青春期患者甲状腺肿大多可自行消退，一般不需要治疗。若患者出现 TSH 水平增高，可使用甲状腺激素替代治疗，以补充内源性甲状腺激素不足，并使肿大甲状腺缩小。干甲状腺片常用量为 40~160 mg/d，$L-T_4$ 常用量为 50~200 μg/d，疗程 3~6 个月，孕妇患本病时可同样采用该方法，老年患者用量应减少。甲状腺肿大明显伴有压迫症状时应积极采取手术治疗。

3. 结节性甲状腺肿　多见于老年患者，首先需行血清 TSH 测定、TRH 兴奋试验或甲状腺核素扫描等，以明确结节是否存在功能自主性。若排除功能自主性，可予甲状腺激素治疗，起始剂量应偏小，如 $L-T_4$ 不宜超过 50 μg/d，逐渐增加剂量，以不出现甲状腺毒症而结节减小为宜。治疗过程中需监测血清 TSH 水平，血清 TSH 减低或处于正常下限时停用。对存在功能自主性者，不应予甲状腺激素治疗，可结合甲状腺细针穿刺活检及甲状腺摄 ^{131}I 率结果，选择 ^{131}I 治疗或手术治疗。无明确碘缺乏证据者，不宜补碘。

4. 地方性甲状腺肿的预防　在碘缺乏地区推行食盐加碘可有效防治碘缺乏病，预防地方性甲状腺肿发生。食盐加碘应根据地区自然碘环境有区别地推行，并定期监测居民的尿碘水平。理想的碘摄入量应当使尿碘中位数在 100~200 μg/L，甲状腺肿患病率控制在 5% 以下。

【病程观察与处理】

病程中应观察患者甲状腺大小或结节的变化情况，定期监测甲状腺功能。若患者甲状腺功能正常，肿大的甲状腺逐渐缩小，视为治疗有效；若患者甲状腺肿大无改善甚至恶化，且出现甲状腺功能异常，需结合患者病情调整治疗方案。

【出院后随访】

多数患者不需住院治疗，门诊定时复诊，必要时复查甲状腺功能及超声等检查。

（廖志红　李　进　肖海鹏）

第二节　毒性弥漫性甲状腺肿

甲状腺毒症（thyrotoxicosis）是指循环血中甲状腺激素过多，引起以神经、循环、消化等系统兴奋性增高和代谢亢进为主要表现的一组临床综合征。由于甲状腺被炎症（例如亚急性甲状腺炎、产后甲状腺炎等）破坏，滤泡内储存的甲状腺激素过量进入循环引起的甲状腺毒症称为破坏性甲状腺毒症（destructive thyrotoxicosis），该症的甲状腺本身的功能并不亢进。而由于甲状腺本身功能亢进，合成和分泌甲状腺激素增加所导致的甲状腺毒症称为甲状腺功能亢进症（hyperthyroidism，简称甲亢）。引起甲状腺功能亢进症的病因包括：毒性弥漫性甲状腺肿（Graves病）、多结节性甲状腺肿伴甲亢（毒性多结节性甲状腺肿）、甲状腺自主性高功能腺瘤、桥本甲状腺毒症、碘甲亢、垂体性甲亢、绒毛膜促性腺激素（HCG）相关性甲亢、滤泡状甲状腺癌。其中以Graves病最为常见。

【概述】

Graves病，也称Basedow病、Parry病，是引起甲状腺功能亢进的最常见病因，约占全部甲亢的80%～85%。本病有性别和年龄的差异，女性比男性多4～6倍，半数以上患者年龄在20～40岁之间，但儿童和老年人均可能发病。本病有显著的遗传倾向，遗传方式尚不清楚，可能为多基因遗传。目前发现本病的发生与自身免疫有关，为自身免疫性甲状腺病（AITD），可以与其他自身免疫病伴发。环境因素可能也参与了Graves病的发生，如细菌感染、性激素、应激和锂剂等对本病的发生发展有重要影响。

【诊断步骤】

(一)病史采集要点

1. 主要临床表现　多数起病缓慢,少数患者可在精神创伤、感染等应激后急性起病。主要由循环中甲状腺激素过多引起,其主要症状和体征的严重程度与病史长短、激素升高的程度和患者的年龄有关。主要症状有:怕热多汗,多食易饥,体重显著下降,紧张焦躁,失眠不安,手和眼睑震颤,自觉心悸,气促,食欲亢进,多食易饥,大便次数增多或者腹泻,大便多含未消化食物。女性月经稀少,男性可阳痿或乳房发育。

2. 部分患者的症状比较轻微,仅有单个或极少系统受累的表现。在任何年龄的患者中出现了以下症状,均应考虑是否存在甲亢,包括:骨质疏松、高钙血症、心衰、心律不齐、气促,在已诊断的糖尿病患者突然出现血糖控制不佳等。

3. 特殊的临床表现

(1)甲状腺危象(见另节)。

(2)甲状腺功能亢进性心脏病　约占甲亢的10%~20%。甲状腺功能亢进对心脏有三个作用:增强心脏β受体对儿茶酚胺的敏感性;直接作用于心肌收缩蛋白,增强心肌的正性肌力作用;继发于甲状腺激素的外周血管扩张,阻力下降,心脏输出量代偿性增加。主要表现为心动过速、心房纤颤和心力衰竭。甲状腺毒症10%~15%可发生心房纤颤,部分老年性甲亢患者可以心房颤动为首发临床表现。心力衰竭分为两种类型。一类是心动过速和心脏排出量增加导致的心力衰竭,主要发生在年轻甲亢患者,称为"高心脏排出量型心力衰竭",随甲亢控制,心力衰竭恢复。另一类是诱发和加重已有的或潜在的缺血性心脏病发生的心力衰竭,多发生在老年患者,此类心力衰竭是心脏泵衰竭。

除了甲亢一般常见的典型的临床表现外,明显心悸、憋气、气促,这些是甲亢心脏病常见主诉,因为早搏,阵发性或持续性房颤而就诊也不少见。很多年龄较大患者,常常以心律失常为主诉就诊。早期心功能正常,严重者可发生心力衰竭,以右心衰多见,表现为浮肿、肝颈征阳性。少数患者可发生心绞痛、心肌梗塞。

(3)淡漠型甲状腺功能亢进症　多见于老年患者。起病隐袭,高代谢症状、眼征和甲状腺肿均不明显,相反表现为神情淡漠、精神抑郁,乏力少动,厌食,甚至呕吐、腹泻,体重明显减少,心率不快或稍快,可伴有心房颤动、震颤和肌病,称之为"淡漠型甲亢"。所以老年人原因不明的突然消瘦、新发生的心房颤动应考虑本病,易与冠心病及抑郁症相混淆。

(4)甲亢性周期性瘫痪　伴发于 Graves 病和多结节性毒性甲状腺肿等,20～40 岁亚洲男性多发,诱因包括剧烈运动、高碳水化合物饮食、大汗、注射胰岛素等。常在夜间发作,主要为双上、下肢及躯体发作性软瘫,以下肢瘫痪更为常见,严重者可发生呼吸肌麻痹,发作可持续十几分钟、数小时至数日,发作时有低钾血症,但尿钾不多。

(5)甲亢性肌病　少数患者以肢体的肌力减退为首发症状。大多数肌无力出现在上肢和/或下肢的近段,少数患者则表现为肢体的远段无力,仅个别患者表现有吞咽困难。肌电图异常,均有运动电位时限缩短,少数有电压降低。肌无力与血中 FT_4 浓度高低有关,而与血清肌酸激酶无关。在甲亢控制后,肌病逐渐治愈,在甲亢治疗后 3～5 个月,肌病可全部恢复正常。

(6)甲亢伴重症肌无力　Graves 病有 1% 伴发重症肌无力。两者同属自身免疫病。表现为骨骼肌受累,活动后加重,晨轻暮重,还有面部表情肌、舌肌受累,表现为眼睑下垂、眼肌活动障碍、面肌无力,咀嚼、吞咽、说话等功能障碍。部分人采用抗甲亢药物治疗已足够,有的患者随甲亢病情好转,可减轻重症肌无力症状,有的还需用治疗重症肌无力的药物,如新斯的明及免疫抑制剂。

(7)胫前黏液性水肿　也称局限性黏液性水肿,约 5% 的 Graves 病患者伴发本症,白种人多见。常见于甲亢经手术或 ^{131}I 治疗后 5 年左右患者(具体表现见体格检查)。局部可用糖皮质类固醇激素软膏封包,口服治疗多无效;对于药物无效、皮损局限并很严重的患者,可考虑手术切除。

(8)Graves 眼病(见甲状腺浸润性眼病)。

(二)体格检查要点

1. 一般情况　消瘦,可有低热,皮肤温暖、湿润。

2. 甲状腺检查　Graves 病大多数患者有不同程度的甲状腺肿大,为弥漫性、对称性,质地中等(病史较长可坚韧),无压痛,甲状腺上下极可触及震颤,可闻及血管杂音,也有少数病例甲状腺不肿大。甲状腺肿大的程度与甲亢病情轻重无明显平行关系。

3. 心血管系统表现　可有心率增快、心脏扩大、心律失常、心房纤颤、收缩压升高、舒张压降低、脉压差增大等。可出现周围血管征。甲亢心伴有右心衰时还有体循环淤血表现。

4. 眼部表现　甲亢的眼部表现分为两类,一类为单纯性突眼,病因与甲状腺毒症所导致的交感神经兴奋性增高有关,另一类为浸润性突眼,也称为 Graves 眼病(Graves ophthalmopathy,GO)。近年来称为 Graves 眶病(Graves orbitopathy,

GO)。病因与眶周组织的自身免疫炎症反应有关。单纯性突眼包括下述表现：①轻度突眼：突眼度不超过 18 mm；②Stellwag 征：瞬目减少，炯炯发亮；③上睑挛缩，睑裂增宽；④Von Graefe 征：双眼向下看时，由于上眼睑不能随眼球下落，出现白色巩膜；⑤Joffroy 征：眼球向上看时，前额皮肤不能皱起；⑥Mobius 征：双眼看近物时，眼球辐辏不良。

5. 其他　少数患者下肢胫前皮肤可见黏液性水肿，表现为胫前局部皮肤增厚、变硬，早期发红，以后呈皮革或橘皮样，有褐色色素沉着，此病变也可见于踝关节、足背、手背等处。不少患者有手足甚至全身颤抖，肌腱反射亢进。可有皮肤紫癜。

(三)门诊资料分析

1. 血常规　因甲亢本身可导致白细胞减少，抗甲状腺药物也有导致白细胞减少的副作用，故甲亢治疗前必须检查血常规，以鉴别白细胞减少的原因是由于甲亢本身，还是抗甲状腺药物治疗引起的。有的 Graves 病者除白细胞总数减低，还可有周围血淋巴细胞比例增加，单核细胞增加，可伴发血小板减少性紫癜。服用抗甲亢药物可引起粒细胞减少，甚至粒细胞缺乏。

2. 甲状腺功能检查

(1)TSH　血清 TSH 测定方法已经历 4 个阶段改进，第一代以放射免疫分析法(RIA)为代表，灵敏度 1～2 mU/L，TSH 正常范围为 0～10 mU/L，故不能单凭 TSH 测定鉴别甲亢和正常人，需要进行 TRH 兴奋试验和 T_3 抑制试验进行鉴别。第二代以免疫放射分析和 ELISA 法为代表，灵敏度 0.1～0.2 mU/L，但仍不能诊断部分亚临床甲亢。第三代以免疫化学发光法(ICMA)和时间分辨荧光为代表，灵敏度 0.01～0.02 mU/L，测定的是敏感 TSH，这种测定已基本可以取代 TRH 兴奋试验和 T_3 抑制试验。在甲亢诊断中，第三代成人正常值 0.3～4.8 mIU/L，一般甲亢患者 TSH<0.1 mIU/L。第四代为改进的免疫化学发光法，如化学发光与酶免疫分析联合，灵敏度超过 0.004，又称超敏 TSH。目前我国大多数实验室使用的是第二代和第三代测定方法，建议选择第三代及以上的测定方法。超敏和敏感 TSH 检测已是评价甲状腺功能的最佳单个检查指标。

(2)血清 TT_4、TT_3、FT_3、FT_4　总 T_4(TT_4)、总 T_3(TT_3)是反映甲状腺功能状态最佳的指标，在甲亢时，TT_3 的升高较 TT_4 的升高出现更早，对轻型甲亢、早期甲亢及甲亢治疗后复发更敏感。凡是能影响甲状腺结合球蛋白(TBG)的因素均可影响测定结果，如妊娠、肝炎、雌激素、口服避孕药等均可使 TBG 升高导致 TT_3 和 TT_4 假性升高，而低蛋白血症、雄激素、糖皮质激素等可引起 TBG 下降而使 TT_3、

TT_4 假性降低。血清游离 T_4(FT_4)和游离 T_3(FT_3)水平不受甲状腺激素结合蛋白的影响,较总 T_4、总 T_3 测定能更准确的反映甲状腺的功能状态,但现在临床上实验室常用的 RIA、ICMA 等方法,测定 FT_3 和 FT_4 均不是直接测定游离激素水平,故其稳定性不如 TT_4 及 TT_3。在甲亢患者中,血清 TT_4、FT_4、TT_3、FT_3 增高,TSH 下降。

3. 甲状腺自身抗体 有两种主要的自身免疫性甲状腺病(AITD)——Graves 病(GD)和自身免疫甲状腺炎(AIT)。甲状腺过氧化物酶抗体(TPOAb)和甲状腺球蛋白抗体(TgAb)是 AIT 的标志性抗体和重要诊断指标。GD 患者的血清中存在 TSH 受体的特异性自身抗体,即 TSH 受体抗体(TRAb)。TRAb 分为三种类型,即 TSH 受体刺激性抗体(TSAb)、TSH 刺激阻断性抗体(TSBAb)和甲状腺生长免疫球蛋白(TGI)。

TSAb 具有刺激 TSH 受体、引起甲亢的功能,是 Graves 病的直接致病原因,该抗体阳性说明甲亢病因是 Graves 病。但是因为 TSAb 和 TSBAb 的测定是生物分析法,条件复杂,未能广泛应用。TRAb 测定的商业试剂盒可以在临床应用,但是不能反映 TRAb 的功能。85%～100% Graves 病新诊断患者 TSAb 阳性,75%～96% TRAb 阳性。由于检测方法的灵敏性限制,TRAb 和 TSAb 不能作为 GD 诊断的必须指标。TSAb 是判断 Graves 病预后和 ATD 停药的指标。TRAb 阳性对预测复发的特异性和敏感性在 50% 以上。

4. 甲状腺超声检查 彩色多普勒可以测量甲状腺的体积及组织的回声。特别对于发现结节和结节的性质有很大帮助。可见 Graves 病的甲状腺腺体呈弥漫性或局灶性回声低减,在回声减低处,血流信号明显增加,甲状腺上动脉和腺体内动脉流速明显加快,阻力低减。对于回声弥漫性减低者,表现为整个腺体内布满搏动性彩色血流信号,呈五彩缤纷状,即"火海征",火海征具有特征性;对于回声局灶性减低者,其减低区的血流丰富,即"火岛征"。

(四)进一步检查项目

1. 甲状腺摄[131]I 功能试验 由于甲状腺激素测定的普遍开展及 TSH 检测敏感度的提高,甲状腺碘摄取率已不作为甲亢诊断的常规指标。正常值(盖革技术管测定)为 3 小时 5%～25%,24 小时 20%～45%,高峰于 24 小时出现。该检查可用于鉴别甲状腺毒症的原因,Graves 病时,碘摄取率增高,摄取高峰前移;而非毒性甲状腺肿患者甲状腺摄碘率因缺碘也可升高,但高峰不前移;破坏性甲状腺毒症患者甲状腺摄碘能力明显降低。患者检查前需停食含碘丰富的食物,如海带、紫菜等 2～4 周,停用含碘药物 2～8 周,停用影响甲状腺功能的药物(如抗甲亢药物、左甲状腺素、甲状腺片等)2~4周。妊娠及哺乳期妇女禁忌本项检查。

2. 眼眶计算机X线断层摄影(CT)和磁共振显象(MRI)　可清晰显示Graves眼病患者球后组织,尤其是眼外肌肿胀情况,对于非对称性突眼(单侧突眼)的患者,本项检查有助于排除眶后肿瘤。

3. 促甲状腺激素释放激素(TRH)兴奋试验　TRH 400~600 μg 静脉注射,分别于注射前、注射后15、30、60、90、120分钟采血测TSH,正常人TSH水平较注射前升高3~5倍,高峰出现在30分钟,并且持续2~3小时;甲亢时,在注射后TSH无反应或者反应降低。

4. T_3抑制试验　主要用于单纯性甲状腺肿与甲亢的鉴别诊断。试验前和用药后(用甲状腺片60 mg tid×7日或L-T_3 20 μg tid×6日)分别测甲状腺摄碘率,Graves病患者用药后不被抑制,或抑制率小于50%。在老年患者最好不作甲状腺抑制试验。

5. 甲状腺核素扫描　以了解甲状腺形态、大小,有无结节及结节性质。Graves病的放射性核素扫描可见核素均质的分布增强。

6. 心电图　可显示窦性心动过速,阵发性室上性心动过速,传导阻滞,早搏,阵发性或持续性心房纤颤等。

7. 辅助检查　如胸部X光片、肝肾功能生化检查,心脏彩超,糖耐量,必要时头颅垂体MRI,以利于了解是否存在相关合并征及并发症,并为下一步治疗作准备。

【诊断对策】

(一)诊断要点

1. 凡临床上有高代谢及循环、神经、消化等系统功能亢进的表现,尤其有甲状腺肿大或突眼者,要考虑本病存在。

2. 诊断时,要警惕症状轻,甲状腺肿大不明显或无肿大、无突眼,仅以个别系统或症状表现的不典型的甲亢。

3. 除了有完整详细的病史采集外,需要辅助相应的实验室检查。对少数轻型或临床表现不典型的病例,应尽早查甲状腺功能检查。必要时做TRH兴奋试验和甲状腺抑制试验;对于已经有明显甲亢表现患者,还应测定血中抗甲状腺抗体、肝功能及血常规;甲状腺有结节者,可做甲状腺B超和/或核素显像;有气管受压表现者,应作颈部正侧位X线,怀疑有胸骨后甲状腺肿者,可作食管吞钡检查,必要时行CT检查;怀疑有亚急性甲状腺炎引起的甲亢者,应及早做血沉测定,并需作甲状腺摄碘率。

4. 甲状腺功能亢进的诊断

(1) 临床高代谢的症状及体征。

(2) 甲状腺体征：甲状腺肿和/或甲状腺结节。少数病例无甲状腺体征。

(3) 血清激素：TT_4、FT_4、TT_3、FT_3增高，TSH下降，一般<0.1 mIU/L，垂体性甲亢者，TSH不降低或升高。

5. Graves病诊断标准

(1) 甲亢诊断成立。

(2) 甲状腺弥漫性肿大(触诊和B超证实)，少数病例可无甲状腺肿大。

(3) 伴其他浸润性眼征。

(4) 胫前黏液性水肿。

(5) 甲状腺TSH受体抗体(TRAb或TSAb)阳性。

(6) 其他甲状腺自身抗体阳性。

以上标准中，具备(1)、(2)项者诊断即可成立，其他四项进一步支持诊断。

6. 甲亢性心脏病诊断要点

(1) 甲亢明确诊断。

(2) 心脏增大(全心，左心或右心增大)，心律失常(心房纤颤多见)，充血性心力衰竭(全心衰或右心衰)。心绞痛或心肌梗死少见。

(3) 必须排除同时存在有其他原因引起的心脏改变。对于原来有心脏病而在对心脏病治疗效果不明显时，应当想到甲亢心脏病的可能。

(4) 甲亢病情好转以后，心脏的异常改变随之好转，或消失。

(二) 鉴别诊断要点

1. 单纯性甲状腺肿 无甲亢症状，甲状腺摄碘率升高，但无高峰前移。T_3抑制试验抑制率大于50%，血清T_3、T_4正常，TSH正常或偏高，TRH兴奋试验呈正常反应。

2. 神经官能症 常表现为心悸、脉速、失眠焦虑，但甲状腺功能正常。

3. 其他 有消瘦、低热、腹泻、心律失常者，应与结核、风湿热、癌肿、慢性肠炎、心肌炎、冠心病鉴别。

4. 老年甲亢患者容易患甲亢心脏病，而老年患其他原因心脏病的机会也会比年轻人要多，所以，对年龄大的甲亢患者有心脏病征象时，必须明确是由甲亢引起的心脏改变，还是其他原因，或者是两者同时存在。

5. 甲状腺功能亢进所致的甲状腺毒症与多种原因甲状腺炎导致甲状腺激素

漏出所致的甲状腺毒症的鉴别　两者均有临床甲状腺毒症表现、甲状腺肿和血清甲状腺激素水平升高。前者摄碘率升高,摄碘高峰前移,后者摄碘率降低,并呈动态变化。

6. 甲亢所致的甲状腺毒症的原因鉴别　Graves病、结节性毒性甲状腺肿和甲状腺自主高功能腺瘤分别占病因的80%、10%和5%左右。鉴别手段主要甲状腺放射性核素扫描和甲状腺B超。

7. 单纯血清TT_3、TT_4升高或血清TSH降低的鉴别诊断　使用雌激素或妊娠可使血中甲状腺激素结合球蛋白升高从而使TT_3、TT_4水平升高,但其FT_3、FT_4及TSH水平不受影响;甲状腺激素抵抗综合征患者TT_3、TT_4水平升高,但TSH水平不降低;使用糖皮质激素、严重全身性疾病及垂体病变可引起TSH降低。

(三)临床类型

1. 亚临床甲状腺功能亢进　简称亚甲亢,是指血清中TSH水平低于正常值下限,而血清T_3、T_4正常,不伴或伴有轻微的甲亢症状。诊断时首先必须排除其他引起TSH降低的因素,例如糖皮质激素、严重全身性疾病,并且应在2～4个月内再次复查,以确定TSH降低为持续性而非一过性。

根据TSH减低的程度,分为TSH部分抑制(血清TSH 0.1～0.4 mIU/L)。TSH完全抑制(血清TSH<0.1 mIU/L)。病因包括Graves病、外源性甲状腺激素替代、甲状腺自主高功能腺瘤、结节性甲状腺肿,也可能是许多引起甲亢疾病在早期或恢复期的表现。我国报告的患病率3.2%。本病未接受治疗可发展临床甲亢,可维持亚临床甲亢,也可甲状腺功能转为正常。本症可导致心率加快、心输出量增加、心房纤颤等,加重骨质疏松和促进骨折发生,此外,亚临床甲亢患老年痴呆的危险性增加。

2. T_3型甲状腺毒症　仅有血清中T_3增高的甲状腺毒症称为T_3型,发生机制尚不清楚。病因包GD、毒性结节性甲状腺肿和自主性高功能性腺瘤。碘缺乏地区甲亢的12%为T_3型甲亢。老年人多见。实验室检查TT_4、FT_4正常,TT_3、FT_3升高,TSH减低,^{131}I摄取率增加。文献报告,T_3型甲亢停用抗甲状腺药物后,缓解率高于典型甲亢患者。

3. T_4型甲状腺毒症　仅有血清T_4升高的甲状腺毒症称为T_4型甲状腺毒症,主要发生在碘甲亢,在甲亢患者伴有严重全身性疾病时,由于外周组织5'脱碘酶活性减低或者缺乏,T_4转化为T_3减少,故T_3没有升高。本类型需与甲状腺功能正常的病态综合征引起的T_4升高和T_3降低相鉴别,T_4型甲亢患者的血中TSH减低,而甲状腺功能正常的病态综合征者TSH正常。

4. 妊娠期甲亢 一般认为甲亢合并妊娠的发生率为0.2%,其中95%由Graves病引起。原有甲亢的妇女在妊娠早期症状常加重恶化,至中、晚期常自行缓解,而产后又易复发或加重。妊娠甲亢时,血 TSH<0.3 mIU/L,同时FT_3及FT_4升高。妊娠期妇女有高代谢症候群和生理性甲状腺肿,这些均与Graves病相似,由于孕妇TBG升高,血TT_3、TT_4均升高,所以妊娠期甲亢诊断应依赖血清FT_3及FT_4和TSH。

如果体重不随妊娠月数相应增加、四肢近端肌肉消瘦、休息时心率在100次/分以上应考虑甲亢,血清FT_3及FT_4升高和TSH降低可诊断甲亢,如果同时伴有浸润性突眼、弥漫性甲状腺肿、甲状腺区震颤或血管杂音、血清TRAb或TSAb阳性,可诊断为Graves病。产后由于免疫抑制的解除,Graves病易于复发。

妊娠—过性甲状腺毒症:亦称妊娠剧吐一过性甲状腺功能亢进症,本病发生与人绒毛膜促性腺激素(hCG)的浓度增高有关。本症血清TSH水平减低,FT_4及FT_3增高,临床表现为甲亢症状,病情的程度与血清hCG水平增高程度有关,但是无突眼,甲状腺自身抗体阴性,严重病例出现剧烈恶心、呕吐,甚至出现脱水及酮症。多数病例仅需对症治疗,严重病例需短时抗甲状腺药物治疗。

【治疗对策】

(一)治疗原则

目前不能对Graves病进行病因治疗。3种被普遍采用的疗法:①抗甲亢药物;②^{131}I治疗;③甲状腺次全切除手术。3种疗法各有利弊,应根据患者年龄、甲状腺情况、病情、经济、当地医疗水平选择最适合的方法。

(二)治疗计划

1. 一般治疗 注意休息,补充足够营养和热量,包括糖、蛋白质和B族维生素。可适当应用镇静剂和交感神经阻断药,减轻患者紧张、烦躁和失眠症状。

2. 戒碘饮食 应当食用无碘盐,忌用含碘药物。含碘高的食物包括:海带、紫菜、贻贝(淡菜)、虾皮、海藻等。

3. 抗甲状腺药物(ATD) 硫脲类:包括甲基硫氧嘧啶(MTU)和丙基硫氧嘧啶(PTU);咪唑类:包括甲巯基咪唑(MMI,他巴唑),和卡比马唑(CM,甲亢平)。ATD的主要作用是抑制甲状腺合成甲状腺激素,也有免疫抑制作用,使血循环中的TRAb或TSI下降。ATD治疗Graves病缓解率30%~70%不等,平均50%。适用于甲状腺轻、中度肿大患者,妊娠甲亢、年老体弱或合并严重心、肝、肾疾病不能耐受手术者,甲状腺手术前或放射碘治疗前的准备,手术后复发且不适宜放射碘治疗者。PTU 和 MTU 的药效较 MM 及 CM 约小 10 倍,使用时剂量应大 10 倍。此外,PTU 影响脱碘酶,还减弱周围组织中 T_4 转变为 T_3,故可使严重的甲状腺毒症较快的减轻并可用于甲状腺危象。

一般情况下治疗方法分为控制症状、减量调节及巩固维持三阶段:MMI 30～45 mg/d 或 PTU 300～450 mg/d,分 3 次口服,MMI 半衰期长,可以每天单次服用,患者依从性好。ATD 开始发挥作用多在 4 周以后,此时神经症状、心悸、乏力减轻和体重增加。每 4 周复查血清甲状腺素水平一次。当症状消失,血中甲状腺激素接近正常后逐渐减量。减量时大约每 2～4 周减量一次,每次 MMI 约 5～10 mg/d(PTU 50～100 mg/d),减至最低有效剂量时维持治疗,MMI 约 5～10 mg/d,PTU 约 50～100 mg/d,总疗程一般为 1～1.5 年。治疗时不能用 TSH 作为治疗目标,因为 TSH 变化滞后于甲状腺素水平 4～6 周。治疗期间,甲状腺的大小有 30%～50% 的患者是缩小的,其余的可以保持不变或者增大。如果大剂量长时间用 ATD,可引起甲减,发生这种情况时,患者常述体重增加、迟钝、怕冷,女性患者可能出现月经频繁,有轻度甲减的体征,甲状腺腺体增大和血管杂音加重,此时可减少 ATD 剂量或酌情加用左甲状腺素。起始剂量、减量速度、维持剂量和总疗程有个体差异,需根据临床实际掌握。

近年来提倡 MMI 小量服法,即 MMI 15～30 mg/天,PTU 150 mg/d,认为增加剂量不一定能增加疗效,但对严重的甲亢患者,小剂量药物治疗效果不理想,仍以传统剂量为好。阻断-替代服药法是指启动治疗时即采用足量 ATD 和左甲状腺素并用,其优点是左甲状腺素维持循环中甲状腺素足够浓度,同时使足量 ATD 发挥其免疫抑制作用。该疗法是否可以提高 ATD 治疗的缓解率还有争议,故该服药法未被推荐使用。

停药主要依据临床症状和体征,目前认为 ATD 维持治疗 18 个月可以考虑停药。停药时甲状腺明显缩小及 TSAb 阴性者,停药后复发率低,甚至可预示甲亢治愈;停药时甲状腺仍肿大或 TSAb 阳性者停药后复发率高。复发多发生在停药后 3～6 个月内,疗程越短,复发越早,复发一般指的是停药 1 年内。

抗甲状腺药物的主要不良反应:MMI 的副作用是剂量依赖性的,PTU 的副作用是非剂量依赖性的。粒细胞减少:ATD 可引起白细胞减少,发生率为 10% 左右,严重者可发生粒细胞缺乏症,老年患者粒细胞减少发生率增加。若发生轻度白细胞减少时,通常不需要停药,可减少抗甲亢药物剂量,并加用生白药物,如鲨肝醇、维生素 B_4、生血宁等。粒细胞缺乏多发生在 ATD 最初治疗的 2～3 个月内,或再次用药的 1～2 个月内,但也可以发生在服药的任何时间,通常发病较突然,经常检测白细胞及粒细胞计数也不能预测某些粒细胞缺乏症的发生,并且费用增高。患者主要表现为发热、咽痛等,严重者出现败血症。此时应立即停用 ATD,选用适当的抗生素,并用粒细胞集落刺激因子(G-CSF)。在一些情况下,糖皮质激素也可以使用。碳酸锂也有升高白细胞的作用。服用 MMI 和 PTU 发生粒细胞缺乏的发生率相等,约 0.3%,两药有交叉反应,故一种药物引起本症,一般不换用另外一种药物治疗,如果换用另外一种药物治疗时,要密切监测血象。由于出现粒细胞缺乏之前,常先伴有发热和咽痛,在治疗开始时即应当告诉患者,如遇到上诉情况,应立即就诊,要立即检查白细胞,及时发现粒细胞缺乏,并及时停药。甲亢在病情未控制时也可引起白细胞减少,所以在 ATD 治疗前应常规检查血常规,以治疗前白细胞数目作为对照。如果在 ATD 治疗前白细胞已减少,应用 ATD 后,应当连续监测白细胞计数,如果显示减少,甚至是进行性减少及中性粒细胞比例下降,应停用 ATD。如在连续检测中白细胞计数保持恒定或回到正常,治疗不需中断。

  ATD 致中毒性肝炎的发生率为 0.1%~0.2%。多发生在用药后 3 周,可表现为变态反应性肝炎,转氨酶显著上升。另外甲亢本身也可导致转氨酶升高,故在用 ATD 前应检查基础肝功能。

  ATD 致血管炎的副作用罕见。由 PTU 引起的多于 MMI。血清学检查符合药物性狼疮。抗中性粒细胞胞浆抗体(ANCA)阳性的血管炎主要发生在亚洲患者,多见于中年女性,临床表现为急性肾功能异常、关节炎、皮肤溃疡、血管炎性皮疹等,停药后多数病例可以恢复。少数严重病例需要大剂量糖皮质激素、环磷酰胺或血液透析治疗。故有条件者在使用 PTU 治疗前应检查 ANCA,对长期使用 PTU 治疗者定期检测尿常规(尿红细胞)和 ANCA。

  ATD 致皮疹和皮肤瘙痒的发生率为 10%,用抗组胺药物多可纠正。如果皮疹严重应停药,以免发生剥脱性皮炎。

  ATD 致关节疼痛者应当停药,否则会发展为"ATD 关节综合征",即严重的一过性游走性多关节炎。

  还有一些少见的副反应,如毛发色素脱失、淋巴结增大、结膜炎、水肿、腹泻等,有些反应在继续用药过程中可能消失。

  4. 放射碘治疗 其机制是 ^{131}I 被甲状腺摄取后释放 β 射线,破坏甲状腺组织细胞,射线在组织内射程只有 2 mm,不会累及毗邻组织。

  ^{131}I 治疗甲亢已有 60 多年历史,现已是美国及北美其他国家治疗成人甲亢的首选疗法。我国使用的频率明显低于欧美国家。我国对年龄的适应证比较慎重,在美国等北美国家对 20 岁以下的甲亢患者用 ^{131}I 治疗已屡有报告。英国对 10 岁

以上甲亢儿童,特别是具有甲状腺肿大及对ATD治疗依从性差者,也用^{131}I治疗。

中国甲状腺疾病诊治指南的适应证:成人Graves病甲亢伴甲状腺肿大Ⅱ度以上;ATD治疗失败或过敏;甲亢手术后复发;甲亢性心脏病或甲亢伴其他病因的心脏病;甲亢合并白细胞和/或血小板减少或全血细胞减少;老年甲亢;甲亢伴糖尿病;毒性多结节性甲状腺肿;自主功能性甲状腺结节合并甲亢。相对适应证:青少年甲亢和儿童甲亢,用ATD治疗失败、拒绝手术或有手术禁忌证;甲亢合并肝肾等脏器功能损害;对良性和稳定期的中、重度突眼可单用^{131}I治疗,对进展期浸润性突眼患者,可在^{131}I治疗前后加用泼尼松。禁忌证:妊娠和哺乳期妇女。

并发症 ^{131}I治疗后的主要并发症为甲减。^{131}I治疗后发生永久性甲状腺功能减退症的概率较高(10年后高达70%),一般在治疗后第一年的发生率为4%～5%,以后每年增加1%～2%。而国内的报告第一年的发生率为4.58%～5.4%,以后每年递增1%～2%,10年约为50%～80%,甚至90%。对接受放射碘治疗患者,应定期检测甲状腺功能。甲减是^{131}I治疗甲亢难以避免的结果,选择放射碘治疗应权衡甲亢与甲减后果利弊。发生甲减后可用L-T_4替代治疗。研究已明确,放射碘治疗甲亢简便价廉,总有效率达95%,临床治愈率达85%以上,复发率小于1%。第一次治疗后3～6个月,部分患者如病情需要可做第二次放射碘治疗。目前无确切证据显示^{131}I治疗可增加甲状腺癌、白血病的危险及对生育和遗传产生不良影响。甲亢伴浸润性突眼过去是^{131}I治疗的禁忌证之一,现在的观点有所改变,多数学者认为^{131}I治疗Graves眼病(GO)有较好的效果,戒烟和合理使用肾上腺糖皮质激素可防止突眼加重,对良性和稳定期的突眼患者可单用^{131}I治疗;对于进展期的突眼患者,在^{131}I治疗时加用肾上腺糖皮质激素可取得一定的效果。

5. 手术治疗 手术治疗的治愈率95%左右,复发率0.6%～9.8%。

手术治疗适应证:中、重度甲亢长期服药无效或停药后复发或不能坚持服药者;甲状腺肿大显著,有压迫症状者或胸骨后甲状腺肿;结节性甲状腺肿伴甲亢;疑似与甲状腺癌并存者;妊娠期甲亢药物控制不佳者,可以在妊娠中期(第13～24周)进行手术治疗。手术禁忌证:严重心、肝、肾、肺等合并症,或者全身情况不能耐受手术者;妊娠早期及晚期。

手术准备:用ATD药治疗,待临床症状消失,脉率下降至90次/分以下,体重增加后,术前准备用复方碘制剂,可以减少甲状腺的过度充血状态,抑制滤泡细胞膨胀,减少术中和术后的出血。复方碘溶液必须在应用抗甲状腺药物、甲状腺功能正常的基础上使用,否则可能加重病情。复方碘溶液,每天3次,每次3～5滴,4～5天增至每次10滴,每天3次,连续用2～3周,可使甲状腺质地变硬、血管杂音减轻或者消失，即可进行手术。应注意，凡不准备施行手术者，不要服用碘剂，口服碘剂最长不超过 4 周。对于术前应用碘剂或合并应用 ATD 药物不能耐受或者无效者，可单用普萘洛尔或与碘剂合用。

手术可行一侧甲状腺全切，另一侧次全切，保留 4~6 g 甲状腺组织，也可行双侧甲状腺次全切除，每侧保留 2~3 g 甲状腺组织。近年来随着 ^{131}I 应用的增多，手术治疗较以前减少。

并发症：永久性甲减、甲亢复发、喉返神经损伤、甲状旁腺功能减退症等。

6. 甲状腺介入栓塞治疗　是 20 世纪 90 年代以来治疗 Graves 病的一种新方法。方法是在数字减影血管造影技术的透视监视下，经股动脉将导管送入甲状腺上动脉，缓慢注入与造影剂相混合的栓塞剂，栓塞的目的是造成靶血管供血范围内甲状腺组织的细胞坏死及功能缺失。根据甲状腺动脉增粗的程度、血流量和腺体肿大情况栓塞 2~3 支动脉。一般同时栓塞双侧的甲状腺上动脉，如果造影发现一侧的甲状腺上动脉供血不足该侧甲状腺体积的 50%，需加栓同侧甲状腺下动脉。栓塞术后给予抗生素及泼尼松(15 mg/d)3~7 天，停用或减少 ATD 剂量。观察心率，颈围和颈部血管杂音的变化，定期复查甲状腺功能，必要时行甲状腺彩色多普勒复查。侧支循环可以使仍开放的细小动脉重新恢复对甲状腺的供血，从而导致治疗后病情复发。

甲状腺动脉栓塞治疗难治性 Graves 病仍处于初步研究阶段，尚无明确的适应证。一般认为：经正规服用 ATD 疗效不佳或者过敏需立即停药者；甲状腺巨大者需手术才能达到长久的临床治愈，但药物难以使甲亢症状控制至应有水平，使手术难以进行者；治疗甲亢性心脏病不能进行手术及 ^{131}I 治疗者；年轻未育或吸 ^{131}I 率低，不易用放射碘治疗者。除了动脉造影的一般禁忌证外，甲状腺动脉栓塞无绝对的禁忌证。

并发症及处理　栓塞后出现轻、中度颈前区疼痛，可忍受或服用止痛药缓解。多数有体温升高或轻度声嘶，均在 2~5 天内恢复。未见有报告栓塞后发生甲状腺危象者。

疗效评价　文献报道，甲亢患者一经甲状腺动脉栓塞，临床症状均可消失或缓解，停用或减少服用抗甲亢药物而维持正常甲状腺功能。目前国内外报道的初步临床经验表明，介入性甲状腺动脉栓塞的体积可达 70%~80%，达到手术次全切除甲状腺的量，并使甲亢得到临床治愈。有助于解决传统疗法难以解决的临床实际问题，近期和中期疗效肯定，同时又有安全、简便、创伤小、疗效好的优点。可以作为甲亢独立的治疗方法，尤其是对内外科治疗均有困难的病例。对甲亢的复发率,甲低和甲旁低下的发生率及远期疗效等,仍有待临床做进一步大样本的长期深入研究。

7. 碳酸锂　碳酸锂可以抑制甲状腺激素的分泌,还有升高白细胞的作用。主要用于对 ATD 及碘剂过敏患者,临时控制他们的甲状腺毒症,碳酸锂的这种抑制作用随时间延长而逐渐消失。常用剂量为 250～500 mg,每 8 小时一次,因为碳酸锂的毒副作用较大,不能作为甲亢治疗的常规药物,适用于 ATD 导致粒细胞缺乏时,而又需迅速控制甲亢时,短时间使用(一般不超过 3 个月)。

8. β受体阻断剂　作用机制　甲状腺素可以增加肾上腺能受体的敏感性,β受体阻断剂阻断儿茶酚胺的作用,减轻甲状腺毒症的症状,具有阻断外周组织 T_4 向 T_3 转化的作用,主要在 ATD 初治期使用,可较快控制甲亢的临床症状,也可用于甲亢危象甲亢手术前准备,甲亢性房颤,心动过速及放射碘治疗甲亢起效前的辅助治疗。常用普萘洛尔(心得安),20～80 mg/天(6～8 小时一次)。注意哮喘和慢性阻塞性肺病禁用;甲亢妊娠女性慎用;心脏传导阻滞和充血性心力衰竭慎用。

9. 碘剂　碘剂的主要作用是抑制甲状腺素从甲状腺释放,但作用不持久,长期使用(>3 周)使人产生"逸脱"现象,此时甲亢症状加剧。适应证:甲状腺次全切除的准备;甲状腺危象;严重的甲状腺毒症心脏病;甲亢患者接受急诊外科手术。哺乳期妇女禁用,妊娠期间应避免长期使用。不能在放射性碘治疗前使用。

碘剂通常与 ATD 同时给予。控制甲状腺毒症的碘剂量大约为 6 mg/d,6 mg 相当于饱和碘化钾溶液(SSKI)1/8 滴或复方碘溶液(Lugol's 液)0.8 滴。有人使用上述一种碘溶液的量为 5～10 滴 tid。尽管使用的剂量可以大于最低有效剂量,但是由于很大剂量易出现副作用,故建议最大量为 SSKI 3 滴 tid。

10. 甲状腺制剂　在用 ATD 时,同时或先后加用甲状腺制剂(甲状腺片或左甲状腺素)的问题,仍有争议。有学者认为在给足量的 ATD 的同时,可加用甲状腺素来预防病情变为甲减。各项研究对 ATD 并用甲状腺制剂后的复发率报道不一。

11. 肾上腺糖皮质激素　自从认识到 Graves 病为自身免疫性疾病后就有人试用肾上腺糖皮质激素治疗甲亢。肾上腺糖皮质激素对 Graves 病有多方面的治疗作用,它可以迅速降低循环血中甲状腺激素水平,地塞米松 2 mg,每 6 小时一次,可以抑制甲状腺激素分泌和外周组织 T_4 转换为 T_3,本药主要用于甲状腺危象的抢救。半个多世纪以来肾上腺糖皮质激素口服或静脉注射一直是治疗中、重度浸润性突眼的主要方法,还可以有效预防放射性碘治疗甲亢引起眼病加重的副作用。尽管近年来一些新的生物制剂如 Rituximab(美罗华)试用于 Graves 眼病的治疗取得了较好的效果,但还需要更多的临床验证。糖皮质激素将仍然是 Graves 眼病的主要治疗手段。目前尚无证据表明糖皮质激素对 Graves 甲亢的长期预后有影响，它并不增加抗甲状腺药物的治愈率，由于它的副作用远远大于目前使用的抗甲状腺药物，所以不推荐用于甲亢的长程治疗。

12. 甲亢合并周期性麻痹的治疗　对于发作严重者，应静脉滴注氯化钾 3～5 g/d，在病情稳定以后，改用钾盐口服。最根本的是对甲亢本身的治疗，甲亢控制后可以自愈。避免过饱、高糖膳食、情绪激动、大汗、剧烈活动等诱因，对经常发作低血钾的患者，适量短时期补充钾盐是必要的。

13. 亚临床甲亢的治疗　对本病的治疗意见尚不一致。原则上是对完全 TSH 抑制者给予 ATD 或者病因治疗；对部分抑制者不予处理，观察 TSH 变化。绝经后妇女已有骨质疏松者应给予 ATD 治疗。有甲亢症状者，如心房纤颤或体重减轻也应考虑 ATD 治疗。甲状腺有单个或多结节者也需要治疗，因其转化为临床甲亢的危险较高。

14. 妊娠期甲亢的治疗

(1)孕前与孕期　目前是否适合妊娠主要取决于甲亢病情，若甲亢治疗不充分，病情仍未控制，即使妊娠也容易发生流产、早产、胎儿生长迟缓、足月小样儿、胎儿或新生儿甲亢等。建议已确诊甲亢的妇女，先进行甲亢治疗，甲亢未控制暂不怀孕。待血清 FT_3 及 FT_4 达到正常范围，停 ATD 或者 ATD 最小剂量时，可以怀孕。如果为妊娠期间发现甲亢，在告知妊娠及胎儿可能存在的风险后，如患者选择继续妊娠，则首选 ATD 治疗，或者在妊娠 4～6 个月期间行手术治疗。

(2)药物治疗　ATD 首选 PTU，因该药不易通过胎盘，且 MMI 治疗有致胎儿头皮缺损的报道。ATD 治疗的原则是使用最小有效剂量，尽快的使 FT_4 维持在正常范围的上 1/3。PTU 起始剂量 50～100 mg q8 h(MMI 20 mg/d)，治疗初期每 2～4 周检查甲状腺功能，以后延长至 4～6 周，血清 FT_4 下降至正常应及时减少药物剂量。当患者依赖最小剂量的 ATD(PTU 50 mg/d 或 MMI 5 mg/d)维持甲功正常持续数周后，可以停药，尤其是在妊娠后期时，应注意及时停药。ATD 过量会造成胎儿甲减和甲状腺肿大等。哺乳期母亲应该在哺乳完毕后服用 ATD，之后间隔 3～4 小时再进行下一次哺乳。甲状腺素不通过胎盘，不能防止胎儿甲减，反而增加母亲 PTU 用量，故妊娠期不主张合用 $L-T_4$。β受体阻滞剂，如普萘洛尔，与自发性流产有关，还可能引起胎儿宫内生长迟缓、产程延长、新生儿心动过缓等并发症，故慎重使用。孕妇长期服用含碘药物，可能导致胎儿甲状腺肿大、气管阻塞、先天性甲减等，因此，在非缺碘地区禁用碘剂，除非在甲状腺手术及甲亢危象时。

(3)手术治疗　如果 ATD 治疗效果不佳，对 ATD 过敏，或者甲状腺肿大明显,需要大剂量药物才能控制甲亢时可考虑手术治疗。手术时机一般选在妊娠4～6月,一般采取次全甲状腺切除术。

(4)^{131}I治疗　妊娠期及哺乳期妇女禁用^{131}I治疗,育龄妇女行^{131}I治疗前需确定未孕。如果选择^{131}I治疗,治疗后的6个月应当避免怀孕。

15. 甲亢心的治疗　在治疗甲亢的同时,应根据心律紊乱、心力衰竭的性质采取针对性措施。

(1)处理甲亢本身　ATD给药方法与无心脏病的甲亢患者无明显不同。应立即给予足量药物,控制甲状腺功能至正常。对于心力衰竭已被控制的患者,放射^{131}I治疗是一种很好的选择。常先选用ATD治疗,待病情稳定后再选用放射碘治疗,以免放射碘治疗过程中大量甲状腺素释放而加重心脏负担引起心衰。经ATD控制甲状腺毒症症状后,尽早给予大剂量的^{131}I,破坏甲状腺组织。放射碘治疗后两周恢复ATD治疗,等待^{131}I发挥其完全破坏作用;^{131}I治疗后12个月内,调整ATD的剂量,严格控制甲状腺功能在正常范围;如果发生^{131}I治疗后甲减,应用尽量小剂量的左甲状腺素控制血清TSH在正常范围。避免过量左甲状腺素对心脏的副作用。甲亢有心脏病时是否能行甲状腺手术治疗,需视心脏病程度决定,ATD控制甲亢,在心脏的异常稳定以后,如果选用手术,不是绝对不可以。

(2)对心脏方面做相应处理　对于心律失常的治疗,甲亢心脏病心律失常治疗基本同无甲亢心律失常患者。心房纤颤可以被普萘洛尔或/和洋地黄控制。控制甲亢后心房纤颤仍持续存在,可以施行电转率。对于心力衰竭治疗,与未合并甲亢者相同,但是纠正难度加大。一般治疗原则为减轻心脏负荷,增强心肌收缩力,减少水钠潴留,营养心肌。关于β受体阻断剂,根据病情,可选用普萘洛尔40～60 mg/d,每6～8小时分次使用,有时需要同时使用洋地黄制剂。

一般来说,多数甲亢心脏病患者,随着甲亢病情的被控制,心脏病本身会逐渐减轻或者消失,但也有少数患者在甲亢消失后相当长一段时间心脏情况才恢复,这与甲状腺激素对心脏的滞后影响可能有关。对于心房纤颤,60%可自发的转为窦性心律,若房颤持续存在半年以上,虽然甲亢被控制,其自然恢复的可能性不大,必要时应行转复治疗。个别患者,随甲亢病情的再次复发,心脏病可能再现,此时仍要排除原来同时患有或者新近患心脏病可能。

(三)治疗方案的选择

治疗方案的选择取决于多方面的因素,包括疾病的性质及严重程度、医生的治疗习惯及水平、患者的意愿、当地的医疗条件、治疗费用等,治疗得当,三种方案均可获得满意的临床疗效。

因 GD 甲亢的确切发病机制不清,目前治疗仅能控制高代谢症候群,调节免疫监护功能,而不能针对病因,故而复发率高。抗甲亢药治疗无创伤性,费用少,对甲状腺不会造成永久性破坏,因而永久性甲状腺功能减退的危险性极少,对甲状腺较小(40 g 以下)、年龄 40 岁以上、TSAb 水平较低的患者,可获较高的缓解率。但总体而言,抗甲亢药物的临床治愈率仍较低(平均 40%～50%),且疗程长(至少 1～2 年),须定期复查,复发率高(可达到 60%～80%),患者依从性较差,且偶可出现严重药物不良反应(白细胞减少或粒细胞缺乏,血管炎,肝功能损害等)。放射性 ^{131}I 治疗简单、方便、安全、经济,治愈率高达 90% 以上,甲状腺癌、白血病的危险及对生育和遗传无不良影响,但 ^{131}I 治疗后发生永久性甲状腺功能减退症的概率较高(10 年后高达 70%)。选择手术治疗,可快速、有效地控制甲亢,但创伤性最大。甲状腺次全切除术长期缓解率高,复发率低,但有一定的危险性,手术并发症,如损伤喉返神经致声嘶或失声,损伤或误切甲状旁腺可致永久性甲状旁腺功能减退,手术后永久性甲状腺功能减退的发生率也较高。甲亢的动脉栓塞疗法与手术及放射性碘治疗的原理相同,栓塞后使甲状腺约 70%～80% 坏死,以减少功能异常旺盛的甲状腺滤泡细胞的数目而实现治疗目的。尽管栓塞疗效很好,由于是一种新的方法,尚缺乏大宗病例的长期随访统计资料研究,还无法确定其确切的远期疗效及复发率。在我国最常选用的治疗方法是 ATD,在美国,放射性碘是较常采用的治疗方法。

【病程观察及处理】

(一)病情观察要点

1. 临床症状及体格检查　包括各项症状有无改善,是否出现显著体重增加、反应迟钝、怕冷等甲减表现,服药过程中有无发热、咽痛等感染表现。体格检查包括心率、血压、甲状腺检查及相关眼征等。

2. 实验室检查　在 ATD 治疗开始或者更换剂量时,约每 4 周复查血清甲状腺素水平一次。达到维持剂量后,可间隔 2～4 个月定期检测,定期检测血象及肝功能。

(二)疗效判断及处理

评估疗效的检测指标包括患者主诉神经症状、心悸、乏力减轻,体重增加;查体甲状腺肿大缩小、血管杂音减轻;血中 FT_3 及 FT_4 应达到正常范围内,TSH 水平常在甲状腺功能恢复正常后数月方正常。

【出院随访】

(一)检查项目与间隔

1. 在 ATD 治疗开始或者更换剂量时,每 4 周复查血清甲状腺素水平一次。达到维持剂量后,可间隔 2~4 个月定期检测,定期检测血象及肝功能。

2. 手术及放射性碘治疗后,亦应定期检测甲状腺功能。

3. 少数甲亢心患者,心房纤颤很难消失,房颤可持续多年,这种患者需定期做心脏彩色多普勒和心功能测定,特别注意心脏有无附壁血栓,及早采取抗栓、溶栓治疗,以免发生心脑血管栓塞。

(二)定期门诊随访应当注意的问题

1. 在 ATD 治疗时,即应当告诉患者,当出现发热和咽痛等感染表现时,应停药并立即就诊。

2. ATD 治疗甲亢疗程长,复发率高,应向患者解释病情,缓解其焦虑情绪,树立治疗的信心,并嘱患者坚持规则服药,戒含碘高的食物和药物,定期门诊复查。

(廖志红 何婷婷 肖海鹏)

甲状腺浸润性眼病

【概述】

又称恶性突眼,约占 5%,多为男性患者。突眼度超过 19 mm,左右突眼程度常不相等,相差约 2~5 mm,有时仅一侧突眼。常有视力疲劳、异物感、眼部胀痛、畏光、流泪、结膜充血、眼睑肥厚、眼外肌受累后可出现眼球活动度受限、复视,结膜及角膜外露易引起充血、水肿、溃疡形成以致失明。浸润性突眼呈进行性发展,性质严重,其发病目前认为与自身免疫有关,通过治疗可有一定程度缓解,但一般不能恢复正常。

【诊断步骤】

(一)病史采集要点

1. 起病情况 甲状腺眼病主要发生于 Graves 患者中,也可见于甲状腺功能正常患者及原发甲减和桥本甲状腺炎患者。在后者,仅 3% 病例伴有甲状腺眼病。

未经治疗的Graves病,临床上有71%无眼病表现,Reed提出在甲亢前有甲状腺眼病的占35%,两种情况同时发生的占25%,而甲亢之后出现的甲状腺眼病有40%。

2. 主要临床表现　浸润性突眼指眼球显著突出,突眼度超过18 mm,少数患者仅有单侧突眼;患者自诉有眼内异物感、胀痛、畏光、流泪、复视、斜视、视力下降;体检见眼睑肿胀、结膜充血水肿、眼球活动受限,严重者眼球固定,眼睑闭合不全、角膜外露而形成角膜溃疡、全眼炎,甚至失明。

3. 既往病史　起病年龄小、体重指数低、吸烟、过多食用碘盐、有Graves病家族史、T_3及T_4高接受过放射碘治疗等与甲状腺眼病的发生有密切关系,是甲状腺眼病发生的危险因素。

(二)体格检查要点

1. 单纯性眼征　①轻度突眼:突眼度不超过18 mm;②Stellwag征:瞬目减少,炯炯发亮;③上睑挛缩,睑裂增宽;④von Graefe征:双眼向下看时,由于上眼睑不能随眼球下落,出现白色巩膜;⑤Joffroy征:眼球向上看时,前额皮肤不能皱起;⑥Mobius征:双眼看近物时,眼球辐辏不良。

2. 浸润性眼征　眼球外展受限、角膜炎症、视野缺损甚至消失等。

3. Graves病相关体征(相见Graves病章节)。

(三)门诊资料分析

1. 眼球突出是指角膜定点突出于颞侧眼眶缘平面的距离,一般以mm为单位。我国正常人眼球突出度男性11.3～13.8 mm,女性12.3～13.9 mm,平均13.6 mm,双眼突出度可有小的差异,一般不超过2 mm。

2. 眼球急速运动试验(saccade test)可用于判断眼肌的受累程度。用双目镜等测定眼球急速运动,观察眼球的水平和垂直活动度(10°、20°和40°),并同时进行眼肌疲劳试验。本试验的个体差异大。在GD眼病早期,眼球急速运动试验无明显改变,如有异常说明眼肌病变较严重(如纤维化)。

3. 甲状腺相关检查,如TSH、FT_3、FT_4、TT_3、TT_4、rT$_3$、TRAb、TPOAb、TgAb、TRH兴奋试验、甲状腺摄^{131}I率、T_3抑制试验。(详见Graves病章节)

(四)进一步检查项目

眼部电子计算机X线体层显像(CT)和磁共振显像(MRI)眼部CT和MRI可以排除其他原因所致的突眼,测量突眼的程度,评估眼外肌受累的情况。这些指标有助于对比病情的变化和估价治疗的有效性。

甲状腺疾病 | 第9章

【诊断对策】

(一)诊断要点

本病多发于中老年,一般无性别差异,轻重程度与甲状腺功能亢进程度无关。通过眼压测定、核素扫描、B型超声及CT检查,证实Graves病患者大多数有不同程度的眼部异常,而有眼病临床表现者占25%～50%。

1. 突眼度　我国正常人突眼度标准将双眼或单眼突出度＞14 mm或双眼球突度相差＞2 mm者定为突眼(除去生理性突眼或假性突眼)。

2. 甲状腺相关性眼病　有眼部症状和体征,不同程度的甲状腺肿大;有甲状腺功能亢进症状和血清甲状腺激素水平增高;眼部CT扫描提示眼外肌呈梭形肥大,排除其他疾患所致眼部改变。

3. Mourits根据免疫炎性反应的10个临床表现(眼痛、眼胀感、向上下或向两侧凝视时眼痛、眼睑充血、结膜弥漫充血、结膜水肿、眼睑水肿、肿胀的肉阜出现、突眼度在3个月内增加＞2 mm、视力在3个月内有所下降、眼球活动在3个月内有所下降)来判断甲状腺眼病的活动性,认为其预测的特异性可达86%。

(二)鉴别诊断要点

如单眼或眼部不对称受侵时,需要与眶内肿瘤、血管异常、眶内肌炎、炎性假瘤及各种眶内感染等情况相鉴别。

1. 眶炎性假瘤　为一种不明原因,以眶内肿块为临床特征的非特异性炎症。该症可累及眶内各种组织,其中累及眼外肌者(又名肥大性肌炎),易与甲状腺相关性眼病混淆。肥大性肌炎多为单条肌肉受累,病变多侵犯肌肉止点,大部分患者通过球结膜可见肌肉止点处充血,CT扫描可发现肌肉止点明显肥胖。肌肉纤维可造成眼部偏斜及眼球运动障碍,但肥大性肌炎病变极少累及提上睑肌,因此无眼睑回缩及迟落征。

2. 颈动脉-海绵窦瘘　由于眼眶静脉压增高,使眶软组织充血,可见多条肌肉肥大,但多有搏动性眼球突出,眼上静脉扩张及眶部血管杂音,无眼睑回缩及迟落征。

3. 眼外肌被动性肿大　由于眶内占位病变的压迫或直接侵犯均可使眼外肌肥大,但多有占位性病变的其他体征可鉴别。

4. 眼外肌本身病变　眼外肌的囊虫病或肌肉内血管瘤等均可使肌肉肥大,但多为单条肌肉且具有各自其他临床特征,无眼睑回缩及迟落征。

(三)临床类型

凡有甲状腺功能亢进者称为甲状腺相关性免疫性眼病Ⅰ;甲状腺功能正常者

称为甲状腺相关性免疫性眼病Ⅱ；甲状腺功能低下者称为甲状腺相关性免疫性眼病Ⅲ。

与 GD 相关的眼部病变称为甲状腺相关性眼病 TAO，可分为二类六级，第一类为非毒性(良性、干性或非浸润性)突眼(眼病)；第二类为浸润性(水肿性、恶性)突眼(眼病)。(表 9-1)

表 9-1 内分泌性突眼的分类和分级

分类	分级	定义
1	1	仅有眼征(上睑挛缩、凝视,可伴突眼),无明显症状
	2	有软组织受累的眼征和症状(异物感、多泪、畏光、结膜充血、结膜水肿、眼睑肥厚等)
2	3	眼球突出
	4	眼外肌受累
	5	角膜受累
	6	视神经受累

美国甲状腺病学会将突眼分为由 0 级至 6 级的 7 个级别。考虑到良性与恶性(浸润性与浸润性)的动态变化和重叠交叉特点,不再细分为 2 类。(表 9-2)

表 9-2 内分泌性突眼的分级(美国甲状腺病学会)

级别	眼部表现
0	无症状和体征
1	无症状,体征有上睑挛缩、Stellwag 征、von Graefe 征等
2	有症状和体征,软组织受累
3	突眼(>22 mm)
4	眼外肌受累
5	角膜受累
6	视力丧失(视神经受累)

表 9-3 Graves 眼病病情分级标准(EUGOGO,2006)

级别	突眼度(mm)	复视	视神经受累
轻度	19～20	间歇性发生 (仅在劳累或行走时发生)	视神经诱发电位异常 视力＞9/10
中度	21～23	非持续存在 (眨眼时发生复视)	视力 8/10～5/10
重度	＞23	持续存在 (阅读时发生复视)	视力＜5/10

【治疗对策】

(一)治疗原则

目前尚无十分有效的方法,治疗仅能起到缓解病情、减轻症状、改善功能及美容的作用。

(二)治疗计划

1. 良好的甲亢控制　控制高代谢症状,对于严重突眼者不宜进行手术治疗,同位素治疗也应慎用。

2. 保护眼睛　高枕卧位、限制食盐或利尿剂可以减轻水肿;外出戴有色眼睛、睡前戴眼罩可以减少灰尘刺激,必要时使用抗生素眼膏。

3. 早期使用免疫抑制剂　泼尼松 10～20 mg,每日 3 次,症状好转后减量,总疗程 3～6 个月。也可酌情选用其他免疫抑制剂,如环磷酰胺、甲氨蝶呤、环孢素等,使用过程中应注意副作用。

4. 生长抑素　奥曲肽可使甲状腺眼病患者的眼裂变小、眼压下降、视力改善。可抑制 TRH、TSH、T_3 及 T_4 的分泌,还可以减少葡糖胺聚糖的生成。

5. 免疫球蛋白及抗氧化剂　大剂量免疫球蛋白可通过抗自身抗体抑制自身免疫反应。别嘌醇有抗氧化作用,用别嘌醇(300 mg/d)和尼克酰胺(300 mg/d)治疗 3 个月后,可使眼部的软组织炎症缓解,其他眼征改善。

6. 手术　可采用暂时性眼睑缝合或眶内减压手术。在疾病后期,急性过程平息后,由于肌肉的纤维化和挛缩,常遗留下复视或眼睑的异常,可采用眼睑及斜视矫正手术。

7. 对严重突眼者可行手术眶内减压或球后放射治疗以减轻浸润,但存在较多副作用,应慎重选择。

(三)治疗方案选择

1. 注意休息,夜间高枕卧位,限制食盐,给予利尿药。

2. 1%甲基纤维素或0.5%氢化可的松滴眼,睡眠时使用抗生素眼膏,加盖眼罩预防角膜损伤。

3. 免疫抑制剂 泼尼松60～100 mg/d,分3次口服,持续2～4周,以后的4～12周中逐渐减量。严重病例可应用甲泼尼龙0.5～1.0 g加入生理盐水静滴,隔日一次,连用2～3次后改为口服泼尼松。也可试用环磷酰胺等其他免疫抑制剂。因大剂量或较长期的应用糖皮质激素可产生一系列副作用,有人主张间歇性球后或球结膜下局部注射醋酸强的松龙0.25～0.4 mg,每周2次,可使眼部症状减轻。也有人主张试用透明质酸酶球结膜下或球后注射,以溶解眼眶内的粘多糖类。每次一侧300～500 U溶于0.5%普鲁卡因0.2～0.4 ml,每周2～3次。广州中山大学第一附属医院孙治华、姚斌、翁建平等对2003年12月至2004年12月在中山一院就诊的32例初诊的Graves眼病的患者进行激素冲击治疗,分析治疗有效组和无效组的临床特点。结果显示19例(59.4%)患者治疗后眼部症状和体征有不同程度的改善。通过分级分析发现对于病程<4个月,临床活动评分(clinical activity score,CAS)>7、治疗前TSAb滴度高及软组织炎症症状严重的患者疗效明显优于轻度症状者。研究结果还显示活动性强、病程短、治疗前高水平TSAb的患者通过激素冲击治疗的效果较好。

4. 严重突眼、暴露性角膜炎或压迫性视神经病变者,可行眼眶减压手术或球后放射治疗,以减轻眶内和球后浸润。泼尼松效果不佳时,可改用球后放射治疗,通常给予20 Gy剂量,分10次在两周内进行。一般照射1～2周可见到眼病有改善,作用时间可持续长达18个月。大多数患者治后结膜、眼睑和眶周组织的水肿明显改善,对眼外肌大小的影响很少,眼球活动受限,对复视也无影响。主要副作用是照射引起的视网膜病变,可发生于治疗以后的18～36个月,由于治疗有可能加速微血管病变的危险,糖尿病伴有视网膜病变者,眶部照射也属禁忌,因其可增强照射的作用,使眶部照射剂量计算不精确。

5. 控制甲亢首选ATD治疗,因手术和 ^{131}I 治疗可能加重浸润性突眼。控制甲亢不宜过快、过剧,以免发生甲减使突眼加重。一般予他巴唑5～20 mg qd即可,可使甲亢患者甲状腺抗体分泌减少,减轻甲状腺淋巴细胞浸润,因而也可抑制浸润性突眼的免疫反应。

6. 可合用L-T_4 50～100 mg/d,以预防甲状腺功能低下加重突眼,待眼部症状好转后,逐渐减量,维持1～2年。

7. 生长抑素　奥曲肽作用时间较长,有前瞻性研究显示其有效率<60%,有人认为对于那些不适合用皮质激素的患者,对改善软组织异常,是一种有效和安全的治疗方法。

8. 血浆置换　适用于严重突眼进展期,糖皮质激素治疗无效时,在 1 周左右行血浆置换 4 次,置换出血浆总量 10 L 左右,代以稳定的血浆蛋白溶液或新鲜血浆。可清楚血浆中的抗体及免疫复合物。

【病程观察及处理】

(一)病情观察要点

1. 甲状腺眼病的相关要点　突眼度、视力、眼压、眼球自觉症状、体重、TT_3、TT_4、TSH、TMA。

2. 药物副作用的相关要点　如激素、细胞毒药物的副作用。

(二)疗效判断与处理

疗效评定标准:

(1)尚缺乏大量的、多中心、前瞻性的对照性研究,或者说,还没有循证医学的证据来评价是否药物治疗或哪一种治疗药物、眼眶放射、眼科手术等治疗方法临床疗效更突出,疗效更佳。

(2)目前应用激素治疗有效指标　①临床症状(眼痛、眼部充血、水肿、复视)消失或明显好转;②突眼度下降;③眼外肌功能恢复,眼球活动度改善;④视力和视野好转;⑤MRI 示眶后组织容量缩小,眼肌肥厚退缩。

【预后评估】

甲状腺相关性眼病(TAO)大多是自限性的,一般能在 3～36 个月中自发缓解,仅 5% 左右发展到严重危害视力,损害容貌的程度。多见于老年男性。

【出院随访】

随访内容以甲状腺功能的复查为主。尤其对于甲亢患者在应用抗甲状腺药物治疗减量过程,应同时加用小剂量甲状腺素。同时应奉劝患者,不能因临床症状暂缓便自行停药。

(姚　斌)

第三节 多结节性甲状腺肿伴甲亢

【概述】

本病又称毒性多结节性甲状腺肿(toxic multinodular goiter),为单纯性甲状腺肿患者久病后出现甲亢症状,是否有一种特异致病因素使某些非毒性结节性甲状腺肿发展为甲亢尚不清楚。在病理上常不易区别毒性或非毒性多结节性甲状腺肿。许多结节功能自主的原因尚不明,在60%的毒性多结节性甲状腺肿的患者中有腺细胞TSH受体基因突变。不包括长期Graves病后甲状腺多结节增生。

【诊断步骤】

(一)病史采集要点

1. 多发生于老年人或年龄较大者,常有多年的非毒性多结节甲状腺肿病史。

2. 症状一般较Graves病为轻,但常突出某一器官或系统,尤其是心血管系统,如心律失常、充血性心力衰竭。消耗和乏力较为明显,伴有厌食。

3. 神经系统的表现在年龄较轻的患者中不明显,但是情绪的不稳定较显著。

4. 严重的甲状腺肿可导致压迫症状,出现咳嗽、气促、吞咽困难及声音嘶哑。胸骨后甲状腺肿可压迫头颈部及上肢静脉导致回流受阻。

5. 突眼罕见,但可见眼睑挛缩。

(二)体格检查要点

甲状腺呈结节性肿大,质硬,可单发或多发有多个结节,血管杂音少见。

(三)门诊资料分析

甲状腺功能检查:一般甲状腺功能试验常在边缘范围,T_3、T_4常轻微升高,血清TSH水平被抑制有时是唯一的异常。

(四)进一步检查项目

1. 甲状腺核素显像 有助于诊断,浓聚征象较明显;如果血清TSH低于正常且核素显像提示高功能结节时,该结节几乎都是良性。

2. T_3抑制试验 T_3抑制试验不被抑制,该试验受限制,因老年人常有心脏疾患或隐性疾患。

3. TRH 兴奋试验　在老年患者中较 T_3 抑制试验更为安全。TRH 兴奋试验反应降低,反映甲状腺至少有部分自主功能。如血清 TSH 值(超敏法)低下或测不出及对 TRH 兴奋试验无反应提示为甲状腺毒症。

【诊断对策】

(一)诊断要点

1. 既往存在结节性甲状腺肿病史。
2. 临床甲亢症状。
3. 甲状腺检查常可触及多个结节,质硬,血管杂音少见。
4. 甲状腺功能　T_3、T_4 常轻微升高,血清 TSH 水平被抑制有时是唯一的异常。

(二)鉴别诊断要点

Graves 病　由于少数 Graves 病患者的甲状腺可呈单结节或多结节性肿大,且不对称,有时甚至难以区分多结节性甲状腺肿和典型的 Graves 病甲状腺肿,Graves 病还伴有一些特异的与之密切相关的体征和自身免疫指标异常,如 Graves 病多数甲状腺弥漫性肿大,伴眼征或胫前黏液性水肿,TSH 受体抗体(TRAb 或 TSAb)阳性。

【治疗对策】

(一)治疗计划

1. 本病首选疗法为放射性碘治疗,特别适用于有手术禁忌证、甲亢合并心脏病及结节小于 100 g,显像"热结节",周围甲状腺组织抑制的患者。因部分患者摄碘率较低,应用剂量较大,约为 20～30 mCi。因为许多患者有心血管系统潜在的疾病,故放射性碘治疗前应先用抗甲状腺药物准备至甲状腺功能正常状态,同时也可以防止发生放射性甲状腺炎使甲状腺毒症加重。放射碘治疗前 3 天停用 ATD,治疗后的 7 天再次使用 ATD,这样在放射碘治疗产生效果之前甲亢的症状仍能受到控制,6～8 周后逐渐撤药。心得安常用于放射性碘治疗前后。放疗可致甲减,须予警惕。如果患者使用了 ATD 做准备,放射碘治疗的时机应在 TSH 即将达到正常时,在 TSH 正常偏低的情况下,减少周围正常组织对碘的吸收,减少治疗后甲减的机会。

2. 手术治疗　手术治疗首选于甲状腺肿大明显伴有阻塞症状或胸骨后甲状腺肿的患者。应行 MRI 检查以确定甲状腺肿的程度及气管有无受压或移位。呼吸功能方面的检查评价是否需要手术。

3. 药物治疗　MMI及PTU适用于中重度甲亢症状患者、高龄、有潜在心血管病患者。MMI除了在妊娠的情况以外为首选。与Graves病不同,多结节性甲状腺肿伴甲亢和自主性功能亢进性甲状腺腺瘤在ATD长期治疗过程中不会自发的消退。自主性功能亢进性甲状腺腺瘤可能发生腺瘤出血或梗死使患者甲状腺功能恢复正常,但这种情况非常少见。所以,在这两种疾病中,ATD治疗的目的是使甲亢得到基本控制,为手术或放射碘的治疗做好准备。

(二)治疗方案选择

1. 首选放射性碘治疗,妊娠期间禁止甲状腺核素显像检查和放射性[131]I治疗。
2. 甲状腺肿大明显及胸骨后甲状腺肿、怀疑恶变者应手术治疗。
3. 选择放射碘或手术治疗需要医生和患者之间相互协商讨论。在进一步的治疗还没有确定的时候,有症状的患者通常使用ATD控制病情。当存在手术禁忌证时,应选择放射碘治疗。部分患者对手术麻醉、手术并发症或暴露于放射性物质存在恐惧,对于他们来说,只要他们能耐受并且甲亢能被控制,那么对他们来说,ATD的治疗也是可选的。

【病程观察及处理】

(一)病情观察要点

观察症状体征的变化,如出汗、胃纳、睡眠、心率、血压、体重、甲状腺的大小、甲状腺结节的大小,复查甲状腺功能,注意ATD药物可能出现的副反应(见毒性弥漫性甲状腺肿章节)。

(二)疗效判断与处理

甲状腺毒症症状是否消失,定期复查甲状腺影像学变化。治疗后可能引起甲减,应定期复查甲状腺功能,使 TSH、T_3、T_4 保持正常范围。

(廖志红　何婷婷　肖海鹏)

第四节　自主性功能亢进性甲状腺腺瘤病

【概述】

又称 Plummer 病或毒性甲状腺腺瘤，是甲状腺功能亢进一个比较少见的病因。多为甲状腺中可触及单个结节，自主分泌甲状腺素；偶尔可见两个或三个腺瘤。发病机制主要是腺瘤细胞 TSH 受体基因不同位点发生点突变，导致在没有 TSH 作用的情况下，受体持续性激活，产生过量的甲状腺激素，临床上出现甲亢症状。

【诊断步骤】

(一) 病史采集要点

1. 多见于 30 岁左右患者。发病过程中，腺瘤表现为小结节，不能扪及，随病情发展，出现腺瘤进行性生长和功能增加，一般当腺瘤直径约 2.5～3 cm 时，患者方才出现甲亢症状。腺瘤中心可能会出血、坏死，此时甲亢症状可能缓解，正常的甲状腺组织可能恢复功能。

2. 临床上常有颈部结节，结节逐渐增大，数年后出现甲亢症状，甲亢的程度一般较 Graves 病轻，浸润性突眼及肌病少见。心血管系统的表现较突出，患者可以心悸、心房纤颤、心力衰竭而就诊，还可以有腹泻、消瘦、乏力等表现。

(二) 体格检查要点

体检发现颈部圆形或卵圆形结节，边界清楚，质地较硬，随吞咽活动，无血管杂音。

(三) 门诊资料分析

甲状腺功能检查：血清 T_3、T_4 水平升高，尤以 T_3 明显，TSH 下降。

(四) 进一步检查项目

1. 甲状腺彩色多普勒　甲状腺内可见圆形或椭圆形肿物，多为单发，有包膜，边界清楚、光滑。肿物内部回声均匀，一般为低回声。可合并囊性变、出血及坏死，从而表现为腺瘤内部无回声、钙化，此钙化常常是粗大的、不规则的，与甲状腺乳头状癌的斑点状的钙化有所不同。

2. 甲状腺核素显像 对本病的诊断和治疗有重要意义。部分患者在病程早期，腺瘤表现为放射性密集区，腺瘤以外的甲状腺组织正常。随病情发展，腺瘤区表现为摄^{131}I浓度高于周围组织，形成"热结节"，也可为多个聚集成热结节团分布于单叶或双叶上，而周围萎缩组织不显影或仅部分显影，此时需与先天性单叶甲状腺鉴别。临床上需要T_3、T_4抑制试验或TSH兴奋试验后重复显像，如是高功能腺瘤，二次显像后，正常甲状腺组织显影，如为先天性甲状腺缺如，则前后无变化。

3. T_3抑制试验 不被抑制。

4. TRH兴奋试验 呈无反应。

【诊断对策】

(一)诊断要点

1. 临床甲亢症状。

2. 体检发现颈部圆形或卵圆形结节，边界清楚，质地较硬。

3. 血清T_3、T_4水平升高，尤以T_3明显，TSH下降。

4. 甲状腺彩色多普勒：甲状腺内可见圆形或椭圆形肿物，多为单发，有包膜，边界清楚、光滑。

5. 甲状腺核素显像示"热结节"，而周围萎缩组织不显影或仅部分显影。

(二)鉴别诊断要点

1. Graves病 Graves病甲状腺弥漫性肿大，伴眼征或胫前黏液性水肿甲状腺，TSH受体抗体(TRAb或TSAb)阳性。

2. 甲状腺恶性肿瘤 对于多数甲状腺癌患者，甲状腺功能正常，但滤泡癌时，部分患者可伴有甲亢。小孩或老人有结节时，恶性可能性增加，头部放射史、家族史以及有无癌肿转移表现有助于诊断。孤立、质硬、固定结节恶性可能性比较大，另外甲状腺影像学检查及甲状腺细针穿吸细胞学检查有助于鉴别诊断。

【治疗对策】

(一)治疗原则

尽管许多自主性功能亢进性甲状腺腺瘤最终引起临床甲亢表现，但有一部分发展的很慢。病程中亦偶有自发性退行性改变而缩小或消失。若患者无甲亢症状，则可根据患者意愿选择，可继续观察，随诊期间注意肿瘤大小的变化及临床表现。若患者有甲亢，T_3和T_4升高，TSH下降或腺瘤较大产生压迫症状，则需治疗。

治疗方法主要包括^{131}I治疗及手术治疗。

(二)治疗计划

1. ^{131}I治疗 理论上,患者甲状腺中只有该腺瘤摄碘,因为TSH水平受抑制导致腺瘤周围正常组织不摄碘,但实际上这种抑制是不完全的,正常甲状腺组织摄碘导致治疗后若干年后出现甲状腺功低下。通常,^{131}I治疗剂量较Graves病剂量大,一般在25~50 mCi。因为发生甲减几率高,故长久的随访甲状腺功能是必要的。可在治疗期间,口服外源性T_3 25 μg/d,连续7天,可抑制TSH水平从而减少正常甲状腺组织摄碘。^{131}I治疗适用于年龄较大、腺瘤直径3 cm或更小的患者。部分患者在初次治疗后甲状腺功能仍未正常,需要第2次治疗。

2. 手术治疗 甲状腺腺瘤较大伴有临床表现及体征适合和年轻的患者适合手术治疗。毒性甲状腺腺瘤并非广泛的血管丰富,故不需要使用碘剂作术前准备,手术中应注意避免过多挤压腺瘤而导致血循环中甲状腺素过高引起甲亢危象。如果患者有明显的甲状腺毒症表现,则需使用ATD或β受体阻滞剂使甲状腺功能基本正常。

3. 超声引导下经皮乙醇注射治疗 对体积小于15 ml的结节,酒精硬化剂治疗的有效率为90%,治疗后甲状腺功能保持正常,硬化剂注射必须在超声引导下进行。这是一项很有前途的良性甲状腺肿块的治疗方法,但更大量的病例及长期的副作用观察仍需大量的实验和临床研究。

4. ATD治疗 MMI及PTU适用于中重度甲亢症状患者、高龄、有潜在心血管病患者。MMI除了在妊娠的情况以外为首选。与Graves病不同,自主性功能亢进性甲状腺腺瘤在ATD长期治疗过程中不会自发的消退。腺瘤可能发生腺瘤出血或梗死使患者甲状腺功能恢复正常,但这种情况非常少见。不是所有的患者需要在放射碘治疗前使用ATD的治疗,例如年龄较轻或者除甲亢外其他方面比较健康的患者就不需要事先使用ATD。在年龄大的患者,伴发有心脏方面疾病、糖尿病或者其他伴随疾病时,可使用MMI 10 mg/d,若甲状腺肿大明显或甲亢症状非常严重的患者,可以从20~30 mg/天开始服用。如果患者不愿行放射碘或手术治疗,则ATD的治疗需要长期进行。每4~6周复查甲状腺功能,调整MMI剂量,直到甲状腺功能恢复并维持正常。

5. 激光治疗 超声引导下的激光光凝术也用于破坏自主性结节,在一个对比激光术及放射碘治疗的随机对照研究中发现,两种方法均能使腺瘤体积减小,但接收激光治疗的患者只有47%在6个月后甲状腺功能恢复正常,而放射碘治疗组有87%的患者甲状腺功能在6个月内恢复正常。

(三)治疗方案选择

放射碘及手术治疗均效果确切,经治疗后,周围萎缩的甲状腺组织逐渐重新恢复功能,这是因为腺瘤切除后,甲状腺素分泌正常,对 TSH 抑制作用解除。选择何种方法主要根据患者年龄及毒性甲状腺腺瘤大小,两种方法均可能引起甲状腺功能低下。ATD 药物治疗主要用于手术及放射碘治疗前的准备及不愿手术或放射治疗的患者。

【病程观察及处理】

病情观察要点:观察症状体征的变化,如出汗、胃纳、睡眠、心率、血压、体重、甲状腺瘤的影像学变化。在 ATD 使用期间,注意 ATD 药物可能出现的副反应(见毒性弥漫性甲状腺肿章节)。放射碘及手术治疗后可能引起甲减,注意定期复查甲状腺功能。

(廖志红　何婷婷　肖海鹏)

第五节　碘与甲状腺疾病

【概述】

碘缺乏或碘过多与甲状腺疾病的关系均十分密切,可以认为每种甲状腺疾病均与碘有着直接或间接的联系。碘缺乏可引起单纯性甲状腺肿、甲状腺结节、甲状腺肿瘤;碘过多可导致甲状腺炎、诱发 GD、淋巴细胞性甲状腺炎、碘甲亢及碘甲减。除饮食中碘含量高,食盐碘化过度外,必须注意含碘药物(如胺碘酮)、含碘造影剂甚至放射性碘标记性抗体或药物(放射免疫抑制治疗)所致的碘过量。碘过多还与甲状腺毒性结节、非毒性多发性甲状腺结节等也有一定关系。

(一)碘与甲亢

由于碘摄入过多引起的甲亢称为碘甲亢。以碘化食盐形式摄入安全剂量的碘可引起甲亢,除 GD 病发病率增加外,其他类型的甲亢,如高功能性甲状腺结节、多发性毒性甲状腺肿等均呈增加趋势,碘化食盐还可使甲亢的病因学类型发生改变。在碘缺乏流行地区,当补给碘盐后,重度缺碘性甲状腺肿伴结节者似乎特别易于发生毒性结节或毒性甲状腺腺瘤。例如,在西西里岛上,存在缺碘和非缺碘两个自然区,缺碘区的毒性甲状腺结节(4.4%)明显高于非缺碘区(2.7%)。

毒性多结节性甲状腺肿的结节形成与功能亢进亦与碘有关,结节形成主要与缺碘有关,而结节进展为自主功能性则与补给大量碘剂有关,碘甲亢的发病基础是由于结节中产生功能自主性甲状腺滤泡上皮细胞,当此类细胞呈优势生长并增生到一定数量后,可形成结节甚至发展为腺瘤,在碘供给充足条件下,即可引起甲亢。

碘性甲亢的发病基础是由于机体碘缺乏时,血 TSH 水平代偿性增高,甲状腺滤泡上皮细胞在 TSH 的刺激下出现增生和分化,当功能自主性甲状腺细胞形成,并成优势生长增生到一定数量时,可形成功能自主性结节,有充足碘供应时,合成过多的甲状腺激素而导致甲亢。

(二)碘与自身免疫性甲状腺疾病

碘与 AITD 亦有一定关系。碘的摄入影响甲亢和甲减的发生率。碘充足地区更容易发生甲减,而碘缺乏地区甲状腺毒症的发生率较高。一些研究表明,碘可诱导或增强甲状腺滤泡细胞表达 TNF-α 等细胞因子而导致 GD 或慢性淋巴细胞性甲状腺炎。碘充足地区的 AITD 发病率明显高于碘缺乏地区,美国马萨诸塞州乌斯特市老年妇女的抗甲状腺微粒体抗体(TMAb,MCA 即 TPOAb)阳性率为 25%(碘充足区),而在意大利 Reggio Emilia 市 TPOAb 的阳性率为 1%(缺碘地区)。国内高碘地区的抗甲状腺球蛋白抗体(TgAb)的阳性率为 6.1%,碘充足地区为 3.7%,而且 GD 的发病率亦明显高于缺碘地区。地方性甲状腺肿患者在补充碘剂后,甲状腺出现淋巴细胞浸润、自身抗体滴度升高,这说明缺碘对 AITD 和 GD 都是一种"抑制"性外界因素,当患者暴露于充足碘饮食环境中时,许多患者易于发病或使亚临床状态进展为临床状态。塔斯马尼亚地区供应碘化面包后,甲亢的发病率由 0.018% 上升到 0.059%,其中 54% 患者甲状腺刺激性抗体阳性。全球 50 年来,由于补碘措施的广泛应用,伴随的 AITD 发病率不断攀高,两者有着某种密切的病因联系。

GD 在治疗过程中,如补充过量碘剂,易于导致复发。Solomon 曾于 1973 年和 1987 年两侧随访 494 例 GD 患者 20 年间的药物、缓解率与碘摄入量之间的关系,缓解率由 1963 年的 60%~80% 降至 13%~20%;20 年后,甲亢的缓解率又回升到 50.6%。同样,手术治疗者在补充碘剂后易于复发。国外的数万人至数十万人的流行病学调查也支持这一结论,并提出补碘超过 200 μg/d 可增加 ATID 的发病率。碘致 AITD 的机制未明。碘可刺激 B 淋巴细胞产生免疫球蛋白,促进巨噬细胞活性及巨噬细胞和树突样细胞(dendritic cell)的抗原呈递功能。另外,甲状腺球蛋白分子碘化增加也使其自身抗原性加强,在特定的条件下,碘还刺激甲状腺滤泡上皮细胞转变为抗原呈递细胞。

碘诱发和加重 AITD 的分子机制目前有两种:一是碘增强 TG 的免疫源性;另外一种是认为碘致甲状腺自身免疫可能与其凋亡效应有关。

(三)碘与甲状腺结节

长期缺碘可导致缺碘性甲状腺肿和甲状腺结节,由于缺碘和甲状腺激素分泌减少,导致 TSH 分泌增加、甲状腺呈代偿性增生。在 TSH 分泌增多的同时,结节的形成可能还与甲状腺生长免疫球蛋白、细胞生长因子等不依赖 TSH 而具有局部促细胞增生作用有关,过度增生的滤泡可形成有或无自主功能性结节。因此,甲状腺细胞的增生实际上可分为两类:一类是 TSH 依赖性的,称为"非瘤性增生",结节内的甲状腺滤泡细胞为多克隆性;另一类不依赖于 TSH,细胞为单克隆性(真性瘤),促进细胞增生的因子除 TGIs 外,还可能与胰岛素样生长因子、免疫因子、甲状腺生长抗体等有关。另一方面,患有自主性毒性甲状腺结节、毒性或非毒性多结节性甲状腺肿的患者,如长期摄入过量碘,可引起碘甲亢,或者通过细胞凋亡机制,细胞凋亡减少,且分布不均一,最终导致甲状腺结节。

(四)碘与甲减和甲状腺肿

缺碘导致甲减已被人们所熟知。全球约有 1/3 的人群碘摄入量不足,各国政府和卫生部门在摄入碘的补充方面采取了许多措施,但缺碘仍然是全球性的公共卫生问题,碘过多可引起甲减的病因是复杂的。一般是在遗传性 TH 合成障碍的基础上,加上大剂量的甲减多属可逆性,解除碘对甲状腺激素合成与释放的机制后,甲状腺功能可恢复正常,或通过代偿作用达到基本正常。

碘过量引起甲减的主要原因是自身免疫甲状腺炎。Szabols 调查显示:随着碘摄入量增加,甲减发生呈增加的趋势。

(五)碘与甲状腺炎

放射性碘可引起放射性甲状腺炎,这可能不是碘离子的直接作用,而是放射线对甲状腺组织损伤的结果。胺碘酮可导致亚急性药物损伤性甲状腺炎的发病机制未明,可能与碘过多有某种联系。此外,本药还可引起碘甲亢。甲状腺肿患者应用碘剂后可诱发甲状腺炎,伴甲状腺自身抗体滴度升高;缺碘地区居民在补碘后,自身免疫性甲状腺炎的发病率亦明显升高。另外,亚急性甲状腺炎和慢性淋巴细胞性甲状腺炎患者摄入过量碘剂后,可通过甲状腺的 Wolff-Chaikoff 效应,导致甲减(多为暂时性)。补碘可以诱发缺碘机体免疫反应,使免疫功能增强,甲状腺自身抗体的检出率增加。

目前认为,碘过多主要对具有自身免疫性甲状腺病遗传背景的易感人群的甲状腺免疫状态有影响。

(六)碘与甲状腺肿瘤

如前所述,甲状腺良性毒性腺瘤的发病与碘缺乏和碘过多均有关。芬兰、波兰、阿根廷和澳大利亚的资料显示,补充碘剂可使乳头状甲状腺腺癌的发病率升高,但其他甲状腺肿瘤,尤其是其他恶性甲状腺肿瘤与碘是否有关尚有待进一步明确。

一般认为,碘充足地区与碘缺乏地区的甲状腺癌发病率无明显差别,但二者发病类型不同,即甲状腺滤泡癌在碘缺乏地区常见,而甲状腺乳头状癌在碘充足地区常见。

(七)胺碘酮与甲状腺功能

胺碘酮由美国 FDA 批准,1985 年开始应用于临床,治疗室性心律失常。本药对婴幼儿阵发性室上性心动过速、心房纤颤和心房扑动可能特别有效,亦无明显副作用,成人心肌梗死后应用胺碘酮可减少室性异位节律的发生率和死亡率。胺碘酮对甲状腺的副作用与本药的疗程和累积用量有关。胺碘酮含碘丰富,有机碘占分子量 37%,其中的 10% 经脱碘可产生游离碘化物,服用 200~600 mg/d 的胺碘酮相当于服碘 75~225 mg/d,加上由饮食中进入的碘,极易致体内碘池的迅速扩大,血浆和尿液的碘浓度可升高 40 倍左右,而甲状腺的碘廓清能力明显下降。

胺碘酮对甲状腺组织和甲状腺功能的影响可归纳为如下数个方面:①抑制 1 型 5'-脱碘酶,外周组织中的 T_4 向 T_3 的转化减少,血 T_4 和 rT_3 升高(20%~25%)。应用胺碘酮 1~4 月后,血 T_4 升高约 40%;②垂体的脱碘酶被抑制,T_4 的转化减少,T_SH 升高,折椅现象主要发生于胺碘酮治疗后 1~3 个月内,以后的血 TSH 又往往降至正常,但 TSH 对 TRH 的反应性下降;③血 T_3 下降,rT_3 升高。随着疗程的延长,胺碘酮相关性甲状腺功能异常的发生率急剧上升,功能异常程度也逐渐加重。血 rT_3 水平可作为胺碘酮毒性的监测指标,但要排除甲亢、甲减、手术、糖皮质激素、β 受体阻滞剂等的影响。在多数情况下,rT_3 升高 3~5 倍,提示胺碘酮已达到有效治疗剂量,>5 倍提示药物中毒,当然也可用监测胺碘酮的血药浓度来协助诊断。

此外,胺碘酮减少心肌 β 受体和钙通道数目,T_3 受体减少可导致心肌的甲减样病理改变。胺碘酮所致甲亢可见于甲状腺肿及正常人,其特点是 TRH 兴奋试验无反应,其机制与碘甲亢相似,但亦与甲状腺内碘的自身调节障碍,免疫因子诱导的甲状腺炎等有关。胺碘酮所致甲亢主要见于缺碘人群,其病因可分为两类。

一类是由于碘过多所致,与碘甲亢的病因无异;另一类是胺碘酮对甲状腺滤泡的刺激和破坏作用,产生化学性甲状腺炎,用糖皮质激素治疗有效,其病因类同于亚急性甲状腺炎伴甲亢者。此两类甲亢的鉴别有时很困难,而在彩色多普勒超声图上较易区别。如治疗过程,患者心率增快,心律紊乱再度出现要考虑胺碘酮性甲亢的可能。

胺碘酮亦可导致甲减。此与碘的 Wolff-Chaikoff 效应、甲状腺自身抗体、TSH 分泌增多(胺碘酮治疗 3 个月内)、饮食中碘含量过高等因素有关。Drvota 等的研究结果提示,胺碘酮与 T_3 受体-α 结合,在低浓度时,其与 T_3 受体-α 的结合为非竞争性,而在高浓度时,与 T_3 受体的结合为竞争性。在用胺碘酮治疗心律紊乱时,其浓度多达到竞争性抑制 T_3 受体-α 的水平,这既是胺碘酮抗心律失常的作用机制之一,也是其引致甲减的根本原因。甲减多为亚临床型或轻度临床型,血 TSH 升高,TT_4、FT_4 和 FT_4I 下降,TT_3、FT_3、FT_3I 亦常降低,过氯酸钾排泌碘试验阳性。

(张坚博　姚　斌)

第六节　甲状腺功能正常性病变综合征

【概述】

甲状腺功能正常性病变综合征指机体在严重疾病、创伤或应激等情况下,由于下丘脑-垂体-甲状腺轴功能紊乱、甲状腺激素结合转运、组织摄取或代谢利用等障碍,导致甲状腺激素血浓度异常,但甲状腺本身无器质性病变。

【临床类型】

(一)低 T_3 综合征(正常 T_4、低 T_3)

由于机体组织的 5'-单脱碘酶(5'-MDI)作用受抑制,可导致 T_4 向 T_3 转化下降,T_3 水平降低。rT_3 的生成率正常,但清除延迟,血 rT_3 升高。在中等严重病情患者中,血 TT_4 在正常水平,TT_3 降低。对某一疾病而言,TT_3 血浓度的下降程度与疾病的严重程度相关。由于蛋白与激素的结合减弱对 T_4 的影响甚于 T_3,FT_4 的比例及血浓度常增加。TSH 血浓度及其对 TRH 反应性一般正常。由于 T_4 及 TSH 血浓度正常,T_3 的降低对诊断甲状腺功能减退并无价值。T_3 血浓度降低可能是机体的一种保护性反应,有利于减少重症患者能量代谢,减少能量消耗。

(二)低 T_4 综合征(低 T_4、低 T_3)

病情更为严重的患者可出现血清 T_3、T_4 均降低,可能同患者蛋白与激素的结合降低及病情严重时患者 TSH 分泌减少等有关,患者血 T_4 降低程度与患者的预后有相关性。患者 TT_4、FT_4 降低,血 TSH 血浓度降低及对 TRH 反应迟钝,提示垂体性甲状腺功能减退。虽然 T_4 减少,rT_3 产率降低,但由于病情严重时其降解减弱,rT_3 血浓度仍然升高,这有助于与垂体性甲状腺功能减退症鉴别。基础疾病好转后,TSH 水平可升高,直至 T_4、T_3 血浓度恢复正常。

(三)高 T_4 综合征

少数患者在疾病的急性期时,TT_4、FT_4 血浓度升高,TT_3、FT_3 水平正常或降低,rT_3 血浓度仍然升高,患者多有服用含碘药物如胺碘酮或含碘胆囊造影剂。

【诊断对策】

(一)诊断要点

主要依据原发疾病的临床表现、病情严重程度及甲状腺激素水平变化作出诊断。

1. 若存在较严重的基础疾病,实验室检查示 TT_3 水平降低,FT_3 水平正常或降低,rT_3 升高。TSH 及 TT_4 血浓度正常,FT_4 增高或正常,可考虑诊断低 T_3 综合征。

2. 若患者存在严重的消耗性疾病,实验室检查示 TT_3、FT_3、TT_4、水平均降低,FT_4 及 TSH 水平正常或降低,rT_3 水平正常或升高,可诊断为低 T_4 综合征。

3. 若患者有服用含碘药物病史,在疾病急性期出现血清 TT_4 升高,FT_4 升高或正常,TT_3 正常,FT_3 正常或偏低,rT_3 升高可考虑诊断高 T_4 综合征。

(二)鉴别诊断要点

1. 甲状腺功能减退症　患者出现甲状腺功能减退时,血清 T_3、T_4 及 rT_3 水平降低,原发性甲减时血 TSH 明显增高,继发性甲减时血 TSH 水平降低,继发性甲减时可能还伴有垂体前叶其他激素水平低下的临床表现和实验室检测异常。

2. T_4 型甲亢　多见于过多碘摄入的老年患者。患者血清 T_4 明显升高,血清 T_3 水平大致正常,TSH 水平降低。

【治疗对策】

由于甲状腺功能正常性病变综合征多继发于其他基础疾病,因而治疗主要针对那些基础疾病。目前认为甲状腺激素水平的改变是机体的保护性反应,因而不建议甲状腺激素替代治疗。原发病恢复后,甲状腺激素水平一般可恢复正常,除非患者存在原发性甲状腺疾病。

(廖志红　李　进　肖海鹏)

第七节　甲状腺功能减退症

【概述】

甲状腺功能减退症(简称甲减)是由于甲状腺激素合成和分泌减少或组织利用不足,而表现的一组临床综合病征,包括机体代谢、各个系统的功能减低和水盐代谢等障碍。临床甲减患病率为15%左右,可以发生在各个年龄,以老年人多见,女性多见。

【诊断步骤】

(一)病史采集要点

1. 病史　如甲状腺手术、甲亢放射碘治疗、Graves病、桥本甲状腺炎病史和家族史等。

2. 临床表现　本病发病隐匿,病程较长,不少患者缺乏特异症状及体征。主要表现以代谢减低和交感兴奋减低为突出,病情轻的早期患者可以没有症状。

(二)体格检查要点

1. 体温常偏低,肢体冷。

2. 皮肤干燥粗厚、脱屑、毛发干、稀、缺乏光泽,手掌足底常呈姜黄色。

3. 面部姜黄或苍白,肿胀但压之无凹陷,鼻宽、唇厚、舌肥大,言语不清,声调低沉。

4. 幼年发病者呈发育不良,矮小侏儒体型,上半身长度超过下半身,身高超过指距,智力低下或呈痴呆状。青春期发病者,生长缓慢,青春期延迟。呆小病除上述表现外,头颅较大,额宽而发际低,鼻塌,舌大常突出口外,出牙、换牙迟,颈短,腹部松弛膨出。

5. 长期甲减患者甲状腺可肿大,质地韧,亚临床甲减时甲状腺常肿大。

6. 脉搏常缓慢,血压偏低,心界可以全面扩大,心音低钝,偶有心律不齐,重症者有心包积液。

7. 腹部膨隆胀气,严重者可出现麻痹性肠梗阻或黏液性水肿巨结肠,也可有少量至大量腹水。

8. 四肢可有非凹陷性水肿,当有严重贫血、心衰、肾功能不全时也可以出现凹陷性水肿。

9. 肌力正常或减退,少数可有肌僵硬,也可有关节腔积液。

10. 严重甲减可出现昏迷,反射消失,体温可降至35℃以下,呼吸浅慢,脉弱无力,血压明显降低。

(三) 门诊资料分析

血清TSH和TT_4和FT_4是甲减的第一线指标。①原发性甲减者血清TSH增高,TT_4和FT_4降低。TSH升高TT_4和FT_4降低的水平与病情程度有关。血清TT_3、FT_3早期正常,晚期降低,所以不作为诊断原发性甲减的必备指标。亚临床甲减仅有TSH增高,TT_4和FT_4、TT_3、FT_3均正常。②继发性甲减者TSH降低或不升高,TT_4和FT_4及TT_3、FT_3降低。③周围抵抗性甲减者TT_4和FT_4及TT_3、FT_3均升高,TSH正常或者轻度升高。

(四) 进一步检查项目

1. 血常规 轻、中度贫血。

2. 生化 血清总胆固醇、低密度脂蛋白可升高。

3. 甲状腺过氧化物酶抗体(TPOAb)、甲状腺球蛋白(TgAb)是确定原发性甲减病因的重要指标和诊断自身免疫甲状腺炎(包括桥本甲状腺炎、萎缩性甲状腺炎)的主要指标。

4. X线检查 胸片可有心脏扩大、心包积液或胸腔积液。呆小病及未成年患者应摄骨片,了解骨龄。

5. 部分患者血清泌乳素升高,蝶鞍增大。

6. 心电图常见的改变为低电压、T波低平或倒置。超声心动图可显示心肌肥厚或心包积液。

7. TRH兴奋试验 典型的下丘脑性甲减,TRH刺激后的TSH分泌曲线呈高峰延缓出现(注射后60~90分钟),并持续高分泌状态120分钟;垂体性甲减者,TSH反应是迟钝的,呈现低平曲线。目前由于高敏感TSH测定药盒的出现,现已很少进行TRH试验。

8. 甲状腺摄^{131}I率 由于甲减患者病情严重程度不同,发病早期和晚期不同,甲状腺摄^{131}I率的表现是不同的,多数表现为低下,也可为正常或升高,所以该检测在甲减诊断中特殊意义不大。

【诊断对策】

(一)诊断要点

1. 病史和体征　甲减起病隐匿,详细的询问病史和体征检查有助于本病的诊断。

2. 血清 TSH 增高,FT_4 减低,原发性甲减即可成立。如血清 TSH 正常,FT_4 减低,考虑为垂体性甲减或下丘脑性甲减,需做 TRH 试验区分。周围抵抗性甲减 TT_4 和 FT_4 及 TT_3、FT_3 均升高,TSH 正常或者轻度升高。

(二)鉴别诊断要点

1. 呆小病应与其他原因引起的侏儒症与发育不良鉴别。

2. 黏液性水肿常与肾病综合征、肾炎、特发性水肿、贫血及垂体前叶功能减退鉴别。

3. 伴蝶鞍增大,高泌乳素血症的甲减,应排除垂体肿瘤。

4. 心包积液应与结核、恶性肿瘤、尿毒症、心包炎等鉴别。凡遇有不明原因的浆膜腔积液的患者,均应测定甲状腺激素水平。

5. 贫血应与其他原因的贫血鉴别。

(三)临床类型

1. 根据病变部位分为原发性、继发性和甲状腺激素抵抗综合征

(1)原发性甲减　甲状腺本身发生病变,导致甲状腺激素合成、储存和分泌障碍,占甲减90%。包括自身免疫损伤,如桥本甲状腺炎、萎缩性甲状腺炎、亚急性淋巴细胞性甲状腺炎和产后甲状腺炎等;甲状腺破坏,如手术和放射性碘或放射治疗后、晚期甲状腺癌和转移性肿瘤、淋巴癌、淀粉样变性等浸润性损害;碘过量;药物抑制,如锂盐、ATD、摄入碘化物(有机碘或无机碘)过多,使用阻碍碘化物进入甲状腺的药物(过氯酸钾、硫氰酸盐、对氨基水杨酸钠、保泰松、碘胺类药物、硝酸钴、碳酸锂等);甲状腺激素合成障碍,如先天性酶缺乏,碘缺乏等;还有一些病因不明,又称特发性,可能与甲状腺自身免疫损伤有关。

(2)中枢性甲减　垂体或/和下丘脑的病变,包括肿瘤、出血、卒中、自身免疫、手术、外伤、放射治疗等原因,导致 TSH 及 TRH 减少。分为垂体性甲减(继发性甲减)及下丘脑性甲减(三发性甲减)。

(3)甲状腺激素抵抗综合征(RTH)　由于甲状腺激素在外周组织实现生物效

应障碍引起的综合征。

2. 根据甲状腺功能减低的程度分型 即临床甲减和亚临床甲减。

3. 按发病年龄分型

(1)呆小病 发生在胎儿期或新生儿期内的甲减。

(2)幼年甲减 发育期或儿童期发生的甲减。

(3)成年甲减 发生于成人期。

【治疗对策】

(一)治疗原则

1. 明确病因,根据不同的病因选择不同的治疗方案,如药源性应及时停药。

2. 替代治疗的原则是从小剂量开始,逐渐增加剂量,直到最佳疗效,即临床甲减症状及体征消失,TSH、TT_4和FT_4维持在正常范围内。治疗中敏感TSH测定是保证甲状腺激素替代治疗剂量合适的最佳指标,近年来一些学者提出应当将血清TSH的上限控制在<3.0 mIU/L。继发于下丘脑和垂体的甲减,不能把TSH作为治疗目标,而是把血清TT_4和FT_4达到正常范围作为目标。

(二)治疗计划

1. 替代治疗 剂量取决于患者病情、年龄、体重和个体差异。

(1)左甲状腺素 成年患者$L\text{-}T_4$替代剂量25~200 μg/d,平均125 μg/d。按照体重计算剂量是1.6~1.8 μg/(kg·d);儿童需要较高剂量,大约2.0 μg/(kg·d);老年患者则需要较低剂量,大约1.0 μg/(kg·d);妊娠时的剂量需增加30%~50%;甲状腺癌术后患者需要剂量约2.2 μg/(kg·d),以抑制TSH在防止肿瘤复发需要的水平。$L\text{-}T_4$的半衰期为7天,所以可以每天早晨服药一次。起始的剂量和达到完全替代剂量的需要时间要根据年龄、体重和心脏状态确定。小于50岁,既往无心脏病史患者可以尽快达到完全替代剂量。大于50岁患者,服用$L\text{-}T_4$前要常规检查心脏状态。患缺血性心脏病者起始剂量宜更小,调整剂量宜慢,防止诱发和加重心脏病。一般从25 μg/d开始,每1~2周增加25 μg,直到达到治疗目标。甲减病情越重,发病病程越长,开始剂量需越小(12.5 μg/d)。理想的$L\text{-}T_4$的服药方法是在饭前服用,与一些药物服用有一定隔时间。

(2)干甲状腺片 是用动物的甲状腺制成。替代剂量60~180 mg/d。

(3)三碘甲腺原氨酸(T_3) 人工合成的甲状腺激素制剂,吸收迅速(2~6小时),作用强,一般不常规单独应用,偶尔用于甲减危象治疗。起始量20~25 μg/d,每日维持量60~100 μg。

2. 黏液性水肿昏迷的治疗

(1)去除或治疗诱因,如感染。

(2)补充甲状腺素。开始阶段,最好用 L-T_3 静脉注射,首次 40～120 μg 以后每 4 小时静注 5～15 μg,直至清醒后改口服。也可用 L-T_4,首次 200～500 μg 静脉注射,以后静脉注射 25 μg,每 6 小时一次,直到患者能口服后换用片剂。如果没有注射液,可将 L-T_4 片剂磨碎后由胃管鼻饲,首次 100～200 μg,或干甲状腺片 40～60 mg/次,每 4～6 小时一次。有心脏病者,起始量宜小(1/5～1/4)。

(3)保温。避免使用电热毯,可导致血管扩张,血容量不足。

(4)静脉滴注氢化可的松 200～400 mg/d,患者清醒后逐渐减量、停药。

(5)伴发呼吸衰竭、低血压和贫血采取相应的抢救治疗措施。

(三)治疗方案选择

1. 替代治疗　主要选择 L-T_4。干甲状腺片只能经肠道吸收,效价不稳定,但制作方便,价格便宜。三碘甲腺原氨酸起效快,但持续时间短,一般不用于替代治疗。

2. 亚临床甲减治疗的问题一直存在争议,亚临床甲减的主要危害是　①血脂代谢异常及其导致的动脉粥样硬化;②发展为临床甲减。故 TSH>10 mIU/L、高胆固醇血症、甲状腺自身抗体强阳性时主张给予 L-T_4 替代治疗。血清 TSH 5～10 mIU/L 的患者若无甲减症状、甲状腺肿大、甲状腺抗体阳性、血脂升高等,则不主张对其进行积极的替代治疗,而应随访观察。积极行 L-T_4 替代治疗可阻止轻微甲减进展为临床甲减,尤其对那些有甲状腺肿大和甲状腺抗体阳性、轻微甲减症状及血低密度脂蛋白胆固醇及总胆固醇升高的患者应早期治疗。需要注意的是,轻微亚临床甲减的替代治疗如果过量时,则有潜在副作用,可导致甲亢、骨质疏松、房颤等,因此合理的 L-T_4 替代治疗亚临床甲减是非常重要的。

【病程观察及处理】

(一)病情观察要点

1. 补充甲状腺素,重新建立下丘脑—垂体—甲状腺轴的平衡一般需要 4～6 周时间,所以治疗初期,每间隔 4～6 周测定激素指标。然后根据检查结果调整剂量,直到达到治疗的目标。治疗达标后,每 6～12 个月复查一次激素指标。

2. 长期大剂量服用 L-T_4 引起心律失常、失眠或怕热等症状,老年人出现心绞痛或有心脏病史时需要适当减少剂量,患者治疗中出现心动过速、心律不齐、多汗、兴奋不眠时需要减少剂量。

(二)疗效判断与处理

临床甲减症状及体征消失,TSH、TT_4 和 FT_4 维持在正常范围内。

【预后评估】

本病多数需终身服药治疗。

【出院随访】

(一)出院时带药

嘱患者规律服药。

(二)定期检查项目与检查周期

更换剂量后 6 周 TSH 水平达到新的平衡,对长期服用合适剂量甲状腺激素的患者不需经常检查甲状腺激素,每半年至一年测定一次甲状腺功能。

(廖志红　何婷婷　肖海鹏)

第八节　亚急性甲状腺炎

【概述】

亚急性甲状腺炎又称为 de Quervain 甲状腺炎、肉芽肿性甲状腺炎、巨细胞性甲状腺炎,是一种甲状腺炎性病变,一般认为与病毒感染产生变态反应有关,常见病毒包括腮腺炎病毒、柯萨奇病毒、腺病毒及流感病毒等。该病主要见于 30~50 岁的女性,通常于流感或感冒后 1~2 周发病,起病较急,临床主要表现为发热、甲状腺肿痛及甲状腺功能异常。本病为自限性疾病,病程长短不一,一般可持续 2~3 个月,少数患者可迁延至半年以上,患者甲状腺功能一般均能恢复正常,极少数发生永久性甲状腺功能减退。

【诊断步骤】

(一)病史采集要点

1. 发病前 1~2 周常有上呼吸道感染症状。

2. 起病多急骤,可出现发热、乏力、食欲减退、全身肌肉酸痛等不适。特征性表现为颈部甲状腺区疼痛或压痛,疼痛可向颈部、耳后、颌下放射,咀嚼和吞咽时疼痛加剧。

3. 急性期由于甲状腺滤泡破坏,甲状腺激素释放入血,多数患者有心悸、怕热、多汗等甲状腺功能亢进症状。随着甲状腺激素耗竭,临床上可出现甲状腺功能减退。待甲状腺滤泡逐渐修复后,甲状腺功能逐渐恢复正常,临床症状及体征逐渐消失。

(二)体格检查要点

1. 患者可有中低热,窦性心动过速,少数患者可有伸手震颤。

2. 颈部可扪及甲状腺肿大或结节,质地较硬,触痛明显。少数患者可有颈部淋巴结肿大。

(三)门诊资料分析

1. 甲状腺激素检查可因疾病不同阶段而呈现甲状腺功能亢进、减退或正常。少于5%的患者持续存在甲状腺功能减退。

2. 血常规 白细胞计数正常或稍高。血沉可明显加快,部分患者可达100 mm/h以上。

(四)进一步检查项目

1. 甲状腺摄^{131}I率 早期甲状腺摄^{131}I率可降至5%～10%以下,这与血清T_3、T_4升高呈现分离,该分离现象是亚急性甲状腺炎的重要特征之一。由于目前食盐常规加碘,可影响甲状腺摄^{131}I率的测定,故目前临床上有时较少应用该分离的检测。

2. 影像学检查 B超检查可发现甲状腺肿大或结节。CT与MRI可发现甲状腺肿大,增强后组织呈不均匀改变。

3. 细针穿刺细胞学检查 可见巨核细胞或其他炎症细胞。

【诊断对策】

(一)诊断要点

1. 有上呼吸道感染史。

2. 有发热、颈部疼痛,可扪及甲状腺肿大或结节。

3. 血T_3、T_4升高,TSH降低,甲状腺摄^{131}I率降低。

(二)鉴别诊断要点

1. 急性化脓性甲状腺炎 可出现发热及甲状腺肿胀、疼痛,血白细胞及中性粒细胞增多,甲状腺激素测定正常,穿刺可抽得脓液,抗生素治疗或手术切开引流效果明显。

2. 亚急性淋巴细胞性甲状腺炎　发病与自身免疫功能异常有关,多发生在产后妇女,疾病早期表现为甲亢,甲状腺不痛,大多数患者甲状腺自身抗体血清TPO抗体、TG抗体升高。

3. 结节性甲状腺肿伴结节内出血　临床无甲亢等表现,结节内出血前无颈部疼痛及压痛,甲状腺功能、血沉等实验室检查正常,甲状腺超声波检查也有助于鉴别诊断。

4. 桥本甲状腺炎　血清甲状腺自身抗体明显增加,血沉正常。一般没有发热,血清TPO抗体、TG抗体明显升高,细针穿刺可见大量淋巴细胞。

5. Graves病　甲状腺呈弥漫性肿大,无压痛。甲状腺摄碘率增高及高峰前移,血沉正常,Graves病还有其他特点,见相关章节。

【治疗对策】

1. 本病为自限性病程,治疗以缓解症状为主,预后良好。
2. 轻症患者可给予非甾体类抗炎药如阿司匹林、吲哚美辛等对症治疗。
3. 较重患者可应用糖皮质激素,强的松 20～40 mg/d,症状改善后减量至10～20 mg/d 维持 4～6 周,甲状腺摄^{131}I率正常后,血沉正常后可停药。过早停药后少数患者症状可以复发,复发后应用糖皮质激素仍然有效。
4. 其他对症治疗包括　β受体阻滞剂可改善甲亢症状,若出现甲状腺功能减退,可行甲状腺激素替代治疗,根据血清T_3、T_4及TSH水平调整剂量,永久性甲状腺功能减退者少见。

【病程观察与处理】

多数患者用药后1～2周内症状逐渐缓解,复查血沉逐渐恢复正常。注意观察病程中有无出现甲状腺功能减退,必要时给予甲状腺激素替代。

【出院后随访】

本病多数在门诊治疗即可,病情严重者可住院治疗。注意预防上呼吸道感染,坚持用药,每周或每两周复诊,据病情需要复查血沉,甲状腺功能等。

(廖志红　李　进　肖海鹏)

第九节 慢性自身免疫性甲状腺炎

【概述】

慢性自身免疫性甲状腺病(autoimmune thyroid dasease,AITD)是器官特异性的自身免疫病,具有一定的遗传倾向,而碘摄入量是发病的重要环境因素。包括产后甲状腺炎和慢性淋巴细胞性甲状腺炎等。由于自身抗体的类型不同而产生不同的临床表现。慢性淋巴细胞性甲状腺炎分为两种:甲状腺肿型(Hashimoto 病,HT)和甲状腺萎缩型(萎缩性甲状腺炎,AT),其病理为淋巴细胞、浆细胞浸润和纤维化,伴有明显的淋巴滤泡增生。国外报道的发病率3‰～4‰,女性的发病率是男性的 3 倍。本病是最常见的 AITD 之一。

【诊断步骤】

(一)病史采集要点

1. 起病情况　高发年龄 30～50 岁,90％发生于女性,病程较长。

2. 主要临床表现　甲状腺呈弥漫性、质地韧硬的、无痛性甲状腺中度肿大。甲状腺的功能可以是正常、减退或亢进,多为这些"不典型"类型。

3. 既往病史　可伴有其他自身免疫性疾病:如 Graves 病、1 型糖尿病、系统性红斑狼疮、恶性贫血、Addison 病等。

(二)体格检查要点

1. 一般情况　可表现为甲状腺功能正常、甲状腺功能减退、甲状腺功能亢进等,多数为"不典型"表现(详见相关章节)。

2. 甲状腺　多呈双侧对称性、无痛性中度肿大;触诊甲状腺其质地坚韧,表面光滑或细沙粒状,也可呈大小不等的结节状;一般与周围组织无粘连,可随吞咽上下移动;有时只能触及一个硬实的腺叶,或一个质地硬实的结节,为仅存的腺体残余。

(三)门诊资料分析

1. 甲状腺功能　甲状腺功能一般正常。约 20％的患者表现为甲状腺功能降低,血清 FT_3、FT_4 减低,TSH 增高;部分仅发生亚临床甲减,即血清 FT_3、FT_4 正常,TSH 轻度增高;少部分患者出现轻度甲状腺功能亢进,血清 FT_3、FT_4 升高,

TSH低下。另一些患者早期往往有轻度甲亢的表现,一段时间后则表现为亚临床甲减,逐渐再发展出现明显的甲状腺功能减退。以上说明了本病的临床多样性。

2. 自身免疫性抗体

(1)甲状腺过氧化物酶抗体(TPOAb)　90%的患者血中此抗体的滴度显著增高。

(2)甲状腺球蛋白抗体(TgAb)　50%的患者血中的抗体明显升高。

(3)TSH刺激阻断性抗体(TSBAb)　在TSH受体抗体(TRAb)中占优势。

3. B超　甲状腺弥漫性肿或结节性肿,回声不均匀,常见低回声。

4. 甲状腺核素扫描　常显示甲状腺增大、摄碘减少,分布不均;较大结节可呈"冷结节"。

(四)进一步检查项目

1. 甲状腺细针穿刺组织活检(FNAB)　诊断准确率可达90%,但不是一般的常规检查。多在桥本病出现以硬结的甲状腺与其他的甲状腺良性肿瘤或甲状腺癌的鉴别时进行。

2. ^{131}I摄取率　一般晚期^{131}I摄取率减低。

【诊断对策】

(一)诊断要点

中年女性,病程较长,甲状腺呈弥漫性、质地硬韧的、无痛的轻度或中度肿大,特别是伴峡部锥体叶肿大,不论甲状腺功能是否有改变,血清TPOAb和TgAb显著升高者,诊断即可成立。临床不典型者容易漏诊或误诊。

(二)鉴别诊断要点

1. Riedel甲状腺炎(慢性侵袭性甲状腺炎)　亦多发生于中年女性,有部分病例可能是HT发展的晚期阶段。起病隐袭,以甲状腺压迫症状为主诉,如吞咽不适(食管)、呼吸困难(气管)、声嘶、喉鸣(喉返神经)等。甲状腺常不对称肿大,质地坚硬。甲状腺自身抗体的滴度低于HT,确诊需要病理诊断。

2. 弥漫性毒性甲状腺肿(Graves病)　AT与Graves病的关系密切,有观点认为两者是AITD的不同阶段。两者均有自身免疫性抗体,但Graves病的TRAb中TSH受体刺激性抗体(TSAb)占优势。Graves病的诊断详见相关章节。

3. 甲状腺癌　多个报道HT合并甲状腺癌的发生率为11.5%～17.7%。若甲状腺肿大伴结节或肿块,质硬、增长快、颈淋巴结肿大,扫描呈冷结节,应警惕甲状腺癌。如HT出现明显的甲状腺疼痛,甲状腺素治疗无效时,应进行病理学检查。由于 HT 的癌发生率较高,对 HT 患者需要长期随访,谨防癌变的发生。

(三)临床类型

1. 根据病因分型

(1)甲状腺肿型,即桥本甲状腺炎(Hashimoto thyroiditis,HT) 质地硬韧的甲状腺肿大,特别是伴峡部锥体叶肿大者,TPOAb、TgAb 显著增高。

(2)甲状腺萎缩型,即萎缩型甲状腺炎(atrophic thyroiditis,AT) 病程较长,甲状腺广泛的纤维化,表现为甲状腺萎缩、质地坚硬;TPOAb、TgAb 可增高或正常,伴甲状腺功能减退。

2. 特殊类型

有观点认为 Graves 病、HT 和 AT 是 AITD 的不同阶段,因此,临床上可见有 Graves 病患者未经破坏性治疗而自发发展为甲减的,也有甲状腺炎甲减的患者自发缓解,甲状腺功能恢复正常的,这几种不同的阶段之间是可以相互转化的。

(1)桥本甲亢 即 Graves 病和 HT 合并存在,或相互转化,病理学同时有 GD 和 HT 特征性改变。

(2)浸润性突眼 以突眼为主,可伴有甲状腺肿。甲状腺功能正常,TPOAb 和 TgAb 增高,部分患者可检测到 TSAb 及致突眼免疫球蛋白。

(3)儿童桥本病 甲状腺肿大往往甲状腺功能正常 TPOAb 和 TgAb 滴度较低,甲状腺组织内缺乏嗜酸细胞。

【治疗对策】

(一)治疗原则

本病属自身免疫性疾病,目前尚无针对病因的治疗方法。甲状腺激素治疗尽量使甲状腺功能达到正常的状态,并以不出现药源性甲亢为准。

(二)治疗计划

1. 早期无症状者可临床随访观察,不急于治疗。

2. 早期有一过性甲亢者仅给普萘洛尔对症处理,不宜用抗甲状腺药物。

3. 发生临床甲减或亚临床甲减时,可给予甲状腺素替代治疗。

4. 压迫症状明显、药物治疗后不缓解者,可考虑手术治疗。

(三)治疗方案的选择

1. 左旋甲状腺素($L-T_4$) 首选药物。

甲状腺肿大明显伴有压迫症状者,用甲状腺素治疗可减轻甲状腺肿,尤其是近期内发生的甲肿者效果较好。但对于病程较长的患者可能由于纤维化的产生,甲状腺难以缩小。

发生临床甲减者,以保证人体所需的甲状腺激素治疗,开始给 L-T_4 25～50 μg/d,每 1～2 周递增 25～50 μg/d,因人而异逐渐调整到维持量,一般为每日 100～200 μg;对老年人、冠心病、心衰、快速型心律失常、肾上腺皮质功能不全的患者,从更小剂量开始,L-T_4 12.5～25 μg/d,增量的速度应放慢;多数患者需长期用药,部分需要终身治疗。

亚临床甲减:当 TSH>10 mIU/L 时,应予以甲状腺激素治疗,TSH 在 4.0～10 mIU/L 之间者,则定期监测 TSH 的变化,酌情处理。如果是 TPOAb 阳性者,容易发展成为临床甲减。

2. 糖皮质激素 对甲状腺迅速增大、伴明显疼痛、压迫症状者,可用泼尼松 20～30 mg/d,症状缓解后逐渐递减,疗程 1～2 个月。

3. 手术 甲状腺肿大,有明显的压迫症状,使用甲状腺素治疗后无效者。手术后发生甲减者需要甲状腺激素替代治疗。

甲状腺肿瘤或细针穿刺活检疑有癌变者。

4. 注意事项 对桥本甲亢者一般不用放射性 [131]I 和手术治疗。确要用抗甲状腺药物者,使用药物的剂量不要大,用药的时间也应酌情缩短。

伴有肾上腺皮质功能减退的甲减者,甲状腺素的治疗应在皮质激素补充后开始,以免诱发肾上腺危象。

【病程观察及处理】

(一)病情观察要点

1. 甲状腺激素替代治疗的个体差异较大,单一个体也会因年龄、环境、疾病的变化而使治疗剂量的改变,故治疗期间定期检测甲状腺功能。对于甲状腺功能减退治疗初期,每间隔 1～2 个月检测血清 FT_3、FT_4 和 TSH 水平。治疗达标后,每年至少需要监测 2 次甲状腺功能。

2. 甲状腺功能减退的发展与以下因素有关 ①女性比男性进展快;②45 岁以后进展快;③甲状腺抗体滴度高的预示着进展较快;④TSH 明显升高者的进展快。

3. 过量替代容易诱发和加重冠心病、引起骨质疏松症,故替代治疗应从小剂量开始。

(二)疗效判断与处理

1. 甲状腺激素替代治疗的目标是将血清 TSH 和甲状腺激素水平维持在正常范围内,以血清 TSH 水平最为重要。尽量用能维持个体甲状腺功能正常的药量即可,以不出现药源性甲亢为准。

2. 有心血管疾病及老年人用甲状腺素替代治疗时应特别慎重,可能加重原有疾病的症状,急性心肌梗死患者禁用。一般初始剂量 12.5～25 μg/d,每 2～4 周递增 12.5～25 μg/d,直至适当的维持量。

3. L-T$_4$ 通过胎盘的剂量极小,妊娠期患者应增加 L-T$_4$ 剂量的 25%～50%,使血清 TSH 维持在正常范围的上限。

4. 虽然目前尚无针对病因的治疗,国内上海瑞金医院的临床研究表明:用百令胶囊(发酵虫草菌)对 AITD 患者进行辅助治疗,无论甲状腺功能状态如何,均可有效地降低 TPOAb 的滴度,可能与其调节患者的免疫功能有关系。

【预后评估】

本病发展为甲状腺功能减退的过程较缓慢,发生率在 70% 以上。应用甲状腺激素替代治疗使甲状腺功能恢复正常后,甲状腺的体积逐渐变小,这一变化与 TPOAb 的改变不相关。

(苏 磊 修玲玲)

第十节 甲状腺肿瘤

【概述】

甲状腺肿瘤是内分泌系统常见的肿瘤,狭义的甲状腺肿瘤指原发于甲状腺上皮细胞的肿瘤,广义的甲状腺肿瘤还包括甲状腺非甲状腺组织肿瘤(如甲状腺恶性淋巴瘤、血管内皮瘤等)、异位甲状腺组织肿瘤及甲状腺转移癌。临床上,根据其组织学发生、细胞分化程度和生物学特性等分为良性及恶性两大类。甲状腺肿瘤的发生与头颈部放射线照射、促甲状腺激素(TSH)水平、遗传和环境等因素有关。

【诊断步骤】

(一)病史采集要点

1. 一般资料 甲状腺肿瘤好发于 20～40 岁,青少年患者恶性比例高于成年人。甲状腺肿瘤女性患者常见,男女比例 1：1.2~4.3。

2. 临床表现　多数患者偶然发现颈部肿块,初期无临床症状,少部分患者可出现心悸多汗、易饥消瘦及焦躁易怒等毒性甲状腺肿的症状。肿块生长缓慢,绝大多数无压迫症状,无疼痛。少数较大肿块或肿瘤囊内出血突然增大时可出现疼痛及压迫症状如呼吸困难、吞咽障碍者、声音嘶哑等,压迫上腔静脉时可引起上肢、颈和颜面部瘀血水肿及浅表静脉曲张。甲状腺髓样癌患者可出现腹泻、心悸、面部潮红、血钙降低等表现。

3. 其他　了解患者有无头颈部放射线照射史,有无甲状腺疾病及多发性内分泌腺瘤病 2 型病史及家族史等。

(二)体格检查要点

重点是甲状腺肿块的数目、大小、质地、活动度、边界、压痛、血管杂音及颈部淋巴结有无肿大等。还需注意有无突眼、手颤等甲亢体征。甲状腺肿块显著肿大压迫上腔静脉后可引起上肢、颈和颜面部瘀血水肿及浅表静脉曲张等,临床较少见。

(三)门诊资料分析

1. 甲状腺激素及 TSH 检查　绝大多数甲状腺肿瘤患者甲状腺功能正常,血清甲状腺激素及 TSH 水平正常。如果血清 T_3、T_4 增高,TSH 降低,提示存在甲状腺自主功能。

2. 甲状腺超声检查　可明确肿物的位置大小、形态、数目、边界情况、内部结构、是否钙化、回声、血供及颈部淋巴结情况,有助于鉴别病灶的良恶性,也可用于超声引导下甲状腺细针穿刺和细胞学检查。

(四)进一步检查项目

1. 甲状腺球蛋白(Tg)水平测定　这是反应甲状腺滤泡是否破坏的指标,不能用于甲状腺肿瘤良、恶性的鉴别诊断,但可根据 Tg 水平的动态变化,监测分化型甲状腺癌手术治疗是否彻底或者术后肿瘤是否复发,如甲状腺癌手术彻底,术后 Tg 较术前降低;在追踪过程中 Tg 进行性升高,意味着肿瘤复发。

2. 降钙素测定　主要用作甲状腺髓样癌的肿瘤标志物,对甲状腺髓样癌进行诊断和术后随访监测。

3. 甲状腺核素显像　热结节提示良性病变伴功能亢进,温结节多见于良性肿瘤,也可见于分化好的甲状腺癌,凉结节和冷结节多提示为甲状腺癌、甲状腺囊肿或甲状腺腺瘤伴囊性变、出血等。

4. 甲状腺摄 ^{131}I 率　有助于判断甲状腺及肿块的功能。

5. 甲状腺 CT 和 MRI 检查　能清楚显示甲状腺大小、位置、肿块与腺体及周围组织的关系、颈部淋巴结肿大等,有助与甲状腺良、恶性肿瘤的鉴别及甲状腺癌TNM分期。

6. 甲状腺细针穿刺细胞学检查(FNAC)　可以明确甲状腺肿瘤的病变性质,B超引导下的细针穿刺活检可提高诊断敏感性及诊断效率。

【诊断对策】

(一)诊断

任何年龄出现甲状腺肿块均应提高警惕,体格检查发现甲状腺肿块后需行影像学检查证实其客观存在,同时行TSH及甲状腺激素水平检测明确其是否存在自主功能,然后根据影像学特点及细针穿刺细胞学检查等结果明确病变性质和分类。

(二)分类

根据其组织学发生、细胞分化程度和生物学特性等主要分为:

1. 甲状腺腺瘤　可发生于任何年龄,女性多见,一般有完整包膜。根据组织形态学特点可分三种主要类型:乳头状腺瘤、滤泡性腺瘤、Hürthle细胞腺瘤。乳头状腺瘤较少见,多呈囊性,又称乳头状囊腺瘤。滤泡性腺瘤最常见,组织高度分化接近正常组织,临床上除触及颈部肿块外多无特殊表现,少数患者可伴有甲亢表现,称高功能腺瘤或毒性腺瘤。极少数较大腺瘤可压迫气管,喉返神经受累罕见。Hürthle细胞腺瘤又称嗜酸粒细胞腺瘤,较少见。

2. 甲状腺癌　根据组织来源及形态学特点可分为:乳头状癌、滤泡性癌、未分化癌及髓样癌等。乳头状癌最常见,约占甲状腺癌50%～70%,肿瘤生长缓慢,可出现颈部淋巴结转移及血行转移,但恶性度轻,预后较好。滤泡性癌约占甲状腺癌10%～20%,多见于40岁以上患者,女性多见,肿瘤生长较快,有侵犯血管倾向。未分化癌约占甲状腺癌10%～15%,多见于老年人,生长快,早期发生淋巴结转移及血行转移,恶性程度高。髓样癌约占甲状腺癌5%～10%,任何年龄均可发病,一般可分为散发型和家族型两类,患者常有顽固性腹泻、头痛、心悸及面部潮红等症状,血清降钙素水平升高,可出现颈部淋巴结侵犯和血行转移,预后不如乳头状癌,但较未分化癌好。

【治疗对策】

(一)治疗原则

及时手术,防止肿瘤复发,维持甲状腺正常生理功能。

(二)治疗策略

1. 手术治疗　甲状腺腺瘤有引起甲亢及发生恶变的可能，一般早期行患侧甲状腺大部分或部分切除，术中切除标本立即行冰冻切片检查明确病变有无恶变。高度怀疑恶性或确诊的甲状腺癌患者，均应尽早手术治疗。手术治疗包括甲状腺切除及颈部淋巴结清扫。甲状腺的切除范围存在分歧，有学者认为年龄是划分高危、低危的重要因素，对高危患者选择患侧甲状腺全切及对侧次全切除术，对低危患者采用患侧甲状腺及峡部切除术。也可根据肿瘤临床特点选择手术切除范围，患侧甲状腺切除术适用于孤立性乳头状微小癌，甲状腺次全切除术适用于肿瘤较大、较广泛的一侧乳头状癌伴颈部淋巴结转移者，甲状腺全切术适用于高度恶性甲状腺癌、双侧淋巴结肿大、肿瘤侵犯周围组织或有远处转移者。对低危组患者，若术中未触及肿大淋巴结，可不做颈部淋巴结清扫，如发现肿大淋巴结并证实为转移者，可行中央区颈淋巴结清扫或改良颈淋巴结清扫。对高危组患者应作改良或传统颈淋巴结清扫。

2. 内分泌治疗　甲状腺癌患者行甲状腺次全或全切除术后应长期服用甲状腺激素以抑制 TSH 分泌，防治肿瘤复发，目前常用左旋甲状腺素片（L-T_4），平均用量约为 2.2 μg/(kg·d)。低危患者（肿瘤切除完全，无局部浸润，手术及 ^{131}I 清除治疗后无局部或远处肿瘤转移）血清 TSH 目标值为 0.1～0.5 mIU/L，高危患者（肿瘤切除不完全，肉眼可见肿瘤浸润，有远处转移，手术及 ^{131}I 清除治疗后 ^{131}I 全身扫描时可见甲状腺外 ^{131}I 摄取）血清 TSH 目标值为 <0.1 mIU/L。甲状腺腺瘤患者不接受手术治疗，可试行 L-T_4 治疗，对血清 TSH<1.0 mIU/L、年龄>60 岁的男性患者、绝经妇女及合并心血管疾病者应慎用。L-T_4 治疗 3～6 个月后肿瘤不缩小或反而增大者，需重新考虑 FNAC 检查及手术治疗。

3. 放射性 ^{131}I 治疗　主要用于术后残余癌灶或存在远处转移者。

4. 放射外照射治疗　主要用于未分化癌的治疗。

5. 化疗　用于晚期甲状腺癌或未分化癌的姑息性治疗。

【病程观察与处理】

病程中密切随访，定期行 B 超或 CT/MRI 检查明确有无肿瘤复发。对于复发病例应根据患者的病情选择合适的治疗方案。

【出院后随访】

门诊定时复诊，定期监测甲状腺功能及 Tg 水平，定期行 B 超或 CT/MRI 检查,若有肿瘤复发征象,可再行 FNAC 检查。

(廖志红　李　进　肖海鹏)

第十一节　甲状腺结节

【概述】

甲状腺结节是指多种原因导致的甲状腺内出现的组织结构异常团块,常见病因包括单纯性甲状腺肿、甲状腺炎及甲状腺肿瘤。甲状腺结节十分常见,触诊发现一般人群甲状腺结节的患病率约为 4%,高分辨率超声检查中其患病率达 20%～70%,甲状腺结节多数为良性病变,恶性结节仅占 5% 左右。临床上关键是区分甲状腺结节的性质。

【诊断步骤】

(一)病史采集要点

1. 起病情况　大多数患者早期无任何临床症状,往往通过体检或自身触摸无意中发现,部分患者可有颈部疼痛或出现心悸、多汗、手抖等甲亢症状。

2. 临床表现　多数患者偶然发现颈部肿块,无临床症状,少部分患者可出现心悸多汗、易饥消瘦及焦躁易怒等甲状腺功能亢进症状。亚急性甲状腺炎致甲状腺结节患者可出现发热,咽痛,甲状腺区域疼痛等。慢性淋巴细胞性甲状腺炎患者可出现甲状腺功能减退症状。甲状腺肿瘤患者多数肿块生长缓慢,无压迫症状,无疼痛。少数较大肿块或肿瘤内出血突然增大时可出现疼痛及压迫症状如呼吸困难、吞咽障碍者、声音嘶哑等,压迫上腔静脉时可引起上肢、颈和颜面部瘀血水肿及浅表静脉曲张。

3. 其他　了解患者饮食中碘摄入情况,有无甲状腺疾病史及家族史,有无头颈部放射线照射史等。

(二)体格检查要点

重点是甲状腺肿块的数目、大小、质地、活动度、边界、压痛、血管杂音及颈部淋巴结有无肿大等。还需注意有无甲状腺结节引起的压迫、甲状腺功能亢进或减低而出现的体征。

(三)门诊资料分析

1. 红细胞沉降率检查和血细胞分类检查　用于辅助亚急性和急性甲状腺炎诊断,该两项检查的敏感性高、特异性低,要结合亚急性和急性甲状腺炎的症状、影像学特点、治疗反应、动态变化等特征作综合判断。

2. 甲状腺激素及 TSH 检查　绝大多数甲状腺肿瘤患者甲状腺功能正常,血清甲状腺激素及 TSH 水平正常。如果血清 T_3、T_4 增高,TSH 降低,提示存在甲状腺自主功能。

3. 甲状腺自身抗体　临床常用的甲状腺自身抗体包括甲状腺过氧化物酶抗体(TPOAb)、TSH 受体抗体(TRAb)和甲状腺球蛋白抗体(TgAb)。自身抗体阳性提示自身免疫性甲状腺疾病,在分化型甲状腺癌中,血清 TgAb 测定主要作为血清 Tg 测定的辅助检查。

4. 甲状腺球蛋白(Tg)水平测定　不能用于甲状腺肿瘤良、恶性的鉴别诊断,但可用于监测分化型甲状腺癌手术治疗是否彻底或者术后肿瘤是否复发(见甲状腺肿瘤节)。

5. 降钙素测定　主要用作甲状腺髓样癌的肿瘤标志物,对甲状腺髓样癌进行诊断和术后随访监测。

6. 甲状腺超声检查　可明确肿物的位置大小、形态、数目、边界情况、内部结构、是否钙化、回声、血供及颈部淋巴结情况,对鉴别结节的良恶性有一定的帮助。

(四)进一步检查项目

1. 甲状腺核素显像　热结节提示良性病变伴功能亢进,温结节多见于良性肿瘤,也可见于分化好的甲状腺癌,凉结节和冷结节多提示为甲状腺癌、甲状腺囊肿或甲状腺腺瘤伴囊性变、出血等。

2. 甲状腺摄^{131}I率　有助于判断甲状腺及肿块的功能。

3. CT 和 MRI 检查　能清楚显示甲状腺及结节的大小、位置、结节与腺体及周围组织的关系、颈部淋巴结肿大等,有助于甲状腺结节性质的鉴别及甲状腺癌 TNM 分期。

4. 甲状腺细针穿刺细胞学检查(FNAC)　可以明确甲状腺结节的病变性质,B 超引导下的细针穿刺活检可提高诊断敏感性及诊断效率。通常 FNAC 结果有四种情况:良性病变约占 70%,恶性病变约占 5%,介于良、恶性之间病变约占 10%,不能诊断约占 15%。造成 FNAC 不能诊断的原因通常是操作者经验不足、抽吸物太少、结节太小或存在囊性病变,需重复检查或超声引导下进行。

【诊断对策】

(一) 诊断

体格检查发现甲状腺结节后需行影像学检查证实其客观存在,然后结合患者的症状、体征、实验室检查、影像学特点及细胞学检查等结果明确甲状腺结节性质。甲状腺结节良、恶性的鉴别是诊断的关键,对指导治疗具有非常重要的意义。

(二) 分类

按引起甲状腺结节的病因分类,常见有以下几种:

1. 单纯性甲状腺肿 为甲状腺结节的常见病因,病史一般较长,多无症状而偶然发现,结节是在腺体增生和代偿过程中发生,大多数呈多结节性,少数为单个结节。TSH及甲状腺激素水平无异常,甲状腺核素扫描为温结节。

2. 甲状腺炎 亚急性甲状腺炎、慢性淋巴细胞性甲状腺炎均可出现甲状腺结节。前者多有发热、咽痛等上呼吸道感染病史及甲状腺区疼痛及压痛,急性期可出现血清甲状腺激素水平升高,甲状腺摄^{131}I率降低,呈"分离现象"。后者起病缓慢,甲状腺及结节质地硬,多数患者出现甲状腺功能减低,TPOAb和TRAb阳性,甲状腺细针穿刺细胞学检查有助于诊断。急性化脓性甲状腺炎也可出现结节。

3. 甲状腺囊肿 囊肿内含血液或清澈液体,可为结节性甲状腺肿、肿瘤退行性变和陈旧性出血伴囊性变、甲状腺癌囊性变或先天性甲状舌骨囊肿等。临床上除甲状腺肿大和结节外,大多无功能方面改变,B超有助于诊断。

4. 甲状腺肿瘤 常见有甲状腺腺瘤和甲状腺癌两类,具体分类见甲状腺肿瘤一节。

【治疗对策】

(一) 治疗原则

根据结节性质的不同选择不同的治疗手段。

(二) 治疗策略

1. 甲状腺恶性结节的处理 绝大多数甲状腺恶性肿瘤首选手术治疗,甲状腺未分化癌恶性程度极高,容易早期出现远处转移,应选用综合治疗。具体的治疗策略见甲状腺肿瘤一节。

2. 甲状腺良性结节的处理 绝大多数甲状腺良性结节不需要处理,只需针对病因进行治疗,每6~12个月随诊一次,必要时复查甲状腺B超和FNAC检查。少数患者需要治疗。

(1) 手术治疗　甲状腺结节伴有甲状腺功能亢进、结节进行性增大、结节巨大出现压迫症状或 FNAC 检查提示可疑癌变是需考虑外科手术治疗。

(2) 左旋甲状腺素（L-T_4）抑制治疗　治疗目的是抑制 TSH 分泌，使结节缩小，研究发现仅 20% 患者有效，且停药后结节会增大，同时长期服用 L-T_4 存在增加房颤发生率、绝经后妇女骨密度降低等副作用，故仅用于少数甲状腺良性结节患者，不适用于血清 TSH<1.0 mIU/L、年龄>60 岁的男性患者、绝经妇女及合并心血管疾病者。L-T_4 治疗 3~6 个月后肿瘤不缩小或反而增大者，需重新考虑 FNAC 检查及手术治疗。

(3) 放射性 ^{131}I 治疗　目的是去除功能自主性结节，放射性 ^{131}I 治疗适用于自主性高功能腺瘤、毒性结节性甲状腺肿且体积小于 100 cm³ 或者不适于手术治疗或手术治疗后复发者。放射性 ^{131}I 治疗不适于巨大甲状腺结节者，妊娠和哺乳期妇女禁用。少数患者治疗后发生甲状腺功能减退。

(4) 超声引导下经皮酒精注射治疗　主要用于治疗甲状腺囊肿或结节合并囊性变，对单发的实性结节不推荐使用该治疗。本治疗前需行 FNAC 检查，除外恶性变可能。

【随访】

门诊定时复诊，监测甲状腺功能及 Tg、降钙素水平等，发现结节复发或快速增大时行 B 超等影像学检查及 FNAC 检查等。

（廖志红　李　进　肖海鹏）

参 考 文 献

1　中国甲状腺疾病诊治指南编委会. 中国甲状腺疾病诊治指南，2008.
2　陈灏珠. 实用内科学. 第 12 版. 北京：人民卫生出版社，2005.
3　廖二元. 内分泌学. 第 2 版. 北京：人民卫生出版社，2004.
4　Henry M. Kronenberg, Shlomo Melmed, Kenneth S. Polonsky, et al. Williams Textbook of Endocrinology. 11th ed. Philadelphia：W. B. Saunders Company, 2008.
5　Cooper DS, Doherty GM, Haugen BR, et al. Management Guidelines for Patients with Thyroid Nodules and Differentiated Thyroid Cancer. Thyroid, 2006, 16(2)：109~142.
6　Dennis L. Kasper, Eugene Braunwald, Anthony Fauci, et al. Harrison's Principles of internal Medicine. 16th ed. Ney York：Mc Graw-Hill Company, 2005.

7 Goldman L. Cecil Textbook of Medicine. 23th ed. Philadelphia:W. B. Saunders Company,2007.
8 青 华,张素华. 大剂量甲基强的松龙静脉冲击治疗浸润性突眼的疗效观察. 内分泌外科杂志,2008,2(2).:109~111.
9 Rathie Rajendram,Richard WJ Lee et al. Protocol for the combined immunosuppression & radiotherapy in thyroid eye disease(CIRTED) trial:A multi-centre,double-masked,factorial randomised controlled trial. Trials 2008,9:6.
10 Joseph R. Lutt,Lyndell L. et al. Orbital Inflammatory Disease. 2008,207~221.
11 Peter Stalberg,Anna Svensson et al. Surgical Treatment of Graves' Disease:Evidence-Based Approach. World J Surg 2008,32:1269~1277.
12 Ni Li,Zongguang Zhou. Association of tumour necrosis factor alpha (TNF-α) polymorphisms with Graves' disease:A meta-analysis. Clinical Biochemistry,2008,41:881~886.
13 李晨阳,单忠艳. 碘摄入量对产后甲状腺炎发生、发展的影响. 中华内分泌代谢杂志,2005,21(2):103~105.
14 姚 斌,郝李敏,严晋华,等. 细胞毒性T淋巴细胞相关抗原4基因型与中国南方人群Graves'病的关系. 中山大学学报医学科学版,2005,26(6):654~658.
15 姚 斌,郝李敏,严晋华,等. CTLA-4基因多态性与中国南方汉族人Graves病的相关性. 中华内分泌代谢杂志,2006,22(4):363~364.
16 姚 斌,郝李敏,严晋华,等. 染色体2q31-q33区CTLA-4基因多态性与格雷夫斯病关系的研究. 中国实用内科杂志,2006,26(6):422~424.
17 滕晓春,滕 笛,等. 碘摄入量增加对甲状腺疾病影响的五年前瞻性流行病学研究. 中华内分泌代谢杂志,2006,22(6):512~517.
18 王 琨,陈祖培. 碘与甲状腺功能及其相关疾病. 中国地方病学杂志,2006,25(3):349~351.
19 滕晓春,滕卫平. 碘过量与甲状腺疾病. 实用医院临床杂志,2007,4(5):5~7.
20 王深明. 慢性淋巴细胞性甲状腺炎的临床特点. 中国实用外科杂志,2000,20(2):73~76.
21 罗 敏,等. 百令胶囊对自身免疫甲状腺疾病(AITD)免疫调节作用. 中国中医基础医学杂志,2006,12:4~7.

第10章 甲状旁腺疾病

第一节 甲状旁腺功能减退症

【概述】

甲状旁腺功能减退症（Hypoparathyroidism，简称甲旁减）是指甲状旁腺激素（PTH）生成、分泌减少和/或作用障碍引起的一类临床综合征。临床分型包括特发性甲旁减、继发性甲旁减、低血镁性甲旁减和新生儿甲旁减，以及少见的假性甲旁减、假假性甲旁减、假性特发性甲旁减等。引起甲旁减的常见病因如下：1) PTH 生成减少，如①外科手术或颈部放射治疗：任何颈部手术，包括甲状腺、甲状旁腺或颈部恶性肿瘤切除术等，均可由于甲状旁腺被切除、损伤或血供障碍，致使 PTH 生成不足而引起术后暂时性或永久性甲旁减。甲旁减偶可发生于甲状腺功能亢进症行 ^{131}I 治疗后，可于放疗 5~18 个月后发病。②特发性甲旁减：分为家族性和散发性，腺体破坏的原因尚不清楚，多数患者病理表现为甲状旁腺萎缩，少数患者还可伴有自身免疫性多内分泌腺体病。③其他：如甲状旁腺转移癌、先天性胸腺和甲状腺缺如（Di George 病）等。2) PTH 分泌受抑制：多种原因可导致 PTH 的分泌或释放发生可逆性的减退，如低镁血症时可使 PTH 释放受抑制；高钙血症的孕妇，其胎儿甲状旁腺长期受高血钙的抑制，可引起新生儿一过性甲旁减；甲状旁腺腺瘤患者，其正常甲状旁腺受高钙血症的抑制，于腺瘤摘除后可出现暂时性甲旁减；药物（盐酸阿霉素和阿糖胞苷等）、铁沉积症（如血色病及输血过多）、铜沉积症（肝豆状核变性）等。3) PTH 作用障碍：内源分泌的 PTH 水平虽升高但无生物活性，而对外源性 PTH 反应正常（假性特发性甲旁减）；由于 PTH 受体突变、G 蛋白 α 亚基基因突变、腺苷酸环化酶或 G 蛋白缺陷等，周围器官对 PTH 无反应（PTH 抵抗），致使甲状旁腺增生，PTH 分泌增多，即假性甲旁减（另章详述）。

甲状旁腺功能减退症的主要病理生理改变为低血钙、高血磷、尿钙和磷排出量降低。甲状旁腺素水平降低或作用障碍，使破骨细胞作用减弱，骨钙动员和释放减少；肾脏排磷减少，血磷浓度升高，肠对钙的吸收下降，肾小管对钙的重吸收也减少，以上多个途径均可导致低钙血症，尿钙排出量减少。低钙血症和碱中毒达到一定程度时，神经肌肉兴奋性增加，出现手足搐弱，病程较长者常伴有视盘水肿、颅内压增高、皮肤粗糙、指甲干裂、毛发稀少和心电图异常等表现。无论是继发性甲旁减或特发性甲旁减，患者可在相当长的时期内处于亚临床状态，即不表现症状，但在某些诱因下可诱发典型临床表现，例如月经过后、感染高热、劳累、寒冷和情绪应激等均可诱发手足搐搦。

【诊断步骤】

（一）病史采集要点

1. 神经肌肉兴奋性增高表现　患者可首先出现指端或嘴部麻木或刺痛感，手足与面部肌肉痉挛，随即出现手足搐搦。典型表现为双侧拇指强烈内收，掌指关节屈曲，指骨肩关节伸张、腕、肘关节屈曲，形成鹰爪状，有时双足也呈强直性伸展，膝髋关节屈曲。发作时可有疼痛，但由于形状可怕，患者常异常惊恐，儿童患者可出现惊厥或癫痫样全身抽搐。

2. 神经精神表现　严重低钙血症可引起癫痫样发作，但无癫痫大发作所表现的意识丧失，发绀或尿失禁等；或于紧张后出现癔病样发作，表现为口角抽动、四肢抽动、舞蹈样不随意动作。慢性低钙血症主要表现为神经衰弱症候群，如头昏、头痛、失眠、记忆力减退、忧郁、烦躁等，儿童患者也可表现为学习成绩差。

3. 眼部表现　可因晶体钙化引起白内障而致视力下降。

4. 家族史　对于疑诊特发性甲旁减及假性甲旁减，需仔细询问家族中有无类似患者。

（二）体格检查要点

1. 神经肌肉兴奋性增高体征　轻症或久病患者不一定出现手足抽搐，其神经肌肉兴奋性增高主要表现为 Chevostek 征与 Trousseau 征阳性。1）Chvostek 征：用叩诊槌或手指叩击面神经，位置在耳前 2~3 cm 处，引起嘴角抽搐为阳性反应。1＋是仅可察觉的嘴角抽动，2＋是明显的嘴角抽搐，3＋是面肌见轻微抽搐，4＋是面肌明显抽搐。2）Trousseau 征：捆绑充气臂带与测量血压的方法相同，充气加压至收缩压以上 35 mmHg 处，持续 3～5 min，若诱发出手足搐搦则为阳性反应。

2. 眼部检查　可有白内障及视乳头水肿。

3. 神经体征　因脑组织钙化而出现锥体外系体征，如不自主运动、手足徐动、扭转痉挛、震颤、小脑共济失调、步态不稳等。

4. 皮肤体征　皮肤干燥、脱屑，指甲与头发粗而脆，眉毛稀少；特发性甲旁减患者易合并口腔黏膜白色念珠状菌感染。

5. 牙齿发育异常　起病的年龄越早，症状与体征越明显，主要表现为牙齿发育不良，齿根形成缺陷，齿釉质增生不良，齿冠周围及冠面有带纹或洞穴，或恒齿不长出。

(三) 门诊资料分析

1. 血生化分析　主要表现为血钙降低与血磷增高，少数口服制酸剂或饮食中缺磷的患者血磷可不高，碱性磷酸酶一般正常或稍低。

2. 血清免疫反应性 PTH(iPTH)测定　临床上绝大多数甲旁减由于 PTH 不足，血中 iPTH 低于正常，但部分患者也可在正常范围内。非甲旁减引起的低钙血症因对甲状旁腺有强烈的刺激作用，其低血钙程度与血中的 iPTH 呈明显负相关，所以低血钙时血中的 iPTH 即使在正常范围，仍提示甲状旁腺有功能减退。然而 PTH 作用障碍引起的假性甲旁减，则 iPTH 增高。

3. 心电图　显示 ST 段延长、Q-T 间期延长及 T 波改变。

4. 影像学检查　头颅 X 线摄片约有 20% 显示基底节钙化，少数患者尚有松果体及脉络丛钙化，CT 扫描较之 X 线摄片更敏感。

(四) 进一步检查项目

1. 24 小时尿钙与尿磷排出量　主要表现为尿钙与尿磷排出减少。

2. 尿 cAMP 排出量　尿中 cAMP 是反映甲状旁腺功能的指标，因此，甲旁减患者尿中的 cAMP 大多低于正常。

3. 肾小管磷重吸收试验　正常值为 84～96%，甲旁减者常升高＞90%。

4. 磷廓清率　可降低至 1.7～7.3 ml/min，检查与肾小管磷重吸收试验一样，受影响因素较多，目前 iPTH 检测已常规化，故已趋淘汰。

5. 甲状旁腺素兴奋试验　注射外源性 PTH 后，测定尿中 cAMP 及尿磷排出量，一般均明显增加达 10 倍以上。

6. 钙负荷试验　静脉滴注钙剂(15 mg/kg)共 4 小时，正常人 PTH 分泌受抑制，使尿磷排出量减少，血磷上升，而甲旁减患者反应迟钝，尿磷无明显减少或反而上升，有心、肾疾患者不宜做此试验。

【诊断对策】

(一)诊断要点

1. 血钙降低,血浆白蛋白>35 g/L 情况下总钙<2 mmol/L。
2. 血磷升高或正常,肾小管磷重吸收率增高,磷廓清率减低。
3. 慢性手足搐搦史,无伴肾功能不全、慢性腹泻等原因引起的低钙血症。
4. 24 小时尿钙及 cAMP 降低,对外源性 PTH 明显反应性升高。
5. X 线无佝偻病或骨软化症表现,血 ALP 正常。
6. 颈部手术或放射治疗史。
7. 对钙剂及维生素 D 制剂治疗有效。

(二)鉴别诊断

1. 严重低钙血症可引起癫痫样发作,需与癫痫鉴别,应仔细观察有无癫痫大发作所表现的意识丧失、发绀或尿失禁等,常规检查血钙和血磷有助鉴别,若用钙剂加葡萄糖缓慢静脉注射或滴注就使手足抽搐迅速缓解对于确诊具有极大帮助,必要时测定 PTH。

2. 慢性低钙血症患者可有易激惹、抑郁症、幻想狂,甚至出现明显的重症精神病的表现,为了避免这种误诊,精神病患者应该常规检查血钙和血磷。如果脑电图有异常但无特异性,或低血钙纠正后脑电图转为正常需警惕甲旁减可能。

3. 甲旁减患者因脑组织钙化可出现锥体外系症状,如不自主运动、手足徐动、扭转痉挛、震颤、小脑共济失调、步态不稳等,易被误诊为神经系统病变。应仔细观察有无低钙血症及其相应的临床表现,同时采用 X 线或 CT 检查脑组织钙化病变,将有利于甲状旁腺功能减退症的诊断。

4. 甲旁减患者可出现肠道痉挛、肠蠕动加快、腹痛、腹胀、腹泻与脂肪吸收不良、便秘等,易误诊为胃肠道疾病。如果具有低钙血症及其相应的临床表现,纠正低钙血症后上述症状明显改善者,应考虑甲旁减引起。

5. 甲旁减患者可出现低血压、心电图异常、心力衰竭等,易被误诊为心脏病。如果患者低血压用升压药或扩容等常规疗法无效,T 波为非特异性改变,虽 Q-T 间期延长但 QRS 间期无改变,心力衰竭为顽固性、对洋地黄无反应等,应高度警惕甲旁减。如化验为低钙血症,钙剂治疗可恢复血压等将有助于甲旁减诊断。

6. 甲旁减可出现晶状体钙化,导致白内障,引起视力下降,易被误诊为眼科疾病。因此,对白内障患者应常规测定血钙和血磷以资鉴别。

7. 甲旁减可出现牙齿发育不良,易误诊为牙科疾病,对于存在上述牙齿发育异常者应测定血钙磷,检查牙齿异常的情况有助于估计甲旁减的起病时间。

8. 对于已经确诊甲旁减患者,由于甲旁减的类型较多,为明确诊断应进一步进行病因和分型鉴别。

(三)临床类型

1. 继发性甲旁减　最常见,常为甲状腺手术误将甲状旁腺切除或缺血损伤等所致,如腺体大部或全部切除,常发生永久性甲旁减,约占甲状腺手术的 1‰～1.7‰。甲状腺功能亢进症接受放射碘治疗或因恶性肿瘤侵及甲状旁腺所致者也可引起本病,但较少见。

2. 特发性甲旁减　较少见,系自身免疫性疾病,可同时合并甲状腺和肾上腺皮质功能减退症、糖尿病等,见于多发性内分泌腺功能减退症。有的患者血中尚可检出抗胃壁细胞、甲状旁腺、肾上腺皮质和甲状腺的自身抗体。

3. 低血镁性甲旁减　由于低镁血症引起 PTH 分泌受抑制而导致的甲旁减,为功能性或可逆性的,低钙血症纠正后症状未能缓解者,需考虑本病。

4. 新生儿甲旁减　由于怀孕的母亲存在甲旁亢或高钙血症,抑制胎儿 PTH 释放,新生儿可出现一过性甲旁减。

5. 假性甲旁减　如假性甲旁减 Ia、Ib、Ic 型和 Ⅱ 型,以及假假性甲旁减等(另章详述)。

【治疗对策】

(一)治疗原则

1. 高钙低磷饮食,避免加重低钙血症的药物。

2. 控制症状,纠正低钙血症,注意低镁血症。

3. 长期补充维生素 D,需避免过量导致维生素 D 中毒。

4. 提高疾病认识,避免误诊,减少慢性甲旁减引起的并发症。

5. 有条件可行甲状旁腺移植术,但鲜有永久疗效。

(二)治疗计划

1. 饮食上应采用高钙、低磷饮食　限制牛奶等乳制品、蛋黄、菜花等高磷食品的摄入;尽量避免应用能加重低血钙的药物,如避孕药、糖皮质激素、地西泮、苯妥英钠、苯巴比妥(苯巴比妥钠)等制剂。

2. 纠正低钙血症　甲旁减患者血钙宜控制在 2.13～2.25 mmol/L,每天钙的摄入量约为 1～2 g 元素钙。使用钙剂时应注意每种钙剂所含元素钙的量:葡萄糖酸钙 9.3%,乳酸钙 13%,氯化钙 27%,碳酸钙 40%,硫酸钙 36.1%,双碱基磷酸钙

29.5%,三碱基磷酸钙 38.8%,抗坏血酸钙 10.3%,枸橼酸钙 24.1%,枸橼酸苹果酸钙 23.7%。其中氯化钙对胃刺激大,宜加水稀释后口服;碳酸钙在小肠内转化为可溶性钙后可吸收,但容易造成便秘;枸橼酸钙可酸化尿液,可减少肾结石的形成。

3. **补充维生素 D** 为避免维生素 D 中毒,应使用较小剂量的维生素 D。维生素 D 的活性代谢产物由于作用快、用量小,目前已作为甲旁减常规替代治疗药物。$1,25\text{-}(OH)_2D_3$(骨化三醇、罗钙全)用量为 $0.5\sim2.0\ \mu g/d$,作用持续 $3\sim6$ 天,肝肾功能损害时亦可应用。$1\alpha\text{-}(OH)D_3$(阿法骨化醇、萌格旺)用量为 $0.5\ \mu g/d$,口服后经肝脏 25-羟化酶作用,形成 $1,25\text{-}(OH)_2D_3$,作用快、消失亦快。如果患者使用的维生素 D 剂量较大,则易造成高钙血症甚或维生素 D 中毒。各种维生素 D 对钙磷代谢的作用取决于肠吸收功能、肾脏排泄功能和骨再吸收功能,因此在治疗中应密切监测血钙,及时调整剂量。如果患者出现乏力、厌食、恶心、呕吐、多尿,应高度怀疑是否维生素 D 中毒。如果治疗后患者每天尿钙排泄 $\geqslant 8.75\ mmol/L$,应加服利尿剂和钾盐,将维生素 D 减量;当血钙 $\geqslant 2.85\ mmol/L$ 时,患者应低钙饮食、停用维生素 D、大量补液、大剂量糖皮质激素、利尿治疗。

4. **纠正低镁血症** 甲旁减患者如经治疗后血钙已有升高,但仍有神经肌肉应激性增高表现,须考虑低镁血症可能,应及时测定血镁。如血镁降低,可用 25% 硫酸镁 10 ml 肌肉注射,或溶于 5% 葡萄糖盐水 500 ml 中静脉滴注,或每日口服 50% 硫酸镁 $10\sim15$ ml。

5. **防治甲旁减并发症** 慢性甲旁减患者可有癔病样发作或重症精神病表现,常被误诊而送至精神病院治疗。因此精神患者应常规地检查血钙与血磷避免误诊。癫痫样发作及其他神经症状表现者,除了观察低钙血症及其临床表现外,用 X 线或 CT 检查脑组织钙化病变,对诊断很有帮助。视力欠佳患者应检查有无白内障,白内障为不可逆转,及早治疗可终止其发展。病程长者可并发甲旁减性心脏病,重者尚可发生心力衰竭而死亡,心电图可作为初步检查的方法,无创伤性心功能检查,或彩色多普勒心功能检查可提供更详细的心功能情况。

(三)治疗方案

1. **急性低钙血症的处理** 当发生手足搐搦时须用静脉注射钙剂治疗。常用的注射用钙剂有氯化钙注射液(5%,10 ml,含元素钙 90 mg)和葡萄糖酸钙注射液(10%,10 ml,含元素钙 90 mg)。初次宜静脉注入元素钙 180 mg,宜用葡萄糖 $50\sim100$ ml 稀释,于 $5\sim10$ min 静脉内缓慢注入。如低钙血症持续存在,或手足搐搦反复出现,则静脉注射钙剂可于 $6\sim8$ h 重复,或用稀钙溶液静脉滴注,并在治疗过程中监测血钙并调整剂量。若患者在3周内曾用过洋地黄制剂,则静脉注射钙更宜小心,应将血钙保持在正常低限,因为高钙血症使心脏对洋地黄更敏感,易发生心律失常甚至猝死。

2. 慢性低钙血症的处理　对于慢性甲旁减的治疗,注射PTH是合理的,但由于PTH价昂且难以获得,故此种疗法尚不能应用。因此治疗的方法主要是采用维生素D及钙剂治疗。治疗目的是控制症状、减少甲旁减并发症的发生及避免维生素D中毒。在治疗中宜将血钙维持在2.13~2.25 mmol/L,而维生素D尽可能用较小的剂量,此时患者常无症状。当血清钙为2.25~2.5 mmol/L时,尿钙排出为正常人的3倍,因而容易发生泌尿系结石。当患者因情绪波动、呕吐、体力劳累、月经等因素而出现低钙血症伴轻度症状时可增加所服钙剂量。患者于妊娠、哺乳、服双氢克脲噻或抗癫痫药物时,治疗方案应予调整。

3. 肝肾功能不全时治疗方案的选择　维生素D_2(钙化醇,麦角钙化醇)或D_3(胆钙化醇)在肝脏转化为25-$(OH)D_3$,然后在肾脏经1α-羟化酶的作用转化为1,25-$(OH)_2D_3$,因此肝肾疾病患者维生素D作用减弱。1α-羟化酶的作用有赖于PTH,当PTH完全缺乏时,维生素D只能转化为25-$(OH)D_3$,故所需维生素D量较大。各种维生素D衍生物对钙磷代谢的强弱,取决于肠吸收功能、肾排泄功能和骨再吸收功能,如果患者肾功能不全,或PTH严重缺乏,则宜选用1α-$(OH)D_3$或1,25-$(OH)_2D_3$。

4. 维生素D中毒　若发生维生素D中毒性高钙血症,其治疗方法与甲旁亢高钙血症及高钙危象同(见相关章节)。

5. 合并其他腺体功能减退症的处理　术后甲旁减如同时伴有甲状腺功能减退症,应同时补充甲状腺素;若伴肾上腺皮质功能减退症,应及时补充糖皮质激素,但需注意皮质醇与维生素D有明显的拮抗作用,并可增加尿钙排泄、减少肠钙吸收,加重低钙血症,因此补充糖皮质激素时需调整维生素D和钙剂剂量。

6. 甲状旁腺移植术　甲状旁腺移植的组织来源主要是胚胎甲状旁腺及成年人甲状旁腺。国外主要以健康成人的甲状旁腺或功能亢进的甲状旁腺作为供体,国内则主张以胚胎甲状旁腺作为供体。一般认为胚胎20~28周的甲状旁腺组织已分化成熟,能分泌一定浓度的甲状旁腺素,且此时的甲状旁腺再生能力强,对损伤敏感性低及抗原性较弱。通过对甲状旁腺移植供体组织比较发现,胚胎组织甲状旁腺ABC抗原含量与成人基本相同,DR抗原含量显著少于成人,而在临床移植应用中,仍有不少病例出现排斥反应而致手术失败,说明胚胎甲状旁腺仍具一定的抗原性,只是较成人的抗原性弱而已,故术前或术后应用适量的免疫抑制剂,可提高移植的成功率。常用的免疫抑制剂有：环孢素 A、糖皮质激素、环磷酰胺、硫唑嘌呤和中药雷公藤等。

【病情观察及处理】

(一)病情观察要点

1. 低钙血症症状的轻重　甲旁减症状的轻重取决于低钙血症的程度与持续时间，但血钙下降的速度也具有重要作用。如甲状旁腺肿瘤术后血钙并非很低即可诱发明显手足搐搦，而慢性甲旁减血钙很低，但有时患者症状并不是很明显。

2. 监测血钙水平　治疗慢性甲旁减时合适的血钙水平应为正常低限，使患者既无低钙相关症状，又不致使尿钙排出过多而诱发尿路结石。

3. 药物治疗反应　少数严重特发性甲旁减患者可发生维生素 D"抵抗性"，即治疗无反应，这种抵抗性可以是治疗之初有抵抗性，后来抵抗性又消失，也可以是本来治疗平稳，但后来出现抵抗。若发生抵抗性，可变换治疗药物，例如将维生素 D_3 改为罗钙全，往往疗效又可恢复。

(二)疗效判断与处理

1. 疗效判断

(1)治愈　甲旁减患者行甲状旁腺移植手术后数年内无需钙剂及维生素 D 制剂替代治疗，可认为治愈；手术后甲旁减症状很轻，每天服少量元素钙即可无症状者，部分患者甲状旁腺功能逐渐恢复甚至可停服钙剂者，可认为治愈。

(2)有效　给予补充常规量钙剂及维生素 D 制剂替代治疗，患者低钙症状缓解，复查血钙在正常低限者，认为治疗有效。

(3)无效或抵抗　少数严重特发性甲旁低患者对常规治疗无反应，即发生维生素 D"抵抗性"，或患者即使低钙血症已纠正仍有症状。

2. 处理

(1)有效　维持原治疗方案，定期复查血钙磷水平，在应激状态，尤其患者感觉低血钙症状时适当增加药物剂量，但也需注意避免维生素 D 中毒。

(2)无效或抵抗　寻找原因，若为"抵抗性"，可试换用不同的维生素 D 制剂，若低血钙纠正仍有症状者，需注意排除合并低镁血症。

【预后评估】

1. 继发性甲旁减采用内科治疗，一般预后良好，但须防止医源性高血钙、心律失常、高尿钙及肾结石形成。

2. 若存在下列情况,提示病情严重　长期及重度低血钙、反射消失、反复手足搐搦发作、伴视乳头水肿及颅内压增高、白内障形成及颅内多发性钙化灶、Q-T间期明显延长等。

3. 孕妇甲旁减若控制不佳,胎儿可因长期低血钙而导致继发性甲旁亢及新生儿严重脱钙,虽然新生儿继发性甲旁亢是短暂的,但可并发骨折而死亡。

4. 低血钙危象可出现肌肉痉挛、腕足痉挛、喉哮鸣以至惊厥,如处理不及时,可危及生命。

【出院随访】

1. 出院时带药　需常规带合适剂量的钙剂及维生素D制剂。

2. 定期检查项目与检查周期　开始治疗时须每周测定血钙磷浓度,血钙达理想水平以后可每3个月1次,必要时同时检测24小时尿钙浓度及肾脏B超。

3. 定期门诊与取药　开始应每周复诊,此后可每1～3月门诊复诊及取药。

4. 出院应当注意的问题　建议高钙低磷饮食配合,避免使用加重低钙血症药物,应激状态或合并低血钙症状时可适当加量或返院复诊,警惕及识别维生素D中毒表现。

(黄知敏)

第二节　假性甲状旁腺功能减退症

【概述】

假性甲状旁腺功能减退症(Pseudo-hypoparathyroidism,简称假性甲旁减)是一组遗传性甲状旁腺功能减退症,系因外周靶器官(肾、骨等)对甲状旁腺素(PTH)产生抵抗,特别是近端肾小管上皮细胞受体不能接受PTH活化,或接受后不能活化腺苷环化酶,导致cAMP生成障碍,或尽管有cAMP形成,但PTH不能起反应或周围器官对PTH有抵抗,导致甲状旁腺增生,血中甲状旁腺素浓度增加,但临床上表现为甲状旁腺功能减退,出现低钙、高磷血症,典型病例还伴有独特的骨骼和生长发育、智力缺陷及体态异常,如体型粗矮、脸圆、斜视、白内障、掌指畸形,指(趾)短粗、骨骺线融合过早、颅顶骨增厚、皮下或深部组织钙化、基底神经节钙化、出牙较迟、牙发育不全或牙釉质损害等,少数病例还可有低代谢率、糖耐量减低、性腺发育不全(Turner 综合征)等表现。1942 年由 Albright 首次报道,又称 Albright 遗传性骨营养不良症(Albright hereditary osteodystrophy,AHO),或甲状旁腺素不敏感综合征,是医学史上最早被认识的激素不敏感综合征,上述特殊体态亦称为 AHO 体征。假性甲旁减临床上罕见,据日本 1998 年一项全国范围内的流行病学调查,假性甲旁减的患病率约为百万分之 3.4。症状常于儿童期出现,多见于 10 岁以下的儿童,女性患病率约为男性的 2 倍,但症状较男性轻,患儿常有生长发育缺陷家族史。

甲状旁腺素受体是一种 G 蛋白耦联受体,编码 G 蛋白 α 亚基(Gsα)的基因(GNAS1)定位于第 20 号染色体(20q13.1),由 13 个外显子编码,GNAS1 失活性突变是导致假性甲旁减的遗传基础。假性甲旁减分为 Ⅰ 型和 Ⅱ 型,Ⅰ 型是指外源性 PTH 刺激后,肾源性 cAMP 和磷酸盐尿反应迟钝,而在 Ⅱ 型中,肾源性 cAMP 对 PTH 反应正常,但对磷酸盐尿的反应减低。Ⅰ 型假性甲旁减又分为 Ⅰa、Ⅰb、Ⅰc 三种亚型。还有 1 种亚型存在 GNAS1 突变,患者亦有特殊体征,但甲状旁腺功能正常,称为假假性甲旁减(Psudo-psudohypoiparathyroidism)。

【诊断步骤】

(一)病史采集要点

1. 起病情况 多见于 10 岁以下儿童,女性多见。

2. 临床表现 有类似甲旁减的慢性低钙症状,如慢性发作性手、足搐搦甚者可有癫痫样发作以及肌痉挛、喉痉挛、感觉异常等,但部分儿童及青少年患者低血钙也可无明显症状;典型病例可伴生长发育、智力缺陷及体态异常,如生长发育落后于同龄人、斜视、视力减退,以及学习能力差、出牙较迟;部分患者可有味觉、嗅觉障碍、糖耐量减低、低代谢状态、性腺发育不全等表现,如绝大多数 Ⅰa 型假性甲旁减患者可合并原发性甲状腺功能减退症,女性患者可有青春期延迟、月经稀发、不育表现,男性患者可表现为隐睾及睾丸发育停滞等。

3. 家族史 常有发育异常家族史。

(二)体格检查要点

1. 低血钙体征 可有神经肌肉兴奋性增高表现,即 Chevostek 征与 Trousseau 征阳性。1)Chvostek 征:用叩诊槌或手指叩击面神经,位置在耳前 2～3 cm 处,引起嘴角抽搐为阳性反应。1+ 是仅可察觉的嘴角抽动,2+ 是明显的嘴角抽搐,3＋是面肌见轻微抽搐,4＋是面肌明显抽搐。2)Trousseau 征:捆缚充气臂带与测量血压的方法相同,充气加压至收缩压以上 20～35 mmHg 处,持续 3～5 min,若诱发出手足搐搦则为阳性反应。

2. 骨骼发育异常　典型病例可见第 4 与第 5 掌骨较短的体征,如将手握拳,观察掌关节远端,可见第 4 与第 5 掌骨远端处不呈关节结节而呈凹陷;另一检查方法是将掌指关节屈曲,正常人第 4 与第 5 掌骨远端连线延长应超过第 3 掌骨之远端,如第 4 与第 5 掌骨较短则上述连线与第 3 掌骨相交,称为"掌骨征阳性",但此体征并非假性甲旁减所特有,亦见于 10% 正常人或具有短指、弯曲桡骨或其他骨畸形的患者。

3. 体态异常　身材矮小、肥胖体型、圆脸、短指(趾)。

4. 眼与牙齿发育异常　可有白内障,牙齿发育不良,齿根形成缺陷,齿釉质增生不良,齿冠周围及冠面有带纹或洞穴,或恒齿不长出。

5. 神经体征　因基底神经节钙化可出现锥体外系体征,如不自主运动、手足徐动、扭转痉挛、震颤、小脑共济失调、步态不稳等。

(三)门诊资料分析

1. 血生化分析　在 Ⅰa、Ⅰb 及 Ⅱ 型假性甲旁减患者表现为血钙降低与血磷增高,在 Ⅰc 型及假假性甲旁减则血钙磷可正常,碱性磷酸酶一般均正常。

2. 血清免疫反应性 PTH(iPTH)测定　除假假性甲旁减外,一般均较正常升高。

3. 影像学检查　头颅 X 线摄片约有 20% 显示基底节钙化,少数患者尚有松果体及脉络丛钙化,CT 扫描较之 X 线摄片更敏感;掌(趾)骨 X 线检查见第 4 与第 5 掌(趾)较短为典型表现;长骨 X 线摄片检查可发现骨骼线融合早,头颅摄片可见颅顶骨增厚等改变。

(四)进一步检查项目

1. 24 小时尿钙与尿磷排出量　主要表现为尿钙与尿磷排出减少。

2. 甲状旁腺素兴奋试验　注射外源性 PTH 后,测定尿中 cAMP 及尿磷排出量,正常人一般均明显增加达 10 倍以上。在 Ⅰa、Ⅰb 型假性甲旁减注射后尿中 cAMP 及尿磷排出无变化,在 Ⅰc 型及假假性甲旁减者其反应如正常人,而 Ⅱ 型假性甲旁减患者可有部分反应,即尿 cAMP 反应正常,而尿磷反应下降。

3. 内分泌激素检查　大多数 Ⅰa 型假性甲旁减可合并原发性甲状腺功能减退症,故应做甲状腺功能检查;因 G 蛋白同时介导其他内分泌激素的作用,如促性腺激素、生长激素释放激素、促甲状腺素、促肾上腺皮质激素、胰高糖素等,故也应测定相关激素及其靶腺激素。

4. 基因筛查及家系研究　有条件的可行基因筛查，了解 GNAS1 基因突变类型及遗传方式，有利于进一步明确假性甲旁减的临床亚型。

5. 其他检查　内容可参考甲状旁腺功能减退症章节。

【诊断对策】

(一) 诊断要点

1. 有类似真性甲旁减(如继发性甲旁减、特发性甲旁减等)的临床表现及生化改变，如慢性手足搐搦的症状及体征、转移性钙化的证据(基底节钙化、皮下钙化等)、低钙、高磷、24 小时尿钙磷排出量减少，ALP 一般正常。

2. 血清 iPTH 升高，对外源性 PTH 无反应。

3. 伴有生长发育及智力障碍及特殊体态，如体型粗矮、脸圆、斜视、白内障、掌指畸形，第 4 及第 5 指(趾)短粗，骨骺线融合过早、颅顶骨增厚、出牙较迟、牙发育不全或牙釉质损害等。

4. 发病年龄早，一般在 10 岁前已出现症状，有类似疾病家族史。

(二) 鉴别诊断

1. 真性甲状旁腺功能减退症　一般手足搐搦症状较重，无异常体形及短指(趾)畸形，血中 PTH 降低，且对外源性 PTH 注射有反应，即尿中 cAMP 及尿磷排泄量较注射前明显增加。

2. 呆小症　患儿有身材矮小、四肢粗短、智力障碍、出牙延迟、性腺发育延迟等表现，但一般无第 4 及第 5 掌(趾)骨较短的体征及影像学改变，亦无转移性钙化及钙磷代谢异常，而低代谢表现及甲状腺功能异常较突出。

3. 甲旁减相应临床表现如神经精神症状、胃肠道症状、心电图改变、眼及牙齿异常应与相应疾病相鉴别(详见甲状旁腺功能减退症章节)。

4. 假性甲旁减多种临床亚型之间的鉴别(详见临床类型)。

(三) 临床类型

1. Ⅰa 型假性甲旁减　是假性甲旁减的主要类型，也是研究最为充分的亚型，病因为 GNAS1 基因突变导致 Gs 活性降低，突变类型有数十种，其影响 G 蛋白耦联激素受体功能的范围与程度各异，临床表现也极具多样性。突变主要导致靶细胞膜上的受体不能与 PTH 结合，或虽结合也不能激活腺苷环化酶系统，结果不能生成 cAMP，从而影响 PTH 的生理效应。给患者注射外源性 PTH 后，不能使血钙升高及降低血磷，不增加尿羟脯氨酸及尿磷的排出，不增加肾源性 cAMP 的生成,但如果注射可自行透入细胞内的二丁酰cAMP,则可诱导出正常人注射PTH后的反应。该型的典型临床表现为低钙血症症候群及AHO体征,但患者低钙血症和高磷血症往往较真性甲旁减患者为轻,这可能是由于周围组织对PTH仍保留部分反应。由于GNAS1基因突变影响其他G蛋白耦联受体的活性,故患者常伴性腺功能减退、原发性甲状腺功能减退症、ACTH、MSH不敏感综合征及GNAS1基因相关性肥胖综合征等,后者系由于下丘脑Gs蛋白耦联黑色素皮质素受体4(MC_4R)介导瘦素的食欲抑制作用,因MC_4R突变可致患者贪食引起肥胖。

2. Ⅰb型假性甲旁减 由于GNAS1基因突变致靶组织(尤其是肾脏)对PTH抵抗,Gsα在肾近端小管的表达减少,而Gs蛋白活性正常,甲状旁腺素作用于肾脏细胞时可形成cAMP,但cAMP不能引起肾脏排磷效应,因而患者存在低钙高磷血症。患者尿中cAMP常高于正常,注射外源性PTH后,尿中cAMP可进一步升高,但尿磷排出不增加,低钙高磷血症不能被纠正。该型患者无特殊体型,但有低钙血症症候群,与真性甲旁减相似,疾病的严重程度变异较大,即使在同一家系内同胞间亦如此。由于骨对PTH仍可保留正常反应,部分患者的骨骼改变类似于甲状旁腺功能亢进症。研究还发现在一些Ⅰb型假性甲旁减患者中亦存在轻度TSH抵抗,提示患者可能存在其他内分泌系统异常。

3. Ⅰc型假性甲旁减 病因未明,患者不存在GNAS1基因突变,Gs蛋白活性亦正常,除对PTH抵抗外,还对多种促激素(如TSH、ACTH、促性腺激素、胰高糖素等)不敏感。患者有特殊体征,但无低钙血症症候群,血钙磷正常,对外源性PTH兴奋反应如正常人,有研究提示可能与腺苷环化酶亚单位活性下降有关。

4. Ⅱ型假性甲旁减 病因未明,可能是Ⅰa型假性甲旁减的1种亚型,患者Gs蛋白活性正常,其病变也可能存在于cAMP形成后阶段,患者无特殊的AHO体征,有低血钙症候群,对外源性PTH的兴奋存在部分反应,即注射后cAMP可增高,但尿磷排出不增加。

5. 假假性甲旁减 其发病机制与假性甲旁减相同,一个家族中可同时存在假性甲旁减和假假性甲旁减患者,患者除具有特殊的AHO体征外,无其他异常表现,血钙磷及iPTH均正常,且对外源性PTH反应也如正常人。

【治疗对策】

假性甲旁减的治疗同特发性甲旁减(见甲状旁腺功能减退症章节),只是维生素D和钙剂的剂量通常比特发性甲旁减的需要量要低,由于个体反应的差异性,必须确定每个患者的最佳治疗方案,以维持正常的血钙值和尿钙排泄量,一般低钙血症患者需终身治疗。若同时存在 Gs 蛋白介导促激素作用障碍而引起的相应内分泌腺体功能低下者，结合临床可考虑适当替代治疗措施，如性腺功能减退症、原发性甲状腺功能减退症，出现糖尿病者主要使用胰岛素治疗。假假性甲旁减无需特殊治疗，因无低钙血症，故无需用维生素 D 及钙剂治疗。

【病情观察及处理】

(一) 病情观察要点

1. 低钙症状　一般假性甲旁减的症状较真性甲旁减为轻，患者低钙症状的轻重取决于低钙血症的程度与持续时间，部分患者可无症状。

2. 监测血钙　合适的血钙水平应为正常低限，使患者既无低钙症状，又不致使尿钙排出过多而诱发尿路结石，根据血钙水平调整维生素 D 及钙剂用量。

3. 合并其他内分泌异常　由于 Gs 蛋白介异多种内分泌激素的作用，尤其是 I a 型假性甲旁减患者，需结合患者临床表现评估有无相应促激素作用障碍，从而导致下游靶腺激素分泌不足，如性腺轴、甲状腺轴、肾上腺轴功能评估及血糖检测等。

(二) 疗效判断与处理

1. 疗效判断

(1) 有效　给予补充钙剂及维生素 D 替代治疗，患者低钙症状缓解，复查血钙在正常低限者，认为治疗有效。

(2) 无效　对常规治疗无反应，或患者即使低钙血症已纠正仍有症状。

2. 处理

(1) 有效者　维持原治疗方案，定期复查血钙磷水平，在应激状态，尤其患者感觉低血钙症状时适当增加药物剂量，但也需注意避免维生素 D 中毒。

(2) 无效者　寻找原因，可试换用不同的维生素 D 制剂，若低血钙纠正仍有症状者，需注意排除合并低镁血症。

【预后评估】

本病如及时诊断及治疗，一般预后较好。

【出院随访】

1. 出院时带药　假性甲旁减合并低钙血症一般需常规带合适剂量的钙剂及维生素 D 制剂；假假性甲旁减一般无须带药。

2. 定期检查项目与检查周期　开始治疗时须每周测定血钙磷浓度,血钙达理想水平以后可每 3 个月 1 次,必要时同时检测 24 小时尿钙浓度及肾脏 B 超。

3. 定期门诊与取药　开始应每周复诊,此后可每 1~3 月门诊复诊及取药。

4. 出院应当注意的问题　建议高钙低磷饮食配合,避免使用加重低钙血症药物,应激状态或合并低血钙症状时可适当加量或返院复诊,警惕及识别维生素 D 中毒表现。

（黄知敏）

第三节　甲状旁腺功能亢进症

【概述】

甲状旁腺功能亢进症(Hyperparathyroidism,简称甲旁亢)多见于 20~50 岁的成年人,40 岁以后发病率显著增加,女性约为男性的 2 倍。根据病因可分为原发性、继发性、三发性和假性甲旁亢四种类型。原发性甲旁亢是由于甲状旁腺本身的肿瘤或增生,引起甲状旁腺素(PTH)合成与分泌过多而引起的一系列临床表现,其中甲状旁腺腺瘤约占 85%,甲状旁腺癌极少见(<2%),约 10%~20% 的病例为甲状旁腺增生,常累及 4 个腺体,还有部分患者甲旁亢为家族性多发性内分泌腺瘤综合征(Multiple endocrine neoplasia,MEN)的组成部分。继发性甲旁亢是多种原因引起的低钙血症,刺激甲状旁腺,使之增生肥大,分泌过多 PTH 所致,常见于肾功能不全、骨软化症、小肠吸收不良和维生素 D 缺乏与羟化障碍等疾病;在继发性甲旁亢的基础上,由于腺体受到持久的刺激,部分增生组织转变为腺瘤,自主性地分泌过多 PTH,称为三发性甲旁亢;假性甲旁亢是指某些恶性肿瘤(如肺、肝、肾和卵巢等恶性肿瘤)分泌类 PTH 多肽物质,导致高钙血症,也称作伴瘤的高钙血症。甲旁亢引起显著高钙血症(血清钙>3.75 mmol/L)伴或不伴明显临床症状,均称为高血钙危象,需进行及时抢救处理,否则患者可突然死亡。

由于甲状旁腺大量分泌 PTH,动员骨钙溶解释放入血,引起高钙血症;PTH 还可在肾脏促进 $25(OH)D_3$ 转化为活性更高的 $1,25-(OH)_2D_3$,后者促进肠道钙的吸收,同时,肾小管对无机磷再吸收减少,尿磷排出增多,血磷降低。如果肾脏功能完好，尿钙排泄量随之增加可出现高尿钙。所以，甲旁亢患者表现为高钙与低磷血症、高尿钙、高尿磷。甲状旁腺素促进骨基质分解，粘蛋白、羟脯氨酸等代谢产物自尿中排泄增多，易形成尿路结石或肾钙盐沉着症，加重肾脏负荷，影响肾功能，甚至发展为慢性肾功能不全。由于 PTH 持续增多，引起广泛骨吸收及脱钙改变，严重时可形成纤维囊性骨炎（棕色瘤）。血钙过高还可引起钙盐在软组织沉积，导致转移性钙化，如肺、胸膜、胃肠黏膜下血管内、皮肤等，如发生在肌腱与软骨，还可引起关节部位疼痛。高浓度钙离子还能刺激胃泌素的分泌，胃壁细胞分泌胃酸增加，形成多发性胃十二指肠溃疡；高钙血症激活胰腺管内膜蛋白酶原，引起自身消化和胰腺的氧化应激反应，从而发生急性胰腺炎。

【诊断步骤】

(一) 病史采集要点

1. 骨骼系统表现　患者早期可出现骨痛，主要为腰背部、髋部、肋骨与四肢疼痛，病史长或病情严重者可出现骨骼畸形与病理性骨折，身材变矮，行走困难，甚至卧床不起。软组织钙化影响肌腱、软骨等处可引起非特异性关节痛。

2. 泌尿系统表现　长期高钙血症可影响肾小管浓缩功能，出现多尿、夜尿增多、口渴等表现，还可引起肾实质钙化、肾结石形成，可出现反复发作的肾绞痛、尿路梗阻与尿路感染。肾钙质沉着症可导致肾功能逐渐减退，最后引起慢性肾功能不全。

3. 消化系统表现　可出现食欲减退、腹胀、消化不良、腹泻、便秘、恶心、呕吐等表现；也可诱发急性胰腺炎；还可引起顽固性多发性消化性溃疡。

4. 神经精神表现　中枢神经系统可出现记忆力减退、情绪不稳定、个性改变、抑郁、嗜睡，患者可被误诊为神经症。神经肌肉系统表现常为非特异性，可出现倦怠，四肢乏力，以近端肌肉为甚。神经系统症状的轻重与高钙血症的程度有关，严重时可出现明显精神症状如幻觉、狂躁，甚至昏迷。

5. 家族史　若存在类似疾病家族史者，或家族中有多个继发性高血压、甲状腺癌肿患者，须警惕 MEN。与垂体瘤及胰岛素瘤同时并存的，为 MEN1 型；与嗜铬细胞瘤及甲状腺髓样癌同时存在的，为 MEN2 型。

(二) 体格检查要点

1. 骨骼系统　骨痛部位常有明显压痛；若合并骨折，可出现明显骨骼变形或骨畸形，如胸廓塌陷、椎体变形、骨盆畸形、四肢弯曲、身材变矮等；部分患者可出现骨囊肿，触诊局部骨质隆起。

2. 泌尿系统 合并严重肾结石,尤其并发尿路感染者,可有肾区叩痛、输尿管点、肋脊点、肋腰点压痛等。

3. 颈部体征 甲状旁腺腺瘤较大者有时可在体检颈部时扪及,合并甲状腺髓样癌者可触及甲状腺占位病变。

(三)门诊资料分析

1. 血生化 血钙如反复多次超过 2.7 mmol/L,应警惕本病。血磷多数低于 1.0 mmol/L,但诊断意义不如血钙增高,特别在合并肾功能损害时,磷排泄困难,血磷常可升高。碱性磷酸酶(ALP)反映成骨细胞活动程度,而成骨细胞活动与破骨细胞活动是平行的,因此,ALP 升高提示甲旁亢伴发骨骼病变,骨骼病变越重,ALP 值越高。

2. 血清免疫反应性甲状旁腺素(iPTH)的测定 原发性、继发性及三发性甲旁亢患者 iPTH 常明显增高,如仅有血钙增高而 iPTH 不增高或降低者,则应考虑假性甲旁亢。

3. 影像学检查 全身性骨骼如骨盆、颅骨、脊柱或长短骨等处出现脱钙、骨折和畸形等改变,均常见于本病,但以指骨内侧骨膜下皮质吸收、颅骨斑点状脱钙,牙槽骨板吸收和骨囊肿形成为本病好发改变,有助于诊断。X 线中尚可发现多发性肾结石及肾钙质沉着,对诊断均有价值。

(四)进一步检查项目

1. 24 小时尿钙排出量 患者低钙饮食(每日摄钙量低于 150 mg)3 天后,24 小时尿钙排泄仍可在 200 mg 以上,而正常人则在 150 mg 以下;如在普通饮食下进行,则本病 24 小时尿钙常超过 250 mg。尿钙排出量受维生素 D 及有无尿路结石等因素的影响,故分析时应注意。收集尿液时应予酸化,避免钙盐沉淀影响结果。

2. 尿 cAMP 及羟脯氨酸排出量 在本病常明显增多,尤其后者是反映骨质吸收的较灵敏指标。

3. 全身骨密度测定 表现为骨密度下降,部分负重部位可低于骨折阈。

4. 钙负荷试验 在正常饮食状态下,于试验前 1 日留取 24 小时尿测定钙磷排出量,试验日按每公斤体重 15 mg 钙计算应输入的钙量,然后溶于 1 000 毫升生理盐水中,于 4 小时内匀速静脉输入,留取试验日 24 小时尿测定钙磷排出量;输钙前(晨 8 时)、输钙后 4 小时(中午 12 时)、开始输钙后 24 小时(次日晨 8 时)分别取血测定钙磷浓度。正常人滴注钙剂后,血钙升高,同时抑制 PTH 的分泌,磷在肾小管重吸收增加,24 小时尿磷下降超过 25%,而甲旁亢患者 PTH 分泌不受限制,滴注钙剂后 24 h 尿磷无明显下降。血钙超过 3.75 mmol/L 时禁做此试验。

5. 糖皮质激素抑制试验 口服氢化可的松 50 mg，一日 3 次，共 10 天，比较服药前后血钙水平。大剂量糖皮质激素具有抗维生素 D 的作用（抑制肠道吸收钙等），可降低由结节病、维生素 D 中毒、多发性骨髓瘤、转移癌或甲状腺功能亢进症等引起的血钙过高，而对本病所致的血钙过高则无效。

6. 甲状旁腺影像学检查 对临床诊断原发性甲旁亢的患者，应行甲状旁腺 B 超、CT 或同位素（^{99m}Tc-sestamibi）检查以确定甲状旁腺腺瘤或增生。

【诊断对策】

(一) 诊断要点

1. 中青年患者反复非负重部位的骨痛及多次病理性骨折史。
2. 骨质吸收、脱钙、甚而囊肿形成，特别当累及上述好发部位时。
3. 反复发生的多发性尿路结石或肾钙盐沉着。
4. 血钙过高伴尿钙排出增多。
5. 低磷血症伴尿磷排出增多。
6. 血清 iPTH 增高（在假性甲旁亢则正常或降低）。

(二) 鉴别诊断

1. 与其他疾病引起的高钙血症鉴别 与恶性肿瘤相关的高钙血症，如多发性骨髓瘤和其他累及骨髓的血液系统恶性肿瘤、乳腺癌所致的局限性溶骨性骨破坏、发生于肺及泌尿生殖系的恶性肿瘤导致的体液性高钙血症。通常，恶性肿瘤导致的高钙血症表现严重且难以处理，从发现高钙血症到死亡时间多不超过 6 个月。如果患者无其他症状而仅有高钙血症，或有高钙血症的某些表现（如肾结石时间长达 1~2 年），那么恶性肿瘤的可能性小。用特异的放射免疫分析法检测血中的甲状旁腺激素相关肽有助于诊断。

2. 与维生素 D 介导的高钙血症鉴别 包括长期大量摄入维生素 D 引起的维生素 D 中毒、与维生素 D 代谢异常有关的结节病或其他肉芽肿性疾病。病史采集及检测血中维生素 D 水平以资鉴别。

3. 与骨转换增高所致的高钙血症鉴别 如甲状腺功能亢进症、缺乏活动、使用噻嗪类利尿药、维生素 A 中毒等。相关疾病的临床表现及药物史有助鉴别。

4. 与家族性低尿钙性高钙血症鉴别 高钙血症如果发病年龄较小且 PTH 仅轻微升高，或有颈部手术探查结果阴性家族史者应高度怀疑本病，存在高镁血症支持本病的存在，若尿钙与肌酐比低于 0.01 则更强烈支持该诊断。在直系亲属中进行高钙血症的普查有助于诊断，特异基因探查是确诊的最终手段。

(三)临床类型

1. 原发性甲旁亢　原发性甲旁亢是由于甲状旁腺腺瘤、增生或腺癌等导致甲状旁腺素自主分泌过多而引起的临床综合征,好发于女性,男女之比约1：2～4,绝经期妇女发病率最高。甲状旁腺病变最常见的是腺瘤,约占80%以上,腺瘤小者埋藏于正常腺体中,大者直径可达数厘米,腺瘤均有完整的包膜,常合并囊性变、出血、坏死或钙化。瘤组织绝大多数属主细胞,也可由透明细胞组成,腺瘤内找不到残留的脂肪细胞。病变累及一个腺体者占90%,多发性腺瘤者少见。腺瘤还可发生于纵隔、甲状腺内或食管后的异位甲状旁腺。甲状旁腺增生肥大近年报道的病例较前增多(约占15%左右),增生往往累及四个腺体,外形不规则,无包膜,腺体中一般无囊肿、出血和坏死等改变,细胞组织以大型水样透明细胞为主,间有脂肪细胞,由于增生部位周围有组织压缩,形成假包膜易误为腺瘤。甲状旁腺腺癌甚少见,其中部分为功能性,可致甲旁亢,好发于30～40岁,肿瘤生长较慢,重量可达10 g,灰白色,较硬,向周围组织浸润。镜下病理显示癌细胞较一致,核分裂像较多,细胞呈条索状排列。约1/3病例可见颈部淋巴结转移,偶尔也可有远处血行转移。从细胞形态上很难区分腺瘤或腺癌,遇下列情况应考虑是腺癌:腺体与周围组织粘连、有远处转移、切除后复发。

2. 继发性甲旁亢　各种原因引起的低钙血症均可刺激PTH分泌,使甲状旁腺增生肥大,称为继发性甲旁亢,是体内低血钙的一种代偿机制,使低钙血症得以完全或部分纠正,所以和原发性甲旁亢的区别在于血钙往往正常或偏低。继发性甲旁亢主要由维生素D缺乏或代谢障碍,以及肾脏疾病所致,引起维生素D缺乏的原因包括:①饮食缺乏:厌食、少食、挑食,尤其是长期素食者,肠钙吸收减少,血钙降低,可形成软骨病及继发性甲旁亢的代谢性骨病。②消化吸收障碍:胃大部切除术后、小肠吸收不良综合征、肝内胆汁淤积症、慢性胰腺炎或复发性胰腺炎等,由于存在多种钙来源减少因素,可产生轻微的甲旁亢骨病。③相对缺钙:妊娠及哺乳期妇女钙需要量增加,如不注意食物添加钙及适当补充钙剂,即使机体内有充足的活性维生素D也可因体内钙缺乏而造成继发性甲旁亢及骨软化。④维生素D羟化缺乏:见于25-羟化缺乏,如应用抗癫痫药物、慢性肝病,以及1-羟化缺乏:如慢性肾功能不全,胆汁性肝硬化等。⑤户外活动减少:多见于老年人、病残者。维生素D代谢障碍或反应不良者包括:①维生素D依赖性佝偻病Ⅰ型,主要是由于肾1α-羟化酶的遗传缺陷,血中25-$(OH)D_3$正常。②维生素D依赖性佝偻病Ⅱ型,血中$1,25(OH)_2D_3$水平正常,主要由于靶细胞受体缺陷所致。肾源性因素包括:①肾性骨营养不良症:慢性肾衰时低钙血症常见,是刺激PTH分泌的主要因素,血

PTH浓度在肾功能不全早期就升高,升高程度与肾衰程度一致,但低血钙并非慢肾衰继发性甲旁亢的必要条件;②肾小管酸中毒,包括远端肾小管酸中毒（Ⅰ型）及近端肾小管酸中毒（Ⅱ型）等。

3. 三发性甲旁亢 在继发性甲旁亢的基础上腺体分泌过多的甲状旁腺素以纠正低钙血症,部分患者甲状旁腺由代偿性分泌过多变成自主性地大量分泌,结果血清钙由原来的低值或正常值变为高于正常水平。近年来由于透析疗法及肾移植增多,肾衰患者寿命延长,故三发性甲旁亢临床报道病例亦较前多见。

4. 假性甲旁亢 又称异源性或异位PTH增多症,系恶性肿瘤分泌大量类PTH物质及促骨溶解因子,从而产生高血钙、低血磷等生化改变,而甲状旁腺本身所分泌的PTH常被高钙血症所抑制。除类PTH物质外,肿瘤尚可分泌大量前列腺素E及破骨细胞刺激因子促使骨溶解以及骨吸收增加。恶性肿瘤未伴骨转移者能分泌溶骨因子促使骨吸收,而恶性肿瘤伴溶骨性转移的,因为溶骨性转移,大量骨质破坏,释放出的钙超过肾和肠的清除能力,使血钙显著升高。引起假性甲旁亢的肿瘤包括肺鳞癌、肾癌、卵巢癌、胰腺癌等,腮腺未分化癌,肾上腺癌、脾淋巴瘤、硬化性血管瘤和间质瘤等偶尔也可引起本病。临床所见的假性甲旁亢一般高钙血症呈重度增高,常>3.5 mmol/L,而iPTH正常或降低。

5. 高钙危象 血钙升高>3.75 mmol/L（也有的书本定为>3.5 mmo/L,或>4.0 mmol/L）,称为高钙危象。原发性甲旁亢中约1.6%~6.8%患者血钙升高达3.75 mmol/L或以上,也称为甲旁亢危象。高钙危象患者可表现为多饮、多尿、严重脱水、循环衰竭、氮质血症,以及谵妄、惊厥、昏迷,少数严重的病例可有表现为嗜睡、乏力和反射减弱。神经精神症状的发生主要是高钙血症对脑细胞的毒性作用,可干扰脑细胞电生理活动。心电图表现为Q-T间期缩短,心动过缓和Ⅰ度房室传导阻滞也有报道。急性高钙血症还可出现明显的血压升高,如不及时抢救,患者可死于急性肾功能衰竭和循环衰竭。

【治疗对策】

(一)治疗原则

1. 明确诊断并区分不同的临床类型。
2. 手术针对病因治疗为主,辅以内科降钙处理措施,围手术期注意防治甲旁减。
3. 仔细识别并积极处理高钙危象。
4. 避免高钙摄入及加重高钙血症药物。

(二)治疗计划

1. 外科手术 明确诊断原发性甲旁亢或三发性甲旁亢者,首选外科手术治疗。术前 B 超、CT、核素扫描或食道吞钡等可定位甲状旁腺腺瘤位置。有经验的外科医生可直接行手术探查,若仅为 1 个甲状旁腺肿大,提示为单个腺瘤,应完整切除肿瘤;若 4 个腺体均增大,提示为增生,则应完整切除 3 个腺体,第 4 个腺体切除 50%,必要时可作冰冻切片。异位甲状旁腺大多位于纵隔内,可沿甲状腺下动脉分支搜寻,常不必打开胸骨。初次探查因肿瘤异位等特殊困难而失败,拟作二次探查的,术前可行有创性的定位检查,如血管造影,于颈静脉插管,分段取血检测 iPTH 浓度,引流肿瘤的血样含有高浓度 iPTH。近年来还陆续开展了射线引导下的微创性甲状旁腺切除术,具有创伤小、切口小、患者耐受性高、治愈率高、术后并发症少等优点,但仅适合于经核素扫描明确为单个腺瘤的原发性甲旁亢患者。

2. 术后甲旁减的处理 长期高钙血症,尤其甲状旁腺腺瘤引起者,正常腺体分泌甲状旁腺素的功能处于抑制状态,术后常出现甲旁减。术后低钙血症若较轻而患者症状不明显,一般只须给予高钙饮食或口服钙剂处理;在纤维囊性骨炎患者,由于"骨饥饿"可继发严重的低钙血症,或因手术使剩留的甲状旁腺血液供应发生障碍,则术后常出现严重低钙血症。当血清钙持续在 2 mmol/L 以下,可出现 Chvostek 征与 Trousseau 征,或有手足搐搦,可静脉注射 10% 葡萄糖酸钙 10~20 ml,必要时,一日内可重复 2~3 次,或置于 5% 葡萄糖溶液中静脉滴注。滴注速度取决于低钙的程度及对治疗的反应;若经补钙处理 2~3 天内仍不能控制症状,可加用维生素 D 制剂,如骨化三醇 0.25~1.0 μg/d,作用快,停药后作用消失也快;如同时伴有低镁血症,应加以纠正。少数患者术后低钙血症持续不恢复,血清磷逐渐升高,提示永久性甲旁减可能,则须长期补充钙剂与维生素 D。

3. 抑制骨吸收药物 鲑鱼降钙素(密钙息)50~100 U/次,肌注,每日或隔日 1 次;鳗鱼降钙素(益钙宁),每周肌内注射 1 次。二膦酸盐静脉制剂多用于严重高钙血症患者,尤其适用于恶性肿瘤引起的假性甲旁亢,可迅速降低血钙,每日用帕米膦酸二钠(pamitronate)45~90 mg,加入 0.9% 生理盐水或 5% 葡萄糖 250~500 ml 中静脉滴注超过 1 小时,也可使用作用更强的唑来膦酸(zoledronate)4 mg 溶于 0.9% 生理盐水或 5% 葡萄糖 100 ml,静滴时间超过 15 分钟。口服制剂如阿仑膦酸钠(福善美)70 mg,每周一次,因为强碱有可能引起腐蚀性食管炎,服药方法有特殊要求,不适宜于严重骨质疏松长期卧床患者。

4. 阻滞 PTH 合成和/或分泌的药物 西咪替丁 200 mg,q6 h,可阻滞 PTH 的合成/或分泌,血钙可降至正常,可用于非严重高钙血症而有手术禁忌的患者(如严重肾功能不全)、手术前准备及急性原发性甲旁亢高钙危象的处理。

5. 其他　透析治疗适合于严重高钙血症患者,首选血液透析,无条件时亦可采用腹膜透析,但必须采用无钙透析液。普卡霉素(光辉霉素)降低血钙作用可能与减缓肠钙吸收、抑制 PTH 对骨骼的溶解作用及抗肿瘤作用有关,常用量为 10～25 μg/kg,用适量生理盐水稀释后持续静滴 4～8 小时,每天 1 次,连续 7 天,一般用药后 2～5 天血钙可降至正常,若 36 小时后血钙下降不明显,可再次使用,用药期间必须严密观察血钙、磷变化和血象、肝肾功能等。

(三)治疗方案

1. 原发性甲旁亢　原则上首先考虑手术治疗,在条件和时机未成熟,如高钙危象或患者不能耐受手术时,可以先内科积极保守治疗,稳定病情,为手术治疗创造条件,一般手术(包括急诊抢救性手术)前血钙须控制在 3.5 mmol/L 以内。

2. 继发性甲旁亢　一般以内科治疗为主,必要时行手术治疗。一般慢性肾衰患者当肌酐清除率在 40 ml/min 时,即应开始预防继发性甲旁亢的发生。内科治疗的目的是纠正代谢紊乱,血钙、磷和 PTH 浓度保持在正常范围内,包括治疗原发病、低磷饮食、补充钙和维生素 D 制剂、应用不含铝的磷酸盐结合剂等。因为继发性甲旁亢的病理基础是甲状旁腺增生,外科手术一般采用甲状旁腺次全切除或全切除后自体移植术。

3. 三发性甲旁亢　治疗同原发性甲旁亢,应手术切除甲状旁腺腺瘤或过度增生的甲状旁腺,并积极治疗原发病。

4. 假性甲旁亢　手术切除或使用放化疗治疗恶性肿瘤是根本的处理手段。一般假性甲旁亢所致高钙血症均较严重,抢救措施同高钙危象。

5. 高钙危象　高钙危象若抢救不及时,患者常可突然死亡,因此,当血钙＞3.75 mmol/L 时,即使患者无症状或症状不明显,亦应按高钙危象进行抢救治疗:①大量滴注生理盐水,根据失水情况每天给予 4～8 L,最初 6 小时输入总量的 1/2～1/3,老年人及心肺功能差者,可将部分生理盐水用 5% 葡萄糖液代替。大量生理盐水一方面可纠正失水,同时因多量钠从尿中排出而促使钙从尿中排出。②呋塞米(速尿)40～60 mg 静脉注射,可促进尿钙排出,但同时可导致低钾血症,应适当补充。③二膦酸盐,如帕米膦酸钠 60 mg,加入 1 000 ml 液体(生理盐水或 5% 葡萄糖液)中静脉滴注,或给予 30 mg,每天滴注 1 次,连用 2 天,不可用含钙的液体,如林格注射液。④鲑鱼降钙素,可抑制骨质吸收,按 2～8U/(kg·d),皮下或肌内注射。⑤血液透析或腹膜透析,能快速清除钙,迅速降低血钙水平,当血清钙降至 3.25 mmol/L 以下时,则较相对安全。⑥糖皮质激素(如氢化可的松或地塞米松)

静滴或静注,作用机制未明,短期应用效果良好,长期使用反可引起继发性血钙升高。

【病情观察及处理】

(一)病情观察要点

1. 病情观察 以骨病为突出表现者,需评价患者骨质疏松的程度,有无合并病理性骨折,或骨折致残程度,通过卧床等减轻骨负重,尽量避免造成新的骨折;存在肾结石者需注意有无合并尿路梗阻及尿路感染表现;以腹痛、呕吐为突出表现者需注意有无合并急性胰腺炎及多发性消化性溃疡等。

2. 监测血钙浓度 患者临床表现常与血钙升高程度及速度相关,症状明显者,尤其合并神经精神症状者需注意有无高钙危象存在。治疗期间亦须每隔1~3日复查血钙磷浓度以及尿钙磷排出量,以评估者对治疗的反应。

3. 治疗药物的不良反应 如肌注鲑鱼降钙素可引起感冒样症状,口服二膦酸盐方法不当可致腐蚀性食管炎,普卡霉素可引起骨髓抑制及肝肾损害,应观察患者有无相关临床表现,并注意监测血象及肝肾功能。

(二)疗效判断与处理

1. 疗效判断

(1)治愈 由于甲状旁腺腺瘤或增生引起的甲旁亢,手术成功后血磷常迅速恢复正常,血钙和PTH多在术后1周内降至正常,术后无复发、无并发甲旁减者谓为治愈。

(2)无效 若术后症状无缓解,血钙和PTH于1周后仍未能纠正,提示手术失败、治疗无效,常因多发性甲状旁腺腺瘤、腺体切除相对不足、甲状旁腺腺癌灶残瘤或存在远处转移,以及存在异位甲状旁腺未切除。

(3)术后低钙血症 手术切除过多甲状旁腺、或正常甲状旁腺受长期高钙血症抑制,以及"骨饥饿"状态,大量钙质向骨基质沉积等可引起术后低钙血症,多为暂时性,若低钙血症持续1个月以上,提示发生了永久性甲旁减。

2. 处理

(1)无效病例 应寻找导致手术失败的原因,必要时可考虑二次探查手术,术前行颈静脉插管,分段取血检测iPTH浓度尽量明确PTH的分泌来源;因为甲状旁腺癌手术无法完全切除者,可考虑放疗或化疗进一步缩小病灶,并辅以内科降钙治疗措施。

(2)术后低钙血症 低钙症状出现时,即可口服枸橼酸钙或氯化钙,一般每数小时口服10 mL即可逐渐恢复;严重者缓慢静脉注射10%葡萄糖酸钙,需要补充钙量可视神经肌肉应激性和血钙水平而定,同时应补充维生素D制剂。手术后完全恢复骨的正常矿化可能要 1~2 年,应持续补充至骨密度检查正常。若发生永久性甲旁减则需终生补充钙剂及维生素 D 制剂。

【预后评估】

1. 原发性甲旁亢　普通外科手术切除有很好的治疗效果,但术后低血钙等并发症常见;射线引导下微创性甲状旁腺切除术提高了手术的治疗效果,且手术并发症发生率低,预后好,值得临床推广。

2. 继发性与三发性甲旁亢　预后与肾损害的严重程度、能否耐受手术及手术效果有关,早期补充钙剂及维生素 D 制剂效果较好,可抑制甲旁亢的程度,可避免手术治疗。

3. 假性甲旁亢　与原发肿瘤灶导致骨吸收及高钙血症程度、肿瘤灶能否被根治有关,一般预后较差。

【出院随访】

1. 出院时带药　应带钙剂及维生素 D 制剂补充治疗一段时间,以提供骨矿化所需原料。

2. 定期检查项目与检查周期　出院后 1~3 个月应复查血钙、磷及 ALP 水平,每半年至 1 年复查骨密度,以及双肾 B 超了解结石情况。

3. 定期门诊与取药　每月复诊取钙剂及维生素 D 制剂。

4. 出院应当注意的问题　因骨结构修复需较长时间,出院初期仍需注意预防骨折发生,尽量少食含咖啡因、酒精较高的食物,因可促进骨质疏松;上下床、上厕所动作轻缓,不可提重物、做剧烈运动等;此后可逐步增加适当的锻炼,促使骨骼复原及肌力恢复。

(黄知敏)

参 考 文 献

1　Sitges-Serra A, Bergenfelz A. Clinical update: sporadic primary hyperparathy- roidism. Lancet, 2007, 370(9586): 468~470.

2　Lavely WC, Goetze S, Friedman KP, et al. Comparison of SPECT/CT, SPECT, and planar imaging with single-and dual-phase(99m) Tc-sestamibi parathyroid scintigraphy. J Nucl Med,

2007,48(7):1084~1089.

3. Vestergaard P. Current pharmacological options for the management of primary hyperparathyroidism. Drugs,2006,66(17):2189~2211.

4. Pecherstorfer M, Brenner K, Zojer N. Current management strategies for hypercalcemia. Treat Endocrinol,2003,2(4):273~292.

5. Marienhagen K, Due J, Hanssen TA, et al. Surviving extreme hypercalcaemia—a case report and review of the literature. J Intern Med,2005,258(1):86~89.

6. Rubello D, Pelizzo MR, Gross MD, et al. Controversies on minimally invasive procedures for radio-guided surgery of parathyroid tumours. Minerva Endocrinol,2004,29(4):189~193.

7. Shoback D. Clinical practice:Hypoparathyroidism. N Engl J Med,2008,359(4):391~403.

8. Kobrynski LJ, Sullivan KE. Velocardiofacial syndrome, DiGeorge syndrome:the chromosome 22q11.2 deletion syndromes. Lancet,2007,370(9596):1443~1452.

9. Potts JT. Parathyroid hormone:past and present. J Endocrinol. 2005,187(3):311~325.

10. Pallotti F, Seregni E, Ferrari L, et al. Diagnostic and therapeutic aspects of iatrogenic hypoparathyroidism. Tumori,2003,89(5):547~549.

11. Marx SJ. Hyperparathyroid and hypoparathyroid disorders. N Engl J Med,2000,343(25):1863~1875.

12. McIlroy J, Dryburgh F, Hinnie J, et al. Oestrogen and calcium homeostasis in women with hypoparathyroidism. BMJ,1999,319(7219):1252~1253.

13. Mantovani G, Spada A. Mutations in the Gs alpha gene causing hormone resistance. Best Pract Res Clin Endocrinol Metab,2006,20(4):501~513.

14. Jüppner H, Bastepe M. Different mutations within or upstream of the GNAS locus cause distinct forms of pseudohypoparathyroidism. J Pediatr Endocrinol Metab,2006,19,Suppl 2:641~646.

15. Bastepe M, J ppner H. GNAS locus and pseudohypoparathyroidism. Horm Res,2005,63(2):65~74.

16. Bastepe M, Jüppner H. Editorial:Pseudohypoparathyroidism and mechanisms of resistance toward multiple hormones: molecular evidence to clinical presentation J Clin Endocrinol Metab,2003,88(9):4055~4058.

17. Tucci JR. Chronic hypocalcaemia due to selective skeletal resistance to parathyroid hormone. Clin Endocrinol(Oxf),2001,55(6):815~818.

18. Levine MA. Clinical spectrum and pathogenesis of pseudohypoparathyroidism. Rev Endocr Metab Disord,2000,1(4):265~274.

19. Levine MA. Pseudohypoparathyroidism:from bedside to bench and back. J Bone Miner Res,1999,14(8):1255~1260.

第11章 肾上腺疾病

第一节 皮质醇增多症

【概述】

皮质醇增多症(hypercortisolism)又称库欣综合征(Cushing syndrome)，是由于高皮质醇血症引起的一系列代谢紊乱的临床综合征，其典型表现为满月脸、向心性肥胖、多血质外貌、痤疮、紫纹、高血压、继发性糖尿病、骨质疏松等。病因可以是垂体或垂体外肿瘤分泌过多ACTH从而刺激皮质醇分泌过多或肾上腺皮质肿瘤本身分泌过多皮质醇。本征可见于任何年龄，好发于20～45岁，多见于女性。

【诊断步骤】

(一)病史采集要点

1. 起病情况 起病缓慢，Cushing病及肾上腺腺瘤病程较长，多超过1年，肾上腺腺癌病程较短。

2. 主要临床表现

(1)脂代谢紊乱 多数患者以肥胖为首发症状，由于皮质醇既可动员脂肪，抑制脂肪合成，又可加强糖异生使血糖升高从而刺激胰岛素分泌促进脂肪合成，机体各部位对皮质醇和胰岛素敏感性不同，故脂肪重新分布，导致典型的向心性肥胖，即面、颈、背、胸、腹脂肪沉积增多而四肢正常或瘦细。满月脸、水牛背、悬垂腹和锁骨上窝脂肪垫是本病的特征性表现。

(2)蛋白质代谢紊乱 大量皮质醇可促进蛋白质分解，抑制蛋白质合成，使机体长期处于负氮平衡,导致肌肉萎缩无力,以近端肌为主,下蹲后起立困难。上皮细胞及皮下结缔组织萎缩使皮肤变薄,皮下血管清晰可见,故患者呈多血质外貌。皮肤弹力纤维断裂形成紫纹,本病紫纹多见于下腹部、大腿内外侧及臀部外侧,双侧对称。蛋白代谢障碍还可致伤口愈合延迟、儿童患者生长发育受抑制。

(3)糖代谢障碍 约半数患者有糖耐量减低,约20%伴糖尿病,原因是大量皮质醇抑制糖利用,加强肝糖异生并有拮抗胰岛素作用。

(4)高血压 约3/4患者可出现高血压,一般为轻中度持续性高血压,长期高血压可致心、脑、肾、视网膜等病变。

(5)性功能紊乱 大量皮质醇可抑制垂体促性腺激素分泌,故可出现女性患者月经紊乱,经量减少,经期不规则,甚至继发闭经,男性患者性欲下降,阴茎缩小等。本症可有不同程度的肾上腺去氢异雄酮及雄烯二酮分泌增多,这些激素在外周组织转化为睾酮,可致女性患者出现痤疮、多毛。若女性患者出现明显男性化(如喉结增大、乳房萎缩、阴蒂增大等)症状,应警惕肾上腺皮质癌。

(6)精神情绪变化 大量皮质醇有兴奋中枢神经系统作用,患者可有情绪不稳定,易烦躁激动、注意力不集中、失眠等,严重者出现精神变态、类偏狂或忧郁症。

(7)其他 大量皮质醇抑制机体免疫力,患者易受各种感染,败血症和机会性感染增加,且体温、白细胞不一定升高。部分患者可伴骨质疏松、皮肤色素沉着、低血钾碱中毒、垂体肿瘤占位症状(视野缺损等)等。

3. 既往病史 若患者有长期饮酒史应注意与乙醇相关性Cushing综合征鉴别。

(二)体格检查要点

除常规内科体检外,应特别注意以下几方面:

1. 体型 测身高体重、BMI(>24称超重,>28称肥胖)、脂肪分布(是否呈向心性)。

2. 外貌 多毛、痤疮、皮肤(变薄、紫纹、色素沉着、多血质)。

3. 其他 血压、低血钾相关体征(肢体乏力、心音心率变化等)、精神状态、外生殖器、潜在感染(皮肤、肺、泌尿系统)等。

(三)门诊资料分析

对于有典型外貌的患者,应进一步行血、尿皮质醇等相关检查排除本病,并测血压、血尿常规、血糖、OGTT、血脂、血尿生化、骨骼X线和骨密度测定,本病患者可有高血压、高血糖、糖耐量异常、低血钾、代谢性碱中毒、尿钾增多或WBC、NE、RBC、HB、PLT升高、骨质疏松等。

(四)进一步检查项目

1. 皮质醇分泌增多证据

(1)24小时尿游离皮质醇(UFC),17-羟皮质类固醇(17-OHCS)。本病患者尿UFC常在304 μmol/24 h以上,17-OHCS多在55 μmol/24 h以上。尿UFC能反映血UFC水平,升高程度与病情平行,且少受色素饮食影响,故其诊断价值优于尿17-OHCS,注意应通过尿肌酐排泄率判断标本是否收集完全从而排除假阴性结果,且应重复检查2~3次提高诊断准确性。

(2)血浆皮质醇及其节律。安静状态下于早晨8am和下午4pm抽不抗凝静脉血各2 ml行血浆皮质醇检查,必要时晚上11pm加测一次。为避免假阳性结果,住院患者应在入院48小时或以后再采血,并避免影响睡眠或造成精神紧张的干扰因素。正常人皮质醇由肾上腺分泌,受促ACTH调控,具有明显昼夜节律变化,高峰时间在8~9am(276±66nmol/L),最低值在午夜11~1am(96.5±33.1nmol/L);单纯性肥胖患者血皮质醇浓度可升高,但节律正常;皮质醇增多症的患者往往早期即有血皮质醇昼夜节律消失,故该检查有早期诊断意义。

(3)小剂量地塞米松抑制试验。确定是否存在皮质醇高分泌状态,用于鉴别皮质醇增多症与正常人或单纯肥胖患者。正常情况下,小剂量地塞米松可负反馈抑制垂体ACTH的分泌,从而使肾上腺皮质激素分泌减少,血、尿皮质醇降低,故尿17-OHCS减少,但Cushing综合征由于长期高皮质醇水平使下丘脑-垂体对血中激素的反馈抑制阈值提高,故对小剂量地塞米松不出现反馈抑制。午夜小剂量地塞米松试验是在此理论基础上,利用正常人皮质醇分泌自午夜开始上升的昼夜节律特点,在皮质醇未开始升高前,先服用外源性糖皮质激素,达到最大抑制ACTH目的。分为标准小剂量地塞米松抑制试验和午夜小剂量地塞米松抑试验:①标准小剂量地塞米松抑制试验:第1、第2天8am起收集24小时尿标本,查尿17-OHCS作为对照值;第3、第4天8am开始口服地塞米松2 mg/24 h(0.5 mg Q6 h或0.75 mg Q8 h),同时收集24小时尿标本查上述化验。②午夜小剂量地塞米松抑制试验:试验当天8am采血查血皮质醇,作为对照值,12pm口服地塞米松1 mg,次晨8am采血查皮质醇。该方法简便,可在门诊完成,诊断的正确性与标准小剂量地塞米松抑制试验相似。试验后正常人和肥胖者尿17-OHCS明显下降,一般低于对照值的50%,而Cushing综合征尿17-OHCS不被抑制,仍高于对照值的50%。

2. 病因诊断

(1)血促肾上腺皮质激素(ACTH)测定 Cushing病中等度升高,异位ACTH综合征显著升高,肾上腺皮质肿瘤明显降低或测不到。

(2)大剂量地塞米松抑制试验　用于鉴别 Cushing 综合征的病因(Cushing 病、异位 ACTH 综合征、肾上腺皮质肿瘤)。Cushing 病患者的 ACTH 肿瘤对大剂量地塞米松的反馈抑制作用仍有一定保留,而异位 ACTH 肿瘤细胞完全不受抑制,肾上腺肿瘤的皮质醇分泌不受 ACTH 控制,故也不受抑制。试验方法基本同标准小剂量地塞米松抑制试验,仅将剂量改为 8 mg/24 h(2 mg Q6 h 或 0.75 mg 片剂按 3、3、3、2 片服用),Cushing 病的尿 17-OHCS 可被抑制 50% 以上,异位 ACTH 综合征和肾上腺腺瘤、腺癌不受抑制。

3. 定位检查

(1)垂体腺瘤定位　垂体 CT 和 MRI 在发现蝶鞍微腺瘤的敏感性高于蝶鞍摄片,是目前确定垂体腺瘤位置和大小的主要手段,以后者更有价值。若生化检查支持本症但蝶鞍 CT 或 MRI 未见垂体肿瘤者,可行选择性静脉采血测定 ACTH,该法有助于鉴别 Cuching 病及异位 ACTH 综合征,若岩下窦血与外周血的 ACTH 比值大于 3 考虑为 Cuching 病,若比值小于 1.8 则为异位 ACTH 综合征。

(2)肾上腺病变定位　肾上腺 CT、B 超、MRI 等有助于判断双侧肾上腺增生或结节性增生或肾上腺肿瘤。

(3)异源性分泌 ACTH 肿瘤定位　胸部正侧位片、胸部 CT、必要时 ^{111}In-奥曲肽显像检查或腹腔探查等。

【诊断对策】

(一)诊断要点

1. 功能诊断　典型外貌体征者(如向心性肥胖、满月脸、痤疮、紫纹等)并有高血压、糖尿病、精神异常等表现者,应高度怀疑本病,若实验室检查证实存在高皮质醇血症(24 小时尿 UFC、尿 17-OHCS 升高,血皮质醇升高且节律消失,不被小剂量地塞米松试验抑制)则可确诊。

2. 病因及定位诊断　ACTH 测定可区别 ACTH 依赖性和非依赖性 Cushing 综合征,根据各型临床特点、血尿皮质醇升高程度、大剂量地塞米松抑制试验和影像学检查进一步区别垂体性 Cushing 综合征、异位 ACTH 综合征和肾上腺皮质肿瘤(表 11-1)。

(二)临床类型

Cushing 综合征可分为 ACTH 依赖性 Cushing 综合征和 ACTH 非依赖性 Cushing 综合征,前者指下丘脑-垂体或异位(垂体外肿瘤)分泌和(或)CRH 增多,导致双侧肾上腺皮质增生并分泌过量糖皮质类固醇(主要为皮质醇),该型包括

内分泌及风湿病 临床诊断与治疗方案

Cushing病和异位ACTH综合征。后者指肾上腺皮质肿瘤或结节性增生自主分泌过量皮质醇,血ACTH水平降低或测不到,该型包括肾上腺皮质腺瘤、肾上腺皮质癌、不依赖ACTH性双侧肾上腺小结节性增生、不依赖ACTH性双侧肾上腺大结节性增生。(详见表11-1)

表11-1 Cushing综合征不同临床类型的鉴别诊断

	ACTH依赖性Cusing综合征		ACTH非依赖性Cusing综合征	
	Cushing病	异位ACTH综合征	肾上腺皮质腺瘤	肾上腺皮质癌
病因	垂体本身分泌过多ACTH,刺激双侧肾上腺增生,分泌过多皮质激素	垂体-肾上腺外恶性肿瘤产生过多ACTH	腺瘤自主分泌过多皮质醇	癌肿自主分泌过多皮质醇
病变部位	90%为垂体微腺瘤,少数为垂体ACTH大腺瘤、垂体ACTH细胞增生、垂体ACTH细胞癌	肺癌(尤其燕麦细胞癌)、胸腺癌、胰腺癌、嗜铬细胞瘤等	肾上腺	肾上腺
发病率	最常见,占70%男女比例1:3~8	—	占20%~25%女性多见	占5%,儿童患者腺癌发生率高
临床特点	起病缓慢,病程较长	色素沉着明显,低钾低氯碱中毒常见且严重	起病缓慢病程较长	女性男性化明显,低钾低氯碱中毒明显,病程短,易早期转移至肺、肝、淋巴结和骨
ACTH测定	中等度升高	显著升高	明显降低或测不到	明显降低或测不到

续表

	ACTH 依赖性 Cusing 综合征		ACTH 非依赖性 Cusing 综合征	
	Cushing 病	异位 ACTH 综合征	肾上腺皮质腺瘤	肾上腺皮质癌
大剂量地塞米松抑制试验	可被抑制到基础值的 50% 以下	不被抑制	不被抑制	不被抑制
血尿皮质醇	中度升高	显著升高,较肾上腺癌更高	中度升高	明显升高
蝶鞍区 CT 或 MRI	大多示微腺瘤(肿瘤直径<10 mm),少数为大腺瘤(直径>10 mm)	—	—	—
肾上腺影像学检查	双侧肾上腺弥漫性增生	双侧肾上腺显著增大	多为单个肿瘤,腺瘤以外的同侧肾上腺及对侧肾上腺皮质萎缩	癌肿直径常大于 6 cm,可见局部侵犯或转移

(三) 鉴别诊断要点

1. 单纯性肥胖　相同点有肥胖,可伴高血压、糖耐量减低、月经少或闭经、腹部条纹(多为白色);不同点在于经肌酐排泄率纠正后 24 小时尿 17-OHCS 多正常,血皮质醇昼夜节律正常,可被小剂量地塞米松抑制。

2. 抑郁症　相同点有情绪改变,血尿皮质醇可升高,血皮质醇昼夜节律消失,不被小剂量地塞米松抑制。但多数无 Cushing 综合征典型体征,抗抑郁治疗有效。

3. 乙醇相关性 Cushing 综合征　相同点可有 Cushing 综合征典型体征,血尿皮质醇增加,血皮质醇昼夜节律消失,不被小剂量地塞米松抑制,但戒酒 5 天内午夜时血皮质醇浓度降至正常或测不出,可伴肝功能异常或酒精性肝病表现。

4. 其他　2 型糖尿病、多囊卵巢综合征患者也可有部分 Cushing 综合征表现,尿皮质醇可能升高,但血皮质醇昼夜节律正常有助于鉴别诊断。

【治疗对策】

(一)治疗原则

去除病因,降低机体皮质醇水平,纠正各种代谢紊乱,避免长期用药或激素替代治疗。

(二)治疗计划

1. 饮食 予高蛋白、高维生素、高钾、高钙、低脂、低胆固醇饮食,如伴糖尿病者予糖尿病饮食。

2. 对症治疗 高血压者予降压、低血钾者予补钾、骨质疏松者予补钙等。

3. 加强皮肤、口腔护理防治感染,必要时给予心理治疗。

4. 综合治疗

(1)Cushing病 首先考虑手术或放射治疗去除垂体瘤,控制ACTH分泌从而减少皮质醇分泌,若为垂体微腺瘤,则首选经蝶窦垂体微腺瘤切除术,若垂体肿瘤直径>10 mm,蝶鞍扩大并有压迫症状者需开颅手术,尽量切除肿瘤,为防止术后因血皮质醇锐减而发生急性肾上腺功能不全危险应充分做好术前术后处理,另外术后可辅以放疗预防复发。术后2周复查血浆ACTH及皮质醇,若小于正常值,提示手术成功。若上述方法效果不佳,可加用调节神经递质或抑制皮质醇合成的药物(如溴隐亭、赛庚啶、奥曲肽等),若仍不能控制,则可行双侧肾上腺切除术,术后终身服糖皮质激素替代治疗。

(2)肾上腺皮质肿瘤 肾上腺皮质腺瘤手术切除可获根治,术后为促进同侧或双侧萎缩的肾上腺组织尽快恢复功能,可使用糖皮质激素替代治疗(氢化可的松20~30 mg/d或可的松25.0~37.5 mg/d,肾上腺功能逐渐恢复时可渐减量)并予ACTH每天80 U肌注,2周后每隔数天减少10 U,多数患者可在3个月至1年肾上腺逐渐恢复功能。肾上腺皮质癌应尽快手术,术后处理同肾上腺皮质腺瘤。未能行根治术或已有转移者可用肾上腺皮质激素合成抑制剂,首选双氢苯二氯乙烷。

(3)异位ACTH综合征 根据不同病因选择手术,放化疗等,若不能根治,可使用肾上腺皮质激素合成抑制剂。

(4)肾上腺皮质激素合成抑制剂 ①双氢苯二氯乙烷:主要用于肾上腺皮质癌,可使肾上腺皮质束状带及网状带萎缩、出血、坏死,使癌肿和转移灶缩小,暂时缓解症状。用法:2~6 g/d,分3~4次口服,治疗一个月多数患者尿皮质醇排量可下降,若疗效不明显可加量至8~10 g/d,临床症状好转后可减至3 g/d维持。②美替拉酮:抑制肾上腺皮质11β-羟化酶从而抑制肾上腺皮质醇合成,用法:2~

6 g/d,分 3~4 次口服。此外,氨鲁米特、酮康唑也可减少皮质醇分泌量。

【病程观察及处理】

1. 临床症状及体征是否好转(外貌体重、血压、月经、精神症状等)。
2. 高皮质醇血症是否改善或是否存在肾上腺皮质功能减退(以血皮质醇为指标)。
3. 肿瘤是否增大(垂体或肾上腺影像学检查)。

【出院随访】

定期行血尿皮质醇、垂体或肾上腺影像学检查了解是否复发或合并肾上腺皮质功能减退症。

【预后评估】

单侧肾上腺腺瘤早期切除预后良好,病情一般在术后数月可逐渐好转,甚至完全康复。Cushing 病患者治疗效果不一,垂体肿瘤很大者预后差,应定期观察是否复发,或有无肾上腺皮质功能不足。异位 ACTH 综合征预后取决于是否能去除异位病灶,肾上腺腺癌已转移者预后极差。

(徐 芸 姚 斌)

第二节 慢性肾上腺皮质功能减退症

【概述】

慢性肾上腺皮质功能减退症是一类由多种病因引起的肾上腺皮质功能低下性内分泌疾病,按发病原因可分为原发性及继发性两种。原发性者又称 Addison 病,因双侧肾上腺皮质破坏,肾上腺糖皮质激素(皮质醇)和盐皮质激素(醛固酮)分泌缺乏引起,目前认为,肾上腺结核以及自身免疫是最为常见的原因,其他如真菌感染、艾滋病、白血病细胞浸润和肿瘤转移,双侧肾上腺切除,放射治疗破坏等引起者少见。继发性者多是由于下丘脑-垂体病变。该病发病率较低,多见于 20~50 岁之间的成年人，男性略少于女性。临床上以慢性原发性肾上腺皮质功能减退多见。

【诊断步骤】

(一)病史采集要点

1. 现病史　有无头昏、食欲不振、乏力等症状，是否呈进行性加重；有无低热、盗汗；有无体重减轻、怕冷的表现；有无头晕、眼花、直立性晕厥等低血压症状；有无食欲减退、嗜咸食、消化不良等胃肠功能紊乱的表现(有恶心、呕吐、腹泻者，提示病情加重)；有无面部、齿龈、黏膜、掌纹、乳晕、关节、肛周、瘢痕、外生殖器等受压、摩擦部位的皮肤色素沉着。

2. 既往史　有无肝硬化、肺结核、恶性肿瘤等疾病史。

3. 个人史　有无偏食、挑食及生活无规律等不良习惯，有无烟酒嗜好。

4. 家族史　询问家族成员中有无类似病史，有无肺结核患者。

(二)体格检查要点

1. 一般情况　患者多消瘦、乏力，精神不振、表情淡漠，重者嗜睡、意识模糊，可出现精神异常。

2. 皮肤黏膜　皮肤和黏膜色素沉着，多呈弥漫性，以暴露部、经常摩擦部位和指(趾)甲根部、疤痕、乳晕、外生殖器、肛门周围、牙龈、口腔黏膜、结膜为明显。继发性肾上腺皮质功能减退症患者多无色素沉着现象。

3. 心血管系统　可有血压降低，心脏缩小，心音低钝等体征。

4. 生殖系统　可有体毛减少或脱落，稀疏，生殖器发育差，女患者可表现为月经紊乱及闭经，男患者可出现阳痿。

(三)实验室检查要点

1. 血象　常有正细胞正色素性贫血，少数患者合并有恶性贫血。白细胞分类示中性粒细胞减少，淋巴细胞相对性增加，嗜酸粒细胞明显增加。

2. 电解质紊乱　部分患者血清氯、钠偏低，血清钾偏高，血钠/钾比<30。少数患者可有轻度或中度高血钙，如有低血钙和高血磷则提示同时合并有甲状腺功能减退症。脱水明显时有氮质血症。

3. 糖代谢紊乱　空腹血糖大多降低，口服葡萄糖耐量试验可显示低平曲线，更为常见的是3小时血糖低于正常，说明患者对内源性胰岛素所致的低血糖不能作出适当的反应。

4. 水负荷试验　由于氢皮质素缺乏，排泄水负荷的能力减弱，在水试验过程中，排尿量减低，而在口服糖皮质激素后重复试验时，可得到明显的纠正。要注意，血钠明显降低者不应作水试验。

5. 激素及其代谢物测定　①尿 17-羟皮质类固醇(17-OHCS)和 17-酮皮质类固醇(17KS)排出量低于正常，其减低程度与肾上腺皮质呈功能平行关系；②血浆皮质醇多明显降低，而且昼夜节律消失；少数患者正常或接近正常；③24 小时尿游离皮质醇水平普遍低于正常；④血浆基础 ACTH（或 N-POMC）测定，原发性肾上腺皮质功能减退者明显增高，多超过 55 pmol/L（250 pg/ml），常介于 88～440 pmol/L（400～200 pg/ml）之间（正常值 1.1～11 pmol/L 即 5～50 pg/ml），而继发性肾上腺皮质功能减退者血浆 ACTH 浓度极低；⑤血或尿醛固酮水平依据病变破坏的部位及范围而异，如肾上腺球状带破坏严重，则其含量可低于正常，如以束状带破坏为主者，则其含量可正常或接近正常，继发性肾上腺皮质减退症者血醛固酮水平大多在正常范围；⑥甲状腺激素正常或减低，而 TSH 往往升高，糖皮质激素替代治疗后数月可恢复正常；⑦部分患者可有轻度的高泌乳素血症（50ng/L）及 PRL 对 TSH 释放素（TRH）反应增强，在糖皮质激素替代治疗后可恢复正常。

6. ACTH 兴奋试验　此试验为检查肾上腺皮质的功能贮备。可发现轻型慢性肾上腺皮质功能减退症患者及鉴别原发性慢性肾上腺皮质功能减退与继发性慢性肾上腺皮质功能减退。

7. 肾上腺自身抗体测定　由于测定的简便性和灵敏度较差，临床上肾上腺自身抗体的检测不作常规使用。

8. 心电图低电压和 T 波低平或倒置，Q-T 时间可延长。

9. 影像学检查　胸部 X 线检查，可见心影缩小，呈垂直位，可明确有无肺结核。肾上腺区 X 线摄片、CT、MRI 于结核患者可示肾上腺增大及钙化阴影。部分患者 CT 示垂体增大，此与 ACTH 细胞增生有关，激素替代治疗后多恢复正常。

【诊断对策】

(一)诊断要点

1. 确定肾上腺皮质功能减退的存在　①全身虚弱，头晕，食欲减退，消瘦，低血压，直立性晕厥，心脏缩小，女性腋毛和阴毛稀少或脱落，结核者可有低热，盗汗；②血嗜酸粒细胞、淋巴细胞增多，轻度正色素性贫血，少数合并恶性贫血、中性粒细胞减少；③低血钠、高血钾、低血糖、葡萄糖耐量试验呈低平曲线；④血浆皮质醇及 24 小时尿游离皮质醇降低；⑤24 小时尿 17-羟皮质类固醇、17-酮类固醇含量减低；⑥血浆 ACTH 增高，ACTH 兴奋试验无明显反应；⑦X 线胸腹片可发现结核病征象，结核菌素试验阳性；⑧肾上腺 CT、核磁共振检查可发现病变。

2. 明确系原发性还是继发性肾上腺皮质功能减退症。原发性者皮肤色素沉着，ACTH 水平升高，而继发性者皮肤色素减少，ACTH 水平低下。

3. 了解病因和合并症。原发性和继发性肾上腺皮质功能减退症诊断以后，还应确定其病因。此时可进行肾上腺、甲状腺和胰腺自身抗体测定，肾上腺和蝶鞍 CT 和 MRI 检查，以及其他腺垂体功能化验等检查。

4. 肾上腺危象的诊断　①有发生危象的基础病变和诱因。②临床表现为高热、乏力、恶心、呕吐、脱水、低血压、休克和意识障碍。③嗜酸性粒细胞增多。④低钠血症与高钾血症，血钠/血钾比值小于 30。⑤血尿皮质醇降低。⑥影像学检查提示肾上腺钙化或肾上腺增大。⑦病情稳定后进一步进行下丘脑-垂体-肾上腺皮质功能减退。⑧休克患者单纯抗休克治疗，病情仍无好转者，需考虑本病的可能。⑨如无慢性肾上腺皮质功能减退症病史，患者有血栓性疾病、凝血出血性疾病或手术史，出现急性休克伴胸腹背疼痛，需考虑是否肾上腺皮质出血或急性坏死所致的肾上腺危象。

(二) 鉴别诊断要点

1. 与其他色素沉着疾病鉴别

(1) 瑞尔氏黑变病 (Richl's Melanosis)　为理化因素造成的色素代谢障碍性皮肤病，可有乏力、厌食、消瘦、头痛、头晕等症状，但色素沉着多呈淡褐色或紫褐色，好发于面颈部，黏膜处无色素沉着，实验室检查均在正常范围。

(2) 血色病 (hemochromatosis)　是由于含铁血黄素沉积于汗腺造成，呈灰棕色，也很少累及黏膜，常伴糖尿病。

(3) 黏膜黑斑-肠息肉症 (Peutz-Jeg-hers 氏综合征)　为先天性常染色体显性遗传病，患者回肠、空肠有多发性腺瘤样息肉，出生即有"黑色雀斑"，黑色素沉着斑直径 2～5 cm，为局限性的皮肤黏膜色素沉着。

(4) 迟发性皮肤卟啉病 (Porphyria Cutanea tarda)　患者皮肤色素沉着亦呈棕色，但从患者尿、粪及血浆中能测出大量尿卟啉。

(5) 纤维性骨营养不良综合征 (Albright 综合征)　也为遗传性疾病，多为女性罹病，除皮肤色素沉着外，尚有性早熟及多发性骨纤维结构的异常。

(6) 异位 ACTH 综合征　常因支气管肺癌的癌细胞分泌大量的大分子 ACTH 及类 MSH 样物质，造成皮肤色素沉着的同时可有皮质醇增多表现，绝无肾上腺皮质功能低下的表现。

(7) Nelson 综合征　有双侧肾上腺手术史。临床上以皮肤黏膜重度色素沉着为特点。本症缘于垂体产生的嗜碱或嫌色细胞瘤，致使大量 ACTH 分泌，常伴有视野缺损。

(8) POEMS 综合征 即 Crow-Fokase 综合征。因包括多发性神经病变(P)、脏器肿大(O)、内分泌改变(E)、M 蛋白血症(M)以及皮肤病变(S),故名。可有面、颈、乳晕、背部乃至全身皮肤色素沉着。前胸和四肢常有多毛,皮肤可呈斑片样增厚。偶见糖尿病、甲状腺功能和肾上腺皮质功能减退。本症的确诊有赖于多系统的阳性病变。

(9) 其他 黑棘皮病(Acanthosis nigrans)、脂肪泻、硬皮病、慢性肝病,重金属(砷、银)中毒,以及某些药物(冬眠灵)皆可引起皮肤色素沉着,均应与慢性肾上腺皮质功能低下相鉴别。

2. 与其他引起乏力的全身疾病鉴别

(1) 神经精神性乏力 最常见的神经精神乏力往往晨起比活动后更严重。

(2) 慢性肌病 多数肌病患者虽有乏力,但无色素沉着,结合实验室检查即可鉴别。

(3) 甲亢 患者可有明显的乏力症状,但典型的甲状腺激素增高症候群、甲状腺肿和突眼征以及甲状腺激素水平升高,TSH 减低等可资鉴别。但要注意和淡漠型甲亢者鉴别。

(4) 糖尿病患者可能会以乏力就诊。但其血糖升高与肾上腺皮质功能降低形成鲜明的对比,而且,患者血清皮质醇和 ACTH 正常或轻度升高,此与肾上腺皮质功能减退不同。

3. 与其他引起低血糖的疾病鉴别

(1) 胰岛素瘤 本病引起胰岛素分泌过多,从而导致低血糖,症状可以在任何时间发作,患者常为了防止发作而大量进食,使身体发胖,其肾上腺皮质功能低下患者,由于他们的糖元异生作用减弱,只是随着禁食发生低血糖。

(2) 肝源性低血糖 患者具有急性或慢性肝脏疾病的病史,肝功能检查异常可助鉴别。

4. 低钠血症的鉴别

(1) 浮肿 低钠血症首先应与浮肿患者鉴别,特别是接受过利尿剂治疗者。稀释性低血钠见于不适当抗利尿激素综合征及罕见的失盐性肾炎,这些患者也不存在色素沉着,无高血钾及非蛋白氮的升高等慢性肾上腺皮质功能低下的特征。

(2) 抗利尿激素不适当分泌综合征(SIADH) 是由于机体不适当地分泌抗利尿激素,导致稀释性低钠血症和血浆渗透性降低的一组代谢紊乱症候群。本病于 1957 年由 Schwartz 等首先报道,大约 2/3 源于恶性肿瘤。

(三) 临床类型

1. 原发性　肾上腺本身的病变,又称为 Addison 病,由于双侧肾上腺绝大部分被毁所致。

2. 继发性　由于下丘脑-垂体病变引起,ACTH 合成分泌减少或缺乏,对肾上腺皮质束状带刺激减弱导致。

【治疗对策】

(一) 治疗原则

1. 纠正本病中代谢紊乱。
2. 激素替代治疗。
3. 病因治疗。
4. 避免应激,预防危象。

(二) 治疗计划

1. 一般治疗

(1) 按内科一般护理常规护理。

(2) 健康教育　使患者明了疾病的性质,应终生使用肾上腺皮质激素替代补充,平时采用适当的基础量以补充生理需要,在有并发症时根据具体情况适当加量。患者身上应带有卡片,写明姓名、地址,说明自己为肾上腺皮质功能不全患者,万一被发现神志不清,病情严重,应立即送医院救治。

(3) 饮食应予高钠、低钾、富有营养且易消化食物(使用糖皮质激素时对钠、钾进量应予调整)。

(4) 糖皮质激素疗法(替代疗法)　是治疗的关键,应终生使用,平时采用基础量,应激时适当加量。开始可用氢化可的松,剂量视病情,10～30 mg/d,量少时可于上午 8 时早餐后一次服;量较大者分 2 次服,2/3 量早餐后服,1/3 量午餐后服。也可用醋酸可的松 12.5～37.5 mg/d,或相当等效剂量的泼尼松,服用方法同上。待病情稳定后,逐渐减少剂量。以后可皮下埋藏去氧皮质酮丸剂 125 mg,每半年一次,或三甲基醋酸去氧皮质酮每月注射 25～50 mg,或 9-α-氟氢可的松口服 0.05～0.2 mg/d。

(5) 食盐及盐皮质激素　食盐的摄入量应充分,每日至少 8～10 g,如有大量出汗、腹泻时应酌加食盐摄入量,大部分患者在服用氢化可的松和充分摄盐下即可获满意效果。有的患者仍感头晕、乏力、血压偏低,则需加用盐皮质激素,可每日口服 9α-氟氢可的松,上午 8 时一次口服 0.05～0.1 mg。如有水肿、高血压、低血钾则减量;如有低血压、高血钾则适当加量。

(6)中医中药辨证施治,可参考成人腺垂体(垂体前叶)功能减退症,中成药如甘草流浸膏,5~15 ml,3次/d可作为辅助治疗,以减少可的松用量。轻症者可单独应用,初量10~15 ml,3次/d,维持量为15 ml/d。

(7)维生素C 1 g静注,1/d。

(8)有感染、创伤、手术等应激情况时,应增加糖皮质激素剂量。

2. 病因治疗 如有活动性结核者,应积极给予抗结核治疗。补充替代剂量的肾上腺皮质激素并不影响对结核病的控制。如病因为自身免疫病者,则应检查是否有其他腺体功能减退,如存在,则需作相应治疗。

3. 肾上腺危象的治疗

(1)补充糖皮质激素 如有意识障碍和休克,应立即将氢化考的松琥珀酸钠酯100 mg溶于少量液体中由静脉注入,此为水溶性制剂,吸收快,能迅速进入体内,产生即刻和短暂改善循环衰竭的效果。随后氢化考的松(此制剂在水中溶解度小,溶于50%乙醇溶液100 mg/20 ml,应用时需用等渗盐水或5%葡萄糖500 ml稀释)100~400 mg溶于500~2 000 ml液体中静脉滴注。

(2)补充盐皮质激素 如用氢化考的松琥珀酸钠酯或氢化考的松后,收缩压不能回升至13.3 kPa(100 mmHg),或者有低血钠症,则可同时肌注醋酸去氧皮质酮(DOCA)1~3 mg,日1~2次,也可在病情好转并能进食时改服 9α 氟氢考的松0.05~0.2 mg/d。严重慢性肾上腺皮质功能低减或双肾上腺全切除后的患者需长期服维持量。应用盐皮质激素期间要注意有无浮肿、高血压和高血钠等潴钠、潴水药物过量的副作用。

(3)纠正脱水和电解质紊乱 在严重肾上腺危象时,脱水很少超过总体液的10%,估计液体量的补充约正常体重的6%左右,如体重70 kg,应补充液体量约4 000 ml。补液量尚需根据个体的脱水程度、年龄和心脏情况而定。输液的成分,开始给5%葡萄糖盐水1 000 ml,以后酌情而定,可补钠150~250 mmol/L。由于肾上腺皮质功能减退的患者,肾脏排泄水负荷的能力减退,因此液体输入的总量和速度均需掌握,不能过量和过速,以防诱发肺水肿。如治疗前有高钾血症,当脱水和休克纠正,尿量增多,补充糖皮质激素和葡萄糖后,一般都能降至正常,在输入第3 L液体时,可酌情补钾20~40 mmol,以补充总体钾的不足。本病可有酸中毒,但一般不成为严重问题,不需补充碱性药物,当血二氧化碳结合力低于22Vol%(血碳酸氢<10 mmol/L时),可补充适量碳酸氢钠。

(4)预防和治疗低血糖 虽然本病只缺乏皮质醇而不同时伴有生长激素的降

低,因此低血糖的发生不如 Sheehan 病危象那么多见,但亦应注意,治疗期间需供给足量的葡萄糖。如果患者在家中或基层医疗单位已处于终末期,缺少上述特效药物,可立即静脉注入 50% 葡萄糖 60~100 ml,有助于延长生命,急取时间,使有可能采取特效的治疗措施。

(5)处理诱因　合并感染时应选用有效、适量的抗生素,切口感染需扩创引流,在抢救期间应同时积极处理其他诱因。

(6)病情危险期应设特护,加强护理。肾上腺皮质功能减退者对吗啡、巴比妥类药物特别敏感,在危象特效治疗开始前,应禁用这类药物。

4. 外科移植治疗　条件允许时,可行肾上腺移植术治疗。

【病情观察及处理】

(一)病情观察要点

1. 观察内容　主要观察患者治疗后的症状是否缓解,如血压是否恢复正常、上述的症状有无改变。注意检测患者的血皮质醇、尿 17-羟及 17-酮等皮质醇的变化,以了解治疗是否有效,寻找一个合适的、可长期应用的治疗剂量。

2. 诊断明确的应根据患者的具体情况选择治疗,强调一般治疗的重要性,应嘱患者注意饮食调整。治疗原则是替代治疗,在治疗过程中,应努力寻找一个合适的剂量,患者应终身服药。治疗中注意监测血皮质醇、尿 17-羟及 17-酮等浓度变化,以调整治疗用药,评估治疗。

(二)疗效判断与处理

1. 治愈　症状体征消失,体力恢复,原发病稳定;②血电解质、血糖正常;③血浆皮质醇水平及节律正常,24 小时尿 17-羟皮质固醇、17-酮类固醇含量基本接近正常。

2. 好转　①补充激素后,症状好转,血压正常;②血电解质、血糖、血浆皮质醇,24 小时尿 17-羟皮质类固醇、17-酮类固醇含量基本接近正常。

3. 未愈　①症状体征未改善;②实验室检查未正常。

(张　晖　姚　斌)

第三节 肾上腺危象

【概述】

肾上腺危象(adrenal crisis)亦称急性肾上腺皮质功能不全(acute adrenocortical insufficiency),是由于肾上腺皮质功能急性衰竭,皮质醇和醛固酮绝对或相对缺乏所致的内科急症。临床表现主要为高热(或无发热)、恶心、呕吐、失水、低血压、意识障碍以至昏迷,如能及时抢救,可挽救患者生命,否则多以死亡告终。

【诊断步骤】

(一)病史采集要点

1. 起病情况 肾上腺危象大多起病急骤。

2. 主要临床表现

(1)盐皮质激素缺乏症候群 肾上腺皮质激素缺乏大多为混合性的,即糖皮质激素和醛固酮皆缺乏。在少数情况下,以缺乏某一激素的表现为主,例如慢性肾上腺皮质功能减退症或双侧肾上腺切除后,患者只用维持量的糖皮质激素,而未用盐皮质激素,在钠摄入不足或经胃肠道、皮肤丢失钠时,出现典型的醛固酮缺乏症候群。表现为缺钠、脱水、低血压、氮质血症、高血钾、四肢乏力、肌肉抽搐和疲乏软弱等。

(2)糖皮质激素缺乏症候群 如慢性肾上腺皮质功能减退症或双侧肾上腺切除后患者未用糖皮质激素替补治疗,只补充了钠盐或用盐皮质激素,则出现糖皮质激素缺乏症候群。其表现为厌食、腹胀、恶心、呕吐、精神不振、疲乏嗜睡、肌肉僵痛、血压下降和体温上升等表现,严重者可有虚脱、休克及高热等危象。

(3)两种皮质激素同时缺乏的临床表现 ①消化道症状:食欲减退、恶心、呕吐、胃酸减少及腹痛,严重者有腹部肌肉强直和反跳痛;②心血管系统症状:对儿茶酚胺反应低下、血压降低、四肢厥冷及紫绀等;③代谢紊乱:糖原异生不足、低血糖、醛固酮缺乏导致低血钠、高血钾;④神经系统症状:烦躁、神智淡漠、意识模糊、思维能力减退、定向障碍、嗜睡、惊厥及木僵,甚至昏迷;⑤全身症状:可出现高热、皮肤黏膜散在瘀斑及瘀点等症状。

(4) 肾上腺出血的几种特殊临床表现　①新生儿肾上腺出血：一般在出生后数小时至数月出现症状：患儿高热、惊厥及呼吸急促，并伴黄疸、贫血，常出现休克而很快死亡。B 超检查和 CT 扫描可发现腰部肿块，静脉肾盂造影显示肾上部有无血管区的肿块，将肾脏推挤向下方，侧位片可见此肿块将腹腔内容物推向前方。②严重败血症引起的肾上腺出血：这种肾上腺出血即所谓肾上腺卒中。发病早期即有情绪烦躁、全身疲倦、头痛腹痛及呕吐腹泻，高热达 40～42.2 ℃。继而出现皮肤瘀斑、瘀点、精神状况可由躁动变为神志淡漠、痴呆，呼吸急促而浅表，最后可致血压下降，循环衰竭死亡。即使血培养脑膜炎双球菌为阳性，但多不伴脑膜炎征象。本病发展迅猛，生命危险显著，常为"晨时良好，傍晚发病，次晨即告死亡"。近几年随着高效抗生素的问世，本症大为减少。③肾上腺动静脉血栓形成所致的肾上腺出血：临床表现酷似外科急腹症，主要表现为腹痛，出现后迅速加重。疼痛部位多位于脐旁，亦可位于上腹部、肾区、肋缘下。腹壁肌肉紧张，甚至强直。一般早期无高热、休克、心率及呼吸显著加速等表现，晚期则可出现急性肾上腺皮质功能减退症的各种临床表现。

3. 既往病史　肾上腺危象可发生于原有肾上腺皮质功能不全的基础上，亦可发生于肾上腺皮质功能良好的情况下。

(1) 发生于肾上腺皮质功能减退基础上。①慢性原发性肾上腺皮质功能不全，或一些先天性肾上腺皮质疾病如先天性肾上腺皮质发育不全等所致的肾上腺皮质功能不全，在感染、手术、创伤、过劳、大汗、呕吐、腹泻、失水、分娩等应激状态下，机体需要肾上腺皮质激素的量增加，或在肾上腺皮质激素替代治疗过程中药物中断，均可使体内肾上腺皮质激素不能适应机体需要，从而诱发危象。②垂体前叶减退症所导致的继发性肾上腺皮质功能不全在应激状态下未能及时补充肾上腺皮质激素，部分患者可能由于在皮质激素治疗之前使用甲状腺激素，或甲状腺激素剂量过大，从而使肾上腺皮质激素转换及代谢增速，以致体内肾上腺皮质激素不足。③双侧肾上腺全切除、次全切除或一侧切除但对侧明显萎缩者，术后如未能及时予以合理的皮质激素替代治疗，易于在感染或劳累等应激状态下诱发危象。④长期使用大剂量肾上腺皮质激素治疗的患者，在药物突然中断或撤退过速时，由于垂体-肾上腺皮质轴受外源性皮质激素长期反馈抑制，以致不能分泌足够的肾上腺皮质激素而导致危象。

(2) 发生于肾上腺皮质功能良好基础上。①败血症：严重败血症可引起肾上腺危象，称华弗综合征（Waterhouse-Friderichsen syndrome），系由于双侧肾上腺皮质出血、坏死所致。常见的致病菌为脑膜炎双球菌，其次为流感杆菌、A 族溶血性链球菌、金黄色葡萄球菌等。败血症所致的双侧肾上腺坏死可能为过度的促肾上腺皮质激素刺激和血液供应不足的结果,另一方面可能与弥散性血管内凝血(DIC)所致的肾上腺皮质出血和坏死有关。②抗凝治疗:在肝素、双香豆素及其衍生物的治疗过程中,可引起双侧肾上腺皮质出血,多见于老年人。③肾上腺静脉血栓形成:临床较少见,可发生于产后和严重烧伤患者。④其他:白血病、癌转移、肾上腺静脉造影和癫痫持续状态,均可导致双侧肾上腺出血及坏死。

(二)门诊资料分析

1. 生化检查　由于皮质醇和醛固酮不足使肾脏储钠功能和自由水(freewater)排出障碍,远端小管排钾、氢和氨功能降低,出现低血钠、高血钾和轻度酸中毒,血清钠和钾比值可由正常的 30:1 降至 25:1 以下。部分患者可出现轻度血钙升高;脱水和肾小球滤过功能降低可出现肾前性氮质血症,血尿素氮升高。

2. 血常规　嗜酸粒细胞直接计数常大于 0.3×10^9/L,淋巴细胞相对增多,中性粒细胞减少,提示肾上腺皮质激素不足。败血症所致肾上腺出血时血常规可发现白细胞增多,尤以中性粒细胞增多明显,偶可见嗜酸性粒细胞增多、血小板减少,这类患者血培养常可发现脑膜炎双球菌。

(三)进一步检查项目

血皮质醇测定低于 275.9 nmol/L(10 μg/dl)或人工合成 ACTH 试验(详见下文)血浆皮质醇较治疗前升高少于 193.1 nmol/L(7 μg/dl),或绝对值低于 496.6nmol/L(18 μg/dl),24 小时尿 17-羟皮质醇低于 10 mg,提示肾上腺皮质储备功能低下。

【诊断对策】

(一)诊断要点

根据病史、临床表现以及有低血糖、低血钠、高血钾、嗜酸粒细胞增多和皮质醇、醛固酮不足的实验室依据,可考虑本病,如血皮质醇浓度水平降低、肾上腺皮质储备功能低下则诊断可以成立。

1. 全身性脱水,少尿,大多有高热,有时体温可低于正常。
2. 对儿茶酚胺的升压反应减弱,血压降低,脉搏微弱,心率加快。
3. 恶心呕吐、食欲减退、腹泻、剧烈腹痛。
4. 糖异生作用减弱,肝糖原耗损,可发生空腹低血糖。
5. 醛固酮缺乏表现为潴钠、排钾功能减弱,导致细胞外液减少,血浆容量降低,心排量减少,肾血流量减少,伴氮质血症,全身软弱无力,严重时意识障碍。

6. 实验室检查 24 h尿17-羟、17-酮皮质醇降低,血清皮质醇降低,血糖降低,血钠低,可有血钾高,但也可以正常甚至降低,血中尿素氮增高。

(二)鉴别诊断要点

本病应注意与尿毒症昏迷、肝昏迷、糖尿病酮症酸中毒昏迷和糖尿病非酮症高渗性昏迷等鉴别。根据病史、临床特点和实验室检查,鉴别诊断多无困难,且它们血皮质醇多升高,而肾上腺危象血皮质醇则降低。使用抗凝剂治疗的心肌梗死患者,由于双侧肾上腺皮质出血所致肾上腺危象需与心肌梗死所致的病情恶化鉴别。后者多无剧烈腹痛,腹肌不紧张,而且有血清天冬氨酸氨基转移酶增高和心电图异常等表现,血皮质醇不降低。

【治疗对策】

(一)治疗原则

驱除诱因,纠正水电酸碱紊乱,维持生命体征,补液,激素替代治疗。

(二)治疗计划

本病为内科严重急症,一经临床诊断即需进行抢救,不必等待血皮质醇等检验结果才开始。治疗包括纠正水、电解质紊乱,补充足够的皮质激素,治疗诱发因素和抗休克。

1. 抽取血标本测定皮质醇、醛固酮、钾、钠、钙、尿素氮、肌酐、血糖以及嗜酸粒细胞直接计数后,典型危象患者液体损失量约占细胞外液的1/5,故应立即给予5%葡萄糖氯化钠液或生理盐水静滴。开始第1小时可给予1 000 ml,第2~4小时给予1 000 ml,以后可根据尿量、血细胞比容、血电解质情况适当调整滴注速度。第1日的补液量需3 000~5 000 ml。对老年及伴有心肺功能不全的患者进行补液时宜监测中心静脉压。如体重增加,皮肤有可陷性压痕,纠正血容量后尿量不增加,血清钠显著降低,中心静脉压升高,应警惕水中毒。此时应注意输入液量,必要时要限制水分输入。肾上腺危象的低血钠经补充生理盐水和皮质激素后多可纠正,不宜输入高渗盐水和高渗溶液,以免加重细胞脱水。对于以糖皮质激素缺乏为主,而脱水不甚严重者补盐水量应适当减少。

2. 有条件可于开始治疗的同时作人工合成ACTH试验。方法是于第1个1 000 ml液体中加入人工合成ACTH(Cosytropin)250 μg、地塞米松10 mg,在60 min内均匀滴入,于治疗前及滴注后30 min、60 min分别取血测定皮质醇浓度。

3. 如不作人工合成ACTH试验者,可给予氢化可的松治疗。开始用氢化可的松100 mg静注,使血皮质醇浓度达到正常人在发生严重应激时的水平。继以氢化可的松 200～400 mg 加入补液中（浓度为 1 000 ml 液体中加入氢化可的松 100 mg）静滴 24 h,使最初 24 小时总量可达 400 mg,第 2、3 天可减至 300 mg,分次静滴,如病情好转,继续减至每日 200 mg,继而 100 mg,呕吐停止,可进食者,可改为口服。当口服剂量减至每日 50～60 mg 以下时,应加用 9α-氟氢可的松。盐皮质激素一般不必应用。

4. 血压下降,主要为纠正血容量,必要时可输注全血、血浆、人血清白蛋白等。如补充血容量后收缩血压仍低于 70 mmHg,可使用间羟胺或去甲肾上腺素。

5. 每 2 h 监测血钾、钠、血糖、CO_2 结合力等。治疗前的轻至中等度的低血钠、高血钾等给予 5％葡萄糖生理盐水、皮质激素等治疗后多能纠正。如血钾高于 6.5 mmol/L,可给予 1.25％或 2.5％碳酸氢钠 50～100 mmol（4.2～8.4 g）,多能有效地降低血钾和改善心律紊乱。于迅速纠正血容量和应用皮质激素后,患者有足够的尿量排出时,可发生低血钾,应密切注意和及时补充。低血糖者静注 50％葡萄糖液 40～60 时,随后以 5％葡萄糖氯化钠液维持。

6. 有条件时可作血气分析以了解酸碱平衡紊乱情况后进行治疗。轻度至中等度的酸中毒经上述治疗后能很快得以纠正,如血 pH 小于 7.2 或 HCO_3^- 低于 10～12 mmol/L,可给予碳酸氢纳纠正。

7. 有感染者使用有效抗生素。体温达 40 ℃或以上者,应予物理降温,使体温降至 39 ℃左右。使用抗凝剂治疗所致者可用鱼精蛋白。华-弗综合征的发病与 DIC 有关,除使用抗生素外,可根据 DIC 情况给予肝素治疗。

8. 肾上腺危象多于治疗后 24 h 病情趋向稳定。治疗第 2 日以后的液体入量可根据患者失水情况、尿量、血压等予以调整,一般仍可给予 2 000～3 000 ml。如患者开始清醒,呕吐停止,可予牛奶、肉汁、糖水、果汁等流质饮食,少量多餐,每 4 h 1 次,可减少补液量。氢化可的松使用可按前 1 日的总量每日减少 30％～50％给予,或根据病情改为肌注或口服,逐渐减至氢化可的松每日 20～30 mg 或可的松每日 25～37.5 mg 的维持剂量以替代治疗。根据病情需要,必要时还需补充盐皮质激素。一般原发性肾上腺皮质功能不全可酌情使用盐皮质激素,继发性则可不用盐皮质激素。

【病情观察及处理】

1. 自主症状,如神智、胃纳。如仍有持续性消化道症状,可能提示激素用量不足;如患者明显的欣快感,则应考虑激素用量过多。

2. 水电酸碱紊乱的监测,有可能则尽量每日监测水电酸碱,调整每日液体及种类的补充。

3. 原发疾病的观察，如感染因素是否解除。如感染等因素持续存在，则可能影响肾上腺危象的解除。

【预后评估】

本症是导致肾上腺皮质功能不足死亡的主要原因。合理的用药常可在 1～3 日内转危为安和在 1 周内脱险。抢救时激素应用对于本症尤为重要，引起死亡的主要因素有：

1. 早期诊断，对于已昏迷入院的患者，早期明确诊断尤为重要。延误诊断常会导致患者持续恶心、呕吐、腹泻引起严重水钠不足，血容量减少，甚至引起急性肾功能衰竭。

2. 激素类别的应用，如地塞米松能缓解肾上腺皮质功能不足，但其钠的潴留作用弱，可导致血容量不足。

3. 甲状腺素的应用，对于继发性肾上腺皮质功能不全，尤其垂体瘤、垂体危象所致者，患者可伴有甲状腺功能减退，过早应用甲状腺素的替代治疗可影响患者肾上腺危象的转归。

【出院随访】

本症的随访内容主要在于明确肾上腺皮质功能减退症（尤其慢性者），并给予足够的激素替代治疗，可完全预防本症的发生。

轻度应激	感冒、拔牙、轻度外伤	当日维持量加倍，以后视病情减量
中度应激	局部手术，轻重外伤	当日增加强化可的松 100 mg，以后视病情减量
重度应激	大手术、肺炎、其他系统的感染高热及重度外伤	当日增加氢化可的松 200～300 mg，以后视病情减量

Addison 病患者及长期服用糖皮质激素患者，在应用糖皮质激素补替治疗时，和在停用药后数月，甚至 1～2 年内，如遇应激状态，应加大激素用量，以预防急性肾上腺皮质功能减退症的发生。

对 Cushing 综合征、原发性醛固酮增多症及嗜铬细胞瘤患者，拟行双侧肾上腺次全切除术、一侧全切除术而对侧次全切除术及一侧肾上腺较大肿瘤行一侧肾上腺全切除术(此时对侧肾上腺多已萎缩)时,均应于手术前后补充激素,以预防急性肾上腺皮质功能减退症的发生。

(张坚博 姚 斌)

第四节 原发性醛固酮增多症

【概述】

原发性醛固酮增多症(primary aldosteronism)是由于肾上腺病变(肿瘤或增生)致醛固酮分泌过多,引起潴钠排钾,体液容量增加而抑制肾素-血管紧张素系统,出现高血压和低血钾相关表现,属于不依赖肾素-血管紧张素的盐皮质激素过多症。高血压人群中约有1%为该病所致,血钾正常的高血压病患者中有10%为原发性醛固酮增多症,该病发病高峰为30~50岁,男女比例为1:1.3。

【诊断步骤】

(一)病史采集要点

1. 起病情况 高血压常隐匿起病,低血钾相关症状可突然出现。
2. 主要临床表现

(1)高血压 出现最早且最常见的表现,其特点为:属盐依赖性高血压,普通降压药治疗效果不佳,血压一般小于220/130 mmHg,较少出现水肿及恶性高血压。

(2)神经肌肉功能障碍 由于大量醛固酮促进肾远曲小管内Na^+-K^+交换,有储钠排钾作用,可致低钾血症及其相关的一系列神经肌肉功能障碍临床表现。①肌无力、周期性瘫痪:为低血钾使神经肌肉兴奋性降低所致,周期性麻痹常见诱因有劳累、寒冷、高糖饮食、排钾利尿剂等,常突然发生,多于清晨起床时发现肢体活动障碍,以双下肢受累为主,严重时可累及四肢及呼吸肌,其发作与血钾降低程度相关,补钾后麻痹可暂时缓解,但常反复。②肢端麻木及手足搐搦:为低血钾引起代谢性碱中毒使血中游离钙降低,血镁降低所致。严重低钾时由于神经肌肉兴奋性降低而不出现手足搐搦,反而在补钾后发作。

(3)多尿、易并发尿路感染或结石 慢性失钾使肾小管上皮细胞发生空泡变性,浓缩功能减退而出现多尿、夜尿增多并继发烦渴多饮,甚至出现肾性尿崩症,垂体后叶素(ADH)治疗无效。过多醛固酮使尿钙及尿酸排泄增多,易并发尿路结石及感染,出现肾绞痛、尿频、尿急、尿痛等。长期高血压可致肾动脉硬化出现蛋白尿及肾功能不全。

(4)心律失常　低血钾可致不同程度心律失常,以早搏、阵发性室上性心动过速多见,严重者可发生室颤。

3. 既往病史　由于早期原醛症仅有高血压而无低血钾症状,易误诊为高血压病,故多数以低血钾症状就诊的患者有高血压病史,周期性麻痹患者既往可有类似发作史或家族史。

(二)体格检查要点

1. 血压　水平、波动范围。

2. 心脏专科体检　心率、心律、心音、额外心音及杂音、心界(长期高血压可致心脏增大)。

3. 泌尿系专科体检　输尿管点、肋腰点、肋脊点压痛,肾区叩痛,肾血管杂音,颜面双下肢水肿等。

4. 神经科体检　四肢肌力、肌张力、膝反射(周期性麻痹时膝反射减弱,手足搐搦时膝反射亢进)。

(三)门诊资料分析

1. 血生化　低血钾,一般2～3 mmol/L(正常3.5～5.5 mmol/L)。无低血钾者可能为原醛症早期,或受盐摄入量、药物等多种因素影响,高度怀疑本病者可予普食下钠钾平衡饮食(钠160 mmol/d,钾60 mmol/d)并停用干扰药物反复多次复查血钾及高钠试验。部分患者可有轻度高血钠及碱中毒(血pH和CO_2结合力略高)。

2. 尿液变化　尿pH为中性或偏碱性,尿比重固定且减低(1.010～1.018),部分患者可有低渗尿。

3. 心电图　呈低血钾图形,T波宽而低,Q-T间期延长,U波明显,T、U波相连呈驼峰状,严重低钾者T波倒置,ST段下移,心律不齐甚至心跳骤停。

(四)进一步检查项目

由于本病多种检查项目受饮食、许多药物和激素影响,故检查前需予普食下钠钾平衡饮食,停用相关药物,如停用螺内酯(安体舒通)和雌激素6周以上,停用扩血管药、钙通道拮抗剂、拟交感神经药、肾上腺素能阻滞剂1周以上。

1. 24小时尿钾　原醛症者在低血钾情况下,尿钾仍可>25 mmol/24 h,提示尿路失钾,此为本病特征之一。

2. 醛固酮增多及低肾素-血管紧张素证据

血肾素、血管紧张素Ⅱ及血尿醛固酮测定　血尿醛固酮升高而血肾素、血管紧张素Ⅱ降低是本病特点,若三者均升高应考虑继发性醛固酮增高症。低血钾对醛固酮分泌有抑制作用,故低钾可使血尿醛固酮升高不明显,纠正低钾后可使其变明显。

(1)安体舒通试验

①临床意义:明确患者是否醛固酮增多,与失钾性肾病鉴别,但不能区别醛固酮增多是原发性还是继发性。

②原理:安体舒通为醛固酮受体拮抗剂,能拮抗醛固酮对肾小管的作用,对原醛症起储钾降压作用,对肾性失钾者无影响。

③方法:试验全过程予普食下钠钾平衡饮食(钠 160 mmol/d,钾 60 mmol/d),第 1 周每天测血压并在最后三天每天测血钾、钠,24 小时尿钾、钠,尿 pH 值,第 2 周予安体舒通 320～400 mg/d,分 3～4 次口服,每天测血压并在最后 3 天每天复查上述实验室指标。

④结果判断:原醛症尿钾、血钠减少,血钾、尿钠升高,血压不同程度下降;失钾性肾病:上述指标无明显变化。

(2)肾素-血管紧张素Ⅱ试验

①临床意义:明确肾素-血管紧张素系统是否受抑制及受抑制程度,鉴别原发性及继发性醛固酮增多症,对区别特醛症及其他类型原醛症也有一定意义。

②原理:利尿剂与立位可刺激肾素-血管紧张素-醛固酮系统使肾素、血管紧张素(AT-2)及醛固酮增多。原醛症患者在注射速尿后肾素、AT-2 无升高,说明其肾素-血管紧张素系统受抑制;而继发性醛固酮增多症该系统未被抑制故可被激发。

③方法:试验当天 5:30AM 患者起床洗漱,排空膀胱,绝对卧床 2 小时,抽血查肾素、AT-2(基础),肌注速尿 40 mg 后站立或行走 2 小时,抽血查肾素、AT-2(对照)。

④结果判读:继醛症者基础值升高,对照值＞基础值;原醛症基础值减少,对照值较基础值无明显上升。

3. 病因鉴别

(1)立卧位血醛固酮试验

①临床意义:原醛症病因鉴别,尤其鉴别醛固酮瘤与特醛症。

②原理:受 ACTH 分泌昼夜节律影响,正常人 8AM 卧床至中午 12AM 血醛

固酮逐渐下降；立位时肾上腺血流减少，刺激正常人肾素-血管紧张素-醛固酮系统，使血浆肾素活性和血管紧张素Ⅱ（AT-2）增加，且体位作用大于ACTH作用，故正常人取立位后血醛固酮浓度上升。原醛症者血醛固酮水平增高，其中醛固酮瘤患者血浆肾素-血管紧张素系统被完全抑制，不受体位刺激，故立位4小时后醛固酮不升反降；特醛症患者血浆肾素-血管紧张素系统受抑制不完全，立位后血浆肾素轻度升高，且该型对血管紧张素Ⅱ敏感性增强，故醛固酮升高明显，可超过正常人；原发性肾上腺增生症与GRA变化与醛固酮瘤相似。

③方法：第一天行卧位血醛固酮试验，试验前一天10PM至次日中午12AM绝对卧床休息，8AM抽血查醛固酮（卧$_{基础}$），抽血后继续卧床休息至12AM，12AM抽血查醛固酮（卧$_{对照}$）。第二天行立位血醛固酮试验，试验前一天10PM至次日中午12AM绝对卧床休息，8AM抽血查醛固酮（卧$_{基础}$），抽血后起床站立或行走至12AM，12AM抽血查醛固酮（立$_{对照}$）。

④结果判读（表11-2）：试验结果可信度：若两天的基础醛固酮值相差不大，可认为试验结果可信度较好。若相差较大，应考虑是否存在偏倚从而质疑结果可靠性。

表11-2 立卧位试验结果判读

血醛固酮水平	卧$_{基础}$	卧$_{对照}$	立对照
正常	正常0.11～0.33 nmol/L	<卧$_{基础}$	>卧$_{基础}$
特醛症	稍高于正常值	>卧$_{基础}$	>>卧$_{基础}$，多升高33%以上
醛固酮瘤	明显高于正常	<卧$_{基础}$	<卧$_{基础}$
原发性肾上腺皮质增生症与GRA	稍高于正常值	<卧$_{基础}$	<卧基础

(2)赛庚啶试验

①临床意义：鉴别醛固酮瘤与特醛症。

②原理：血清素具有兴奋醛固酮分泌作用，赛庚啶为血清素拮抗剂，可使特醛症患者血浆醛固酮下降，但醛固酮瘤患者的醛固酮呈自主性分泌，赛庚啶对其无影响。

③方法：口服赛庚啶8 mg，于服药前（空腹）及服药后每30分钟采血1次，共4次（共2小时）分别测血浆醛固酮。

④结果判读：醛固酮瘤：无明显变化；特醛症：血浆醛固酮下降110 pmol/L以

上,或较基础值下降30%,多数于服药90分钟时下降最明显,平均下降约50%。

(3)血浆18-羟皮质酮和18-羟、18-氧皮质醇测定 18-羟皮质酮是醛固酮前体,醛固酮瘤与原发性肾上腺增生患者8AM血浆18-羟皮质酮基础水平明显升高,常>100 ng/dl(正常10.1±6.5 ng/dl),而特醛症正常或稍增高。GRA患者血中18-羟、18-氧皮质醇显著升高;醛固酮瘤与原发性肾上腺增生患者也有升高,但低于血醛固酮水平;特醛症者正常。

(4)地塞米松-醛固酮抑制试验

①临床意义:对鉴别糖皮质激素可抑制性醛固酮增多症(GRA)与其他类型原醛症有很大意义。

②原理:GRA的醛固酮分泌可被糖皮质激素全程抑制,而其他原醛症仅一过性受抑制。

4. 影像学检查

(1)B超 无创,可发现直径>1.3 cm的肿瘤,但对较小肿瘤和增生难以明确。

(2)肾上腺薄层CT 是肾上腺病变定位诊断的首选方法,可发现直径小至5 mm的肿瘤。发现单侧肾上腺直径>1 cm的等、低密度肿物影,增强后无明显强化对诊断醛固酮瘤意义较大;若肿瘤直径>3 cm,增强后有不规则强化者应警惕肾上腺癌;特醛症CT表现为肾上腺正常或双侧弥漫性增大。

(3)肾上腺MRI 也可用于醛固酮瘤定位诊断,敏感性较CT高,但特异性较CT低。

(4)其他 放射性碘化胆固醇肾上腺扫描:[131]I标记的胆固醇可被肾上腺摄取,根据[131]I分布可鉴别腺瘤与增生。其特异性低于CT,故仅用于其他检查结果矛盾时协诊。双侧肾上腺静脉插管分别采血测定醛固酮,可鉴别醛固酮瘤及特醛症,但技术难度高且有创,不列为常规检查,仅用于其他检查均不能明确原醛症病因时。

【诊断对策】

(一)诊断要点

定性诊断:对于高血压伴低血钾患者,应怀疑本病,若血尿生化有典型改变,安体舒通试验能纠正代谢混乱和降低血压,诊断可初步成立,若有醛固酮分泌增多和血浆肾素-血管紧张素活性降低证据则可确诊。

病因诊断:由于本病不同病因及病理改变治疗手段和效果不同,明确病因分类显得尤为重要。影像学检查、立卧位-醛固酮试验、地塞米松-醛固酮抑制试验和血浆 18-羟皮质酮、18-羟、18-氧皮质醇测定可协助明确病因分型。

(二)鉴别诊断要点

1. 原发性高血压　相同点有使用利尿剂或合并慢性腹泻也可有低钾表现；不同点有普通降压药有效，血、尿醛固酮不升高。

2. 继发性醛固酮增多症　如肾素分泌瘤（肾小管旁细胞肿瘤、肾外肿瘤如 Wilms 瘤和卵巢肿瘤）、充血性心力衰竭、肝硬化失代偿期、肾病综合征、肾动脉狭窄性高血压、恶性高血压、一侧肾萎缩、结缔组织病（如结节性多动脉炎）、Bartter 综合征等可伴高血压、低血钾，一般根据原发病表现及肾素活性增高与原醛症鉴别（详见下一节）。

3. 非醛固酮所致盐皮质激素过多综合征（如 17-羟化酶缺陷、11β-羟化酶缺陷、11β-羟类固醇脱氢酶缺陷）　共同点有高血压、低血钾性碱中毒、肾素-血管紧张素系统受抑制；不同点是血、尿醛固酮不升高反而降低。

4. Liddle 综合征　为常染色体显性遗传疾病，为肾小管钠通道活性增高致钠重吸收增加，钠-钾、钠-氢交换过度加强致高血压、低血钾和碱血症。共同点有高血压、低血钾、肾素受抑制；不同点是有阳性家族史，血浆醛固酮降低、肾上腺影像学检查无异常、安体舒通及地塞米松治疗无效、氨苯蝶啶（肾小管钠重吸收抑制剂）治疗有效。

(三)病因病理分型

原醛症按病理类型可分为醛固酮瘤、特发性醛固酮增多症（特醛症）、糖皮质激素可治疗性醛固酮增生症（GRA）、原发性肾上腺增生、原发性肾上腺癌等，其不同点见表 11-3。

其中糖皮质激素可治性醛固酮增多症（GRA）：又称 ACTH 依赖性醛固酮增多症，可分家族性和散发性，前者以常染色体显性方式遗传。该型患者 11β-羟化酶基因 5'端调控序列和醛固酮合成酶基因的编码序列融合成一嵌合基因，其产物具有醛固酮合成酶活性，在束状带表达且受 ACTH 而不受血管紧张素Ⅱ控制。对 GRA 家系成员及临床疑似 GRA 者做基因筛查。

表 11-3　原发性醛固酮增多症病因鉴别

	醛固酮瘤	特醛症	原发性肾上腺增生	原发性肾上腺癌	GRA
发病率	60%～85%	15%～40%	1%	<1%	多于青少年起病

续表

	醛固酮瘤	特醛症	原发性肾上腺增生	原发性肾上腺癌	GRA
肾上腺病理特点	多为一侧单个腺瘤，直径多<3 cm	双侧肾上腺球状带增生，可伴结节	单侧或双侧增生	肿瘤直径多>3 cm	肾上腺皮质束状带呈大、小结节性增生
临床表现	较重	较轻	中等	较重，常同时分泌糖皮质激素、类固醇性性激素	较轻
肾素活性抑制	完全	不完全	完全	完全	完全
立位后醛固酮水平	不升高或下降	显著升高	不升高或下降	不升高或下降	下降
血浆 18-羟皮质酮和18-羟、18-氧皮质醇	显著升高	无明显升高	显著升高	—	无明显升高
地塞米松抑制试验中血醛固酮水平	一过性抑制	一过性抑制	一过性抑制	一过性抑制	全程抑制
肾上腺影像学表现	肿瘤	增生	增生	肿瘤	无异常
治疗	手术为主	药物为主	手术为主	手术为主	药物为主

【治疗对策】

(一)治疗原则

醛固酮瘤、醛固酮癌、原发性肾上腺皮质增生以手术治疗为主。

特醛症、GRA、不能手术或手术治疗效果不佳者宜采用药物治疗，首选安体舒通，GRA还可使用地塞米松。

部分患者(尤其老年患者)可合并原发性高血压,所以药物治疗或术后血压控制不佳者需联用其他降压药。若临床难以判断病因类型可先用药物治疗并定期行影像学检查追踪病情,或手术探查。

(二)治疗计划

1. 手术

醛固酮瘤手术治疗效果好,术前应纠正低钾并适当降低血压。可予低盐饮食(钠 80 mmol/d,补充氯化钾 4~6 g/d),安体舒通 80~100 mg/d TID~QID,待血钾恢复,血压下降后改为 40~60 mg/d TID~QID 维持至手术。

原发性肾上腺皮质增生可行肾上腺大部分切除术或单侧肾上腺切除术,若术前无法明确鉴别特醛症和原发性肾上腺增生,可行螺内酯试验,对该试验反应良好者(血钾上升、血压下降)预后较好,可选择手术治疗。

手术方式:(1)经腹腔镜肾上腺手术:微创、术后恢复快,尤其适用于直径<6 cm 的良性肿瘤。(2)开腹手术:若肿瘤直径>6 cm,恶性可能性者应选用此法。

2. 药物

(1)安体舒通 是治疗原醛症的一线药物,用法同术前准备。由于它可阻断睾酮合成及雄激素的外周作用,故长期使用可出现男子乳腺发育、女性月经紊乱等副作用。

(2)氨苯蝶啶和阿米洛利 均有排钠潴钾作用,能有效改善低血钾,适用于不能耐受安体舒通者,但多需要联用其他降压药控制血压。

(3)钙通道阻断剂(CCB) 钙参与醛固酮合成,CCB 能有效减少部分患者醛固酮分泌从而改善临床表现。

(4)血管紧张素转换酶抑制剂(ACEI) 对特醛症患者有效,常用卡托普利、依那普利。

(5)糖皮质激素对 GRA 有效,常用地塞米松 用法:成人起始剂量 2 mg/d(睡前服 1.5 mg,清晨服 0.5 mg),症状和生化改变恢复正常后渐减量至 0.5 mg/d 并长期维持,多需要联用其他降压药控制血压。

(6)阻断醛固酮合成药 酮康唑、氨鲁米特可阻断醛固酮合成,但副作用较大且对病程演变无明显改善,一般仅用于醛固酮癌无手术机会者的姑息治疗。

【病程观察及处理】

1. 症状改善程度 血压控制水平、波动幅度、有无高血压并发症,有无低钾及其他水电解质紊乱表现(肢体感觉及活动障碍、心率心律、尿量)。

2. 生化改变　定期复查血尿生化、尿常规、肾功能、ECG。

3. 药物副作用　女性月经是否规则、男性是否乳房发育、是否有性功能障碍及药源性 Cushing 综合征。

【预后评估】

醛固酮瘤及原发性肾上腺皮质增生症手术效果好,醛固酮癌预后较差,发现时常已失去手术根治机会。特醛症及 GRA 需长期药物治疗。

【出院随访】

1. 出院时带药　用药种类及剂量需个体化,以症状改善、血钾、血压控制良好、患者能耐受为准,尽量减少药物剂量,减少副作用。

2. 检测血压并定期复查复查血尿常规及生化,注意是否出现药物副作用。

(徐　芸　姚　斌)

第五节　继发性醛固酮增多症

【概述】

继发性醛固酮增多症是指由于肾素-血管紧张素激活而导致的醛固酮分泌增多。醛固酮分泌增加引起肾脏远曲小管对钠重吸收增加,同时伴随着钾排泌增多。因此,会表现为低血钾碱中毒,血浆肾素活性(PRA)及醛固酮(ALD)均增高。临床上根据是否伴有高血压可分为两大类:①伴有高血压的继发性醛固酮增多症;②血压正常的继发性醛固酮增多症。

(一)伴有高血压的继发性醛固酮增多症

这类疾病是指原发性肾素分泌过多或肾血流量减少和(或)灌注压降低继发性肾素分泌增多,包括肾血管性高血压、肾素分泌瘤、恶性高血压、慢性肾脏疾病。

1. 肾血管性高血压　或双侧肾动脉主干或分支狭窄使肾血流减少而继发的高血压。肾脏缺血时刺激肾小球旁细胞分泌肾素增加,也导致继发性醛固酮增多。

本病是常见的继发性高血压的病因。如不及时治疗,随着病情进展会导致肾功能急剧恶化。肾动脉狭窄常见的病因有大动脉炎、纤维肌性结构不良、动脉粥样硬化等。临床上其高血压程度比原醛更加严重,进展迅速,常伴有较重的眼底视网膜损害,除 ACEI 类制剂外一般降压药物无效。部分患者有低血钾碱中毒,为高肾素继发性醛固酮增多所致。约 40% 的患者可以在肾区、上腹部闻及血管杂音。测定 PRA 基础值多数是增高的,行双侧肾静脉插管比较分侧的 PRA 差异则更有助于鉴别单侧还是双侧狭窄。彩超提示狭窄部位血流速度增快。MRI 可见肾动脉主干狭窄,但对分支狭窄检出率低。卡托普利肾图检查是很好的非创伤性检查手段,对肾动脉狭窄诊断有很高的灵敏性和特异性。目前,肾动脉造影仍是肾动脉狭窄的诊断金标准,能准确显示狭窄部位、程度及侧支循环形成的情况等。主要的治疗方法有 3 种:血管成形治疗、外科手术及药物治疗。应根据患者年龄、狭窄病因及狭窄部位选择最佳治疗方案。

2. 肾素分泌瘤　肾素分泌瘤是指自主性分泌肾素的腺瘤而导致高血压。患者通常较年轻,高血压严重,有的在病程中出现急进性高血压,尽管血压很高,但是眼底变化并不显著。因大量肾素引起继发性醛固酮增多,半数以上的患者存在低血钾。尽管发病率并不高,临床上如有重度高血压并伴有低血钾,PRA 显著增高的年轻患者,应想到是否为肾素分泌瘤。进一步可以进行肾动脉造影,在除外肾动脉狭窄后可基本上定性诊断明确。再行 CT 等影像学检查来明确定位。当诊断明确时,应尽快手术治疗,能取得很好的治疗效果。

3. 恶性高血压　是指血压持续在 26.7/17.3 kPa(230/130 mmHg)以上,病情急剧恶化,伴有严重视网膜病变及肾功能障碍。无论是原发性高血压还是继发性高血压,在各种诱因下都有可能进展为恶性高血压。以肾脏疾病多见,占到一半以上。病理可见全身小动脉的坏死或硬化,以肾脏最为显著。肾缺血时激活肾素-血管紧张素-醛固酮系统(RAAS),因而继发性醛固酮增多,严重时出现低血钾。本病以青年男性多见,伴有剧烈头痛,很快发生心、脑、肾等脏器损害。眼底有视网膜出血和视乳头水肿。如治疗不及时可危及生命。治疗应迅速降压,去除诱因,纠正靶器官的功能损害。恶性高血压也会伴随着继发性醛固酮增多,而且与血容量的减少呈正比。

4. 慢性肾脏疾病　主要有慢性肾小球肾炎、慢性肾盂肾炎晚期等。各种肾实质疾病时都可导致 RAAS 活化,也参与肾实质性高血压的发病并伴低血钾症候群。但有时与原发性醛固酮增多症不容易鉴别,尤其是原醛患者在疾病晚期合并有失钾性肾病及慢性肾盂肾炎时更不易区分。由慢性肾脏疾病引起者往往肾功能损害更为严重,常伴脱水和代谢性酸中毒;在低钠试验时尿钾不减少,血钾不升高,血压亦无降低,应用螺内酯不能纠正高血压与低血钾。测定 PRA 及 ALD 均是增高的。治疗上要兼顾降血压与保护肾脏功能。

(二)血压正常的继发性醛固酮增多症

这些疾病可见于肾病综合征、肾小管酸中毒、心功能衰竭、肝硬化、消化道疾病以及各种肾小管性疾病,其机制是实际血容量或有效血容量减少而刺激肾素的释放,本节仅讨论 Bartter 综合征与 Gitelman 综合征,其他疾病请参阅相关书籍。

1962 年,Bartter 首先报道 2 例患者临床表现为低血钾、代谢性碱中毒、高肾素、高醛固酮而血压正常,肾脏穿刺病理示肾小球旁细胞增生,命名为 Bartter 综合征(BS)。目前,发现至少 3 种髓袢升支粗段离子转运体编码蛋白突变与 BS 发病有关。BS 导致的电解质紊乱与袢利尿剂的作用相似。

BS 根据发病年龄又可分为不同的临床类型。①婴儿型:多数发病于新生儿,羊水过多及早产比较常见。在生后最初几周可有发热及脱水,严重时危及生命。此型包括 NKCC2 和 ROMK2 种基因改变(又分别称为 BSⅠ型和 BSⅡ型)。患儿有面部畸形,生长发育障碍,肌无力,癫痫,低血压,多尿、多饮比较常见。因高血钙早期即有肾脏钙质沉着。②经典型:幼年或儿童期发病,表现为多尿、生长发育障碍,没有肾脏钙质沉着,尿钙正常或增高。主要是 CLCKNKB 基因突变(又称 BSⅢ型)。

BS 治疗应用非甾体类消炎药取得较好效果,吲哚美辛应用较为广泛,它可抑制 PG 刺激的肾素增高,并保持血压对血管紧张素的反应性,还能够改变患儿生长发育。ACEI 效果也不错,但有可能出现严重的低血压。现 AT-Ⅱ受体拮抗药(选择性作用于Ⅱ型受体)疗效正在研究之中。

1966 年,Gitelman 报道 3 例患者临床上类似 BS,不同的是有严重低血镁,应用螺内酯或氨苯蝶啶治疗后尿钾丢失减少,但低血镁没有纠正,将这些疾病命名为 Gitelman 综合征(GS)。广州中山大学第一附属医院姚斌等在临床上发现 4 例 Gitelman 患者,GS 病因主要为噻嗪类敏感的 Na^+/Cl^- 共同转运体(简称 TSC)编码基因发生突变。编码 TSC 基因位于染色体 16q13。GS 与噻嗪类利尿剂导致的电解质异常相似,相对 BS 而言,GS 通常发病年龄晚,多是在青春期后期或成年后发病,且症状轻,有些甚至是在常规体检时才被发现。除肌无力外,肌肉麻木、手足搐搦较常见,而多尿、多饮不明显;生长发育不受影响。部分患者有软骨钙质沉积,表现为受累关节肿胀疼痛,现认为与低血镁有关。

GS 生化特点为低尿钙、尿肌酐比(尿钙/尿肌酐)≤0.2,而 BS 患者尿钙增高或正常,尿钙肌酐比＞0.2。

目前,GS 尚无法治愈,只能是纠正电解质和代谢紊乱,缓解临床症状。因病情轻,相比 BS 来讲,预后较好。纠正低血钾可应用补钾药物。此外,也可联合应用保钾利尿剂,如醛固酮受体拮抗药螺内酯或远端 NaCl 转运阻滞剂氨苯蝶啶、阿米洛利。GS 治疗还需补充镁,持续补镁效果较好。

(张　晖　姚　斌)

第六节　先天性肾上腺皮质增生症

【概述】

先天性肾上腺皮质增生症(congenital adrenal hyperplasia,CAH)是一组常染色体隐形遗传性疾病,其共同的病因在于皮质醇生物合成过程中某一种必需的酶存在缺陷,引起皮质醇的合成不足。由于反馈抑制减弱,致使下丘脑 CRH 和垂体 ACTH 代偿性分泌增加,进而导致肾上腺皮质增生,并导致酶缺陷近端皮质醇前体物质的过量生成与堆积。CAH 包括 21-羟化酶缺陷症、11β-羟化酶缺陷症、3β-羟类固醇脱氢酶缺陷症、17α-羟化酶缺陷症以及胆固醇碳链酶缺陷症,或称类脂性肾上腺增生症等类型。根据目前的资料,CAH 中 21-羟化酶缺陷症最为常见,约占所有 CAH 病例的 90% 以上,11β-羟化酶缺陷症次之,约占 5%～8%,再其次为 3β-HSD 缺陷症,而 17α-羟化酶缺陷症以及胆固醇碳链酶缺陷症则非常罕见。临床上发生以下情况必须考虑到各种 CAH 的可能:①任何生殖器性别不清的儿童,包括双侧隐睾症者;②休克和脱水的新生儿;③男性或女性有不正常的男性化;④高血压和低血钾的儿童;⑤缺乏第二性征的女性。由于 21-羟化酶缺陷症占 CAH 中绝大多数,本文对该病予以重点讲述,余各种类型的 CAH 的诊断及治疗作一简要介绍:

一、21-羟化酶缺陷症

CAH 中最常见的类型,根据临床表现的严重程度分为 3 种类型:失盐型、单纯男性化,此 2 种合称为经典型以及非经典型。3 种类型的 21-羟化酶缺陷症为同一种疾病连续谱的人为划分，反映了 21-羟化酶缺陷不同程度的一般规律。经典型患者的 21-羟化酶活性完全或接近完全丧失，一般在出生时即有临床表现；而非经典型患者的酶活性仅部分缺失，出生时无临床表现，其症状一般较轻，出现也较晚。可根据临床表现、ACTH 兴奋试验和限钠试验来区分这三种临床类型。21-羟化酶缺陷症的主要临床特征是皮质醇分泌不足、失盐以及雄激素分泌过多所引起的各种表现。

【诊断步骤】

(一)病史采集要点

1. 起病情况　经典型患者可有典型的出生后不久失盐表现(如发生脱水、休克等)，起病较急，或出生时外生殖器难辨性别，较容易被发现，而非经典型患者可无任何症状或症状较轻，起病较隐匿，不易察觉该病的存在。

2. 主要临床表现　21-羟化酶缺陷症患者主要存在盐、糖皮质激素分泌不足与明显的雄激素分泌过多的相关表现。失盐型患者除了雄激素过多引起的男性化表现(详见体格检查要点)外，有明确的失盐表现。失盐的临床表现可以是一些不特异的症状，如淡漠、拒食、呕吐、腹泻、脱水、体重增加缓慢。严重患者通常在出生后 1~4 周内出现低血钠、高尿钠、高血钾和代谢性酸中毒等临床表现，严重时可出现低血糖和低血容量性休克，此即失盐危象，多于出生后两周内发生。如果不能得到正确及时诊治，患者常会迅速死亡；单纯男性化患者有明显的雄激素分泌过多的表现，如女性患者可有外生殖器男性化表现，但无失盐的临床表现；而非经典型患者可以没有任何临床症状或症状较轻，症状的轻重又可随时间而有所变化。

3. 生长发育史及婚育史　可能提供对该病诊断很重要的线索，如出生时有过休克、脱水的表现，以及青春发育异常如生长过速、发育提前，患者常有不孕不育等，都提示可能有该病的存在。

4. 家族史　询问家族史有可能会发现家族中有类似疾病患者或者有过不明原因的新生儿死亡。

(二)体格检查要点

1. 发育状况　过度分泌的雄激素对男女患者出生后的生长有显著影响。在儿童期的早期，患儿生长加速，通常明显高于同年龄正常儿童，而且往往肌肉发达，而随着骨骼的快速成熟，可出现骨龄朝前和骨骺提前关闭，这使得患者最终身高却低于根据其双亲身高的预测值，或不及正常成人的平均身高。

2. 皮肤　CAH 患者因 ACTH 过度分泌，可有色素沉着、肤色加深，且男女患儿的外生殖器部位可提早出现色素沉着。

3. 生殖系统 经典型女性患儿在出生时外生殖器即有两性畸形如泌尿生殖窦、大阴唇阴囊化、阴唇融合、阴蒂肥大、阴茎样尿道,或男性样外生殖器如会阴尿道下裂、痛性阴茎勃起和隐睾。男性患儿在出生时外生殖器一般无异常,有少数患儿可仅在会阴部有轻度色素沉着及阴茎稍大,其内生殖器发育正常;出生后,过度分泌的雄激素对男、女患者的外生殖器都将产生进一步的影响。女性患者外生殖器的男性化程度会进一步加重,而男性患者则可出现男性假性性早熟,表现为阴毛提早出现,阴茎增大,很早就可达成人大小并且容易勃起,同时睾丸体积很小,仍为青春发育前大小。21-羟化酶缺陷症患者的生育力也存在异常。在未进行治疗或治疗不合理的大多数青春期女性患者以及一些青春期男性患者中,如果不进行合理的糖皮质激素治疗,一般不会出现正常的青春发育。在这些未经治疗或治疗不合理的女性患者,可出现月经稀发、月经不规律、继发性闭经,甚至原发性闭经,多数患者不育,并可出现其他男性化表现,如肌肉发达,嗓音变粗,出现痤疮、喉结、多毛甚至胡须。阴、腋毛提早出现,以及乳房不发育等,并且男性化的 CAH 还与多囊卵巢综合征的发生相关。在未进行治疗或治疗不合理的经典型男性患者中,通常存在小睾丸和生精障碍而致使生育力下降。

4. 此外,CAH 患者还可因皮质醇分泌不足而有抵抗力下降和易于感染等表现。

(三)实验室检查

1. 生化检查及激素检查 生化检查在 21-羟化酶缺陷症的诊断中非常重要。激素测定指标包括血浆总皮质醇和 24 小时尿游离皮质醇(UFC)水平降低或正常。血 ACTH 水平在经典型中明显升高,在非经典型中升高不明显,甚至可以不升高。17α-羟孕酮(17α-OHP)水平升高,肾上腺雄激素如 DHEA、$\Delta 4$-A 高于正常,24 小时尿中 17α-酮类固醇及孕三醇或 17-生酮类固醇高于正常,血睾酮水平明显升高,甚至可超过正常成年男性水平,女性患者雌二醇水平降低,垂体分泌的促性腺激素 FSH 和 LH 低于正常或正常。PRA 升高,而血浆醛固酮水平在失盐型低于正常,在单纯男性化型高于正常。可进行 ACTH 兴奋试验、中剂量地塞米松抑制试验和限钠试验,其中最重要的是 ACTH 兴奋试验及其 17α-OHP 的测定。失盐者须进行血生化行染色体核型分析,对外生殖器难辨性别者除染色体核型分析外还须进行其他帮助确定性别的检查,如盆腔 B 超检查内生殖器结构等。

2. 功能试验

(1)快速 ACTH 兴奋试验 快速 ACTH 兴奋试验是指于上午 8 时静脉注射

人工合成的 ACTH1～24 0.25 mg,分别于注射前(基础值,0 分钟)和注射后 60 分钟取血测定血浆 17α-OHP 和皮质醇水平,也可测定睾酮 Δ4-A 和 DHEA 等雄激素水平。ACTH1～24 的剂量也有人采用新生儿 0.1 mg,2 岁以下儿童 0.15 mg,2 岁以上儿童及成人 0.25 mg。每位患者对 ACTH 的反应都应与相应年龄组的正常值进行比较才能加以判定。

快速 ACTH 兴奋试验是确诊 21-羟化酶缺陷症的标准诊断试验,也是区分其各种临床类型的最好的生化方法,还可以初步区分 21-羟化酶缺陷症家系中的杂合子携带者与正常人。经典型 21-羟化酶缺陷症患者的 17α-OHP 基础值一般多大于 2 000 ng/dl,ACTH 兴奋后的 17α-OHP 基础值可大于 5 000～10 000 ng/dl,均明显高于正常人。而非经典型患者的 17α-OHP 基础值可正常或仅轻度升高,但在 ACTH 兴奋后则远高于正常反应,一般为 1 500～10 000 ng/dl 以上。皮质醇对 ACTH 的反应在各临床类型间也不相同,经典型可无反应或稍低于正常,而非经典型可正常。

(2)中剂量地塞米松抑制试验　中剂量地塞米松抑制试验有两种方法。中剂量地塞米松抑制试验(5 日法)是指口服地塞米松 0.75 mg,每 6 小时一次,连续服用 5 天,于服药前对照日和服药后第 2 日、第 6 日测定 17α-OHP 和睾酮水平。中剂量地塞米松抑制试验(1 日法),则是指口服地塞米松 0.75 mg,每 6 小时一次,服用 1 天,于服药前对照日和服药后第 2 日测定血浆 17α-OHP 和睾酮等水平。根据文献报道和北京协和医院内分泌科的临床研究结果,1 日法与 5 日法相比具有同样的诊断价值,而时间更短,更加简便,故可取代 5 日法。该试验主要用于鉴别诊断,其原理为,服用地塞米松后,CAH 患者垂体 ACTH 的分泌受到抑制,进而使肾上腺分泌的 17α-OHP 和雄激素等分泌明显减少,可至正常或接近正常,而在肿瘤引起的雄激素分泌过多中则无此种抑制现象。

(3)限钠试验　经典型 21-羟化酶缺陷症的患者如果没有在新生儿期发生失盐危象,则可以通过临床上是否需用盐皮质激素及限钠试验来区分失盐型和单纯男性化型,限钠试验是失盐型 21-羟化酶缺陷症的确诊试验。患者需要在试验开始前至少 1 周停止使用盐皮质激素,试验期间饮食中 Na 的入量为 10 mmol/d,监测血 K、Na、醛固酮、PRA 水平和尿 Na 减少至 10 mmol/d,不出现失盐的表现。而失盐型患者通常不能完成 4 天的试验即出现失盐表现。

3. 基因诊断　目前可进行基因诊断帮助确诊该症。进行 21-羟化酶缺陷症基因诊断的主要方法包括,通过 Southern Blotting 方法检测基因缺失和可导致酶活性完全丧失的较大的基因转换,以及通过等位基因特异性寡聚核苷酸(ASO)探针斑点杂交方法检测基因点突变。近几年来已有人开始应用等位基因特异性 PCR 方法检测点突变。由于 AS-PCR 方法比 ASO 探针斑点杂交方法省时省力，又可减少放射性核素的污染，故在 21-羟化酶缺陷症的基因诊断中，AS-PCR 已经逐渐取代了 ASO 探针斑点杂交方法检测点突变。而一种少见的外显子 7 的插入突变 T306 则采用 AS-PCR 结合测序的方法进行。

【诊断对策】

(一) 诊断要点

临床上出现下列情况，即新生儿出现失盐表现（如脱水、休克等）或外生殖器难辨性别，女性新生儿有假两性畸形，"男性"患儿有双侧隐睾，儿童生长加速并有女性男性化或男性假性性早熟表现，以及青春期或成年女性出现男性化、多毛、痤疮、月经不规律、不育等症状时，均要考虑到 21-羟化酶缺陷症的可能，并需要进一步检查以明确诊断。其中最重要的诊断手段为 ACTH 兴奋试验及其 17α-OHP 的测定。此外，询问家族史有可能会发现家族中有类似疾病患者或者有过不明原因的新生儿死亡。

(二) 临床类型

1. 单纯男性化　是指 21-羟化酶缺陷症患者有明显的雄激素分泌过多的表现，但无失盐的临床表现。该型约占 21-羟化酶缺陷症经典型患者总数的 1/4。

2. 失盐型　是 21-羟化酶缺陷症中临床表现最重的一型，除了雄激素过多引起的男性化表现外，有明确的失盐表现。占经典型患者的 3/4。失盐的临床表现详见前述。对于男性失盐型婴儿问题尤为严重，因为他们没有女性婴儿的外生殖器两性畸形，在这些患者出现脱水和休克之前医生没有警惕 CAH 的诊断。

3. 非经典型　临床表现相差极大，可以无任何症状或症状较轻，而症状的轻重又可随时间而有所变化。女性或者出生时无外生殖器异常，出生后可在任何时期，特别是在青春期前后出现雄激素分泌过多的表现，男性或者也可无任何症状或症状较轻，可出现青春发育提前，提早长胡须，提前出现生长加速及痤疮等表现。

(三) 鉴别诊断

21-羟化酶缺陷症与 CAH 中其他雄激素分泌增加性类型如 11β-羟化酶缺陷症的鉴别可参阅表 1。除了表中的临床表现和激素水平外，条件允许时还可进行基因突变的分析，这是最根本的鉴别方法。

在男性患儿，21-羟化酶缺陷症还需与真性性早熟及睾丸间质细胞肿瘤相鉴别。在真性性早熟的男性患儿，可以发现睾丸有发育，血睾酮水平增高，但一般不超过正常成年男性水平,FSH 和 LH 水平升高,而 17α-OHP 不增高,如果系肿瘤所致的真性性早熟,还可以有影像学检查的相应发现。至于睾丸间质细胞肿瘤,临床上也有雄激素过多的症状,但睾丸肿瘤容易触及,加之激素测定和影像学检查,鉴别诊断应该不致发生困难。

在女性患者,21-羟化酶缺陷症则需与引起雄激素分泌增加的其他疾病进行鉴别,例如肾上腺或卵巢分泌雄激素的肿瘤等,这些疾病在 CT 和 MRI 等影像学检查中可见占位性病变,进行中剂量地塞米松抑制试验时,睾酮不被抑制。此外,女性患者还需与女性真两性畸形和男性假两性畸形有尿道下裂和隐睾者相鉴别,染色体检查和激素检查如 17α-OHP 等可以帮助进行鉴别诊断。

失盐型患者尚应该与其他各种原因引起的潴钠激素缺乏性疾病相鉴别。由于 21-羟化酶缺陷症有雄激素分泌过多的临床表现和生化异常,鉴别诊断不难。

二、11β-羟化酶缺陷症

为 CAH 中的第二常见类型,一般约占所有 CAH 病例的 5%~8%。在 11β-羟化酶缺陷症患者中,11-去氧皮质酮(DOC)和 11-去氧皮质醇(化合物 S)不能被进一步分别转化成皮质酮和皮质醇,皮质醇的合成因而减少,其对下丘脑和腺垂体的反馈抑制作用减弱,引起 ACTH 分泌增加。过度分泌的 ACTH 刺激肾上腺皮质的束状带增生,产生过量的皮质酮和皮质醇的前体物质。这些前体中的一部分通过 17α-羟化酶/17,20-裂解酶转而进入雄激素合成途径。DOC 水平增高可引起钠潴留和血容量增加,进而抑制 PRA,导致球状带醛固酮分泌的下降。PRA 抑制被认为是 11β-羟化酶缺陷症的特征性改变。与 21-羟化酶缺陷症相似,11β-羟化酶缺陷症患者中雄激素合成增加,DHEA、Δ4-A 和睾酮水平升高。

(一)主要临床表现

1. 高血压　高血压是 11β-羟化酶缺陷症的一个特征性临床表现,可使该症区别于 21-羟化酶缺陷症。大约 2/3 的经典型 11β-羟化酶缺陷症患者有高血压,往往在婴幼儿期既有表现。虽然该病的高血压通常只是轻至中度,然而高达 1/3 的患者可发生左心室肥厚和视网膜病变,甚至有报道患者可由于脑血管意外而死亡。其他盐皮质激素过多的表现,如低血钾和酸中毒等,发生率较低,并且与血压无明显相关性。

2. 失盐　少数患者在婴幼儿期可出现盐皮质激素缺乏的症状,如高钾血症、低钠血症和低血容量等。

3. 男性化　经典型 11β-羟化酶缺陷症的男性化表现及其发生机制与 21-羟化

酶缺陷症类似。男性化的程度与盐皮质激素水平及高血压的程度也不相关。

4. 非经典型的表现　非经典型11β-羟化酶缺陷症患者的血压往往正常，或仅有轻度升高，其他临床表现则与非经典型21-羟化酶缺陷症相似。患者出生时外生殖器一般正常。女性患者可在青春期前后出现轻度阴蒂肥大等雄激素过量分泌的症状，有些成年妇女可仅有多毛及月经稀发等表现。在 ACTH 兴奋试验中，血11-去氧皮质酮和DOC可明显升高。

（二）诊断及鉴别诊断

无论是新生儿、儿童，还是成人，如果他们有雄激素分泌过多的表现，同时又伴有高血压，则都要考虑到11β-羟化酶缺陷症的可能。11β-羟化酶缺陷症特异性的激素诊断指标包括基础状态下及ACTH兴奋下的血浆DOC、11-去氧皮质醇，也可测定血中17α-OHP、睾酮、DHEA和 Δ4-A 等，还可测定24小时尿中17-OHCS、17-KS和孕三醇或17-KGS。如果在ACTH兴奋下上述激素的水平明显升高，则应考虑患者患有11β-羟化酶缺陷症。尽管大多数经典型11β-羟化酶缺陷症患者上述激素水平都相当高，但有些患者可仅有某一种或几种指标的选择性升高。在ACTH兴奋试验中，皮质醇的反应略低于正常。PRA通常被抑制，醛固酮水平很低。与其他低肾素性高血压相比，11β-羟化酶缺陷症患者中低血钾不常见。

11β-羟化酶缺陷症在新生儿中极易被误诊，因为他们常常没有高血压和低肾素，如果不特异地测定DOC和11-去氧皮质醇，可能会被误诊为21-羟化酶缺陷症。目前已能进行11β-羟化酶缺陷症的基因诊断。

三、17α-羟化酶缺陷症

目前称为17α-羟化酶/17,20-裂解酶联合缺陷症，为常染色体隐形遗传病，在该症中，肾上腺皮质醇及性激素的合成下降，而盐皮质激素的合成增加，特别是皮质酮和DOC。17α-羟化酶缺陷引起皮质醇合成下降，ACTH的分泌因而增加。

（一）主要临床表现

DOC的过度分泌可引起钠潴留、血容量增加和高血压，并且引起PRA抑制，进而使球状带醛固酮的分泌极度减少。17α-羟化酶缺陷症患者多数有高血压，其高血压症状可在儿童期即有表现。如果长期不治疗，高血压可以很严重并可呈进展性。DOC水平与高血压程度不相关。患者还可有低血钾和碱中毒等表现。

由于该酶的缺陷同时累及肾上腺和性腺的类固醇合成，故雄激素和雌激素的生成均下降。在男性患者多表现为完全的假两性畸形，即外生殖器为幼稚女性型，有盲端阴道，而内生殖器为男性型，睾丸小且发育不良，可位于腹腔内、腹股沟区或阴唇阴囊皱襞中，显微镜下可见睾丸间质细胞增生。也有少数男性患者表现为外生殖器难辨性别或小阴茎、尿道下裂。男性患者在青春期还可有乳房发育。而女性患者出生时正常，出生后则表现为第二性征不发育和原发闭经。男女患者几乎均无阴毛和腋毛生长。青春期后，FSH 和 LH 水平均可明显升高。由于骨龄落后，骨骺关闭延迟，患者在达成人年龄后身高仍可持续而缓慢地生长。

（二）实验室检查

可发现 ACTH 水平升高，患者血浆中经 17α-羟化的类固醇，包括雄激素、雌激素、皮质醇、11-去氧皮质醇和 17α-OHP 等水平极低或测不到，24 小时尿中 17-KS 和 17-OHCS 排泄量极少，而且在 ACTH 兴奋下亦无升高。而血浆孕烯醇酮、孕酮水平升高，DOC、皮质酮及其 18-羟产物等也升高，并在 ACTH 兴奋试验中呈现过强反应，而且可被糖皮质激素抑制。PRA 和醛固酮水平极低，在糖皮质激素治疗后，随着 DOC 的下降，PRA 和醛固酮水平可以回升至正常。18-羟皮质酮/醛固酮比值升高具有较大的诊断意义。生化检查还可发现低血钾和碱中毒。

与 CAH 的其他类型一样，具有同样遗传缺陷的 17α-羟化酶/17,20-裂解酶联合缺陷症患者并不总是具有相同的生化改变。

（三）诊断要点

17α-羟化酶/17,20-裂解酶联合缺陷症患者的典型临床表现为女性以及外表为女性的患者有第二性征不发育、原发闭经和低肾素性高血压的表现，或者外生殖器难辨性别的患者有低肾素性高血压表现。患者还可有低血钾和碱中毒的表现。进行 ACTH 兴奋试验或 hCG 兴奋试验检测各激素水平可以明确诊断。染色体核型分析也很重要。一些染色体核型为 46,XY 的患者还可在腹股沟区触及"包块"（很可能为下降不完全的睾丸组织）。ACTH 兴奋试验还可用来初步识别 17α-羟化酶/17,20-裂解酶联合缺陷症家系中的纯合子、杂合子和正常人。

四、3β-羟类固醇脱氢酶(3β-HSD)缺陷症

3β-HSD 缺陷症为常染色体隐形遗传性疾病，由 3β-HSD 的基因突变所致。在肾上腺和性腺，3β-HSD 参与从生物活性较弱的 Δ5-类固醇合成生物活性较强的 Δ4-类固醇这一过程，因而该酶的缺陷对所有类型类固醇激素的合成均有影响。多数经典型患者于婴儿期死于失盐危象。3β-HSD 缺陷症中非经典型的发病比经典型更多见。

（一）临床表现

1. 经典型 3β-HSD 缺陷症

由于 3β-HSD 的酶活性在肾上腺和性腺中均下降，故在男性（指遗传性别为 46，XY）患者，虽然肾上腺外的 3β-HSD 可使 DHEA 在外周转化为活性较强的雄激素，但其男性化不完全，为男性假两性畸形，可表现为出生时外生殖器难辨性别，有不同程度的小阴茎、尿道下裂（通常为严重的会阴-阴囊型），以及阴唇阴囊皱襞部分融合，甚至可有一泌尿生殖窦和盲端阴道，而睾丸常位于阴囊中。多数男性患者在青春期有男性乳房发育，可能与 C-19 类固醇在外周转变为雌酮，使循环血中雌酮与雄激素浓度的比值升高有关。在女性患者，血中很高水平的 DHEA 同样可在外周转化为活性较强的雄激素，进而产生轻至中度的男性化，表现为阴蒂增大，少数情况下还可见阴唇阴囊皱襞融合，为女性假两性畸形。多数 3β-HSD 缺陷症患者由于醛固酮分泌不足而有失盐表现，但有一些患者的潴钠能力可正常而并无失盐表现。与 21-羟化酶缺陷症 11β-羟化酶缺陷症相似，3β-HSD 缺陷症的严重程度不可根据患者出生时外生殖器的异常情况来进行判断。

2. 非经典型 3β-HSD 缺陷症

与非经典型 21-羟化酶缺陷症相似，非经典型 3β-HSD 缺陷症患者出生时无明显异常。女性患者常有青春期发育前后出现多毛、痤疮和月经稀发等雄激素过多表现。

（二）生化异常及诊断

3β-HSD 缺陷症的生化改变包括，血浆中的 Δ5-类固醇如孕烯醇酮、17α-羟孕烯醇和 DHEA 水平升高，尿中 Δ5-类固醇的代谢产物如孕三醇和 16-孕三醇水平升高，以及血浆或尿中 Δ5/Δ4-类固醇比值升高。由于在所有的新生儿中 Δ5-类固醇均升高，故 Δ5/Δ4-类固醇比值升高更具有诊断意义。通过检测基础状态下及 ACTH 兴奋下上述生化指标的改变可明确诊断 3β-HSD 缺陷症，非经典型 3β-HSD 缺陷症必须要进行 ACTH 兴奋试验来确诊。在 ACTH 兴奋试验中，3β-HSD 缺陷症患者的血浆 17α-羟孕烯醇酮、DHEA 和 24 小时尿中 17-KS 水平显著高于正常，17α-羟孕烯醇酮/17α-OHP 比值以及 17α-羟孕烯醇酮/皮质醇比值均大于正常均值+2SD，而且 17α-羟孕烯醇酮和 DHEA 水平均显著高于非经典型 21-羟化酶缺陷症的多毛妇女（$P<0.05$）。

为了除外肾上腺或卵巢分泌类固醇的肿瘤，可常规进行地塞米松抑制试验，即口服地塞米松 0.5 mg，每 6 小时一次，连续服用 3 天。对于卵巢肿瘤，除地塞米松外，还需同时联合做炔诺酮试验，即口服炔诺酮 10 mg，每 8 小时一次，连续服用 3 天。在这两种试验中，所有的肾上腺和卵巢激素均应被抑制。如果病情进展迅速，并且类固醇不能被地塞米松或被地塞米松与炔诺酮所抑制，则应高度怀疑肾上腺或卵巢肿瘤,可进行肾上腺及卵巢的 CT 和 MRI 等影像学检查以明确诊断。

五、胆固醇碳链酶缺陷症

又叫做先天性类质肾上腺增生症,最少见的 CAH,惟一一型不是类固醇合成中涉及的酶缺陷引起,而是由于胆固醇转运进入线粒体的过程缺陷引起。由类固醇转运急性调节蛋白(StAR)突变引起。

StAR 缺陷症的病理生理涉及 2 个时相。一是急性调节的类固醇产物缺乏(尽管一些类固醇仍然可以因为 StAR-非依赖性胆固醇转运而得以生成)。二是高水平的 ACTH 刺激脂滴中的胆固醇的堆积(胆固醇酯),脂滴吞噬细胞,破坏基础的 StAR-非依赖性的胆固醇进入线粒体这一过程。脂滴的堆积使这种病变腺体具有特征性。

临床上,所有血清类固醇激素水平都是低的。女性有正常的生殖器。男性有女性外生殖器(盲端阴道)。男女儿童在生命最初 2 周都会由于糖皮质激素和盐皮质激素的严重缺乏而发生肾上腺危象。患者通常有嗜睡、呕吐、脱水、低血糖、低钠血症、高钾血症、酸中毒、ACTH 水平高和血浆肾素活性增高。影像学检查肾上腺增大,使肾脏向下移位。

与出生前即有活性的肾上腺和睾丸不同,大多数卵巢青春期后才产生类固醇,在一段时间只形成很少的卵泡。因此,卵巢没有被完全破坏,女性会经历正常的(有些迟些)的青春期发育,包括激素撤退出血,很像正常的月经。杂合子对 ACTH1～24 兴奋试验有正常反应,因此,不能根据激素水平将其与正常人区分开。

11β-羟化酶缺陷症、3β-HSD 缺陷症和先天性类质肾上腺增生症的治疗原则与前述 21-羟化酶缺陷和 17α-羟化酶缺陷症一样。

【治疗对策】

(一)激素替代治疗

1. 糖皮质激素替代治疗

自从 1949 年 Wilkins 等报道了糖皮质激素对 21-羟化酶缺陷症的治疗作用以来,糖皮质激素已成为各种类型 CAH 的主要治疗手段。这种治疗既可替代肾上腺分泌皮质醇的不足,又可抑制 ACTH 的过量产生。而随着肾上腺皮质功能过度活跃的状况得到抑制,其他过量生成的肾上腺类固醇可减少,某些症状可得到逐步缓解。

在21-羟化酶缺陷症、11β-羟化酶缺陷症和3β-HSD缺陷症,糖皮质激素治疗可通过抑制ACTH的过量分泌而减少雄激素的产生。在11β-羟化酶缺陷症和17α-羟化酶缺陷症,糖皮质激素治疗则可通过抑制ACTH的过量分泌而使DOC的分泌下降到正常,通常可使高血压得到缓解。

对于所有类型的CAH,临床上以选用氢化可的松口服最为理想,因为这种药物是短效糖皮质激素,本身同时具有一定的潴钠作用,而且由于容易调整剂量而更加适合于儿童患者应用。开始应用时剂量宜偏大,待1~2周后下丘脑-垂体-肾上腺轴得到有效抑制,可减至维持量。剂量存在个体化差异,维持量一般为氢化可的松 $10\sim20$ mg/(m^2·d),也可选用强的松或地塞米松等合成的糖皮质激素类似物,但这些制剂作用更强,作用时间持续更久,且对生长的抑制作用更大,故在生长活跃的儿童中最好不用。在不危及生命的疾病或应激情况下,可酌情将糖皮质激素增加至维持量的2~3倍,几天后减至维持量;严重应激如外科手术时,可于第一个24小时内将糖皮质激素加至维持量的5~10倍,可静脉应用氢化可的松,随后迅速减量。

糖皮质激素的用量必须适当,并需经常根据病情进行调整。如果糖皮质激素剂量太小,则不能充分抑制ACTH分泌,患者仍会有相应的临床表现;如果剂量过大,则会引起皮质醇增多的表现,而且由于糖皮质激素本身具有分解蛋白质的作用,因而可引起儿童患者生长抑制,故应注意避免剂量过大。对于非经典型3β-HSD缺陷症儿童的治疗,目前主张采取保守态度,因为不必要的糖皮质激素治疗对生长不利。

2. 盐皮质激素替代治疗

对于失盐型21-羟化酶缺陷症、3β-HSD缺陷症和胆固醇碳链酶缺陷症患者,除糖皮质激素外,还需要适当应用盐皮质激素进行替代治疗,同时要每日增加食盐的入量,婴幼儿可口服食盐1~2 g/d,因盐皮质激素的作用必须要以充分的钠摄入为基础。比较常用的盐皮质激素为9α-氟氢化可的松,其常用替代剂量为0.05~0.15 mg/d,可不必考虑患者的体重和年龄。事实上,婴幼儿对盐皮质激素相对不敏感,其需要量甚至超过成人。当患者重病不能口服用药时,可以静脉输注超生理剂量的氢化可的松[100 mg/(m^2·d)]和等渗生理盐水来进行盐皮质激素替代治疗。大约20 mg氢化可的松具有相当于0.1 mg 9α-FF的盐皮质激素作用。既往也曾肌肉注射醋酸去氧皮质酮(DOCA),但该药现已不再生产。

单纯男性化型21-羟化酶缺陷症患者在婴幼儿期及儿童期也应给予盐皮质激素,如果PRA增高,还应延续至儿童期后,这不但可以纠正失盐倾向,提高疗效,还可以通过降低PRA,减少ACTH和肾上腺激素的分泌,而相应减少糖皮质激素的用量,有利于生长,并可避免不必要的体重增加。有人甚至主张单纯男性化患者在成人期也可应用盐皮质激素治疗。

绝大多数失盐型CAH患者在成年后可以停止盐皮质激素替代治疗和补盐。其可能的机制是,正常情况下肾脏11β-羟类固醇脱氢酶使皮质醇转变为皮质素而失去活性,随着生长发育,肾脏11β-HSD的活性下降,其对皮质醇的这种作用减低,因此成人对氢化可的松的盐皮质类固醇作用变得更"敏感"而不再需要另外补充盐皮质激素。

3. 治疗过程中的监测

对于所有类型的CAH患者,治疗过程中调整糖皮质激素和盐皮质激素的剂量时必须要对PRA、血浆17α-OHP、DOC、11-去氧皮质酮、雄激素、24小时尿中17-KS、17-OHCS和孕三醇或17-KGS等指标进行综合考虑,还要定期监测儿童患者的身高增长速度和骨龄情况,观察患者持续性高血压的缓解情况,以及注意观察患者的青春发育情况等。血浆ACTH一般不作为疗效观察的指标。

对于21-羟化酶缺陷症,观察疗效最敏感的生化指标有血浆17α-OHP、Δ4-A、DHEA、PRA和24小时尿中17-KS和孕三醇或17-KGS。在女性患者和青春期前的男性患者,血浆睾酮也是一个有效的观察指标,但睾酮对青春发育后的男性患者无价值。

PRA的测定非常重要,可以用于监测所有类型CAH的治疗。在21-羟化酶缺陷症、3β-HSD缺陷症和胆固醇碳链酶缺陷症等有失盐倾向的CAH中,疗效差时PRA升高,而疗效好时回降;在11β-羟化酶缺陷症和17α-羟化酶缺陷症等有血容量增加倾向的CAH中,疗效差时PRA受抑制,而疗效好时则回升。CAH的治疗是终生性的。一般情况下,如果治疗及时且适当,本病预后尚好,但疗效是否满意,取决于病变的严重程度以及开始治疗时间的早晚,同时与患者能否坚持规则服药也密切相关。一般来说,治疗开始愈早,愈规范合理,效果就愈好,可望获得正常的生长、发育和生育能力。尽管应用糖皮质激素治疗CAH已有40余年的历史,但究竟何种方案为最佳目前尚无一致意见,特别是就生育力和最终身高而言。研究表明,经正确治疗,经典型21-羟化酶缺陷症女性患者的生育率仅有60%;而身高问题更是21-羟化酶缺陷症治疗中的一个难点,即使是依从性最好的患者也难以达到根据其父母身高的预测值。目前的治疗方法中,糖皮质激素是否过量,或每天分2~3次给药是否能保持对雄激素过度分泌的有效抑制,即不能保证激素水平在全天中的任何时刻都维持在正常水平,这些问题还都有待于进一步探讨。

(二)性分化异常的治疗

性分化异常是 CAH 的主要临床表现,必须进行合理而审慎的治疗。对于 CAH 的性分化异常患者,首先要明确诊断是何种酶缺陷,并进行染色体核型检查以决定遗传性别。但遗传性别并不是唯一重要的因素。已经证实,类固醇激素对中枢系统的发育和功能具有确切的影响。有人认为,CAH 患者中,胎儿期过量分泌的雄激素与女性患者出生后的男性化行为,例如成年后的性角色和性心理等有关。而大量的心理学研究则表明,在人类,成长过程中的社会性别的作用又远远超过激素的作用。社会看到的是表现型而不是基因型。在确定一个假两性畸形的患者应该选择何种社会性别时,需要更多地考虑外生殖器的生理学和解剖学特点,外生殖器将来可能的发育和功能情况,以及患者的心理、社会环境等因素,遗传性别则考虑得相对较少。

在 21-羟化酶缺陷症、11β-羟化酶缺陷症和 3β-HSD 缺陷症的女性假两性畸形患者,无论其外生殖器男性化的严重程度如何,她们在新生儿期都应该被确定为女性进行抚养。这些患者在开始治疗后,增大的阴蒂会有所回缩,如果治疗开始得较早,则随着阴蒂周围结构得正常发育,阴蒂肥大会变得越来越不明显,有些甚至不需要进行手术矫形。但如果患者有明显阴蒂增大和阴唇融合,则需尽早进行外生殖器矫形手术。手术通常分两期进行,一期手术为保留背侧神经血管束和一些勃起组织的阴蒂缩小术,并不是进行单纯的阴蒂切除术。目前国外多主张在 2 岁以前进行一期手术。二期手术则在青春期后,当患者可以开始规则的性生活或者能够应用阴道扩张器预防再狭窄和粘连时进行,可行会阴体正中切开及阴道成形术。另外,在月经初潮前还需明确阴道情况能否行经。及时的手术矫形对决定患者的性行为和心理很重要。手术进行得过晚会对患者作为正常女性的自我感觉造成伤害。正确而早期开始的治疗可使这种患者获得正常的青春发育和生育力。

有极少数 21-羟化酶缺陷症、11β-羟化酶缺陷症和 3β-HSD 缺陷症的女性假两性畸形患者,在出生后被错当作男性抚养,这些患者必须根据每个人的具体情况包括心理和社会因素等进行审慎的考虑,切不可简单地令其按女性生活。如果选择男性社会性别,应尽早切除卵巢和子宫,到青春期年龄后可进行雄激素替代治疗,以促进男性第二性征发育及维持男性性征。

对于 17α-羟化酶缺陷症、胆固醇碳链酶缺陷症和 3β-HSD 缺陷症的男性假两性畸形患者,最好不要选择男性社会性别而要选择女性社会性别,因为这些患者的外生殖器男性化不完全或者为女性型,而内生殖器往往为位于腹腔内、腹股沟区或阴唇阴囊皱襞内的发育不良的睾丸,并有恶变倾向,睾酮不分泌或水平极低。这些患者可进行手术,切除发育不良的睾丸。到了青春发育年龄后,可以服用女性激素进行替代性治疗,以促使女性第二性征发育及维持女性性征,但患者无生育能力。而选择男性社会性别的男性假两性畸形患者除了需要进行雄激素替代治疗,还需进行相应的外生殖器矫形手术,但治疗效果不如选择女性社会性别的患者理想。

对于 17α-羟化酶缺陷症、胆固醇碳链酶缺陷症中第二性征不发育的女性患者以及 3β-HSD 缺陷症的女性患者,也应于青春发育年龄后开始进行女性激素替代治疗。

关于女性激素替代治疗,开始时宜单独应用小剂量的雌激素,如每日口服结合型雌激素 0.3 mg 或乙炔雌二醇 5 μg,每月连续服用 21 天,周期性服用。通常于雌激素替代治疗进行 6~12 个月后,或者在患者有月经来潮后,开始采用口服雌、孕激素联合替代治疗,持续性周期性服药。关于雄激素替代性治疗,由于口服的雄激素制剂相对不良反应多而且疗效较差,故通常采用肌肉注射的睾酮制剂。一般不主张短时间内迅速使患者男性化,而主张在数月时间内逐渐地使患者发生类似于正常男性青春期的变化。需要注意的是,雄激素对骨骼成熟的作用是剂量相关性的,雄激素剂量越大骨骼成熟得越快,但对骨骼线性生长的作用,即对身高增长的影响则不然,过量的雄激素可使骨骺提前关闭而使患者的最终身高受影响。因此,治疗开始时的身高和骨年龄,以及所选择的雄激素剂量将决定雄激素治疗对患者最终身高的影响。例如,在十二三岁开始治疗时,可给予庚酸睾酮 50 mg 肌注,每月一次,以后剂量可逐渐增加,可于 3~4 年的时间内,一般多在骨年龄达到 16 岁时,增加至成人剂量,即 200 mg 肌肉注射,每 2~3 周一次。当然,也可选用其他的长效睾酮制剂。

总之,CAH 性分化异常患儿的性别确定,特别是社会性别的选择是一个很复杂的问题,需要内分泌科医生、儿科医生、心理医生、妇科及外科医生,以及患儿的父母或监护人等的共同参与。婴儿出生后,如果外生殖器难辨性别,千万不要随意确定婴儿的社会性别,在进行染色体检查确定遗传性别后,还需进行诸多审慎考虑,之后才能最后确定。合理地确定社会性别后,性分化过程中的解剖异常可以通过正确的激素治疗和矫形手术而得以矫正,尽管有些患者最终不育,但他们(她们)成年后可成为第二性征发育较好的男性(女性),并最终可获得满意的性生活,过正常的生活。此外,对患者及其父母进行精神和心理治疗也是非常必要的。

(三)降血压治疗

如果在治疗前 11β-羟化酶缺陷症或 17α-羟化酶缺陷症的高血压已持续多年,并且单纯服用糖皮质激素不能使血压降至正常,则需加用辅助性的降压药。小剂量的保钾降压药如螺内酯以及阿米洛利等可以纠正低血钾和轻度的高血压,较大剂量还可以使严重的高盐皮质激素性高血压降至正常,这类药可以减少体钠,进而可激活肾素-血管紧张素系统。如果效果不好,可选用钙通道拮抗剂如硝苯地平等,这类药物对低肾素性原发性高血压和原发性醛固酮增多症的高血压也有效。血管紧张素转化酶抑制剂对高肾素性或正常肾素性高血压有效,但对 11β-羟化酶缺陷症或 17α-羟化酶缺陷症的低肾素性高血压无效。β-肾上腺素能受体阻滞剂对低肾素性高血压也无效,因为这类药物部分是通过减少肾素分泌而起降压作用的。

(四)其他

对于 CAH 中有肾上腺危象表现的患者,除予以适当剂量的糖皮质激素和盐皮质激素外,还需进行补盐、补液、纠正电解质及酸碱平衡紊乱等治疗。

(张 晖 姚 斌)

第七节 嗜铬细胞瘤

【概述】

嗜铬细胞瘤(pheochromocytoma)起源于肾上腺髓质或肾上腺外的嗜铬组织间断或持续释放大量儿茶酚胺,引起持续性或阵发性高血压及代谢紊乱群。

其发病率较低,在初诊高血压患者中约占 0.1%～0.5%,可见于任何年龄,发病高峰为 30～50 岁,男女发病率无差异。80%～90% 的嗜铬细胞瘤为良性,10%～16% 为恶性。良性者及早诊治大部分可治愈,部分患者病情凶险可致多器官严重损害甚至危及生命。

【诊断步骤】

(一)病史采集要点

1. 起病情况 常突然起病,可因体位改变、精神刺激、剧烈运动、肿瘤受挤压、手术、麻醉、妊娠分娩或大小便等诱发高血压危象或休克发作。发作时间为数秒到数天不等,发作频率可随病程延长而频繁甚至呈持续性发作伴阵发性加重,发作间期完全正常。询问病史时应注意发作诱因、频率、持续时间、先兆、停止原因、病程等。

2. 主要临床表现　其临床表现主要由于儿茶酚胺(catecholamine,CA)大量释放所致,以心血管症状为主。

(1)高血压　最常见,可表现为阵发性、持续性或在持续性高血压基础上阵发性加重。其中阵发性血压升高为本病特征性表现,平素血压正常,发作时血压骤升,可达200~300/130~180 mmHg,部分患者可表现为恶性高血压、高低血压交替发作、体位性低血压、休克等。服用常规降压药效果不佳,或仅用β-肾上腺能阻滞剂治疗反使病情加重。

(2)头痛、心悸、多汗三联症　为高血压发作时最常见的三个症状,对嗜铬细胞瘤诊断有重要意义,80％以上患者有头痛,呈剧烈前额或枕部持续性搏动性痛,或炸裂样痛。

(3)心脏表现　长期大量儿茶酚胺血症可引起儿茶酚胺性心肌病,可伴多种心律失常,严重时可发生充血性心力衰竭。

(4)代谢紊乱　CA作用于中枢神经及交感神经系统控制下的代谢过程,使基础代谢增高,出现发热、多汗、消瘦等表现,同时可引起糖、脂代谢紊乱,出现血糖过高、糖耐量降低、血游离脂肪酸增高。部分患者有低钾血症、高钙血症等电解质紊乱。

(5)其他　约5％患者可扪及腹部包块,扪诊时可诱发高血压发作,这对本病有诊断意义;CA抑制内脏平滑肌收缩,可引起便秘、腹胀、胆汁潴留等;CA可使胃肠壁内血管发生增殖性及闭塞性动脉内膜炎,引起肠坏死、出血、穿孔等;长期持续性高血压可使肾血管受损,出现大量蛋白尿甚至肾功能不全;膀胱内嗜铬细胞瘤患者排尿时可出现高血压发作和无痛性肉眼血尿。

3. 既往病史　部分患者可伴发其他内分泌肿瘤(如甲状旁腺瘤、甲状腺髓样癌等)及视网膜血管瘤、中枢神经系统血管母细胞瘤、胰腺囊肿及神经纤维瘤等病史,应询问有无相关病史及有无视力改变、听力下降等。

(二)体格检查要点

除常规内科体检外应特别注意以下几个方面:

1. 心血管系统　血压(水平、波动范围、与体位关系)、心脏(心律、心率、心界等);

2. 腹部初诊　部分患者可触及腹部包块,但由于肿瘤受挤压可引起高血压发作,故对疑似患者腹部初诊应轻柔;

3. 是否存在其他内分泌肿瘤等相关体征　甲状腺检查、体重、身高、皮下脂肪分布等。

（三）门诊资料分析

1. 24 小时尿测 CA 及其代谢物测定　本病患者 24 小时尿 CA 及其代谢产物其产物香草基杏仁酸（vanillyl mandelic acid，VMA）、甲氧基肾上腺（metanephrine，MN）、甲氧基去甲肾上腺素（normetanephrine，NMN）的总和（TMN）均升高，常在正常值上限的两倍以上，以 MN 敏感性及特异性最高。

进行该检查时应注意：1）注意排除干扰因素：咖啡、可乐类饮料及左旋多巴、拉贝洛尔、心得安、四环素等药物可致假阳性结果，休克、低血糖、高颅内压可致内源性 CA 增高；2）同时测肌苷清除率，以估计肌苷清除率是否足够；3）阵发性者 CA 可在发作后才升高，故需测定发作后尿 CA；4）收集尿液时和收集后均须保存于酸性环境下（pH＜0.3）并冷藏。

2. 血浆 CA　其诊断价值有限，常与应激或焦虑患者的血浆水平有重叠，故不作为嗜铬细胞瘤的初筛检查，一般在临床高度怀疑本病而尿液 CA 及其产物测定值处临界值时采用，在排除干扰因素情况下若血浆基础 CA＞12nmol/L 可确诊。

3. 其他　血糖、血脂、甲状腺功能。

（四）进一步检查项目

1. 激发试验

（1）冷加压试验　冷水刺激可使正常人、原发性高血压、嗜铬细胞瘤患者的血压不同程度升高，常结合胰高血糖素激发试验鉴别原发性高血压和嗜铬细胞瘤。至少停用降压药 1 周，镇静药 2 天；试验前患者先卧床休息 30 分钟；每 5 分钟测右臂血压 1 次，待血压稳定后开始试验，做好心理护理解除其心理压力；将患者左（右）手腕关节以下浸入 4 ℃冰水中，1 分钟后取出；自左（右）手浸入冰水中开始，于 15、30、60 秒和 2、5、10、20 分钟测右（左）手臂血压 1 次。

（2）胰高血糖素激发试验　胰高糖素能刺激嗜铬细胞瘤释放 CA 使血压明显升高，而对正常人肾上腺髓质无影响，本试验通过注射一定剂量的胰高糖素后观察血压上升程度以区分嗜铬细胞瘤和原发性高血压。诊断嗜铬细胞瘤，尤其对阵发性高血压而未观察到发作的患者意义更大，该试验诊断敏感性和特异性均较高，不良反应少，为目前推荐的激发试验，但阴性不能排除本病。若血尿 CA 及其代谢物明显升高者无需做此试验，对于持续性高血压或血压＞160/100 mmHg，有心脏器质性疾病、年龄大或耐受性差者不宜做此试验。试验前停降压药、安眠药 48 小时，空腹 10 小时以上，建立静脉通路（用 5%葡萄糖），备立其丁（α-肾上腺受体阻滞剂）1 支，注射器；先做冷加压试验；静卧 15 分钟，每分钟测血压 1 次，连续 3～5 分钟至血压稳定后,开始冷加压试验;在冷加压试验后血压恢复至原来基础水平时开始,快速静脉注射胰高糖素 1 mg,注完后每 30 秒中测血压一次,连续 5 分钟,以后每分钟测一次,连续 10 分钟。此外,注射前和注射后 3 分钟分别抽血查 CA;试验期间严密检测血压,若血压很快升高,则立即注射立其丁 5 mg 以阻断高血压发作。试验同时留 2 小时尿 VMA/Cr。正常和原发性高血压:冷加压试验血压可升高 35~50/25~45 mmHg,注射胰高血糖素后血压一般不升高或不显著升高,即使血压升高,1 分钟后可下降 20~25 mmHg。嗜铬细胞瘤:静脉注射胰高糖素后 15 秒钟左右血压显著升高,可比冷加压试验时最高血压还高出 20/15 mmHg,注射药物 3 分钟后血浆 CA 增加 3 倍以上,或升至 2 000 pg/ml,则为阳性,可诊断为嗜铬细胞瘤。

2. 抑制试验　适用于持续性高血压、阵发性高血压发作期或激发试验阳性患者,当血压＞170/110 mmHg 或血浆 CA 水平中度升高时实行。

(1)可乐定试验　可乐定是作用于中枢的 α_2-肾上腺能激动剂,α_2-肾上腺能激动后可使神经元性 CA 释放减少,正常人和原发性高血压患者血浆 CA 可被抑制至正常水平或至少抑制 50%,但嗜铬细胞瘤患者肿瘤分泌大量 CA,与神经性 CA 释放无关,故血浆 CA 水平不受抑制。该试验安全,是目前国内外主要采用的抑制试验。实验前停用利尿药、β-阻滞剂或抗抑郁药,因为这些药物可能致假阳性;实验时先安静平卧,行静脉穿刺放留置以备采血,以免注射时穿刺影响血压水平;于 30 min 时采血的 CA(对照值),口服可乐定 0.3 mg,服药后 1、2、3 小时分别采血的 CA。正常人和原发性高血压患者血浆 CA 可被抑制至正常水平或至少抑制 50%,但嗜铬细胞瘤患者不受抑制。

(2)酚妥拉明试验　嗜铬细胞瘤高血压主要是由 CA 所致,酚妥拉明为 α-肾上腺素受体阻滞剂,可阻滞 CA 的 α 受体效应,对持续性高血压、阵发性高血压发作的嗜铬细胞瘤有明显降压作用,而原发性高血压患者血压下降不明显。此试验可鉴别嗜铬细胞瘤和原发性高血压。但此试验易受各种因素影响致假阳性或假阴性,故目前国内外较少用。实验前至少停用所有降压药物 1 周以上(利血平至少 2 周),各种镇静药至少停用 48 小时;实验时首先安静卧床至少 30 分钟,并建立静脉通道,可先缓慢滴注生理盐水,以避免注射时穿刺影响血压水平;每两分钟测血压一次,待血压水平稳定在 170/110 mmHg 或以上后方可开始试验。静脉注射酚妥拉明 5 mg,每 30 秒测血压、心率 1 次,共 3 分钟;然后每分钟测血压、心率 1 次至 10 分钟,于 15 及 20 分钟在各测血压、心率 1 次,若出现低血压休克,应加快输液速度扩充血容量,必要时予去甲肾上腺素或氢化可的松抢救。正常人注射后 2~

3 min 血压下降 35/25 mmHg 以上,嗜铬细胞瘤患者注射后 2~3 分钟血压下降 35/25 mmHg 以上,并持续 3~5 分钟;原发性高血压通常下降不明显。

3. 影像学

(1)CT 90%以上的肿瘤可通过 CT 准确定位,由于嗜铬细胞瘤直径多大于 2 cm,且常有出血坏死区域,故多不需要增强扫描即可诊断。嗜铬细胞瘤 CT 显影为密度不均的类圆形软组织块影;恶性者瘤体较大,外形不规则且可有周围组织浸润和远处转移;膀胱内嗜铬细胞瘤在充满尿液的膀胱内为高密度影。若需要使用增强对照剂者应先使用 α 或 β 肾上腺能阻滞剂,避免诱发 CA 释放导致危象发作。

(2)MRI 其诊断敏感性与特异性与 CT 相当,且能较好显示肿瘤的解剖部位、与周围组织的关系及某些组织学特点(如出血、坏死),有助于鉴别嗜铬细胞瘤和肾上腺皮质肿瘤,或了解心脏旁血管旁肿瘤的局部浸润情况。若 CT 发现肿瘤并准备手术,应再做 MRI。该检查无需造影剂,故尤其适用于孕妇。

(3)B 超 由于 B 超不易发现较小肿瘤故诊断敏感性低于 CT 或 MRI,但其简便无创,对于肾上腺外(如腹腔、盆腔、膀胱等)的嗜铬细胞瘤进行初筛有较大价值,但应注意超声探头加压可能诱发高血压发作。

(4)^{123}I/^{131}I 间碘苄胍(^{123}I/^{131}I-MIBG)闪烁扫描 适用于生化检查提示有嗜铬细胞瘤但 CT、MRI 未发现肿瘤者。该法是通过 ^{123}I/^{131}I-MIBG 被肾上腺能囊泡摄取并储存,有功能的嗜铬细胞瘤可有阳性显像,能对其同时进行定性和定位诊断,尤其适用于转移性、复发性或肾上腺外肿瘤。该法仍有 10%假阴性,若呈阴性结果但仍高度怀疑本病者,应行胸腔、腹腔、盆腔 CT 或 MRI。

(5)其他 上述方法均未能定位者,可行静脉导管术,通过不同部位 CA 的浓度差别大致确定肿瘤位置。

【诊断对策】

(一)诊断要点

(1)定性诊断 阵发性或持续性高血压,尤其年轻患者,应注意排除本病,若发作时伴头痛、心悸、多汗、面色苍白等,或体位改变、排便时可诱发,或不明原因休克、高低血压交替,应高度怀疑本病。上述患者若 24 小时尿 CA 及代谢产物和血浆 CA 超过正常上限三倍可拟诊本病。若生化测定处于临界值而药物试验阳性者也可明确诊断。

(2)定位诊断 本病定位诊断十分重要,因为 90%的嗜铬细胞瘤是良性的,尽早手术切除可以治愈,即使是恶性嗜铬细胞瘤,早期发现并手术治疗也可延长寿命。一般影像学定位检查常在生化检查确诊有嗜铬细胞瘤后进行,但对于临床表现不典型者也可先做,首选 CT。此外,肾上腺外嗜铬细胞瘤(除主动脉旁嗜铬体所致外)只产生 NE,故测定 NE 和 E 可帮助判断肿瘤定位。

(3)肿瘤生物学行为评价 根据激素合成、分泌、浸润能力等综合分析。儿童嗜铬细胞瘤及肾上腺外嗜铬细胞瘤恶性率高,恶性嗜铬细胞瘤转移常见部位有骨骼、肝、淋巴结、肺、脑、胸膜、肾等。

(二)临床类型

1. 肾上腺嗜铬细胞瘤 80%嗜铬细胞瘤位于肾上腺,多为单侧,多发性嗜铬细胞瘤多见于儿童及有家族性者。可产生去甲肾上腺素(NE)和肾上腺素(E),一般以 NE 为主,但家族性者可以 E 为主。

2. 肾上腺外嗜铬细胞瘤 有多发、恶性发生率高、肿瘤切除后易复发及远处转移等特点。主要位于腹部,多在腹主动脉旁(约 10%~15%),也可见于肾门、肾上极、肝门、卵巢内、膀胱内、直肠后等,极少数位于后纵隔或脊柱旁、颈部、颅内等。除主动脉旁嗜铬体所致者,只产生 NE。

(三)鉴别诊断要点

1. 原发性高血压及其他继发性高血压 根据血压波动特点、原发病症状体征、可乐定试验可鉴别。

2. 冠心病所致心绞痛 相同点有发作时血压急剧升高,伴心悸、心动过速、大汗等交感兴奋表现,ECG 有心肌缺血表现;但对硝酸甘油治疗有反应,血尿 CA 无升高,冠脉造影可见狭窄。

3. 甲状腺功能亢进 相同点:有多汗、怕热、体重下降等高代谢症状,可有高血压;不同点:甲状腺功能检查异常,血尿 CA 无升高,血压以收缩压升高为主(而嗜铬细胞瘤收缩压、舒张压均升高)。

4. 更年期综合征 相同点:心悸、多汗、发热、焦虑、血压波动等;不同点:血尿 CA 无升高,可乐定试验阴性。

5. 慢性酒精中毒戒断反应 相同点:可有严重高血压;不同点:戒断反应减轻后症状可渐消失。

【治疗对策】

(一)治疗原则

良性嗜铬细胞瘤经手术治疗多可根治,故一经确诊应尽早手术,并充分做好术前准备,避免和处理嗜铬细胞瘤高血压危象,提高患者手术耐受性。

恶性嗜铬细胞瘤一般对放化疗不敏感，故仍首选手术切除，对手术未能完全切除，或术后复发并局部组织浸润或远处转移者，可进行长期抗肾上腺素药物对症治疗。

(二)治疗计划

1. 手术治疗

(1)术前准备　即术前至少 2 周开始应用肾上腺素能受体阻滞剂降血压，减轻心脏负担，并扩充血容量，使阵发性高血压者发作停止，持续性高血压者血压平稳控制于正常水平附近。常用药物有：①酚苄明：是首选的 α 受体阻滞剂，它是非选择性 α 受体阻滞剂，作用时间长(半衰期 36 小时)、口服作用可以积累并持续数天，应警惕体位性低血压，服药期间应每天多次监测立、卧位血压。

用法　起始剂量为 10 mg Q12 h，以后每数天加量 10 mg 至发作停止、血压控制。多数患者需 40～80 mg/d 才能控制血压。副作用：直立性低血压、鼻黏膜充血，有时可因 α 受体被阻滞而 β 受体活性增强而出现心动过速、心律失常；②哌唑嗪：是选择性 α1 受体阻滞剂，也可获得满意效果，并可避免低血压、心动过速等不良反应，且半衰期约 3～4 小时，调整用量较灵活。用法：起始剂量为 1 mg QD，以后渐加量至 2～5 mg Q4 h～Q6 h；③酚妥拉明：是非选择性 α 受体阻滞剂，其起效快、作用时间短，仅用于危象抢救中；④心得安等 β 受体阻滞剂：不常规使用或单独使用，一般仅用于使用 α 受体阻滞剂后出现心动过速、室上性心律失常者。常小剂量开始，根据心率调整用量；⑤钙通道阻滞剂：钙离子参与 CA 释放，可直接扩张小动脉起降压、增加冠状动脉血流量作用，可预防 CA 引起的冠脉痉挛和心肌损伤，适用于伴有冠心病和 CA 心肌病的患者。

(2)术中　麻醉诱导期及术中接触肿瘤均可能出现血压骤升或心律失常，可予酚妥拉明 1～5 mg iv，继之静滴或硝普钠静滴维持。心律失常可予 β 受体阻滞剂及其他抗心律失常药。切除肿瘤后血压一般降至 90/60 mmHg，立即停用酚妥拉明并补充血容量，必要时可静滴 NE。

2. 嗜铬细胞瘤危象处理

(1)一般处理　吸氧、心电监护。

(2)降压　立即予酚妥拉明 1～5 mg 缓慢静推，血压降至 10～15 mmHg 改 10～15 mg 溶于 5％ GNS 500 ml 中缓慢静滴。

(3)并发症处理　心律失常、心衰、脑血管意外者对症处理。

3. 恶性嗜铬细胞瘤　可用酪氨酸羟化酶抑制剂 α-甲基间酪氨酸阻碍 CA 的合成，早期使用可有效降低血压及改善症状，但续用效果差。起始剂量 0.5～

1.5 g/d,加至 3～4 g/d,分 3～4 次口服。副作用有嗜睡、焦虑、腹泻、精神失常等。^{131}I-MIBG 可获一定效果,链脲霉素治疗效果不确切。

【病程观察及处理】

(一)病情观察要点

1. 症状体征是否改善　血压水平及波动幅度、心律、心率等。

2. 各系统并发症　可通过检查心酶、血 BUN、Cr、头颅 CT 等了解是否出现心、肾、脑等病变。

(二)疗效判断与评估

1. 术后血压 75% 患者可恢复正常,但术后 1 周由于手术应激或原体内 CA 储存较多可致血压、血尿 CA 偏高,故术后 1 个月可根据血压、血尿 CA 偏高更准确判断治疗效果。

2. 若术后血压仍保持高血压状态,但术前低且稳定,且使用常规降压药可很好控制,考虑合并原发性高血压,继续应用常规降压药即可。

3. 若血压持续不降,则考虑是否切除完全,应再行生化检查和影像学检查,必要时再次手术探查。

【预后评估】

预后依赖于早期诊断。嗜铬细胞瘤的恶性程度不能被组织学检测所确定。如果有转移,则肿瘤被认为是恶性的;这可能经过数年才有临床表现。如果在对心血管系统产生不可逆损害之前成功切除肿瘤,则通常可完全治愈。切除已存在数年的肿瘤可获得痊愈(或改善)。大约 25% 患者尽管手术成功,但仍有持续高血压或高血压复发。虽然可能是原发高血压,仍应重新进行生化检测以寻找复发或转移的嗜铬细胞瘤。

在阻滞剂发明之前,手术的死亡率高达 30%,但已迅速降低。以内分泌医师,麻醉师,外科医生组成的团队治疗模式的作用不容忽视。在合理的治疗下,手术死亡率小于 3%。

转移性嗜铬细胞瘤患者的 5 年生存率为 50%。然而随着医学的发展,生存期仍在不断延长。

良性嗜铬细胞瘤术后多可根治,恶性嗜铬细胞瘤治疗效果不一,多在十年内复发,已转移者 5 年生存率约为 45%,儿童嗜铬细胞瘤术后预后也较差。

良性嗜铬细胞瘤患者 5 年存活率>95%,术后复发率<10%,术后存活率接近

正常人,手术死亡率<2%～3%。恶性嗜铬细胞瘤5年存活率<50%,已发生转移者预后不一,重者数月内死亡。

【出院随访】

监测血压,定期复查尿VMA、肾上腺CT。

(徐芸 姚斌)

第八节 肾上腺意外瘤

【概述】

肾上腺意外瘤(adrenal incidentaloma)是指那些没有明显肾上腺疾病的临床表现,在体格检查或检查非肾上腺疾病时经由腹部影像检查意外发现的肾上腺占位性病变。由于计算机断层扫描(CT)、磁共振成像(MRI)和超声诊断技术的进步和广泛应用,肾上腺意外瘤的发现率很高,目前,已成为临床医生最常见的肾上腺疾病。根据国外大宗病例的统计分析,经CT发现的肾上腺意外瘤为腹部CT检查总数的总病例数的0.4%～4.4%。对生前无肾上腺功能异常的患者进行尸体解剖,肾上腺占位性病变的发现率为1.4%～9%。有人报道,肾上腺意外瘤的总患病率为1%。随着年龄的增大,其患病率也随之上升,至60～70岁的老年人群,其患病率高达6%。男女性别无差异。国内自20世纪80年代以来,也有多份关于肾上腺意外瘤的报道,但数量并不大。国人肾上腺意外瘤的患病率是否像国外报道的那么高,迄今尚无资料。美国L. M. Moley统计了自1982—1997年发表的近20篇相关文献的肾上腺意外瘤的分类及出现频率。(表11-4)

表11-4 肾上腺意外瘤的分类及出现频率

分 类	出现频率(%)
肾上腺皮质无功能腺瘤	
无癌症病史	36～94
有癌症病史	7～68

续表

分 类	出现频率(%)
皮质醇分泌瘤	2~15
醛固酮分泌瘤	0~2
肾上腺皮质癌	0~25
嗜铬细胞瘤	0~11
肾上腺转移瘤	
无癌症病史	0~21
有癌症病史	32~73
其他	
囊肿	4~22
髓脂瘤	7~15
血肿/出血	0~4
神经节神经瘤	0~6

从表11-4看出，无功能的肾上腺皮质腺瘤的频率最大，占36%~94%，能分泌激素的肾上腺腺瘤包括皮质醇分泌瘤，醛固酮分泌瘤和嗜铬细胞瘤占的比例很低。原发性肾上腺皮质腺癌占0~25%。肾上腺转移癌的比例很高，其中患者有已知恶性肿瘤者肾上腺转移癌的出现频率为32%~73%，而不知有恶性肿瘤的患者肾上腺转移癌只占0~21%，其他原因的肾上腺意外瘤较少。

【鉴别诊断】

大部分肾上腺意外瘤是良性的，也没有激素分泌功能。对于每个肾上腺意外瘤患者，我们必须进行一系列的激素分泌功能检查和是否为恶性肿瘤（原发的或转移的）的鉴别，除外有激素分泌功能和恶性肿瘤的可能，此时我们才能给予无功能良性肿瘤的结论。这种鉴别是重要的，因为其治疗方法和预后将截然不同。

1. 醛固酮分泌瘤的诊断　原发性醛固酮增多症的典型表现是高血压和低血钾。约20%的原醛患者血钾可在正常范围，但若给予高钠饮食（NaCl 10~12 g/d）3~7 d，低血钾多半会被激发出来。肾上腺意外瘤患者如果既无高血压，有无低血钾，则此意外瘤分泌醛固酮的可能性不大，如果患者存在高血压和（或）低血钾，应进一步测定立位血浆肾素活性和醛固酮，如果立位血浆醛固酮（ng/ml）/肾素活性

[ng/(ml·h)]比值>20,则高度怀疑原醛。经钠符合试验测定24 h尿醛固酮水平可使原醛的诊断获得确定。试验前患者应使用螺内酯6周,利尿剂4周,交感神经受体阻断剂1~2周。使用钙通道拮抗药时的结果也要注意,因此时血醛固酮水平可被人为的抑制到正常范围。如原醛患者是双侧肾上腺都有结节或一侧微腺瘤(直径<1 cm),最好做肾静脉插管取血测醛固酮和皮质醇,以明确醛固酮分泌是否来自一侧。

2. 皮质醇分泌瘤的诊断　肾上腺无功能瘤中自主分泌皮质醇的腺瘤占2%~15%。这些患者没有典型的库欣综合征的临床表现,但可以有肥胖,高血压和糖尿病等表现中的一种和几种。这些患者24 h皮质醇的分泌率和24 h尿游离皮质醇(UFC)一般在正常范围,但血皮质醇昼夜节律可能不正常,过夜小剂量地塞米松(1 mg)抑制试验可能不被抑制。肾上腺腺瘤摘除以后,可能会出现肾上腺皮质功能低下的临床表现。这些都说明皮质醇的分泌存在自主性,所以,可以将小剂量(1 mg)过夜地塞米松抑制试验作为筛选。如不被抑制,可再做较大剂量(2~3 mg)过夜地塞米松抑制试验,如次晨8时血F 83 nmol/L(3 μg/dl)为不被抑制。进而做24 h UFC测定,血F昼夜节律测定和血浆ACTH测定。如ACTH低于正常或在正常范围,为皮质醇自主分泌瘤。如血ACTH高于正常,应考虑为ACTH依赖性。ACTH兴奋试验有助于肾上腺意外瘤分泌F是自主性还是继发于ACTH。这种分泌皮质醇的肾上腺意外瘤可称为亚临床库欣综合征或寂静型库欣综合征。在长期随访中,少数亚临床库欣综合征有可能发展为显性库欣综合征。

3. 肾上腺皮质腺癌的诊断　在肾上腺意外瘤中肾上腺皮质腺癌的频率为0~25%,平均约4%。在Mayo Clinic报道的342例肾上腺意外瘤中。只有4例(1.2%)无功能的肾上腺皮质腺癌。在一组意大利多中心经手术的887例肾上腺意外瘤中,肾上腺皮质腺癌约12%。在影像检查中,肾上腺皮质腺癌一般都比较大,90%以上直径>6 cm,质地不均一,边缘不规则。常常浸润到周边的脏器组织,还可以转移到淋巴结、肺、骨、肝和肾,去氢表雄酮硫酸脂(DHEA-S)测定对鉴别良恶性有一定帮助,良性肿块DHEA-S多数低于正常,恶性者高于正常,但两组患者有重叠。DHEA-S水平升高者应考虑肾上腺意外瘤有分泌肾上腺性激素的可能。

4. 嗜铬细胞瘤的诊断　所有肾上腺意外瘤患者必须除外嗜铬细胞瘤,因为平时无症状的嗜铬细胞瘤患者可能突然出现致命的高血压危象,尤其在未作充分术前准备时进行手术。有报道,这种手术前未怀疑而实际上是嗜铬细胞瘤的患者的手术死亡率为80%,如表1所示,肾上腺意外瘤中嗜铬细胞瘤的出现频率为0~1%。在另一报道(A. B Porcaro等)中,28例手术切除的肾上腺意外瘤中嗜铬细胞瘤占 5 例(18%)。24 h 尿儿茶酚胺测定和变肾上腺素(metanephrines)测定有助于嗜铬细胞瘤的诊断,碘^{131}-MIBG 显像,CT 和 MRI 等影像检查都会提供重要信息。

5. **无功能肾上腺皮质腺瘤的诊断** 在没有恶性肿瘤病史的肾上腺意外瘤患者中,无功能恶性肾上腺腺瘤占 36%～94%,出现频率最高。这类肿瘤在放射图像上显得比较匀质,边缘整齐但无包膜,直径多数在 4 cm 以下。Mayo Clinic 报道的 251 例无功能肾上腺皮脂腺瘤患者,随访都在 1 年以上,无 1 例转变为有功能腺瘤。

6. **肾上腺转移瘤** 肾上腺是各种恶性肿瘤转移的好发部位之一。根据尸检材料,肾上腺以外的原发恶性肿瘤在肾上腺发现有转移者占 8%～38%。肾上腺以外的原发恶性肿瘤如果发现单侧肾上腺有占位病变,则此病变为转移瘤的频率为 32%～73%。肾上腺占位直径＞3 cm 者,其性质为恶性的可能性为 43%～100%,而直径＜3 cm 者恶性的可能性较小。肾上腺转移瘤多半是双侧的。原发恶性肿瘤包括乳癌、肺癌、肾细胞癌、黑色素细胞瘤和淋巴瘤等。影像检查是必须的,用以找到原发肿瘤和其他部位的转移瘤。CT 或超声引导下的细针活检对明确诊断有益,但必须在排除嗜铬细胞瘤以后实施。

7. **其他肾上腺疾病** 较为多见的有肾上腺囊肿、髓脂瘤、血肿/出血。髓脂瘤含脂肪和骨髓的成分,在 CT 和 MRI 检查中,表现为脂肪样改变,体积大小不一,有的直径可达 10 cm。囊肿在 CT 和 MRI 都有特殊的表现,因而通过影像检查诊断并不难。神经节神经瘤比较少见,定性诊断比较困难。在文献中出现的其他肾上腺意外瘤还有双侧肾上腺大结节增生,早期且肾上腺皮质功能低减表现尚不明显的双侧肾上腺结核,不典型的先天性肾上腺皮质增生症,这些都表现为双侧肾上腺增生或结节性增生。

如前所述,肾上腺意外瘤的诊断主要要分清该肿瘤是否有激素分泌,是良性还是恶性。是否有激素分泌主要靠激素测定和功能检查。是良性还是恶性,主要靠影像检查,最后确定应靠病理。这里补充一点,美国密执安大学报道的肾上腺核素显像对鉴别肾上腺肿瘤的良恶性有重要意义。他们采用的核素是 NP-59,而恶性肿瘤及其他非腺瘤性病灶不吸收 NP-59,其符合率达 100%。另一组 229 例肾上腺意外瘤,应用此方法时其灵敏度为 71%,特异性为 100%。库欣综合征或亚临床库欣综合征患者,只有有分泌皮质醇功能的肾上腺意外瘤吸收 NP-59,对侧肾上腺不显像。此法在推广中还有些困难。首先,注射核素 NP-59 后,要等 5～7 天肾上腺才显像;其次,在用核素前后各 1 周必须给患者用碘化钾以阻断甲状腺对^{131}I 的吸收。此外,此核素(NP-59)至 2001 年中在美国仍在试用中,尚未获正式批准。

【治疗】

肾上腺意外瘤的治疗原则是：①有激素分泌功能的应手术切除。②肿瘤直径≥4 cm 的应手术切除。③如明确为转移瘤，只影响一侧肾上腺，对侧肾上腺及其他部位都未发现转移瘤者，也可以将肾上腺转移瘤手术切除。④直径<4 cm 者，如无恶性肿瘤的影像学特征，也无激素分泌功能，可以观察随访。每 3 个月重复 1 次超声检查，每半年至 1 年重复 CT 和（或）MRI 检查。如发现肿瘤有明显增大，或激素测定显示有激素分泌功能，也应予以手术切除。⑤肾上腺囊肿、髓脂瘤、血肿/出血、肾上腺结核，先天性肾上腺皮质增生等无手术的必要。经典的手术方法是经腰切口入路的开放式手术。现在国内外都有用腹腔镜进行手术的报道。腹腔镜手术有经腹腔，也有不经腹腔在腹膜后进入的。这种内镜手术创伤小、出血少、恢复快，但要求的技术比较高。肿瘤比较大或怀疑是恶性肿瘤者，最好选择开放式手术。

肾上腺意外瘤患者的治疗见下图：

CT 和（或）MRI 发现肾上腺意外瘤

↓

临床和生化检查有关激素测定
核素显像

↙ ↘

恶性肿瘤的症状	无恶性肿瘤的症状
高分泌功能	无高分泌功能
核素显像异常	核素显像无明显异常
肿瘤直径≥3~4 cm	肿瘤直径<3~4 cm
↓	↓
手术	随诊

（张　晖　姚　斌）

参 考 文 献

1　廖二元，超楚生．内分泌学．第 2 版．北京：人民卫生出版社，2008．
2　陈灏珠．实用内科学．第 12 版．北京：人民卫生出版社，2005．

3 Lee Goldman, J. Claude Bennett. 西氏内科学. 内分泌和代谢疾病. 第21版,第7分册. 北京:世界图书出版公司,2006.

4 P. Reed Larsen, FACP, FRCP. Williams textbook of endocrinology(tenth edition). 2002 Saunders, An Imprint of Elsevier science.

5 Ohnaka K, Takayanagi R. Chronic adrenocortical insufficiency(primary, secondary). Nippon Rinsho, 2006, Suppl 1:549~552.

6 Lynnette K, Nieman, et al. Addison's disease. Clinics in Dermatology, 2006, 24, 276~280.

7 Wouter W. de Herder, Aart Jan van der Lely. Addisonian Crisis and Relative Adrenal Failure. Endocrine & Metabolic Disorders, 2003, 4:143~147.

8 李延兵,江锋,等. 慢性肾上腺皮质功能减退症70例临床分析. 新医学,2001,32(4):207~209.

9 杨义生,罗邦尧. 肾上腺危象. 国外医学内分泌学分册,2005,3(25):214~215.

10 Funder J W, Carey R M, Fardella C, et al. Case detection, diagnosis, and treatment of patients with primary aldosteronism: an endocrine society clinical practice guideline. J Clin Endocrinol Metab, 2008, 93(9):3266~3281.

11 Nishikawa T, Saito J. Clinical characteristics of primary and secondary aldosteronism. Nippon Rinsho. 2006, Suppl 1:621~623.

12 Corry D B, Tuck M L. Secondary aldosteronism. Endocrinol Metab Clin North Am, 1995, 24 (3):511~529.

13 Demirci C, Witchel S F. Congenital adrenal hyperplasia. Dermatol Ther, 2008, 21 (5): 340~353.

14 Lin-su K, Nimkarn S, New M I. Congenital adrenal hyperplasia in adolescents: diagnosis and management. Ann N Y Acad Sci, 2008, 1135:95~98.

15 Lajic S, Nordenstrom A, Hirvikoski T. Long-term outcome of prenatal treatment of congenital adrenal hyperplasia. Endocr Dev, 2008, 13:82~98.

16 Arlt W, Krone N. Adult consequences of congenital adrenal hyperplasia. Horm Res, 2007, 68 Suppl 5:158~164.

17 Eisenhofer G, Siegert G, Kotzerke J, et al. Current progress and future challenges in the biochemical diagnosis and treatment of pheochromocytomas and paragangliomas. Horm Metab Res, 2008, 40(5):329~337.

18 Singh P K, Buch H N. Adrenal incidentaloma: evaluation and management. J Clin Pathol., 2008, 61(11):1168~1173.

19 Francucci C M, Caudarella R, Rilli S, et al. Adrenal incidentaloma: effects on bone metabolism. J Endocrinol Invest. 2008, 31(7 Suppl):48~52.

第12章 多发性内分泌腺肿瘤综合征

【概述】

多发性内分泌腺肿瘤综合征(multiple endocrine neoplasia syndrome, MEN)系指同一个体两种以上内分泌腺同时或相继发生肿瘤、增生或癌变而引起的一组临床症候群,是基因缺陷所致的罕见遗传性疾病,具有明显的家族聚集倾向,为常染色体显性遗传,外显率高。除少数肿瘤外,大多数内分泌腺肿瘤来源于胚胎神经嵴 APUD 细胞,具有分泌多种肽类激素和生物源性胺的潜能,肿瘤往往从增生逐渐衍变而来,部分呈恶性发展。临床上根据病因及肿瘤的组合不同分为 MEN-1 型和 MEN-2 型,后者再分为 MEN-2A 及 MEN-2B 两个亚型。

【诊断步骤】

(一)病史采集要点

1. 起病情况　MEN 综合征诊断较困难,当主要肿瘤不是同时发生时,易误诊为散发性肿瘤,有些肿瘤无功能,故临床上不易发现。

2. 主要临床表现　MEN-1 综合征又称 Wermer 综合征,典型者累及甲状旁腺、胰腺和垂体,故又称 3P(parathyroid adenomas, pituitary tumor, entero-pancreatic endocrine tumors)综合征。临床表现极不均一,有的患者只有其中一种肿瘤,而有的患者除前述 3 种主要肿瘤外,还可伴有其他内分泌腺或非内分泌组织肿瘤。国外有报告此型发病率约为 1/20 万～200 万,国内尚无此型家系报道。MEN-2 综合征又称 Sipple 综合征,根据表型不同可分为 MEN-2A 和 MEN-2B 两种主要亚型,其中 MEN-2A 还有两种变异型,MEN-2A 约占所有 MEN-2 综合征的 75%,MEN-2B 是所有亚型中恶性度最高、预后最差的类型。

(1)MEN-1 综合征中主要内分泌腺肿瘤的临床特点。(表 12-1)

表 12-1 MEN-1 综合征可发生的各种肿瘤组织、肿瘤名称及引起的临床疾病

腺体或组织	发生率(%)	肿瘤名称	临床疾病
甲状旁腺	83.7~97	腺瘤或增生	甲状旁腺功能亢进症
胰岛	30~80	胰岛素瘤(或增生)	低血糖症
		胃泌素瘤	多发性顽固性胃、十二指肠、空肠上段溃疡病
		胰高糖素瘤	移行性坏死性皮炎,糖尿病
		血管活性肠肽瘤	水泻、低钾综合征
		胰多肽瘤	无特殊临床表现
垂体	15~38.4	泌乳素瘤	闭经溢乳综合征
		生长素瘤	肢端肥大症
		无功能瘤	无临床表现或有压迫症状
		促肾上腺皮质瘤	库欣综合征
肾上腺	9.6	无功能肾上腺皮质瘤	无临床表现
非肾上腺组织		异位 ACTH 或 CRH 综合征	库欣综合征
甲状腺		甲状腺腺瘤	无症状
十二指肠、胰腺、胸腺、支气管		类癌	类癌综合征
神经内分泌	5.8	神经内分泌肿瘤	根据肿瘤分泌的激素而定
松果体		松果体瘤	性早熟与压迫症状
脂肪组织		多发性脂肪瘤	无特殊症状

1)甲状旁腺腺瘤　甲状旁腺腺瘤是 MEN-1 综合征最常见、也是首发的内分泌腺腺瘤,发病年龄可早至 20~25 岁,比散发的甲状旁腺腺瘤发病年龄提前 30 年,相对迟发者在 50 岁以后 100% 具有甲状旁腺功能亢进症表现;4 个甲状旁腺均可受累,开始为甲状旁腺细胞增生,逐渐形成腺瘤,肿瘤增大为非对称性,是不同克隆细胞扩增的结果,一般不发生癌变;切除甲状旁腺后容易复发高钙血症,这可能是由于患者血中有纤维母细胞生长因子刺激甲状旁腺的内皮细胞继续生长的结果。

2)胰岛细胞瘤　胰岛内各种细胞均可发生肿瘤,以胃泌素瘤最为常见,其次为胰岛素瘤。在确诊为 MEN-1 综合征的患者中 40% 有胃泌素瘤,而胃泌素瘤患者中 1/4 实际上是 MEN-1 综合征。胃泌素瘤 1/3 发生在胰岛,2/3 发生于十二指肠

壁,大多为多灶性,且肿瘤通常较小(直径<0.5 cm),血清胃泌素水平明显升高,临床表现为 Zollinger-Ellison 综合征,即多灶性、难治性、复发性消化性溃疡,肿瘤大多呈恶性发展,半数患者在确诊前已发生淋巴结或肝转移。胰岛素瘤临床表现为发作性低血糖症,肿瘤亦为多灶性,偶有单个腺瘤,切除后易复发,绝大多数为良性,90%患者可通过手术获得治愈。

3)垂体肿瘤 以垂体前叶肿瘤为 MEN-1 综合征首发临床表现的见于不足10% 的 MEN-1 家系,除促性腺激素细胞外的各种垂体前叶细胞肿瘤均见报道,最常见为泌乳素瘤,其次为生长素瘤,也有无功能垂体肿瘤,可为单一性激素分泌也可混合性分泌多种激素。肿瘤为多中心性,其中 2/3 是微腺瘤(直径<1 cm),大多呈良性发展,手术切除后易复发。

4)其他肿瘤 肾上腺皮质受累在 MEN-1 综合征也很常见,大多为无功能性,术后病理可见双侧弥漫性或结节性增生及肿瘤或癌;MEN-1 综合征相关的胸腺癌主要发生在男性患者,早期可无明显症状,但其恶性度较单纯胸腺癌者高,预后差;支气管类癌多见于女性患者,大多无内分泌激素(如 ACTH)的过多分泌。

(2)MEN-2 各亚型名称及临床表型。(表 12-2)

表 12-2 MEN-2 各亚型的名称及临床表型

分型名称	临床表现
MEN-2A	甲状腺髓样癌(100%)、嗜铬细胞瘤(50%)、甲状旁腺增生或腺瘤(20%)
MEN-2B	甲状腺髓样癌(100%)、嗜铬细胞瘤(50%)、多发性黏膜神经瘤、马方体型
家族性甲状腺髓样癌(FMTC)	只有甲状腺髓样癌,呈家族性发病,无其他内分泌腺肿瘤
MEN-2A 变异型	
MEN-2A/Hirsprung 病	MEN-2A/先天性巨结肠症
MEN-2A/皮肤苔癣样淀粉样沉着症	MEN2A/皮肤苔癣样淀粉样沉着症(CLA)

MEN-2A 和 MEN-2B 综合征均有甲状腺髓样癌和嗜铬细胞瘤,其临床表现与散发性相应名称的肿瘤相同,但又各有特点,现分述如下:

1)甲状腺髓样癌 外显率高,在两亚型中均为 100%,多为首先出现的肿瘤,在 MEN-2A 中发病年龄多在 30~40 岁,而在 MEN-2B 中则可早至 6 岁起病。其临床特点为双侧甲状腺受累,病变呈多灶性;发病过程从甲状腺 C 细胞增生→结节性增生→癌,在组织学上可见多种病变同时存在;确诊癌变时多已发生邻近淋巴结或远处转移;血清降钙素水平明显升高,是检测肿瘤存在及术后监测复发的良好标志物。MEN-2B 患者此癌恶性度高,早至 1 岁即可发生转移,侵袭性大,患者存活时间短。

2) 嗜铬细胞瘤 临床表现与散发性嗜铬细胞瘤相似,极少发生在甲状腺髓样癌之前,在确诊 MEN-2 综合征前常是造成患者猝死的原因。肿瘤多呈双侧性,可先后发生,只限于肾上腺内,不发生在肾上腺髓质外,大多呈良性发展,不发生转移。

3) 甲状旁腺功能亢进症 可见于 20%~30% 的 MEN-2A 综合征患者,绝大多数患者无明显症状,或表现为高尿钙或尿路结石,程度明显轻于 MEN-1 综合征患者。

4) 苔藓样皮肤淀粉样沉着症 多发生于背部,呈苔藓状改变,伴皮肤瘙痒,活检切片免疫组化染色可见来自真皮的角质蛋白,发病机制可能与颈椎到第 6 胸椎神经根感觉异常导致激惹性和摩擦性淀粉样物质沉着有关。

5) 多发性黏膜神经瘤 凡有多发性黏膜神经瘤者,都应考虑 MEN-2B 综合征可能,但在该综合征中也并非 100% 的患者都发生此瘤,好发部位为口腔黏膜、唇、舌及胃肠黏膜等处,表现为唇舌增厚,凹凸不平,眼睑外翻,发生在胃肠黏膜者 X 线钡餐可见肠边缘不整齐。

6) 马方体型 表现为体型瘦长,四肢瘦长,关节过伸,肌肉及皮下脂肪减少,足趾外翻,手指细长呈蜘蛛状手,脊柱后凸、鸡胸或漏斗胸和股骨髌滑脱等。

3. 既往病史 患者就诊时应询问有无内分泌肿瘤的病史如甲状旁腺瘤、甲状腺髓样癌、嗜铬细胞瘤等,应询问有无相关病史及有无视力改变、听力下降等。

(二) 体格检查要点

MEN 综合征各种主要内分泌腺肿瘤的体征与散发性相应名称的肿瘤相同(参见有关章节),注意检查甲状腺肿块、颈部淋巴结、血压、脉搏、唇、舌、口腔黏膜、体型及皮损情况等。

(三) 门诊资料分析

主要的生化异常表现为血清钙升高、磷降低,24 h 尿磷排出量增多,磷廓清率增高,血清 PTH 水平升高,^{99m}Tc-过氯酸钾双重显影可使 93% 甲状旁腺腺瘤定位。测定空腹血清降钙素水平,对降钙素正常者可行五肽胃泌素试验或钙兴奋试验,降钙素水平升高或对兴奋试验反应明显者支持诊断。SPECT 或 ^{99m}Tc-过氯酸钾双重显影有助于定位诊断。

(四)进一步检查项目

1. 胃泌素瘤 钡餐或胃镜检查发现多发性胃、十二指肠和/或空肠上段溃疡,胃酸分泌增多,血清胃泌素水平升高,胰泌素试验或滴钙试验刺激后胃泌素明显升高者可确诊。

2. 胰岛素瘤 低血糖发作时测定血糖及胰岛素水平,以确定有无胰岛素不适当分泌,或做延长 OGTT 试验计算胰岛素释放指数,胰岛素瘤者此指数大于 0.3,影像学检查有助定位诊断。

3. 垂体肿瘤 测定血清泌乳素或生长激素水平有助诊断,确诊依赖影像学检查。

4. 其他生化检查 血清胰高糖素水平升高或精氨酸输注试验后胰高糖素明显升高者有助于胰高糖素瘤诊断;对存在反复水样泻及低血钾患者需注意测定血管活性肠肽。

5. 遗传学检查 大多数实验室对确诊 MEN-1 综合征的先证者首先用直接测序的方法筛查 menin 基因突变,然后对发现的突变用不同的实验方法在家系成员中进一步扫描,以发现携带者,对他们每 3~5 年进行相关生化指标的检测和药理试验及影像学追踪观察以及早发现肿瘤。进行 MEN-2 相关的 RET 原癌基因突变筛查,不但有助于确立诊断,而且可以精确地检出突变携带者,并可早期采取手术等干预措施以预防肿瘤的发生或改善疾病预后,对甲状腺髓样癌的检测敏感性高于血清降钙素浓度的测定。广州中山大学第一附属医院内分泌科姚斌等检测互不相关的 3 个多发性内分泌腺瘤病 2A 型(MEN2A)家系中 RET 原癌基因突变情况,收集了 3 个 MEN2A 家系,共有 8 例 MEN2A 患者,3 个家系有 28 位同意进行基因检测,提取 28 位成员外周血基因组 DNA,对 RET 原癌基因 21 个外显子进行聚合酶链反应(PCR),PCR 产物进行直接测序,对发现新的突变点进一步进行克隆测序。结果显示家系 1RET 原癌基因存在外显子 11 的 C634R 突变,家系 2 为 C634Y 突变,家系 3 的 4 例 MEN2A 患者均存在 D631 密码子(GAC)的杂合缺失,碱基序列由 TGC-GACGAGCTG 变为 TGCGAGCTG,导致代表天冬氨酸的 D631 的缺失,即 D631del。研究结果提示中国大陆 MEN2A 家系存在 C634Y 突变,也有 exon11 的 D631 杂合缺失突变,其中 RET 基因第 11 号外显子的 D631 缺失突变(delD631)是国内外首例报道。姚斌等发现 D631del 临床特点为发病年龄较迟,肾上腺嗜铬细胞瘤可先于甲状腺髓样癌的发生。

【诊断对策】

（一）诊断要点

临床表现不能用单个腺体受累解释，或影像学发现一个以上内分泌腺增生或肿瘤，尤其是双侧受累者，均应想到 MEN 综合征可能。着重收集组成 MEN-1 综合征中的内分泌腺肿瘤有关症状，注意询问家族史特别是直系亲属中有无同样疾病或 MEN-1 综合征中 3 种主要内分泌腺肿瘤的成员。如果家族中无任何人患有任何肿瘤，则需对患者进行遗传连锁分析以确定患者是否为先证者，并对该患者家族进行长期随访。MEN-2A 发病年龄一般在 30～40 岁，MEN-2B 可在 5 岁后起病，也可早至 1 岁，着重询问有关甲状腺肿瘤及嗜铬细胞瘤相关症状，了解家族中有无同样患者或 MEN-2 综合征中其他内分泌腺肿瘤患者。

（二）鉴别诊断要点

主要与单发的甲状腺髓样癌、嗜铬细胞瘤、甲状旁腺瘤等鉴别。

（三）临床类型

临床上根据病因及肿瘤的组合不同分为 MEN-1 型和 MEN-2 型（见前述）。

【治疗对策】

（一）治疗原则

MEN 综合征的治疗应根据患者所患肿瘤的种类及特性选择适当的措施，总的原则是手术治疗为主，内科治疗为辅，对射线敏感的还可采用放疗。

（二）治疗计划

甲状腺髓样癌均应尽早手术切除，MEN-2A 应在 5 岁前，MEN-2B 则在 6 个月前行手术治疗；对突变基因携带者，尽管无临床表现，五肽胃泌素试验阴性也应作预防性切除。术后终生用甲状腺素替代治疗，并定期监测血清降钙素浓度及作五肽胃泌素试验明确有无复发。

（三）治疗方案选择

双侧嗜铬细胞瘤者应行双侧肾上腺切除，术后终生补充生理量糖皮质激素；单侧肿瘤者可切除一侧肾上腺，另一侧定期随访，出现肿瘤后再作手术切除。术前应用 α 和 β 受体拮抗剂充分做好术前准备。若患者同时有甲状腺髓样癌和嗜铬细胞瘤，应先行肾上腺手术，后作甲状腺手术，以免做后种手术时术中诱发高血压危象或休克。手术指征同散发性甲状旁腺功能亢进症，若合并胃泌素瘤，血钙不很高也可选择手术治疗。手术切除 3 个半甲状旁腺，将半个甲状旁腺组织移植到非优势手前臂内。临床随访观察表明,即使采用比较彻底的手术方式,仍有 2/3 患者术后复发需要再次手术治疗。对暂不宜手术者,若血钙过高＞3.5 mmol/L,应按高钙危象处理,血钙不太高者可口服磷酸盐或肌注降钙素处理。胃泌素瘤常为恶性,故主张尽早手术切除,但因其常为多灶性弥散分布,定位比较困难,且手术时半数患者已有远处转移,手术效果并不理想,有学者主张采用强效质子泵抑制剂,如奥美拉唑 60~120 mg/d 可有效地治疗胃泌素瘤引起的顽固性溃疡。手术切除是主要的治疗手段,对不能手术者可采用二氮嗪、钙通道阻滞剂或生长抑素治疗。不管肿瘤性质如何,瘤径大于 1 cm 或有压迫症状者均应手术切除,术后加用放疗;对暂不作手术者可用溴隐亭以减少肿瘤分泌;对无功能的只要没有压迫症状,可定期随访。

【病程观察及处理】

(一)病情观察要点

定期测定血清钙、磷、碱性磷酸酶及血清降钙素、甲状旁腺素水平,测定 24 h 尿 VMA、儿茶酚胺浓度,检查甲状腺肿块、颈部淋巴结情况。

(二)疗效判断与处理

1. 疗效评定标准　早期手术切除肿瘤可治愈,晚期手术肿瘤常复发。
2. 处理　复发肿瘤仍应争取手术治疗。

【预后评估】

良性嗜铬细胞瘤术后多可根治,但甲状腺髓样癌常复发、转移,恶性嗜铬细胞瘤治疗效果不一。

【出院随访】

监测血压,定期复查尿 VMA、肾上腺 CT,定期测定血清钙、磷、碱性磷酸酶及血清降钙素、甲状旁腺素水平。

(姚　斌)

参 考 文 献

1　Yao B, Liu X, Liang H, et al. A Novel Mutation(D631del) of the RET Gene Was Associated with MEN2A in a Chinese Pedigree. Endocr J, 2008, 56:99~104.

2 Yao B, Liu X, Dong TT, et al. A novel mutation of the RET proto-oncogene in multiple endocrine neoplasia type 2A(MEN2A). Zhonghua Yi Xue Za Zhi, 2007, 87(28):1962~1965.
3 Yao B, Liu X, Chen X, et al. Mutation of the RET proto-oncogene in type 2A multiple endocrine neoplasia Chinese families and the application of pentagastrin stimulation test in diagnosis and follow-up. Zhonghua Nei Ke Za Zhi, 2007, 46(11):914~918.
4 Yao B, Li JJ, Liu X, et al. The clinical characteristics of primary intracranial germinoma. Zhonghua Nei Ke Za Zhi, 2005, 44(11):840~843.

第13章 多毛症

【概述】

多毛症(Hirsutism)是指与同民族同年龄女性相比,女性的毛发生长过于旺盛,分布超过正常生理范围,呈男性化分布,如在面部、阴部、腋下、腹、背及四肢等部位体毛明显增多、增长、变粗及变黑,或在女性一般不长毛发的部位出现毛发,如长胡须、胸毛或在乳头区、耻骨上三角以及耳、鼻等部位长出毛发。人类毛发的生长主要受雄激素的调节,内源性雄激素分泌增多,或在外周转化为雄激素过多、雄激素代谢清除减慢以及毛囊对雄激素敏感性增高等多种因素均可引起多毛症。因此,多毛症的患者雄激素水平不一定都升高,或升高的水平与多毛症的程度不一定平行。多毛症的病因较复杂,大体上可分为先天性和获得性两种,先天性多毛症与种族、家族遗传有关,而获得性多毛症与垂体、肾上腺、卵巢及甲状腺疾病及药物有关。根据是否伴有雄激素分泌增多,多毛症的病因包括以下三类:1)正常雄激素性多毛症,如特发性多毛症,常有明显的家族发病倾向,多毛开始于青春期,以后数10年持续发展,患者无其他内分泌异常,月经正常且循环中的雄激素水平正常,目前认为本病主要是毛囊和皮脂腺对雄激素敏感性增高或局部 5α-还原酶活性增高使双氢睾酮增多所致。其他内分泌疾病,如肢端肥大症和所有能导致高泌乳素血症的患者均可能出现多毛,甲状腺功能减退症(甲减)患者,尤其是幼年型甲减患者的多毛呈全身性分布,以背部最明显。2)高雄激素性多毛症:女性体内雄激素主要来源于肾上腺和卵巢,这两个器官的多种病变均可导致循环中的雄激素升高而出现多毛,同时还伴有其他临床表现如脂溢性皮炎、脱发、肥胖、黑棘皮症等。常见的疾病包括:①多囊卵巢综合征,是多毛症最常见的病因,占多毛症的 90%;②卵巢男性化肿瘤,如滤泡膜细胞瘤、颗粒细胞瘤、门细胞瘤、睾丸母细胞瘤等;③库欣综合征,尤其是严重的库欣病及异位 ACTH 综合征、肾上腺皮质腺癌等;④先天性肾上腺皮质增生症,最常见于先天性 21-羟化酶缺乏症和 11β-羟化酶缺乏症;⑤单纯分泌雄激素的肾上腺肿瘤,除多毛外,常伴有更明显的男性化表现,如肌肉发达、脂溢性皮炎、雄性秃等;⑥胰岛素抵抗黑棘皮综合征,如胰岛素受体基因突变所致的A型胰岛素抵抗综合征等。3)药源性多毛症:临床上很多药物可以导致多毛,如外源性雄激素、糖皮质激素、苯妥英钠、环孢素、酚噻嗪类等。

【诊断步骤】

(一)病史采集要点

仔细询问患者病史,包括月经、妊娠和生育史,避孕方式和用药史以及家族中是否有相似的病例;多毛症出现的年龄、起病及进展的急缓、有无其他男性化症状及其程度等。一般家族性多毛症常于青春期出现毛发增多,而多囊卵巢综合征及先天性肾上腺皮质增生症患者起病隐匿且病情进展缓慢,如果青春期后出现的多毛且进展较快伴有较突出男性化表现者,需注意卵巢或肾上腺来源分泌雄激素的肿瘤。

(二)体格检查要点

1. 多毛症的判断　可采用 Ferriman-Gallwey 评分法量化毛发的生长,评价9个部位毛发生长的情况,包括:①面部,主要是腮部、下颌、颞部的毛发;②胸部;③乳晕;④上半身背部;⑤下半身背部;⑥腹白线;⑦臀部;⑧大腿内侧;⑨外生殖器。每个部位0分代表无终毛生长,4分表示终毛长至最长,总共36分,超过8分即可诊断多毛症。但该评分方法有一定的局限性,评估受主观因素影响,尤其对金色毛发或曾脱毛处理的女性进行评估时。

2. 其他伴随体征如　黑棘皮、肥胖、盆腔占位病变、男性化表现如肌肉发达、雄性秃、痤疮等,库欣综合征体征如向心性肥胖、满月脸、水牛背、紫纹等。

(三)门诊资料分析

1. 性激素组合　血浆总睾酮水平升高提示为高雄激素性多毛症,黄体生成素(LH)与卵泡刺激素(FSH)比值升高>2,符合多囊卵巢综合征,泌乳素升高提示高泌乳素血症或垂体泌乳素瘤。

2. 血浆游离睾酮及雄激素衍生物　血浆游离睾酮是诊断雄激素增多症最敏感的指标,敏感性比总睾酮高50%;另外,睾酮在月经周期不同时间测定变异可达25%。硫酸脱氢表雄酮(DHEAS)是反映肾上腺来源雄激素最好的指标,若血浆睾酮升高而 DHEAS 不升高,则提示为卵巢性高雄激素性多毛症。

3. 血浆17-羟孕酮　在先天性肾上腺皮质增生症21-羟化酶或11β-羟化酶缺乏症患者中常升高,一般>24.2nmol/L 可诊断此病;迟发性患者基础值可正常,但

CRH 兴奋后可显著高于正常人。

4. **甲状腺功能** T_3、T_4 降低并 TSH 升高,提示原发性甲减。

5. **影像学检查** 通过妇科 B 超一般不难发现盆腔占位病变;肾上腺 CT 对于肾上腺增生或肿瘤敏感,垂体磁共振检查可发现垂体肿瘤。

(四)进一步检查项目

1. **24 小时尿雄激素代谢产物的测定** 17-羟皮质类固醇(17-OH)、17-酮皮质类固醇(17-KS)分别是皮质醇及肾上腺雄激素的代谢产物,当库欣综合征及肾上腺皮质雄激素分泌增多(如肾上腺来源雄激素肿瘤)时可分别升高。

2. **地塞米松抑制试验** 对于怀疑库欣综合征患者,可行大小剂量地塞米松抑制试验进行诊断及确定病因。小剂量地塞米松用以确立是否为库欣综合征,每日口服地塞米松 0.75 mg,q8 h 或 0.5 mg,q6 h,连续 2 日,服药前后留 24 小时尿游离皮质醇及查血皮质醇,若服药后皮质醇水平比基础水平下降不足 50%,则为不能抑制,库欣综合征诊断成立。进一步大剂量地塞米松抑制试验每日口服地塞米松 2 mg,q6 h,连续 2 日,同样比较服药后血尿皮质醇与基础值,若不能被抑制考虑为肾上腺皮质腺瘤、异位 ACTH 综合征或重症库欣病。对于考虑先天性肾上腺皮质增生症引起的多毛,还可行中剂量地塞米松抑制试验,即口服地塞米松 0.75 mg,q6 h,连续 5 日,观察服药前后 24 小时尿 17-KS,抑制 50% 以上符合诊断。

【诊断对策】

(一)诊断要点

根据多毛症的程度结合 Ferriman-Gallwey 评分法,轻度多毛症(8~15 分)且雄激素水平正常者多为特发性多毛症,但仍需排除不典型或肿瘤早期;

1. 青春期起病、病史较长、进展缓慢且有家族聚集表现者常为家族性遗传性多毛症。

2. 中度以上多毛症(>15 分)、青春期后突然起病、进展迅速、男性化明显且血浆雄激素水平明显升高者需考虑肾上腺及妇科肿瘤引起。

3. 伴有月经失调、肥胖、黑棘皮病、痤疮、LH/FSH 比例失常、血浆雄激素水平轻至中度升高、卵巢 B 超示多囊样改变者需注意多囊卵巢综合征。

4. 伴有相应内分泌疾病的临床表现及激素分泌异常者为内分泌疾病(如库欣综合征、高泌乳素血症、生长素瘤、甲减等)继发性多毛症。

5. 有服药史者考虑为药物性多毛症。

(二)鉴别诊断

1. **毛发过多** 毛发的过度生长可能是遗传的结果,也可能是药物的副作用,常累及的范围广泛,并不局限于性征部位,血中雄激素水平一般也不高,常无需特殊处理或单纯美容疗法。

2. **多毛症不同病因的鉴别诊断** 已如上述。

(三) 临床类型

根据多毛症发生的病理生理,以及病因部位不同,可将多毛症分为以下几种临床类型:

1. **家族性遗传性多毛症** 多毛症呈家族聚集表现,青春期起病,可因血浆睾酮水平升高,或睾酮在毛囊中转化为双氢睾酮增多,或因毛囊对雄激素比较敏感,受体丰富所致。女性患者体毛比正常人略多,细而长,分布如男性,预后良好。

2. **肾上腺性多毛症** 包括肾上腺皮质腺瘤(包括分泌雄激素的肾上腺肿瘤)、库欣综合征及先天性肾上腺皮质增生症,属于继发性多毛症,常伴有其他激素分泌过多的临床表现,一般不难发现,男性化常更明显,如出现闭经、喉结、声音低沉、肌肉发达等。预后与具体病因能否去除有关。

3. **中枢性多毛症** 包括(1)大脑性多毛症,大脑损伤后如脑炎、多发性脑硬化症,松果体肿瘤及颅骨内板增生症等,部分患者雄激素分泌增多而诱发多毛症。(2)下丘脑与垂体性多毛症:下丘脑与垂体肿瘤促使肾上腺皮质增生或肢端肥大症均可引起多毛症。

4. **卵巢性多毛症** ①多囊卵巢综合征,是最常见的多毛症原因,由于胰岛素抵抗导致卵泡成熟障碍,卵巢芳香化酶、3β-羟类固醇脱氢酶受抑制及 P450C,17 和 20-裂解酶活性增强而使卵泡膜细胞增生,合成雄激素增多而发生多毛症。②卵巢肿瘤,如卵巢生殖细胞瘤、门细胞瘤、卵巢性索瘤及肾上腺残余细胞瘤等可合成分泌雄激素,引起多毛症与男性化表现。

5. **药源性多毛症** 一些药物如苯妥英钠、二氮嗪、米诺地尔和环孢霉素等,激素类药物如泼尼松等服用时间过长,剂量较大时均可引起多毛症。

6. **先天性胰岛素受体缺陷引起严重胰岛素抵抗综合征** ①A 型胰岛素抵抗综合征,其临床表现包括糖尿病、黑棘皮病、多囊卵巢综合征、多毛症及雄激素水平升高;②脂肪萎缩性糖尿病,可有糖尿病、皮下脂肪萎缩、肝大、甘油三酯升高、黑棘皮病和雄激素水平升高;③矮妖精貌综合征及 Rabson-Mendenhall 综合征,表现为宫内生长迟缓、空腹低血糖、面容及体格异常、糖尿病及酮症酸中毒、雄激素水平升高。这几种先天性严重胰岛素抵抗伴有显著高胰岛素血症,可引起卵泡膜细胞增生而合成分泌雄激素过多,发生多毛症及男性化表现。

7. 特发性多毛症　临床上比较常见,患者既无遗传家族史又无器质性病变,也无服药史,主要表现为多毛症而无特殊病因可寻,检查包括雄激素水平均属正常或轻度升高,一般预后良好。

【治疗对策】

(一)治疗原则

1. 寻找多毛症病因,尤其是继发性多毛症合并男性化表现明显者必须注意雄激素肿瘤引起可能。

2. 明确病因,及早治疗原发病或停止引起多毛症的药物。

3. 美容疗法及物理治疗。

4. 使用抑制卵巢雄激素分泌药物或拮抗雄激素作用的药物。

5. 心理治疗。

(二)治疗计划

1. 病因治疗　明确多毛症原因系因各种肿瘤(肾上腺皮质腺瘤、卵巢肿瘤、垂体瘤等)引起,应手术切除肿瘤,多毛症即可消失。对于迟发型先天性肾上腺皮质增生症,可使用糖皮质激素替代治疗,如泼尼松每晚 2.5 mg 口服,或用地塞米松 0.25～0.5 mg,每晚睡前口服,可有抑制雄激素分泌的作用。多囊卵巢综合征可使用二甲双胍、噻唑烷二酮类药物改善胰岛素抵抗。

2. 抑制卵巢雄激素分泌药物　①口服避孕药:多用于治疗特发性多毛症,可用复方炔诺酮片,每片含炔雌醇 0.35 μg 加炔诺酮 0.5 mg,1 次/d,21 天为 1 个周期,疗程约半年至 1 年。②酮康唑类药物:每天酮康唑 400 mg,分次口服,可用于治疗多囊卵巢综合征及特发性多毛症。

3. 其他拮抗雄激素作用的药物　①螺内酯(安体舒通):能竞争性与 5α-双氢睾酮(DHT)受体结合,并抑制 17α-羟化酶,使睾酮及雄烯二酮生成减少,且能加速睾酮转化为雄烯二酮。一般每天用量为 60～120 mg,分 3 次口服。②环丙孕酮(赛普龙):能竞争性与 DHT 受体结合,并有抑制 LH 的作用,使卵巢分泌的雌激素与雄激素均减少。一般每天用量为 12.5～50 mg,月经第 1～10 日服用,使用时同时采用雌激素替代疗法。③非那雄胺(保列治):为 5α-还原酶的特异性抑制剂,适用于特发性多毛和多囊卵巢综合征,每日 5 mg,副作用轻微。

4. 美容疗法与物理疗法　包括漂白、剃毛等美容手段,使用脱毛剂或上蜡剂等对多毛症治疗常显效,但会刺激皮肤。物理疗法主要是指激光脱毛,如应用红宝石、激光或 YAG 激光照射治疗,通过热损伤毁坏毛囊,副作用局部红肿、红斑、瘀斑、色素沉着。电解除毛法是向单个毛囊内插入电极破坏毛囊,但对技术要求较高,需多次治疗,费用较高。

5. 如多毛症状较轻且不伴其他内分泌异常者也可无需治疗。

6. 心理辅导　大多数多毛症预后良好,但因美容问题常使年轻女孩感觉自卑,因此在对症治疗的同时应给予适当的心理疏导。

(三)治疗方案

1. 肾上腺性多毛症　明确肾上腺疾病病因,若为肾上腺肿瘤引起者,手术切除肿瘤后多毛症可治愈;若为库欣病,可行垂体肿瘤切除或放射治疗,必要时行双侧肾上腺次全切除术;先天性肾上腺皮质增生症患者需服用强的松(5~7.5 mg/日)替代治疗以抑制ACTH对肾上腺刺激增生作用,从而减少肾上腺雄激素的分泌。

2. 卵巢性多毛症　多囊卵巢综合征患者可使用二甲双胍或噻唑烷二酮类药物改善胰岛素抵抗,若合并月经减少甚至闭经患者,还可联用雌激素及孕激素行周期序贯治疗。卵巢肿瘤者需行手术切除,必要时联合化疗。

3. 特发性多毛症　一般给予对症激光脱毛治疗,必要时加用抑制卵巢雄激素分泌的药物。

【病情观察及处理】

(一)病情观察要点

1. 多毛症出现的时间及进展速度　一般在青春期出现的多毛症多为遗传性家族性多毛症或特发性多毛症,通常进展较缓慢。在青春期后或中年以后出现的多毛症,尤其进展速度较快者须警惕分泌雄激素肿瘤或肾上腺癌引起的多毛症。

2. 多毛症的程度　轻度多毛症(Ferriman-Gallwey评分为8~15分)中约半数是特发性的,另外半数和多数得分较高的患者常伴雄激素水平明显升高,多囊卵巢综合征是最常见病因。

3. 伴随的其他临床表现　合并月经稀发、闭经、肥胖、卵巢多囊样改变者应考虑为多囊卵巢综合征;有满月脸、水牛背、紫纹、向心性肥胖等体征以及高血压、低血钾表现者应注意库欣综合征;男性化明显如雄性秃、肌肉发达、声音低沉、脂溢性皮炎者需考虑分泌雄激素的肿瘤。

(二)疗效判断与处理

1. 疗效判断

(1)治愈　对于肿瘤等通过手术切除或放化疗而根除病因的多毛症,一般根治术后多毛症可完全消退而不再出现,除非肿瘤复发。

(2)有效　美容疗法和物理治疗可在短期内使多毛症症状减轻,效果显著,但持久的症状缓解尚需配合药物治疗。通过改善胰岛素抵抗或使用抗雄激素药物治疗有效者,多毛症不再进展,辅以脱毛治疗者可见新生毛发生长的密度、速度及颜色等均较原来的终毛少而色浅。

(3)无效　对于病因无法去除的恶性肿瘤,或对抗雄激素药物不敏感者,多毛症状改善不明显,或脱毛后新生毛发仍快速生长。

2. 处理

(1)有效者　激光脱毛治疗单疗程可使毛发密度减少25%,若针对某一部位进行3~4个疗程可使该部位毛发密度降低30%左右,结合口服避孕药或抗雄激素药物使用,可使多毛症治疗持续有效。

(2)无效　经物理及药物治疗而多毛症效果不显者,需要进一步寻找病因,有无漏诊分泌雄激素肿瘤。

【预后评估】

1. 家族性遗传性多毛症　多不影响内分泌功能及生产生活能力,无肿瘤性病因,轻度多毛症者常无须特殊治疗,预后良好。

2. 肾上腺性多毛症　预后与病因的性质及能否去除有关,若为单侧肿瘤手术效果较好,术后多毛症常可治愈;先天性肾上腺皮质增生症,补充足量皮质激素也可抑制多毛症的进展;库欣病者多毛症常不突出,通过肾上腺或垂体手术,也可使多毛症明显缓解。

3. 卵巢性多毛症　对于多囊卵巢综合征患者,通过改善胰岛素抵抗、减轻体重等措施,常可使月经及排卵等内分泌功能改善,而对多毛症的治疗常需要联用拮抗雄激素药物治疗,但总体预后良好。卵巢肿瘤及时根治者,多毛症也可治愈。

4. 药源性多毛症　停止用药后多毛症也可缓解。

5. 先天性胰岛素受体缺陷所致的胰岛素抵抗综合征　病因无法去除,常规改善胰岛素抵抗的药物效果不显,多毛症常不突出,也不是影响患者生存的主要因素,可能需更关注患者的代谢异常,如胰岛β细胞功能失代偿所致的糖尿病及酮症酸中毒等。预后与受体基因缺陷的严重程度有关,如矮妖精貌综合征及Rabson-Mendenhall综合征预后较差。

6. 特发性多毛症　无肿瘤病因存在,雄激素水平常无明显升高,对药物治疗效果好,预后良好。

【出院随访】

1. 出院时带药　根据具体病因确定。能去除病因的肿瘤,出院时无须带药;多囊卵巢综合征需带二甲双胍或噻唑烷二酮类药物,必要时调整月经周期药物;特发性多毛症患者可带拮抗雄激素药物,如螺内酯、保列治或赛普龙等。

2. 定期检查项目与检查周期　多囊卵巢综合征患者需每月检查性激素组合及游离睾酮浓度,必要时复查妇科B超及检测排卵;肾上腺瘤尤其是分泌雄激素肿瘤引起者,术后可定期复查DHEAS,每半年至一年复查肾上腺B超必要时CT,以注意肿瘤复发;先天性肾上腺皮质增生症者,替代皮质激素后可定期复查ACTH、血浆睾酮及DHEAS浓度及17-KS。长期服用拮抗雄激素药物的患者还应定期检查肝肾功能及电解质等。

3. 定期门诊与取药　至少每1~3月门诊复诊及取药。

4. 出院应当注意的问题　服药后多毛症是否改善及其程度,判断药物的疗效;服药有无不良反应,必要时需返院抽血复查。

(黄知敏)

参　考　文　献

1　Somani N, Harrison S, Bergfeld WF. The clinical evaluation of hirsutism. Dermatol Ther, 2008, 21(5):376~391.

2　Martin KA, Chang RJ, Ehrmann DA, et al. Evaluation and treatment of hirsutism in premenopausal women: an endocrine society clinical practice guideline. J Clin Endocrinol Metab, 2008, 93(4):1105~1120.

3　Swiglo BA, Cosma M, Flynn DN, et al. Clinical review: Antiandrogens for the treatment of hirsutism: a systematic review and meta analyses of randomized controlled trials. J Clin Endocrinol Metab, 2008, 93(4):1153~1160.

4　Harwood K, Vuguin P, DiMartino-Nardi J. Current approaches to the diagnosis and treatment of polycystic ovarian syndrome in youth. Horm Res, 2007, 68(5):209~217.

5　Dawber RP. Guidance for the management of hirsutism. Curr Med Res Opin, 2005, 21(8):1227~1234.

6　Wiegratz I, Kuhl H. Managing cutaneous manifestations of hyperandrogenic disorders: the role of oral contraceptives. Treat Endocrinol, 2002, 1(6):372~386.

第14章 弥漫性结缔组织病

第一节 系统性红斑狼疮

【概述】

系统性红斑狼疮(systemic lupus erythematosus,SLE)是一种临床表现有多系统损害的慢性系统性自身免疫病,以产生多种自身抗体为其免疫学特点。SLE发病原因、发病机制尚不完全清楚,可能为内外因素激发存在遗传易感性的个体,导致机体免疫系统紊乱而发病。本病病程以病情缓解和急性发作交替为特点。本病好发于生育年龄女性,女:男比例为7~9:1,在儿童和老年该比例下降。

【诊断步骤】

(一)病史采集要点

1. 起病情况 可急性发作或隐匿发病,缓解与复发交替,全身症状包括全身乏力不适、发热、体重下降、厌食、萎靡不振和嗜睡。临床症状多样,患者间临床表现差异较大。早期症状往往不典型。

2. 主要临床表现

(1)皮肤黏膜 蝶形红斑是SLE特征性的改变,表现为鼻梁和双颧颊部呈蝶型分布的红斑。但SLE可出现多种多样的皮肤损害,除蝶形红斑外,还有光敏感、脱发、手足掌面和甲周红斑、盘状红斑、结节性红斑、网状青斑、雷诺现象等。SLE皮疹多无明显瘙痒。明显瘙痒者提示过敏,免疫抑制治疗后的瘙痒性皮疹应注意真菌感染。治疗中的SLE患者,若不明原因出现局部皮肤疼痛(常是灼痛),应警惕是带状疱疹感染的前兆,接受激素和免疫抑制剂治疗者易出现带状疱疹病毒的感染。

(2) 骨、关节与肌肉　关节痛常见,多呈对称性,可为游走性,也可有晨僵现象,但非侵蚀性,多不引起骨质破坏。治疗中的 SLE 患者出现髋关节隐痛不适,需注意无菌性股骨头坏死,多与激素副作用有关。肌痛和肌无力也常见,少数合并肌炎者肌酸磷酸激酶可明显增高。

(3) 肾脏　SLE 的临床肾损害各家报道不一,多在 50%～70% 之间,但肾活检显示几乎所有 SLE 均有病理学改变。狼疮性肾炎对 SLE 预后影响甚大,肾功能衰竭是 SLE 的主要死亡原因之一。狼疮性肾炎可表现出肾炎的全部临床类型,且不少 SLE 患者以肾炎为首发表现,所以临床上诊断"原发性肾炎"时,有必要常规作 SLE 的血清学检查,以免延误诊治。

(4) 肺脏　胸膜炎是 SLE 最常见的肺部临床表现,主要表现为咳嗽、胸痛和呼吸困难。约 1/3 的患者有胸腔积液,常为少量至中量(400～1 000 ml),极少出现大量胸腔积液,可为单侧或双侧,常为渗出性。患者可发生狼疮肺炎,表现为发热、干咳、气促,肺 X 线可见片状浸润阴影,多见于双下肺,有时与肺部继发感染很难鉴别。少数患者可出现肺间质性病变。其他少见的肺脏表现包括肺动脉高压、肺栓塞、肺泡出血、气胸、挛缩肺现象。

(5) 心血管系统　约 30% 患者有心血管表现,包括心包炎、心肌炎、心内膜炎、冠状动脉病变。约 10% 可发生周围血管病变,如血栓性血管炎等。

(6) 神经精神系统　SLE 神经精神系统受累率为 20%～70%,分为神经系统表现(中枢神经、脑神经和周围神经)和精神表现。临床可表现为癫痫、脑血管意外、脊髓病变、颅内压增高、头痛、各种运动障碍、脑神经受累、外周性神经炎、自主神经受累、精神病、器质性大脑综合征、情感障碍和神经症反应,大多数患者同时表现多种神经、精神表现。

(7) 血液系统及网状内皮系统　SLE 的血液系统受累表现为贫血、白细胞减少、血小板减少等。30%～78% 的 SLE 患者出现淋巴结病,可单发或多发,多见于颈部和腋下。淋巴结病理往往表现为淋巴组织反应性增生,少数为坏死性淋巴结炎。约 15% 患者有脾大。

(8) 胃肠系统　SLE 可出现恶心、呕吐、腹痛、腹泻或便秘,其中以腹泻较常见,可伴有蛋白丢失性肠炎,是继狼疮性肾炎之后导致 SLE 低蛋白血症的另一个主要原因。活动期 SLE 可出现严重腹痛、腹膜炎、肠系膜血管炎等类似急腹症表现,甚至被误诊为胃穿孔、肠梗阻而手术探查。SLE 以急腹症为主要表现者相对不常见,但以之为首发表现者往往被误诊误治。SLE常见肝酶增高,仅少数出现严重肝损害和黄疸。

(9) 内分泌系统　大多SLE患者雌性激素增多、雄性激素减少,女性患者多有月经不调;SLE患者发生甲状腺疾病、胰岛素依赖型糖尿病的概率增大。另外,应用激素也可使患者易发生糖尿病;SLE发生肾上腺功能不全多继发于皮质激素突然停用,或由于抗磷脂抗体综合征导致的肾上腺皮质血管栓塞或肾上腺皮质出血。

(10) 眼、耳鼻喉　干燥综合征是指口干、眼干及其相关的基础疾病,SLE患者可出现干燥综合征的临床表现。约15%患者有眼底变化,如出血、乳头水肿、视网膜渗出物等。其原因是视网膜血管炎。另外血管炎可累及视神经,两者均影响视力。重者可在数日内致盲。早期治疗,多数可逆转。听觉器官受累在SLE少见,偶有浆液性中耳炎、前庭炎及听神经受累导致耳鸣、耳聋的报道。

(二) 体格检查要点

1. 一般检查　面颊部可见蝶形红斑、盘状红斑、鳞屑性斑丘疹和环形及多环形红斑、大疱、荨麻疹、肢端发绀、网状青斑、甲周红斑、狼疮样冻疮等皮疹。还可有脱发、黏膜溃疡;如合并干燥综合征,可有龋齿、牙齿脱落等;如合并血小板减少,皮肤可见出血点、瘀斑;如侵及关节,还可见到关节轻度肿胀、压痛等体征。

2. 各系统检查　对于有肾脏受累的患者,需注意血压的变化、是否有浮肿的体征;对于心脏受累的患者,听诊时注意有无心音减弱、心包摩擦音、心瓣膜杂音等;对于有肺部受累的患者,体检注意听诊是否可闻及胸膜摩擦音、双肺底部的爆裂音、肺动脉瓣区第二心音是否亢进,以及单侧呼吸音是否减弱;弥漫性腹膜炎查体可有全腹压痛,少数患者出现腹水征;若有神经系统受累,应进行相应的神经科体检;若有网状内皮系统受累时,查体可发现脾大、浅表淋巴结肿大。

(三) 门诊资料分析

1. 常规检查　血常规检查可有贫血、白细胞减少、血小板减少;肾脏受累时,尿液分析可显示蛋白尿、血尿和细胞、颗粒管型;红细胞沉降率在SLE活动期增快,而缓解期可降至正常。

2. 其他常规检查　50%的患者伴有低白蛋白血症,30%的SLE患者球蛋白升高,尤其是γ球蛋白升高。

(四) 进一步检查项目

1. 补体　疾病处于活动期时,补体水平常降低,原因是免疫复合物的形成消耗补体和肝脏合成补体成分能力的下降,单个补体成分C3、C4和总补体溶血活性在疾病活动期均可降低。

2. 自身抗体　在临床上抗核抗体(ANA)检测实际上是指总抗核抗体的检测，是结缔组织病的一项极其重要的筛选试验，见于几乎所有的 SLE 患者。ANAs 包括一系列针对细胞核中抗原成分的自身抗体。其中，抗双链 DNA(ds-DNA)抗体的特异性高达 95%，而敏感性仅 70%，它与疾病活动性及预后有关；抗 Sm 抗体的特异性高达 99%，但敏感性仅 25%，该抗体的存在与疾病活动性无明显关系，不代表疾病活动性；抗核糖体 P 蛋白抗体与 SLE 的精神症状有关；抗单链 DNA、抗组蛋白、抗 RNP、抗 SSA 和抗 SSB 等抗体也可出现于 SLE 的血清中，但特异性低，也见于其他自身免疫性疾病。抗 SSB 可能与继发干燥综合征有关。

3. 其他自身抗体　抗磷脂抗体(包括抗心磷脂抗体和狼疮抗凝物)与抗磷脂综合征(抗磷脂抗体阳性、血栓形成、习惯性流产、血小板减少等)有关；抗红细胞抗体与溶血有关；抗血小板抗体与血小板减少有关；抗神经原抗体与神经精神性狼疮有关。另外，SLE 患者还常出现血清类风湿因子阳性。

4. 皮肤狼疮带试验　免疫荧光染色可见 SLE 患者皮肤的表真皮交界处有免疫球蛋白(IgG、IgM、IgA 等)和补体(C3、C1q 等)沉积，形成一条荧光带，故称为狼疮带试验。正常暴露皮肤的阳性率约 70%，皮肤狼疮带试验对 SLE 的特异性较高。

5. 肾脏穿刺病理　对狼疮肾炎的诊断、治疗和预后估计均有价值，尤其对指导狼疮肾炎的治疗有重要意义。肾脏免疫荧光特征性表现为各种免疫球蛋白及补体均为阳性，即所谓的"满堂红"现象。

	WHO 分型	光镜	免疫荧光(Ig 或补体沉积)	电镜(电子致密物沉积)
微小病变型	Ⅰ型	正常	(−)	(−)
系膜增殖性狼疮性肾炎	Ⅱ型：Ⅱa	正常	系膜区(++)	系膜区(++)
	Ⅱb	弥漫性系膜区增殖	系膜区(++)	系膜区(++)
局灶节段增殖性狼疮性肾炎	Ⅲ型	弥漫性系膜区增殖伴局灶节段性加重、节段性坏死、透明栓子	系膜区(+++) 内皮下(+)	系膜区(+++) 毛细血管袢(+) 内皮下(+)
弥漫增殖性狼疮性肾炎	Ⅳ型	弥漫性系膜细胞、内皮细胞增生，系膜细胞插入到基膜与内皮细胞之间，新月体形成、还可见金属圈、苏木紫小体、透明血栓等	系膜区(+++) 内皮下(+++) 上皮下(+++)	系膜区(+++) 毛细血管袢(++) 内皮下(+++) 上皮下(+++) 肾小管和间质(+)

续表

WHO分型	光镜	免疫荧光(Ig 或补体沉积)	电镜(电子致密物沉积)
膜性狼疮性肾炎 V型	肾小球基底膜增厚	系膜区(+++) 上皮下(+++)	系膜区(+++) 上皮下(+++)
肾小球硬化性狼疮性肾炎 VI型	IV型、V型的表现,伴肾小球硬化	系膜区(+)	系膜区(+)
狼疮性间质性肾炎	显著的肾小管及间质的损害,而肾小球损害较轻	小管基质膜(++)	小管基质膜(++)

6. 精神神经系统受累特殊辅助检查

(1)脑脊液检查 中枢神经狼疮患者(尤其是活动性中枢神经狼疮患者)脑脊液存有异常,较常见的为脑脊液蛋白质升高,其次为细胞数增多,糖降低少见。同时对脑脊液进行细菌培养、吉姆萨染色,排除细菌感染的可能。脑脊液的其他检查有补体、IgG、抗神经元抗体、抗淋巴细胞抗体、C-GMP、P 物质、β2 微球蛋白、IL-6 等测定。

(2)影像学检查 CT 可发现脑萎缩(大多为大脑沟周围萎缩,属激素诱导性或疾病本身导致)、基底节及脑室周围钙化、硬膜下积液及梗死灶;MRI 在梗死和出血定位、发现局灶病变、确定水肿方面优于 CT,而 CT 在确定脑萎缩方面优于 MRI。脑血管造影多在无创检查不能确定病变的情况下应用,可发现受损部位血管病变或血管炎。

【诊断对策】

(一)诊断要点

根据患者出现多器官功能损伤,有面部皮疹、肾脏损害、血液系统损害等表现可初步怀疑系统性红斑狼疮。1997 年美国风湿病学会 SLE 修订分类标准:

1. 颊部红斑;
2. 盘状红斑;
3. 光过敏;
4. 口腔溃疡;
5. 关节炎;
6. 浆膜炎(胸膜炎或心包炎);

7. 肾脏病(蛋白尿＞0.5 g/24 h 或＞＋＋＋,或管型:红细胞、颗粒或混合管型);

8. 神经系统异常(癫痫发作或精神病,除外药物或已知的代谢紊乱);

9. 血液学异常(溶血性贫血,或白细胞＜4×10^9/L,或淋巴细胞＜1.5×10^9/L,或血小板＜100×10^9/L);

10. 免疫学异常:抗 dsDNA 抗体阳性,或抗 Sm 抗体阳性,或抗磷脂抗体阳性(包括抗心磷脂抗体阳性、或狼疮抗凝物、或至少持续 6 个月的梅毒血清试验假阳性三者中具备一项阳性;

11. 抗核抗体阳性。以上 11 项先后或同时至少有 4 项阳性者可归类为 SLE。

(二)鉴别诊断要点

注意与一些临床表现和辅助检查结果相似的疾病进行鉴别诊断。

1. 类风湿关节炎　SLE 较类风湿关节炎发病年龄为早,多为青年女性,关节病变的表现如疼痛、肿胀、晨僵等均较 RA 患者轻且持续时间短;SLE 患者的关节病变一般为非侵蚀性,不遗留关节畸形。SLE 患者具有特征性的皮疹,绝大多数患者有肾脏病变,ANA 阳性率很高,抗 ds-DNA 抗体、抗 Sm 抗体阳性高度提示 SLE 的诊断。

2. 多发性肌炎或皮肌炎　一些 SLE 患者可出现类似多发性肌炎或皮肌炎症状,易与之相混淆,但 SLE 患者的肌痛多较轻,肌酶谱多为正常,肌电图也无特异性的改变。另一方面,多发性肌炎或皮肌炎患者肾脏病变和神经系统表现较少见,抗 ds-DNA 抗体和抗 Sm 抗体均为阴性,可将二者区别开来。有些患者可同时发生 PM/DM 和 SLE,称为重叠综合征。

3. 结节性多动脉炎　结节性多动脉炎(PAN)患者有皮肤、关节病变,中枢神经系统和消化系统也常被累及,需与 SLE 相鉴别。结节性多动脉炎的病理表现多见于中等大小的动脉,小动脉少见,而 SLE 引起的血管炎则以小血管为主。结节性多动脉炎患者的皮肤改变多为皮下结节,关节病变多表现为大关节肿痛,外周血白细胞计数常升高,ANA 与 RF 阳性者少见,也与 SLE 不同。

4. 混合性结缔组织病　SLE 应与混合性结缔组织病(MCTD)相鉴别。MCTD 临床表现有雷诺现象、关节痛或关节炎、肌痛,肾脏、心、肺、神经系统均可受累,ANA 呈现高滴度斑点型,但与 SLE 相比,MCTD 双手肿胀、肌炎、食管运动障碍和肺受累更为多见,抗 U1RNP 抗体呈高滴度,而严重的肾脏和中枢神经系统受累较 SLE 少见,抗 ds-DNA 抗体和抗 Sm 抗体通常阴性,血清补体水平不低。

5. 系统性硬化　系统性硬化(SSc)可累及全身多个系统,尤以雷诺现象、皮肤、肺部、消化道和肾脏表现突出,ANA 阳性率很高,但其皮肤表现特异,肺部受累多见,可有抗 Scl-70 抗体阳性,而血液系统受累极少见,中枢神经系统表现较少,一般无抗 Sm 抗体阳性,可与 SLE 鉴别。此外,皮肤活检对两者的鉴别有很大帮助。

6. SLE 各系统症状,尤其是出现发热时,应常规鉴别有无感染的情况。此外,SLE 还应与原发性干燥综合征、风湿热、贝赫切特病及血清病等相鉴别。

【治疗对策】

(一)治疗原则

1. SLE 的发病形式多种多样,受累器官不一,患者的病情轻重程度各有差异,并发症不同,病情进展难以预料,所以对每一患者必须依据其病情制定具体的治疗方案。

2. SLE 一旦确诊后,应该根据病情早期使用糖皮质激素或联合使用免疫抑制剂积极治疗。

3. SLE 目前还没有根治的方法,加之病情复杂多变,故应终生严密跟踪观察,根据病情变化随时调整治疗方案。大多数患者需长期用药维持。

4. 对于任何应激事件,如妊娠、流产、手术、意外的精神及机体创伤,均应加强预防措施或及时进行紧急治疗。

(二)治疗计划

1. 一般治疗

(1)进行心理治疗,使患者树立乐观情绪。

(2)急性活动期要卧床休息,病情稳定的慢性患者可适当工作。

(3)避免强日光暴晒和紫外线照射。

(4)及早发现和治疗感染。

(5)避免使用可能诱发狼疮的药物。

2. 糖皮质激素 一般选用泼尼松、泼尼松龙或甲泼尼龙,只有鞘内注射时选用地塞米松。对不甚严重的病例,可用泼尼松或泼尼松龙,每日 1 mg/kg,晨起顿服。6~8 周后逐渐减量,每 1~2 周减 10%,减至小剂量时(每日 0.15 mg/kg),不良反应已不大。对于急性爆发性危重 SLE(如急性肾衰竭、严重溶血性贫血等),可采用激素冲击疗法(即用甲泼尼龙 500~1 000 mg,溶于葡萄糖液中,缓慢静脉滴注,1 次/d),连用 3 d,疗程间隔期 5 天以上,接着按上述剂量使用泼尼松,这样能较快控制 SLE 爆发。常见副作用包括:脸红、失眠、头痛、乏力、血压升高、短暂的血糖升高;严重副作用包括:感染、上消化道大出血、水钠潴留、诱发高血压危象、诱发癫痫大发作、精神症状、心律失常等。有因注射速度过快导致突然死亡的报道，所以甲基泼尼松龙冲击治疗应强调缓慢静脉滴注60分钟以上，用药前需注意水-电解质和酸碱平衡。甲基泼尼松龙冲击疗法只能解决急性期的症状，疗效不能持久，必须与环磷酰胺冲击疗法配合使用，否则病情容易反复。

3. 免疫抑制剂

(1)环磷酰胺(CTX) 是治疗SLE最常用的免疫抑制剂，一般用于有脏器或组织损害者，如狼疮性肾炎、神经精神狼疮、血管炎、肺间质病变等。环磷酰胺的用法目前尚未统一，可静脉冲击治疗，也可口服治疗。标准的环磷酰胺冲击疗法是：$0.5～1.0\ g/m^2$体表面积，加入生理盐水中静脉滴注，每月1次。多数患者6～12个月可以缓解病情而进入巩固治疗阶段。也有学者主张每2周冲击治疗1次，虽然可提高疗效，但治疗风险也相应增高，主要针对病情危重，并在专科医生的密切监视下方可采用。由于各人对环磷酰胺的敏感性存在个体差异，年龄、病情、病程和体质使其对药物的耐受性有所区别，所以治疗时应根据患者的具体情况，掌握好剂量和冲击间隔期。白细胞计数对指导治疗有重要意义，治疗中应注意避免导致白细胞过低，一般要求白细胞低谷不小于$3.0×10^9/L$。环磷酰胺冲击治疗对白细胞影响有一定规律，一次大剂量环磷酰胺进入体内，第3天左右白细胞开始下降，7～14天至低谷，21天左右恢复正常。对于间隔期少于3周者，应更密切注意血象监测。除白细胞减少和诱发感染外，环磷酰胺冲击治疗的副作用主要包括：性腺抑制(尤其是女性的卵巢功能衰竭)、胃肠道反应、脱发、肝功能损害，少见远期致癌作用(主要是淋巴瘤等血液系统肿瘤)，出血性膀胱炎、膀胱纤维化和膀胱癌在长期口服环磷酰胺治疗者常见，而间歇环磷酰胺冲击治疗罕见。

(2)硫唑嘌呤(AZA) 与激素联合治疗狼疮性肾炎也有效，但效果不如环磷酰胺，临床上主要用于病情轻中度患者和帮助激素减量。剂量为每日口服$1～2\ mg/kg$。硫唑嘌呤不良反应相对较CTX少，主要是骨髓抑制、肝损害、胃肠道反应等。

(3)霉酚酸酯(MMF) 剂量为$0.75～1\ g$，每日2次口服。本药可与激素或其他免疫抑制剂同时应用，跟环磷酰胺比较，不良反应较少，患者耐受性更好。但有报道，与环磷酰胺相比，应用此药后，狼疮性肾炎的复发率明显上升。

(4)环孢霉素A(CSA) 在SLE中主要用于治疗狼疮性肾炎、血管炎等。在需用CTX的病例，由于血白细胞减少而暂不能使用者，可用本药暂时替代。常用剂量为$3～5\ mg/(kg·d)$，分2次服。其副作用如对肾、肝的损害限制了其应用。

(5)来氟米特(LEF) 研究表明，LEF联合激素治疗SLE可以减轻SLE的活动度。

4. 静脉注射大剂量免疫球蛋白(IVIG)　本疗法是一种强有力的辅助治疗措施,适用于某些病情严重而体质极度衰弱者或(和)并发全身性严重感染者。一般每日 0.4 g/kg,静脉滴注,连用 3~5 天为一疗程。

5. 造血干细胞移植(HSCT)　HSCT 是通过超大剂量的放、化疗预处理破坏患者的造血和免疫系统后,输入异体或自体造血干细胞,重建造血和免疫系统,以达到根治某些疾病的目的。在风湿科临床的应用,被认为是有希望长时间缓解风湿病情的治疗手段之一。

6. 血浆置换术　其原理为除去特异性自身抗体、可溶性免疫复合物以及参与组织损伤的非特异炎症介质和免疫活性物质,并能改善单核-巨噬细胞系统清除循环免疫复合物的能力。血浆置换术可以用来治疗狼疮性肾炎危象,以及不常见的 SLE 并发症,例如血栓性血小板减少性紫癜,冷球蛋白血症。

7. 生物制剂治疗　目前应用糖皮质激素和免疫抑制剂联合治疗可使大多数患者病情缓解,改善预后。但仍有少数患者对于传统的免疫抑制剂治疗无效或效果差,属于难治性狼疮。近年来,随着对 SLE 发病机制进一步的深入研究,针对发病机制中某一环节或影响发病及疾病进展的关键分子的选择性靶向治疗已成为治疗的新方向,以生物技术为基础的多种生物制剂的研发及应用已经成为自身免疫性疾病治疗研究的热点。研究表明,生物制剂对 SLE 有较好的安全性及临床疗效,尤其是针对 B 淋巴细胞的靶向治疗。

1)针对 B 淋巴细胞的靶向治疗　B 细胞靶向治疗的靶点包括:B 细胞特异性分子,如 CD19、CD20、CD22;参与 B 细胞增殖及反应的因子,如 BAFF/BLyS 及其受体、IL-6;参与 B 细胞与其他免疫细胞相互作用的细胞表面分子,如 CD154 (CD40L)、CD80/86、CTLA-4 等。目前使用较多的是抗 CD20 单抗(rituximab,利妥昔单抗)。抗 CD20 单抗是一种由鼠抗人 B 细胞 CD20 高变区、人 IgG 和 κ 恒定区组成的人鼠嵌合抗体,可选择性结合 B 细胞表面 CD20 抗原,引发 B 细胞溶解。抗 CD20 单抗在 SLE 治疗中的研究表明,单用抗 CD20 单抗可清除 B 细胞,对 SLE 症状,如红斑、乏力和关节炎的改善显示有效;但无助于抗 dsDNA 抗体滴度的下降,而且免疫球蛋白仅有轻度降低。此外,抗 CD20 单抗联合 CTX 和甲泼尼龙治疗难治性活动性狼疮肾炎,临床症状明显好转,乏力、关节痛/关节炎、浆膜炎和皮肤血管炎症状有明显改善。

其他尚在研究中的还有抗 CD22 单抗(epratuzumab)、抗 BLyS/BAFF 单抗、TACI-Ig(atacicept)、LJP394、Edratide、CTLA4-Ig 等药物,其疗效还有待进一步研究。

2)针对其他分子的靶向治疗

除了上述针对 B 细胞的靶向治疗外,有关 SLE 生物靶向治疗的新进展还包括针对 TLR(Toll-likereceptor,Toll 样受体)和 α-干扰素(IFN-α)的靶向治疗,如 TLR 抑制复合物(IRS 954)和抗 IFN-α 单抗(MEDI-545)。

另外,肿瘤坏死因子 α(TNF-α)拮抗剂在 SLE 治疗中的研究亦有新进展。目前应用于临床的 3 种 TNF-α 拮抗剂中,以英夫利昔单抗(infliximab)联合低剂量的硫唑嘌呤/甲氨蝶呤加小剂量激素治疗狼疮性肾炎,可使蛋白尿迅速降低,但是只能短暂缓解血管炎,同时可引起抗 dsDNA 抗体浓度的增加;另外,应用英夫利西治疗难治性光过敏皮损的狼疮患者,皮肤损害可以显著改善甚至消失,并可维持一段时间。

(三)治疗方案的选择

1. 仅有实验室免疫学异常,而无临床症状,也无血象、尿蛋白及尿红细胞异常的患者,可严密观察病情变化,暂不用药。这类患者大多有家族史,其中约有 50% 仅表现免疫学异常,终生不发病。不过,应激事件有可能激发疾病的发生,故应严密观察,定期随访。

2. 对有免疫学异常及仅有颊部红斑,而无脏器损害及周身症状者,则可试用不含氟的糖皮质激素进行局部治疗,或加用氯喹或羟氯喹,并严密观察,必要时加用糖皮质激素。

3. 有免疫异常,并出现全身症状者,需用糖皮质激素,必要时加用免疫抑制剂。

4. 有全身症状,并出现脏器损害或血管炎改变时,应用糖皮质激素加免疫抑制剂治疗。

5. 如果出现血小板严重降低、大量尿蛋白、肾脏功能受损、中枢神经系统损害或严重的血管炎病变等,则提示患者处于狼疮病情重度活动和伴有重要脏器受损,应及时给予积极的治疗。在确诊没有感染的情况下,可以给予甲泼尼龙冲击,并可同时用环磷酰胺或其他免疫抑制剂冲击治疗。将其作为急症处理,以防止患者的病情进一步加重而危及生命。

【病情观察及处理】

(一)病情观察要点

1. 治疗期间定期观察血象、尿常规、肝功能,以及有无新出现的症状。
2. 定期复查 dsDNA 滴度、补体水平。
3. 注意观察药物的副作用。

在使用环磷酰胺等免疫抑制剂时需要注意观察血象变化,白细胞低于 $3 \times 10^9/L$ 时要停药,待白细胞升至正常时再继续用免疫抑制剂。

(二)疾病的活动性

有多种标准来作这方面的评估。现用的标准有 SLEDAI、SLAM、LACC、BILAG 等。其中 SLEDAI 较为简明实用,内容如下:抽搐(8分)、精神异常(8分)、脑器质性症状(8分)、视力下降(8分)、颅神经受累(8分)、狼疮头痛(4分)、脑血管意外(8分)、血管炎(8分)、关节炎(4分)、肌炎(4分)、管型尿(4分)、血尿(4分)、蛋白尿(4分)、脓尿(4分)、新出皮疹(2分)、脱发(2分)、发热(1分)、血小板减少(1分)、白细胞减少(1分)。根据患者前10天内是否出现上述症状而记分,总分小于或等于9分者,多为非活动期;症状越多,分数越高,则活动程度越高。

(三)疗效判断和处理

1. 疗效判定

(1)缓解 治疗3个月内主、次症状消失,检验指标完全符合缓解条件,连续服药能保持缓解,检验指标趋于完全正常。

(2)显效 治疗3个月内 SLEDAI 下降≥2/3,检验指标基本符合缓解条件,连续服药病情稳定。

(3)有效 治疗3个月内 SLEDAI 下降≥1/3但<2/3。检验指标有部分符合缓解条件。

(4)无效 治疗3个月内主、次症状虽有所改善,但是不稳定,SLEDAI 下降<1/3,并且可见活动指征者。

2. 处理

(1)有效者 可继续原方案治疗,使用激素者可逐渐减量,并以副作用最小的慢作用药来维持治疗。

(2)病情反复或进展 调整治疗方案,可联合应用其他免疫抑制剂或生物制剂治疗。

【预后评估】

与过去相比,SLE 的预后已显著提高。1年存活率96%,5年存活率85%,10年存活率已超过75%。急性期患者的死亡原因主要是 SLE 的多脏器严重损害和感染,尤其是伴有严重神经精神性狼疮和急进性狼疮性肾炎者;远期死亡的原因多是慢性肾功能不全和药物(尤其是长期使用大剂量激素)的副反应。血肌酐增高、尿蛋白≥3.5 g/24 hr 持续3个月以上、伴有高血压等是狼疮性肾炎预后不良的临床指征。

【出院随访】

1. 出院后每2周来医院门诊复查一次。
2. 及早发现和治疗感染。
3. 避免强日光暴晒和紫外线照射。
4. 避免使用可能诱发狼疮的药物。
5. 定期服药,不得随意减药或停药。
6. 服药期间或病情未稳定的情况下严格避孕。

(陈冬莹　梁柳琴)

第二节　类风湿关节炎

【概述】

类风湿关节炎(rheumatoid arthritis,RA)是以慢性、进行性关节滑膜病变为特征的系统性自身免疫病。主要表现为对称性、进行性、侵蚀性多关节炎。关节滑膜慢性炎症、增生形成血管翳,侵犯关节软骨、软骨下骨、韧带和肌腱等,造成关节软骨、骨和关节囊破坏,最终导致关节畸形和功能丧失。部分患者可出现发热、贫血、皮下结节及淋巴结肿大、内脏损害等关节外表现。RA的发病机制和病因还不完全明确,可能是具有遗传体质的个体,在环境因素影响下或微生物感染后,产生一系列的免疫反应,从而导致RA的发病。RA是一种致残率很高的疾病,因而,早期诊断、早期治疗尤为重要,规范化的治疗可使绝大部分患者的病情得到缓解。我国RA发病率约为0.32%～0.36%,可发生于任何年龄,但发病高峰在35～50岁,男女比例约为1:3。

【诊断步骤】

(一)病史采集要点

1. **起病情况**　RA患者临床表现多种多样,一般呈隐袭性起病,先有几周到数月的乏力、纳差、体重减轻、低热、手足麻木等前驱症状,部分患者起病急骤,于数日或数周内出现显著的关节症状。

2. 主要临床表现

(1) 关节表现　RA 所侵犯的关节多为有滑膜组织的可活动关节,以腕、掌指及近端指间关节及足关节累最多见,其次为肘、肩、踝、膝、颈、颞颌及髋关节等。脊柱关节中除颈椎有滑膜可受累外,极少累及胸、腰及骶椎关节。常见:

① 晨僵:即关节长期不运动后出现活动障碍、僵直感,持续超过 1 小时。

② 关节肿胀:多为对称性,以手近端指间关节、掌指关节和腕关节受累最多见。

③ 关节痛:常为最早的症状,多呈对称性、持续性,偶尔呈游走不定的多关节疼痛。

④ 特殊关节受累:颈椎:颈部疼痛或神经症状;环杓关节:声嘶、喉部闷胀感、异物感和局部疼痛;颞颌关节:下颌疼痛;听小骨:听力减退或丧失;胸锁关节:局部疼痛肿胀。

(2) 关节外表现　包括类风湿结节、类风湿血管炎等皮肤损害;脊髓或周围神经受压迫;进行性气促、干咳等肺间质病变表现;渗出性胸水;少数可以出现症状性心包炎。贫血较常见,Felty 综合征是指类风湿关节炎患者伴有脾大、中性粒细胞减少,有的甚至有贫血和血小板减少。常继发干燥综合征,患者伴有口干、眼干等症状。少数患者可出现蛋白尿、牙龈肿胀、舌头增大等症状,需注意继发淀粉样变。

3. 鉴别诊断相关病史　如既往有无风湿热病史,起病时有无尿道炎、肠炎、皮疹等,有无家族史。

(二) 体格检查要点

1. 皮肤　轻至中度贫血貌;类风湿结节,好发于关节隆突部及受压部位的皮下,质硬,无痛,对称分布;类风湿皮肤血管炎,可表现为皮肤溃疡,坏疽性脓皮病,网状青斑等。

2. 关节　注意受累关节的部位、数目,是否对称,关节有无肿胀,压痛,有无典型的 RA 关节畸形,如尺侧偏斜、天鹅颈畸形、纽扣花畸形等。有无皮肤色素沉着。

3. 肝脾淋巴结肿大。

4. 其他　呼吸困难、发绀、精神异常等肺功能不全体征,胸腔积液,心包炎,胃肠道受累的相应体征,巩膜炎等。

(三) 门诊资料分析

1. 自身抗体

(1) 类风湿因子(rheumatoid factor, RF)　RA 患者 70%～80% RF 阳性,但

RF不能作为诊断RA的唯一指标。病毒或细菌性感染性疾病、其他自身免疫性疾病(如干燥综合征、SLE等)、高球蛋白血症、慢性肺结核、寄生虫病以及恶性肿瘤等均可呈现阳性反应。另外,约5%左右的正常人可出现RF的低滴度阳性,而且随年龄的增长,阳性率有所上升。RF对RA的诊断特异性随下列因素而增强:①滴度较高。②多次检测均为阳性。③IgG、IgA、IgM型3种类型都是阳性。

(2)自身抗体ANA谱 用于鉴别诊断其他风湿性疾病,如系统性红斑狼疮、混合性结缔组织病、干燥综合征等。

2. 血常规 有轻到中度贫血,多为正细胞正色素性贫血。活动期血小板增高,白细胞分类多正常。

3. 炎症活动指标 疾病活动期可有红细胞沉降率增快和血清C反应蛋白增高。

4. 补体 急性期可正常或轻度升高。

5. 受累关节X线平片。

类风湿关节炎X线进展的分期见下表:

类风湿关节炎X线进展的分期		
Ⅰ期(早期)	1	X线检查无破坏性改变
	2	可见骨质疏松
Ⅱ期(中期)	1	骨质疏松,可有轻度的软骨破坏,有或没有轻度的软骨下骨质破坏
	2	可见关节活动受限,但无关节畸形
	3	邻近肌肉萎缩
	4	有关节外软组织病损,如结节和腱鞘炎
Ⅲ期(严重期)	1	骨质疏松加上软骨或骨质破坏
	2	关节畸形,如半脱位,尺侧偏斜,无纤维性或骨性强直
	3	广泛的肌萎缩
	4	有关节外软组织病损,如结节或腱鞘炎
Ⅳ期(末期)	1	纤维性或骨性强直
	2	Ⅲ期标准内各条

(四)进一步检查项目

1. 对于早期不典型的类风湿关节炎患者可行以下自身抗体的检查:

(1)抗角蛋白抗体(AKA) AKA在早期RA,甚至在出现临床症状之前数年就可查出。见于34%RF阴性的患者。它是类风湿关节炎最特异的标记物,特异性高达80%～100%,但敏感性较差,仅有25%～59%的患者阳性。AKA与RA病情严重程度和活动性有一定关系。

(2)抗核周因子抗体(APF) 特异性不及AKA,但敏感性较好,见于49%～91%的患者。与AKA相似,也用于早期、不典型患者的诊断。

(3)抗RA-33抗体 敏感性为35%～45%,特异性为90%。

(4)抗Sa抗体 RA的另一种特异性自身抗体,敏感性为32%～43%。在有关节破坏的RA患者中,此抗体的阳性率可达68%。见于27% RF阴性RA患者。

(5)抗环瓜氨酸肽抗体(抗CCP抗体)对RA的敏感性为46%,特异性为90%以上。此抗体可在关节炎早期出现,并与骨关节的破坏相关。

2. 影像学检查 CT检查的优点是图像相对清晰,主要用于发现骨质病变,对软组织及滑膜效果不佳。MRI是目前最有效的影像学方法,对早期病变敏感,尤其是关节腔内的变化。

3. 滑液检查 RA患者的滑液一般呈炎性特点,白细胞总数可超过10 000个/mm³。个别早期RA患者,滑液内单个核细胞占多数。滑液内可测出RF、抗Ⅱ型胶原抗体及免疫复合物。补体C3水平多下降,而C3a和C5a可升高。

4. 关节镜及针刺活检 关节镜可直接观察滑膜、软骨、半月板与韧带的形态结构,并可对病变组织取活检。针刺活检是一种操作简单、创伤小的检查方法,通过穿刺取滑液和滑膜,可以方便快速地大大检查和治疗的目的。

5. 病理 受累关节的滑膜增生、增厚,在滑膜与软骨或骨交界处,形成血管翳(是一种以血管增生和炎性细胞浸润为特征的肉芽肿组织,电镜下可见增生的滑膜呈指状突起)。类风湿结节病理表现:结节中心为纤维素样坏死组织,周围有上皮样细胞浸润,排成环状,外被肉芽组织,肉芽组织间有大量的淋巴细胞和浆细胞。滑膜组织增生、血管翳和肉芽组织形成是RA特异性的病理改变。

【诊断对策】

(一)诊断要点
美国风湿病学会1987年类风湿关节炎分类标准

1. 晨僵 关节内或关节周围晨僵持续至少1 h,病程持续至少6周。

2. 3个或3个以上关节炎 14个关节区中至少有3个同时出现肿胀或积液(不是单纯的骨质增生),持续至少6周。这14个关节区是:双侧近端指间关节、掌指关节及腕、肘、膝、踝和跖趾关节。

3. 手部关节关节炎　腕、掌指关节和近端指间关节至少1处肿胀,持续至少6周。

4. 对称性关节炎　身体双侧相同关节区同时受累(近端指间关节或掌指关节关节区受累时可以不是完全对称),持续至少6周。

5. 类风湿结节　伸侧、关节周围或骨突出部位的皮下结节。

6. 类风湿因子阳性。

7. 影像学改变　手及腕部前后位摄片有骨质侵蚀或骨质疏松。

符合以上7项中的4项便可确诊。

此分类标准适用于典型的及中晚期的RA患者,而对于早期及不典型的病例较难诊断。有时RA的早期仅出现1或2个关节不对称的肿胀、疼痛,甚至只表现疼痛而无肿胀。最早受累的关节常为腕、掌指关节和近端指间关节,尤其是腕背部肿胀(伸肌腱鞘内)。出现以上关节肿胀应进一步检查,包括检测RF、ESR、CRP、ANAs,以及抗RA33抗体、APF及AKA、抗Sa抗体和抗CCP抗体,各种检查相互补充,可提高RA的早期诊断率。并定期随访,有些患者经过数月或数年后,可出现较典型的RA表现。

(二)鉴别诊断要点

1. 系统性红斑狼疮　部分SLE患者可以四肢小关节肿痛为主要临床表现,也可有RF阳性,较易误诊为RA。但SLE关节病变较RA轻且关节外的系统性症状较突出,应当详细询问病史和做必要的实验室检查,如抗核抗体、抗ds-DNA抗体、补体、血尿常规等。

2. 血清阴性脊柱关节病　包括强直性脊柱炎、银屑病关节炎、炎性肠病关节炎、Reiter综合征和反应性关节炎等,其共同临床特点为:血清RF阴性,伴或不伴脊柱炎的骶髂关节炎,非对称性外周关节炎(多为下肢),肌腱附着点病变,有不同程度的家族聚集倾向,与HLA-B27呈不同程度的相关。

3. 骨性关节炎　多发于50岁以上的患者,随年龄增大发病率增加,女性患者居多。是一种关节软骨退行性病变,伴新骨形成,关节痛较轻,主要累及负重关节如膝、髋关节等。手指则以远端指间关节出现骨性增生和Heberden结为特点。患者可有轻度的晨僵,活动后关节疼痛加重。红细胞沉降率多正常或轻度升高。血清RF常阴性。

4. 痛风　急性痛风首发症状常表现为夜间发作的四肢远端单关节炎,如第一跖趾关节,随病情发展,足弓、踝、膝、腕、肘关节也可受累,易误诊为RA。但痛风多见于中年以上男性,育龄期女性极少发生。关节炎发作前常有饱餐、饮酒、劳累、受凉、紧张、外伤等诱因。慢性痛风关节炎患者可出现皮下痛风石、痛风性肾病、尿酸性尿路结石等。常伴血尿酸升高,而 RF 阴性。

5. 风湿热　可出现四肢大关节游走性关节炎,伴肿痛,但很少出现关节畸形。多见于青少年。关节外症状包括发热、咽痛、心脏炎、皮下结节、环形红斑等。本病常有链球菌感染史,血清抗链球菌溶血素"O"滴度升高,血清类风湿因子阴性。

(三)临床类型

1. 按病程分类

①间歇型:病情呈间歇性发作,两次发作之间可有数个月的缓解期,占 15%～20%。

②长期临床缓解型:两次急性发作之间病情缓解可长达数年甚至数十年之久,约占 10%。

③进展型:发病以后,临床表现没有明显的缓解征象,病情持续发展,占 65%～70%。

2. 按起病时受累关节的数目可分为:

①单关节型:一个关节受累,约占 20%。

②寡关节型:少数关节受累,约占 44%。

③多关节型:多个关节受累,约占 35%。

【治疗对策】

(一)治疗原则

治疗目的是减轻关节疼痛和炎症,控制病情进展,保持受累关节功能,促进已破坏关节的骨修复,防止关节畸形。早期诊断并争取在 3 个月内开始治疗至关重要。治疗措施包括一般治疗、医学教育、药物治疗、物理治疗、外科手术治疗等,其中药物治疗最为重要。选择疗效好而又无明显不良反应的个体化治疗方案是控制病情、改善 RA 预后的关键。

(二)治疗计划

1. 一般治疗　急性期关节制动,如有发热、内脏受累等全身表现,需卧床休息。恢复期进行关节功能锻炼,物理、体育疗法。

2. 药物治疗　根据药理作用分为改善症状的抗风湿药和控制疾病的抗风湿药,分为①非甾体抗炎药(NSAIDs);②缓解病情抗风湿药(DMARDs);③糖皮质激素;④生物制剂。

(1)非甾体抗炎药(NSAIDs)　NSAIDs 通过抑制环氧化物酶(COX)活性,减少前列腺素合成而具有抗炎、镇痛、解热及抑制血小板聚集等作用,是改善关节炎症状的常用药,但不能改变病程和预防关节破坏,必须与改变病情抗风湿药同时使用。适用于早期、活动性类风湿性关节炎。主要包括非特异性和特异性 COX-2 抑制剂两类。前者如布洛芬、萘普生、洛索洛芬、双氯芬酸、吲哚美辛、尼美舒利、美洛昔康等,后者如塞来昔布、罗非昔布等。NSAIDs 的主要副作用为消化道症状(上腹部疼痛,恶心,呕吐,严重者上消化道溃疡,出血),高血压,水钠潴留,过敏,骨髓抑制,凝血障碍等。

(2)缓解病情抗风湿药(DMARDs) 这类药物影响炎症过程,可缓解、控制疾病的进展,但多数起效慢,用药 3~6 个月后起效,因此而得名。

①甲氨蝶呤(MTX):是治疗类风湿关节炎的首选药物之一。作用机制主要是抑制嘧啶的合成,调节淋巴细胞的增殖;7.5~10 mg/周,口服、静脉或肌肉注射给药。如疗效不满意者可加量至 20 mg/周。副作用有胃肠道反应,口腔溃疡,腹痛,脱发,皮疹,肝功能受损,少数出现骨髓抑制、机会性感染、听力损害和肺间质病变。有致畸作用,因此孕妇禁用。

②来氟米特(leflunomide):是异恶唑衍生物,可抑制细胞因子产生和嘌呤的生物合成,具免疫调节和抗增殖活性,常用剂量 10~20 mg/d,疗效与 MTX 相当。不良反应主要有胃肠道反应,腹泻,偶有皮疹,可有高血压、可逆性脱发、转氨酶升高及一过性白细胞下降等,大部分副作用在用药最初几周发生,很多不需停药即可好转。

③柳氮磺胺吡啶(SASP):在肠道分解为 5-氨基水杨酸和磺胺吡啶。前者抑制前列腺素,清除吞噬细胞释放的致炎性氧离子,并减少淋巴细胞活化。从小剂量开始,0.75 g/d,分 3 次口服,每周加 0.75 g/d,逐渐加至 2~3 g/d。一般 4~8 周起效,如连用 4 个月无效可停用。磺胺过敏者禁用。可有胃肠道副作用,严重时有过敏反应、粒细胞减少、血小板减少、溶血性贫血、肝损害、皮疹等。

④抗疟药:通过在细胞溶酶体的积聚使细胞内的 pH 值提高 1~2 个指数,减弱巨噬细胞的抗原呈递功能,抑制细胞因子,并减少淋巴细胞活化。羟氯喹 300~400 mg/d;氯喹 150~200 mg/d。羟氯喹比氯喹不良反应小,适用于早期和轻型的类风湿性关节炎。该药起效慢,起效时间 2~4 个月,起效后可减量维持。副作用有胃肠道反应,肝功能受损,头痛及神经肌肉病变,眼底黄斑变性。使用过程中应每半年检查眼底情况。

⑤青霉胺(D-PEN):有促进 IgM 型类风湿因子、IL-1 等细胞因子的降解,清除氧自由基及抗纤维化等作用。小剂量开始,125~250 mg/d,逐渐加量,直至 500~

750 mg/d,维持剂量 250～300 mg/d。毒性作用较多且严重,如肾损害,偶而因过敏可致急性肾衰竭。少数患者可出现严重的骨髓抑制。其他不良反应有恶心、呕吐、厌食、皮疹、黏膜溃疡、嗅觉丧失或感觉金属异味、淋巴结肿大、关节痛、肝功能受损,偶可引起自身免疫病,如重症肌无力,多发性肌炎等。老年人及有肾功能不全者慎用。

⑥金制剂:主要抑制单核-巨噬细胞分泌 IL-1。国内只有口服制剂金诺芬(瑞得)。开始剂量 3 mg/d,2 周后加量至 6 mg/d,起效时间 4～6 个月。常见的不良反应有腹泻、瘙痒、皮炎、舌炎和口炎,其他有肝、肾损伤,白细胞减少,嗜酸细胞增多,血小板减少或再生障碍性贫血,还可出现外周神经炎和脑病。孕妇、哺乳期妇女不宜使用。

⑦硫唑嘌呤(AZA):干扰腺嘌呤、鸟嘌呤核苷酸的合成,使活化淋巴细胞合成和生长受阻。1.5～2.5 mg/(kg·d),分 2～3 次口服。副作用有胃肠反应、肝损害、胰腺炎、骨髓抑制及致畸作用。

⑧环孢素(CsA):调节 T 细胞功能,抑制 IL-2、INF-γ、IL-4 的产生。3～5 mg/(kg·d),维持量 2～3 mg/(kg·d)。优点为无骨髓抑制作用,可用于重症难治型类风湿关节炎。副作用有胃肠不适和高血压,肾毒性,高尿酸血症,多毛等。

⑨环磷酰胺较少用于类风湿关节炎,在多种药物治疗难以缓解病情的情况下,可酌情试用。

(3)植物药 ①雷公藤具有一定的抗炎和抑制淋巴、单核细胞等作用,用于治疗 RA 的疗效较肯定。雷公藤甲素 33.3～66.6 mg,每日 3 次;雷公藤多苷片 10～20 mg,每日 3 次。副作用主要为性腺抑制,年轻患者应避免使用。其他副作用包括肝损害、腹泻、皮疹、口炎、色素沉着、指甲变软以及白细胞和血小板降低等。②青藤碱 60 mg,饭前口服,每日 3 次。常见不良反应有皮肤瘙痒、皮疹等过敏反应,少数患者出现白细胞减少。③白芍总苷:常用剂量 0.6 g,每日 2～3 次,不良反应有大便次数增多,轻度腹痛,纳差等。

(4)糖皮质激素(glucocorticoid) 激素不是 RA 治疗的首选药物,但因其有强大的抗炎作用,在关节炎急性发作期使用可快速控制炎症,改善症状。其剂量依病情严重程度而调整。适应证:①明显的关节外症状,如心、肺受累(心包、胸腔积液),眼部病变可能导致失明,危及中枢神经系统或肢体的血管炎。②重症类风湿关节炎 NSAIDs 不能控制症状或慢作用药物疗效欠佳者。关节腔注射激素(如得宝松)有利于减轻关节炎症状,改善关节功能,但一年内不宜超过 3 次。

长期应用较大剂量激素的副作用:骨质疏松、糖尿病、感染、皮肤损害(痤疮、多毛、皮肤萎缩、紫纹)、精神症状、白内障和青光眼等。

2004年EULAR会议对于小剂量激素用于RA治疗的评价得出下列结论：①强调小剂量激素的应用，强的松用量≤2.5～10 mg/d。②小剂量激素可缓解RA骨质破坏，有一定DMARDs的作用。③接受小剂量激素(≤7.5 mg/d)时，RA患者的糖尿病及高血压发生率无增高。④小剂量激素有可能使骨质疏松发生率增高，但尚需进一步研究证实；同时补充钙剂及维生素D对患者有益。⑤不可单用激素治疗RA。⑥严格掌握适应证，慎重选择。

(5)生物制剂(biologics) 20世纪90年代生物制剂的应用，使RA的治疗真正迈进了靶向治疗(targettherapy)时代。目前针对RA的生物制剂均具有明确的靶点，主要针对细胞因子、B细胞、T细胞、破骨细胞和一些小分子。目前，应用较多的是肿瘤坏死因子(TNF-α)拮抗剂。

临床常用的TNF-α拮抗剂有3种，为依那西普(etanercept)、英夫利西(infliximab)、阿达木单抗(adalimumab)。TNF-α作为促炎症因子在炎症反应过程中处于关键环节，TNF-α拮抗剂通过与TNF-α结合，调整免疫反应，从而缓解RA症状。临床实践表明，相对DMARDs药物，TNF-α拮抗剂起效迅速、疗效显著，患者总体耐受性好，可以延缓或抑制RA骨破坏，尤其是与MTX联合使用。此类药物价格昂贵，虽能缓解病情，但停药后病情可能反复。长期使用有增加患者细菌感染、结核感染及结核潜伏感染再激活、各种机会性感染的风险，且有远期致癌的潜在风险。应全面评估病情后慎重选择。TNF-α拮抗剂的其他副作用有输液反应，注射部位局部皮疹，腹泻和药物性狼疮，依那西普还有全血细胞减少，加重或诱发脱髓鞘病变等不良反应。

抗CD20单克隆抗体(Rituximab,利妥昔单抗)是一种人鼠嵌合抗体，1997年上市，可结合B细胞表面的CD20，通过细胞毒作用清除B细胞，用于治疗B细胞淋巴瘤。2006年2月美国FDA批准其与MTX联用，治疗对TNF拮抗剂无效的难治性中、重度RA。500～1 000 mg，静脉注射，每2周一次，连用2～3次，起效时间12～24周。单独使用Rituximab疗效优于MTX，联合使用优于单独使用。由于Rituximab在RA的治疗中取得了明显疗效，从而对B细胞在RA中的作用有了重新认识。

阿那白滞素(Anakinra)是唯一已经被FDA批准用于治疗RA的IL-1受体拮抗剂。一些专家认为RA患者使用TNF抑制剂治疗失败后，应立即使用Anakinra。Anakinra可以单用或与MTX联合应用治疗活动性RA，主要不良反应是注射部位反应：如皮疹、出血、溃疡，可增加感染发生率，包括重度感染。IL-6在RA病理通路中起重要作用，RA 滑膜中 IL-6 也呈高表达。抗 IL-6 受体拮抗剂目前被用于治疗 RA。此外，抗 IL-15 受体拮抗剂、抗 IL-12 受体拮抗剂以及 IL-18 粘合蛋白等也在临床实验中。

3. 免疫性治疗　免疫性治疗包括口服诱导免疫耐受药、米诺环素类药物，血浆置换、淋巴去除疗法、免疫吸附、自体干细胞移植、TCR 疫苗细胞治疗等，其疗效待定。

4. 外科治疗　手术治疗的目的是减轻疼痛，纠正畸形，改善功能。早期开放的或关节镜下的滑膜切除术，腕关节肌腱滑膜切除术可预防腱断裂。晚期患者关节已出现畸形、强直或功能丧失，应积极考虑矫形外科治疗，如关节成形术和全关节置换术。

(三) 治疗方案的选择

近年来的研究显示，RA 滑膜炎在最初 1～2 年内进展很快，50% 患者可出现关节软骨及骨破坏，早期有效的治疗非常重要。类风湿关节炎一经诊断即应开始 DMARDs 治疗。药物选择和应用方案要根据患者的病情活动性、严重性和进展而定。推荐首选 MTX，并将其作为联合治疗的基本药物。对"侵袭性"或预后不良的或难治性 RA 患者，应尽早考虑联合 2 种或 2 种以上 DMARDs 药物，同时加或不加小剂量强的松，或考虑加用 TNF-α 拮抗剂，使病情尽快缓解，以后逐渐减少用药量，最后用一种不良反应小、耐受性好的药物维持治疗。目前公认的最佳联合方案依次有：非甾体＋MTX＋柳氮磺胺吡啶；非甾体药物＋MTX＋抗疟药；非甾体药物＋MTX＋青霉胺；非甾体药物＋MTX＋金诺芬；非甾体药物＋MTX＋硫唑嘌呤；非甾体药物＋MTX＋植物药。如果患者对 MTX 不能耐受，则可改用其他改善病情的药物联合治疗。在采用上述联合方案治疗 3 个月后病情仍不缓解者，可改用 MTX＋来氟米特，MTX＋TNF-α 拮抗剂，或多种改善病情的药物联合治疗，必要时考虑免疫性治疗。为避免药物的不良反应，联合治疗中所选用的各种药物剂量可酌情减少。

【病程观察及处理】

(一) 病情观察要点

病情活动的标准　这里介绍美国风湿病学学会推荐的测量疾病活动性的核心标准和疾病活动分数 (DAS) 计算法及 EULAR 推荐的 RA 疾病活动性评分 (DAS28)。

①美国风湿病学学会推荐的测量疾病活动性的核心标准：

A. 压痛关节数：记录查体时压迫和操纵28个关节的压痛关节数，应检查压痛的不同方面，但只记录有无压痛。

B. 肿胀关节数：评估28个或更多关节的肿胀情况，只记录肿胀或不肿胀。

C. 患者对痛的评价：用视力对照表（通常10 cm）或Likert分级评估目前疼痛水平。

D. 患者对疾病活动性的总体评价：用AIMS提问写出目前情况，应提供一个视力对照表（10 cm），也可用Likert分级。

E. 医师对疾病活动性的总体评价：用视力对照表及Likert分级，并由医师记录。

F. 患者对体力功能的评价：可用的有AIMS、HAQ、MHIQ、MACTAR等。

G. 急性期反应物水平：魏氏法测血沉或C反应蛋白。

说明：AIMS=关节炎影响程度测量指数；HAQ=健康评估问卷；MHIQ=McMaster健康指数问卷；MACTAR=McMaster多伦多关节炎残疾患者问卷。

28个关节指颞颌(2)、胸锁(2)、肩锁(2)、肩(2)、肘(2)、腕(2)、掌指(2)、近端指间(2)、拇指指间(2)、髋(2)、膝(2)、踝(2)、跖趾(2)和第一趾间(2)关节。

②疾病活动分数（DAS）计算法

DAS=0.54(RAI)+0.065(SwJ+s)+0.33(lnESR)+0.0072(GH)

RAI：Ritchie关节指数。

SwJ+s：肿胀关节数目。

ESR：红细胞沉降率。

GH：通过10 cm视力对照表进行的一般健康状态评估。

DAS判断标准：低度活动DAS≤2.4；中度活动2.4<DAS≤3.7；高度活动DAS>3.7。

治疗反应良好 △DAS>1.2；治疗反应一般 0.6<△DAS≤1.2；治疗无反应△DAS≤0.6。

（△DAS=治疗前DAS-治疗后DAS）

③Fuchs等在DAS指数的基础上进行修改并建立了DAS28标准。

28个疼痛关节计数包括肩关节n=2、肘关节n=2、腕关节n=2、掌指关节n=10、近端指间关节n=10、膝关节n=2。

EULAR推荐的RA疾病活动性评分（DAS28）：

$DAS28 = 0.56 \times (TJC)^{1/2} + 0.28 \times (SJC)^{1/2} + 0.7 \times \ln(ESR) + 0.014 \times GH$

TJC=疼痛关节计数，SJC=肿胀关节计数，ESR=血沉，GH=患者一般健康状态评估。

缓解为≤2.6分,低活动度为2.6～3.2分;中度活动度为3.2～5.1;>5.1分为高度活动。

(二)疗效判断与处理

1. 疗效评价　类风湿关节炎患者至少满足以下6条标准中的5条,并且持续至少2个月才能判断为临床缓解。

(1)晨僵不超过15 min。

(2)没有乏力。

(3)没有关节疼痛。

(4)没有关节触痛或运动时疼痛。

(5)关节区及腱鞘没有软组织肿胀。

(6)红细胞沉降率(魏氏法)小于30 mm/h(女性)或小于20 mm/h(男性)。

排除以下情况:有临床活动性胸膜炎、血管炎、心包炎、肌炎、继发于类风湿关节炎的发热、不明原因体重减轻均不能诊断为完全临床缓解。

2. 处理

(1)有效者　应继续原方案治疗,直至缓解,用一种不良反应小、耐受性好的DMARD长期维持用药。

(2)病情反复或进展　调整治疗方案,3个月后病情仍不缓解者,加强联合治疗药种,有条件者使用生物制剂。或考虑免疫性治疗。加强关节及周围组织的护理康复治疗。

(3)无效　对"侵袭性"或预后不良的或难治性RA患者,尽早联合2种或以上DMARDs药物。及时调整药物方案,内科治疗无效或有手术指征时行手术治疗。

【预后评估】

多种因素可以影响RA的预后,主要包括以下方面:

(1)性别年龄　一般来说,男性患者预后较好,年轻起病的女性患者预后欠佳。

(2)起病情况　起病时受累关节>20个的患者预后较差。

(3)疾病活动性　滑膜炎持续活动者,骨侵蚀发生早或积累骨侵蚀数多的患者预后不佳。

(4)关节外表现　有关节外临床表现的患者预后较差。

(5)RF持续高滴度阳性和抗CCP抗体阳性者预后较差。

(6)影像学　MRI检查提示关节滑膜增厚和关节骨质破坏越显著者,其预后越差。

(7) 遗传学　RA 发病与 DRB 链的高可变区相关。伴有共享表位 QRAA 者预后较差。

(8) 功能评估　早期出现关节功能受损者预后较差。

(9) 文化水平　患者的文化水平低可能会影响其预后。

(10) 治疗时机的早晚和治疗方案的合理性影响预后。

少数(10%)患者短期发作后可自行缓解,不留后遗症,少数(15%)在极短的1~2年间就进入关节和骨的明显破坏。大多数患者出现发作与缓解的交替过程并出现轻重不等的关节畸形和功能受损。致残率为10%~50%,类风湿性关节炎本身一般不引起死亡。其死亡原因多由于关节炎症或关节外并发症所致,如内脏血管炎、感染、淀粉样变等。

【出院随访】

①出院时带药:小剂量激素、NSAIDs、DMARDs 等。

②定期检查项目与检查周期:类风湿因子滴度,炎症活动指标;每年复查 X 线检查 1 次。据使用药物可能出现副作用定期检查相关项目,如肝肾功能、眼底检查。

③定期门诊与用药。

出院应当注意的问题:交待治疗方案及据医嘱调整用药,坚持治疗,注意药物副作用,不适时及时就诊。

(高　扬　叶玉津)

第三节　幼年型类风湿关节炎

【概述】

幼年类风湿关节炎(juvenile rheumatoid arthritis,JRA)是儿童(小于16岁)常见的结缔组织病,以慢性关节滑膜炎为主要特征,可伴有全身多系统的受累,是造成小儿致残和失明的首要原因。JRA 临床表现复杂,临床差异很大,可分为全身型、多关节型、少关节型,各型有其各自的特点。JRA 的治疗在很大程度上取决于对维持正常生理及心理发育重要性的认识。大约 85% 的患儿经过适当治疗可达到满意的康复。

【诊断步骤】

(一)病史采集要点

1. 起病情况　起病急或隐袭。病程超过 6 周。患病率约为 84/10 万～86/10 万,少关节型最多见,约占 60%,多关节型 30%,全身型 10%。1～3 岁为发病高峰(全身型 JRA 除外),6 个月内的小婴儿少见。幼儿期发病者以女童占大多数,但全身型 JRA 的性别比例相同。

2. 主要临床表现　表现为单个或多个关节的慢性炎症,具有不同程度的全身症状,发热、乏力、食欲不振、体重下降、肌肉疼痛、不喜动、生长发育迟缓等,其中全身型表现为间断弛张热及伴发热出现、随着体温升降而出现或消退的类风湿皮疹。摩擦、搔抓、热敷或热水浴、精神压力等可诱发淡红色皮疹,称为 Koebner 现象。肠系膜淋巴结肿大时可出现腹痛。年龄较小的患儿以全身症状为主,年长患儿以关节症状为主。

3. 其他表现　全身型 JRA 常见心包炎,而少关节型的年幼女童可出现致残性的慢性非肉芽肿型葡萄膜炎。其他少见的症状有弥漫性肺间质纤维化、中枢神经系统症状、肾损害、肌炎、腱鞘炎等。

4. 既往病史　近期有无细菌(链球菌、耶尔森菌、志贺菌、空肠弯曲菌和沙门菌属)、病毒(细小病毒 B19、风疹和 EB 病毒等)、支原体和衣原体感染等病史。创伤、皮疹、关节疼痛、肠炎等病史以利鉴别诊断。

(二)体格检查要点

1. 一般情况　发热,精神萎靡,烦躁不安等。

2. 皮肤　全身型的皮疹呈现多型性,常见的为 2～5 mm 大小的麻疹样红斑疹,亦可表现为荨麻疹样皮疹,分布于躯干、四肢近端及受压区域、面部、手足心及腋下。少数患儿可出现黄疸。

3. 肝、脾、淋巴结　全身型患儿约半数有肝肿大,体温正常后肝可缩小。约 1/4 患儿脾脏增大,多为轻度,尤以起病第一年明显。常有全身淋巴结肿大,以颈部、腋下及肱骨内上髁部多见。肿大的淋巴结呈对称分布,边界清楚,无压痛。

4. 关节　关节肿胀、触痛和活动受限及局部皮肤发热。慢性或反复发作可出现关节畸形、强直。注意关节受累的数目、部位、发展顺序、是否对称。

(三) 门诊资料分析

1. **血常规** 活动期患儿大多有中度正常细胞性贫血，全身型白细胞数常增多，可高达 $(30\sim50)\times10^9/L$，并有核左移。疾病活动期时血小板增高，特别是病情加剧者。

2. **尿常规** 多数患儿尿常规正常。但在高热时可伴轻度生理性蛋白尿，病情严重患儿出现持续蛋白尿要警惕肾脏淀粉样变。出现持续血尿或蛋白尿可能是合并肾小球肾炎，或药物如 NSAIDS 等所致的间质性肾炎，少数患儿可出现肾乳头坏死。

3. **炎症活动指标** 活动期血沉明显增快，C 反应蛋白大多增高。

(四) 进一步检查项目

1. **免疫球蛋白及循环免疫复合物** 活动期血清免疫球蛋白（IgG、IgA、IgM）增高，其水平与病情严重程度正相关。部分全身型患儿体内可测出循环免疫复合物。

2. **类风湿因子(RF)** RF 阳性率低，多见于年龄较大、起病较晚、多关节受累、早期有骨质破坏的患儿。

3. **抗核抗体(ANA)** ANA 阳性率为 40%，多为低至中度（<1∶256）阳性，荧光型多为均质型或颗粒型。多见于少关节型伴有慢性虹膜睫状体炎的患儿，与关节病变程度无相关性。

4. **关节 X 线检查** 早期表现为关节附近软组织肿胀、骨质疏松和指（趾）骨变形（骨膜外新骨形成）。骨骺过早融合使骨骼生长停滞，造成短指（趾）畸形，或局部炎性刺激使骨骺生长加快，指骨增长。后期可出现关节面破坏和关节间隙变窄。此种变化多见于多关节型患儿。寰椎、枢椎半脱位是颈椎最有特征性的改变。还可出现间隙变窄而致融合。部分患儿可因骨质疏松而致股骨骨折和脊柱压缩骨折。少关节Ⅱ型可出现骶髂关节炎。

5. **关节滑膜液检查** 白细胞数可达 $(5\sim80)\times10^9/L$，以中性多形核白细胞为主，蛋白增高，糖减低，补体正常或降低。滑膜活检病理提示滑膜炎性增殖。

6. **肿大淋巴结活检** 反应性增生或炎性非特异性炎症。

【诊断对策】

(一) 诊断要点

本病的诊断主要依据临床表现。凡全身症状或关节病变持续 6 周以上，并排除其他疾病者，可考虑本病。目前国际上暂无统一的诊断标准，常用的有以下几种：

1. 美国风湿病学会1989年修订的诊断标准如下(Cassidy,et al.)

(1)发病年龄在16岁以下。

(2)1个或几个关节炎，表现为关节肿胀或积液，以及具备下列2种以上体征，如关节活动受限、活动时疼痛或触痛及关节局部温度升高。

(3)病程在6周以上。

(4)根据起病最初6个月的临床表现确定临床类型：

①多关节型受累关节5个或5个以上。

②少关节型受累关节4个或4个以下。

③全身型间歇发热、类风湿皮疹、关节炎、肝脾及淋巴结肿大。

(5)除外其他疾病。

如果只具备典型发热和皮疹而不伴随关节炎者，应考虑为可疑的全身型JRA(probable systemic JRA)。如果伴随关节炎，可确定为全身型JRA(definite systemic JRA)。

2. 国内标准

(1)诊断

1)发病年龄在16岁以下。

2)一个或几个关节炎症，表现为关节肿胀或积液，以及具备以下两种以上体征：①关节活动受限。②关节活动时疼痛。③关节触痛及局部发热。仅有关节痛或关节触痛不能诊断为关节炎。

3)关节炎症状至少持续6周以上。

4)除外其他类型的幼年关节炎。

(2)分型　根据起病最初6个月内的临床表现及受累关节数将JRA分为3型。

1)全身型JRA　典型弛张高热虽为本型特征，但确诊需具备3条：①每日弛张高热37～41℃，至少持续2周以上。②一过性、随发热隐现的不固定的红色皮疹。③单发或多发性关节炎，关节炎可能在起病后几周或几个月才出现。

疑诊全身型JRA：上述3条中只具备2条者，尤其是缺乏客观关节炎症状者，仅能疑似诊断本病。

待诊全身型JRA：仅具弛张高热1条表现，且能除外其他发热性疾病，可作为全身型RA待诊病例，密切随访到其余两条出现后再确诊。

2)多关节型JRA　病初6个月内受累关节≥5个。本型无弛张高热，可有低热或类风湿结节。本型中 RF 阳性者,年长女孩多见,关节炎程度重,较易发生关节破坏,全身症状也较为常见。RF 阴性者,多见于各年龄组女孩,大小关节均可受累(包括颞颌、颈椎关节),关节病变较 RF 阳性者轻。

3) 少关节型 JRA 病初 6 个月内受累关节≤4 个,多为大关节受累。本型分为两个亚型:①少关节Ⅰ型:女孩多见,年龄多小于 4 岁,若弛张高热,约半数发生慢性虹膜睫状体炎,可致盲。②少关节Ⅱ型:男孩多见,年龄多大于 8 岁,部分合并急性虹膜睫状体炎,但不易致盲。对本型中有强直性脊柱炎、Reiter 综合征阳性家族史者,或 HLA-B27 阳性者,应密切随访是否发生髋关节炎、骶髂关节炎、跟腱炎、筋膜炎,如发生上述情况,应诊断为幼年性强直性脊柱炎,而不再称为 JRA 少关节Ⅱ型。

(二) 鉴别诊断要点

以高热、皮疹等全身症状为主者,应与全身感染(如败血症、结核和病毒感染)、恶性病(如白血病、淋巴瘤以及其他恶性肿瘤等)相鉴别。

以关节受累为主者,除了与风湿热、化脓性关节炎、关节结核、创伤性关节炎等鉴别外,还应与系统性红斑狼疮、混合性结缔组织病、炎症性肠病和银屑病以及血管炎综合征(过敏性紫癜、血清病、川崎病)合并关节炎相鉴别。

1. 化脓性关节炎 继发于金黄色葡萄球菌或淋球菌败血症,起病急,有脓毒血症的基础病变,全身中毒症状显著,多表现为单关节的红肿、疼痛。外周血象示 WBC 数增多,以中性粒细胞增高为主,关节穿刺液混浊,中性粒细胞比例增高,培养可检出致病菌。

2. 关节结核 多为单关节炎,身体其他部位可发现结核灶,关节 X 线检查早期即出现骨质破坏现象。结核菌素实验阳性,抗结核治疗有效。

3. 血液病和恶性肿瘤 儿童急性白血病时可出现关节肿胀及骨痛,是由于病变侵犯长骨骨骺端红髓,延及骨膜和关节囊所致。朗格汉斯细胞组织细胞病、神经母细胞瘤、淋巴瘤等患儿表现为高热、肝脾及淋巴结肿大、贫血、皮疹及全身关节痛或骨痛。镰状细胞贫血由于骨膜受累和骨微梗死可出现关节周围炎和指(趾)炎。相应的血液及骨髓检查、淋巴结活检、影像学检查等能明确诊断。

4. 莱姆病 由蜱传播的、伯氏疏螺旋体感染引起的一过性关节炎,关节症状在发病 1~2 个月后出现,表现为单关节炎或少关节炎,大多涉及膝关节,持续 1 周左右,可复发。除关节表现外还要其特点:①好发于年长儿,临床上还有皮肤、心脏、眼等多器官受累,症状类似 JRA。②多发生在夏秋季,患儿来自林区或流行区,有被蜱叮咬的可能性。③病初在背、腋、臀部出现红色小斑丘疹,渐扩大成环状,形成慢性游走性红斑,直径可达 8～50 mm,皮疹边缘鲜红,微隆起,中心可出现硬结、水疱或坏死。④特异性抗伯氏疏螺旋体抗体阳性。ANA 和 RF 阴性。⑤青霉素治疗有效。

5. 风湿热 因链球菌所致,好发于学龄儿童,关节炎呈急性、游走性、非对称性的大关节受累,红肿疼痛明显,症状好转后不遗留关节畸形。常伴有心脏受累,尤其是出现心内膜炎的表现(如心尖部闻及舒张期杂音),ASO 阳性,水杨酸类药物治疗有奇效。

6. 幼年型脊柱关节病(JSpA) 16 岁以前发病的一组与 HLA-B27 相关的疾病或状况,包括幼年强直性脊柱炎、幼年赖特综合征、幼年银屑病关节炎及炎症性肠病关节炎等,及一些未定型的状况统称为幼年型脊柱关节病。幼年强直性脊柱炎常以下肢的大关节炎起病,伴肌腱端炎,早期可有腹股沟痛或臀部痛,罕见腕关节及手关节受累。血清 ANA、RF 阴性。92% JAS 患儿 HLA-B27 阳性,AS 家族史多阳性。确诊有赖于骶髂关节特征性的放射学改变。

7. 各类髋关节病和膝关节病 年幼儿发生的髋关节病常见原因是败血症和先天性髋关节脱位。儿童时期的髋关节病需要与 JRA 相鉴别的有股骨头无菌性坏死。青少年中,特别是肥胖的男孩,股骨头滑脱最初的表现酷似 JRA。髋关节一过性滑膜炎是一原因不明的自限性疾病,其各项实验室及放射学检查均正常。胫骨粗隆骨软骨病与单膝关节受累的 JRA 较易鉴别。发作性关节炎主要发生在膝关节,在运动过多的孩子中常可见到。

8. 反应性关节炎 指由于风疹病毒、EB 病毒、人类微小病毒 B19、金黄色葡萄球菌等感染导致的一种无菌性关节炎,多数伴有泌尿道、肠道或全身感染症状。起病急,表现为间断发作的单关节炎或多个指间关节和掌指关节炎等。多数反应性关节炎持续时间短(数周至数月),非甾体抗炎药效果较好。

9. 系统性红斑狼疮(SLE) 患儿若出现包括关节炎在内的两个以上系统病变,即要注意 SLE 的可能。SLE 关节炎是非侵蚀性的;可出现 ANA 高滴度阳性、抗 ds-DNA 抗体阳性,补体降低,抗 Sm 抗体阳性,蛋白尿或血液系统损害等。部分患者 RF 可阳性。JRA 患者 ANA 可阳性,但一般滴度较低。

10. 免疫缺陷病 一些先天性免疫缺陷病,如选择性 IgA 缺乏症、性联遗传的先天性无丙种球蛋白血症、杂合子 C 补体成分缺乏症等都可出现关节炎,易误诊为 JRA。对慢性关节炎患儿,当出现 JRA 不常见的自身免疫性症状或感染时,需要检查血清免疫球蛋白和补体,以鉴别免疫缺陷病伴随的关节症状。

(三)临床类型

根据起病最初6个月内临床表现及受累关节数目不同,分为JRA多关节型、少关节型和全身型。

1. 全身型(systemic onset)。

2. 多关节型(polyarticular onset) 根据血清类风湿因子存在与否,可分为RF阳性和RF阴性两类。

3. 少关节型(oligoarthritic 或 pauciarticular onset) 我国将此型分为少关节Ⅰ型和Ⅱ型。

【治疗对策】

(一)治疗原则

本病的治疗目的在于控制全身症状和关节炎症,维持关节功能和预防关节畸形。多数患儿需要长期进行治疗,因此需要患儿和家长、学校、社会、医疗机构中风湿专科、康复科和骨外科等各方面密切配合。

(二)治疗计划

1. 一般治疗

(1)急性发作期宜卧床休息,必要时用夹板固定炎症关节,以减少肌肉挛缩,防止畸形。附着点炎症相关的关节炎患儿应睡木板或硬床垫,避免睡高枕。

(2)体育疗法和物理疗法 急性期可进行温水浴以减轻疼痛。加强功能锻炼以防止肌肉萎缩和关节挛缩。体育锻炼应循序渐进,由被动活动逐渐进展至主动活动。但应注意避免过度疲劳而加重关节症状。

(3)心理治疗 鉴于本组疾病关节肿胀疼痛,反复发作,需长期治疗,应克服患儿因慢性疾病或残废造成的自卑心理。鼓励他们参加正常活动和上学。以增强他们的自信心,使其身心得以健康成长。

2. 药物治疗 主要包括非甾体类抗炎药、缓解病情药物、糖皮质激素和生物制剂的。在治疗策略上,目前主张非甾体类抗炎药和缓解病情药物早期联合应用,以消炎镇痛,及时控制病情的发展,改善预后。

(1)非甾体类抗炎药物(nonsteroidal anti-inflammatory drugs,NSAIDs)

①阿司匹林(aspirin):剂量为80 mg/(kg·d),但对年长儿及体重较大的患儿,每日总量不超过3.6 g。病情缓解后逐渐减量,以最低有效量维持数年。阿司匹林副作用有胃肠道刺激症状、耳鸣、出汗、易激惹和换气过度等,严重者可出现呼吸性碱中毒和代谢性酸中毒,少数可有支气管痉挛、荨麻疹及肝肾功能损害等。

②萘普生(naproxen):15 mg/(kg·d),分两次使用。

③布洛芬(ibuprofen):20 mg/(kg·d),分 4 次口服。对全身型需用较大剂量者,40 mg/(kg·d)才能控制症状。对多数 JRA 患儿有效。

④双氯芬酸钠(扶他林,diclofenac):0.5~3 mg/(kg·d),分 3~4 次口服。

⑤吲哚美辛(消炎痛,indomethacin):1~3 mg/(kg·d),分 3~4 次口服。对全身型控制发热有效。但副作用较大,小儿不宜长期使用。

(2)缓解病情抗风湿药物(disease modifying anti-rheumatic drugs,DMARDs) 本类药物作用缓慢,常需数周至数月才能见效,目前主张早期应用,控制病情进展和关节破坏。

①甲氨蝶呤(MTX):剂量常为每周 5~10 mg/m^2,对 MTX 每周 10 mg/m^2 效果差患儿,将 MTX 剂量加大至每周 15 mg/m^2 或通过胃肠道外给药,甲氨蝶呤起效时间为 3~12 周,病情缓解后仍需维持一段时间。可用于各型 JRA。主要毒副作用为不同程度的胃肠道反应,一过性转氨酶增高,贫血和粒细胞减少等。同时口服叶酸可降低胃肠道反应、口腔溃疡和肝酶异常的发生。

②柳氮磺吡啶(sulfasalazine,SASP):剂量为 50 mg/(kg·d),开始时为避免过敏反应,宜从小剂量 10 mg/(kg·d)开始,1~2 周内加至足量。副作用包括头痛、皮疹、恶心、呕吐、溶血以及抑制骨髓等。

③其他:此外尚可应用羟基氯喹、硫唑嘌呤、环磷酰胺和苯丁酸氮芥、青霉胺和金制剂等,但疗效不确切。近年来有证据表明,来氟米特、环孢素、MMF 等对多关节型有较好疗效。

(3)肾上腺皮质激素 具有强大的抗炎作用,但不能防止骨侵蚀和关节破坏,而且长期使用可发生软骨破坏和无菌性骨坏死以及脱钙,造成病儿严重的生长发育障碍,甚至骨折,故要严格掌握适应证。存在严重合并症如心包炎或致盲性虹膜睫状体炎等,可使用大剂量激素(1~2 mg/(kg·d)),甚至冲击疗法(20~30 mg/(kg·d),1~3 天)。全身型或多关节型患儿临床症状严重,非甾体类抗炎药物和病情缓解抗风湿药物未能控制时,可加用小剂量强的松。对少关节炎者可关节腔内局部用药。

(4)生物制剂(biologic agents,BA)

①TNF-α 抑制剂:是近年来 RA 和 JRA 治疗上的一个突破,研究显示它可阻止患者的骨侵蚀和关节破坏,对许多传统 DMARDs 无效的患者显示出良好的疗效。但这类药物价格昂贵,停药后病情有可能反复,长期使用可增加感染尤其是结核感染的机会,远期的致癌作用尚不明确,因此在临床应用中应注意。目前常用的有依那西普和英夫利昔。

②其他生物制剂：重组人 IL-1 受体拮抗剂、IL-6 受体拮抗剂、抗 CD20 单克隆抗体等对部分难治性 JRA 具有较好的疗效，但仍需大规模的临床验证。

（5）大剂量静脉注射丙种球蛋白　适用于重症难治性 JRA 患儿，尤其是合并感染或存在免疫抑制剂使用禁忌证的患者。

（6）自体干细胞移植　适用于少数重症难治性患儿，但疗效有待进一步验证。

3. 矫正手术　为减少粘连性腱鞘炎和腕背肌腱破裂的危险，可进行腱鞘切除术。滑膜肥厚、关节疼痛而致关节活动受限者，可行滑膜切除术以改善关节活动功能。对严重髋关节受累的患儿，至青春后期，骨骼生长发育停止后，可行髋关节置换术。

（三）治疗方案的选择

NSAIDs 和糖皮质激素可减轻症状，但关节破坏仍可进展，积极、合理使用 DMARDs 治疗是减少致残的关键。因此，近年来，JRA 的治疗已借鉴成人 RA 的治疗经验，主张尽早使用 DMARDs。常用方案有一种 NSAID＋MTX，或 NSAID＋MTX＋糖皮质激素，或糖皮质激素＋MTX。顽固性、危及生命者、严重关节并发症及糖皮质激素撤减困难者，可考虑给予两种以上 DMARDs 联合治疗，必要时加用生物制剂。病情缓解后再逐渐减少药物品种和剂量，撤药顺序首先为糖皮质激素和 NSAID，而 DMARDs 可用于长期维持治疗。

【病程观察及处理】

（一）病情观察要点

1. 症状、体征的变化　一般情况，关节受累，内脏损害等。
2. 反映病情活动的炎症指标　ESR，CRP，RF。
3. 监测血常规、尿常规、肝肾功能、X-ray。
4. 注意药物副作用。

（二）疗效判断与处理

1. 疗效评价

（1）缓解　治疗后，症状和体征消失，血沉、C 反应蛋白阴性，关节 X 线检查无进展。

（2）好转　治疗后，症状明显好转，体征基本消失，血沉、C 反应蛋白下降，关节 X 线检查无进展。

（3）未愈　未达到上述标准。

2. 处理

(1)有效者　应继续原方案治疗,直至缓解。

(2)病情反复或进展　调整治疗方案,考虑联合治疗,有条件者使用生物制剂。加强对症支持心理治疗。

(3)无效　调整药物治疗方案,内科治疗无效或有手术指征时行手术治疗。

【预后评估】

经适当处理的患儿75%不会严重致残,各型预后如下:

全身发病型:25%严重关节炎。

多关节Ⅰ型:10%~15%严重关节炎。

多关节Ⅱ型:>50%严重关节炎。

少关节Ⅰ型:10%~20%严重关节炎,视力障碍。

少关节Ⅰ型:部分病例发展为强直性脊柱炎。

【出院随访】

1. 出院时带药　糖皮质激素、NSAIDs、DMARDs等。

2. 定期检查项目与检查周期　炎症活动指标;血常规;肝肾功能;每年复查X线1次。

3. 定期门诊与按时、按医嘱用药。

4. 出院应当注意的问题　交待治疗方案及据医嘱调整用药,注意药物副作用,不适时及时就诊。

(高　扬　叶玉津)

第四节　特发性炎症性肌病

【概述】

特发性炎症性肌病(idiopathic inflammatory myositis,IIM)是一组异质性疾病,特点是近端肌肉无力和横纹肌非化脓性炎性改变。根据患病年龄和并发疾病不同,将其分为七类:①多发性肌炎(polymyositis,PM);②皮肌炎(dermatomyositis,DM);③儿童皮肌炎(juvenile dermatomyositis);④恶性肿瘤相关性 PM 或 DM;⑤其他结缔组织病伴发 PM 或 DM;⑥包涵体肌炎(inclosin body myositis,IBM);⑦无肌病性皮肌炎(amyopathic dermatomyositis)。发病率大约在 0.5~8.4/10 万人,其发病年龄有两个高峰,10~15 岁儿童和 45~60 岁成人。有色人种比白色人种高发。该病的病因未明,目前多认为是在某些遗传易感个体中,感染、肿瘤、应激和药物等因素所诱发,由免疫介导的一组疾病。

【诊断步骤】

(一)病史采集要点

1. 起病情况　多数患者隐匿发病,前驱症状有乏力、活动后肌痛,病情于数周,数月甚至数年发展至高峰。少数患者急性起病,表现为不规则发热、肌肉疼痛、活动无力。

2. 主要临床表现

(1)主要表现为对称性肢体近端肌无力,以肩胛带、骨盆带肌受累最常见,其次为颈肌和咽喉肌,呼吸肌受累少见,眼轮匝肌和面肌受累罕见。肌痛性质为刺痛、灼痛、胀痛、酸痛、钝痛、刀割痛、撕裂痛等。在疾病进展期肌无力和肌痛的程度是平行的,在疾病的晚期,患者可有严重肌萎缩伴肌无力,肌疼痛反而减轻。

(2)皮肌炎的典型皮疹是以上眼睑为中心的眶周水肿性紫红色斑,四肢肘、膝关节伸侧面和内踝附近、掌指关节、指间关节伸面紫红色丘疹,逐渐融合成斑片,有毛细血管扩张、色素减退和上覆细小鳞屑,称 Gottron 征。此外还可见颈前及上胸部"V"字型红色皮疹,肩颈后皮疹(披肩征),表皮萎缩及"技工手",甲根皱襞可见不规则增厚,毛细血管扩张性红斑。本病皮疹通常无瘙痒、疼痛,缓解期皮疹可完全消失或遗留皮肤萎缩、色素沉着或脱失、毛细血管扩张或皮下钙化,皮疹多为暂时性的,但可反复发作。

(3)病程中任何时期均可发生肺及心脏改变,如间质性肺炎、肺纤维化、吸入性肺炎等;约 30% 可见心脏改变,如无症状性心电图改变,心律失常可继发于心肌炎的心力衰竭。

(二)体格检查要点

1. 肌力检查　肌力判定有助于对肌肉受损的程度、范围作出估算,从肌力的变化可以得知肌炎的活动度和所用药物的疗效。临床医生常将肌力分为六级:①0 级:肌肉对刺激不发生任何收缩反应;②1 级:肌肉对刺激可有轻微的收缩;③2 级:肌力很差,不能克服重力而抬起;④3 级:肌力出现抗重力能力,可以抬起

(离开床面);⑤4级:肌力较好,能抵抗阻力;⑥5级:肌力正常。

2. 肌肉压痛　①0级:无压痛;②1级:轻度,使用一定的压力,患者诉持续痛;③2级:中度,使用同一压力,患者因压痛而皱眉;④3级:重度,使用较轻的压力患者诉压痛,加重压力患者因恐疼痛而规避。

3. 肌肉萎缩　肢体肌萎缩可以用周径测量予以检查,常用部位是肘横纹上10 cm处和髌骨上沿上15 cm处。上述肌肉体征多在近端对称性肌群出现。特别是肱二头肌和股四头肌较易受累及。

4. 典型皮疹为眶周水肿、红斑,似"熊猫眼",颈胸V字形红斑似"醉酒貌",Gottron皮疹。另外少见的皮疹可包括肩颈后皮疹(披肩征),表皮萎缩及"技工手",甲根皱襞可见不规则增厚,毛细血管扩张性红斑。

(三)门诊资料分析

1. 常规检查　白细胞略有升高,尿和大便常规检查正常。

2. 红细胞沉降率　红细胞沉降率增快。

(四)进一步检查项目

1. 血肌酸增高,肌酐下降,尿肌酸排泄增多。

2. 肌酶谱　肌酸激酶(CK)、醛缩酶、天门冬氨酸氨基转移酶、丙氨酸氨基转移酶、乳酸脱氢酶增高,尤以CK升高最具特异性。但由于这些酶也广泛存在于肝、心脏、肾等脏器中,因此对肌炎诊断虽然敏感性高,但特异性不高,应注意鉴别。

3. 自身抗体　用免疫荧光法检测,荧光强度大于2+有临床意义:①抗骨骼肌抗体,阳性率≥90%。②抗横纹肌抗体升高,与骨骼肌抗体有交叉阳性反应。③抗肌红蛋白抗体升高。④抗肌球蛋白抗体升高。⑤抗肌钙蛋白抗体升高。⑥抗原肌球蛋白抗体升高。⑦抗核抗体,阳性率38.5%～80%,多见斑点型。⑧抗平滑肌抗体升高。⑨抗线粒体抗体升高。

4. 肌电图　多数呈肌源性损伤,少数为神经源性损伤。肌电图中可见肌源性损伤四联征:①插入活动延长。②纤颤在正相电位出现。③运动电位时限缩短和多相电位增加。④重收缩干扰相或病理干扰相。

5. 组织活检病理检查　约2/3病例呈典型肌炎病理改变:①肌肉坏死、肿胀;②肌肉再生;③肌肉纤维化;④I型肌萎缩。近年来对PM/DM的免疫病理表现有了较深入的了解。PM主要表现为肌纤维变性、坏死和再生,肌细胞表达主要组织相容性复合物(major histocompatibility complex,MHC) I 类分子;浸润的炎性细胞主要为 $CD8^+$ 细胞,呈多灶状分布在肌纤维周围及肌纤维内。DM的炎症分布主要位于血管周围或在束间隔及其周围,浸润的炎性细胞以B细胞和 $CD4^+$ 细胞为主，常伴肌内毛细血管管腔扩张；肌纤维表达 MHC Ⅰ 类分子也明显上调。肌纤维损伤和坏死通常涉及部分肌束或束周而导致束周萎缩，是 DM 的特征性表现，有学者认为如果肌活检具有束周萎缩的病理特点，即使未见明显的炎症表现也可诊断 DM。

【诊断对策】

(一)诊断标准

目前临床上最常用的是 1975 年 Bohn/Peter 提出的 PM/DM 分类标准：(1)对称性、进行性的近端肌无力。(2)肌活检示肌肉坏死、再生、炎症等改变，伴或不伴有肌萎缩。(3)血清肌酶(肌酸激酶和醛缩酶)升高。(4)肌电图有下列肌源性损害：①低幅、短时限、多相波的运动单位电位。②纤颤、正锐波和插入活动增加。③自发性高频率放电。(5)皮肤改变：包括 Gottron 征，向阳性、紫色红疹，腰、肘、内踝、颈、上部躯干有皮疹。有(1)～(4)项确诊为 PM，同时伴有(5)者为 DM。

(二)鉴别诊断要点

典型患者的诊断并不困难，但是每一例患者在就诊时并不一定具备上述所有的表现，因为症状出现有先后顺序，而且肌酶并不是一直升高，肌电图和肌活检并不是总表现为阳性结果。所以上述各类检查结果应该与临床症状、体征共同分析，综合判断，与一些临床表现和辅助检查相似的疾病进行鉴别诊断。

1. 肌营养不良症(muscular dystrophy)　该病的主要临床特征为缓慢进行的对称性骨骼肌肉无力和萎缩。假肥大型肌营养不良的肌活检标本用免疫组化染色可见抗肌萎缩蛋白大量缺失，对诊断有决定性意义。

2. 药物诱导的肌病症状(drug-induced myopathic symptoms)　能够引起肌病症状药物很多。这类肌病易被忽视，一旦发现又很易控制，所以在炎性肌病鉴别诊断中应想到这类疾病。常见的药物有：安妥明、6-氨基己酸、普鲁卡因酰胺。另外在使用去炎松、倍他米松、地塞米松时最易出现类固醇肌病，临床表现为对称性肌无力，多自下肢近端开始。肌痛明显，通常影响全身肌肉。激素减量后症状即可减轻，疼痛消失早，但肌力的恢复常需几个月时间。

3. 遗传性异常引起的肌病　这一组疾病中，糖原累积病是先天性糖原代谢障碍造成的疾病，主要表现为运动后肌肉疼痛、肌无力、肌萎缩、肝肿大、低血糖，一般无 CK 增高，糖耐量和组织酶测定可发现异常。脂肪代谢紊乱可由肉毒碱缺乏、脂肪酰辅酶 A 脱氢酶缺乏和肉毒碱棕榈酰辅酶 A 缺乏所致。患者可出现肌肉疼痛，肌萎缩，血清 CK、AST 正常或增高。活检肌肉用油红染色时可见脂质累积，生化测定显示相应的酶减低有助鉴别。

4. 重症肌无力 有肌肉乏力的症状,但它常有眼外肌运动障碍、球麻痹症状、面肌无力等,注射新斯的明可使肌无力症状得到暂时好转,血清 CK、AST 正常,以及重复电刺激试验也与炎性肌病不同,可资鉴别。

5. 风湿性多肌痛(polymyalgia rheumatica) 风湿性多肌痛多见于 50 岁以上的老人,血沉升高,血清 CK、AST 正常,肌电图正常,查不到特异的自身抗体,对小剂量激素反应良好。

6. 纤维肌痛综合征 中年女性多发,压痛点呈全身性分布,无肌萎缩,持续 3 个月以上,血清 CK、AST 正常,肌电图正常。查不到特异的自身抗体,可伴有精神症状。

【治疗对策】

(一)治疗原则

1. 根据患者的病史、主诉、体征及辅助检查进行综合考虑,制定个体化的治疗方案。

2. 早诊断、早治疗,治疗开始得越早,治疗效果越好。

3. 为取得患者和家属的配合,应让患者大概了解疾病的治疗过程及每一阶段可能出现的问题。这样患者就不会因短期无效而失去信心,也不会因肌酶谱转为正常就认为病愈而停止服药。因而能从各方面积极配合,保证治疗顺利进行。

(二)治疗计划

1. 糖皮质激素 到目前为止,糖皮质激素仍然是治疗 PM 和 DM 的首选药物。但激素的用法尚无统一标准,一般开始剂量为泼尼松 1~2 mg/(kg·d)或等效剂量的其他糖皮质激素。常在用药 1~4 周症状开始改善,病情最大程度改善约需 1~6 个月,平均为 2~3 个月。一般认为初始治疗时较大剂量的强的松应该持续应用到 CK 恢复正常及临床肌力改善,然后开始逐渐减量。激素的减量也无统一的方法,应遵循个体化原则,有学者主张在 6~8 个月内将强的松逐渐减至 5~10 mg/d 的维持量,疾病缓解维持治疗至少一年后才能考虑停药。减药过快易出现病情复发。当患者出现严重的吞咽困难、心肌受累或有活动性肺泡炎时,可加用大剂量甲基强的松龙冲击治疗。

2. 免疫抑制剂 现多主张早期应用免疫抑制剂与糖皮质激素联合治疗,以增进疗效,减少复发。并可减少激素用量,从而减轻副作用。

(1)甲氨蝶呤(MTX) 开始每周 7.5~10 mg,口服、肌注或静注。以后每周增加 2.5 mg,直至最大量 15～25 mg。甲氨蝶呤的副作用包括恶心、呕吐、转氨酶升高、黏膜溃疡、骨髓抑制、肺纤维化等。因此在用药期间,应定期监测血常规和肝功能的变化。肌炎患者转氨酶升高,可能是由于药物的肝脏毒性,亦可来自于肌肉本身的损伤,应注意鉴别。

(2)硫唑嘌呤　活动期患者口服 100～200 mg/d。病情缓解后,可每月减 25 mg,至维持量 50 mg/d。它可抑制 T 细胞和 B 细胞功能,并使淋巴细胞减少,与糖皮质激素联合用药,疗效明显优于单用激素,但该药起效慢,一般都在 3 个月后。

(3)环磷酰胺　适用于病情严重,特别是有心脏、肺受累患者。但是此药不良反应较多,如性腺抑制(尤其是女性的卵巢功能衰竭)、骨髓抑制、胃肠道反应、脱发、肝功能损害等,应定期做检查。

3. 静脉免疫球蛋白注射(IVIg)　近年来 IVIg 已被广泛用于治疗 PM/DM 并且取得了良好的疗效。常用的治疗剂量为每个月 2 g/kg,分 5 天给药。对于复发性和难治性的 PM 病例联合应用强的松、免疫抑制剂和 IVIg 比只用泼尼松加免疫抑制剂治疗效果更好。

4. 生物制剂　近年来有不少用肿瘤坏死因子拮抗剂、抗 B 细胞抗体等治疗 PM 或 DM 取得良好疗效的报道。但大部分研究都是小样本或个案报告,尚无大样本的病例报道,确切的疗效有待于进一步的深入评估。

5. 一般治疗　重度炎症急性期应卧床休息,可作关节或肌肉被动活动 2 次/日,以防软组织挛缩,但不主张主动活动;恢复期或急性炎症不严重时不主张卧床休息,鼓励适当轻度活动,动作不宜过快,尽可能生活自理,依肌力恢复程度逐渐增加活动量。

(三)治疗方案的选择

对于激素治疗 6 周以上而无效的病例,或初期有效,但以后不再改善的病例;或虽对激素治疗有效,但因副作用较大不能耐受的病例;以及激素减量易复发的病例,应考虑加用其他免疫抑制剂。

【病程观察及处理】

(一)病情观察要点

1. 治疗期间定期复查血常规、肝功能。
2. 注意药物的副作用。
3. 注意观察肌力的恢复情况。肌力的恢复往往晚于肌酶的恢复。

4. 定期复查肌酶。

(二)疗效判断及处理

1. 疗效判断

(1)显效　肌力增加2级或2级以上,肌痛症状消失或明显改善,皮疹消退,大部分检查项目恢复正常。

(2)好转　肌力增加1级而不到2级,肌痛症状减轻,部分检验项目恢复正常或各种检查项目有所改善。

(3)无效　肌力增加不到1级或无任何改善,肌痛症状无减轻,各种检验项目无改善。

2. 处理

(1)有效者　应继续原方案治疗,直至缓解。用一种不良反应小、耐受性好的DMARD长期维持用药。

(2)病情反复或进展　治疗无效者首先考虑诊断是否正确,诊断正确者应加用二线药物治疗;二是考虑初始治疗时间是否太短或减药太快,若因为此原因引起,则可将大剂量激素的使用时间延长;三是是否出现激素性肌病。

【预后评价】

激素及免疫抑制剂的应用已使患者的生存率有明显的提高,一项小样本的20年随访研究报道PM/DM患者5年和10年的生存率分别为95%和84%。影响患者预后的因素主要与患者的年龄、诊断治疗是否及时以及有无严重内脏器官受累和合并症等有关。老年患者、合并肿瘤患者、延误治疗者以及有胃肠道受累、肺间质病变或有心脏受累的患者预后较差。除使用免疫抑制剂外,早诊断、早治疗,以及有效控制并发症也有助于预后的改善。

【出院随访】

1. 出院后每2周来医院门诊复查一次。

2. 及早发现和治疗感染。

3. 按时服药,不得随意减药或停药。特别注意的是肌酶的下降不是停药的指征。

(陈冬莹　梁柳琴)

第五节 系统性硬化病

【概述】

系统性硬化病(systemic sclerosis,SSc)是一种原因不明的临床上以局限性或弥漫性皮肤增厚和纤维化为特征的结缔组织病。本病起病缓慢,病程长,病情较重,可严重影响患者的身体健康和生活质量。多在30~50岁发病,发病率约为0.019%~0.025%,女性多于男性,男女发生率之比约为1∶4。

【诊断步骤】

(一)病史采集要点

1. 起病情况 起病较为隐匿。雷诺现象常为本病的首发症状,可出现疲乏、无力、体重下降等慢性消耗性疾病特征。

2. 主要临床表现

(1)雷诺现象 85%的SSc以雷诺现象为首发症状,指因寒冷或情绪等因素诱发的发作性指端缺血,典型患者出现苍白、发绀、潮红三相颜色反应,部分患者可仅出现最为可靠的苍白现象,苍白时间长短与指端缺血硬化相关。发生部位多为指端、鼻尖、耳垂亦可发生,除体表部位外,心脏、肺脏、肾脏等内脏器官亦可发生雷诺现象,出现胸闷、心绞痛、肺动脉高压、肾性高血压等。

(2)皮肤病变 皮肤症状是本病的特征性改变。大部分患者在雷诺现象出现后的5年内出现皮肤改变,经历肿胀期、浸润期和萎缩期。病变呈对称性,首先出现在手指,逐渐向近端扩展,手指呈腊肠样。数周至数月后皮肤进入浸润期,这时的皮肤表现为厚而硬,失去弹性但光亮如皮革,并与深层组织粘连不能移动。除手指、手背、四肢、躯干出现上述皮损外,面部亦可出现特征性改变,即面具脸样改变,嘴唇变薄、内收,并以唇为中心出现大量皱褶,鼻尖变小,鼻翼萎缩变软,患者张口困难,同时脸、颈部可出现多个小点状的毛细血管扩张。经过5~10年后皮损进入萎缩期,这时皮肤有不同程度的变薄、变软,外表光滑,可有色素沉着和减退,容易出现溃疡。皮下软组织的钙化是SSc的晚期并发症,是局部慢性炎症的结果。

(3)关节、肌肉表现 60%~80%SSc病例出现关节和肌肉的病变。系统性硬化早期常出现全身关节疼痛和晨僵,易和早期类风湿关节炎混淆。后期由于关节表面皮肤硬化、关节内部肌腱纤维化,导致关节挛缩、活动受限。另外,一些患者可出现肌肉废用性萎缩。一些病史较长的患者由于慢性肢端缺血可出现末节指(趾)骨吸收溶解,此特点对系统性硬化的诊断有意义。

(4)消化道病变 约70%的SSc患者出现消化道病变。系统性硬化的胃肠道病变主要是食管运动障碍和食管下端括约肌功能受损。表现为食管下2/3蠕动异常,吞咽固体食物困难和吞咽疼痛、胸骨后烧灼痛,慢性胃食管反流可引起糜烂出血性食管炎、Barrett食管、食管下端狭窄等并发症,进一步加重吞咽食物的困难。

(5)肺病变 约68%的SSc患者合并肺部病变,以非特异性的、对称性的肺间质性纤维化最为常见,肺功能检测以弥散性肺功能异常和限制性通气功能障碍为主。部分晚期患者可出现肺动脉高压,肺动脉高压者往往发展为肺源性心脏病,预后极差。系统性硬化可使肺癌发生率增加,咯血或胸部X线片出现团块状影、大的浸润灶均提示有肿瘤的可能性。

(6)心脏病变 心电图可显示房性、室性心律失常以及传导异常,病理显示心肌收缩带坏死、块状心肌纤维化。SSc患者还可出现心包、心肌、心脏传导系统的病变,其中最常见的是无症状性心包积液。

(7)肾脏病变 肾脏病变是SSc患者死亡的主要原因,表现为高血压、蛋白尿、镜下血尿、肌酐清除率的下降、氮质血症等。在弥漫性皮肤系统性硬化症早期和急性皮肤硬化期,尤其是寒冷季节,可出现硬皮病肾脏危象,表现为急进性恶性高血压、急进性肾功能衰竭、微血管内溶血、高肾素血症,如诊断不及时、不能有效地控制高血压,则可快速进展为无尿性肾功能衰竭。

(8)其他病变 SSc还可有神经系统损害、肝脏病变(如并发胆汁性肝硬化、肝钙化、肝结节性增生、肝外梗阻性黄疸)、甲状腺病变和继发干燥综合征等。

(二)体格检查要点

1. 一般检查 指端、鼻尖,耳垂可有雷诺现象的发生。皮肤表现为厚而硬,失去弹性,但光亮如皮革,面部亦可出现特征性改变,即面具脸样改变,同时脸、颈出现多个小点状的毛细血管扩张。皮下软组织的钙化也可出现。

2. 各系统检查 对于有肾脏受累的患者,需注意血压的变化、是否有浮肿的征象;对于有肺部受累的患者,体检注意听诊是否可闻及胸膜摩擦音、双肺底部的爆裂音,肺动脉瓣区第二心音是否亢进,以及单侧呼吸音是否减弱;对于心脏受累的患者,听诊时注意有无心音减弱、心包摩擦音、心瓣膜杂音等;弥漫性腹膜炎查体可有全腹压痛;若有神经系统受累,应进行相应的神经科体检。

(三)门诊资料分析

1. 常规检查　血常规可有缺铁性贫血、嗜酸粒细胞增多,部分患者可有白细胞减少。尿常规可有尿蛋白阳性或镜下血尿、管型尿。

2. 红细胞沉降率　红细胞沉降率增快。

(四)补充检查项目

1. 免疫学检查　蛋白电泳示球蛋白增高,有高γ球蛋白血症。

2. 自身抗体　抗核抗体(ANA)阳性率达95%,荧光图形多为斑点型、着丝点型(抗着丝点抗体)和核仁型。

SSc的血清中还存在许多自身抗体,如抗Scl-70抗体,抗着丝点抗体(ACA),抗Ⅰ型、Ⅲ型胶原抗体,抗线粒体抗体,抗RNA多聚酶、抗原纤维蛋白抗原、抗SSA抗体、抗SSB抗体等。其中以抗Scl-70抗体、抗着丝点抗体的特异度最强,对SSc的早期诊断起关键性作用,且有助于预测患者的器官损害程度和生存率。抗Scl-70抗体多出现于弥漫型患者,与肺脏损害、指骨末端吸收有关。抗着丝点抗体多见于局限型SSc,尤其是CREST型,这类患者的预后较好,但可能发展为肺动脉高压、胆汁性肝硬化,出现指(趾)缩短。

3. 甲皱微循环显微镜检查　通过甲皱微循环显微镜检查,可观察到系统性硬化患者特征性的微循环结构异常,即毛细血管襻的动脉支和静脉支粗糙扩张,毛细血管襻顶部增宽,血流缓慢,血细胞淤集,部分区域毛细血管襻环消失。系统性硬化特征性微循环结构异常的快速进展型表现为微循环毛细血管床结构紊乱破坏,毛细血管襻环丢失减少;而缓慢进展型表现为毛细血管环微动脉、微静脉血管支明显扩张迂曲,有少量的毛细血管襻环丢失。

【诊断对策】

(一)诊断要点

目前临床上使用最多的是1980年美国风湿病学会分类诊断标准,该分类标准在保证临床研究病例的一致性方面起到了很重要的作用,目前以此分类标准作为诊断标准,现阐述如下。

1. 主要指标　近端硬皮病,即手指及掌指关节或跖趾关节以上的任何部位皮肤有对称性的变厚、变紧和浸润。上述皮肤改变可累及全部肢体、脸部、颈部和躯干。

2. 次要指标　包括:①指端硬化,硬皮改变仅局限于手指;②指端有凹陷性瘢痕和指垫变薄或缺乏;③双肺底纤维化,X线胸片检查发现双侧肺底部有网状的纹理或结节性密度增高影,或弥漫性斑点影或蜂窝样改变,并排除因肺部原发疾病引起。

凡具有主要指标或次要指标等于或大于 2 条者则可以诊断为 SSc。此外,雷诺现象,多发性关节炎或关节痛,食管蠕动异常,皮肤组织病理检查示胶原纤维肿胀和纤维化、血清抗着丝点抗体、抗 Scl-70 抗体等阳性均有助于诊断。

(二)鉴别诊断要点

1. 弥漫性 SSc 与肢端硬皮病(包括 CREST 综合征)的鉴别　前者的主要特点为近端皮肤增厚,有明显的内脏疾病,ANA 阳性,ACA 一般阴性,预后差,10 年存活率 40%~60%。后者的主要特点是皮肤病变局限于手指,晚期才出现内脏损伤,ACA 大多阳性,预后较好,10 年存活率＞70%。

2. 混合性结缔组织病(MCTD)　MCTD 也有雷诺现象、手指肿胀及食管运动功能减低,肺、心脏、肾等多系统损害。但 MCTD 无指端溃疡及末节指(趾)骨吸收现象,无弥漫性皮肤硬化,抗 U_1RNP 抗体呈高滴度阳性,抗着丝点抗体及抗 Scl-70 抗体阴性。

3. 类风湿关节炎　为对称性小关节肿胀、疼痛,晨僵时间长,可有关节畸形,无皮肤硬化,类风湿因子呈高滴度阳性,关节 X 光片可见侵蚀样改变。

4. 硬肿病　起病突然,弥漫性皮肤发硬,但手足不受累,无雷诺现象,可自行缓解,抗 Scl-70 抗体及 ANA 阴性。

5. 嗜酸性筋膜炎　有四肢远端皮肤硬化,并可向四肢近端及躯干扩展,但无雷诺现象及内脏受累,受累组织及外周血嗜酸细胞明显增高,ANA 阴性。

【治疗对策】

(一)治疗原则

1. 目前本病仍无统一的治疗方案。

2. 本病的治疗目标是减轻受累脏器病变,防止复发。

3. 本病尚无法完全根治,要早期诊断早期治疗。

4. 需要根据炎症反应的程度选择使用激素、免疫抑制剂等药物。

5. 病情变化快,需要密切随访。

(二)治疗计划

1. 基础治疗

(1)青霉胺　能干扰胶原的合成而广泛应用于治疗 SSc,其疗效与患者的病程、所用的剂量和疗程有关。用法是开始剂量为 250 mg/d,每 2~4 周增加

125 mg/d,直到每日 750～1 250 mg,至少服用 6～12 个月,待病情稳定后减量维持。

(2)糖皮质激素 虽然激素不能控制本病的进展,但对关节炎、肌炎、心包炎、心肌损害、肺间质病变炎症期均有一定疗效。用法为泼尼松 30～40 mg/d,1 个月后减量,以 10～15 mg/d 的剂量维持。

(3)其他免疫抑制剂 包括苯丁酸氮芥、氟尿嘧啶、硫唑嘌呤、环孢素、甲氨蝶呤等,但疗效均不满意。

2. 针对受累器官的治疗

(1)雷诺现象的治疗 戒烟、避免受凉、注意全身保暖对预防雷诺现象有效。症状严重或合并指端溃疡时应使用血管扩张剂。治疗指端溃疡可在消毒液中浸泡手指;感染的溃疡应口服抗生素;对于深部的感染应对腐烂组织行外科清创术,并静脉给予抗生素,无效时可行手术切除。

(2)皮肤受累的治疗 局部皮肤护理应避免过多洗澡从而避免皮肤干燥,并使用含羊毛脂的保湿乳剂。钙化点无法阻止,钙沉积也不易溶解,可试用丙磺舒、华法令。短期秋水仙碱治疗有效。

(3)肌肉骨骼受累的治疗 对于常见的关节和腱鞘受累可选用非甾体抗炎药,但疗效较其他结缔组织病差,有时需要加入小剂量的皮质醇激素或止痛类麻醉药。

(4)消化道症状的处理 可以通过将床头抬高 4～8 寸,少量多餐并进食较细软的食物,尽量避免夜间进食,使用质子泵抑制剂来减轻或消除胃食管反流症状。小肠病变引起的蠕动迟缓及细菌过度生长和肠腔菌群失调,可导致腹胀、腹泻、体重减轻和吸收不良。可口服微生物调节剂或联合应用广谱抗生素。

(5)心肺受累的处理 对大多数有肺间质病变的 SSc 患者,使用环磷酰胺可以改变病情。但对已纤维化的病变则无法逆转。目前的多种对照性研究正在选择最佳的方案。对于严重的肺间质纤维化可选择单侧或双侧的肺移植。不伴间质纤维化的孤立性肺动脉高压是 SSc 内脏损害中预后最差的,常在发病后 6 个月到 5 年内死亡,血管扩张剂、抗炎药物、免疫抑制剂都不能减低这种合并症的死亡率。

(6)肾象的处理 肾危象是 SSc 最严重的内脏合并症。ACEI 能控制高血压,提高患者的生存率。治疗成功的关键是早期发现高血压并将其控制在正常范围。血液透析和肾脏透析疗法的改进也给肾危象带来了希望,肾脏移植使得生存率提高。

3. 其他 近年来国外采用口服内皮素受体拮抗剂治疗硬皮病所致的肺动脉高压已取得一定疗效。经 $CD34^+$ 细胞分选的外周造血干细胞移植治疗,国内外均已用于临床。

【病情观察及处理】

(一)病情观察要点

1. 治疗期间定期监测外周血象、肝肾功能。
2. 注意监测药物的副作用。
3. 注意观察皮肤硬化,有无内脏损害的表现。
4. 定期监测血炎症指标、IgG 等。

(二)疗效判断及处理

1. 疗效判定

(1)缓解　症状好转,体征消失。炎症指标恢复正常。

(2)好转　治疗后,症状明显好转,体征基本消失。

(3)未愈　未达到上述标准。

2. 处理

(1)有效者　可继续原方案治疗,使用激素者可逐渐减量。

(2)病情反复或进展　调整治疗方案,可联合应用其他免疫抑制剂治疗。

【预后评估】

预后较差的因素有弥漫性的皮肤受累、年龄较大、腱鞘受损、肺弥散功能预测值小于 0.4 或严重的肾脏病变。总的来说,SSc 患者在患病 10 年内的病死率较普通人群的病死率高 4 倍。弥漫型系统性硬化的 10 年生存率为 55%,局限型系统性硬化为 75%。

【出院随访】

1. 出院后每 2 周来医院门诊复查一次。
2. 及早发现和治疗感染。
3. 按时服药,不得随意减药或停药。

(陈冬莹　梁柳琴)

第六节 干燥综合征

【概述】

干燥综合征(Sjogren's Syndrome,SS)是一种以侵犯唾液腺和泪腺等外分泌腺,具有高度淋巴细胞浸润为特征的系统性自身免疫疾病。口、眼干燥为常见的症状,同时伴有内脏损害并出现多种临床表现。干燥综合征分为原发性和继发性两类:不合并其他自身免疫性疾病者称为原发性干燥综合征;继发于类风湿关节炎、系统性红斑狼疮、系统性硬化症等称为继发性干燥综合征。本章主要叙述原发性干燥综合征。

原发性干燥综合征多发于女性,男女比为1:7~1:10,发病高峰年龄为40~50岁。原发性干燥综合征在我国的患病率为0.29%~0.77%,其中老年人群原发性干燥综合征的发病率可高达3%~4%。

【诊断步骤】

(一)病史采集要点

1. 口干燥症 成人以口干为主,儿童以唾液腺肿大为主。严重者即使食物刺激或咀嚼也不能相应增加唾液分泌,而且进干食时必须用水送下。干燥综合征患者中有40%有唾液腺肿大,以腮腺为多见,颌下腺亦可见,舌下腺少见。唾液减少,使冲洗作用下降,可导致50%的患者出现多个严重的龋齿,牙齿呈小片状或粉末状脱落,被称为"猖獗龋",是干燥综合征患者的典型表现之一。

2. 干燥性角结膜炎 临床表现为眼干涩、痒痛、畏光、烧灼感、异物感或眼前幕状遮蔽感、眼疲乏或视力下降、泪少,甚至在伤心时或眼部受到刺激时流不出眼泪。泪腺的病变易合并结膜炎、虹膜脉络膜炎、全眼炎。

3. 其他浅表外分泌腺病变 部分患者可出现皮肤干燥,瘙痒;鼻腔干燥、鼻出血;浆液性中耳炎、传导性耳聋;外阴干燥、继发阴道念珠菌病。

4. 呼吸系统 原发性干燥综合征患者以间质性病变为主(>30%)。轻者多无症状,仅表现为肺功能异常并可长期保持稳定。小部分患者出现进行性气短,低氧血症,肺CT显示肺间质纤维化,病变广泛者多因继发感染和(或)呼吸衰竭而死亡。需早期行高分辨 CT 诊断有无合并肺间质纤维化。

5. 循环系统 可以出现心包积液，类似系统性红斑狼疮患者的表现。

6. 消化系统 除吞咽困难、萎缩性胃炎、慢性腹泻等非特异性症状外，需要关注原发性干燥综合征合并的肝损害。肝损害见于约 20% 的患者，临床表现为黄疸和转氨酶升高。肝损害的原因是本病直接累及肝内小胆管，或是合并有原发性胆汁性肝硬化还是自身免疫性肝炎，目前尚有不同的认识。

7. 肾脏病变 约 1/3 的干燥综合征患者有肾脏病变，远端肾小管损伤占其中的 90%，表现为 I 型肾小管性酸中毒。继因肾小管排钾过多而引起血钾降低，严重者引起周期性低血钾性肌肉麻痹。当肾小管排出钙离子增多时，钙沉积于肾组织而出现肾钙化。钙盐沉积于尿路而成为肾结石。大量钙离子排出出现软骨病。又因肾小管回吸收水分障碍而出现肾性尿崩，表现为多尿、多饮。据报道有 30%～40% 的低钾血症都是由干燥综合征引起的。但干燥综合征者中约 2/3 都是亚临床型的 I 型肾小管性酸中毒，只能通过氯化铵负荷试验才能检测出来。近端肾小管损害较少见。原发性干燥综合征肾小球肾炎少见。

8. 淋巴瘤 淋巴瘤是本病的特点之一。5%～10% 的患者有淋巴结肿大，其中至少 50% 在病程中内脏出现大量淋巴细胞的浸润。干燥综合征患者出现腮腺、脾脏、淋巴结的持续肿大，咳嗽，呼吸困难，单侧的肺部肿块以及持续性的雷诺现象时，需警惕淋巴瘤的出现。唾液腺放疗和系统性化疗可能促使某些患者形成淋巴瘤。

9. 外分泌腺体以外的病变 其他的表现有紫癜样皮疹、结节红斑、荨麻疹；关节痛；肌炎；中枢神经系统和周围神经系统病变；雷诺现象；甲状腺功能低下；发热、疲劳、乏力、血细胞减少症等。

（二）体格检查要点

1. 口干燥症 可见唇和口角干裂，舌面干燥皲裂。"猖獗龋"表现为牙齿变黑，龋洞常出现于牙龈线或咀嚼面上，有些小片脱落，最终只留残根。部分患者出现腮腺肿大，表面光滑，不硬，伴疼痛、压痛。

2. 眼干燥症 泪液黏稠，可以拉出一条白色或黄色的长丝。角膜表面的泪膜不稳定，易破裂，其上可留有一些残碎组织，眨眼时亦难以除去。可见角膜浑浊、溃疡或穿孔。

3. 皮肤黏膜表现 全身皮肤、鼻腔以及外阴等处的黏膜都可干燥、萎缩，甚至出现溃疡。常见的皮疹为紫癜，还可有结节红斑和雷诺现象。

4. 其他 内脏病变、淋巴结肿大、淋巴瘤等都可有相应体征。

(三) 门诊资料分析

1. 血常规　可有红细胞、白细胞和血小板减少。
2. 红细胞沉降率检查　90%患者的红细胞沉降率增快。
3. 尿常规　出现反常性碱性尿,尿 pH 在 6.0 以上,部分患者晨尿可达 7.4。

(四) 进一步检查项目

1. 免疫球蛋白　由于淋巴细胞高度增殖,90%以上的患者有高丙球蛋白血症,呈多克隆性。三种主要免疫球蛋白皆可增高,以 IgG 最明显。国外有学者建议将血 IgG 水平列为判断干燥综合征活动性的指标。少数患者出现巨球蛋白血症,或单克隆性高丙球蛋白血症,或冷球蛋白血症,出现这些情况须警惕并发恶性淋巴瘤或多发性骨髓瘤的可能。

2. 抗核抗体　约 2/3 的患者抗核抗体阳性(大多为颗粒型)。以抗可溶性酸性核蛋白 SSA(Ro)和 SSB(La)抗体的阳性率最高,分别为 75%和 52%。其中抗 SSB 抗体的特异性最高,仅出现于干燥综合征和 SLE 患者中。有 10%的干燥综合征患者因首先发现有抗 SSA 和(或)抗 SSB 抗体,然后得以确诊。但是这两种抗体与疾病活动性无关。

3. 器官特异性抗体　抗唾液腺导管上皮细胞抗体的阳性率在原发性干燥综合征患者中为 25%,在干燥综合征合并类风湿关节炎的患者中高达 70%~80%。

4. 类风湿因子(RF)　约 3/4 患者类风湿因子阳性,以 IgM 型 RF 为主。

5. 唾液流量测定　是测定口干燥症的敏感指标。方法一:此法最常用。置小杯于腮腺导管口,在舌的边缘滴数滴柠檬汁,5 分钟后分别收集两侧腮腺分泌液。一侧腺体干 10 分钟内分泌少于 5 ml 为阳性结果。方法二:含糖试验,即将蔗糖压成片,每片 800 mg,放在舌背中央,记录完全溶解时间,≥30 min 为阳性。

6. 腮腺造影　于腮腺导管内注入造影剂(40%碘油),可见各级导管不规则,有不同程度的狭窄和扩张,碘液可淤积于腺体末端呈葡萄状。

7. 腮腺闪烁扫描和放射性核素测定　常用放射性核素为^{99m}Tc,静脉注射后作腮腺正位扫描,可了解腮腺病变程度。同时由于唾液腺能浓缩^{99m}Tc 至唾液内,收集唾液标本测定其放射性计数,可反映腮腺功能。

8. 腮腺活检　此法敏感而且特异。取表面正常,至少包含 4 个腺体小叶的唇黏膜活检,有病变者可见成簇的淋巴细胞、浆细胞浸润。记录腺泡组织内淋巴细胞聚集程度:细胞数在 50 以上为一个病灶,若在 4 mm^2 内能见到 1 个以上病灶即为阳性。此外,尚可见到腺体萎缩和导管狭窄等。

9. 唾液蛋白检查　血清和唾液中 β_2 微球蛋白(β_2-M)水平增高,后者更高。而且两者均与唾液腺病变程度和疾病活动度呈正相关,可作为监测指标。

10. Schirmer 试验(滤纸试验) 本试验假阳性和假阴性颇多。用 5 mm×35 mm 滤纸 1 片,距一端 5 mm 处折成直角,将该端置入眼睑结膜囊内,5 min 后取下滤纸,自折叠处测量潮湿程度,少于 5 mm 为阳性。Schirmer Ⅱ试验(Schirmer 试验的改良):利用鼻泪反射的原理,将棉签轻轻塞入鼻孔,再同时测量双侧泪液分泌的增加量。

11. 角膜染色试验 用 1% 玫瑰红溶液滴入双侧结膜囊内,随即用生理盐水洗去,检查角膜和球结膜,染色点≥10 个者表示有损坏的角膜和结膜细胞。本试验对诊断干燥性角膜炎价值较高。

12. 泪膜破碎时间测定(BUT 试验) 凡短于 10 s 者为阳性。

13. 结膜活检 与腮腺活组织检查类似,凡结膜组织中出现灶性淋巴细胞浸润者为异常。

【诊断对策】

(一)诊断要点

干燥综合征缺乏特异的症状或体征。在临床工作中诊断原发性干燥综合征,尤其是不典型原发性干燥综合征则有赖于医生对本病的警惕,并进行相关检测,包括口干燥症、干燥性角结膜炎、抗 SSA 和(或)抗 SSB 抗体、唇腺活检,尤其是最后两项检查的特异性强,主观因素少。2002 年制定的干燥综合征的国际分类(诊断)标准在原发性干燥综合征中普遍被采用,内容见表 14-1。

表 14-1 干燥综合征分类标准的项目

Ⅰ. 口腔症状:3 项中有 1 项或 1 项以上

1. 每日感口干持续 3 个月以上
2. 成年后腮腺反复或持续肿大
3. 吞咽干性食物时需用水帮助

Ⅱ. 眼部症状:3 项中有 1 项或 1 项以上

1. 每日感到不能忍受的眼干持续 3 个月以上
2. 有反复的砂子进眼或砂磨感觉
3. 每日需用人工泪液 3 次或 3 次以上

Ⅲ. 眼部体征:下述检查任 1 项或 1 项以上阳性

1. Schirmer 试验阳性(≤5 mm/5 min)
2. 角膜染色阳性

续表

Ⅳ. 组织学检查:下唇腺病理示淋巴细胞灶≥指 4 mm² 组织内至少有 50 个淋巴细胞聚集于唇腺间质者为一灶)

Ⅴ. 唾液腺受损:下述检查任 1 项或 1 项以上阳性
   1. 唾液流率阳性(≤1.5 ml/15 min)
   2. 腮腺造影阳性
   3. 唾液腺放射性核素检查阳性

Ⅵ. 自身抗体:抗 SSA 或抗 SSB 抗体阳性(双扩散法)

表 14-2 干燥综合征诊断的具体分类

1. 原发性干燥综合征:无任何潜在疾病的情况下,有下述 a 或 b
    a. 符合表 14-1 中 4 条或 4 条以上,但必须含有条目Ⅳ(组织学检查)和/或条目Ⅵ(自身抗体)
    b. 条目Ⅲ、Ⅳ、Ⅴ、Ⅵ 4 条中任 3 条阳性
2. 继发性干燥综合征:患者有潜在的疾病(如任一结缔组织病),而且符合表 14-1 的条目Ⅰ和Ⅱ中任 1 条,同时符合条目Ⅲ、Ⅳ、Ⅴ中任 2 条
3. 必须除外:颈头面部放疗史,丙型肝炎病毒感染,AIDS,淋巴瘤,结节病,移植物抗宿主病,抗胆碱药的应用(如阿托品、莨菪碱、溴丙胺太林、颠茄等)

上述诊断标准经我国初步验证,得其特异性为 98%,敏感性为 87%。在临床工作中 SS 的诊断要结合患者的具体情况,既不应受限于本标准,以免遗漏早期不典型的患者,但又要具备本标准中有力的依据,如重视本标准中血清学和唇腺病理结果,以免造成误诊。

(二)鉴别诊断要点

1. 系统性红斑狼疮 系统性红斑狼疮多见于青年女性,常有特征性皮疹、肾损害,脏器损害常较为严重。自身抗体的检测可以对这两种疾病进行鉴别。抗 Sm 抗体、抗 dsDNA 抗体是 SLE 的特征性抗体,仅见于 SLE 和伴有 SLE 的继发性干燥综合征患者。系统性红斑狼疮的患者还会出现活动期补体水平降低,病理检查可见苏木精小体,血管洋葱皮样损害等特征性改变。

2. 类风湿关节炎 约 75% 的干燥综合征患者有类风湿因子阳性,但少见关节症状,罕见关节畸形。关节病变较重的 RA 患者,尤其是中年女性,可合并继发性干燥综合征,但与原发性干燥综合征相比,少见严重的内脏损害。

3. **系统性硬化** 干燥综合征和硬皮病都会出现吞咽困难,但前者主要发生在上段食管,后者主要表现为胸骨下水平的吞咽困难。

4. **淋巴瘤** 淋巴瘤是原发于淋巴结或淋巴组织的恶性肿瘤,主要的临床表现是无痛性、进行性淋巴结肿大,常伴发热、肝脾肿大,晚期有贫血和恶病质。主要通过淋巴结穿刺或活检、骨髓涂片或活检确诊。干燥综合征患者早期可有淋巴组织增生,淋巴结肿大,内脏以及淋巴结形成假性淋巴瘤,但这些淋巴细胞都是良性的,活检可进行区分。

5. **非自身免疫病的口干** 如老年腺体功能下降、糖尿病患者都可出现口干,进行血清自身抗体和球蛋白检测即可鉴别。

【治疗对策】

(一) 治疗原则

1. 治疗目的是预防因长期口、眼干燥造成局部损伤,密切随诊观察病情变化,防治本病的系统损害。加强局部的对症支持治疗。

2. 在进行治疗前需对病变范围、活动程度以及严重程度进行评估。有器官受累的患者需要使用糖皮质激素和免疫抑制剂。

(二) 治疗计划

1. 局部治疗

(1) 口干的治疗

①应停止吸烟、饮酒及避免服用引起口干的药物,保持口腔清洁,勤漱口,减少龋齿和口腔继发感染。

②补充水分:最直接的办法是饮水。必要时可以使用人工唾液,其成分包括甲基纤维素、山梨醇和盐分,起到湿润和润滑口腔的作用。

③刺激唾液腺分泌:目前可供选用的药物主要为胆碱能受体激动剂,包括匹罗卡品片及 evoxac(化学名:cevimeline),疗效有赖于残存腺体的数目。

(2) 眼干的治疗

①人工泪液:是治疗眼干燥症的主要药物,其主要成分为生理盐水、其他电解质以及具有固水作用的羧甲基纤维素或葡聚糖。

②泪点封闭:如果患者每日需多次使用人工泪液或泪腺已基本无分泌功能,可考虑行泪点封闭术。对于泪腺仍有分泌能力的患者,慎行泪点封闭术,以免引起溢泪而给患者带来新的痛苦。原发性干燥综合征者应该避免使用抗胆碱能和抗组胺类眼药。

(3) 其他对症治疗　皮肤干燥可使用一些皮肤润滑剂和皮肤保湿剂。阴道干燥可以使用阴道润滑剂,绝经后妇女可以阴道局部使用雌激素。注意预防阴道继发的真菌(酵母菌)感染。可用生理盐水行鼻窦冲洗,鼻腔局部可使用糖皮质激素,推荐使用布地奈德,因为该药吸收后即分解为无活性成分,很少引起系统性不良反应,而且不含防腐剂,无局部刺激和不适等。

2. 全身治疗

(1) 非系统受累的治疗　包括关节疼痛、关节炎、皮疹、乏力、肌肉疼痛以及淋巴结增大等。可选用非甾体类抗炎药(NSAIDs)、羟氯喹和低剂量的糖皮质激素,如泼尼松 5～10 mg/d,同时可以考虑使用 DMARDs,如甲氨蝶呤、来氟米特等。

(2) 系统受累的治疗　应根据受损器官及其严重程度进行相应治疗。局部干燥症明确诊断时,若临床症状较明显,应考虑使用中、小剂量的糖皮质激素及免疫抑制剂治疗,有助于提高体内多种腺体的分泌功能。当患者出现重要脏器受累时,如肺间质性病变、神经系统病变、血管炎、溶血性贫血、血小板减少、肝脏损害、肾小球肾炎、肌炎等,需使用中、大剂量的糖皮质激素和环磷酰胺等免疫抑制剂治疗。有严重脏器活动性受累者可予甲基泼尼松龙冲击治疗,每天 500～1 000 mg 静脉滴注,连用 3 天为 1 个疗程。原发性干燥综合征患者使用糖皮质激素时更应注意其副作用,如胃肠道分泌减少,而且可能会使猖獗龋加重。

近年来,生物制剂中针对 B 细胞的人源化抗 CD20 单克隆抗体和抗 CD22 单克隆抗体被认为是治疗原发性干燥综合征颇具前景的药物,能显著改善患者口干、眼干等主观症状,增加残存唾液腺功能,减少 B 细胞,稳定血 IgG 水平。尤其是对原发性干燥综合征合并黏膜相关淋巴组织的淋巴瘤者获得较好疗效。

3. 造血干细胞移植治疗干燥综合征　干燥综合征患者中行造血干细胞移植者很少,其远期效果尚有待进一步观察。

(三) 治疗方案的选择

1. 局部干燥症症状较明显时,应考虑使用中、小剂量的糖皮质激素及免疫抑制剂治疗,有助于提高体内多种腺体的分泌功能。

2. 当患者出现重要脏器受累时,如肺间质性病变、神经系统病变、血管炎、溶血性贫血、血小板减少、肝脏损害、肾小球肾炎、肌炎等,需使用中、大剂量的糖皮质激素和环磷酰胺等免疫抑制剂治疗。

3. 有严重脏器活动性受累者可予甲基泼尼松龙冲击治疗,需联合使用免疫抑制剂。

4. 使用糖皮质激素时更应注意其副作用,如胃肠道分泌减少,而且可能会使猖獗龋加重。

【病情观察及处理】

(一)病情观察要点

1. 症状、体征的变化 一般情况,口干眼干症状,内脏损害等。

2. 反映病情活动的炎症指标 ESR,CRP,IgG。

3. 监测血常规、尿常规、肝肾功能、胸部X线。

4. 注意药物副作用。

(二)疗效判断与处理

1. 疗效评价

(1)缓解 治疗后,症状和体征消失,血沉、C反应蛋白阴性、IgG恢复正常。

(2)好转 治疗后,症状明显好转,体征基本消失。

(3)未愈 未达到上述标准。

2. 处理

(1)有效者 应继续原方案治疗,直至缓解。用一种不良反应小、耐受性好的DMARD长期维持用药。

(2)病情反复或进展 调整治疗方案,可考虑大剂量激素冲击治疗或联合其他免疫抑制剂治疗,有条件者使用生物制剂。

【预后评价】

干燥综合征患者的预后良好,无内脏受累生存时间接近普通人群。死亡原因主要为纤维性肺泡炎、肺动脉高压、肾功能衰竭、恶性淋巴细胞增生、中枢神经病变。

【出院随访】

1. 出院后每2周来医院门诊复查一次。

2. 及早发现和治疗感染。

3. 按时服药,不得随意减药或停药。

4. 患者应尽可能避免使用抗胆碱能和抗组胺药物。

5. 当出现腮腺、脾脏、淋巴结的持续肿大、咳嗽、呼吸困难,单侧的肺部肿块以及持续性的雷诺现象时,需警惕淋巴瘤的出现。需要在病程的过程中定期随访。

(陈冬莹　梁柳琴)

第七节 混合性结缔组织病

【概述】

混合性结缔组织病(mixed connective tissue disease,MCTD)是 Sharp 于 1972 年提出的一种新的结缔组织病,以系统性红斑狼疮、系统性硬化、多发性肌炎/皮肌炎或类风湿关节炎患者的临床表现重叠在一起为特征,与其他结缔组织病在血清学方面的区别主要在于具有高滴度的斑点型抗核抗体(ANA)和抗 U_1 RNP 抗体,而不会出现 SLE 特异的抗 Sm 抗体,并且血清补体正常。目前的研究表明混合性结缔组织病是一种独立的疾病。白种人的发病率不清,日本的一项研究表明 MCTD 的发病率是 2.7‰。女性多见,占 80%。发病年龄从 4 岁到 80 岁,大多数患者在 30~40 岁出现症状,平均年龄为 37 岁。

【诊断步骤】

(一)病史采集要点

MCTD 患者可表现出组成疾病(系统性红斑狼疮、系统性硬化、多发性肌炎/皮肌炎或类风湿关节炎)的任何一个临床特点。因此,每个患者身上都可找到以上疾病的临床表现,然而不同系列的患者表现有所不同。

1. 起病情况　起病隐匿,多数表现为乏力、不明确的肌痛、关节痛和雷诺现象、不明原因的发热等。

2. 关节　几乎所有的 MCTD 患者都有比系统性红斑狼疮更常见、更严重的关节痛和关节僵硬。60% 的患者最终发展为显著的关节炎,通常伴有类风湿关节炎常见的关节变形,如尺侧偏斜、天鹅颈畸形和纽扣花畸形。少数患者可出现肋骨侵蚀性改变和屈肌腱鞘炎。

3. 皮肤黏膜　大多数患者在病程中出现皮肤黏膜病变。雷诺现象伴手指肿胀、变粗,有时是全手肿胀,是混合性结缔组织病患者最常见和最早期的表现。部分患者可以出现狼疮样皮疹、复合性口、生殖器溃疡和鼻中隔穿孔。前臂屈肌,手、足伸肌和跟腱可出现腱鞘周围及皮下结节。与系统性硬化、雷诺现象和指端硬化患者一样,96% 的 MCTD 患者的指尖轮廓被半圆形图形所取代。

4. **肌肉**　肌痛是 MCTD 常见的症状,在临床和组织学方面与多发性肌炎相同,代表疾病的活动。但大多数患者没有确定的肌无力、肌电图异常或肌酶的改变。

5. **心脏**　心包炎是心脏受累最常见的临床表现。最常见的心电图改变是右心室肥厚、右心房增大。混合性结缔组织病并发的肺动脉高压十分常见,早期检测有无肺动脉高压对开始早期治疗很重要。超声多普勒估算右室收缩压能检测到亚临床的肺动脉高压。

6. **肺脏**　肺部多表现为肺胸膜受累、间质性改变,极少出现肺出血。

7. **肾脏**　混合性结缔组织病患者发生肾损害时,通常为膜性肾小球肾炎。有时也可引起肾病综合征,但大多数患者没有症状。

8. **胃肠道**　胃肠道受累是与系统性硬化重叠的主要特征,60%～80%的患者可出现。大约65%的患者有症状和食管压力改变。MCTD 的腹痛可能来源于肠道蠕动减少、浆膜炎、肠系膜血管炎、结肠穿孔或胰腺炎。

9. **神经系统**　最常见的是三叉神经病。头痛是 MCTD 常见的症状,大多数患者可能是血管源性头痛,部分有偏头痛。

10. **血管**　中小血管内膜轻度增生和中层肥厚是 MCTD 特征性的血管病变。组织学改变与系统性硬化所见相似。抗内皮细胞抗体和血清Ⅷ因子相关抗原水平的升高支持 MCTD 存在血管内皮细胞损伤。

11. **血液**　75%的患者有贫血,与慢性炎症性贫血类似。60%的患者 Coombs 试验阳性,但完全的溶血性贫血并不常见。75%的患者有白细胞减少,以淋巴细胞为主,与疾病活动有关。

(二)体格检查要点

MCTD 患者的临床表现多种多样,没有特异性的症状,可有雷诺现象、关节压痛、贫血、肺动脉高压的体征等。

(三)门诊资料分析

1. **血常规**　多数患者可出现贫血。75%的患者有白细胞减少,以淋巴细胞为主,与疾病活动有关。血小板减少、血栓性血小板减少性紫癜、红细胞发育不全相对少见。

2. **血沉**　红细胞沉降率可升高。

(四)进一步检查项目

1. **抗核抗体**　几乎每一例混合性结缔组织病患者血清中都有高滴度的斑点型抗核抗体。

2. 免疫球蛋白可升高。

3. 补体　血清补体大多正常或中等量减少。C1q结合法可测得混合性结缔组织病患者血清中有免疫复合物存在。

4. 其他自身抗体　存在高滴度的抗U1RNP抗体。抗Sm抗体阴性，抗dsDNA抗体少见。50%的患者有类风湿因子。

5. 伴有肌炎的患者肌酸激酶常增高。

【诊断对策】

(一) 诊断要点

肌痛、关节痛、雷诺现象及红斑往往提示混合性结缔组织病的存在。此时需要进一步进行自身抗体的检测，以完善对混合性结缔组织病的诊断。

Sharp诊断标准

主要指标：①严重肌炎；②肺受累：CO_2弥散能力＜正常的70%和(或)肺动脉高压和(或)肺活检提示血管增殖性损害；③雷诺现象或食道蠕动功能障碍；④手指肿胀或指端硬化；⑤抗ENA抗体滴度＞1：10 000和抗U1RNP抗体阳性，而抗Sm抗体阴性。

次要指标：①脱发；②白细胞减少；③贫血；④胸膜炎；⑤心包炎；⑥关节炎；⑦三叉神经病变；⑧颊部红斑；⑨血小板减少；⑩轻度肌炎；⑪手肿胀病史。

诊断标准：4条主要指标，同时抗U1RNP抗体滴度＞1：4 000，而抗Sm抗体阴性。高度疑似的诊断标准：符合三条主要标准及抗Sm抗体阴性；或两条主要标准和一条次要标准，并伴有抗U1RNP抗体滴度＞1：1 000。疑似的诊断标准：符合二条主要标准，但抗U1RNP抗体阴性；或两条主要标准，或一条主要标准和三条次要标准，伴有抗U1RNP抗体滴度＞1：100。

其他的还有墨西哥的Alarcon-Segovia诊断标准和日本的Kasukawa诊断标准，在此不一一介绍。

在临床上对Sharp标准使用的体会是该标准的特异性较高，根据此标准诊断的混合性结缔组织病罕有转化为其他结缔组织病的。因此对于临床上具有硬皮病、肌炎、系统性红斑狼疮等重叠症状的患者若不符合Sharp标准的，最好诊断为未分化结缔组织病，并定期随访疾病的转归。

(二) 鉴别诊断要点

1. 硬皮病　与硬皮病相比，混合性结缔组织病的多发性关节炎、肌炎、白细胞减少和高球蛋白血症发生率高。且存在高滴度的抗U1RNP抗体。

2. 系统性红斑狼疮　　与系统性红斑狼疮相比,混合性结缔组织病的双手肿胀、肌炎、食道运动障碍和肺受累更多见,而严重的肾脏和中枢神经系统受累较少见。抗 dsDNA 抗体、抗 Sm 抗体通常阴性,血清补体水平不低。

3. 多发性肌炎/皮肌炎　　混合性结缔组织病雷诺现象、关节炎、双手指肿胀、肺受累明显增高,且有高滴度的抗 UlRNP 抗体,而缺乏在 PM 中特有的抗 Jo-1 抗体和抗 PM-1 抗体。

【治疗对策】

(一)治疗原则

1. 尽早明确诊断,及时治疗。
2. 整体药物治疗。
3. 按临床进展程度、器官受累程度来选择治疗方案。

(二)治疗计划

1. 一般治疗　　避免过劳,适当休息。对有雷诺现象患者,要注意寒冷期末梢保温,使用暖手炉等。

2. 药物治疗

(1)非甾体类抗炎药物(NSAIDs)的使用　　只有关节痛和轻度发热时,可用 NSAIDs 治疗。应注意观察 NSAIDs 的副作用,如肝功能损害、消化性溃疡、皮疹、肾损害等。

(2)糖皮质激素类药物　　在全身疾病活动性高,SLE 样症状较重或伴有肾炎时,需要用激素类药物。但长期应用较大剂量的激素有较明显的副作用,尤其在需要用 1 mg/(kg·d)或 30 mg/d 以上口服泼尼松时,应考虑激素的类型、给予方法、是否应增加免疫抑制剂。

(3)免疫抑制剂治疗　　MCTD 并发重度肾炎(WHO 病理组织分类 Ⅱ-Ⅳ 型以上者)、肺高压症等系统性损害时,是使用免疫抑制药物的指征。免疫抑制剂可选用环磷酰胺、硫唑嘌呤、甲氨喋呤等。从长远的利益看,应考虑各自药物的作用与副作用酌情使用。

(4)其他药物　　MCTD 伴有雷诺现象和肺高压症等末梢循环障碍时,不仅要用 NSAIDs 及激素,而且要并用血管扩张药、抗凝药、抗血小板药等。

(三)治疗方案的选择

对于活动性低的疾病,可采用小剂量激素使之缓解。对于有较重的红斑狼疮样症状,尤其是有重症肾炎的病例,应采用 SLE 同样的免疫抑制剂治疗。

【病程观察及处理】

(一)病情观察

1. 注意定期观察症状　如有无新出现的发热、关节炎、浆膜炎、肾炎等。
2. 定期复查疾病活动性指标　如定期复查 ESR、CRP、球蛋白、补体等指标。
3. 治疗期间定期检查血象、肝功能。
4. 注意药物的副作用。

(二)疗效判断及处理

1. 疗效评价

(1)缓解　无新出现症状,体征消失。炎症指标转阴、IgG 恢复正常。

(2)好转　治疗后,症状明显好转,体征基本消失。

(3)未愈　未达到上述标准。

2. 处理

(1)有效者　应继续原方案治疗,直至缓解。使用糖皮质激素者逐渐减至最小维持剂量,并用一种不良反应最小的 DMARD 长期维持用药。

(2)病情反复或进展　调整治疗方案,可联合应用其他二线免疫抑制剂治疗。

【预后评估】

因为重要器官的受累相对较少而且较轻,混合性结缔组织病的预后相对较好,大部分患者可以获得长期缓解。预后不良的因素主要包括:高滴度的抗 U1RNP 抗体、伴有危及生命的神经系统受累、肺动脉高压、儿童。

【出院随访】

1. 出院后每 2 周来医院门诊复查一次。
2. 及早发现和治疗感染。
3. 按时服药,不得随意减药或停药。
4. 服药期间或病情未稳定的情况下严格避孕。
5. 有雷诺现象者需注意保暖。

(陈冬莹　梁柳琴)

第八节 成人斯蒂尔病

【概述】

斯蒂尔病本是指系统型起病的幼年型慢性关节炎,但相似疾病也可发生于成年人,称为成人起病的斯蒂尔病(adult-onset still's disease)或成人斯蒂尔病(adult still's disease)。成人斯蒂尔病的发病机制未明,一般认为与感染、遗传和免疫异常有关,是一种以高热、一过性皮疹、关节炎(痛)和白细胞升高为主要表现的综合征。该病无特异性的诊断方法和标准,需排除感染、肿瘤以及其他结缔组织病后才考虑其诊断,某些患者即便诊断为成人斯蒂尔病也需要在治疗中密切随诊以进一步除外上述疾病的可能。成人斯蒂尔病的发病年龄14～83岁不等,好发于青壮年,男女患病率基本相等,无民族及地区聚集性,在世界各地许多国家都有病例报道。

【诊断步骤】

(一)病史采集要点

1. 发热 发热是成人斯蒂尔病重要表现之一,几乎见于所有的患者。通常体温多超过39～40℃,可自行降至正常。发热前约半数患者出现畏寒,但寒战少见。发热时皮疹和关节症状加重,热退后皮疹可隐退,关节症状减轻。热程可持续数日至数年,反复发作。多数患者虽然长期发热,但一般情况良好,无明显中毒症状。抗生素治疗效果不佳。

2. 皮疹 多数患者在病程中出现皮疹,表现为弥漫性充血性红色斑丘疹,多数无痒感,一般分布于颈部、躯干和四肢伸侧,也可出现于手掌和足跖。皮疹形态多变,出现时间无规律性,多随发热出现,热退后消失,皮疹消退后不留痕迹。部分患者在搔抓、摩擦等机械刺激后皮疹可加重或表现明显,称为Koebner征。

3. 关节症状 关节痛和关节炎也是本病的主要临床表现之一。一般起病较隐匿,多为关节及关节周围软组织疼痛、肿胀和压痛。所有关节均可受累,受累关节的外观和分布与类风湿关节炎相似,有些患者在发病若干年后关节表现酷似类风湿关节炎样变化。部分患者在发热多日或数月后才出现关节表现。

4. 咽痛　发热时咽痛出现或加重,热退后缓解。咽部检查可见咽部充血,咽后壁淋巴滤泡增生,扁桃体肿大。咽拭子培养阴性,抗生素治疗对这种咽痛无效。

5. 淋巴结肿大　早期即有全身浅表淋巴结肿大,常呈对称性分布,质软,有轻压痛,无粘连,大小不一。部分患者出现肺门及肠系膜淋巴结肿大,可造成腹部非固定性疼痛。体温正常后肿大的淋巴结缩小或消失。

6. 肝脾肿大　约半数患者肝脾肿大,一般为轻至中度肿大,质软。约3/4的患者有肝功能异常,丙氨酸氨基转移酶升高。症状缓解后,肝脾可恢复正常。

7. 其他　成人斯蒂尔病是一异质性疾病,有多种少见的临床表现,如腹痛(少数似急腹症)、胸膜炎和(或)胸腔积液、心包积液、心肌炎、肺炎、呼吸窘迫综合征、非化脓性脑膜炎、不同的精神神经系统表现(脑及周围神经炎等)、间质性肾炎、亚急性肾小球肾炎、栓塞性血小板减少性紫癜等。

(二)体格检查要点

1. 关节肿胀、压痛。

2. 皮疹　多在发热时出现,为充血性,热退后皮疹多消退。

3. 淋巴结肿大　多为对称性,质中、无粘连,一般无压痛或轻压痛,病情缓解后,淋巴结缩小或消失。

4. 肝脾肿大　一般为轻中度肿大,质软,边缘光滑,无触痛。

(三)门诊资料分析

血常规　血白细胞增高是成人斯蒂尔病有诊断意义的指标之一。90%以上的患者外周血白细胞总数增高,一般在$(10\sim20)\times10^9/L$之间,也有报道高达$50\times10^9/L$,呈类白血病反应。以中性粒细胞增高为主,核左移,而嗜酸性粒细胞不消失。半数以上的患者血小板计数高达$300\times10^9/L$以上,疾病稳定后恢复正常。

(四)进一步检查项目

1. 骨髓穿刺　多数骨髓检验报告为刺激性骨髓相,无恶性血液病的依据。骨髓粒细胞增生活跃,核左移,胞质内有中毒颗粒及空泡变性。

2. 血、骨髓细菌培养　建议在寒战或体温>38 ℃时进行多次血培养的检查,或直接进行骨髓细菌培养以除外脓毒血症。该病的细菌培养为阴性。

3. 红细胞沉降率增快,C反应蛋白增高,一般抗核抗体、类风湿因子阴性。

4. 血清铁蛋白　在疾病活动期明显增高,可作为本病诊断的支持点,并可作为观察疾病活动和监测治疗效果的指标。

5. 淋巴结活检　多数浆细胞及多形核白细胞浸润及反应性增生,少数亦可示坏死性淋巴结炎。

内分泌及风湿病 临床诊断与治疗方案

【诊断对策】

（一）诊断要点

成人斯蒂尔病无特异性诊断方法，需除外感染性疾病、血液系统肿瘤、结缔组织病等之后才能确诊。常用的诊断标准如下。

美国风湿病学会的诊断标准：1. 主要条件　①持续性或间断性发热；②易消失的橙红色皮疹或斑丘疹；③关节炎；④白细胞或中性粒细胞增加。2. 次要条件　咽痛、肝功能异常、淋巴结肿大、脾大及其他器官受累。具有上述4项主要条件者可确诊。具有发热和皮疹中一项主要条件，再加一项以上次要条件可疑诊本病。

日本成人斯蒂尔病研究委员会的诊断标准：1. 主要条件　①发热≥39℃，并持续1周以上；②关节痛持续2周以上；③典型皮疹；④白细胞增高≥$10×10^9$/L，包括中性粒细胞≥0.80。2. 次要条件　①咽痛；②淋巴结肿大和（或）脾肿大；③肝功能异常；④类风湿因子和抗核抗体阴性。3. 排除　①感染性疾病（尤其是败血症和传染性单核细胞增多症）；②恶性肿瘤（尤其是恶性淋巴瘤、白血病）；③风湿病（尤其是多动脉炎，伴发关节外征象的系统性血管炎）。具有以上主要和次要条件的5项或5项以上标准，其中应有至少两项主要标准，并排除上述所列疾病者，可确立诊断。该标准敏感性96.2%，特异性92.1%。

美国Cush诊断标准：1. 必备条件　①发热≥39℃；②关节痛或关节炎；③类风湿因子<1∶80；④抗核抗体<1∶100。2. 另具备下列任何两项　①血白细胞≥$15×10^9$/L；②皮疹；③胸膜炎或心包炎；④肝大、脾大或淋巴结肿大。

其中日本标准和美国Cush标准在临床上使用最多。日本的诊断标准，比较全面，易于操作，但也有不足之处，如主要标准中关节痛和血白细胞增高≥$10×10^9$/L显得比较宽泛，而降低了诊断的特异性。须强调指出的是成人斯蒂尔病的诊断是建立在排除性诊断基础上的。即使在确诊后仍要在治疗随访过程中随时调整药物以改善预后，并注意排除感染、肿瘤和其他疾病。

值得注意的是这几项常用的标准中都未纳入血清铁蛋白和糖化铁蛋白等指标。血清铁蛋白对诊断疾病及观察疾病变化都有很大的临床意义。在该病活动期，几乎所有患者血清铁蛋白明显升高，肿瘤、感染和各种炎症性疾病也可出现血清铁蛋白增高，但多是轻度增高，成人斯蒂尔病的血清铁蛋白往往高出正常值高限的3～5倍，严重者可高出几十倍以上。近年来，我们的研究显示，当血清铁蛋白≥750 μg/L时，诊断成人斯蒂尔病的阳性预测值为67.39%；当血清铁蛋白≥1 259 μg/L时，诊断成人斯蒂尔病的阳性预测值为74.29%；当血清铁蛋白≥2 500 μg/L时,诊断成人斯蒂尔病的阳性预测值为83.33%。糖化铁蛋白比值下降是另外一个特征。近年有报道,如果血清铁蛋白增高,糖化铁蛋白比值≤20%,诊断成人斯蒂尔病的敏感性为70.5%、特异性为83.2%;如果血清铁蛋白高于正常值上限的5倍,糖化铁蛋白比值≤20%,诊断成人斯蒂尔病的敏感性为43.2%、特异性为92.9%。将铁蛋白和糖化铁蛋白比值纳入该病的诊断和鉴别诊断中,可以提高诊断的敏感性和特异性。

(二)鉴别诊断要点

成人斯蒂尔病是以除外其他疾病为基础做出诊断的疾病,其临床表现多种多样,缺乏特异性,在诊断时必须排除其他伴有发热、皮疹和关节炎的疾病。

1. 感染性疾病　在感染性疾病中要特别注意败血症、感染性心内膜炎、组织器官的脓肿和某些病毒感染。这类疾病都有相应的特点,感染中毒症状明显,发热常呈弛张热,发热前有寒战,皮疹多为出血性,关节炎单发或为不对称大关节炎,血、骨髓培养阳性,可找到感染灶,抗生素治疗有效等。

2. 血液系统肿瘤　血液系统肿瘤如淋巴瘤、恶性组织细胞病等,多有发热、贫血、淋巴结肿大、肝脾肿大、皮肤改变,易与成人斯蒂尔病相混淆。淋巴结或皮肤活检及骨髓穿刺作为鉴别的重要依据。

3. 结缔组织病　很多结缔组织病都可出现类似成人斯蒂尔病的某些临床表现,如类风湿关节炎、系统性红斑狼疮、系统性血管炎等。这些疾病有各自的特点,特别是自身抗体的产生,对诊断不同的结缔组织病有很大帮助。

【治疗对策】

(一)治疗原则

1. 目前本病仍无统一的治疗方案。

2. 本病的治疗目标是抑制全身的炎症反应,减轻受累脏器病变,防止复发及保持关节功能。

3. 本病尚无法完全根治,要早期诊断早期治疗,控制复发。

4. 需要根据炎症反应的程度、有无内脏病变及持续性关节炎等选择使用激素、免疫抑制剂等药物。

5. 病情变化快,需要密切随访。

(二)治疗计划

1. 非甾体类抗炎药(NSAIDs)　水杨酸类药物如阿司匹林及其他NSAIDs。我们在长期临床工作和研究中使用最广泛的是尼美舒利。尼美舒利是一种非甾体类抗炎药,退热是其最具特征性的药理作用之一,有研究显示,尼美舒利的退热作用优于扑热息痛和布洛芬,对控制成人斯蒂尔病的发热具有独特的作用。非甾体类抗炎药的不良反应低于大剂量激素。成人斯蒂尔病在治疗前任何医生都难以完全排除感染性发热,这时候使用非甾体类抗炎药的风险也将明显低于大剂量激素。在使用尼美舒利时要注意密切监测肝功能,部分患者可能会出现爆发性肝炎。

2. 糖皮质激素 当存在危及生命的并发症如心包炎、大量胸腔积液、神经系统症状及肝功能异常时,应尽早使用糖皮质激素。剂量为 1 mg/(kg·d),必要时可用甲泼尼龙(甲基强的松龙)冲击治疗,剂量为每日 500～1 000 mg,连续 3 天,然后口服泼尼松(强的松)维持。传统治疗方案是首选糖皮质激素。但是在激素减量的过程中,常常出现病情复发,大部分需要长期使用较大剂量的激素治疗,导致明显的不良反应。

3. 二线药物与细胞毒药物 如长期发热或关节症状不能缓解时,可加用此类药物,如羟氯喹、青霉胺、柳氮磺吡啶以及免疫抑制剂如环磷酰胺(CTX)、甲氨蝶呤(MTX)。

4. 其他 大剂量丙种球蛋白静脉注射冲击治疗、环孢霉素 A 等,可用于重症病例,以缓解症状。

有研究发现,肿瘤坏死因子 α(TNF-α)可诱导血清铁蛋白的合成或释放,是引起成人斯蒂尔病患者高血清铁蛋白血症的原因之一。因此,国外有学者运用 TNF-α 抑制剂联合小剂量激素和/或免疫抑制剂治疗成人斯蒂尔病,获得较好疗效。

近年来,我们成功地运用尼美舒利与甲氨蝶呤和小剂量激素联合治疗成人斯蒂尔病,获得比大剂量激素更佳的疗效和更少的不良反应,有希望结束长期依靠大剂量激素治疗成人斯蒂尔病的现状。方法:尼美舒利 50 mg(无效者可改为 100 mg),每 12 小时 1 次;泼尼松 10 mg,每日 1 次;生理盐水 40 ml＋甲氨蝶呤 15 mg(首剂 10 mg),静脉注射,每周 1 次。出汗过多者适当减少尼美舒利剂量,并需注意水、电解质平衡;有肝功能损害者慎用;用药期间注意监测肝功能。在有明显内脏损害的成人斯蒂尔病,如血管内凝血、肝功能恶化、巨噬细胞活化综合征或其他危重情况,还是需要大剂量激素,甚至需要激素冲击治疗。我们认为关键要掌握好大剂量激素使用的指征,以获得较好的疗效和较少的副作用。

(三)治疗方案的选择

需要根据炎症反应的程度、有无内脏病变及持续性关节炎等,而单独给予非甾体抗炎药物或与糖皮质激素并用,或加用细胞毒药物或慢作用药物等。炎症反应的程度可参考热型、血沉、C 反应蛋白、白细胞数和血清铁蛋白等。其具体的治疗原则如下:关节症状轻微,无脏器病变时可单独给予非甾体抗炎药物。全身症状明显,并有关节炎,但无脏器病变的患者,可应用非甾体抗炎药物或中等剂量的糖皮质激素。全身症状重且伴有脏器病变时,必须使用中至大剂量的糖皮质激素,并加用细胞毒药物或慢作用药物。对糖皮质激素耐受或减量复发者,应尽早加用免疫抑制剂。

【病程观察及处理】

(一)病情观察要点

1. 治疗期间定期监测外周血象,一般一周左右检查一次。

2. 注意监测药物的副作用。各种免疫抑制剂有其相应的副作用,需要定期监测,及时处理。

3. 往往该诊断不是疾病的最终诊断,需要定期观察药物的疗效。如果在治疗的过程中再次出现发热等症状,一定要注意排除有无肿瘤性疾病,特别是淋巴瘤的诊断往往需要多次病理活检。

(二)疗效判断与处理

(1)缓解 症状和体征消失,血白细胞、血沉、C反应蛋白、血清铁蛋白正常。

(2)好转 症状明显好转,血白细胞、血沉、C反应蛋白、血清铁蛋白有下降。

(3)未愈 未达到上述标准。

(三)处理

(1)有效者 应继续原方案治疗,直至缓解,用一种不良反应小、耐受性好的DMARD长期维持用药。

(2)病情反复或进展 进一步排除有无其他感染或肿瘤性疾病。可联合应用二线的免疫抑制剂或生物制剂治疗。

【预后评估】

预后不良的因素包括HLA-DR6阳性且伴有近端大关节受累;儿童期发病;持续类风湿因子或抗核抗体阳性;需要全身糖皮质激素治疗2年以上。

多数患者经系统治疗都能得到完全缓解,预后良好,但易复发。病程两年以上者一般进入慢性病程,主要是慢性关节炎。少数患者发展至严重的关节破坏,并可导致关节强直,甚至需行关节置换术。

【出院随访】

1. 出院后每2周来医院门诊复查一次。
2. 及早发现和治疗感染。
3. 按时服药,不得随意减药或停药。

(陈冬莹　梁柳琴)

第九节　未分化结缔组织病

【概述】

未分化结缔组织病(undifferentiated connective tissue disease,UCTD)是按照目前的结缔组织病诊断(或分类)标准和检测手段,难以归属于某特定的结缔组织疾病,即临床诊断不明的结缔组织病。患者可具有SLE、RA、PSS或PM/DM等结缔组织病常见的临床表现,但血清中又不存在与这些疾病相关的特异抗体,亦不符合其独立疾病的诊断标准,随着疾病的进展可逐渐演变成为一种诊断明确的结缔组织病。

【诊断步骤】

(一)病史采集要点

1. 起病方式　起病较为隐匿。从出现临床症状至就诊的平均时间约为2~3年,平均38个月。

2. 主要临床表现　关节痛、关节炎;肌肉疼痛;皮疹;眼干、口干;心包炎;胸膜炎;肺部症状;末梢神经痛。

(二)体格检查要点

可有各个系统的表现,在体格检查时要细心。

(三)门诊资料分析

1. 血常规　血象检查可见白细胞减少、血小板减少或贫血。溶血性贫血者可有Coombs试验阳性。自身免疫性血小板减少患者的部分凝血活酶时间延长。尿常规可出现蛋白尿、血尿等。

2. 血沉、免疫球蛋白　可见血细胞沉降率加快及γ球蛋白升高。

3. 肝功能　部分患者出现转氨酶升高，常提示自身免疫性肝损害。

(四)进一步检查项目

自身抗体　血清学检查中以 ANA 阳性最为常见，阳性率在 55%～100%，平均 58% 左右。少部分患者可出现类风湿因子、抗 RNP 抗体、抗 SSA 或 SSB 抗体阳性。抗 RNP 抗体的出现常与雷诺现象和关节炎有关，而抗 SSA 抗体阳性者常伴口眼干燥。抗 dsDNA 抗体阳性、抗 Sm 抗体阳性、梅毒血清试验假阳性和补体降低少见。

【诊断对策】

(一)诊断要点

目前 UCTD 诊断无统一标准，临床上较常用的是 Danieli 在 1999 年所采用的分类标准即具有自身免疫病的症状和体征，但不符合任何 CTD 的诊断。

常用的基本分类标准还有：①有结缔组织病的症状和体征，但不符合任何一种明确的结缔组织病，至少持续 3 年。②2 个不同时期检测 ANA 阳性。如病程少于 3 年，可认为有早期的未分化结缔组织病。

(二)鉴别诊断

临床上，应注意将未分化结缔组织病与重叠综合征及混合性结缔组织病(MCTD)区分开来。重叠综合征指同时或先后出现两种结缔组织病的临床表现，并符合各自的诊断标准。混合性结缔组织病有国际上认可的诊断标准，可有类似系统性红斑狼疮、多发性肌炎或系统性硬化症等的临床症状，但不满足其诊断标准，并以雷诺现象、肿胀手、肺部受累及高滴度的抗 U_1RNP 抗体等为特征。

【治疗对策】

(一)治疗原则

1. UCTD 患者的临床表现常较轻，一般以对症治疗为主。
2. 治疗目的在于减轻患者的临床症状，使病情长期缓解及预防不良转归。
3. 治疗方案和药物剂量应注意个体化的原则，并注意观察药物的不良反应。
4. 治疗过程中，应密切随访，注意疾病的分化与转归。

(二)治疗计划

1. 基础治疗

乏力、发热、关节痛或关节炎者可选用 NSAIDs 类药物治疗。一般而言，症状较重者首选双氯芬酸等抗炎效果较好者；症状较轻或长期用药者可选择不良反应作用小、服用方便的缓释剂型，如美洛昔康及萘丁美酮等；有上消化道炎症、溃疡等病史者宜选用塞来昔布等选择性 COX-2 抑制剂。

出现雷诺现象的患者需注意保暖，并视病情程度给予扩血管药物如钙通道拮抗剂等治疗。症状严重或伴有肢端溃疡者可静脉给予前列腺素等改善循环药物，临床观察在多数患者有较好疗效。有光过敏患者应注意避免阳光直晒。

2. 特异治疗

(1) 肾上腺皮质激素　面部皮疹者可局部应用激素类软膏。难以缓解的关节炎也可给予关节腔局部注射得宝松、醋酸去炎松等抗炎治疗。

有器官受累如心包炎、血小板减少或溶血性贫血等可应用全身激素治疗，但不宜采用大剂量激素。除特殊情况外，一般泼尼松 0.5 mg/(kg·d) 即可使病情改善，此时应尽快减至 10 mg/d 以下的小剂量维持，以减少激素不良反应的发生。

(2) 免疫抑制剂　对于常规治疗无效的患者也可试用免疫抑制剂。一般根据临床症状的不同，参照其他结缔组织病的治疗给予不同方案。但宜采用小剂量、短疗程方案。常用免疫抑制剂包括甲氨蝶呤和硫唑嘌呤等。此外，在难治性 UCTD 患者，给予适量来氟米特、环孢素 A 等免疫抑制剂可能有效。

(3) 抗疟药　对于伴有发热、面部皮疹、关节炎的患者可试用抗疟药治疗，并可与非甾体抗炎药合并应用。羟氯喹的常用剂量为 200～400 mg/d。在此剂量下，极少出现眼底的损害。但是，为慎重起见，应在用药前和用药后每 3～6 月进行 1 次眼科检查，注意视野变化和眼底等病变的发生。大多数患者对抗疟药治疗的顺应性良好，因不良反应停药的发生率低，可以长期应用。

【病程观察及处理】

(一) 病情观察要点

1. 治疗期间定期复查血常规、肝功能。
2. 注意药物的副作用。
3. 要随时观察是否出现新的症状。
4. 定期复查有无出现新的自身抗体或演变为其他特定的结缔组织病。

(二) 疗效判定和处理

1. 疗效判定

(1) 缓解　无新出现症状，体征消失。炎症指标转阴、IgG 恢复正常。

(2)好转　治疗后,症状明显好转,体征基本消失。

(3)未愈　未达到上述标准。

2.处理

(1)有效者　可继续原方案治疗,使用激素者可逐渐减量。

(2)病情反复或进展　调整治疗方案,可联合应用其他免疫抑制剂治疗。

(3)无效者　应考虑诊断是否正确,是否合并存在其他疾病。

【预后评估】

研究表明,本病肺间质纤维化、肾损害和中枢神经系统损害等内脏受累发生率较低,预后相对较好。长期随访有半数以上的患者可完全缓解。

目前认为 UCTD 可能会演变为特定结缔组织病。UCTD 发展为其他特定结缔组织病的时间多在 9 月～5 年,以在起病 4 年内发生变化的患者更为常见。有学者认为 5 年内仍无变化的患者可定义为一种独立的疾病状态,即 UCTD。

【出院随访】

1. 出院后每 2 周来医院门诊复查一次。
2. 及早发现和治疗感染。
3. 定期服药,不得随意减药或停药。
4. 用药期间严格避孕。

(陈冬莹　梁柳琴)

第十节　风湿热

【概述】

风湿热(rheumatic fever)是指 A 族溶血性链球菌感染后 2～5 周发生的全身结缔组织病变,是由于感染的微生物和有遗传易感性的人体宿主之间的分子模拟而造成的一种自身免疫性疾病,其基本病理改变为风湿小体,即阿少夫(Aschoff)小体。本病侵犯关节和心脏为主,其特点为反复风湿活动发作,可产生心脏瓣膜永久性损害,导致风湿性心脏病。其他表现有舞蹈病、环形红斑、皮下结节等。随着社会进步、医疗卫生、居住和营养条件的改善,风湿热的临床表现与以前已有明显的不同。除发病率下降外,不典型及轻型病例增多,心脏受损的比例及严重程度均有明显减轻。

【诊断步骤】

(一)病史采集要点

1. 起病情况　发病高峰年龄为9岁～17岁,3岁以下少见;一年四季均可发病,秋、冬、春季较多。发病前2～5周常有咽炎或急性扁桃体炎等上呼吸道感染史,起病时可有发热、乏力、出汗、贫血、体重下降等症状,部分患者亦可无任何不适。

2. 主要临床表现

(1)一般表现　发热、多汗、乏力、食欲不振、贫血。

(2)关节炎　是最常见的表现,约占急性风湿热总数的50%～60%,儿童关节炎较轻而成人较常见且严重,表现为2个或2个以上关节受累,大关节为主,常累及膝、踝、肘、腕等关节,手、足小关节少见,很少侵及椎、胸锁和颞颌关节。局部表现为红、肿、热、痛和功能障碍。关节病变呈游走性,即在数小时至48小时内关节肿痛部位从一个关节迅速转移至第2个以至第3个关节。炎症消退后不会导致关节畸形和僵直,水杨酸类药物有效。

(3)心脏炎　为最严重的病变,多见于青少年风湿热患者。轻者可无症状,心包、心肌、心内膜可个别受累,同时三层不同程度受累称为全心炎。

①心肌炎:病变可局限或弥漫。轻微局限性心肌炎可无症状,或出现心前区不适、疼痛、心悸,而严重心肌炎可导致充血性心力衰竭而出现相应症状。

②心内膜炎:二尖瓣最常受累,表现为狭窄或关闭不全。其次是主动脉瓣,而三尖瓣和肺动脉瓣极少受累。不同瓣膜病变可出现相应的症状。

③心包炎:纤维蛋白性或浆液纤维蛋白性炎症,一般有少量积液,可产生心前区疼痛,甚至剧痛。渗出液吸收后可造成心包粘连和增厚,但不发生缩窄。偶可因积液渗出过快导致心包填塞。

(4)环形红斑和皮下小结。

(5)舞蹈病　由风湿性脑血管病变引起,为无意识不协调的手足动作,有时面部抽搐、挤眉弄眼、伸舌歪嘴等,常与心脏炎并存。清醒时和应激状态下表现明显,睡眠时可消失,常伴肌无力或情绪不稳定。多见于女性和儿童,病程1～3个月左右,个别病例在1～2年内反复发作。少数遗留不同程度神经精神后遗症,如性格改变、偏头痛、细微运动不协调等。

(6)其他 少数患者可出现:①风湿性肺炎或胸膜炎。②以腹痛为主的腹膜炎。③风湿性肾炎,其肾功正常,可有蛋白尿及血尿。④风湿性血管炎,可发生在大小动脉,如肺、脑小动脉可造成肺、脑梗塞,累及冠状动脉可出现心绞痛。

3. 相关病史 起病前1周至5周内有无链球菌咽峡炎病史。有无心肌炎病史。曾否在农村或链球菌繁殖和传播区居住及时间。有无相关家族病史。

(二)体格检查要点

1. 一般情况 发热,多为轻、中度热,也可呈弛张热,常伴脉率加快、与体温不成比例、多汗等。

2. 关节 大关节如膝、踝关节等红、肿、热、触痛,炎症消退后不留畸形和强直。

3. 心脏

①心肌炎:心尖搏动弥漫,心界扩大,心率加快,可出现心律失常。第一心音低钝、胎心音、钟摆音,甚至出现舒张期奔马律。

②心内膜炎:原无风湿性心脏病史者出现二尖瓣反流的收缩期杂音(伴有或不伴有心尖部舒张期杂音)和(或)心底部主动脉瓣反流的舒张期杂音;或原有风湿性心脏病史者出现新的杂音或原有杂音特征明显改变。

③心包炎:少量积液时听诊有心包摩擦音,持续时间短暂。积液量多罕见,心前区搏动消失,心音遥远,有颈静脉怒张、肝肿大等心包填塞体征。

4. 皮肤 部分患者出现环形红斑或皮下结节。环形红斑以躯干、四肢近端多见,红斑迅速向周围扩大而中心消退,可逐渐融合,无伴疼痛和瘙痒,历时数日至数月。皮下小结多分布于肘、膝、腕关节伸侧、枕骨区、腰椎脊突等骨质隆起或肌腱附着处,质硬、无压痛、无粘连,直径0.1～1 cm,持续数日至数月,常在有心肌炎的患者中出现。少数还可出现多形红斑、结节红斑、斑丘疹等。

5. 中枢神经系统受累时有舞蹈症表现。

6. 肺炎 检可阴性或有局限性实变征或捻发音,重症病例类似急性肺水肿。

7. 浆膜炎 胸膜炎时一般渗出液少、不粘连、消失快,可伴肺炎。腹膜炎少见,儿童为主,患者可出现剧烈腹痛,但压痛部位不固定,一般无腹肌紧张。

(三)门诊资料分析

1. 血常规 轻度贫血,白细胞或中性粒细胞计数轻至中度增高,多为$10\sim16\times10^9$/L。

2. 红细胞沉降率及C反应蛋白　活动期升高。

（四）进一步检查项目

1. 新近链球菌感染证据

(1)咽拭子培养　溶血性链球菌培养阳性。

(2)快速链球菌抗原试验阳性。

(3)血清链球菌抗体测定　①抗链球菌溶血素O(ASO)＞500 u，一般感染后1～2周开始上升，3～5周达峰值，2个月后下降，维持6个月左右。ASO滴度的高低与下降速度与病的严重性及预后无关。②抗透明质酸酶(AH)＞128 u。③抗链球菌激酶(ASK)＞80 u。④抗核苷酶(ANAD)＞275u。⑤抗脱氧核糖核酸酶B(抗DNA酶B)：由于此抗体持续时间较长，对判断先前存在的链球菌感染很有价值。

(4)其他　近年的研究进展提示，抗胞壁M蛋白抗体、促凝血活酶试验、抗心肌抗体吸附试验可作为风湿热的特异性指标。抗瓣膜多糖抗体能较好地反映瓣膜损害，支持曾有链球菌感染，对当前风湿热自身免疫反应及预后评估有较好帮助。

2. 血清蛋白电泳　白蛋白减少，α2及γ球蛋白增高。

3. 总补体、补体C3活动期下降。

4. 循环免疫复合物　与风湿活动时相一致，能反映病情程度。

5. 反映结缔组织胶原纤维破坏的指标　①血清黏蛋白＞40 mg/L。②血清糖蛋白α1＞20%、α2＞38%。③血清二苯胺反应＞0.25光密度单位。

6. 心电图　可有各种心律失常、ST-T改变、P-R间期延长、QRS间期延长等。

7. 胸部X线检查　心脏炎时有心脏扩大，心包积液量多时心影增大呈烧瓶样。呼吸系统受累时有胸腔积液、肺水肿样改变等。

8. 超声心动图　心脏受累时有相应改变如心包积液、房室扩大和瓣膜病变。

【诊断对策】

（一）诊断要点

目前常用诊断标准是1992年经美国心血管病学会修订的Jones标准（表14-3）。

表 14-3　1992 年美国心血管病学会修订的 Jones 标准

主要临床表现	次要临床表现	支持新近链球菌感染证据
心脏炎	临床	咽拭子链球菌培养阳性或快速链球菌抗原试验阳性
多关节炎	关节痛	
舞蹈症	发热	
环形红斑	实验室	
皮下小结	红细胞沉降率加快	增高或逐渐增高的链球菌抗体滴度
	C 反应蛋白阳性	抗链球菌溶血素 O 阳性　抗脱氧核糖核酸酶 B 阳性
	R-R 间期延长	抗透明质酸酶阳性　抗链球菌激酶阳性

如有支持新近 A 族溶血性链球菌感染的证据之一，符合两条主要临床表现或一条主要临床表现加另外两条次要临床表现，提示急性风湿热高度可能性。

诊断风湿热时应注意以下几点：

1. 若患者出现下列三种情况之一：舞蹈症；隐匿发病或缓慢发展的心脏炎；有风湿热或风湿性心瓣膜病史，再感染 A 型溶血性链球菌时，虽然不能满足上述标准，也应高度怀疑风湿热或风湿活动。

2. 新近链球菌感染的病原学或血清学依据是诊断风湿热的先决条件，缺乏这类依据时应慎重做出风湿热的诊断，但应注意因青霉素等抗生素的广泛使用，链球菌感染的临床表现常轻微而被忽略，需要仔细询问起病前链球菌感染情况。

3. 由于病情不典型或抗生素的早期应用，ASO 常可发生改变，因此应动态观察 ASO 滴度。

4. 心脏炎对诊断风湿热有较大意义，临床上风湿性心脏炎几乎总是有瓣膜炎，单纯的心肌炎和（或）心包炎而无瓣膜炎时，诊断风湿性心脏炎应慎重；心内膜炎加两条次要表现诊断为风湿热较可靠，而单纯心包炎和（或）心肌炎加两条次要表现，则可靠性大为下降。

（二）鉴别诊断要点（主要以关节炎为鉴别点）

1. 类风湿关节炎　是以对称性、多关节和小关节病变，如掌指关节、近端指间关节、腕关节为主的关节炎，晚期可出现关节畸形，X 线早期表现为骨质疏松，后期出现关节面破坏、关节间隙变窄等。类风湿因子常呈阳性，ASO 正常。而风湿热以游走性大关节炎为主，不出现畸形，常侵犯心脏、ASO 增高，水杨酸制剂疗效好。

2. 反应性关节炎　起病前常有细菌或病毒感染的表现，如因沙门氏菌、淋球菌等所致的腹泻、尿道炎、眼部病变等病史，关节症状非游走性，心脏较少受累，

HLA-B27阳性率高。

3. 化脓性关节炎　起病急，常在败血症等感染性疾病基础上发生，高热、乏力、食欲不振等全身中毒症状明显。病变常局限于个别大关节，伴明显红、肿、热、痛和功能障碍；关节液混浊、脓性，有大量白细胞，细菌培养阳性；血常规提示白细胞及中性粒细胞增加；抗生素治疗有效。

4. 结核感染过敏性关节炎　关节炎、发热、红细胞沉降率快类似于风湿热，但该病有明确的结核病灶，关节炎反复发作，心脏极少受累，结核菌素试验阳性，抗结核治疗有效。

5. 链球菌感染后状态　上呼吸道感染后出现低热、关节痛、ESR和ASO轻度增高，但该病无Joens标准的主要临床表现，如无游走性大关节炎，无心脏扩大、明显杂音，水杨酸制剂对其的疗效不如对风湿热者好，用青霉素和小剂量肾上腺皮质激素治疗后很快恢复，且不会反复发作。临床上较易误诊为风湿热，而给患者长期处方苄星青霉素。

6. 系统性红斑狼疮　两者均有发热、皮疹、关节炎或关节痛、红细胞沉降率快等表现。但SLE常有典型皮疹（蝶形红斑、盘状红斑），多系统损害特别是肾脏损害，白细胞、血小板计数下降，血清中可有多种自身抗体如抗核抗体、抗Sm抗体、抗ds-DNA抗体等，而ASO阴性，水杨酸制剂疗效差。

【治疗对策】

(一)治疗原则

风湿热的治疗目的为清除链球菌感染，祛除诱因；迅速控制临床症状，处理各种并发症和合并症，提高患者身体素质和生活质量，延长寿命。

(二)治疗计划

1. 一般治疗

急性风湿热患者应卧床休息。只有发热、关节肿痛，而无心脏炎者，应卧床休息2~3周，直至血沉和体温正常。有心脏炎者，待体温正常、心动过速、心电图改善后，仍需继续卧床休息3~4周，甚至2~3个月；心脏扩大伴有心力衰竭者，通常需6个月。恢复期也应避免剧烈运动。

给予高热量、易消化、富含蛋白质及维生素的饮食，少吃多餐。充血性心力衰竭的患者，应适当限制水钠摄入。

2. 消除链球菌感染

无论有无明显的扁桃体炎，均应清除链球菌感染。目前仍首选青霉素，

80万～160万单位,肌肉注射,每日2～3次,疗程10～14天。或1次肌注苄星青霉素120万单位。对青霉素过敏或耐药的患者,可用红霉素0.25 g,每日4次;或罗红霉素150 mg,每日2次,疗程10天。还可根据药敏选用阿奇霉素、林可霉素、头孢或喹诺酮类抗生素。对反复扁桃体感染的患者,应在风湿活动停止后2～4个月,予以手术摘除。

3. 抗风湿治疗

迄今为止,没有发现任何药物能改善急性风湿热瓣膜损害的产生。临床常用的阿司匹林和糖皮质激素,能够减轻急性风湿活动的关节炎和心脏炎症状,但不能改变急性风湿热的自然病程。

仅有关节炎而无明显心脏炎的风湿热患者,首选非甾体抗炎药治疗。成人常用乙酰水杨酸(阿司匹林)3～4 g/d,儿童每日80～100 mg/kg,分3～4次饭后服用,症状控制后剂量减半,总疗程6～8周,必要时可延长至12周或更长。其他非甾体抗炎药也可选用,如消炎痛、双氯芬酸、塞来昔布、洛索洛芬、美洛昔康等。非甾体抗炎药具有解热、止痛和抗炎作用,但不能减低心脏瓣膜病的发生率。

急性风湿性心脏炎一般采用糖皮质激素治疗。糖皮质激素具有非常强大的抑制炎症反应,减少血管通透性,促使炎症渗出物吸收,抑制体内抗体生成,抗自身免疫反应的作用。常用泼尼松,成人30～40 mg/d,儿童1.0～1.5 mg/(kg·d),病情缓解后逐渐减量,直至10～15 mg/d维持治疗,疗程至少12周。合并急性心力衰竭者,静脉滴注地塞米松5～10 mg/d或甲基强的松龙40 mg/d,病情改善后,改口服激素;一般在停用激素前2周同时加用阿司匹林,停激素2～3周后再停,或继续小量维持2～3个月后停药,以防止激素减量或停用后出现的反跳现象。早期大剂量激素治疗是抢救急性风湿性心脏炎伴严重心力衰竭的关键措施。

4. 其他治疗

对于严重的慢性心瓣膜病变患者,因血流动力学改变而导致的明显冠状动脉供血不足、晕厥、进展性肺动脉高压、反复血栓栓塞或心力衰竭,可行瓣膜成形术如经皮球囊二尖瓣成形术,或人工瓣膜置换术,以恢复瓣膜的正常功能。

加强舞蹈病患者的护理工作,预防外伤,避免环境刺激。药物可用苯巴比妥、安定、卡马西平或多巴胺受体阻滞剂氟哌啶醇等治疗。

静脉内注射免疫球蛋白作为免疫调节剂,可能对自身免疫性心脏病有益。

5. 预防

为预防风湿热复发或继发风湿性心脏病,可给予苄星青霉素120万单位肌肉注射,每1～4周1次,至链球菌感染不再反复发作后,可改为每4周肌内注射

1次。

预防期限根据患者年龄、链球菌易感程度、风湿热发作次数、有无瓣膜病遗留而定。初发风湿热不伴心脏炎,预防5年或延续到患者21岁;年幼患者、有易感倾向,反复风湿热发作,有过心脏炎或遗留瓣膜病者,预防期限应尽量延长,最少10年或至40岁,甚至终身预防。对曾有心脏炎,但无瓣膜病遗留者,预防期限最少10年,儿童患者最少至21岁或持续8年,成人患者最少5年。

风湿热或风湿性心脏病患儿,当拔牙或行其他手术时,术前、术后应用抗生素以预防感染性心内膜炎。

【病程观察及处理】

(一)病情观察要点

1. 有无发热、多汗、乏力等。有无心脏症状的出现。

2. 注意提示风湿活动的情况　原有心脏杂音发生肯定变化或出现新的病理杂音。近期出现的心脏进行性扩大或心功能减退。难以控制的心力衰竭,新出现的心律失常等。

3. 监测红细胞沉降率,提示疾病活动性。

4. 有无近期上呼吸道感染。

5. 监测药物副反应。

(二)疗效判断与处理

1. 疗效评价

(1)治愈　抗风湿治疗后,症状和体征消失,各项实验室检查均正常。

(2)好转　抗风湿治疗后,症状明显好转,体征基本消失,部分实验室检查尚未恢复正常。

(3)未愈　未达到上述标准。

2. 处理

(1)治愈　根据病情决定卧床休息时间,规范激素使用,预防风湿热复发或继发性风湿性心脏病。

(2)好转　继续原方案治疗。用足疗程,必要时延长。

(3)未愈或病情恶化　注意感染是否未控制,是否清除各种诱因,是否出现心脏瓣膜损害或心衰未控制,根据病情调整治疗方案。

(4)病情反复　消除诱发风湿热的病因,再次治疗后预防风湿热复发或继发性风湿性心脏病。积极治疗并发症和合并症。

【预后评估】

青霉素、阿司匹林和肾上腺皮质激素药物的应用及苄星青霉素的长期使用使患者的预后大大改观,并减少了复发。防治链球菌感染、改善生活条件等措施对风湿热的发病率大幅下降均起到了积极的作用。风湿热预后主要取决于心脏炎的严重程度、首次发作是否得到正确抗风湿热治疗以及是否正规抗链球菌治疗。单纯关节炎经积极治疗预后较好,绝大多数可治愈。心脏炎者易于复发,预后较差,尤其是有严重心脏炎伴充血性心力衰竭的患者。

【出院随访】

1. 出院时带药　如糖皮质激素、阿司匹林、抗生素等。

2. 定期检查项目与检查周期　根据病情决定是否复查风湿热活动指标,如ESR、CRP、ASO、心电图、超声心动图等。

3. 定期门诊与随诊。

4. 出院应当注意的问题　交待规范激素及非甾体消炎镇痛药的使用疗程及风湿热预防措施,增强体质,避免反复上呼吸道感染。不适时及时就诊。

(高　扬　叶玉津)

第15章 系统性血管炎

系统性血管炎是以血管炎的炎症为主要病理改变,以组织或器官供血不足为主要临床表现的一组疾病。由于受侵犯的血管大小、种类及病理变化不同,各种血管炎病的临床症状及预后差异甚大,是一种异质性疾病。

血管炎是一类疾病,目前公认的是 1993 年提出的按受累血管大小进行的 Chapel Hill 分类。如表 15-1 所示。

表 15-1 系统性血管炎分类

1. 大血管性血管炎
   (1)巨细胞(颞)动脉炎
   (2)大动脉炎
2. 中等血管性血管炎
   (1)结节性多动脉炎
   (2)川崎病
3. 小血管性血管炎
   (1)Wegener 肉芽肿
   (2)变应性肉芽肿性血管炎
   (3)显微镜下多血管炎
   (4)过敏性紫癜
   (5)冷球蛋白血症性血管炎
   (6)皮肤白细胞破碎性血管炎

目前病因尚不完全清楚,目前认为系统性血管炎的发病主要是感染原对血管的直接损害和免疫异常介导的炎症反应。其中抗中性粒细胞胞浆抗体及抗内皮细胞抗体在血管炎的发病中有着重要作用。

1. 抗中性粒细胞胞浆抗体(antineutrophil cytoplasmic antibody,ANCA) 是一种以中性粒细胞和单核细胞胞浆成分为靶抗原的自身抗体。使用间接免疫荧光法(indirect immunoflurescence, IIF)可将 ANCA 分为两类,一类为中性粒细胞胞浆呈荧光阳性,则为 c-ANCA(cytoplasmic ANCA,胞浆型 ANCA);另一类为中性粒细胞细胞核核周荧光染色呈阳性,为 p-ANCA(perinuclear ANCA,核周型 ANCA)。ANCA 多与小血管炎有关,在中、大血管炎中极少有阳性者。

(1)c-ANCA 主要靶抗原是蛋白酶 3(proteinase 3,PR3),它占 c-ANCA 的 80%~90%。c-ANCA 与 70%的 Wegener 肉芽肿相关,在其他血管炎如显微镜下多血管炎、坏死性新月体肾小球肾炎、结节性多动脉炎等中也可检测到。

(2)p-ANCA 主要靶抗原是髓过氧化物酶(myeloperoxidase,MPO)。p-ANCA 主要与显微镜下多血管炎、变应性肉芽肿血管炎相关,在其他一些疾病,如结节性多血管炎、抗肾小球基底膜疾病、系统性红斑狼疮、类风湿关节炎中也可阳性。

2. 内皮细胞及抗内皮细胞抗体(anti-endothelial cell antibody,AECA) 内皮细胞作为与血液成分的直接接触部分,既是许多致病因素作用的靶器官,也可通过对自身功能的条件影响病变的程度和进展。AECA 的靶抗原是内皮细胞表面的一簇异质性蛋白。AECA 可通过补体途径和抗体介导的细胞毒反应,导致内皮细胞持续或进一步的损伤。在系统性血管炎、系统性红斑狼疮等疾病中均可出现,是血管受损和血管炎的标志。

在系统性血管炎的诊断中,除详细地完成病史采集和体格检查外,一般来说还应完成 ANCA、组织病理学检查、血管造影或血管彩色多普勒检查。治疗方面,糖皮质激素是系统性血管炎的基础治疗。有肾、肺、心等重要器官受损,还应加用免疫抑制剂。

2008 年欧洲抗风湿病联盟(European League Against Rheumatism,EULAR)回顾了 2007 年之前 Medline 及 Cochrane 图书馆数据库与大血管炎、中小血管炎及白塞氏病有关的系统性文献。分别指定了大血管炎、中小血管炎及白塞病诊治的指导意见。以下为大血管炎及中小血管炎的诊治指导意见。白塞病的指导意见详见第八章。

1. 大血管炎及中小血管炎的诊治指导意见

(1)在患者考虑大动脉炎诊断时需对整个动脉系统进行详细的临床和影像学检查。

(2)患者一旦考虑诊断为巨细胞动脉炎就应完成颞动脉检查。常规来讲,健侧动脉不需检查。

(3)推荐早期开始大剂量糖皮质激素治疗以达到诱导缓解。

(4)推荐联用免疫抑制剂作为大血管炎的辅助治疗方案。

(5)通过临床表现结合炎症指标检测来监测大血管炎的治疗效果。

(6)所有巨细胞动脉炎的患者推荐使用低剂量阿司匹林。

(7)大动脉炎的血管重建手术应在疾病缓解期进行。

2. 中小血管炎的诊治指导意见

(1)所有中小血管炎都应在专业的中心处理或与专业中心合作处理。

(2)在临床上适合时应该完善 ANCA 检查(包括直接免疫荧光法和 ELISA 法)。

(3)活检阳性结果是血管炎的有力证据,对于怀疑血管炎的患者我们建议进行活检以帮助诊断和进一步评价。

(4)血管炎患者随访时,建议进行系统的临床检查、尿液分析和其他基础实验室检查。

(5)对于 ANCA 相关的血管炎应根据病情严重程度来确定治疗方案。

(6)对于原发性中小血管炎建议联用环磷酰胺(口服或静脉使用)及糖皮质激素作为诱导缓解的方案。

(7)对于无严重器官受累或非致命性的 ANCA 相关血管炎,推荐联用甲氨喋呤(口服或胃肠外途径)及糖皮质激素作为诱导缓解方案。该方案较环磷酰胺方案毒性更低。

(8)大剂量糖皮质激素是诱导缓解治疗的重要组成部分。

(9)对于严重的急进性肾损害的患者建议使用血浆置换以改善肾病相关的存活率。

(10)可联用低剂量糖皮质激素和硫唑嘌呤、来氟米特及甲氨蝶呤中的一种药物作为维持治疗方案。

(11)对于不能获得临床缓解的患者或在标准治疗方案最大剂量即复发的患者应该考虑调整免疫抑制治疗方案。这些患者应推荐至专家中心进一步治疗及纳入临床试验。

(12)对混合性原发性冷球蛋白血症血管炎(非病毒性的)建议使用免疫抑制治疗。

(13)对丙肝病毒相关的冷球蛋白血症血管炎建议使用抗病毒治疗。

(14)对乙肝病毒相关的结节性多动脉炎建议联用抗病毒治疗、血浆置换及糖皮质激素。

(15)对使用环磷酰胺后患者持续出现不能解释的血尿应进行进一步检查。

第一节 大动脉炎

【概述】

大动脉炎(Takayasu arteritis)是一种大血管的慢性进行性非特异性炎症,主要累及主动脉及其分支、肺动脉和冠状动脉,导致受累动脉不同程度的狭窄、闭塞,少数可引起动脉扩张或动脉瘤。本病主要累及弹力动脉,基本病变为急性渗出、慢性非特异性炎症和肉芽肿表现。又称"高安病"、"无脉症"及"主动脉弓综合征"等。本病在亚洲、中东地区多发,好发于年轻女性,发病年龄为5～45岁,平均发病年龄22岁,约90%患者在30岁前发病,男女比例在日本为1:9.4,中国则为1:3.2。美国发病率为0.26/10万人。

本病病因未明。虽然有较多本病与各种感染如螺旋体、分枝杆菌、细菌和病毒等相关的报道,但目前尚无充分的证据表明这些病原体感染与本病发病有直接的关系。本病偶与幼年慢性关节炎、成人Still病、系统性红斑狼疮、炎性肠病等相伴发,提示大动脉炎为一自身免疫病;本病中发现的各种自身抗体如抗内皮细胞抗体也支持本病是一自身免疫病的观点,但这些自身抗体在发病机制中的确切作用并不明确。在亚洲人群中有报道认为本病与HLA-B52及HLA-DR2相关,但在其他人群中并未证实。

【诊断步骤】

(一)病史采集要点

1. 起病情况 注意询问起病前有无诱因,近期有无结核、病毒感染等的表现。该病可急性发作,也可隐匿起病。在局部症状或体征出现前数周,可有一半的患者出现发热、盗汗、易疲劳、体重下降、关节肌肉痛及皮肤结节红斑等症状,应注意询问是否有全身症状,在局部症状出现后全身症状是否减轻或消失。

2. 病变动脉缺血的症状根据部位不同可分为以下几种类型。

(1)头臂动脉型 病变位于左锁骨下动脉、左颈总动脉和/或无名动脉起始部,可造成颈动脉和椎动脉狭窄。注意脑部缺血症状,如头晕、眩晕、头痛、记忆力减退、单侧或双侧视物有黑点、视力减退、视野缩小甚至失明,咀嚼肌无力和咀嚼疼痛。也可有少数患者因局部缺血产生鼻中隔穿孔，上腭及耳廓溃疡，牙齿脱落甚至面肌萎缩。严重病例可出现偏瘫、昏迷、失语等。如病变累及锁骨下动脉或无名动脉，可导致单侧或双侧上肢缺血，应询问患者有无单侧或双侧上肢无力、酸痛、麻木等症状。需注意一种称为"锁骨下动脉窃血综合征"的情况，即指由于锁骨下动脉起始段狭窄或闭塞，椎动脉血液逆流进入锁骨下动脉，造成椎-基底动脉供血不足，出现脑缺血的现象。当患者上肢活动时可加重脑部缺血，出现一过性头晕或晕厥。

(2)胸腹主动脉型　病变累及胸降主动脉和/或腹主动脉及其主要分支。可出现下肢缺血的症状，即下肢无力、发凉、酸痛、麻木和间歇性跛行等。累及肾动脉可出现高血压，出现头痛、头晕、心悸症状。

(3)广泛型　即有上述两种类型的临床表现同时出现。

(4)肺动脉型　以上三型均可合并肺动脉受累，单纯肺动脉受累较为少见，但亦有报道。症状主要为心悸、气促。

另外累及冠状动脉开口处，可出现心绞痛或心肌梗死，表现为胸痛、气促、呼吸困难等。累及肠系膜动脉有腹痛表现。

(二)体格检查要点

根据受累部位不同而表现为相应的体征。

1. 头臂动脉型　注意对颈部及上肢血管的触诊及听诊。触诊可在颈动脉、桡动脉和肱动脉发现无脉征，即动脉搏动减弱或消失。约半数患者于颈部或锁骨上部可听到二级以上收缩期血管杂音，少数伴有震颤。如有侧支循环形成则可产生连续性血管杂音。

2. 胸腹主动脉型　触诊可发现主动脉、腘动脉及足背动脉搏动减弱，而上肢动脉搏动有力。可引起继发性高血压，但根据狭窄部位不同而各有特点。肾动脉狭窄引起的肾血管性高血压以舒张压升高明显。单纯肾血管性高血压中，其下肢收缩压较上肢高 20～40 mmHg。大约 80% 患者于上腹部可闻及二级以上高调收缩期血管杂音。而胸降主动脉严重狭窄，使心排出血液大部分流向上肢，上肢血压增高，下肢血压明显降低或测不出。部分患者背部脊柱两侧或胸骨旁可闻及收缩期血管杂音，其杂音部位有助于判定主动脉狭窄的部位及范围。如合并主动脉瓣关闭不全，于主动脉瓣区可闻及舒张期吹风样杂音。

3. 肺动脉型　肺动脉瓣区可闻及收缩期杂音和肺动脉瓣第二音亢进，肺动脉狭窄较重的一侧呼吸音减弱。如合并严重肺动脉高压则出现右心衰竭的体征，如颈静脉怒张等。

(三)门诊资料分析

1. 红细胞沉降率　血沉增快提示疾病活动,病情稳定后则血沉恢复正常。
2. C反应蛋白　其临床意义与血沉相同,为本病病变活动的指标之一。
3. 抗核抗体谱及ANCA检查　本病抗核抗体及ANCA多为阴性。
4. 血常规　常可见WBC计数增多,分类计数中性粒细胞多正常,也可出现血小板轻度增多。部分患者红细胞计数和血红蛋白下降,考虑和病情活动有关。
5. 免疫球蛋白检查　IgG和IgM可不同程度的增高。

(四)进一步检查项目

1. PPD皮试　有研究显示我国约40%的患者有活动性结核,故应常规行结核相关筛查。存在活动性结核灶的患者应行抗结核治疗。如PPD皮试强阳性而未见明确结核灶的患者,应视情况而定。如大动脉炎病情活动需使用糖皮质激素或免疫抑制治疗时,则需预防性抗结核治疗。
2. 如条件许可,可行抗主动脉抗体检查,抗体滴度≥1:32为阳性,≤1:16为阴性。本抗体阳性对大动脉炎的诊断具有一定的价值。
3. 胸部X线检查　约1/3患者有不同程度的心脏扩大,多为轻度左室扩大,重度扩大较少见。考虑与高血压和心肌损害有关。常可见升主动脉或弓降部的膨隆、凸出、扩张,甚至瘤样扩张。
4. 眼底检查　在头臂动脉型可见一种较特异的眼底改变,是由于头部缺血造成的眼底变化,即"高安病病眼底改变",发生率为14%左右。其典型改变为视神经周围的动静脉花冠状吻合。在肾动脉受累的患者则可出现高血压眼底改变。
5. 血管的影像学检查

(1)彩色多谱勒超声检查　可探查主动脉及其主要分支狭窄或闭塞(颈动脉,锁骨下动脉,肾动脉等),但对其远端分支探查较困难。

(2)血管造影检查

①数字减影血管造影(DSA):是一种数字图像处理系统,为一项较好的筛选方法。本法优点为操作简便易行,检查时间短,对患者负担小,反差分辨率高,对低反差区域病变也可显示。对头颅部动脉,颈动脉,胸腹主动脉,肾动脉,四肢动脉,肺动脉及心腔等均可进行造影,对大动脉炎的诊断价值较大,一般可代替肾动脉造影,本法缺点是对脏器内小动脉,如肾内小动脉分支显示不清,必要时仍需进行选择性动脉造影。

②选择性动脉造影:可观察肾动脉狭窄的部位、范围、程度、远端分支、侧支循环及胸腹主动脉等情况。

(3)电子计算扫描(CT)　CT可以观察动脉管壁的变化,对大动脉炎的早期诊断及病变活动具有较大的价值。可见管壁增厚及钙化,增强 CT 扫描,发现管壁强化和环状低密度影提示为病变活动期尤其 CTA 及其三维重建可立体显示主动脉及其主要分支病变,对重叠部位的血管畸形和复杂血管结构显示最佳。

(4)核磁共振成像+血管显影(MRI+MRA) 本法属无创性检查,且利用血管流空效应显示血管,不需使用增强剂,适用于肾功能不全的患者。可检测大动脉炎管腔和管壁形态学及主动脉血流动力学变化。但其价格较为昂贵和检查费时较长限制了其使用。

【诊断对策】

(一)诊断要点

对于典型临床表现者诊断并不困难。目前常采用 1990 年美国风湿病学会的分类标准,符合下列 6 项中 3 项或 3 项以上者可确诊为大动脉炎。

1. 发病年龄≤40 岁 出现症状或体征时年龄<40 岁。
2. 肢体间歇性跛行 活动时一个或更多肢体出现乏力、不适或症状加重,尤以上肢明显。
3. 肱动脉搏动减弱 一侧或双侧肱动脉搏动减弱。
4. 血压差>10 mmHg 双侧上肢收缩压差>10 mmHg。
5. 锁骨下动脉或主动脉杂音 一侧或双侧锁骨下动脉或腹主动脉闻及杂音。
6. 动脉造影异常 主动脉一级分支或上下肢近端的大动脉狭窄或闭塞,病变常为局灶或节段性,且不是由动脉硬化、纤维肌发育不良或类似原因引起。

(二)鉴别诊断要点

注意与以下疾病鉴别:

1. 先天性主动脉缩窄 多见于男性,血管杂音位置较高,限于心前区及背部。成人型的狭窄部位多位于动脉导管韧带附近且呈环状。无炎症活动表现,不伴有系统症状。
2. 动脉粥样硬化 常在 50 岁后发病,通常伴有高血压、血脂异常或糖尿病等。血管造影常提示斑片样狭窄。
3. 肾动脉纤维肌结构不良 多见于女性,亦可累及主动脉及主要分支,但很少出现完全闭塞。肾动脉造影显示其远端 2/3 及分支狭窄,呈"串珠样",而大动脉炎主要位于开口处及近端。无全身炎症活动表现。如行病理组织活检,可见血管壁中层发育不良。
4. 血栓闭塞性脉管炎(Buerger 病) 好发于吸烟史的年轻男性,为周围慢性血管闭塞性炎症。主要累及四肢中小动脉和静脉，下肢较常见。表现为肢体缺血、剧痛、间歇性跛行，足背动脉搏动减弱或消失，游走性表浅动脉炎，重症可有肢端溃疡或坏死等。

5. 白塞病　可有主动脉及其他大血管病变，但常有口腔溃疡、生殖器溃疡，可见针刺反应阳性，伴有静脉病变。

6. 结节性多动脉炎　有发热、血沉增快等全身炎症表现，但主要累及内脏中小动脉。与大动脉炎表现不同。

7. 胸廓出口综合征　可有桡动脉搏动减弱，随头颈及上肢活动其搏动有变化，并常可有上肢静脉血流滞留现象及臂丛神经受压引起的神经病，颈部X线相示颈肋骨畸型。

（三）临床类型

根据局部症状或体征出现后，全身症状将逐渐减轻或消失。多数患者无上述症状。根据病变部位可分为四种类型；①头臂动脉型（主动脉弓综合征）；②胸腹主动脉型；③广泛型；④肺动脉型。

【治疗对策】

（一）治疗原则

约20%是自限性的，在发现时疾病已稳定，对这类患者如无合并症可随访观察。对发病早期有上呼吸道、肺部或其他脏器感染因素存在，应有效地控制感染，对防止病情的发展可能有一定的意义。高度怀疑有结核菌感染者，应同时抗结核治疗。如病变处于活动期则应尽早开始有效治疗。病情得到控制而稳定后，需长期维持治疗。晚期病变，血管已出现明显狭窄或闭塞的患者，则可考虑外科手术或介入治疗。

（二）治疗方案的选择

1. 活动期的治疗

(1)肾上腺皮质激素　为主要的治疗药物。一般口服泼尼松每日1 mg/kg，早晨顿服，3～4周后逐渐减量（以血沉和C-反应蛋白下降趋于正常为减量的指标），剂量减至每日5～10 mg时长期维持一段时间。危重者甚至可大剂量静脉冲击治疗，但要注意激素引起的库欣综合征、易感染、继发高血压、糖尿病、精神症状和胃肠道出血等不良反应，长期使用要防止骨质疏松。

(2)免疫抑制剂　免疫抑制剂可有利于控制病情，减少激素用量。现多认为大动脉炎一经诊断，应积极早日开始免疫抑制剂与激素的联合治疗法。最常用的药物为:环磷酰胺、硫唑嘌呤和甲氨蝶呤。危重患者可使用环磷酰胺 100 mg qd 或 200 qod,还可冲击治疗,每 4 周 0.5～1.0 g/m² 体表面积。每周甲氨蝶呤 5～25 mg,静脉、肌内注射和口服均可。新一代的免疫抑制剂,如:环孢霉素 A、骁悉、来氟米特等尚无临床大样本报道,疗效有待证实。即使临床缓解,免疫抑制剂维持使用仍应持续较长时间,要注意监测血象及肝肾功能,每 3～6 月应复查一次。除按活动期治疗外,伴有脑或肢体缺血表现者应并用扩张血管、改善微循环、抗血小板及抗高血压等药物进行治疗。

2. 稳定期的治疗一般采用小剂量激素(泼尼松 5～10 mg)长期维持。可联用免疫抑制剂作为维持用药,如 MTX 10～15 mg/周,亦可使用硫唑嘌呤或雷公藤制剂等。

3. 扩血管抗凝改善血循环 使用扩血管、抗凝药物支持治疗,能部分改善因血管狭窄较明显患者的一些临床症状,如:地巴唑 20 mg,每日 3 次;妥拉唑林 25～50 mg,阿司匹林 75～100 mg,每日 1 次,双嘧达莫(潘生丁)25 mg,每日 3 次等。

4. 对血压高的患者应积极控制血压 单侧肾动脉狭窄所致的肾素依赖性高血压,可选用血管紧张素转换酶抑制剂(ACEI),但可能降低狭窄侧肾血流量,引致 Cr 升高,故应密切检测肾功能。双侧肾动脉狭窄所致高血压则禁用 ACEI 类药物。

5. 介入治疗及外科手术

(1)经皮腔内血管成形术 为大动脉炎的治疗开辟了一条新的途径,目前已应用治疗肾动脉狭窄及腹主动脉、锁骨下动脉狭窄等,获得较好的疗效。

(2)外科手术治疗 手术目的主要是解决肾血管性高血压及脑缺血。单侧或双侧颈动脉狭窄引起的脑部严重缺血或视力明显障碍者,可行主动脉及颈动脉人工血管重建术、内膜血栓摘除术或颈部交感神经切除术。胸或腹主动脉严重狭窄者,可行人工血管重建术。单侧或双侧肾动脉狭窄者,可行肾脏自身移植术或血管重建术,患侧肾脏明显萎缩者可行肾切除术。颈动脉窦反射亢进引起反复晕厥发作者,可行颈动脉体摘除术及颈动脉窦神经切除术。冠状动脉狭窄可行冠状动脉搭桥术或支架置入术。

【预后评估】

本病为慢性进行性血管病变,由于侧支循环形成丰富,故大多数患者预后好,可参加轻工作。5 年生存率 93.8%,10 年生存率为 90.9%。预后主要取决于高血压的程度及脑供血情况。其并发症有脑出血、脑血栓、心力衰竭、肾功能衰竭、心肌梗死,主动脉瓣关闭不全、失明等。死亡原因多见于心力衰竭、脑血管意外、肾功能不全等。

(邱 茜 杨岫岩)

第二节 巨细胞动脉炎及风湿性多肌痛

【概述】

巨细胞动脉炎(giant cell arteritis,GCA)是一种病因不明的系统性血管炎,病理改变是以节段性大血管内层弹性蛋白为中心的坏死性全层动脉炎,主要侵犯从主动脉弓发出的大中动脉,包括主动脉弓起始部的动脉分支(如椎动脉、颈内动脉、颈外动脉、锁骨下动脉),亦可累及主动脉的远端动脉(如腹主动脉),以及中小动脉(颞动脉、颅内动脉、眼动脉、后睫动脉、中央视网膜动脉等)。颞动脉受累最常见,故又称颞动脉炎。典型表现为颞部头痛、间歇性下颌运动障碍和失明。本病与HLA-DR4相关且多发生于50岁以上人群,提示遗传易感性及年龄是其发病因素之一。另外,大量研究表明,细胞免疫及体液免疫在GCA发病中起了不可忽视的作用,因而有学者提出本病是在内外因素共同参与下通过免疫机制致病的。

风湿性多肌痛(polymyalgia rheumatica,PMR)主要表现为近端肌肉的疼痛和僵硬。几乎都发生于50岁以上老年人,小于50岁者极少。女性发病高于男性。风湿性多肌痛在欧美相对较常见,是西方老年人最常见的血管炎病。我国有关本病报道不多,考虑与漏诊有关。随着对这两种疾病的认识增加,近年来报道已越来越多。

PMR与GCA之间的关系尚不清楚,有人认为PMR是GCA的前期表现,因为两者在同一年龄组发病,而且常共同出现于同一患者,40%～60%的GCA患者伴有PMR,流行病学研究显示,随访22年后16%的PMR患者出现GCA。有人利用FDG-PET扫描技术证实PMR与血管炎密切相关,但亦有人认为两者是完全不同的两种疾病。

内分泌及风湿病 临床诊断与治疗方案

【诊断步骤】

(一)病史采集要点

1. 巨细胞动脉炎

(1)全身症状 类似"流感"症状,包括乏力、疲劳、纳差、体重减轻及低热(42%)等。发热无一定规律,多数为中等度(38 ℃左右)发热,偶可高达 40 ℃左右。

(2)头痛 需注意询问头痛的部位、性质、时间性、变化过程、诱因以及先兆症状、其他伴随症状、精神因素以及睡眠情况等等。有 70% 的患者可表现为特异性头痛,表现为新近发生的、偏侧或双侧或枕后部剧烈疼痛,呈刀割样或烧灼样或持续性胀痛。头痛可持续性也可间歇性发作。头痛剧烈程度与血管炎严重程度不一定一致。

(3)头颈动脉缺血的症状 首先注意眼部症状的采集,包括黑蒙、视物不清、眼睑下垂、复视、部分失明或全盲等。眼动脉或后睫动脉受累引起缺血性视神经炎是失明的最常见原因,中央视网膜动脉阻塞、动脉炎所致的枕部皮质梗死也可引起失明。失明一般出现在其他症状之后数周或数月。视觉障碍初始可为波动性,以后变为持续性,可呈单侧或双侧,一侧失明如未积极治疗,对侧可在 1~2 周内被累及。

颞颌部间歇性运动障碍也是颞动脉炎的一个特征性表现,有人将其形象地称为"颌跛行"。表现为长时间咀嚼或谈话时,患侧颞颌部明显疼痛、无力,休息后可消失。严重的面动脉狭窄可导致下颌肌痉挛或舌部坏疽。

(4)上肢缺血的症状 15% 的患者可出现主动脉受累,表现为上肢麻木、无力及雷诺现象。

(5)神经系统表现 颈动脉或椎动脉狭窄可出现发作性脑缺血、脑梗死等,是GCA 主要死因之一。14% 的患者可出现外周神经受累,表现多样,包括单神经炎、周围多神经炎、上、下肢末梢神经炎等。

2. 风湿性多肌痛

(1)全身症状 同巨细胞动脉炎类似,可突然起病,亦可隐匿起病。全身酸痛、不适,伴有低热、乏力及体重减轻等。

(2)典型症状 主要表现为颈部、肩胛带、骨盆带的肌肉酸痛和晨僵。严重者不能起床,上肢抬举受限,下肢不能抬举,不能下蹲,上下楼梯困难等。但活动困难并非真正肌肉无力,而是肌肉酸痛所致。有些病变也可累及肢带肌肌腱附着部,有些也可出现腕及指间关节疼痛和水肿,甚致出现胸锁、肩、膝或髋关节的一过性滑膜炎。

(二)体格检查要点

1. 巨细胞动脉炎　体查可见头皮有触痛,局部可有红斑,颞浅动脉增粗变硬,触见痛性结节沿颞动脉走向方向分布。有时枕后、颜面及耳后动脉亦可累及。如出现眼肌麻痹,则表现为眼睑下垂,上视困难,同时出现复视。有时可见到瞳孔不等大,或出现霍纳(Horner)征。主动脉弓受累时可出现上肢血管搏动减弱或无脉,上肢血压降低或测不出,双上肢血压不等。颈部及锁骨上、下窝可闻及血管杂音。

2. 风湿性多肌痛　受累肌群的压痛及肌力减弱不明显。无感觉减退表现。

(三)门诊资料分析

1. 巨细胞动脉炎

(1)血常规检查示轻到中度正细胞正色素性贫血,有时贫血较重。白细胞计数增高或正常,血小板计数可增多。提示这是炎症刺激表现。

(2)风湿免疫指标:活动期血沉增快(常高达 100 mm/h)和(或)CRP 增高。

(3)生化及免疫球蛋白检查:白蛋白减少,多克隆高球蛋白血症和 α_2 球蛋白增高,碱性磷酸酶可升高。

(4)肌酶正常。肌电图、肌肉活检正常。

2. 风湿性多肌痛

(1)血常规表现类似巨细胞动脉炎。可有轻至中度正细胞正色素性贫血。

(2)风湿免疫指标亦可见血沉显著增快(>50 mm/hr 魏氏法);C-反应蛋白增高,且与病情活动性相一致。

(3)肝酶可轻度升高,但反映横纹肌炎症的血清肌酶多在正常限内。

(4)抗核抗体和其他自身抗体及类风湿因子通常均为阴性。

(四)进一步检查项目

1. 不管是怀疑巨细胞动脉炎还是风湿性多肌痛均应完善肌电图和肌肉活检,以和炎症性肌病鉴别。肌电图和肌肉活检均无异常表现。

2. 颞动脉活检　是诊断 GCA 的可靠手段,特异性 100%。选择有触痛或有结节的部位,在局麻下切取长度为 2~3 cm 的颞动脉,作连续病理切片。此为安全、方便、可行的方法。但由于 GCA 病变呈跳跃分布,活检的阳性率仅在 40%~80%之间。故活检阴性不能排除 GCA 诊断。

3. 眼底检查　巨细胞动脉炎患者咽部受累时眼底可见改变。早期常为缺血性视神经炎。视乳头苍白、水肿;视网膜水肿,静脉曲张,可见绵絮样斑及小出血点。后期可见视神经萎缩等。

4. 影像学检查　为探查不同部位血管病变,可采用彩色多谱勒超声、核素扫描、CT或动脉造影等检查。

5. 风湿性多肌痛的关节滑液常呈炎症性改变。

【诊断对策】

(一)诊断要点

1. 巨细胞动脉炎

对有原因不明的老年人发热和血沉明显增快的,尤其有头皮触痛、颞动脉触痛或搏动减弱的,应考虑本病之可能。巨细胞动脉炎的确诊有赖于颞动脉活检。目前采用1990年ACR巨细胞动脉炎分类标准作为诊断标准,5条标准中符合3条或以上可诊断为巨细胞动脉炎:(1)发病年龄≥50岁:发病时年龄在50岁以上。(2)新近出现的头痛:新近出现的或出现新类型的局限性头痛。(3)颞动脉病变:颞动脉压痛或触痛、搏动减弱,除外颈动脉硬化所致。(4)血沉增快:魏氏法测定红细胞沉降率≥50 mm/h。(5)动脉活检异常:活检标本示血管炎,其特点为单核细胞为主的炎性浸润或肉芽肿性炎症,常有多核巨细胞。

2. 风湿性多肌痛

常使用以下标准:(1)发病年龄≥50岁;(2)颈部、肩胛部及骨盆部肌肉僵痛,至少两处,并伴晨僵,持续4周或以上;(3)血沉≥50 mm/hr(魏氏法);(4)抗核抗体及类风湿因子阴性;(5)小剂量糖皮质激素(泼尼松10~15 mg/日)治疗反应甚佳;(6)须排除类似疾病,如类风湿关节炎、多发性肌炎和慢性感染等。

(二)鉴别诊断要点

1. 巨细胞动脉炎应与下列疾病进行鉴别

(1)风湿性多肌痛　GCA早期可能出现PMR综合征表现,在此情况时,应特别注意寻找GCA血管炎的证据,以作出正确的鉴别诊断。

(2)中枢神经孤立性血管炎　是一种罕见的血管炎。一般无发热、体重减轻、关节痛等全身性症状,也无累及其他脏器的表现。ESR大多正常,少数可增快,无其他自身免疫性疾病的证据。脑组织活检病理可见软脑膜小血管有节段性坏死,或肉芽肿性血管炎。血管壁有明显的炎症表现,常有淋巴细胞、单核细胞、组织细胞及浆细胞的浸润。

(3)大动脉炎　大动脉炎主要累及主动脉及其近端分支,年轻女性多见。而巨细胞动脉炎则较多影响外周的动脉,患者年龄较大。

(4)韦格纳肉芽肿 Wegener 肉芽肿病:以上、下呼吸道坏死性肉芽肿、泛发性中小动脉炎及局灶坏死性肾小球肾炎为主要特征,可根据此典型表现和巨细胞动脉炎鉴别。

(5)结节性多动脉炎 此病主要侵犯中小动脉,如肾动脉(10%~80%)、腹腔动脉或肠系膜动脉(30%~50%),很少累及颞动脉。

2. 风湿性多肌痛需与以下疾病鉴别

(1)类风湿关节炎 持续性对称性小关节炎为主要表现,常有类风湿因子阳性。而风湿性多肌痛无持续性小关节滑膜炎,无关节破坏性病变,类风湿因子阴性。

(2)多发性肌炎 该病肌无力更为突出,伴肌萎缩、血清肌酶活性升高、肌电图示肌源性损害、肌肉活检为肌炎表现者。而风湿性多肌痛肌酶、肌电图和肌活检正常,肌痛甚于肌无力。

(3)纤维肌痛综合征(fibromyalgia syndrome) 该综合征躯体疼痛有固定的敏感压痛点,如颈肌枕部附着点,斜方上缘肌中部,冈上肌起始部,肩胛棘上方近内侧缘,第二肋骨与软骨交界处外侧上缘,肱骨外上髁下 2 cm 处,臀部外上象限臀肌皱褶处,大转子后 2 cm 处,膝关节内侧鹅状滑囊区等 9 处;并伴有睡眠障碍、紧张性头疼、激惹性肠炎、激惹性膀胱炎等;血沉正常,类风湿因子阴性;糖皮质激素治疗反应不佳。

(4)排除其他疾病 如恶性肿瘤、感染、骨关节炎及甲状腺功能减低。在老年患者出现体重减轻、血沉增快、乏力和贫血等需仔细进行恶性肿瘤的排查。

【治疗对策】

(一)治疗原则

一旦疑有巨细胞动脉炎,即应给予足量糖皮质激素并联合免疫抑制剂(如环磷酰胺)治疗,并尽可能弄清受累血管的部位、范围及程度等,依据病情轻重和治疗反应的个体差异,个体化调整药物种类、剂型、剂量和疗程。

风湿性多肌痛的治疗主要目的是控制肌痛、晨僵和全身症状。

(二)治疗计划及方案

1. 巨细胞动脉炎

起始治疗:首选泼尼松 1 mg/(kg·d),顿服。一般在 2~4 周内头痛等症状可见明显减轻。眼部病变反应较慢,可请眼科会诊,进行眼部局部治疗。必要时可使用甲基泼尼松龙冲击治疗。免疫抑制剂一般首选环磷酰胺(CTX)。可使用 CTX

0.2 g iv qod；或 CTX 100 mg，口服，qd。疗程和剂量依据病情反应而定。MTX 7.5～25 mg qw，口服或静脉用药。也可使用硫唑嘌呤 100～150 mg/d 口服。使用免疫抑制剂期间应注意定期查血常规、尿常规和肝肾功能。避免不良反应。经上述治疗 4～6 周，病情控制，血沉接近正常时，激素逐渐减量。减至 10 mg/d 之后可长期维持（1～2 年），一般维持量为 5～10 mg/d。免疫抑制剂的减撤亦应依据病情，病情稳定后 1～2 年（或更长时间）可停药观察。

2. 风湿性多肌痛

可进行适当的肢体运动，防止肌肉萎缩。对初发或较轻病例可试用非甾体抗炎药。一般病例首选口服泼尼松 10～15 mg/d 口服。一般数日内症状应明显改善。部分患者病情较重需使用泼尼松 15～30 mg/d。症状好转后则逐渐减量。维持量 5～10 mg/d。大多数风湿性多肌痛患者疗程至少 1 年。大多数患者在 2 年内可停用激素，少数患者需小量维持多年。必须指出，对老年人长期使用糖皮质激素应特别注意防止其毒副反应及并发症（如高血压、糖尿病、白内障、骨质疏松）。

【预后评估】

GCA 预后随受累血管不同而异。影响大血管者，有脑症状者预后不良，失明者难以恢复。早期诊断与治疗，病死率与正常人群相近。风湿性多肌痛通常预后较好。病死率与正常人群相近。

（邱　茜　杨岫岩）

第三节　结节性多动脉炎

【概述】

结节性多动脉炎是一种主要累及中、小动脉的全身性坏死性血管炎。病因不明，可能与感染（病毒、细菌）药物及注射血清等有一定关系，免疫病理机制在疾病中起重要作用。病理表现为中、小肌性动脉节段性结节样改变。易发生于动脉分叉处，向远端扩散。有的病变向血管周围浸润，浅表动脉可沿血管行经分布而扪及结节。该病是一种全身性疾病，可累及多个脏器，以皮肤、关节、外周神经、胃肠道和肾脏受累最为常见。ANCA 多为阴性。该病在美国的发病率为 1.8/10 万人,我国尚无详细记载。男性发病为女性的 2.5~4.0 倍,年龄几乎均在 40 岁以上。

本病病因不明,大约 30% 的患者与乙型肝炎病毒感染有关,其乙型肝炎病毒抗原阳性,血管壁可见含有乙型肝炎病毒抗原的免疫复合物。其他原因包括人免疫缺陷病毒感染、巨细胞病毒感染及副病毒 B-19 感染等,但目前尚无上述病毒感染可导致结节性多动脉炎的直接依据。目前认为结节性多动脉炎是一种免疫复合物介导的疾病,其中 T 细胞介导的多种细胞因子和巨噬细胞及淋巴细胞参与的免疫机制以及抗内皮细胞抗体介导的免疫机制均在结节性多动脉炎的发病过程中起一定的作用。

【诊断步骤】

(一)病史采集要点

1. 全身症状　发热是结节性多动脉炎的常见症状,需询问发热起病的时间、起病缓急、病程长短、热型及发热程度高低。询问有无寒战、大汗或盗汗等情况。结节性多动脉炎的热型不规则,可从低热到高热甚至伴有寒战,还可能有头痛、乏力、多汗、体重减轻、肌肉疼痛、肢端疼痛、腹痛、关节痛等。

2. 系统症状　可累及多个器官系统:肾脏、骨骼、肌肉、神经系统、胃肠道、皮肤、心脏、生殖系统等,肺部受累少见。在问诊时最好进行简要的系统回顾。

(1)皮肤表现　约 20%~52% 的患者出现皮肤损害。病变发生于皮下组织中小肌性动脉,特征性表现为痛性红斑性皮下结节。可有肢端缺血或坏死及雷诺现象等。如不伴有内脏动脉损害,称"皮肤型结节性多动脉炎",预后较佳。在考虑结节性多动脉炎的患者,需询问患者是否有皮疹、何时出现、与发热的关系、是否高于皮肤表面、分布部位及何时消退。

(2)骨骼、肌肉表现　约半数患者有关节痛,少数有明显的关节炎改变。约 1/3 患者骨骼肌血管受累而产生恒定的肌痛,以腓肠肌痛多见。

(3)肾脏　询问患者是否有血尿、水肿、尿量增多或减少及血压增高。按尸检材料统计,结节性多动脉炎的肾脏受累最多见。主要表现为蛋白尿、血尿、细胞管型尿和高血压。肾损害主要是由于肾脏血管病变引起,还可出现肾多发性梗死,但无肾小球肾炎表现。如见肾小球肾炎应考虑显微镜下多血管炎。疾病的急性阶段可有少尿和无尿,也可于数月或数年后发生。

(4)神经系统　周围神经受累较中枢神经受累多见,约占 60%,表现为多发性单神经炎或(和)多神经炎,末梢神经炎。可出现肢体远端感觉异常如蚁走感、刺痛等。皮肤的各种感觉均有不同程度的障碍,呈手套、短袜型分布。还可由于肌肉萎缩出现垂腕及垂足。中枢神经系统受累则表现为弥散性或局限性单侧脑或多部位脑及脑干的功能紊乱,出现抽搐、意识障碍、脑血管意外等。

(5)消化系统　约50%患者根据血管炎发生的部位和严重程度不同而出现不同的症状。常见表现为腹痛、腹泻、恶心、呕吐、消化道出现、胃纳差甚至肝功能异常。

(6)心脏　可出现心脏扩大、心绞痛、心律失常。甚至出现心肌梗死、心力衰竭。

(7)生殖系统　睾丸和附睾受累发生率约30%,卵巢也可受累,主要表现为疼痛。询问患者是否有睾丸疼痛或肿胀。

(8)肺部表现　肺部较少受累。

(二)体格检查要点

本病除一般性的体格检查外,还应注意皮肤黏膜的检查和神经系统的检查。

1. 皮肤表现多样,特征性表现为痛性红斑性皮下结节,该结节沿血管成群分布,大小约数毫米至数厘米。也可为网状青斑、紫癜、溃疡、远端指(趾)缺血性改变。

2. 需进行详细神经系统检查以明确有无周围神经受累,病变区常有肌肉压痛。出现轻重不等的肢体远端肌力减退,严重时可影响肢体近端。肌张力减低,腱反射减低或消失。可见肌肉萎缩,最常见于手的蚓状肌、骨间肌和大、小鱼际肌。严重时腕、足下垂。由于神经营养障碍而于肢体远端皮肤光滑菲薄或干燥起裂,指、趾甲松脆,出汗过多或无汗。

(三)门诊资料分析

1. 血常规检查　常有中度贫血。白细胞计数轻度增高,可有轻度嗜酸性粒细胞增多,血小板增多。

2. 尿液检查　可见血尿、蛋白尿及细胞管型尿。

3. 炎症活动性指标　可见血沉和C-反应蛋白升高。

4. 类风湿因子(RF)　可呈阳性,但滴度较低,部分患者循环免疫复合物阳性,补体水平下降。抗核抗体多为阴性。可有冷球蛋白血症。

5. 生化及肝肾功能检查　白蛋白减少,球蛋白增高。可有转氨酶增高和Cr增高。

(四)进一步检查项目

1. ANCA(抗中性粒细胞胞浆抗体)　多为阴性。在进行免疫荧光检查时,少数患者可见 p-ANCA(即核周型 ANCA)低滴度阳性,但进行特异性酶免疫测定性试验时可见蛋白酶 3(proteinase3,PR3)和髓过氧化物酶(myeloperoxidase,MPO)均为阴性。故目前不认为结节性多动脉炎是和 ANCA 相关的血管炎。

2. 乙肝病毒指标 部分病例可与 HBVA 相关,出现 HbsAg 或 HbsAb 阳性。如出现 HbsAg 阳性,建议加行 HBV-DNA 检查,可根据患者病毒复制情况确定是否行抗病毒治疗。

3. 肌电图及神经传导速度检查 可提示神经源性损害。

4. 影像学检查

(1)彩色多普勒 中等血管受累,可探及受累血管的狭窄、闭塞或动脉瘤形成,受累血管较小时难以监测。

(2)计算机体层扫描(CT)和核磁共振(MRI) 较大血管受累者可查及血管呈灶性、节段性分布,受累血管壁水肿等。

(3)静脉肾盂造影:可见肾梗死区有斑点状充盈不良影像。如有肾周出血,则显示肾脏边界不清和不规则块状影,腰大肌轮廓不清,肾盏变形和输尿管移位。

(4)选择性内脏血管造影 肾、肝、肠系膜及其他内脏器官的中小动脉有微小动脉瘤形成和节段性狭窄,可呈"串珠样"或"纺锤样"表现。该项检查在肾功能严重受损者慎用。

5. 病理活检可有助于诊断的确立 结节性多动脉炎有两个重要的病理特点:①个体血管病变呈多样化。在相距不到 20 μm 的连续切片上,病变已有明显差别。②急性坏死性病损和增殖修复性改变共存。因血管壁内弹力层破坏,在狭窄处近端因血管内压力增高,血管扩张形成动脉瘤(称假性动脉瘤,可呈节段多发性)。可行肌肉活检、肾活检甚至是睾丸活检。

【诊断对策】

(一)诊断要点

结节性多动脉炎临床表现多样,缺少特征性表现,早期不易确诊。如发现可疑病例时应及早进行血管影像学检查及病理组织活检以获得诊断依据。目前均采用 1990 年美国风湿病学学会(ACR)的分类标准作为诊断标准,上述 10 条中至少有 3 条阳性者可诊断为结节性多动脉炎。其诊断的敏感性和特异性分别为 82.2% 和 86.6%。

1. 体重下降≥4 kg 病初即有且无节食或其他原因所致。
2. 网状青斑(四肢和躯干)。

3. 睾丸痛和(或)压痛(并非感染、外伤或其他原因引起)。

4. 肌痛、乏力或下肢压痛,弥漫性肌痛(肩带或骨盆带肌除外)或肌无力或腿部肌肉压痛。

5. 多发性单神经炎或多神经炎。

6. 舒张压≥90 mmHg。

7. 非脱水或梗阻所致的血尿素氮>14.3 mmol/L 或肌酐>133 μmmol/L。

8. 血清 HBV 标记(HBs 抗原或抗体)阳性。

9. 动脉造影见动脉瘤或血管闭塞(除外动脉硬化、纤维肌性发育不良或其他非炎症性病变)。

10. 中小动脉壁活检见有包括中性粒细胞和单核细胞浸润。

在有不明原因发热、腹痛、肾功能衰竭或高血压时,或当疑似肾炎或心脏病患者伴有嗜酸粒细胞增多或不能解释的症状和关节痛、肌肉压痛与肌无力、皮下结节、皮肤紫癜、腹部或四肢疼痛、或迅速发展的高血压时,应考虑结节性多动脉炎的可能性。全身性疾病伴原因不明的对称或不对称地累及主要神经干,如桡神经、腓神经、坐骨神经的周围神经炎(通常为多发性,即多发性单神经炎),亦应排除结节性多动脉炎。

(二)鉴别诊断要点

结节性多动脉炎表现多种多样,所需鉴别疾病很多。典型的结节性多动脉炎还应注意与显微镜下多血管炎、变应性肉芽肿性血管炎和冷球蛋白血症等相鉴别。除此之外还应与其他结缔组织疾病如系统性红斑狼疮、混合性结缔组织病和抗磷脂综合征等鉴别。须与各种感染性疾病如感染性心内膜炎、原发性腹膜炎和胆囊炎,胰腺炎,内脏穿孔,消化性溃疡,出血,肾小球肾炎,冠状动脉粥样硬化性心脏病,多发性神经炎及恶性肿瘤相鉴别。

(1)显微镜下多血管炎 ①以小血管(毛细血管、小静脉、小动脉)受累为主;②可出现急剧进行性肾炎和肺毛细血管炎、肺出血;③周围神经受累较少,约占10%~20%;④ANCA 阳性率较高,约占 50%~80%;⑤与乙型肝炎病毒(HBV)感染无关;⑥治疗后复发率较高;⑦血管造影无异常,依靠病理诊断。

(2)变应性肉芽肿性血管炎(Churg-Strauss syndrome) ①病变可累及小、中口径的肌性动脉,也可累及小动脉、小静脉;②肺血管受累多见;③血管内和血管外有肉芽肿形成;④外周血嗜酸性粒细胞增多,病变组织嗜酸性粒细胞浸润;⑤既往有支气管哮喘和(或)慢性呼吸道疾病的病史;⑥如有肾受累则以坏死性肾小球肾炎为特征;⑦2/3 患者 ANCA 阳性。

(3) 冷球蛋白血症 该病主要的临床表现为紫癜、乏力、关节痛和肾小球肾炎,偶有胃肠道、心肺和神经系统等血管炎的系统症状。常伴有肝脏病变,部分可以多年无症状,但其中许多患者肝脏病变呈进行性发展,常死于肝脏疾患。该病女性多见,可检测到冷球蛋白,皮肤活检可显示白细胞碎裂性血管炎。

(4) 系统性红斑狼疮和混合性结缔组织病 均可有发热、全身症状、皮疹、雷诺现象及多系统受累表现,但通过完善自身抗体(ANA,抗 ds—DNA 抗体、抗 RNP 抗体及抗 SM 抗体)可资鉴别。

(5) 抗磷脂综合征 严重的抗磷脂综合征可以引起肢端缺血、中风等动脉血栓事件。但抗磷脂综合征多可检测到抗磷脂抗体,且静脉血栓事件相对多见。

【治疗对策】

(一) 治疗原则

应根据病情轻重,疾病的阶段性,个体差异及有无合并症而决定治疗方案。目前该病治疗的主要用药是糖皮质激素联合免疫抑制剂(可参考其他血管炎治疗原则和用药)。治疗前应寻找包括某些药物在内的致病原因,并避免与之接触。

(二) 治疗方案的选择

1. 糖皮质激素 是治疗本病的首选药物,及时用药可以有效地改善症状,缓解病情。一般口服泼尼松 1 mg/(kg·d),3~4 周后逐渐减量,至每日或隔日口服 5~10 mg 时,长期维持一段时间(一般不短于 1 年)。病情严重如肾损害较重者,可用甲基泼尼松龙 1.0 g/d 静脉滴注 3~5 d,以后用泼尼松口服,服用糖皮质期间要注意糖皮质激素引起的不良反应。

2. 免疫抑制剂 通常首选环磷酰胺(CTX)与糖皮质激素联合治疗。可用 2 mg/(kg·d) 口服,也可用 0.2 iv qod 或按 0.5~1.0 g/m^2 体表面积静脉冲击治疗,每 3~4 周一次。需维持治疗 1~2 年,用药期间注意药物副作用,定期检查血、尿常规和肝、肾功能。

除环磷酰胺外也可应用硫唑嘌呤、甲氨蝶呤等药物。但疗效可能不及环磷酰胺。

3. 乙肝病毒感染患者用药尽量不用环磷酰胺,与乙型肝炎病毒复制有关联患者,可以应用小剂量糖皮质激素,必要时可试用霉酚酸酯,每日 1.5 g 分两次口服。应强调加用抗病毒药物,如干扰素 α-2b、拉米夫丁等。

4. 免疫球蛋白和血浆置换 对重症患者有一定疗效,需注意并发症如感染、凝血障碍和水及电解质紊乱。同时应使用糖皮质激素和免疫抑制剂。

【预后评估】

结节性多动脉炎预后取决于是否有内脏和神经系统的受累及病变严重程度,未经治疗的患者预后差,5 年生存率<15%,单用糖皮质激素治疗者 5 年生存率约 50%,但若能积极治疗 10 年生存率可达 83%。多数患者是在疾病的第一年内死亡。死亡原因主要为肾功能衰竭和重症感染。如患者年龄大于 50 岁,尿蛋白每日>1 g,肾功能不全或有心、胃肠道及中枢神经系统受累者则死亡率明显增高。

(邱 茜 杨岫岩)

第四节 显微镜下多血管炎

【概述】

显微镜下多血管炎(microscopic polyangiitis,MPA)是一种主要累及小血管,即小动脉、微小静脉、微小动脉和毛细血管)的系统性、坏死性血管炎。病理表现为血管节段性纤维素样坏死,伴中性粒细胞浸润,一般无免疫复合物沉积。常见受累部位为肾小球和肺,表现为肾小球肾炎、肺出血或浸润病变及外周神经病变等。多有 p-ANCA 阳性,本病多见于中老年男性,男女比例为 1.8∶1,平均发病年龄 50 岁。

显微镜下多血管炎早期被当作结节性多动脉炎的一种特殊类型,现在认为其是完全不同于结节性多动脉炎的一种小血管炎。1990 年 8 月美国风湿病学会(ACR)颁布了 7 种主要血管炎的诊断标准,包括结节性多动脉炎、Wgener 肉芽肿、过敏性血管炎、大动脉炎、变应性肉芽肿血管炎、过敏性紫癜和巨细胞(颞)动脉炎,但显微镜下多动脉炎的术语没有被采用。在 1994 年 Chapel Hil 会议上命名和定义了 10 种血管炎,显微镜下多血管炎被定义为一种小血管炎。

【诊断步骤】

(一)病史采集要点

1. 全身症状及起病形式 多数患者可有全身症状,如发热、疲乏、食欲不振、体重下降及关节痛、肌痛和皮疹等。起病形式多样,可为急性或超急性起病,表现为急进性肾小球肾炎和肺出血;亦可隐匿起病,多年仅有间歇性全身症状和轻度肾脏病变。

2. **肾损害的表现**　肾脏损害是显微镜下多血管炎最常见的临床表现,约78%的患者有肾脏受累。可表现为蛋白尿、血尿、管型尿、水肿和肾性高血压等。病程多样,但特征性表现为急性肾小球肾炎综合征,即蛋白尿、镜下血尿和红细胞管型尿,不经积极治疗肾功能可急剧恶化而出现肾功能不全。需询问患者有无血尿、水肿、尿量减少或增加、夜尿增多及血压增高表现。

3. **肺损害的表现**　肺损害亦不少见,半数以上患者有肺受累,可表现为肺泡出血、肺部浸润和胸膜炎。患者可出现咳嗽、咯血、气促及呼吸困难。部分患者可在反复肺泡出血的基础上出现肺间质纤维化。应注意对呼吸系统常见症状如咳嗽、咳痰、咯血、胸痛及呼吸困难等症状的采集。

4. **皮疹**　显微镜下多血管炎也有各种各样的皮疹,以下肢多见。

5. **神经系统损害**　主要累及外周神经,如腓神经、桡神经及尺神经等,表现为受累神经分布区的麻木和疼痛,继而发生运动和感觉障碍。10%的患者可出现中枢神经系统受累,出现癫痫发作。

(二)体格检查要点

1. **皮肤黏膜**　可见各种皮疹,任何部位均可发生,但以下肢、足及臀部多见。皮疹则以紫癜和高出皮肤表面的充血性丘疹多见,也可出现网状青斑、溃疡、肢端坏疽、坏死性结节和荨麻疹等。

2. **肾损害**时可出现眼睑水肿和下肢轻度凹陷性水肿,病情较重时水肿程度可加重。部分患者有高血压。注意水肿程度的分度。轻度水肿仅发生于眼睑、眶下软组织及胫骨前、踝部皮下组织,按压凹陷后平复较快。中度水肿:全身疏松组织可见水肿,按压凹陷后平复较慢。重度水肿:全身严重水肿,下垂部位皮肤紧张发亮,甚至可见液体渗出,有时候伴有腹腔及胸腔积液。

3. **肺损害**时可见呼吸频率增加或呼吸浅快,肺部可闻及湿啰音及干啰音。出现肺间质纤维化的病程较长的患者可出现双肺底的吸气末期Velcro啰音。晚期可见杵状指或趾。

4. **神经系统检查**　受累神经部位可见感觉过敏、感觉减退或消失。感觉障碍的分布呈手套或袜套式。肌力减退、肌张力低下、腱反射减弱或消失。由于神经营养障碍而出现肢端皮肤发凉、苍白,指(趾)甲失去正常光泽。但垂腕、垂足表现较结节性多动脉炎少见。

(三)门诊资料分析

1. 血常规 同其他系统性血管炎类似,可出现白细胞及血小板增高,部分患者呈轻度正细胞正色素贫血。

2. 尿常规 可见镜下血尿及蛋白尿。

3. 炎症活动指标 急性期可见 ESR 增快,CRP 增高。

4. 类风湿因子及抗核抗体阴性。补体正常。

5. 多数患者有肾功能异常、血 Cr 增高,内生肌酐清除率下降。

6. ANCA 检查 约 80% 的患者 ANCA 阳性,均为核周型(p-ANCA),抗过氧化物酶(MPO-ANCA)抗体也可阳性。

(四)进一步检查项目

1. 影像学检查 胸部 X 线及胸部 CT 扫描可见肺部斑片状或弥漫肺泡浸润影,空洞少见。晚期可见肺间质纤维化。

2. 肺功能检查 示限制性通气障碍。

3. 血管造影 由于受累的血管多为小血管,一般无异常发现。

4. 组织病理活检 可行肾、肺及皮肤的活检。肾脏病理改变常为坏死性肾小球肾炎,特征为节段性坏死及新月体形成,很少或无毛细血管内皮细胞增殖。免疫荧光检查显示无或微量免疫复合物沉积。电镜下很少或无电子致密物沉积。肺活检亦可出现节段性血管坏死,肺泡毛细血管炎也是显微镜下多血管炎的一个特征性组织改变。可见肺泡间隔断裂、肺泡隔有中性粒细胞浸润。无或微量免疫复合物沉积。皮肤紫癜的病理改变为白细胞破碎性血管炎。

【诊断对策】

(一)诊断要点

不明原因发热及肾损害的中老年患者需注意排除显微镜下多血管炎可能。目前尚无统一的 MPA 诊断及分类标准,我国《显微镜下多血管炎诊疗指南》指出以下情况有助于 MPA 的诊断:

1. 中老年,以男性多见;

2. 具有上述起病的前驱症状;

3. 肾脏损害表现 蛋白尿、血尿或(及)急进性肾功能不全等;

4. 伴有肺部或肺肾综合征的临床表现;

5. 伴有关节、眼、耳、心脏、胃肠道等全身各器官受累表现;

6. p-ANCA 阳性;

7. 肾、肺活检有助于诊断。

Sorensen 等提出 MPA 诊断标准为：①活检证实小血管的坏死性血管炎和（或）肾小球肾炎，伴少或无免疫复合物沉积；②经活检证实中、小血管的血管炎，累及一个以上器官或系统，或尿沉渣、肾功能检查显示有肾小球肾炎；③未行活检但有肺小血管炎。

(二) 鉴别诊断要点

显微镜下多血管炎需与结节性多动脉炎、肺出血-肾炎综合征相鉴别。还需与其他 ANCA 相关性小血管炎包括 Wegener 肉芽肿及变应性肉芽肿性血管炎相鉴别。

1. 结节性多动脉炎　结节性多动脉炎主要累及中动脉及小动脉，而显微镜下多血管炎主要累及小动脉、微静脉及毛细血管。结节性多动脉炎很少累及肾小球，主要是肾血管炎，很少有肺部受累，ANCA 多为阴性。而显微镜下多血管炎常表现为急进性肾小球肾炎，肺损害多见，p-ANCA 阳性。

2. 肺出血-肾炎综合征 (Goodpasture syndrome)　两者均可出现急进性肾小球肾炎和肺出血，但 Goodpasture 综合征无其余系统受累，ANCA 阴性，抗肾小球基底膜抗体阳性，肾组织检查可有明显的免疫复合物沉积。

3. Wegener 肉芽肿　本病是一种坏死性肉芽肿性血管炎，病变累及小动脉、静脉及毛细血管，偶可累及大动脉，临床表现为上、下呼吸道的坏死性肉芽肿、全身坏死性血管炎和肾小球肾炎。亦有 ANCA 阳性，但为 c-ANCA 阳性。

4. 变应性肉芽肿性血管炎　亦可出现 p-ANCA 阳性。其典型表现为变应性鼻炎、鼻息肉及哮喘，肺及肾损害相对少见。受累血管主要为小、中型血管，有血管外肉芽肿形成及高嗜酸细胞血症。

【治疗对策】

(一) 治疗原则

由于其临床表现多样，治疗应根据疾病累及的早期、病情轻重、炎症的程度决定治疗方案。一般应首选糖皮质激素及环磷酰胺的联合治疗。对于严重肾、肺损害的患者应使用大剂量糖皮质激素联合环磷酰胺治疗。

(二) 治疗方案

1. 糖皮质激素　可使用泼尼松 1 mg/kg，每日晨起顿服或分次服用，病情稳定后逐渐减量，等病情缓解后以维持量治疗，维持量有个体差异。建议少量泼尼松（龙）(10～20 mg/d) 维持 2 年，或更长。对于重症患者和肾功能进行性恶化的患者,可采用甲泼尼松(龙)冲击治疗,每次 0.5~1.0 g 静脉滴注,每日一次,连续 3 日。同时需联合免疫抑制剂进行治疗。

2. 免疫抑制剂　环磷酰胺(CTX)最为常用,应作为首选,每日口服 2 mg/kg 或予 0.2 g iv qod,也可使用 0.5~1.0 g/m² 体表面积,每月给药一次。疗程至少 6 月,6 月后如病情稳定可逐渐减量。病情稳定 1~2 年后可考虑停用。甲氨蝶呤及硫唑嘌呤亦为常用免疫抑制剂,多作为 CTX 治疗后的序贯治疗或轻症患者使用。

3. 其他治疗还包括大剂量静脉免疫球蛋白治疗、血浆置换及透析治疗,同其他血管炎类似。

4. B 细胞去除治疗和 TNF-α 抑制剂的使用　Rituximab(中文商品名:美罗华)是抗 CD20 单克隆抗体,已用于淋巴瘤和系统性红斑狼疮的治疗。已有部分学者将其用于 MPA,可出现 B 细胞消耗和病情的缓解。亦有人将 TNF-α 抑制剂用于治疗 MPA,初步观察有一定疗效,但仍需多中心、大样本的临床研究以进一步了解其疗效。

【预后评估】

本病预后与患者年龄、肾衰竭程度及是否有肺出血有关。使用糖皮质激素联合免疫抑制治疗后,5 年生存率已从未治疗患者的 10% 提高到约 70%~80%。死亡原因主要为感染、肾衰竭和肺出血。

第五节　Wegener 肉芽肿

【概述】

Wegener 肉芽肿(Wegener granulomatosis,WG)是一种系统性、坏死性肉芽肿血管炎,主要累及上、下呼吸道及肾,同时也累及全身小动脉、静脉及毛细血管。Wegener 肉芽肿通常以鼻黏膜和肺组织的局灶性肉芽肿性炎症为开始,继而进展为血管的弥漫性坏死性肉芽肿性炎症。临床常表现为鼻和副鼻窦炎、肺病变和进行性肾功能衰竭。典型 Wegener 三联征即包括上、下呼吸道及肾小球肾炎。除此外还可累及关节、眼、皮肤,亦可侵及心脏、神经系统及耳等。

任何年龄均可发病,30~50 岁多见,男女比例 1.6~1。各人种均可发病,根据美国 Gary S. Hoffma 的研究，WG 的发病率为每 30 000～50 000 人中有 1 人发病，其中 97% 的患者是高加索人，2% 为黑人，1% 为其他种族。我国发病情况尚无统计资料，未经治疗的 WG 病死率可高达 90% 以上，经激素和免疫抑制剂治疗后，WG 的预后明显改善。

Wegener 肉芽肿的病因至今未明，目前认为，WG 的病因包括遗传易感性和环境因素。抗中性粒细胞胞质抗体（ANCA）、T 细胞、内皮细胞及抗内皮细胞抗体（AECA）在 WG 的发病机制中都起一定的作用，体液免疫和细胞免疫都参与 WG 的发病。

【诊断步骤】

（一）病史采集要点

除一般症状外，还应注意对 Wegener 肉芽肿三联征的病史采集。

1. 一般症状 为全身非特异性症状，如发热、全身不适、体重减轻、关节痛和肌痛等。

2. Wegener 肉芽肿三联征的表现。

（1）上呼吸道症状 70% 的患者以上呼吸道病变为首发症状。通常表现是持续性流涕，而且不断加重。伴有鼻黏膜溃疡和结痂、鼻出血、唾液中带血丝，也可出现鼻窦不疼痛。严重者鼻中隔穿孔、鼻骨破坏，出现马鞍鼻。少数患者出现渗出性或化脓性中耳炎，导致听力丧失，而后者常是患者的第一主诉。部分患者可出现喉炎，表现为喉部溃疡和声门下狭窄，出现声音嘶哑及呼吸喘鸣。

（2）下呼吸道症状 肺部受累是 WG 的特征性表现之一，半数的患者以肺部病变为首发表现，有 80% 左右的患者在病程中会出现为肺部损害。常见表现包括胸闷、气促、咳嗽、咯血及胸膜炎。如出现肺泡出血，可出现咯血甚至发展至呼吸衰竭。影像学上主要表现为肺的浸润性病灶和结节状阴影，可伴肺不张。

（3）肾脏损害 70%～80% 的患者有肾脏损害，多表现为血尿、蛋白尿及细胞管型尿。但以肾损害为首发症状的相对少见。严重者伴有高血压和肾病综合征，最终可导致肾功能衰竭，是 WG 的重要死因之一；无肾脏受累者称为局限型 WG。

3. 其他表现

（1）眼部改变 可累及眼的任何部位，表现为眼球突出、视神经及眼肌损伤、结膜炎、角膜溃疡、巩膜表层炎、虹膜炎、视网膜血管炎、视力障碍等。眼球突出常提示视力受损及预后不佳，其中约半数患者可因视神经缺血而致失明。

（2）皮肤黏膜 最常见的皮肤黏膜损伤为皮肤紫癜，常与肾脏受累同时出现。

其他皮肤黏膜损害还包括溃疡、疱疹和皮下结节。

(3) 神经系统病变　Wegener 肉芽肿的神经系统病变以外周神经病变最常见，多发性单神经炎是主要的病变类型，临床表现为对称性的末梢神经病变。约 10% 的患者因脑血管炎而出现中枢神经系统受累，可出现癫痫发作和精神异常。

(4) 关节肌肉病变　关节肌肉病变在 WG 中较为常见，包括肌痛、关节疼痛以及关节炎，后者可为单关节或多关节的肿胀及疼痛，可为对称性、非对称性以及游走性，一般无关节破坏及关节畸形。

(5) 心脏受累约占 8%，包括心包炎、心肌炎和冠状动脉炎。

(二) 体格检查要点

1. 耳鼻喉的检查　鼻和(或)口腔可见溃疡，上颌窦可有压痛。鼻窦炎严重时可出现鼻中隔穿孔、鼻骨破坏，导致鞍鼻。中耳受累可以出现传导性耳聋。

2. 眼部检查　可见结膜炎、巩膜外层炎及角膜溃疡，亦可出现眼球突出。

3. 肺部出现浸润性病变可有叩诊时浊音、听诊呼吸音减低以及湿啰音等体征。其他还有肺实变以及胸膜炎的体征。

4. 可能有多发性单神经根炎或颅神经受累的体征。

5. 皮肤病变可见高出皮面的紫癜、多形红斑、斑疹、瘀点(斑)、丘疹、皮下结节、坏死性溃疡形成以及浅表皮肤糜烂。

6. 关节受累时可有关节痛，部分患者可有关节炎，可为对称性、非对称性以及游走性，一般无关节破坏及关节畸形。

(三) 门诊资料分析

1. 血常规检查示中度贫血。白细胞计数轻度增高，可有轻度嗜酸性粒细胞增多，血小板增多。

2. 尿液检查可见血尿、蛋白尿及细胞管型尿。

3. 炎症活动性指标　可见血沉和 C-反应蛋白升高。

4. 类风湿因子(RF)可呈低滴度阳性，抗核抗体阴性。

5. ANCA 检查　在典型病例(有 Wegener 三联征)患者有 90% 为 c-ANCA (胞浆型抗中性粒细胞胞浆抗体)阳性。如无肾脏病变的患者则仅有 70% 阳性。其针对的抗原是蛋白酶 3(PR3)。c-ANCA(PR3-ANCA)是对 Wegener 肉芽肿较有特异性的抗体，与 Wegener 肉芽肿的活动性有关。其他血管炎及结缔组织病 c-ANCA 的阳性率较低，故抗体可作为本病诊断和治疗观察的重要指标。

(四) 进一步检查项目

1. 抗内皮细胞抗体(AECA)　AECA 在 WG 的阳性率为 55%~80%，AECA

滴度的消长与疾病的活动性相关,并可藉此将疾病本身的活动与并发的感染、肾功能不全或药物的副作用等情况相区别。

2. 鼻部影像学检查　对有反复鼻塞、流涕甚至是血性涕的患者建议完善鼻窦CT或MRI检查。CT检查可发现鼻窦黏膜增厚,有骨质破坏和新骨形成。MRI检查可见硬化的鼻窦骨质中出现一种脂肪样组织信号。

3. 如出现喉及耳部症状可完善直接喉镜检查或是耳部影像学检查。

4. 胸部影像学检查　胸部X线检查对韦格纳肉芽肿的诊断非常重要,常见双肺多发性病变,以双下肺多见。病灶以结节影最为常见,其中约半数可以有空洞形成,空洞常为薄壁空洞。病灶常呈戏剧性改变,可为迁延性,也可自行消失,此为本病与肿瘤或其他感染性疾病所不同的特点。其他类型的病变包括粟粒样、局灶性浸润,肺不张,肺间质病变,还可见气管狭窄。胸部CT所见病变X线,主要为伴或不伴空洞的结节影和气道的实变影,后者常见于双侧的或弥漫性肺出血。有时还可见肺间质病变,包括小叶间隔增粗、支气管壁增厚。

5. 组织病理学检查　Wegener肉芽肿的基本病理改变是坏死、肉芽肿形成和血管炎,其继发改变有微脓肿和纤维化。鼻窦及鼻病变组织活检示坏死性肉芽肿和(或)血管炎,血管炎类型可多种多样,常呈阶段坏死性血管炎,病变累及小动脉、细动脉、小静脉、毛细血管及周围组织。肺活检显示有小血管的坏死性炎症,血管壁伴有单核细胞的浸润,可见多形巨细胞肉芽肿炎症,继而出现纤维化,有的形成坏死性空洞或是累及周围的动脉、静脉及毛细血管炎。肾活检示局灶性节段坏死性肾小球肾炎。皮肤活检示白细胞破碎性血管炎。免疫荧光检查提示无或很少有免疫球蛋白以及补体沉积。

【诊断对策】

(一)诊断要点

WG的诊断时间平均为5~15个月。为了达到最有效的治疗,WG早期诊断至关重要。无症状患者可通过血清学检查抗中性粒细胞胞浆抗体(ANCA)以及鼻窦和肺脏的CT扫描有助于诊断,上呼吸道、支气管内膜及肾脏活检是诊断的重要依据。当诊断困难时,有必要进行胸腔镜或开胸活检以提供诊断的病理依据。

目前,WG的诊断标准采用1990年美国风湿病学会(ACR)分类标准,符合以上2条或2条以上时可诊断为WG,诊断的敏感性和特异性分别为88.2%和92.0%。

1. 鼻或口腔炎症　痛性或无痛性口腔溃疡、脓性或血性鼻腔分泌物;

2. 胸片异常　胸片示结节、固定浸润病灶或空洞；
3. 尿沉渣异常　镜下血尿(红细胞＞5个/高倍视野)或出现红细胞管型；
4. 病理性肉芽肿性炎性改变　动脉壁或动脉周围，或血管(动脉或微动脉)外区域有中性粒细胞浸润形成肉芽肿性炎变。

WG在临床上常被误诊，为了能早期诊断，对有以下情况者应反复进行活组织检查：不明原因的发热伴有呼吸道症状；慢性鼻炎及副鼻窦炎，经检查有黏膜糜烂或肉芽组织增生；眼、口腔黏膜有溃疡、坏死或肉芽肿；肺内有可变性结节状阴影或空洞；皮肤有紫癜、结节、坏死和溃疡等。

(二) 鉴别诊断要点

Wegener肉芽肿在临床上易被误诊，诊断时需除外其他ANCA相关性血管炎，如显微镜下多血管炎及变应性肉芽肿性血管炎。还应和淋巴瘤样肉芽肿病、肺出血-肾炎综合征及复发性多软骨炎等疾病鉴别。以鼻部或肺部症状为主要表现的患者还应与鼻窦或肺部的感染性疾病鉴别，特别是真菌和分支杆菌感染，故在诊断时尽量完善鼻窦和肺部组织学及病原学检查。

1. 显微镜下多血管炎(microscopic polyangiitis, MPA)　是一种主要累及小血管的系统性坏死性血管炎，亦可侵犯肾脏、皮肤和肺等脏器的小动脉、微动脉、毛细血管的小静脉，常表现为坏死性肾小球肾炎和肺毛细血管炎。MPA也常出现ANCA阳性．但60%～80%为髓过氧化物酶(MPO)-ANCA阳性，在荧光检测法示核周型ANCA(p-ANCA)阳性。

2. 变应性肉芽肿性血管炎(Churg-Strauss syndrome, CSS)　有重度哮喘；肺和肺外脏器有中小动脉、静脉炎及坏死性肉芽肿；周围血嗜酸性粒细胞增高。WG与CSS均可累及上呼吸道，但前者常有上呼吸道溃疡，胸片示肺内有破坏性病变如结节、空洞形成，而在CSS则不多见。WG病灶中很少有嗜酸性粒细胞浸润，也无哮喘发作。

3. 淋巴瘤样肉芽肿病(Lymphomatoid Granulomatosis)　是多形细胞浸润性血管炎和血管中心性坏死性肉芽肿病。浸润细胞为小淋巴细胞、浆细胞、组织细胞及非典型淋巴细胞，病变不侵犯上呼吸道。

4. 肺出血-肾炎综合征(Goodpasture Syndrome)　是以肺出血和急进性肾小球肾炎为特征的综合征，抗肾小球基底膜抗体阳性，以发热、咳嗽、咯血及肾炎为突出表现，本病多缺乏上呼吸道病变，肾病理可见基底膜有免疫复合物沉积。而Wegener肉芽肿多无免疫复合物沉积。

5. 复发性多软骨炎　复发性多软骨炎是以软骨受累为主要表现，临床表现也可有鼻塌陷、听力障碍、气管狭窄,但该病一般均有耳廓受累,而无鼻窦受累,实验室检查 ANCA 阴性。活动期抗Ⅱ型胶原抗体阳性。

(三)临床类型

有人将其分为 2 型:

1. 局限型或初发型 仅有呼吸道病变而无肾脏病变。
2. 广泛型 即具有 Wegener 肉芽肿的典型三联征表现的病例。

【治疗对策】

(一)治疗原则

为达到对 Wegener 肉芽肿的有效治疗,应该尽早确定诊断并开始治疗。治疗方案应该根据病情的严重程度来确定。目前治疗可分为 3 期,即诱导缓解、维持缓解及控制复发。循证医学显示糖皮质激素加环磷酰胺(CTX)联合治疗有显著疗效,特别是肾脏受累以及具有严重呼吸系疾病的患者应作为首选治疗方案。在进行治疗的同时还应对糖皮质激素及免疫抑制剂的副作用或并发症进行监测。

(二)治疗方案

1. 糖皮质激素 在 Wegener 肉芽肿中,糖皮质激素通常和免疫抑制剂联合使用。在局限型的患者单用糖皮质激素常可达到缓解,但仍然容易出现疾病进展和复发。广泛型 Wegener 肉芽肿的患者通常单用糖皮质激素无法达到临床缓解。故一般需联用免疫抑制剂。治疗一般从大剂量开始,即至少每日 1 mg/kg,晨起顿服。此剂量的糖皮质激素应维持至疾病活动的表现缓解后(如肾功能稳定或肺部浸润改善)。疗程至少维持 1 月,在症状缓解后再逐渐减量维持。对危重病例(如弥漫性的肺出血、急进性肾小球肾炎)可使用大剂量甲泼尼龙冲击治疗,500～1 000 mg/d,连续使用 3 日。之后再按每日 1～1.5 mg/kg 的剂量继续使用。

在使用糖皮质激素治疗此病前,患者的平均生存时间为 5 个月,单用糖皮质激素治疗也仅能使平均生存时间提升至 12 个月。而在使用糖皮质激素+环磷酰胺治疗作为诱导缓解方案后,5 年生存率可达 80%。

2. 免疫抑制剂

(1)环磷酰胺(CTX) 环磷酰胺是本病的首选免疫抑制剂,予口服 CTX 1～3 mg/(kg·d),也可用 CTX 200 mg,隔日 1 次。对病情平稳的患者可用 1 mg/(kg·d)维持。对严重病例给予 CTX 1.0 g 冲击治疗,每 3～4 周 1 次,同时给予每天口服 CTX 100 mg。CTX 的减量应该在激素减量之后,至少维持 1 年至患者临床症状完全缓解后。之后可每月减少将每日用量减少 25 mg。应定期检测白细胞激素以便进行剂量调整,同时注意性腺毒性及继发感染等情况的出现。环磷酰胺在孕期是禁用的,育龄妇女在使用环磷酰胺期间应注意避孕。

(2)甲氨蝶呤(MTX) 常用每周10~15 mg 的甲氨蝶呤可用于治疗 Wegener 肉芽肿,较顽固的患者适应增加剂量至每次 25 mg。甲氨蝶呤相关的副作用通常比较轻,在减量或暂停药物后即可消失。在使用甲氨蝶呤治疗过程中可能会出现转氨酶的轻度增高,但在无危险因素并密切监测的情况下很少发展至肝硬化。甲氨喋呤的性腺毒性较环磷酰胺小,但其为致畸药物,可引起胎儿畸形和流产,故使用期间也许注意避孕。对于重症的 Wegener 肉芽肿,应该用环磷酰胺,轻型或缓解期患者,则用甲氨蝶呤,以减少不良反应。

对上述治疗效果不佳时还可使用环孢素、霉芬酸酯及雷公藤类药物。环孢素作用机制为抑制白细胞介素(IL)-2 合成,抑制 T 淋巴细胞的激活。常用剂量为 3~5 mg/(kg·d)。霉芬酸酯:开始用量 1.5 g/d,分 3 次口服,维持 3 个月,维持剂量 1.0 g/d,分 2~3 次口服,维持 6~9 个月。

3. 丙种球蛋白 大剂量免疫球蛋白 静脉输注大剂量免疫球蛋白对韦格纳肉芽肿病有辅助治疗作用,它可以改善一些关节、皮肤和上呼吸道的症状,但对眼睛、肺部和肾脏的损害无效。临床上更主要的是利用其改善患者体质,暂时地增强患者非特异性抗病能力,以利于免疫抑制药的治疗。一般与激素及其他免疫抑制剂合用,剂量为 300~400 mg/(kg·d),连用 5~7 d。

4. 复开新诺明片 大多数韦格纳肉芽肿病伴有呼吸道的感染。鼻道和副鼻窦的感染菌株多是金黄色葡萄球菌。这些感染不但影响临床应用免疫抑制药治疗,而且对疾病本身也有影响。研究证实,上呼吸道金黄色葡萄球菌慢性带菌的韦格纳肉芽肿病患者更容易复发。已有多份研究报告显示复方磺胺片治疗或预防韦格纳肉芽肿病复发有效,但其确切疗效仍有争议,有待进一步的对照研究。在使用免疫抑制剂和激素治疗时,应注意预防卡氏肺囊虫感染所致的肺炎,约 6% 的 WG 患者在免疫抑制治疗的过程出现卡氏肺囊虫肺炎,并可成为 WG 的死亡原因。

5. 生物制剂 对泼尼松和 CTX 治疗无效的患者,也可试用肿瘤坏死因子(TNF)-α 受体阻滞剂(Infliximab 和 Etanercept)。笔者的经验认为,抗 TNF-α 可以快速缓解韦格纳肉芽肿的急性期症状,可以作为急性期的强化治疗。

6. 血浆置换 对活动期或危重病例,血浆置换治疗可作为临时性治疗,但仍需与激素及其他免疫抑制剂合用。

7. 对于声门下狭窄或支气管狭窄的患者可使用外科治疗,临时解决呼吸困难问题。

【预后评估】

目前认为未经治疗的 WG 患者的预后很差,90%以上的患者在 2 年内死亡,死因通常是呼吸衰竭或(和)肾功能衰竭。WG 通过用药尤其是糖皮质激素加 CTX 联合治疗和严密的随诊,能维持长期的缓解。近年来,WG 的早期诊断和及时治疗,提高了治疗效果。过去,未经治疗的 WG 平均生存期是 5 个月,82%的患者 1 年内死亡,90%以上的患者 2 年内死亡。目前大部分患者在正确治疗下能维持长期缓解。影响预后的主要因素是难以控制的感染和不可逆的肾脏损害。年龄 57 岁以上、血肌酐升高是预后不良因素。此外,ANCA 的类型对治疗的反应和预后似乎无关,但有抗 PR3 抗体的患者若不治疗有可能病情更活动,进展更迅速,故早期诊断、早期治疗,力争在肾功能损害之前给予积极治疗,可明显改善预后。

(邱 茜 杨岫岩)

第六节 变应性肉芽肿血管炎

【概述】

变应性肉芽肿性血管炎(Churg-Strauss 综合征,CSS)是一种主要累及小动脉的过敏性系统性血管炎。其临床表现以过敏性哮喘、嗜酸粒细胞增多、发热和全身性肉芽肿性血管炎为特征。其病理学特点为坏死性血管炎,组织中有嗜酸性粒细胞浸润和结缔组织肉芽肿形成。

变应性肉芽肿性血管炎是一种临床上很少见的疾病,目前还没有详细的流行病学资料。病因仍不清楚,发病机制与免疫异常有密切关系,但至今未找到一个特异性抗原。男性发病较多见,男女之比约为 2∶1,发病年龄 15~70 岁不等,平均年龄为 38 岁左右。

【诊断步骤】

(一)病史采集要点

典型的变应性肉芽肿血管炎可分为 3 个时期:前驱期、血管炎期及血管炎后期。

前驱期：主要有多种过敏性疾病的临床表现，如变应性鼻炎、鼻息肉病和哮喘等以呼吸道受累及为主的临床表现，此期时间较长，一般10年左右可进展为血管炎期。

血管炎期：开始时可伴有全身的症状，如全身不适、消瘦、发热、腿部肌肉痉挛性疼痛等，此期因累及不同的脏器而使临床表现复杂。血管炎可以急性发作，急剧恶化，威胁生命。

血管炎后期：通常表现为重症哮喘以及系统性血管炎所引起的继发性病变，如高血压、慢性心功能不全、外周神经损伤等后遗症。

有人指出ANCA阳性的患者出现肾脏受累（特别是急进性肾小球肾炎）、肺泡出血、多发性单神经炎和紫癜的可能性比较高。ANCA阴性的患者则更易出现心脏病变、非出血性肺部浸润、鼻息肉病和嗜酸性胃肠炎。

(1)呼吸道表现　较特异的症状为呼吸道过敏反应的表现，如过敏性鼻炎、鼻窦异常和支气管哮喘等。肺部浸润在前驱期、血管炎期均可出现。表现不具特异性。影像学改变不具特异性，可出现斑片状、结节样改变，部分患者有弥漫分布的肺间质改变，但极少形成空洞样表现。病变无固定的肺叶或肺段分布的特点，也没有特定的好发部位。有约30%的患者会出现胸腔积液，较为特异的是胸腔积液中富含嗜酸性粒细胞。肺出血是一种极为危重的并发症，在伴或不伴肾损害时均可出现。

(2)神经系统表现　外周神经损害较为多见，出现于约62%的患者中。可能表现为多发性单神经炎或多发性神经病。亦有颅神经受累，但更为少见。中枢神经系统损害不常见，通常在疾病的晚期出现。本病中神经系统损害非常常见，故对于任何哮喘患者出现新的神经系统症状，均应排除此病。

(3)泌尿系统损害　本病中肾损害出现频率较显微镜下多血管炎或是Wegener肉芽肿更低，因此由于肾损害引致死亡的病例也较少。变应性肉芽肿血管炎和其他ANCA相关的血管炎类似，都有坏死性少免疫沉积型新月体性肾小球肾炎。值得注意的是此病还可引起下尿路受累，如前列腺。有研究发现，在疾病活动期可观察到高水平的前列腺特异性抗原，而病情控制稳定后则恢复正常。由于前列腺等下尿路器官受累有时候可引起尿路梗阻。

(4)其他系统表现　CSS还可引起其他系统损害。包括皮肤、心脏、骨骼肌肉、关节、眼和消化道。在50%的患者中可出现隆起性的紫癜，但组织病理学表现很不特异。可出现皮肤结节或皮下结节，是CSS最常见的皮肤损害，其组织学表现较为特异,可有坏死性血管炎和肉芽肿形成。

消化系统损害可在血管炎期之前或与其同时出现。可由于腹部器官缺血或梗塞出现腹痛、腹泻及腹部包块。

心脏损害常在尸检中发现,是引致死亡的主要原因之一。心脏病理组织检查可在心外膜中发现肉芽肿性结节。可出现充血性心力衰竭及冠状动脉炎。

眼部损害表现较为多样,包括结膜炎、巩膜炎、葡萄膜炎和角膜溃疡等。

(二)体格检查要点

1. 鼻炎、鼻窦炎反复发作,伴有脓性或血性分泌物,可见鼻息肉。哮喘发作时,可闻及干、湿性啰音;可出现胸腔积液的体征,可闻及胸膜摩擦音等。

2. 皮肤上可见多种病变,包括红斑丘疹性皮疹、出血性皮疹、皮肤结节或皮下结节。

3. 累及心脏有心包摩擦音或奔马律出现。

4. 可以伴有末梢运动神经炎及颅神经病变的症状和体征。

5. 消化系统可表现为全腹压痛、反跳痛,可以有腹水,严重时可以出现腹部包块。

6. 累及关节可出现关节肿痛、肌痛,表现为腓肠肌痉挛性疼痛。

7. 可出现角膜炎、巩膜炎和色素膜炎,严重时视力下降。

(三)门诊资料分析

1. 血常规检查　外周血常规检查可见白细胞及嗜酸粒细胞明显增多,其他嗜酸性粒细胞增多是此病较为特异的实验室指标之一。在病程中任何阶段均可出现,嗜酸粒细胞绝对值在 $1.5 \times 10^9/L$ 以上,占外周血白细胞总数的 $10\% \sim 50\%$。病情缓解后,嗜酸粒细胞计数可以下降。病程长者可出现轻至中度的正细胞正色素性贫血。

2. 尿常规检查　可蛋白尿和红细胞管型。

3. 在疾病活动期可出现血沉增快及 C 反应蛋白升高,有球蛋白增高,同时可伴有补体降低。值得注意的是 IgE 可升高,是本病的特点之一。

4. ANCA 检查　67% 的患者可出现 ANCA 阳性,多为 p-ANCA,其靶抗原主要为髓过氧化物酶(MPO-ANCA)。

(四)进一步检查项目

1. 胸部影像学检查　可见一过性片状或结节性肺浸润,或弥漫性肺间质病变。

2. 超声心动图检查　患者出现气促、呼吸困难、夜间不能平卧等情况可完善超声心动图检查。

3. 组织病理学检查　可完善皮肤、肾或肺的组织活检。血管炎及血管外坏死性肉芽肿形成,并伴有嗜酸粒细胞浸润。血管炎可以呈肉芽肿性或非肉芽肿性两种类型,可累及动脉,也可累及静脉;可累及大血管,也可累及全身各器官的中小血管。肉芽肿的特点是上皮样组织细胞栅栏状排列,围绕着坏死的中心组织伴大量嗜酸粒细胞浸润。血管炎、血管外肉芽肿形成,组织嗜酸粒细胞浸润可先后或同时出现。有时只出现三者之中的 1~2 种表现,但嗜酸粒细胞浸润是最常见的。

【诊断对策】

(一)诊断要点

患者如出现发热、全身血管炎的同时伴哮喘应高度怀疑此病,外周嗜酸粒细胞增多,组织活检示肉芽肿血管炎伴组织嗜酸性粒细胞浸润即可确诊。目前常使用美国风湿病学会(ACR)1990 年的变应性肉芽肿分类标准,具备 4 条或以上即可考虑本病诊断。分类标准包括:

1. 哮喘;
2. 外周嗜酸性粒细胞增多,大于白细胞分类的 10%;
3. 单发性或多发性单神经炎,多神经病变;
4. 游走性或一过性肺部浸润;
5. 鼻窦病变;
6. 血管外嗜酸性粒细胞浸润。

(二)鉴别诊断要点

需与其他血管炎(特别是 ANCA 相关的)和伴有嗜酸粒细胞增多的疾病鉴别。

1. 结节性多动脉炎　结节性多动脉炎亦有广泛的组织和器官受累,病理表现有相同之处。但结节性多动脉炎无哮喘及变态反应性疾病的临床表现,无外周血嗜酸粒细胞增多,且嗜酸粒细胞的组织浸润较少见。两者所累及的靶器官也不相同,结节性多动脉炎最常累及的靶器官是肾脏,并易导致肾功能衰竭。而此病肾受累相对少见。

2. Wegener 肉芽肿　Wegner 肉芽肿虽易侵犯呼吸系统,但无哮喘和变应性疾病的病史,而易形成破坏性损害,如鼻黏膜易形成溃疡,较易出现肺内结节合并空洞。还易常累及肾脏,出现肾功能衰竭,而累及皮肤和心脏很少见,出现外周血嗜酸粒细胞增多及 IgE 增多的概率较少。

3. 高嗜酸粒细胞综合征　高嗜酸粒细胞综合征亦均为系统性疾病,都伴有外周血嗜酸粒细胞增多并出现大量嗜酸粒细胞的组织浸润但高嗜酸粒细胞综合征的患者外周血嗜酸粒细胞的绝对计数要比变应性肉芽肿血管炎增高更为明显,可达到 $100×10^9/L$,严重者甚至可出现骨髓异常,表现为嗜酸粒细胞性白血病。常伴有弥漫性中枢神经系统损害,病理上主要表现为嗜酸粒细胞团块状浸润,几乎不形成血管炎和肉芽肿样改变。其预后较差。

4. 慢性嗜酸粒细胞性肺炎　慢性嗜酸粒细胞性肺炎好发于女性,表现为外周血嗜酸粒细胞增多,伴肺内的持续性浸润灶,与变应性肉芽肿血管炎的一过性肺浸润不同。但反复发作可转变为变应性肉芽肿血管炎。

【治疗和预后】

本病治疗方面的研究并不多,但已有多项证据显示单用糖皮质激素或是糖皮质激素联用环磷酰胺可对此病有效。大剂量的糖皮质激素,甚至加用环磷酰胺可使本病预后改善,使5年生存率从25%升至50%。出现氮质血症、蛋白尿、消化道损害、心肌病变和中枢神经系统损害的患者预后较差,应使用较为积极的治疗如糖皮质激素联用环磷酰胺治疗。治疗剂量同 Wegener 肉芽肿。

（邱　茜　杨岫岩）

第七节　皮肤血管炎

皮肤血管炎的主要临床表现是高于皮面可触及的紫癜。皮肤的组织病理学检查主要表现为小血管受累和白细胞破碎性血管炎。皮肤血管炎可能有很多病因,它可以作为系统性血管炎的一部分表现,如变应性肉芽肿性血管炎、Wegener 肉芽肿、结节性多动脉炎或显微镜下多血管炎等。也可以是其他结缔组织疾病如类风湿关节炎、系统性红斑狼疮、皮肌炎等。皮肤血管炎还可继发于感染、肿瘤（特别是血液系统恶性肿瘤）或由于药物所致。当出现皮肤血管炎时,应注意寻找血管炎的可能病因。这一节里主要介绍是皮疹为主要表现,且并非继发于其他血管炎或结缔组织疾病的皮肤血管炎。主要包括超敏性血管炎、荨麻疹性血管炎、冷球蛋白血症血管炎和过敏性紫癜。

一、超敏性血管炎

【概述】

超敏性血管炎通常在抗原刺激引起 Arthus 反应或Ⅲ型超敏反应后发生。超敏性血管炎的病因尚不清楚,常见的致敏原为药物或化学制剂。疫苗相关的超敏性血管炎较为少见。可在接触致敏原后立即发作,但通常在首次暴露后 7～21 日内发作。尽管任何药物都有可能引起超敏性血管炎,但主要有青霉素、磺胺类、阿司匹林、碘剂、蛇毒血清、杀虫剂、除草剂和石油制剂等引起的超敏性血管炎更为常见。

【诊断步骤】

(一)病史采集要点

1. 一般症状　包括发热、疲乏不适和关节痛,但很少出现真正的关节滑膜炎改变。

2. 隆起性紫癜(Palpable pupura)　这是本病最常见的临床表现。稍突出皮面,用手可触知,指压不退色,与非炎症性紫癜容易区别。在病程早期皮损是不高于皮面的,呈红色。通常出现在下肢、背部和臀部。大小 1 mm 至数 cm 不等,可融合成片。超敏性血管炎的特殊紫癜在上肢和躯干部相对少见。皮损通常分批出现,单个皮损通常持续 1 周,通常不超过 1 月。可能遗留色素沉着。这种可触及的紫癜通常是不痛的,但皮损出现可能会出现瘙痒或轻度的疼痛。

超敏性血管炎的严重程度各不相同,可表现为下肢少量的瘀点,亦可表现为广泛而持续的慢性紫癜。在慢性病例中,皮损可表现为小结节、水泡,甚至出现皮肤坏死和溃疡。紫癜通常还会伴随下肢水肿和踝部肿胀。部分患者可累及内脏称为皮肤-系统性血管炎,如肾、胃肠及神经系统等,从而出现相应的临床表现,提示病情较重。

(二)体格检查要点

1. 皮疹初起常为扁平红斑或紫斑,很快就发展为隆起性紫癜,稍突出于皮肤表面,手可触及,按压不褪色。

2. 皮损常出现下肢、臀部及背部,面部及前胸部较少见。

3. 皮肤病变严重时,表皮坏死,形成溃疡,愈合后结痂。

4. 可有膝、踝及手指关节疼痛。

(三)门诊资料分析

本病实验室检查多无特异性改变。

1. 可见血沉增快、血清补体正常或C4下降,偶有嗜酸性粒细胞增多。
2. 累及肾脏可出现蛋白尿和镜下血尿。
3. RF和ANCA均为阴性。
4. 少数患者p-ANCA阳性。

(四)进一步检查项目

可完成皮肤组织病理学检查,可见微静脉、微动脉、毛细血管壁中性粒细胞或淋巴细胞浸润,白细胞核破碎及血管壁纤维素样坏死。

【诊断对策】

(一)诊断要点

如皮肤活检有血管炎表现,且能找到诱发药物或化学品,脱离诱因后于数天或数周内消失,则可以诊断。目前多使用美国1990年超敏性血管炎分类标准,5项中符合3项或以上即可诊断超敏性血管炎。分类标准包括:

1. 发病年龄≥16岁。
2. 发病前药物服用史。
3. 隆起性紫癜,压之不褪色。
4. 斑丘疹(一处或多处皮肤大小不等,扁平、突出皮肤表面)。
5. 皮肤活检示微动脉、微静脉血管壁或血管外围有中性粒细胞浸润。

(二)鉴别诊断要点

需与过敏性紫癜、冷球蛋白血症血管炎、荨麻疹性血管炎及显微镜下多血管炎鉴别。

【治疗和预后】

超敏性血管炎患者的预后取决于病因。首先应停止接触可疑过敏药物或化学品,如有感染则积极治疗感染。有内脏损害或皮损严重者可使用糖皮质激素,可为泼尼松30~60 mg/d,晨起顿服。反复发作的患者可使用小剂量糖皮质激素以预防复发。秋水仙碱(0.6 mg,每日2次)和氨苯砜(每日100 mg)在部分患者亦取得较好疗效。对皮肤坏死或糖皮质激素不能耐受者则可使用环磷酰胺或硫唑嘌呤。

二、荨麻疹性血管炎

【概述】

荨麻疹性血管炎(urticarial vasculitis)临床特点为持续时间较长的风团、关节炎或/和关节痛、腹痛或/和胸痛,某些患者可伴有肺和肾脏受累。荨麻疹皮损区域的活检提示坏死性白细胞破碎表现。免疫荧光检查常提示免疫球蛋白和补体沉积。

【诊断步骤】

(一)病史采集要点

1. 一般症状　可出现发热、肌肉酸痛、疲乏不适等。
2. 荨麻疹是皮肤血管炎除高于皮面的紫癜外最常见的表现。单纯的荨麻疹通常在48小时内消退,而荨麻疹性血管炎的荨麻疹通常持续3～4日;皮损症状以疼痛或灼痛为主,部分患者可有瘙痒;皮损消退后常留有炎症后色素沉着。
3. 关节痛　其他变应性皮肤血管炎一样,半数以上患者可出现关节疼痛,常发生于腕、肘、膝、踝和手指关节。
4. 其他表现　10%的患者肾脏受侵犯,在病程早期即可出现,表现为血尿或蛋白尿,持续时间较长。胃肠表现主要为腹痛、呕吐和腹泻。肺部侵犯往往在疾病较晚期或长期吸烟时发生,主要为咳嗽、哮喘、呼吸困难和咯血。

(二)体格检查要点

1. 荨麻疹表现为高出皮面的红斑样风团、丘疹或块状红斑,中央正常。
2. 关节疼痛常发生于腕、肘、膝、踝和手指关节。
3. 可出现肝、脾及淋巴结肿大。

(三)门诊资料分析

1. 血常规　外周血白细胞计数正常或增高,嗜中性粒细胞的比例增加。
2. 血沉可以增快,病情活动期出现明显的低补体血症,但病情缓解时血清补体值可以正常。值得注意的是,部分荨麻疹性血管炎可以补体正常。目前有2种荨麻疹性血管炎综合征:一种为补体正常的荨麻疹性血管炎,另一种是低补体血症血管炎(hypocomplementemic,HUVS)。正常补体的荨麻疹性血管炎是超敏性血管炎的一种自限性亚型。而低补体血症的荨麻疹性血管炎更似一种和SLE有部分重叠的慢性病变,表现包括低补体血症、自身抗体阳性、在表皮真皮连接处出现免疫复合物(补体和免疫球蛋白)沉积的皮炎。

3. 少数患者可出现低滴度抗核抗体阳性。

(四)进一步检查项目

建议完善皮肤组织病理学检查。可见表皮正常、真皮浅层或全层可见白细胞破碎性血管炎,即血管壁及血管周围有红染的纤维素沉积,有以中性粒细胞为主的浸润,可见嗜酸性粒细胞,有多数核尘,真皮浅层血管水肿。直接免疫荧光检查示血管壁上有免疫球蛋白及补体沉积。

【诊断对策】

对于中年女性患者,反复发作持续 24 h 以上的荨麻疹,自觉皮疹疼痛或灼痛,伴有发热、关节疼痛、血沉增快及低补体血症等,皮肤活检显示皮肤坏死性血管炎者,可诊断荨麻疹性血管炎。但本病需与普通荨麻疹和狼疮样病变鉴别。

鉴别诊断要点

1. 荨麻疹　荨麻疹也可有关节痛和关节炎,病理检查示真皮水肿、血管扩张、血管周围炎症细胞浸润,有时和荨麻疹性血管炎难以鉴别。两者之间的主要区别有:荨麻疹性血管炎持续时间较长,往往 2～3d。荨麻疹则发病急骤,消退也快。荨麻疹性血管炎愈合后可留有色素沉着斑。荨麻疹不留任何痕迹。荨麻疹性血管炎可有多系统侵犯,荨麻疹则无。另外,荨麻疹性血管炎血清中可有免疫复合物,表现为低补体血症,皮肤病变处有免疫复合物沉积。

2. "狼疮样"病变　属继发性荨麻疹性血管炎,可通过临床和血清学特点与原发性荨麻疹加以区分。其共同特点为均可有关节炎和关节痛、血管性水肿和眼症状。但原发性荨麻疹性血管炎无腱鞘炎、雷诺现象、干燥综合征、狼疮皮疹等。血清中抗 ds-DNA 抗体、抗 ENA 抗体及抗核抗体均阴性,而"狼疮样"病变均可出现以上临床表现,自身抗体阳性,可资鉴别。

【治疗对策】

可使用接近轻型狼疮的治疗,包括小剂量糖皮质激素、羟氯喹、氨苯砜或是免疫抑制药物。对于有肾小球肾炎或是其他器官受累的患者,建议使用中到大剂量的糖皮质激素和细胞毒性药物。

【预后评估】

荨麻疹性血管炎的预后取决于是否合并系统性红斑狼疮、肺部疾病、血管水肿或是心脏瓣膜病变等。出现这些情况可对患者的生活质量造成明显影响。

三、混合性冷球蛋白血症血管炎

【概述】

冷球蛋白是一种遇冷发生沉淀,室温或37℃又发生溶解的免疫球蛋白或免疫球蛋白复合物。血液中含有冷球蛋白时称为冷球蛋白血症,分为3种类型。含有单克隆冷球蛋白成为Ⅰ型冷球蛋白血症,常见于多发性骨髓瘤、巨球蛋白血症。Ⅱ型为混合型,有两种或两种以上免疫球蛋白,其中之一为单株型免疫球蛋白,常见者为IgG-IgM。Ⅲ型为多克隆型,有两种或两种以上免疫球蛋白,但均为多克隆来源。混合型冷球蛋白血症(mixed cryo-globulinemia)包括上述分类中的Ⅱ、Ⅲ型,免疫球蛋白可沉积于血管壁而引起血管炎。

混合型冷球蛋白血症可由自身免疫性疾病(SLE、类风湿关节炎、干燥综合征等)、慢性感染(传染性单核细胞增多症、巨细胞病毒感染、弓形体病、梅毒等)及慢性肝病(特别是丙肝或是乙肝病毒)等引起,也可以为原因不明的特发性。混合型冷球蛋白其中之一常表现为抗原,另一种免疫球蛋白作为抗体,形成免疫复合物,沉积于血管壁,激活补体,引起血管及组织的损伤,免疫球蛋白的冷凝集(增加血液粘稠度和血管内凝血)作用有助于疾病的发生。

【诊断步骤】

(一)病史采集要点

1. 混合性冷球蛋白血症最常侵犯皮肤,表现为肢端,特别是双下肢出现隆起性的紫癜,成批出现,持续3~10天,在几年内反复发生,随病程时间延长而损害减轻,愈后留下色素沉着,寒冷、雨淋、长期站立或蹲坐可诱发疾病。

2. 患者可伴手指及膝关节受累,出现关节疼痛,少数患者可出现手指的溃疡或坏疽。患者亦可合并雷诺现象、荨麻疹、寒冷性荨麻疹或荨麻疹性血管炎的表现。

3. 系统受累以肾损害较为常见,皮肤浮肿,少数患者可合并高血压,甚至严重高血压、视网膜病变,严重者还可以发展为肾功能衰竭。肝脾受累可出现肝脾肿大、碱性磷酸酶升高。神经系统和消化系统亦可累及。

(二)体格检查要点

1. 有以下肢为主的隆起性紫癜。

2. 有手指及膝关节疼痛，偶有雷诺现象。

3. 肾损害时有下肢水肿。肝脾受累时可出现肝脾肿大。

(三) 门诊资料分析

1. 血清中可查到冷球蛋白。冷球蛋白有遇冷(低于37 ℃)沉淀的特性，故在收集血清前所有步骤及器具皆须保温，维持在37 ℃，以避免冷球蛋白沉淀导致离心时流失。一旦分离出血清即应尽快置于4 ℃冰箱中观察7～14天，有白色沉淀产生则须将试管置于37 ℃水箱回温，若能回溶于血清则为冷球蛋白。可测定冷沉淀比容(cryocrit)，即沉淀量与血清量之百分比。

2. 可有血沉增快，γ-球蛋白升高，IgM常增高。

3. 血清补体水平降低。值得注意的是C4水平明显降低，与C3降低的程度不成比例。

4. 类风湿因子可阳性。由于Ⅱ型冷球蛋白血症的单克隆成分具有类似类风湿因子的活性(可与IgG的Fc段结合)，因此Ⅱ型冷球蛋白血症的患者甚至会出现高滴度的类风湿因子。

(四) 进一步检查项目

皮肤组织病理学检查示白细胞破碎性血管炎表现为真皮浅层和/或深层血管丛周围有以嗜中性粒细胞为主的浸润，可见核尘，受累小血管腔内可见均一嗜酸性物质沉积。直接免疫荧光检查在病变血管壁上可见特异荧光。

【诊断对策】

根据肢端隆起性紫癜及血中冷球蛋白升高，结合组织病理学可进行诊断。进一步注意寻找原发性疾病。需与其他的常见皮肤血管炎如超敏性血管炎、荨麻疹性血管炎及过敏性紫癜等疾病鉴别。

【治疗对策】

去除冷球蛋白血症的病因是达到长期缓解的唯一办法。对于由于恶性肿瘤或慢性感染的冷球蛋白血症血管炎的患者，单用免疫抑制治疗是不够的。在丙肝相关的冷球蛋白血症的患者，治疗方案应包括对原发病毒感染的有效控制，可使用干扰素-α等抗病毒药物。对于病情较重的患者，比如有多发性单神经炎、肾小球肾炎或广泛的皮肤溃疡等表现时，应使用大剂量糖皮质激素联用环磷酰胺以对病情达到及早控制。

【预后评估】

冷球蛋白血症患者的预后取决于原发病。Ⅰ型冷球蛋白血症的预后和原发病能否得到良好控制有关。继发于Ⅱ型或Ⅲ型的冷球蛋白血症在病毒感染得到良好控制后通常可以明显缓解。如果患者不能很好地耐受抗病毒治疗或是抗病毒治疗疗效不好,则可能需要小到中剂量的糖皮质激素来控制疾病。

四、过敏性紫癜

【概述】

过敏性紫癜(anaphylactoid purpura),又称为变应性紫癜(allergic purpura)或Henoch-schönlein紫癜,是由于多种原因引起的一种以毛细血管和细小动脉受累的系统性血管炎,临床上以皮肤黏膜瘀点或瘀斑为主要表现,部分患者可累及关节、胃肠道或肾脏。

【诊断步骤】

(一)病史采集要点

1. 起病情况　半数以上的儿童和接近半数的成人在发病前1~3周有上呼吸道感染史,发病急骤,以皮肤紫癜为首发症状。也可早期表现为头痛、食欲减退、不规则发热、腹痛及关节疼痛,紫癜较轻微甚或缺如,此时往往诊断困难。

2. 皮肤损害　常对称发生于双下肢,尤其是小腿。广泛者可累及上肢及躯干。可自觉瘙痒或无症状。典型皮疹为散在分布的针尖至黄豆大小的隆起性紫癜或瘀斑,亦可出现红斑、斑丘疹、水疱、血疱或风团样损害,皮损约经2周左右逐渐转为褐色而消退,但可成批反复出现新疹。病程一般1~2个月,个别患者可迁延数月,甚至1~2年。

3. 同时还可出现关节痛及消化道症状。仅有皮损不伴关节痛及消化道症状的为单纯型过敏性紫癜。膝关节受累较为常见。伴有明显关节肿痛者称为关节型。伴有呕吐、腹痛、便血甚至出现急腹症表现的称为腹型紫癜。累及肾脏则成为肾型紫癜,常在皮肤紫癜后数日至数周出现,表现为蛋白尿、血尿等,少数可出现肾功能不全。

(二)体格检查要点

1. 紫癜为可触性紫癜,外观紫红色,好发于臀部及四肢,尤以双下肢伸侧面更多见，面部和躯干部少见。

2. 常伴红斑、风团等其他皮肤表现。

3. 腹痛以肚脐周围和左下腹常见，压痛一般较轻。

4. 关节表现为关节疼痛、肿胀，以膝、踝、肘、腕、髋较常见。

(三)门诊资料分析

1. 红细胞沉降率增快。

2. 可出现蛋白尿和血尿。

3. 大便潜血试验可阳性。

(四)进一步检查项目

需完善肾和皮肤组织的组织病理检查。主要病理改变为真皮浅层的白细胞破碎性血管炎，可见毛细血管及小血管内皮细胞肿胀，管腔闭塞，血管壁纤维蛋白沉积、变性和坏死，血管壁及其周围中性粒细胞浸润，可见核尘及血管外红细胞。肾组织活检可见局灶性间质细胞增生，严重者肾小球毛细血管基底膜呈广泛性增殖，并有新月体形成。直接免疫荧光检查可见皮损和肾病变区小血管壁 IgA 和补体 C3 的沉积。

【诊断对策】

(一)诊断要点

主要根据临床典型的皮肤隆起性紫癜和瘀斑，伴或不伴有肾、胃肠道或关节症状，血小板计数正常，组织学上有白细胞破碎性血管炎改变，可以确定诊断。目前常常使用美国风湿病学会(ACR)1990年指定的分类标准。4项中符合2项或2项以上标准考虑诊断为过敏性紫癜，其敏感性为87.1%，特异性为87.7%。

1. 皮肤紫癜，稍高出皮表面的出血性皮损与血小板减少无关。

2. 首发症状出现时，年龄小于等于20岁。

3. 肠绞痛，弥散性腹痛，餐后加重，血性腹泻或诊断为肠缺血。

4. 活检在微动脉和微静脉壁上可见粒细胞浸润。

(二)鉴别诊断要点

1. 特发性血小板减少性紫癜　该病可出现皮肤紫癜，但不隆起于皮肤，多见于下肢，往往伴有其他器官出血的症状，一般无关节症状。实验室检查最重要的特点是血小板计数明显减少。这是与过敏性紫癜最重要的区别，因为后者的血小板计数正常。

2. 风湿热相关的关节炎　发病多为女性，多有链球菌感染史，表现为全身大关节游走性肿痛,抗"O"滴度往往升高,可伴有皮下结节、环形红斑、舞蹈病和心脏炎,极少出现对称性紫癜。

3. 干燥综合征　干燥综合征出现高球蛋白血症时,可以有紫癜出现。当范围较大时,其表现和过敏性紫癜类似,有时很难区分。但典型干燥综合征多为成人发病,有口干、眼干的客观证据,有抗核抗体阳性以及抗 SSA 抗体和抗 SSB 抗体阳性,唇腺活检能提供持续干燥综合征的有利证据。

4. 外科急腹症　过敏性紫癜的腹痛虽较剧烈,但位置常不固定,体征也不明显,压痛轻,无肌紧张和反跳痛。外周血象增高也不明显,当有皮疹出现时不难鉴别。但当皮疹出现较晚,诊断就非常困难,应仔细加以鉴别,以防把真正的急腹症当成过敏性紫癜而延误病情,或把过敏性紫癜当成急腹症而手术。

5. 肾脏疾病　由于过敏性紫癜的肾脏侵犯可以出现蛋白尿、血尿,甚至管型尿,应当和各种肾脏疾病鉴别,包括急性肾小球肾炎、IgA 肾病等。鉴别的要点仍然为是否有典型皮疹的出现。

(三) 临床类型

仅有皮损不伴关节痛及消化道症状的为单纯型过敏性紫癜。膝关节受累较为常见。伴有明显关节肿痛者称为关节型。伴有呕吐、腹痛、便血甚至出现急腹症表现的称为腹型紫癜。累及肾脏则成为肾型紫癜。

【治疗对策】

在较轻的过敏性紫癜病例,往往不需特殊治疗。应注意休息。尽可能去除致病因素,避免服用可疑致敏药物。

对单纯型过敏紫癜加用抗组胺药物或改善血管通透性的药物,如维生素 C 或曲克芦丁等。关节型可使用非甾体抗炎药物。可使用糖皮质激素,多为中量,约 30 mg/d,症状减轻后逐渐减量。皮损广泛、腹型及肾型的可加用免疫抑制剂如环磷酰胺等。

【预后评估】

本病病程多在 2 周左右,虽可反复发作,但多数预后良好。少数肾型的患者可出现持续的蛋白尿或血尿,转为慢性肾炎综合征。但发展至肾衰竭的比例不到 5%。

(邱　茜　杨岫岩)

第八节 白塞病

【概述】

白塞病(Behcet's disease,BD)是一种以口腔溃疡、外阴溃疡、眼炎及皮肤损害为临床特征,并累及多个系统的慢性疾病。这是一个古老的疾病,首次描述该疾病症状的是公元前5世纪的古希腊哲学家和医学家希波克拉底,他在其著作中记载了以口腔、生殖器溃疡、眼炎等为症状的一类疾病。20世纪初Behcet发现了多例具有上述典型症状的病例,并作了详细报道。故后人习惯以他的名字命名该病。此后,相继发现了人体各器官的症状,现今认为该病几乎可累及人体所有器官。

EB病毒、单纯疱疹病毒、链球菌、结核菌感染,以及免疫遗传因素(HLA-B51)可能与本病发病有关。约半数患者抗人口腔黏膜抗体阳性及循环免疫复合物存在。患者外周血淋巴细胞亚群比例失调,$CD4^+/CD8^+$比例倒置,$CD45RA^+$细胞缺乏,淋巴细胞自分泌TNF-α、IL-6、IL-8以及IL-1β可溶性IL-2受体增加,均表明本病有自体免疫和细胞免疫异常。与其他血管炎疾病不同,它累及全身各大、中、小血管,其中以静脉受累最多。

本病有较强的地区性分布,在东亚、中东和地中海地区发病率较高,被称为"丝绸之路病"。我国发病率无确切资料,任何年龄均可患病,发病高峰年龄为16~40岁。我国以女性居多,男性患者血管、神经系统及眼受累较女性高3~4倍且病情重。

【诊断步骤】

(一)病史采集要点

1. 复发性口腔溃疡　反复发作的口腔溃疡是本病的特征性表现之一,几乎所有患者均有,可为首发表现。每年发作至少可达3次。溃疡为痛性的,又称为阿弗他溃疡(Aphthous ulceration)。可出现在颊黏膜、舌缘、唇、软颚及不常见的部位如扁桃体。初起可为不只一个的痛性红色小结,继而有溃疡形成。溃疡为米粒或黄豆大小,圆形或椭圆形,边缘清楚,深浅不一,底部有黄色覆盖物,周围为一边缘清晰的红晕伴有疼痛。约1~2周可自行消退不留疤痕。病情较重亦有持续数周不愈而遗留疤痕的。这是本病最基本而必需的症状。故必须询问患者是否有口腔溃疡,每年出现的次数,出现的部位及是否伴有疼痛。

2. 复发性外阴溃疡　病变与口腔溃疡基本相似。但出现次数少,数目亦少。溃疡深大,疼痛剧,愈合慢。女性患者常在大、小阴唇出现溃疡,其次为阴道溃疡。阴道溃疡可无疼痛仅有分泌物增多。在男性则多见于阴囊和阴茎。有患者可因溃疡深而致大出血或阴囊静脉壁坏死破裂出血。亦可出现在会阴或肛门周围。

3. 眼炎　约50%左右的患者受累。眼炎可以在起病后数月甚至几年后出现。眼部病变表现为视物模糊,视力减退,眼球充血,眼球痛,畏光流泪,异物感,飞蚊症和头痛等。通常表现为慢性、复发性、进行性病程,80%的患者双侧眼受累。眼受累致盲率可达25%,是本症致残的主要原因。最为常见的眼部病变为葡萄膜炎或称色素膜炎。前房积脓是色素膜炎的最严重形式。前葡萄膜炎及虹膜睫状体炎,可伴或不伴前房积脓,对视力影响较小。如发展至视网膜炎血管炎则可导致视神经萎缩,视力明显下降。其他表现还有角膜炎、疱疹性结膜炎、巩膜炎、脉络膜炎、眼底出血等。此外可有晶状体出血或萎缩、青光眼、视网膜脱落。单独视盘水肿提示脑静脉血栓、颅内病变可导致视野缺损。男性合并眼炎明显多于女性,多发生于年轻男性,且常在起病后的两年内出现。

4. 皮肤病变　皮损发病率高,可达80%,表现多种多样,有结节性红斑、疱疹、丘疹、痤疮样皮疹、多形红斑、环行红斑、坏死性结核疹样损害、大疱性坏死性血管炎、Sweet病样皮损、脓皮病等特别有诊断价值的体征是结节红斑样皮损和对微小创伤(针刺)后的炎症反应。需询问患者皮疹出现的时间、持续时间、分布部位、皮疹大小、颜色等。

(1)结节性红斑是最为常见且最特异性的皮损,在70%的患者中可出现,特别是女性患者。皮损多出现在下肢,特别是小腿部位,对称性。多为蚕豆大小,中等硬度。表面呈红色的浸润性皮下结节,有压痛。分批出现逐渐扩大,7~14日后其表面色泽转为暗红色。单个损害多持续1月后可自行消退。但皮损此起彼伏,可在同一患者看见不同时期的皮疹。皮疹消退后可遗留色素沉着,很少有破溃。

(2)带脓头或不带脓头的毛囊炎亦是常见表现之一。在男性患者中多见,多见于面、颈,胸、背部及四肢也可出现。还可出现皮损似痤疮样,顶端有米粒大小脓疱,但其中无毛发穿出。此类皮疹很难与正常人青春期或服用糖皮质激素后出现的痤疮鉴别,故易被忽视。

(3)在下肢还可见血栓性静脉炎,急性期可在静脉部位出现条状红肿及压痛症状。

5. **关节损害** 40%～60%的患者表现为关节痛和外周关节炎。外周关节炎可以为单关节、少关节或多关节。主要影响下肢,以膝关节受累最为常见,其次为腕、踝、肘,表现为相对轻微的局限性、非对称性关节炎。一般不引起关节破坏或畸形,极少为慢性过程。34%的白塞病患者可出现骶髂关节炎,出现类似强直性脊柱炎的表现。

6. **神经系统损害** 又称神经白塞病(neuro-Bechet's disease),见于20%的患者。常于病后数月至数年出现,少数(5%)可为首发症状。临床表现依受累部位不同而各异。男性高于女性,运动神经障碍多于感觉神经障碍。中枢神经系统受累较多见,可有头痛、头晕、Horner综合征、假性球麻痹、呼吸障碍、癫痫、共济失调、无菌性脑膜炎,视乳头水肿,偏瘫、失语、不同程度截瘫、尿失禁、双下肢无力,感觉障碍、意识障碍、精神异常等。脑、脊髓的任何部位都可由于小血管炎而累及。如皮质广泛累及,则可能发展为痴呆。周围神经受累较少见,约为中枢病变的10%,表现较轻,仅有四肢麻木无力,周围型感觉障碍等。此外,当出现非脑膜炎型的头痛、呕吐、颅压增高的表现时,应考虑到有脑血栓的形成。

神经系统损害亦有发作与缓解交替的倾向,可同时有多部位受累,神经系统受累者多数预后不佳,尤其是脑干和脊髓病损是本病致残及死亡的主要原因之一。

7. **消化道病变** 又称肠白塞病(intestinal Bechet's disease)。发病率为10%～50%。按症状出现的频率有腹痛并以右下腹痛最常见,常伴有局部压痛和反跳痛,其次为恶心、呕吐、腹胀、纳差、腹泻及吞咽困难等。从口腔到肛门的全消化道均可受累,溃疡可为单发或多发,深浅不一,以回盲部多见。严重者可有溃疡穿孔,甚至可因大出血等并发症而死亡。肠白塞病应注意与炎症性肠病及NSAIDs所致黏膜病变相鉴别,右下腹疼痛应注意与阑尾炎相鉴别,临床上常常有因手术后伤口不愈合的病例。

8. **血管病变** 本病的基本病变为血管炎,全身大小血管均可累及,约10%～20%患者合并大中血管炎,是致死致残的主要原因。大中血管病变包括体内任何部位的大、中动脉炎和大、中静脉炎。

动脉系统(体循环和肺循环)被累及时,可出现动脉壁的弹力纤维破坏及动脉管壁内膜纤维增生,造成动脉狭窄和动脉瘤。甚至在同一血管此二种病变节段性交替出现。在临床上相应表现,可有头晕、头痛、晕厥、无脉。主动脉弓及其分支上的动脉瘤有高度破裂的危险性。

静脉系统较动脉系统受累多见。本病静脉受累的特点是除管壁炎症外尚有明显的血栓形成。大静脉炎主要表现为上、下腔静脉的狭窄和梗阻,在梗阻的远端组织出现浮肿。下腔静脉及下肢静脉受累较多。可出现 Budd-Chiari 综合征、腹水、下肢浮肿。上腔静脉梗阻可有颌面、颈部肿胀、上肢静脉压升高。浅表静脉炎可引起远端肢体的结节。中等静脉的血栓性静脉炎多见于下肢,亦见于脑静脉。

9. 肺部损害 肺部损害发生率较低,约 5%～10%,但大多病情严重。肺血管受累时可有肺动脉瘤形成,瘤体破裂时可形成肺血管-支气管瘘,致肺内出血。肺静脉血栓形成可致肺梗塞,如出现提示预后不佳。肺泡毛细血管周围炎可出现肺间质病变,影响换气功能。肺受累时患者有咳嗽、咯血、胸痛、呼吸困难等。大量咯血可致死亡。

10. 其他系统损害 肾脏损害较少见,可有间歇性或持续性蛋白尿或血尿,肾性高血压,肾病理检查可有 IgA 肾小球系膜增殖性病变或淀粉样变。有报道通过膀胱镜检查可在膀胱内发现黏膜溃疡。

心脏受累较少。可出现主动脉关闭不全、二尖瓣狭窄和关闭不全。亦有合并房室传导阻滞。心肌梗死及心包积液的报道。心脏病变与局部血管炎有关。

附睾炎发生率约为 4%～10%,较具特异性。急性起病,表现为单或双侧附睾肿大疼痛和压痛,1～2 周可缓解,易复发。

部分患者可出现发热、全身淋巴结肿大等症状。

(二)体格检查要点

1. 对应于上述症状发作期可见到口腔、会阴部较深的溃疡,散发或多发。

2. 皮肤结节或红斑、脓丘疹,或针刺处脓点。针刺反应体现皮肤对单纯外部刺激的高反应性。

3. 眼科检查发现虹膜睫状体炎、视网膜血管炎、青光眼、玻璃体炎等。

4. 静脉血栓形成后局部肢体肿胀,动脉血栓者可见局部缺血性改变。

5. 受累关节肿胀、压痛,多无畸形;附睾肿胀压痛;腹部压痛;脑膜刺激征、脑神经受累体征等。

(三)门诊资料分析

1. 血常规检查 部分患者可见轻到中度的贫血和白细胞增多。

2. 活动期可有血沉增快、C 反应蛋白升高;部分患者冷球蛋白阳性。

3. ANA、RF 及 ANCA 检查多为阴性。

(四)进一步检查项目

1. 针刺反应检查 针刺反应反映皮肤对单纯外部刺激的高反应性。用 20 号无菌针头在前臂屈面中部垂直刺入约 0.5 cm 沿纵向稍作捻转后退出,24～48 小时后局部出现直径>2 mm 的毛囊炎样小红点或脓疱疹样改变为阳性。此试验特异性较高且与疾病活动性相关。静脉穿刺或皮肤创伤后出现的类似皮损具有同等价值。静脉穿刺出现阳性率高于皮内穿刺阳性率。此类高反应性不仅见于皮肤,也导致眼部手术后出现眼葡萄膜炎及关节穿刺后滑膜炎的加剧。

2. HLA-B51 阳性率 57%～88%,与眼、消化道病变相关。

3. 对于有神经系统受累的患者可行头颅 CT 或 MRI 检查。MRI 检查敏感度更高。病程急性期可发现自脑干延伸至基底节等部位的弥漫性病灶,随着病情缓解,可逐步分散为基底节区散在的小灶性损害。慢性期可表现为大脑半球多发性白质损害及脱髓鞘表现,则需注意与多发性硬化鉴别。

4. 腰椎穿刺常提示有颅内压增高,脑脊液检查中多有轻度白细胞增高,单核细胞及多核细胞各占一半,33%～60%的患者有蛋白的升高。葡萄糖多在正常范围内。

5. 肠镜在回盲部可见溃疡,为单发或多发,深浅不一,亦可见于食道下端、胃部、回肠远端、回盲部、升结肠。

6. DSA 可在受累部位见血管狭窄、动脉瘤形成及血栓形成。

【诊断对策】

(一)诊断要点

白塞病无特异性的实验室检查指标和病理组织表现,故其诊断有赖于临床医师对各种症状进行综合分析和判断。目前常采用国际白塞病研究组于 1989 年制定的白塞病国际分类标准。即有口腔溃疡的前提下,加上生殖器溃疡、眼部损害、皮肤损害及针刺反应阳性四点中的两点即可诊断。诊断标准如下:

1. 反复口腔溃疡 1 年内反复发作 3 次或以上。有医生观察到或有患者诉说有阿弗他溃疡。

2. 反复外阴溃疡 有医生观察到或有患者诉说外阴部有阿弗他溃疡或疤痕。

3. 眼病变 前和(或)后色素膜炎、裂隙灯检查时玻璃体内有细胞出现或由眼科医生观察到视网膜血管炎。

4. 皮肤病变 由医生观察到或患者诉说的结节性红斑、假性毛囊炎或丘疹性脓疱;或未服用糖皮质激素的青春期后患者出现痤疮样结节。

5. 针刺试验阳性 试验后 24～48 小时由医生观察结果。

其他与本病密切相关并有利于诊断的症状有:关节痛或关节炎、皮下栓塞性静脉炎、深部静脉栓塞、动脉栓塞和(或)动脉瘤、中枢神经病变、消化道溃疡、附睾炎和家族史。

但需强调有3%的患者无口腔溃疡而仅有白塞病的其他一些典型症状,为主要累及肠道、血管或神经系统的特殊类型。需结合临床分析。

(二)鉴别诊断要点

本病的口腔溃疡、关节炎、血管炎可在多种疾病中出现,包括 Reiter 综合征、Steven-Johnson 综合征、系统性红斑狼疮、炎症性肠病、强直性脊柱炎等,在临床上需仔细鉴别。

1. Reiter 综合征 本病亦有关节症状、阴部病变、眼部炎症及皮疹等。但其系统损害不如白塞病严重,一般无胃肠道和中枢神经系统受累,较少出现口腔溃疡,而有白塞病中少见的尿道炎表现。

2. Steven-Johnson 综合征 有和白塞病类似的皮损,但眼部常为结膜和角膜受累,无慢性复发性视网膜炎,无血栓性静脉炎和其余系统受累。

3. 系统性红斑狼疮 有皮疹、口腔溃疡、关节痛、血管炎及多系统受累表现。但其皮疹多为面部蝶形红斑,常有低补体血症,抗核抗体和抗 ds-DNA 抗体常为阳性。

4. 强直性脊柱炎 本病可伴有葡萄膜炎,但一般无眼底渗出性改变和视网膜病变。无口腔溃疡。HLA-B27 阳性。而白塞病 HLA-B27 多为阴性,HLA-B51 阳性。

5. 炎症性肠病 亦可见葡萄膜炎、结节性红斑、口腔溃疡及关节症状。但病理学上有其特点,炎症性肠病常表现为肉芽肿,整个黏膜呈炎症性改变,可见淋巴细胞聚集及黏膜下纤维化。

【治疗对策】

(一)治疗原则

本病目前尚无公认的有效根治办法。多种药物均有效,但停药后大多易复发。治疗的目的在于控制现有症状,防治重要脏器损害,减缓疾病进展。2008年欧洲抗风湿病联盟(European League Against Rheumatism,EULAR)回顾了从1996年到2006年间 Medline 及 Cochrane 图书馆数据库与白塞氏病有关的系统性文献。通过两轮投票从40条方案中产生了9条推荐意见,涵盖白塞氏病治疗的不同方面。具体内容如下:

1. 有眼后部受累(即视网膜病变)的炎症性眼病的白塞病患者应使用包括硫唑嘌呤和全身糖皮质激素在内的治疗方案。

2. 如果白塞病患者有严重眼部疾病(定义是:在10/10视力量表上视力降低2行,视网膜病变包括视网膜血管炎或黄斑受累),建议使用环孢素 A 或类克联合硫唑嘌呤和激素,也可使用 α-干扰素联合或不联合激素治疗。

3. 尚无指导白塞病大血管病变治疗的确切证据。对于有急性深静脉血栓形成的白塞病患者，推荐使用免疫抑制剂如激素、硫唑嘌呤、环磷酰胺或环孢素A。有肺动脉或外周动脉瘤的白塞病均推荐使用环磷酰胺和激素。

4. 相类似的是，目前尚无使用抗凝疗法、抗血小板或抗纤溶药治疗白塞病深静脉血栓形成或动脉损害后作为抗凝治疗会带来好处的对照性研究数据或显示有益处的非对照性研究数据。

5. 尚无可推荐作为白塞病胃肠道受累治疗方法的循证医学证据。在进行手术前（除急诊外），应尝试使用药物如柳氮磺吡啶、激素、硫唑嘌呤、肿瘤坏死因子拮抗剂及反应停。

6. 在多数白塞病患者，关节炎能使用秋水仙碱治疗。

7. 尚无能作为白塞病中枢神经受累推荐治疗方法的对照性研究数据。对于脑实质受累，应尝试的药物包括激素、α-干扰素、硫唑嘌呤、环磷酰胺、甲氨蝶呤和肿瘤坏死因子拮抗剂。对于脑硬膜窦血栓形成，推荐使用糖皮质激素。

8. 环孢素A不用于合并中枢神经受累的白塞病患者，除非有眼内炎症。

9. 白塞病皮肤和黏膜受累的治疗方法取决于医生和患者所认为的严重程度。黏膜皮肤受累的治疗应根据同时存在的其他损害情况。仅有口腔和外生殖溃疡的一线治疗是局部治疗（如局部使用糖皮质激素）。痤疮样损害常因影响美容受到关注，因此，对于寻常型痤疮用局部措施即可。当出现明显的结节红斑损害时，应使用秋水仙碱。白塞病的小腿溃疡可能有多种原因，治疗应该有计划性，对于疗效不佳的患者，可使用硫唑嘌呤、α-干扰素和肿瘤坏死因子α拮抗剂。

（二）治疗方案

我国白塞病治疗指南推荐的具体治疗方案如下：

1. 一般治疗　急性活动期，应卧床休息。发作间歇期应注意预防复发。如控制口、咽部感染、避免进刺激性食物。伴感染者可行相应的治疗。

2. 局部治疗　口腔溃疡可局部用糖皮质激素膏、冰硼散、锡类散等，生殖器溃疡用1∶5 000高锰酸钾清洗后加用抗生素软膏；眼结、角膜炎可应用皮质激素眼膏或滴眼液，眼色素膜炎须应用散瞳剂以防止炎症后粘连，重症眼炎者可在球结膜下注射肾上腺皮质激素。

3. 非甾类抗炎药　具消炎镇痛作用。对缓解发热、皮肤结节红斑、生殖器溃疡疼痛及关节炎症状有一定疗效。

4. 肾上腺糖皮质激素　主要用于全身症状重、有中枢神经系统病变、内脏系统的血管炎、口、阴巨大溃疡及急性眼部病变。常用量为泼尼松每日0.5～1 mg/kg。

病情缓解后应迅速减量。重症患者如严重眼炎、中枢神经系统病变、严重血管炎患者可考虑采用静脉应用大剂量甲基强的松龙冲击,500～1 000 mg/d,3 天为一疗程,同时配合免疫抑制剂效果。

5. 免疫抑制剂　近来主张小剂量免疫抑制剂联用糖皮质激素治疗,可减低激素用量及提高疗效。

甲氨蝶呤可用于治疗神经系统病变及皮肤黏膜病变。需要长时间维持治疗。副作用有消化道及骨髓抑制、肝损害等。亦可使用硫唑嘌呤,每日用量为 2～2.5 mg/kg。可抑制口腔、眼睛的病变、关节炎。

环磷酰胺在严重眼炎、中枢神经病变及严重血管炎时使用。对慢性病变作用有限。每日口服 2 mg/kg 或予 0.2 g iv qod,也可使用 0.5～1.0 g/m² 体表面积,每月给药一次。

亦可使用环孢素或雷公藤类药物来治疗白塞病。

6. 其他治疗

(1)秋水仙碱　可抑制中性粒细胞趋化,对关节病变、结节红斑、口、阴溃疡、眼色素膜炎均有一定的治疗作用,0.5 mg,3 次/d。应注意肝肾等不良反应。

(2)沙利度胺(Thalidomide,又称反应停)　对白塞病的口腔、生殖器溃疡具有显著的疗效,多在用药后 1～2 周内达到明显疗效。宜从小剂量 50 mg 每晚 1 次开始,逐渐增加根据疗效和患者耐受性调整剂量。注意妊娠妇女禁用,以免引起胎儿畸形,另外有引起神经轴索变性的副作用。沙利度胺具有头晕嗜睡的副反应,因此强调晚间服药,既有镇静催眠作用,又不影响白天的精神活动。

(3)α 干扰素及肿瘤坏死因子 α 拮抗剂亦有一定疗效。

(4)抗凝、抗血小板聚集及溶栓治疗亦可用于治疗血栓疾病。

(5)如患者有结核病或有结核病史,如上述治疗效果不满意,可试行抗结核治疗,三联抗痨至少半年以上,观察疗效。

7. 手术治疗　有动脉瘤者应结合临床予以切除。

【预后评估】

大部分患者预后良好。但有眼部受累者可使视力严重下降甚至失明。胃肠道受累后引起溃疡出血、穿孔、肠瘘、感染是严重的并发症。有中枢神经系统受累者死亡率亦高。大血管受累可由于动脉瘤、心肌梗死而致死。

(邱　茜　杨岫岩)

第16章 血清阴性脊柱关节病

第一节 强直性脊柱炎

【概述】

强直性脊柱炎(ankylosing spondylitis, AS)是一种慢性进行性的自身免疫性疾病,主要侵犯骶髂关节、脊柱骨突、脊柱旁软组织及外周关节,常伴发关节外表现。严重者可发生脊柱畸形和关节强直。

AS 的患病率在各国报道不一,我国为 0.26%。本病男性多见,曾经认为男女之比为 10.6:1;近期文献报告男女之比为 5:1。一般女性发病较缓慢,病情较轻。发病年龄通常在 13~31 岁,30 岁以后及 8 岁以前发病者少见。

AS 的病因和发病机制未明,可能是基因和环境因素共同作用的结果。HLA-B27(下称 B27)与 AS 的发病密切相关,并有明显家族发病倾向。正常人群的 B27 阳性率因种族和地区不同差别很大,如欧洲的白种人为 4%~13%,我国为 2%~7%。我国 AS 患者 B27 的阳性率达 91%。普通人群 AS 的患病率约为 0.1%,在 AS 患者的家系中为 4%,在 B27 阳性的 AS 患者中,其一级亲属中 AS 患病率高达 11%~25%。这充分表明 B27 阳性者或有 AS 家族史者患 AS 的风险增加。但是,大约 80% 的 B27 阳性者并不发生 AS,以及大约 10% 的 AS 患者为 B27 阴性。

AS 的早期表现之一为骶髂关节炎,主要表现为腰骶部疼痛和僵硬感,活动后好转。晚期脊柱受累可出现典型的竹节状样改变。肌腱末端病为本病的特征之一。部分患者伴有虹膜炎和主动脉瓣关闭不全。

【诊断步骤】

(一)病史采集要点

1. 本病发病隐袭。患者逐渐出现腰背部或骶髂部疼痛和/或发僵,半夜痛醒,翻身困难,晨起或久坐后起立时腰部发僵明显,但活动后减轻。有些患者感臀部钝痛或骶髂部剧痛,偶向周边放射。咳嗽、打喷嚏、突然扭动腰部疼痛可加重。疾病早期疼痛多在一侧呈间断性,数月后疼痛多为双侧呈持续性。随病变由腰椎向胸颈部脊椎发展,则出现相应部位疼痛、活动受限或脊柱畸形。

2. 注意询问外周关节症状。据报道,我国患者中大约45%的患者是从外周关节炎开始发病的,24%~75%的AS患者在病初或病程中出现外周关节病变,以膝、髋、踝和肩关节居多,肘、手和足小关节偶见受累。非对称性、少数关节或单关节,以及下肢大关节的关节炎为本病外周关节炎的特征。

我国患者除髋关节外,膝和其他关节的关节炎或关节痛多为暂时性,极少或几乎不引起关节破坏和残疾。髋关节受累占38%~66%,表现为局部疼痛,活动受限,屈曲孪缩及关节强直,其中大多数为双侧,而且94%的髋部症状起于发病后头5年内。发病年龄小,及以外周关节起病者易发生髋关节病变。

3. 本病的全身表现轻微,少数重症者有发热、疲倦、消瘦、贫血或其他器官受累。

4. 跖底筋膜炎、跟腱炎和其他部位的肌腱附着点炎在本病常见,是本病的特征性表现。

5. 1/4的患者在病程中发生眼色素膜炎,单侧或双侧交替,一般可以自行缓解,反复发作可致视力障碍。

6. 神经系统症状来自压迫性脊神经炎或坐骨神经痛、椎骨骨折或不全脱位以及马尾综合征,后者可引起阳痿、夜间尿失禁、膀胱和直肠感觉迟钝、踝反射消失。

7. 极少数患者出现肺上叶纤维化。有时伴有空洞形成而被认为结核,也可因并发霉菌感染而使病情加剧。

8. 主动脉瓣闭锁不全及传导障碍见于3.5%~10%的患者。

9. AS可并发IgA肾病和淀粉样变性。

(二)体格检查要点

骶髂关节和椎旁肌肉压痛为本病早期的阳性体征。随病情进展可见腰椎前凸变平,脊柱各个方向活动受限,胸廓扩展范围缩小,及颈椎后突。以下几种方法可用于检查骶髂关节压痛或脊柱病变进展情况:

1. 枕壁试验　正常人立正姿势,后枕部应贴近墙壁而无间隙。而颈僵直和(或)胸椎段畸形后凸者该间隙增大至几厘米以上,致使枕部不能贴壁。

2. 胸廓扩展　在第 4 肋间隙水平测量深吸气和深呼气时胸廓扩展范围,两者之差的正常值不小于 2.5 cm,而有肋骨和脊椎广泛受累者则使胸廓扩张减弱。

3. Schober 试验　测量双髂后上棘连线中点上垂直距离向上 10 cm,向下 5 cm 分别作出标记,然后嘱患者弯腰(保持双膝直立位)测量脊柱最大前屈度,正常移动增加距离在 5 cm 以上,脊柱受累者则增加距离少于 4 cm。

4. 骨盆按压　患者侧卧,从另一侧按压骨盆可引起骶髂关节疼痛。

5. Patrick 试验(下肢 4 字试验)　患者仰卧,一侧膝屈曲并将足跟放置到对侧伸直的膝上。检查者用一只手下压屈曲的膝(此时髋关节在屈曲、外展和外旋位),并用另一只手压对侧骨盆,可引出对侧骶髂关节疼痛则视为阳性。有膝或髋关节病变者也不能完成 4 字实验。

(三)辅助检查项目

1. 影像学检查　X 线表现具有诊断意义。AS 最早的变化发生在骶髂关节。该处的 X 线片显示软骨下骨缘模糊,骨质糜烂,关节间隙模糊,骨密度增高及关节融合。通常按 X 线片骶髂关节炎的病变程度分为 5 级:0 级为正常,Ⅰ级可疑,Ⅱ级有轻度骶髂关节炎,Ⅲ级有中度骶髂关节炎,Ⅳ级为关节融合强直。脊柱的 X 线片表现有椎体骨质疏松和方形变,椎小关节模糊,椎旁韧带钙化以及骨桥形成。晚期广泛而严重的骨化性骨桥表现称为"竹节样脊柱"。耻骨联合、坐骨结节和肌腱附着点(如跟骨)的骨质糜烂,伴邻近骨质的反应性硬化及绒毛状改变,可出现新骨形成。髋关节受累者可见关节面模糊、关节间隙狭窄等改变。

对于临床可疑病例,当 X 线片尚未显示明确的或Ⅱ级以上的双侧骶髂关节炎改变者,应该采用计算机断层(CT)检查。该技术的优点在于假阳性少。但是,由于骶髂关节解剖学的上部为韧带,因其附着引起影像学上的关节间隙不规则和增宽,给判断带来困难。另外,类似于关节间隙狭窄和糜烂的骶髂关节髂骨部分的软骨下老化是一自然现象,不应该视为异常。

磁共振成像技术(MRI)对了解软骨病变优于 CT,但在判断骶髂关节炎时易出现假阳性结果,又因价格昂贵,目前不宜做为常规检查项目。

2. 实验室检查　活动期患者可见血沉增快,C-反应蛋白增高及轻度贫血。类风湿因子阴性和免疫球蛋白轻度升高。虽然 AS 患者 HLA-B27 阳性率达 90% 左右,但无诊断特异性,因为也有 5% 左右的正常人 HLA-B27 阳性。HLA-B27 阴性患者只要临床表现和影像学检查符合诊断标准,也不能排除 AS。

【诊断对策】

（一）诊断要点

AS最常见的早期主诉为下腰背疼痛和僵硬感。由于腰背痛是普通人群中极为常见的一种症状，但大多数为机械性腰痛非炎性疼痛，而本病则为炎性疼痛。以下5项有助于脊柱炎引起的炎性背痛和其他原因引起的非炎性背痛的鉴别：(1)背部不适发生在40岁以前；(2)缓慢发病；(3)症状持续至少3个月；(4)背痛伴发晨僵；(5)背部不适在活动后减轻或消失。以上5项有4项符合则支持炎性背痛。

AS的诊断有不同的标准，现大多沿用1966年纽约标准，或1984年修订的纽约标准。对一些暂时不符合上述标准者，可参考欧洲脊柱关节病初步诊断标准，符合者也可列入此类进行诊断和治疗，并随访观察。

1. 纽约标准(1966年)　有X片证实的双侧或单侧骶髂关节炎(按前述0～Ⅳ级分级)，并分别附加以下临床表现的1条或2条：

①腰椎在前屈、侧屈和后伸的3个方向运动均受限；

②腰背痛史或现有症状；

③胸廓扩展范围小于2.5 cm。

根据以上几点，诊断肯定的AS要求有：X线片证实的Ⅲ～Ⅳ级双侧骶髂关节炎，并附加上述临床表现中的至少1条；或者X线证实的Ⅲ～Ⅳ级单侧骶髂关节炎或Ⅱ级双侧骶髂关节炎，并分别附加上述临床表现的1条或2条。

2. 修订的纽约标准(1984年)

①下腰背痛的病程至少持续3个月，疼痛随活动改善但休息不减轻；

②腰椎在前后和侧屈方向活动受限；

③胸廓扩展范围小于同年龄和性别的正常值；

④双侧骶髂关节炎Ⅱ～Ⅳ级，或单侧骶髂关节炎Ⅲ～Ⅳ级。

如果患者具备④并分别附加①～③条中的任何1条可确诊为AS。

3. 欧洲脊柱关节病研究组标准　炎性脊柱痛或非对称性以下肢关节为主的滑膜炎，并附加以下项目中的任何一项，可诊断为脊柱关节病：①阳性家族史；②银屑病；③炎性肠病；④关节炎前1个月内的尿道炎、宫颈炎或急性腹泻；⑤双侧臀部交替疼痛；⑥肌腱末端病；⑦骶髂关节炎。

（二）鉴别诊断要点

强直性脊柱炎应与下列疾病相鉴别：

1. 类风湿关节炎(RA)　AS与RA的主要区别是：

(1) AS 在男性多发而 RA 女性居多。

(2) 外周关节炎在 AS 为少数关节、非对称性，且以下肢关节为主；在 RA 则为多关节、对称性和四周大小关节均可发病。AS 无一例外有骶髂关节受累，RA 则很少有骶髂关节病变。

(3) AS 为全脊柱自下而上地受累，RA 只侵犯颈椎。

(4) AS 无 RA 可见的类风湿结节。

(5) AS 的 RF 阴性，而 RA 的阳性率占 60%～95%。AS 以 HLA-B27 阳性居多，而 RA 则与 HLA-DR4 相关。AS 与 RA 发生在同一患者的机遇为 1/10 万～1/20 万。

2. 椎间盘突出　该病限于脊柱，无疲劳感、消瘦、发热等全身表现，所有实验室检查包括血沉均正常。它和 AS 的主要区别可通过 CT 或 MRI 或椎管造影检查得到确诊。

3. 结核　对于单侧骶髂关节病变，要注意同结核或其他感染性关节炎相鉴别。

4. 弥漫性特发性骨肥厚(DISH)综合征　该病发病多在 50 岁以上男性，患者也有脊椎痛、僵硬感以及逐渐加重的脊柱运动受限。其临床表现和 X 线所见常与 AS 相似。但是，该病 X 线可见韧带钙化，常累及颈椎和低位胸椎。经常可见连接至少四节椎体前外侧有流注形钙化与骨化，而骶髂关节和脊椎骨突关节无侵蚀，晨起僵硬感不加重，血沉正常，HLA-B27 阴性。

5. 髂骨致密性骨炎　本病多见于青年女性，其主要表现为慢性腰骶部疼痛和发僵。临床检查除腰部肌肉紧张外无其他异常。诊断主要依靠 X 线后前位平片，其典型表现为在髂骨沿骶髂关节之中下 2/3 部位有明显的骨硬化区，呈三角形者尖端向上，密度均匀，不侵犯骶髂关节面，无关节狭窄或糜烂，故不同于 AS。

6. 其他　AS 是血清阴性脊柱关节病的原型，在诊断时必需与骶髂关节炎相关的其他脊柱关节病如银屑病关节炎、肠病性关节炎或赖特综合征等相鉴别。

【治疗对策】

(一)治疗原则

AS 尚无根治方法。但是患者如能及时诊断及合理治疗，可以达到控制症状并改善预后。应通过非药物、药物、和手术等综合治疗，缓解疼痛和发僵，控制或减轻炎症，保持良好的姿势，防止脊柱或关节变形，以及必要时矫正畸形关节，以达到改善和提高患者生活质量目的。

（二）治疗措施

1. 一般治疗

(1)对患者及其家属进行疾病知识的教育是整个治疗计划中不可缺少的一部分,有助于患者主动参与治疗并与医师的合作。长期计划还应包括患者的社会心理和康复的需要。

(2)劝导患者要谨慎而不间断地进行体育锻炼,以取得和维持脊柱关节的最好位置,增强椎旁肌肉和增加肺活量,其重要性不亚于药物治疗。减少或避免引起持续性疼痛的体力活动。

(3)站立时应尽量保持挺胸、收腹和双眼平视前方的姿势。坐位也应保持胸部直立。应睡硬板床,多取仰卧位,避免促进屈曲畸形的体位。枕头要矮,一旦出现上胸或颈椎受累应停用枕头。

(4)定期测量身高。保持身高记录是防止不易发现的早期脊柱弯曲的一个好措施。

(5)对疼痛或炎性关节或其他软组织选择必要的物理治疗。

2. 药物治疗

(1)非甾类抗炎药(NSAID)　这一类药物可迅速改善患者腰背部疼痛和发僵,减轻关节肿胀和疼痛及增加活动范围,无论早期或晚期AS患者的症状治疗都是首选的。NSAID种类繁多,但对AS的疗效大致相当。可选用的药物如:双氯芬酸通常每日总剂量为75～150 mg;洛索洛芬60～120 mg每晚一次;萘丁美酮1 000 mg每晚1次;美洛昔康7.5～15 mg每日1次;氯诺昔康8～16 mg每晚一次;塞来昔布200 mg每日2次;依托考昔60～120 mg每晚一次。

NSAID的不良反应中较多的是胃肠不适,少数可引起溃疡;其他较少见的有头痛、头晕、肝肾损害、血细胞减少、水肿、高血压以及过敏反应等。医师应针对每例患者的具体情况选用一种NSAID。同时使用2种或2种以上的抗炎药不仅不会增加疗效,反而会增加药物不良反应,甚至带来严重后果。抗炎药物通常需要使用2个月左右,待症状完全控制后减少剂量,以最小有效量巩固一段时间,再考虑停药,过快停药容易引起症状反复。如一种药物治疗2～4周疗效不明显,应改用其他不同类别的NSAID。在用药过程中应始终注意监测药物不良反应并及时予以调整。

(2)甲氨蝶呤　甲氨蝶呤为AS患者常用的改善病情药物,但对其疗效目前仍有争议。甲氨蝶呤常用剂量为10～15 mg,个别重症者可酌情增加剂量,口服或注射,每周1次,疗程半年～3年不等。尽管小剂量甲氨蝶呤有不良反应较少的优点,但其不良反应仍是治疗中必须注意的问题。这些包括胃肠不适、肝损伤、肺间质炎症和纤维化、血细胞减少、脱发、头痛及头晕等,故在用药前后应定期复查血常规、肝功能及其他有关项目。

(3)糖皮质激素 可予小剂量口服糖皮质激素控制症状,每日5~10 mg,清晨一次顿服,如联合晚上使用非甾体类抗炎药,则疗效更好。但不主张长期服用,一般不超过2~3个月为宜。对其他治疗不能控制的下背痛,在CT指导下行皮质类固醇骶髂关节注射,部分患者可改善症状,疗效可持续3个月左右。本病伴发的长期单关节(如膝)积液,可行长效皮质激素关节腔注射。重复注射应间隔3~4周,一般不超过2~3次。

(4)柳氮磺吡啶 本品可改善AS的关节疼痛、肿胀和发僵,并可降低血清IgA水平及其他实验室活动性指标,特别适用于改善AS患者的外周关节炎,并对本病并发的前色素膜炎有预防复发和减轻病变的作用。至今,本品对AS的中轴关节病变的治疗作用及改善疾病预后的作用均缺乏证据。通常推荐用量为每日2.0 g,分2~3次口服。剂量增至3.0 g/d,疗效虽可增加,但不良反应也明显增多。本品起效较慢,通常在用药后4~6周。为了增加患者的耐受性。一般以0.25 g,每日3次开始,以后每周递增0.25 g,直至1.0 g,每日2次,或根据病情,或患者对治疗的反应调整剂量和疗程,维持1~3年。为了弥补柳氮磺吡啶起效较慢及抗炎作用欠强的缺点,通常选用一种起效快的NSAID与其并用。本品的不良反应包括消化系症状,皮疹,血细胞减少,头痛,头晕以及男性精子减少及形态异常(停药可恢复)。磺胺过敏者禁用。

(5)其他药物 一些男性难治性AS患者应用沙立度胺(Thalidomide,反应停)后,临床症状和血沉及C-反应蛋白均明显改善。初始剂量50 mg/d,每10天递增50 mg,至200 mg/d维持,国外有用300 mg/d维持。用量不足则疗效不佳,停药后症状易迅速复发。本品的不良反应有嗜睡、口干、血细胞下降、肝酶增高、镜下血尿以及周围神经炎(表现为肢端麻刺感)等。因此对选用此种治疗者应做严密观察,在用药初期应每周查血和尿常规,每2~4周查肝肾功能。对长期大剂量用药者应定期做神经系统检查,以便及时发现可能出现的外周神经炎。

3. 生物制剂

国内外已将抗肿瘤坏死因子-α(TNF-α)拮抗剂用于治疗活动性或对NSAID治疗无效的AS,国内目前上市的有英夫利西(infliximab)和伊那西普(etanercept)两种制剂。Infliximab是抗肿瘤坏死因子的单克隆抗体,推荐用法为:3~5 mg/kg,静点,第一次使用后每间隔1、2、4、8周重复1次,以后根据病情需要每8周注射一次。本品的不良反应有感染（特别是结核）、严重过敏反应及狼疮样病变等。Etanercept 是一种重组的人可溶性肿瘤坏死因子受体融合蛋白，能可逆性地与 TNFα 结合，竞争性抑制 TNFα 与 TNF 受体位点的结合，其推荐用法为 25 mg，皮下注射，每周 2 次。治疗中患者可继续原用剂量的抗风湿药物。本品主要不良反应为感染。国内外大量临床试验证实，TNF-α 抑制剂对 AS 有良好的疗效，不仅能较好地控制炎症表现，而且长期使用还有可能延缓甚至改善骨质破坏。但这些生物制剂目前价格昂贵，限制了其应用，同时由于使用时间也较短，其远期疗效和副作用仍需进一步观察。

4. 外科治疗　髋关节受累引起的关节间隙狭窄、强直和畸形，是本病致残的主要原因。为了改善患者的关节功能和生活质量，人工全髋关节置换术是最佳选择。置换术后绝大多数患者的关节痛得到控制，部分患者的功能恢复正常或接近正常，置入关节的寿命 90% 达 10 年以上。

【预后评估】

本病在临床上表现的轻重程度差异较大，有的患者病情反复持续进展，有的长期处于相对静止状态，可以正常工作和生活。但是，发病年龄较小、髋关节受累较早、反复发作虹膜睫状体炎和继发性淀粉样变性、诊断延迟、治疗不及时和不合理以及不坚持长期功能锻炼者预后差。

【出院随访及注意事项】

出院后初诊时每周复诊，病情稳定后定期 2～4 周复诊一次，定期复查病变关节的影像学检查，根据情况调整用药。坚持适当的体育锻炼，但要减少或避免引起持续性疼痛的体力活动。保持良好的站姿与坐姿。应睡硬板床，多取仰卧位。枕头要矮，一旦出现上胸或颈椎受累应停用枕头。定期测量身高，及早发现早期脊柱弯曲。总之，作为一种慢性进展性疾病，本病应在专科医师指导下长期治疗。

（李　昊　许韩师）

第二节 赖特综合征

【概述】

赖特综合征(Reiter's Syndrome,RS)是以关节炎、尿道炎和结膜炎三联征为临床特征的一种特殊临床类型的反应性关节炎,包括在广义的反应性关节炎内。常表现为突发性急性关节炎,并且伴有独特的关节外皮肤黏膜症状。1916年Reiter描述了一个骑兵军官出现了关节炎、非淋球菌性尿道炎和结膜炎三联征,并伴有腹泻血便;随后由Bauer和Engleman在1942年将上述三联征命名为赖特综合征。目前认为本病有两种形式:

性传播型:主要见于20~40岁年轻男性,大多数情况下是在泌尿系感染后,生殖器被沙眼衣原体或支原体感染后发生。

痢疾型:女性、儿童和老年人赖特综合征少见,他们通常在肠道细菌感染后发生,称之为痢疾型,肠道感染多为革兰阴性杆菌,包括志贺菌属、沙门菌属、耶尔森菌属以及弯曲杆菌属。

赖特综合征的发病与感染、遗传标记(HLA-B27)和免疫失调有关。患者亲属中骶髂关节炎、强直性脊柱炎、银屑病的发病率升高。

滑膜的病理改变为非特异性炎症。急性期有滑膜血管充血、纤维素性渗出、中性多形核白细胞、淋巴细胞及浆细胞浸润、滑膜细胞和成纤维细胞增生。

本病多见于青壮年男性,国外的发病率在0.06‰~1‰不等,国内尚无这方面的报道。

【诊断步骤】

(一)病史采集以及体格检查

1. 全身症状 全身症状常突出,如在感染后数周出现发热、体重下降、严重的倦怠无力和大汗。

2. 关节 全部患者有关节症状。首发症状以急性关节炎多见。典型的关节炎出现在尿道或肠道感染后1~6周内出现,呈急性发病,多为单一或少关节炎,非对称性分布,呈现伴有关节周围炎症的腊肠样指(趾)。关节炎一般持续1~3个月,个别病例可长达半年以上。

主要累及膝及踝等下肢大关节,肩、腕、肘、髋关节及手和足的小关节也可累及。

受累关节呈热、肿胀、剧痛和触痛。膝关节常有明显肿胀及大量积液。背部不适常放射到臀部和大腿,在卧床休息和不活动时加重。韧带及关节囊附着点的炎症性病变是赖特综合征病变活动的常见部位。肌腱端病的典型表现是跟腱附着点炎。

初次发病症状通常在3～4月内消退,并可恢复正常,但有复发倾向。某些患者可在反复发作过程中发生关节畸形、强直、骶髂关节炎和/或脊椎炎。

3. 泌尿生殖道　典型患者是在性接触或痢疾后7～14日发生无菌性尿道炎。男性患者有尿频和尿道烧灼感,尿道口红肿,可见清亮的黏液样分泌物,也可以出现自发缓解的出血性膀胱炎或前列腺炎。阴茎龟头和尿道口的浅小无痛性溃疡称为漩涡状龟头炎。龟头炎的发生于尿道炎的有无或轻重无关。龟头炎一般在几天或最多几周内痊愈,极少数可持续几个月。

女性患者可表现为无症状或症状轻微的膀胱炎和宫颈炎,有少量阴道分泌物或排尿困难。

4. 皮肤黏膜　溢脓性皮肤角化症为病变皮肤的过度角化,见于10％～30％的患者,其病变开始为红斑基底上清亮的小水泡,然后发展成斑疹、丘疹,并形成角化小结节,病变常发生在足的一端,也可累及掌、跖和指甲周围、阴囊、阴茎、躯干和头皮。

疾病早期可出现一过性口腔浅表溃疡,开始表现为水泡,逐渐发展成浅小、有时为融合的溃疡,多为无痛性,此表现也可见于阴茎龟头。

5. 眼　大部分患者出现眼征,表现为结膜炎、虹膜炎、和角膜溃疡。结膜炎多为轻度的无痛性发红,分泌物增加,单侧或双侧受累,2～7天消退,少数炎症较重者可持续几周。5％的患者出现虹膜炎,单侧多见,也可双侧交替发作,持续1～2个月。其他眼征有浅层点状角膜炎、角膜溃疡、表面巩膜炎、视神经和球后神经,以及因全眼炎所致的眼球完全破坏。

6. 其他　除上述症状外,还可以出现心脏受累(包括瓣膜病变和传导异常),少数患者由于主动脉中层病变和主动脉根部扩张最终发生主动脉瓣关闭不全。肾继发性淀粉样变性、颅神经和周围神经病、血栓性静脉炎等少见。

(二)辅助检查项目

1. 实验室检查

(1) 病原体培养 可行尿道拭子培养,有条件时可取宫颈刷洗细胞行直接荧光抗体和酶联免疫试验。当肠道症状不明显或较轻微时,大便培养对确定诱发疾病的微生物感染有帮助,能为可疑的反应性关节炎提供诊断依据。但需指出,大部分患者就诊时感染已发生在数周前,病原体的培养往往呈阴性。

(2) 炎症指标 急性期可有白细胞增高,血沉增快,C反应蛋白升高。慢性患者可出现轻度正细胞性贫血。补体水平可以增高。

(3) 滑液与滑膜检查 滑液有轻至重度炎性改变,滑液黏度降低,白细胞轻度至重度升高,主要为中性粒细胞,且可出现大巨噬细胞,内含核尘和整个白细胞的空泡,有时称之为赖特细胞,但它对赖特综合征无特异性。滑膜活检显示为非特异性炎症改变,但通常比类风湿关节炎有更多的中性粒细胞浸润。采用免疫组化、PCR或分子杂交技术可在滑膜和滑液里鉴定出感染因子抗原。

(4) HLA-B27检测 HLA-B27抗原与中轴关节病、心脏炎和眼色素膜炎相关,因此,该抗原阳性有助于本病的诊断。同其他脊柱关节病一样,通常类风湿因子阴性和抗核抗体阴性。

2. 放射学检查 应在确诊时摄骶髂关节及受累关节和脊椎的X线片。10%的患者在疾病早期出现骶髂关节炎。慢性赖特综合征患者最终约有70%出现单侧(早期)或双侧(晚期)骶髂关节异常。非对称性椎旁"逗号样"骨化是赖特综合征和银屑病关节炎独特的影像学发现,多累及下3个胸椎和上3个腰椎,椎体方形变不常见;受累关节有关节周围软组织肿胀,关节间隙狭窄常见于足小关节,伴独特的边缘和绒毛状周围骨炎;沿着掌指、跖趾和指趾体部出现线性骨周围炎,肌腱附着点部位(如跟骨、坐骨结节和股骨大转子等处)的周围骨质疏松,糜烂和骨刺形成。即使在慢性患者,其骨密度测定多正常。

【诊断对策】

(一) 诊断要点

赖特综合征是一种特殊类型的反应性关节炎,具备典型的急性关节炎、非淋球菌性尿道炎和结膜炎三联征者确诊并不困难,但由于各种表现可在不同时期出现,所以诊断有时需要数月时间。发展为慢性赖特综合征患者,其关节炎和/或皮损的表现类似银屑病性关节炎、强直性脊柱炎和白塞病。对不具备典型三联征者目前多沿用1996年Kingsley与Sieper提出的反应性关节炎的分类标准:

1. **典型外周关节炎** 下肢为主的非对称性寡关节炎。
2. **前驱感染的证据** a) 如果4周前有临床典型的腹泻或尿道炎,实验室证据可有可无；b）如果缺乏感染的临床证据，必须有感染的实验室证据。

3. 排除引起单或寡关节炎的其他原因，如其他脊柱关节病、感染性关节炎、莱姆病及链球菌反应性关节炎。

4. HLA-B27 阳性、赖特综合征的关节外表现（如结膜炎、虹膜炎、皮肤、心脏与神经系统病变等），或典型脊柱关节病的临床表现（如炎性下腰痛、交替性臀区疼痛、肌腱端炎或虹膜炎）不是反应性关节炎确诊必须具备的条件。

(二)鉴别诊断要点

赖特综合征需同多种风湿性疾病，如急性风湿热、痛风性关节炎和脊柱关节病的其他类型（银屑病关节炎、强直性脊柱炎、肠病性关节炎等）相鉴别。但最重要的是排除细菌性关节炎。

1. 细菌性关节炎　多为单关节炎，急性发病，常伴有高热、乏力等感染中毒症状，关节局部多有比较明显的红、肿、热、痛的炎症表现，滑液为重度炎性改变，白细胞计数常大于 50 000 个/ml，中性粒细胞多在 75% 以上。滑液培养可以发现致病菌。

2. 急性风湿热　本病属于广义反应性关节炎的范畴，患者多为医疗条件较差地区的青少年，发病比较急，起病前 2～3 周多有链球菌感染史，临床上常有咽痛、发热和四肢大关节为主的游走性关节炎，关节肿痛消退后不遗留骨侵蚀和关节畸形，患者还常同时伴发心脏炎，检查外周血白细胞增高，抗链"O"升高。

3. 痛风性关节炎　多发于中老年男性，最初表现为反复发作的急性关节炎，最常累及足第一跖趾关节和跗骨关节，表现为关节红、肿和剧烈疼痛，血清中血尿酸升高，滑液中有尿酸盐结晶。

4. 银屑病关节炎　本病好发于中年人，起病多较缓慢，赖特综合征主要与其五种临床类型中的非对称性少关节炎型相鉴别。此型常累及近端指（趾）间关节、掌指关节、跖趾关节及膝和腕关节等四肢大小关节，少数可以遗留关节残毁。银屑病关节炎患者常有银屑病皮肤和指（趾）甲病变。

5. 强直性脊柱炎　本病好发于青年男性，主要侵犯脊柱，但也可以累及外周关节，在病程的某一阶段甚至可以出现类似赖特综合征的急性非对称性少关节炎，但患者常同时有典型的炎性下腰痛和 X 线相证实的骶髂关节炎。

6. 肠病性关节炎　本病除可有类似赖特综合征的急性非对称性少关节炎外，还伴有明显的胃肠道症状如反复腹痛、脓血便、里急后重等，纤维结肠镜检查可以明确克罗恩病或溃疡性结肠炎的诊断。

【治疗对策】

(一) 治疗原则

赖特综合征尚无根治方法,但如能及时诊断及合理治疗,可以控制症状并改善预后。应通过非药物、药物和手术等综合治疗,缓解疼痛和发僵,控制或减轻炎症,保持良好的姿势,防止脊柱或关节变形,以及矫正畸形关节,以达到改善和提高患者生活质量的目的。

(二) 治疗措施

1. 一般治疗　口腔与生殖器黏膜溃疡多能自发缓解无需治疗。

急性关节炎可卧床休息,但应避免固定关节夹板以免引起纤维强直和肌肉萎缩。当急性炎症症状缓解后,应尽早开始关节功能锻炼。

2. 非甾类抗炎药(似强直性脊柱炎)　本类药物种类繁多,但疗效大致相当,可减轻关节肿胀和疼痛及增加活动范围,是早期或晚期患者症状治疗的首选。与在强直性脊柱炎中的应用类似。

非甾类抗炎药的不良反应中较多的是胃肠不适,少数可引起溃疡;其他较少见的有肝、肾损伤,血细胞减少,水钠潴留,高血压及过敏反应等。医师应针对每例患者的具体情况选用一种非甾类抗炎药物。同时使用2种或2种以上的非甾类抗炎药不仅不会增加疗效,反而会增加药物不良反应,甚至带来严重后果。非甾类抗炎药物通常需要服用3个月左右,待症状完全控制后减少剂量以最小有效量巩固一段时间,再考虑停药,过快停药容易引起症状反复。如一种药物治疗2～4周疗效不明显,应改用其他不同类别的非甾类抗炎药。在用药过程中应始终注意监测药物不良反应并及时调整。

3. 免疫抑制剂　应同时用甲氨蝶呤,通常以甲氨蝶呤 10～20 mg,口服或注射,每周1次。另可用柳氮磺吡啶。为增加患者的耐受性,一般以 0.25 g,每日3次开始,以后每周递增 0.25 g,直至 1.0 g,每日2次,维持 1～3 年。剂量增至 3.0 g/d,疗效虽可增加,但不良反应也明显增多。该药通常在用药4～6周后起效。其不良反应包括消化系统症状,皮疹,血细胞减少,头痛,头晕以及男性精子减少及形态异常(停药可恢复)。本品与磺胺有交叉过敏现象,因此磺胺过敏者禁用。重症不缓解的赖特综合征可试用硫唑嘌呤等免疫抑制剂。但在应用中应注意骨髓抑制等不良反应。近年报道抗肿瘤坏死因子拮抗剂可能对难治性患者有效。

4. 糖皮质激素　口服小剂量糖皮质激素的作用与在强直性脊柱炎中类似。外用皮质激素和角质溶解剂对溢脓性皮肤角化症有用。关节内注射皮质激素可暂时缓解膝关节和其他关节的肿胀。对足底筋膜或跟腱滑囊引起的疼痛和压痛可局部注射皮质激素治疗,使踝关节早日活动以免跟腱变短和纤维强直。必须注意避免直接跟腱内注射,这样会引起跟腱断裂。

5. 抗生素 有研究发现反应性关节炎患者的滑膜和滑液中持续存在微生物抗原成分,但长期应用抗生素能否改进患者的病程尚有争议。国外多主张急性期患者给予抗生素治疗。常用的药物为四环素、多西环素或米诺环素等,疗程一个月。对于非淋球菌(衣原体或支原体)感染的尿道炎或宫颈炎可用氧氟沙星或用大环内酯类抗生素(如阿奇霉素)治疗。

有一项双盲、安慰剂对照试验显示,衣原体诱发的反应性关节炎很快得到康复,而耶尔森菌和弯曲菌引起的关节炎却无任何进展。另一研究显示在衣原体感染后、关节炎未发生之前进行早期治疗可以降低关节炎的发生率。

【预后评估】

赖特综合征的自然病程各种各样,可能与感染的特殊微生物和宿主因素(包括HLA-B27 阳性)有关。大部分患者关节炎持续数周至半年,甚至更长。少数患者仅有一次自限性关节炎发作,或反复发作而致残。最近有证据表明滑膜改变不显著的衣原体感染可能是引起反复关节炎发作的原因。有报道出现足跟痛提示预后不良。部分患者(3%)可以出现与强直性脊柱炎难以鉴别的中轴关节病。大约有20%患者出现外周或中轴关节炎而被迫改变职业。HLA-B27 阳性与持续的下腰痛和骶髂关节炎相关,但与其他症状如外周关节炎无关。

(李 昊 许韩师)

第三节 银屑病关节炎

【概述】

银屑病关节炎(Psoriatic arthritis,PsA)是一种与银屑病相关的炎性关节病,具有银屑病皮疹,关节和周围软组织疼痛、肿胀、压痛、僵硬和运动障碍,部分患者可有骶髂关节炎和(或)脊柱炎,病程迁延,易复发,晚期可有关节强直,导致残废。

约75%PsA患者皮疹出现在关节炎之前,同时出现者约15%,约10%出现在关节炎之后。该病可发生于任何年龄,高峰年龄为30～50岁,无性别差异,但脊柱受累以男性较多。在美国,PsA患病率为0.1%,银屑病患者约5%～7%发生关节炎。初步统计我国PsA患病率约为1.23‰。

【诊断步骤】

(一)病史采集及体格检查

本病起病隐袭,约1/3呈急性发作,起病前常无诱因。

1. 关节表现及临床类型　关节症状多种多样,除四肢外周关节病变外,部分可累及脊柱。受累关节疼痛、压痛、肿胀、晨僵和功能障碍,依据临床特点分为五种类型,60%类型间可相互转化,合并存在。

(1)单关节炎或寡关节炎型　占70%,受累关节以膝、踝、髋等大关节为主,亦可同时累及一、二个指(趾)间关节。因伴发远端和近端指(趾)间关节滑膜炎和腱鞘炎,受损指(趾)可呈现典型的腊肠指(趾),常伴有指(趾)甲病变。约1/3～1/2此型患者可演变为多关节炎类型。

(2)远端指间关节型　占5%～10%,病变累及远端指间关节,为典型的PsA,通常与银屑病指甲病变相关。

(3)残毁性关节型　约占5%,是PsA的严重类型,好发于20～30岁,受累指、掌、跖骨可有骨溶解,指节为望远镜式的套叠状,关节可强直、畸形,常伴发热和骶髂关节炎,皮肤病变严重。

(4)对称性多关节炎型　占15%,病变以近端指(趾)间关节为主,可累及远端指(趾)间关节及大关节如腕、肘、膝和踝关节等。

(5)脊柱关节病型　约5%,男性、年龄大者多见,以脊柱和骶髂关节病变为主,常为单侧,下背痛或胸壁痛等症状可缺如或很轻,脊柱炎表现为韧带骨赘形成,严重时可引起脊柱融合,骶髂关节模糊,关节间隙狭窄甚至融合。脊柱病变有腰背痛和脊柱强直等症状。

近年有学者将PsA分为三种类型:①类似反应性关节炎伴附着点炎的单关节和寡关节炎型;②类似类风湿关节炎的对称性多关节炎型;③类似强直性脊柱炎的以中轴关节病变为主(脊柱炎、骶髂关节炎和髋关节炎),伴有或不伴有周围关节病变的脊柱病型。

2. 皮肤表现　皮肤银屑病变好发于头皮及四肢伸侧,尤其肘、膝部位,呈散在或泛发分布,要特别注意隐藏部位的皮损如头发、会阴、臀、脐等,表现为丘疹或斑块,圆形或不规则形,表面有丰富的银白色鳞屑,去除鳞屑后为发亮的薄膜,除去薄膜可见点状出血(Auspitz征),该特征对银屑病具有诊断意义。存在银屑病是与其他炎性关节病的重要区别,皮肤病变的严重性和关节炎症程度无直接关系,仅35%二者相关。

3. 指(趾)甲表现　约80%PsA患者有指(趾)甲病变,而无关节炎的银屑病患者指甲病变为20%,因此指(趾)甲病变是PsA的特征。常见表现为顶针样凹陷,炎症远端指间关节的指甲有多发性凹陷是PsA的特征性变化。其他有甲板增厚、浑浊,色泽发乌或有白甲,表面高低不平,有横沟及纵嵴,常有甲下角质增生,重者可有甲剥离,有时形成匙形甲。

4. 其他表现

(1)全身症状　少数有发热,体重减轻和贫血等。

(2)系统性损害　7%～33%患者有眼部病变如结膜炎、葡萄膜炎、虹膜炎和干燥性角膜炎等,不超过4%的患者出现主动脉瓣关闭不全,常见于疾病晚期,另有心脏肥大和传导阻滞等;肺部可见上肺纤维化;胃肠道可有炎性肠病,罕见淀粉样变。

(3)附着点炎　特别是在跟腱和跖腱膜附着部位。足跟痛是附着点炎的表现。

(二)辅助检查项目

1. 实验室检查　本病无特异性实验室检查,病情活动时血沉加快,C反应蛋白增加,IgA、IgE水平增高,补体水平增高等;滑液呈非特异性反应,白细胞轻度增加,以中性粒细胞为主;类风湿因子阴性,少数患者可有低滴度的类风湿因子和抗核抗体。约半数患者HLAB27阳性,且与骶髂关节和脊柱受累显著相关。

2. 影像学检查

(1)周围关节炎　周围关节骨质有破坏和增生表现。末节指(趾)骨远端有骨质溶解、吸收而基底有骨质增生;少数患者中间指骨远端因侵蚀破坏变尖和远端指骨骨性增生,两者造成"铅笔帽(pencil-in-cup)"样畸形,或"望远镜"样畸形;受累指间关节间隙变窄、融合、强直和畸形;长骨骨干绒毛状骨膜炎。

(2)中轴关节炎　多现为不对称骶髂关节炎,关节间隙模糊、变窄、融合。椎间隙变窄,强直,不对称性韧带骨赘形成,椎旁骨化,其特点是相邻椎体的中部之间的韧带骨化形成骨桥,并呈不对称分布。

【诊断对策】

(一)诊断要点

1. 症状和体征

(1) 皮肤表现　皮肤银屑病是 PsA 的重要诊断依据,皮损出现在关节炎后者诊断困难,应仔细询问病史,银屑病家族史、儿童时代的滴状银屑病、注意隐蔽部位的银屑病(如头皮、脐或肛周)和特征性放射学表现可提供重要线索,但应除外其他疾病,并应定期随访。

(2) 指(趾)甲表现　顶针样凹陷(>20 个),指甲脱离、变色、增厚、粗糙、横嵴和甲下过度角化等。指(趾)甲病变是银屑病可能发展为 PsA 的重要临床表现。

(3) 关节表现　累及一个或多个关节,以指关节,跖趾关节等手足小关节为主,远端指间关节最易受累,常不对称,关节僵硬、肿胀、压痛和功能障碍。

(4) 脊柱表现　脊柱病变可有腰背痛和脊柱强直等症状。

2. 实验室检查发现炎性指标升高,HLA-B27 阳性,影像学检查发现外周或中轴关节改变等,都是支持本病的依据。

银屑病患者有炎性关节炎表现即可诊断 PsA。因部分 PsA 患者皮肤银屑病变出现在关节炎后,此类患者的诊断较困难,应注意临床和放射学线索,如银屑病家族史、寻找隐蔽部位的银屑病变、注意受累关节部位、有无脊柱关节病等,但在做出诊断前应注意排除其他疾病。

(二) 鉴别诊断要点

1. 类风湿关节炎　二者均有小关节炎,但 PsA 有银屑病皮损和特殊指甲病变、指(趾)炎、附着点炎,常侵犯远端指间关节,类风湿因子阴性,特殊的 X 表现如笔帽样改变,部分患者有脊柱和骶髂关节病变;而类风湿关节炎多为对称性小关节炎,以近端指间关节、掌指关节、腕关节受累常见,可有皮下结节,类风湿因子阳性,X 线以关节侵蚀性改变为主。

2. 强直性脊柱炎　侵犯脊柱的 PsA,脊柱和骶髂关节病变不对称,可为"跳跃"式病变,发病年龄相对较大,症状较轻,有银屑病皮损和指甲改变;强直性脊柱炎发病年龄较轻,无皮肤、指甲病变,脊柱、骶髂关节病变常为对称性。

3. 骨性关节炎　二者均侵蚀远端指间关节,但骨性关节炎无银屑病皮损和指甲病变,可有赫伯登(Heberden)结节或布夏尔(Bouchard)结节,无 PsA 的典型 X 线改变,发病年龄多为 50 岁以上老年人。

【治疗对策】

(一) 治疗原则

PsA 治疗目的在于缓解疼痛和延缓关节破坏,应兼顾治疗关节炎和银屑病皮损,制定的治疗方案应因人而异。

(二)治疗措施

1. 一般治疗　适当休息,避免过度疲劳和关节损伤,注意关节功能锻炼,忌烟、酒和刺激性食物。

2. 药物治疗

(1)非甾类抗炎药(NSAIDs)　与在强直性脊柱炎患者中的应用类似。适用于轻、中度活动性关节炎者,具有抗炎、止痛、退热和消肿作用,但对皮损和关节破坏无效。治疗剂量应个体化;只有在一种NSAIDs足量使用1～2周无效后才更改为另一种;避免两种或两种以上NSAIDs同时服用,因疗效不叠加,而不良反应增多;老年人宜选用半衰期短的NSAIDs药物,对有溃疡病史的患者,宜服用选择性COX-2抑制剂以减少胃肠道的不良反应。

NSAIDs的不良反应主要有胃肠道反应:恶心、呕吐、腹痛、腹胀、食欲不佳,严重者有消化道溃疡、出血、穿孔等;肾脏不良反应:肾灌注量减少,出现水钠潴留、高血钾、血尿、蛋白尿、间质性肾炎,严重者发生肾坏死致肾功能不全。NSAIDs还可以引起外周血细胞减少,凝血障碍、再生障碍性贫血、肝功能损害,少数患者发生过敏反应(皮疹、哮喘)以及耳鸣、听力下降,无菌性脑膜炎等。

(2)慢作用抗风湿药(DMARDs)　防止病情恶化及延缓关节组织的破坏。如单用一种DMARDs无效时也可联合用药,以甲氨蝶呤作为联合治疗的基本药物,如甲氨蝶呤加柳氮磺吡啶。

①甲氨蝶呤(Methotrexate,MTX):对皮损和关节炎均有效,可作为首选药。可口服,肌注和静注,开始10 mg每周一次,如无不良反应、症状加重者可逐渐增加剂量至15～25 mg每周一次,待病情控制后逐渐减量,维持量5～10 mg每周一次。常见不良反应有恶心、口炎、腹泻、脱发、皮疹,少数出现骨髓抑制,听力损害和肺间质变。也可引起流产、畸胎和影响生育力。服药期间应定期查血常规和肝功能。

②柳氮磺吡啶(Sulfasalazine,SSZ):对外周关节炎有效。从小剂量逐渐加有助于减少不良反应,使用方法:每日250～500 mg开始,之后每周增加500 mg,直至2.0 g,如疗效不明显可增至每日3.0 g,主要不良反应有恶心、厌食、消化不良、腹痛、腹泻、皮疹、无症状性转氨酶增高和可逆性精子减少,偶有白细胞、血小板减少,对磺胺过敏者禁用。服药期间应定期查血常规和肝功能。

③硫唑嘌呤(Azathioprine,AZA):对皮损也有效,常用剂量每日1～2 mg/kg,一般100 mg/d,维持量50 mg/d。不良反应有脱发、皮疹、骨髓抑制(包括白细胞减少、血小板减少、贫血)、胃肠反应有恶心、呕吐,可有肝损害、胰腺炎,对精子、卵子有一定损伤,出现致畸,长期应用可能引起肿瘤发生。服药期间应定期查血常规和

肝功能等。

④环孢素(Cyclosporin,CsA)：美国 FDA 已通过将其用于重症银屑病治疗,对皮肤和关节型银屑病有效,FDA 批准在一年内维持治疗,不主张长期使用。常用量每日 3～5 mg/kg,维持量是每日 2～3 mg/kg。CsA 的主要不良反应有高血压、肝肾毒性、神经系统损害、继发感染、肿瘤及胃肠道反应、齿龈增生、多毛等。不良反应的严重程度、持续时间均与剂量和血药浓度有关。服药期间应查血常规,血肌酐和血压等。

⑤来氟米特(Leflunomide,LEF)：国外有报道对于中、重度患者可用来氟米特,20 mg/d,主要不良反应有腹泻、瘙痒、高血压、肝酶增高、皮疹、脱发和一过性白细胞下降等。

⑥抗疟药(antimalarials)：抗疟药的应用有争议,有报道称 31% 使用抗疟药后的银屑病突然复发,一般发生于 2～3 周后,羟氯喹的几率最小,为 19%,较氯喹相对安全得多。但也有人认为抗疟药治疗 PsA 有效。羟氯喹剂量为 200～400 mg/d。本药有蓄积作用,易沉淀于视网膜的色素上皮细胞,引起视网膜变性而失明,服药半年左右应查眼底。另外,为防止心脏损害,用药前后应查心电图,有窦房结功能不全,心率缓慢,传导阻滞等心脏病患者应禁用。其他不良反应有头晕、头痛、皮疹、瘙痒和耳鸣等。

(3)糖皮质激素　用于病情严重,一般药物治疗不能控制时。因不良反应多,突然停用可诱发严重的银屑病类型,且停用后易复发,因此一般不选用,亦不长期使用。小剂量糖皮质激素可缓解患者症状,并在 DMARDs 起效前发挥"桥梁"作用。

(4)植物药制剂　雷公藤多甙或火把花根片。主要不良反应是性腺抑制,导致精子生成减少,男性不育和女性闭经。还可引起纳差、恶心、呕吐、腹痛、腹泻等,可有骨髓抑制作用,出现贫血、白细胞和血小板减少,并有可逆性肝酶升高和血肌酐清除率下降,其他不良反应包括皮疹、色素沉着、口腔溃疡、指甲变软、脱发、口干、心悸、胸闷、头痛、失眠等。

(5)生物制剂　近年研究显示,肿瘤坏死因子 α(TNFα)拮抗剂(如英夫利西、伊那西普)对难治性银屑病关节炎有较好的疗效,但目前使用时间较短,对其远期疗效仍需进一步观察,同时也应注意这类药物的副作用如感染(特别是结核感染)、远期肿瘤等问题。

(6)局部用药

①关节腔注射长效皮质激素类：适用于急性单关节或少关节炎型,但不宜在同

一关节一年内注射超过3次,同时应避开皮损处注射,过多的关节腔穿刺除了易并发感染外,还可发生类固醇晶体性关节炎。

②外用药物:局部治疗银屑病的外用药以还原剂、角质剥脱剂以及细胞抑制剂为主。根据皮损的类型、病情等进行选择。在疾病急性期,以及发生在皱褶处的皮损避免使用刺激性强的药物。

稳定期可以使用作用较强的药物,如5%水杨酸软膏剂、焦油类油膏、0.1%~0.5%蒽林软膏等。稳定期皮损可以选用的药物还有钙泊三醇(calcipotriol,一种维生素D_3的衍生物)、维甲酸类药物(tazarotene他扎罗汀)等。稳定期病情顽固的局限性皮损可以配合外用皮质类固醇激素,可以在外涂药物后加封包以促进疗效,能够使皮损较快消退,但是应注意应用本药时需注意激素的局部不良反应,以及在应用范围较广时可能发生的全身吸收作用。

3. 物理疗法

①紫外线治疗:主要为B波紫外线治疗,可以单独使用,也可以在服用光敏感药物及外涂焦油类制剂后照射B波紫外线,再加水疗(三联疗法)。

②PUVA治疗:即光化学疗法,包括口服光敏感药物(通常为8-甲氧补骨脂素,8-MOP),再用长波紫外线(UVA)照射。服用8-MOP期间注意避免日光照射引起光感性皮炎。有人认为长期使用PUVA可能增加发生皮肤鳞癌机会。

③水浴治疗:包括温泉浴、糠浴、中药浴、死海盐泥浸浴治疗等,有助于湿润皮肤、祛除鳞屑和缓解干燥与瘙痒症状。

4. 外科治疗 对已出现关节畸形伴功能障碍的患者考虑外科手术治疗,如关节成形术等。

【预后评估】

银屑病关节炎一般病程良好,只有少数患者(<5%)有关节破坏和畸形。家族银屑病史,20岁前发病,HLA-DR3或DR4阳性、侵蚀性或多关节病、广泛皮肤病变等提示预后较差。

(李 昊 许韩师)

第17章 骨关节炎

【概述】

骨关节炎(osteoarthritis,OA)是一种以关节软骨变性、破坏及软骨下骨边缘骨赘形成为特征的慢性关节炎。本病多发于中年以后人群。临床表现以关节肿痛、畸形和活动受限为常见。年龄、肥胖、炎症、创伤及遗传因素等可能与本病的发生有关。

【诊断步骤】

(一)病史采集要点

1. 起病情况　一般起病隐匿,进展缓慢。

2. 主要临床表现

(1)关节疼痛和压痛　最常见表现是关节局部疼痛和压痛。负重关节及双手最易受累。早期为轻度或中度间断性隐痛,休息后好转,活动后加重,病情进展时可出现持续性疼痛,或导致活动受限。关节局部可有压痛,在伴有关节肿胀时尤为明显。

(2)关节肿胀　早期为关节周围局限性肿胀,病情进展可有关节弥漫性肿胀、滑膜囊增厚或伴关节积液,后期可在关节周围触及骨赘。

(3)晨僵　患者可出现晨起时关节僵硬和粘着感,活动后可缓解,晨僵时间较类风湿关节炎的短,一般几分钟至十几分钟,很少超过半小时。

(4)关节摩擦感　主要见于膝关节。由于软骨破坏、关节表面粗糙,出现关节活动时骨摩擦音(感)或伴有关节局部疼痛。

(二)体格检查要点

体征与病情严重程度、疾病所处阶段和受累的关节有关。常见体征有关节压痛、被动活动时关节疼痛,关节肿胀,部分患者可扪及骨赘,晚期可有关节畸形。不同部位的骨关节炎有不同体征。

1. 手　以远端指间关节受累最为常见,表现为关节伸侧面的两侧骨性膨大,称 Heberden 结。而近端指间关节伸侧出现者则称为 Bouchard 结节。可伴有结节局部的轻度红肿、疼痛和压痛。第一腕掌关节受累后,其基底部的骨质增生可出现方形手畸形,而手指关节增生及侧向半脱位可致蛇样畸形。

2. 膝关节　膝关节受累在临床上最为常见。主要表现为膝关节疼痛,活动后加重,休息后缓解。严重病例可出现膝内翻或膝外翻畸形。

3. 髋关节　髋关节受累多表现为局部间断性钝痛,随病情发展可成持续性疼痛。部分患者的疼痛可以放射到腹股沟、大腿内侧及臀部。髋关节运动障碍多在内旋和外展位,随后可出现内收、外旋和伸展受限。

4. 脊柱　颈椎受累比较常见。可有椎体、椎间盘以及后突关节的增生和骨赘,引起局部疼痛和僵硬感,压迫局部血管和神经时可出现相应的放射痛和神经症状。颈椎受累压迫椎-基底动脉,引起脑供血不足的症状。腰椎骨质增生导致椎管狭窄时可出现间歇性跛行以及马尾综合征。

5. 足　跖趾关节常有受累,除了出现局部的疼痛、压痛和骨性肥大外,还可以出现跚外翻等畸形。

(三) 门诊资料分析

血常规、血清补体、球蛋白等一般在正常范围。伴有滑膜炎的患者可出现 C 反应蛋白和血沉轻度升高。类风湿因子及抗核抗体阴性。继发性骨关节炎的患者可出现原发病的实验室检查异常。

(四) 进一步检查项目

1. X 线检查　非对称性关节间隙变窄,软骨下骨质硬化和囊性变,关节边缘骨赘形成,严重者出现关节内游离体,关节变形及半脱位。

2. 超声检查　可发现关节软骨模糊,半月板撕裂、变性,肌腱炎,关节间隙狭窄,骨赘形成,关节面下囊性变。早期超声检查较 X 线灵敏。

3. 核磁共振检查　可显示关节软骨病变,半月板、韧带病变,及关节腔积液等情况,有利于早期诊断。

【诊断对策】

(一) 临床类型及诊断要点

国内多采用美国风湿病学会诊断标准(表 17-1)。

表 17-1 手骨关节炎的分类标准

临床标准:
1. 近1个月大多数时间有手痛,发酸,晨僵
2. 10个指间关节中,骨性膨大关节≥2个
3. 掌指关节肿胀≤2个
4. 远端指间关节骨性膨大>2个
5. 10个指间关节中,畸形关节≥1个

满足1+2+3+4条或1+2+3+5条可诊断手骨关节炎

注:10个指间关节为双侧第二、第三远端及近端指间关节,双侧第一腕掌关节。

表 17-2 膝骨关节炎分类标准

临床标准:
1. 近1个月大多数时间有膝痛
2. 有骨摩擦音
3. 晨僵≤30 min
4. 年龄≥38岁
5. 有骨性膨大

满足1+2+3+4条,或1+2+5条或1+4+5条者可诊断膝骨关节炎

临床+放射学标准:
1. 近1个月大多数时间有膝痛
2. X线示骨赘形成
3. 关节液检查符合骨性关节炎
4. 年龄≥40岁
5. 晨僵≤30 min
6. 有骨摩擦音

满足1+2条或1+3+5+6条,或1+4+5+6条者可诊断膝骨关节炎

表 17-3 髋骨关节炎分类标准

临床标准:
1. 近1个月大多数时间有髋痛
2. 髋关节内旋≤15°
3. 髋关节内旋>15°
4. 血沉≤45 mm/h

续表

5. 血沉未查,髋屈曲≤115°

6. 晨僵≤60 min

7. 年龄>50 岁

满足 1+2+4 条,或 1+2+5 条或 1+3+6+7 条者可诊断髋骨关节炎

临床+放射学标准:

1. 近 1 个月大多数时间髋痛

2. 血沉≤20 mm/h

3. X 线示股骨头和(或)髋臼骨赘形成

4. X 线片髋关节间隙狭窄

满足 1+2+3 条或 1+2+4 条或 1+3+4 条者可诊断髋骨关节炎

(二)鉴别诊断要点

外周关节骨关节炎应与类风湿关节炎、银屑病关节炎、假性痛风等鉴别;髋关节骨关节炎应与髋关节结核、股骨头无菌性坏死等鉴别。中轴关节骨关节炎应与脊柱关节病鉴别。

1. 类风湿关节炎　多见于中青年女性,多关节肿痛以掌指关节、近端指间关节、腕关节受累为主,较少远端指间关节,呈对称性,晨僵时间较长,类风湿因子阳性,X 线提示软组织肿胀、骨质疏松、关节间隙狭窄、囊性变、半脱位和强直。

2. 强直性脊柱炎　好发于年轻男性,主要表现为腰骶部痛、晨僵,可有下肢不对称性关节炎,HLA-B27 阳性,X 线提示脊柱及骶髂关节损害。

3. 痛风　以第一跖趾关节肿痛最常见,夜间发作,血尿酸增高,关节滑液中可找到尿酸盐结晶。

4. 感染性关节炎　多为单关节损害,受累关节剧痛,关节周围有红、肿、热和压痛的表现,常有关节积液,关节液白细胞数增多,培养阳性。

(三)特殊类型的骨关节炎

1. 原发性全身性骨关节炎　以远端指间关节、近端指间关节和第一腕掌关节为好发部位。膝、髋、跖趾关节和脊柱也可受累。症状呈发作性,可有受累关节积液、红肿等表现。可根据临床和流行病学将其分为两类:①结节型以远端指间关节受累为主,女性多见,有家族聚集现象。②非结节型以近端指间关节受累为主,性别和家族聚集特点不明显,但常反复出现外周关节炎。重症患者可有血沉增快及 C 反应蛋白增高等。

2. 侵蚀性炎症性骨关节炎　常见于绝经后的女性,主要累及远端及近端指间关节和腕掌关节。有家族倾向性及反复急性发作的特点。受累的关节出现疼痛和触痛,最终导致关节的畸形和强直。患者的滑膜检查可见明显的增生性滑膜炎,并可见免疫复合物的沉积和血管翳的生成。X线可见明显的骨赘生成和软骨下骨硬化,晚期可见明显的骨侵蚀和关节骨性强直。

3. 弥漫性特发性骨肥厚症　好发于中老年男性。病变累及整个脊柱,呈弥漫性骨质增生,脊柱韧带广泛增生骨化及其邻近的骨皮质增生。但是,椎小关节和椎间盘保持完整。一般无明显症状,少数患者可有肩背痛、发僵、手指麻木或腰痛等症状,病变严重时会出现椎管狭窄的相应表现。X线片可见特征性椎体前纵及后纵韧带的钙化,以下胸段为著,一般连续4个或4个椎体以上,可伴广泛骨质增生。

【治疗对策】

(一)治疗目的和原则
治疗的目的在于缓解疼痛、阻止和延缓疾病的发展及保护关节功能。治疗方案应依据每个患者的病情而定。

(二)治疗计划
一般治疗包括患者教育、物理治疗、减轻负荷及适当锻炼,药物治疗包括止痛药物、改善病情药物以及关节保护剂,关节功能严重障碍者需外科手术治疗。

1. 一般治疗
(1)患者教育　使患者了解本病的治疗原则、锻炼方法,以及药物的用法和不良反应等。

(2)物理治疗　包括热疗、水疗、经皮神经电刺激疗法、针灸、按摩和推拿、牵引等,均有助于减轻疼痛和缓解关节僵直。

(3)减轻关节负荷,保护关节功能　受累关节应避免过度负荷,膝或髋关节受累患者应避免长久站立、跪位和蹲位。可利用手杖、步行器等协助活动。肥胖患者应减轻体重。

(4)体育锻炼　肌肉的协调运动和肌力的增强可减轻关节的疼痛症状。因此患者应注意加强关节周围肌肉的力量性锻炼,并设计锻炼项目以维持关节活动范围。

2. 药物治疗　主要可分为控制症状的药物、改善病情的药物及软骨保护剂。
(1)控制症状的药物
1)镇痛药　由于老年人对非甾体抗炎药易于发生不良反应,且骨关节炎中的滑膜炎症在初期并非引起疼痛的主要因素,故可先选用一般镇痛药,如对乙酰氨基酚。该药对骨关节炎疼痛的疗效确切,长期应用安全性较高,且费用低。曲马多为一种弱阿片类药物,耐受性较好而成瘾性小,平均剂量每日 100～300 mg,但应注意不良反应。

2)非甾体抗炎药(NSAIDs) NSAIDs 是最常用的一类骨关节炎治疗药物,其作用在于减轻疼痛及肿胀,改善关节的活动。如果患者发生 NSAIDs 相关胃肠道疾病的危险性较高,则选择性环氧化酶-2 抑制剂更为适用。必要时加用胃黏膜保护剂或抑酸药物。药物剂量应个体化,同时注意对老年患者合并的其他疾病影响。

3)局部治疗 ①局部外用 NSAID 药物。②关节腔内注射治疗:糖皮质激素可缓解疼痛、减少渗出,效果可持续数周至数月,但仅适用于症状严重且难以控制的病例予以关节腔注射治疗,在同一关节一年内注射次数应少于 3 次。关节腔内注射透明质酸类制剂对减轻关节疼痛、增加关节活动度、保护软骨有效,治疗效果可持续数月,适用于对常规治疗效果不佳或不能耐受者。

(2)改善病情药物及软骨保护剂 此类药物具有降低基质金属蛋白酶、胶原酶等的活性作用,既可抗炎、止痛,又可保护关节软骨,有延缓骨性关节炎发展的作用。一般起效较慢。主要的药物包括氨基葡萄糖、葡糖胺聚糖、硫酸软骨素、S-腺苷蛋氨酸及多西环素等。双醋瑞因(一种白细胞介素-1 抑制剂)也可明显减轻症状,保护软骨,改善病程。骨关节炎的软骨损伤可能与氧自由基的作用有关,近几年来的研究发现,维生素 C、维生素 D、维生素 E 可能主要通过其抗氧化机制而有益于骨关节炎的治疗。

1)氨基葡萄糖 能延缓骨关节炎的关节结构改变。每次 0.25～0.5 g,1 天 3 次,连服 4～12 周。安全性好,无明显不良反应。主要是轻度恶心、便秘和嗜睡。

2)双醋瑞因 抑制使软骨降解的基质金属蛋白酶合成,刺激转化生长因子-β 的生成,促进软骨修复。每次 50 mg,每天 2 次,每个疗程不少于 3 个月。不良反应较少,包括轻度腹泻、恶心、呕吐。

3)硫酸软骨素 有研究认为硫酸软骨素可刺激蛋白多糖的合成和软骨细胞的生长。每次 1 200 mg,每天 1 次,长期服用。

3. 外科治疗 对于经内科治疗无明显疗效,病变严重及关节功能明显障碍的患者可以考虑外科治疗。

(1)关节镜手术 对有明显关节疼痛,并对抗炎镇痛药、关节内糖皮质激素注射治疗效果不理想的患者,可关节内予以大量灌洗来清除纤维素、软骨残渣及其他杂质,可减轻患者的症状。还可通过关节镜去除软骨碎片。

(2) 开放手术　截骨术可改善关节力线平衡,有效缓解患者的髋或膝关节疼痛。对 60 岁以上、正规药物治疗反应不佳的进展性骨关节炎患者可予以关节置换,由此可显著减轻疼痛症状,改善关节功能。

此外,新的治疗方法如软骨移植及自体软骨细胞移植等有可能用于骨关节炎的治疗,但尚需进一步临床研究。

(三) 治疗方案的选择

治疗方案的选择主要根据关节病变的严重程度。轻症者使用控制症状的药物,症状明显或影像学检查提示关节病变者同时使用改善病情的药物及软骨保护剂。对于经内科治疗无效、病变严重及关节功能明显障碍的患者可以考虑外科治疗。

【病程观察及处理】

(一) 病情观察要点

主要观察关节症状,关节活动功能,X 线关节病变等。

(二) 疗效判断及处理

为判断骨关节炎的损害程度及治疗效果,目前应用较多的评估指标有 WOMAC 评分、Lequence 指数、对乙酰氨基酚消耗量和 X 线摄片观察关节改变。根据患者症状及上述指标调整用药。

【预后评估】

大多数患者预后良好,严重关节畸形和功能障碍者仅属少数。

【出院随访】

1. 保持健康的生活方式,注意保护关节。
2. 定期复诊,在医生指导下用药。
3. 定期复查肝肾功能、关节 X 线检查。

(李　昊　詹钟平)

第18章 感染性关节炎

【概述】

感染性关节炎是指滑膜或关节周围组织的细菌、真菌或病毒引起的炎症。本病发病率在世界范围内差异较大,美国发病率<200/10万,欧洲国家的发病率更低,如瑞士<5/10万,但非洲、拉丁美洲和亚洲的发病率较高。

协同因素不仅加大患感染性关节炎的风险,还可以使病情加重。如RA患者不仅患细菌性关节炎的风险较高(患病率0.3%～3%,年发病率0.5%),功能受损较严重,而且病死率亦较高(25%,非RA患者仅为9%)。存在关节局部或全身糖皮质激素治疗、既往有关节感染史、进行关节修复或置换术等因素的患者患感染性关节炎的风险相对较高。

患感染性关节炎的儿童中有50%是年龄<2周岁者。在这些病例中,93%累及单侧关节,尤其是下肢关节如膝关节(39%)、髋关节(26%)和踝关节(13%)。感染源有中耳炎、脐炎、中枢神经炎、股静脉穿刺、脑膜炎和临近的骨髓炎等。

【诊断步骤】

(一)病史采集要点

1. 起病情况　多数患者起病急骤,有畏寒、发热、乏力、纳差等全身中毒症状以及突发的关节红肿疼痛;部分则呈慢性过程,症状轻微,起病隐匿。应详细询问患者起病情况、年龄、从事职业等。

2. 主要临床表现　常表现为寒战、高热、全身不适等菌血症表现,关节剧痛、关节周围有红、肿、热和压痛的表现,关节常处于屈曲位畸形。结核性关节炎常有低热、盗汗、面颊潮红等全身中毒症状。

3. 既往病史　既往有无淋病史,有无其他部位感染病史等。

(二)体格检查要点

1. 全身表现 生命体征、各系统检查等。

2. 专科情况 主要是病变关节的检查：

(1)受累关节的皮肤发红、皮温升高，轻度触痛，但在深部的关节如髋关节，因周围有较厚的肌肉，皮肤常无明显改变。

(2)关节腔积液，关节及周围软组织肿胀。

(3)关节活动受限制。由于关节肿胀、疼痛，关节常常处于半屈曲状态，不能伸直。如髋关节处于屈曲、外展和外旋位，使关节囊松弛，以利于减轻疼痛；肩关节处于外展位。

(4)关节腔由于积液膨胀而扩大，加上强烈的肌肉痉挛，常可发生关节脱位或半脱位。

(三)进一步检查项目

1. 常规检查 血常规常表现为白细胞增多，中性粒细胞增多。

2. 完善免疫炎症指标 如血沉、自身抗体、体液免疫等，约1/2患者血沉增快和C-反应蛋白增高。

3. 受累部位的X线、骨扫描 早期急性细菌性关节炎X线表现是肿胀软组织阴影和滑膜渗液现象。细菌感染10～14天后，关节间隙变窄(反应关节软骨破坏)，软骨下骨侵蚀和骨髓炎征象出现。关节腔内有气体表明可能是大肠杆菌或厌氧菌感染。慢性细菌性关节炎关节间隙增大，出现边缘骨侵蚀和骨质硬化现象。骨扫描见感染滑膜血流丰富，摄入增加，骨的新陈代谢加快。

4. 关节液的检查与培养 急性感染肿胀关节的滑液样本中WBC计数常常≥10 000/μl，中性粒细胞＞95%，如为结核性关节炎则分类很少超过85%。滑液黏度和糖含量均有下降。革兰染色涂片可以鉴别50%～75%的关节感染中的革兰阴性菌和革兰阳性菌，但不能区分葡萄球菌和链球菌。滑液还需进行厌氧和需氧培养。滑液有臭味或X线见关节内或软组织周围有气体阴影，提示为厌氧菌感染。若怀疑是播散性淋球菌感染，可取滑液样本立即做巧克力琼脂和常规血琼脂培养。此外，从子宫颈黏膜、直肠、尿道、咽部采集的样本也可以进行培养。第1周内60%～75%血培养呈阳性结果，可作为唯一的诊断依据。早期腱鞘炎培养结果为阴性。单纯化脓性关节炎的滑液培养结果多为阳性，皮肤损伤的分泌物培养也可有阳性结果。结核性关节炎滑液培养结核菌阳性率为80%，必要时可行滑膜组织活检，90%病例显示有干酪样肉芽肿和(或)抗酸菌。

5. 血培养及药敏 血培养阳性可指导抗生素的应用。

【诊断对策】

(一)诊断要点

因为各种关节炎的症状相似,所以诊断感染性关节炎要有高度可疑指征,尤其是有非关节的外源性感染病灶。临床表现和感染部位的微生物检查有利于诊断。1/2的病例可显示血白细胞计数增多,血沉增快和C-反应蛋白增高。另外,关节滑液培养和受累部位的X线及骨扫描有利于诊断。

(二)鉴别诊断要点

感染性关节炎主要应与以下疾病相鉴别:

1. 风湿热 常为多关节游走性疼痛,往往伴有心脏病变,关节滑液澄清,无脓细胞,无细菌,血清抗链球菌溶血素"O"试验常为阳性。愈后不遗留关节功能障碍。

2. 类风湿关节炎 常为多关节发病,手足小关节受累。有关节肿胀、关节痛。患病时间较长者,可有关节畸形和功能障碍。类风湿因子常为阳性。

3. 创伤性关节炎 年龄多较大,可有创伤史,发展缓慢,活动时疼痛加重,关节活动受限,休息后缓解。一般无发热,无剧痛。骨端骨质增生。关节滑液澄清或为淡血性,白细胞数量少。

4. 痛风 以第一跖趾关节肿痛最常见,夜间发作,血尿酸增高,关节滑液中可找到尿酸盐结晶。

(三)临床类型

根据病程可分为急性关节炎和慢性关节炎。

1. 急性细菌性关节炎 起病急(数小时到数天),关节疼痛剧烈,发热和压痛伴活动受限。患感染性关节炎的儿童表现为一侧肢体的主动运动受限(假瘫),易激惹,体温正常或低热。成年人急性细菌性关节炎分为淋球菌性和非淋球菌性,两者的临床表现和治疗反应是不一样的。淋球菌性关节炎是由奈瑟淋球菌引起,有典型的皮炎-关节炎-腱鞘炎综合征。播散性淋球菌感染的特征为:5~7天的发热、寒战,皮损(如瘀斑、丘疹、脓疱、血疱、坏疽等)多见于黏膜表面、躯干及下肢,游走性关节痛,腱鞘炎,累及一个或多个关节。非淋球菌感染性关节炎通常累及单个关节,伴中重度的疼痛,活动或加压可加剧疼痛,从而表现为活动受限。受累关节大多表现为红、肿、热。50%患者体温正常或有低热,20%患者有寒战。

厌氧菌感染多数是单关节炎,易累及髋关节或膝关节(占50%)。关节外的厌氧菌感染包括腹部生殖器、牙周脓肿、窦道炎、缺血性肢体炎症和褥疮。

吸毒者引起的关节感染主要累及中轴关节(胸锁关节、髋关节、脊柱、耻骨联合、骶髂关节),也可累及四肢关节。革兰阴性菌感染关节可为无痛性,较其他细菌感染难诊断。

置换关节引起的关节感染可致置换处松动,失效和脓肿。有较高的发病率和病死率。在术后1年内发病的,多有术后伤口感染持续数月才愈,修复关节在休息或负重时出现疼痛。近1/3的手术患者在1年以后出现关节感染,多由关节外感染源引起菌血症所致(如肺炎、皮肤感染、牙周炎、器械损伤等)。患者可能无发热或白细胞增多,但血沉加快。

2. **慢性细菌性关节炎** 起病隐匿,关节轻度肿胀,局部皮温略升高或发红,疼痛轻微。

【治疗对策】

(一)治疗原则

1. 早期应用有效抗生素治疗(可以药敏试验选择为主)。
2. 全身支持疗法 补充营养、输液、输血等。
3. 局部制动和固定。
4. 关节内注入抗生素疗法。
5. 关节切开引流手术。
6. 晚期关节功能恢复治疗与关节畸形矫正手术治疗。

(二)治疗计划

感染性关节炎的治疗主要是抗感染。早期抗生素的选择需根据年龄、既往史、关节外感染灶,并结合滑液革兰染色涂片和培养结果确定。一旦得到培养结果(24~48小时)和敏感性实验结果(3~4天),应及时调整抗生素用药。

1. 疑为非淋球菌的革兰阳性菌感染时,应首选半合成青霉素、头孢菌素、万古霉素或氯林可霉素。疑为革兰阴性菌感染时,可用第三代头孢菌素和氨基糖苷类药物(感染严重时)以非肠道给药的方式给药,直至药敏试验有结果。非肠道给药至出现明显疗效(约2周),然后需口服维持剂量的抗生素约2~6周。链球菌和嗜血杆菌感染2周即可根除。葡萄球菌感染至少需3~6周或更长的时间,特别是既往有关节炎病史的患者。除了应用抗生素,急性非淋球菌关节炎每天要至少一次用大号针头抽取关节脓液并冲洗,或关节内镜冲洗,或关节手术清创。关节在最初几天可以上夹板以缓解疼痛,待好转后进行主动运动训练。

2. **播散性淋球菌感染的治疗** 因淋球菌耐药性的不断变化需及时调整治疗

方案。播散性淋球菌感染不需要手术清创和引流,一般不会造成永久性的关节损伤。若同时存在沙眼衣原体引起的生殖系统感染(50%),应积极治疗,并且避免与患者有性接触。

3. 置换关节的感染需接受长期治疗　包括:(1)对不能手术的患者应长期服用抗生素;(2)伴或不伴有关节融合的切除关节成形术(感染未控制的患者或骨储备不充分者);(3)手术摘除置换关节,仔细清除骨质和失活组织,长期服用抗生素;(4)立即或延期(1～3个月)植入新的经抗生素处理的关节,但仍有38%的感染复发率。

4. 结核性关节炎需长时间使用抗结核药物,常用异烟肼、利福平、乙胺丁醇和吡嗪酰胺。一般为两种药物联合使用,如同时有活动性肺结核,则联用三种以上药物。

5. 真菌性关节炎使用两性霉素B、酮康唑及氟康唑。抗真菌治疗无效者可行外科手术切除受累的骨或滑膜。

6. 病毒性关节炎以对症治疗为主,重症患者可试用糖皮质激素。

(三)治疗方案的选择

对本病的治疗最主要是进行抗感染治疗,根据患者的具体情况,尽早、合理地选择治疗方案,并根据培养结果调整用药。

【病程观察及处理】

(一)病情观察要点

密切观察患者全身情况、关节症状以及血常规、血沉、C-反应蛋白、X线等。

(二)疗效判断及处理

1. 治愈　全身及局部症状体征消失,X线显示病变稳定,关节功能完全或部分恢复。

2. 好转　全身及局部症状体征好转,X线显示病变未继续发展,关节功能有部分恢复。继续按原方案治疗至治愈。

3. 未愈　未达到上述标准者。根据患者临床表现及药敏试验结果进一步改进治疗方案。

【预后评估】

由于感染性关节炎的病因明确,能够分离出病原体,只要早期诊断,早期治疗,多数患者可以治愈,关节功能可获得较好恢复,恢复需要数周至数月时间,如果延误了治疗,会导致严重关节破坏,丧失关节功能,最终只能行关节矫正手术治疗。

【出院随访】

出院后每两周复查一次,急性期注意卧床休息,避免负重及剧烈运动。定期服药,不得随意减药或停药。定期复查血常规、炎症指标和受累关节X线。

(李 昊 詹钟平)

第 19 章 复发性多软骨炎

【概述】

复发性多软骨炎(relapsing polychondritis,RP)是一种少见的累及多部位软骨的炎性破坏性疾病。该病可累及气道、外周关节和肋骨处的透明软骨，耳廓、鼻梁的弹性软骨，中轴关节的纤维软骨和存在于眼睛、心脏、血管、内耳等器官组织中的富含蛋白多糖的软骨共同基质也可受累。复发性多软骨炎很远病因及发病机制目前仍半年不清楚，其发病机制可能是各种原因引起的细胞和体液的免疫异常并攻击自身的软骨组织，导致含有软骨组织的器官结构遭到破坏，从而导致本病的发生。各年龄阶段均可发病,好发年龄是 30～60 岁,发病无性别及家族倾向。病初常为急性炎症,经数周至数月好转,以后呈慢性反复发作。晚期因起支撑作用的软骨组织遭破坏,出现软耳、鞍鼻以及嗅觉、视觉、听觉和前庭功能障碍。

【诊断步骤】

(一)病史采集要点

1. 起病情况　可隐匿起病,也可骤发或病情突然加重,详细询问病史,了解疾病的发病过程。

2. 主要临床表现　RP 的临床表现因受累部位不同而异。常见的受累部位依次为外耳、关节、喉气管、鼻软骨、眼部等。最常见的表现是双侧耳廓软骨部急性疼痛,发红和肿胀,有红斑结节,常在 5～10 天内自行消退,可反复发作,久之耳廓塌陷畸形,局部色素沉着。耳廓软骨炎可导致耳松软,变形,弹力减弱,出现结节,外耳道萎缩。RP 关节病变特点是外周关节非侵蚀性多关节炎,大小关节均可受累,呈非对称性分布,多为间歇性发作,慢性持续性者较少,肋软骨和胸锁关节以及骶髂关节也可受累。约 3/4 患者发生鼻软骨炎,急性期表现为局部红肿、压痛,常突然发病,颇似蜂窝织炎,数天后可缓解。如反复发作可引起鼻软骨局限性塌陷,形成鞍鼻畸形,甚至有患者在发病1～2天内鼻梁突然下陷。其他炎症发生部位依次为眼(结膜炎、巩膜炎、虹膜睫状体炎、脉络膜视网膜炎等)、喉软骨组织、气管或支气管、内耳、心血管系统、肾脏和皮肤,出现相应部位临床表现。该病的病程特点是急性炎症发作,数周至数月后愈,以后反复发作长达数年。起支撑作用的软骨组织在本病晚期破坏明显,表现为松软耳、鞍鼻以及视觉、听觉和前庭功能异常。

(二)体格检查要点

1. 全身检查　生命体征、各系统的检查。

2. 专科检查　受累部位的检查。

(三)门诊资料分析

1. 血常规　主要表现为正细胞正色素性贫血、白细胞中度增高、嗜酸性粒细胞增高,约40%患者嗜酸性粒细胞比例超过3%。其中贫血程度为轻至中度,血清铁和血清铁饱和度降低,但骨髓铁的储量一般为正常。

2. 血沉　血沉增快,与疾病的活动性有关。

(四)进一步检查项目

1. 免疫学指标　常表现为高丙种球蛋白血症和低补体血症、类风湿因子及抗核抗体阳性等。梅毒血清学反应假阳性。血循环免疫复合物也常阳性。间接荧光免疫法显示抗软骨抗体及抗天然胶原Ⅱ型抗体在活动期为阳性,激素治疗后可转阴性。急性活动期尿中酸性粘多糖排泄增加,可提示软骨破坏,对诊断有参考价值。

2. X线检查　胸片显示有肺不张、肺炎及程度不等的肺纤维化。气管支气管体层摄影可见气管、支气管普遍性狭窄,尤其两臂后伸挺胸侧位相可显示气管局限塌陷。胸片可见心脏扩大,主动脉弓进行性扩大,升主动脉、降主动脉和气管有钙化。周围关节的X线显示关节旁的骨密度降低,偶有关节腔逐渐狭窄,但无侵蚀性破坏。脊柱一般正常,少数报告有严重的脊柱后凸,关节腔狭窄,腰椎和椎间盘有侵蚀及融合改变。耻骨和骶髂关节有部分闭塞及不规则侵蚀。

3. 胸部CT　可发现气管和支气管树的狭窄程度及范围,可发现气管和支气管壁增厚钙化、管腔狭窄变形及纵隔淋巴结肿大。呼气末CT扫描可观察气道的塌陷程度。高分辨CT可显示亚段支气管和肺小叶的炎症。气道的三维重建可提示更多的信息。

4. 心脏超声　可发现升主动脉瘤或降主动脉瘤、心包炎、心肌收缩受损、二尖瓣或三尖瓣反流、心房血栓等。

5. 纤维支气管镜　可直接观察受累的气道,显示气管支气管炎症、变形、塌陷等，进一步明确诊断和观察疾病的进程。黏膜可见红斑、水肿、肉芽肿样改变或萎缩。软骨环破坏者可见呼气时相应气道塌陷。镜下取活检有助于明确诊断，但出血较多，且在评价气道阻塞程度中的作用不如肺功能，并可能诱发气道塌陷而窒息死亡。

6. 肺功能　通过测定吸气和呼气流量曲线显示呼气及吸气均有阻塞。分析流速-容积曲线，可得到50%肺活量时的最大呼气流速和最大吸气流速，这样可以区别固定性狭窄和可变的狭窄在呼吸困难中所占的比例，及判断狭窄的位置。

7. 病理检查　活检的部位可以是鼻软骨、气道软骨、耳廓软骨等，但活检后可能激发复发性多软骨炎的发作，造成新的畸形，故应特别注意，取耳廓软骨应从耳后入手。活组织检查可提供进一步的诊断证据，但如果临床症状典型，活组织检查并不是必须的。

【诊断对策】

(一)诊断要点

目前，对RP尚无特异性的检查方法，诊断主要参照McAdom等提出的临床诊断标准。Damiani认为，只要患者的表现符合McAdom诊断标准中的3项或更多者，不必经组织学证据证实。RP的组织学改变无特异性，疾病本身易合并感染，活组织检查可能激发急性发作而造成新的畸形，因此，若符合上述诊断标准则应避免活检。活检应在严格预防感染的情况下进行。活检部位可以是鼻软骨、气道软骨、耳廓软骨等。组织病理学特点是软骨溶解伴软骨膜炎。病理改变无特异性，初期表现为软骨和软骨膜交界处各种急、慢性炎症细胞浸润；随后软骨基质内酸性粘多糖减少或消失，软骨基质变得疏松，软骨细胞破坏；随着疾病的进一步发展，软骨基质坏死、溶解、液化，并出现肉芽组织；最后残余的软骨组织消失，肉芽组织纤维化，瘢痕形成，组织塌陷变性。

McAdom诊断标准(1975年)：①反复发作的双侧耳廓软骨炎；②血清阴性非侵蚀性多关节炎；③鼻软骨炎；④眼炎；⑤喉和(或)气管软骨炎；⑥耳蜗和(或)前庭受损。符合3项或3项以上者可以确诊，不足3项者需软骨活检有相符合的组织形态学证实。

Damiani认为符合以下一项即可诊断RP：①符合McAdom标准3项表现或更多者，不必组织学证据；②符合McAdom标准至少1项表现，并有组织学证据；③有两处或更多不同解剖部位的软骨炎，肾上腺皮质激素和(或)氨苯砜治疗有效。

(二) 鉴别诊断要点

由于本病少见，无特异性实验室检查，易误诊，应与许多有相似临床表现的疾病进行鉴别：

1. 耳廓病变　耳廓病变常为 RP 的首发症状，应与耳廓的急慢性感染、外伤、冻伤、化学物的刺激、昆虫咬伤相鉴别。还应与慢性结节性耳轮软骨皮炎鉴别，该病耳轮周有小结节，病变也累及软骨的边缘，其起病是由于血管功能失调所致，病变可反复发作，与 RP 极相似。耳廓囊性软骨化与 RP 也相似，其在软骨的中心区有空洞性病损，但无疼痛和压痛，可伴有肿胀，常发生于耳廓上半部，局部有浆液性渗出。

2. 听力和前庭功能障碍为首发症状的 RP 要与脑基底动脉病变和脑卒中鉴别，尤其是突然发作的病例。合并角膜炎时要与 Cogan 综合征鉴别，后者多见于年轻人，偶见老年人发病，常为突发单侧或双侧视物模糊、眼痛、流泪、睑痉挛、耳鸣、眩晕、恶心、呕吐、双侧进行性的耳聋、结膜充血及出血、角膜有斑状颗粒性浸润等。病变反复或交替侵犯双眼，但一般没有软骨炎。

3. 鼻软骨病变　以鼻软骨炎为首发症状的 RP 需与鼻慢性感染、韦格纳肉芽肿、先天性梅毒、致死性中线肉芽肿、淋巴瘤、结核等引起的肉芽肿鉴别，多次活检及病原菌的培养可有助鉴别。且 RP 主要为软骨的炎症，不侵犯软组织。

4. 眼炎　因本病眼征表现繁多，应注意病因的鉴别。如坏死性巩膜炎、角膜炎、关节炎、中耳炎伴听力及前庭功能损害的临床表现，在韦格纳肉芽肿及结节性多动脉炎中也可发生。当 RP 同时累及眼、关节和心瓣膜、心肌时，应与类风湿关节炎、白塞病、结节病及血清阴性脊柱关节病鉴别。

5. 气管支气管病变　气管、支气管弥漫性狭窄变形应与感染性肉芽肿病、气管的外压性狭窄、结节病、肿瘤、慢性阻塞性肺疾病、淀粉样变、先天性气管和支气管软化症等疾病鉴别，一般上述疾病经活组织检查可明确诊断。

6. 主动脉病变　应与梅毒、马方综合征、Ehlers-Danlos 综合征、动脉粥样硬化鉴别。

7. 肋软骨病变　需与特发性、外伤性肋软骨炎、Tietze 综合征、肋胸软骨炎、剑突软骨综合征等鉴别，上述这些疾病均无系统损害临床表现，可以与 RP 鉴别。

8. 关节病变　RP 关节病变多种多样，以多个外周小关节受累的要与类风湿关节炎鉴别；以单个大关节受累的要与关节细菌感染、反应性关节炎等鉴别；以一过性游走性关节疼痛为主要表现的要与风湿热鉴别。RP 可与其他结缔组织病合并存在，使诊断更加复杂。

【治疗对策】

(一)治疗原则

早期诊断,根据患者症状的严重程度和受累器官的范围,尽早地制定合理的治疗方案。

(二)治疗计划

治疗方法包括药物、手术和介入等。

1. **药物治疗** 糖皮质激素虽不能改变 RP 的自然病程,但可抑制病变的急性发作,减少复发的频率及严重程度。对轻～中度耳廓软骨炎、鼻软骨炎或关节炎的患者,可予口服泼尼松 10～20 mg/d。对感音神经性耳聋、前庭功能障碍、眼部受累、气道受累以及出现血管或肾脏并发症的患者,可使用大剂量激素[相当于泼尼松 1 mg/(kg·d)],病情好转后逐渐减量,少数患者需长期维持。对伴有急性气道阻塞的患者,可使用冲击疗法,甲泼尼龙 0.5～1 g/d,连用 3 日,并合用麻黄素喷喉,以争取时间择期进行气管切开,避免紧急气管切开的危险。软骨疼痛区(如耳廓、鼻软骨等)局部注射得宝松,可促进局部炎症消退。激素治疗无效或病情严重的 RP 患者如巩膜炎、气管支气管软骨炎、肾小球肾炎或心脏瓣膜受累时,应加用免疫抑制剂,如环磷酰胺、甲氨蝶呤、硫唑嘌呤等。近来报道,肿瘤坏死因子拮抗剂(如依那西普、英夫利西等)可能对部分重症患者有较好疗效。病情较轻者可选用非甾体抗炎药或氨苯砜。秋水仙碱对耳廓软骨炎有效,且起效迅速。

2. **手术治疗** 对具有严重的会厌或会厌下梗阻而导致重度呼吸困难的患者,应立即行气管切开术,以取得进一步药物治疗的机会。一般不选用气管插管,因可引起气道的突然闭塞死亡,如不可避免,要选择较细的插管。对于软骨炎所致的局限性气管狭窄可行外科手术切除,但对预后无明显改善。心瓣膜病变或因瓣膜功能不全引起的难治性心衰时,可选用瓣膜修补术或瓣膜置换术。主动脉瘤也可手术切除。手术治疗方法包括气管支气管外固定术、喉气管成形术、气管袖状切除术和气管或心肺移植术等。

3. **介入治疗** 如 RP 患者气管狭窄的部位在气管下段或支气管,气管切开无效,此时需植入气道内支架。急性 RP 患者气道内支架植入后应继续使用激素或合用免疫抑制剂,否则支架植入后,随着病情的反复发作,气道仍可再次发生狭窄。RP 可同时累及气管及左、右主支气管等部位。在植入支架前,由于气管狭窄,气道内压力升高,左、右主支气管的软骨虽已有破坏,但因较高的气道压力而不出现塌陷;一旦气管狭窄解除,气道内压力骤降,左、右主支气管便会发生继发性塌陷。因此,目前多采用气管,左、右主支气管分别植入多个内支架的方法。对双肺多支气管软化、气管壁广泛损坏而无法使用气管支架者,可持续使用便携式持续正压通气呼吸机辅助通气治疗。

4. 其他 对弥漫性小气道受累者,有报道经鼻持续气道内正压(CPAP)可以缓解症状,注意逐步调整呼气末正压水平。

(三)治疗方案的选择

治疗方案的选择主要根据症状的严重程度和受累器官的情况。轻症多软骨炎,局限于关节、鼻或耳的软骨炎,可使用非甾体抗炎药。比较严重的多发性软骨炎,如巩膜炎、葡萄膜炎和出现系统症状的,须开始糖皮质激素治疗,泼尼松 30～60 mg/d(或等量的其他制剂),起效后,糖皮质激素剂量应逐渐减少,直至停用。同时联用免疫抑制剂,如环磷酰胺、甲氨蝶呤、硫唑嘌呤。环孢素可用于难治性病例,有报道取得良好效果。急性气道梗阻口服糖皮质激素无效者,用甲泼尼龙静脉冲击治疗已有获成功的报道。泼尼松加氨苯砜和环磷酰胺联合治疗的反应不一。急性气道梗阻可能需要气管切开,必要时行气管扩张术。严重的心瓣膜受累或大血管瘤是外科手术的指征。

【病程观察及处理】

(一)病情观察要点

患者的临床症状,血清学指标如肝肾功能、血沉、风湿组合等,以及 X 线、心脏超声等检查。

(二)疗效判断及处理

1. 临床缓解 临床症状缓解,根据患者具体情况,制定下一步治疗方案。
2. 无效 症状无明显改善,进一步改善治疗方案。

【预后评估】

RP 的死亡原因主要是肺部感染、呼吸道梗阻、系统性血管炎和心血管并发症。早期诊断、及时治疗的患者往往预后较好,并且随着近 10 年来治疗药物的更新,手术治疗的改进,RP 的生存率明显提高。1986 年 Michet 等报道 RP 的 5 年和 10 年生存率分别为 74% 和 55%,而 1998 年 David 等报道的 8 年生存率已达 94%。预后差的指标有:起病年龄大、贫血、喉气管累及、鞍鼻畸形、呼吸道症状、显微镜下血尿等,伴有血管炎和对口服激素反应不好的患者预后更差。

【出院随访】

1. 出院后每 2 周来医院门诊复查一次。
2. 及早发现和治疗感染。
3. 定期服药,不得随意减药或停药。
4. 定期复查血清学指标以及 X 线、心脏超声等检查。

(李　昊　詹钟平)

第20章 其他风湿病

第一节 结节病

【概述】

结节病(sarcoidosis)是一种原因未明的多系统肉芽肿性疾病,最常累及肺,90%以上病例出现肺的病变,其次是皮肤和眼的病变,浅表淋巴结、肝、脾、肾、骨髓、神经系统、心脏等几乎全身每个脏器均可受累。此病可呈自限性,大多预后良好,有自然缓解的倾向。本病多见于青中年,20~40岁占患者总人数55.4%,男女发病率大致相当。需与结核病、淋巴瘤、间质性肺疾病和其他肉芽肿性疾病相鉴别。

【诊断步骤】

(一)病史采集要点

1. 起病情况 多数起病缓慢,也可急性起病。
2. 主要临床表现 因起病缓急和累及器官的多少而不同。近半数患者无临床症状。
(1)约1/3患者有发热、盗汗、乏力、消瘦等全身非特异性症状。
(2)咳嗽,以干咳为主,可有咳痰、咯血、胸痛、气促。
(3)部分患者出现皮疹、关节痛、肝脾肿大、浅表淋巴结肿大。
(4)少数出现眼部病变(结膜炎、视网膜炎、虹膜睫状体炎)。
3. 既往病史 有无感染病史,有无家族史。

(二)体格检查要点

早期可无明显的体征。根据受累器官的不同而出现不同的体征。

(三)门诊资料分析

可有贫血,外周血白细胞、血小板减少。急性期血沉增快,C反应蛋白增高,慢性期血浆免疫球蛋白增高(以IgG增高者多见)。肝或骨骼损害时,血清碱性磷酸酶往往增加。高血钙者占1/3。

(四)进一步检查项目

1. 结核菌素试验 大多数为阴性或弱阳性。

2. 血清血管紧张素转化酶(SACE)测定 活动期SACE水平显著增高。ACE是一种存在于肺毛细血管内皮细胞的膜结合糖蛋白,能使血管紧张素Ⅰ转化为有升压作用的血管紧张素Ⅱ,使血压增加。

3. X线检查 双侧对称性肺门淋巴结明显肿大为特征性改变。肺部病变多数为肺纹理增粗,点状及结节状阴影。远端指趾骨可见海绵状空洞损害。根据胸片表现结节病分为5期:0期为胸部X线无异常;Ⅰ期为双侧肺门淋巴结肿大,无肺部异常;Ⅱ期为双侧肺门淋巴结肿大,伴有肺部网状、结节状或片状阴影;Ⅲ期为肺部网状、结节状或片状阴影,无双侧肺门淋巴结肿大;Ⅳ期为肺纤维化,蜂窝肺,肺气肿。

4. Kveim试验 是一种特异性细胞免疫异常反应。方法如下:在无菌操作下,将结节病淋巴结的组织捣碎,加入生理盐水稀释成1:10浓度后,用纱布过滤,滤液在60℃下消毒2小时,经过需氧和厌氧培养及豚鼠接种确定无菌后,加入等量的石炭酸和生理盐水,稀释成含0.25%石炭酸的抗原。试验时,0.1~0.2ml抗原于前臂内侧皮内注射,6周后,在注射部位做皮肤活检,如有典型的结节病,病理学改变则为阳性。结节病患者Kveim试验阳性率达90%以上。健康人及其他疾病患者的阳性率很低,只占6.5%,因此本试验诊断价值很高。随着疾病缓解,此试验可转为阴性。

5. 支气管镜 有的病例可见支气管黏膜有弥漫性小结节,或呈铺路石样改变。

6. 肺功能 结节病患者中约1/3~1/2有肺功能障碍。主要表现为限制性通气功能障碍、弥散量降低及氧合障碍。但一氧化碳弥散率(DLco)的降低不如特发性肺间质纤维化明显。有文献报道,Ⅰ期结节病患者20%肺功能异常,Ⅱ期和Ⅲ期40%~70%肺功能异常。

7. 支气管肺泡灌洗液 支气管肺泡灌洗液(BALF)中淋巴细胞数目增加,

$CD4^+/CD8^+$ 比值增加。当 BALF 中 $CD4^+/CD8^+ > 3.5$ 时，本病的确诊率为 76%，特异性达到 94%。

8. ^{67}镓(Ga)核素扫描 活动性结节病可见病灶部位同位素标记浓集。约 80% 的患者 ^{67}镓核素扫描异常，呈现"熊猫脸(panda sign)"和"l 征(l sign)"。

9. 病理学诊断 非干酪样坏死性肉芽肿改变。支气管黏膜活检确诊率为 41%～57%；经支气管镜肺活检确诊率为 40%～90%，是主要的取材方法。必要时可行胸腔镜、纵隔镜检查或开胸肺活检，以及受累器官的病理活检。但不建议行结节性红斑的活检，因此项检查不能发现肉芽肿病变，所以不具备诊断价值。

【诊断对策】

(一)诊断要点

结节病的确诊应是临床符合并经病理学证实。诊断要点：多系统临床表现；非干酪性肉芽肿病理改变；除外其他肉芽肿性疾病。中华医学会呼吸分会 1994 年诊断标准如下：

1. 临床诊断

(1)胸片显示双肺门及纵隔对称性淋巴结肿大，伴有或不伴有肺内网状、片状或结节状阴影。必要时参考胸部 CT 进行分期。

(2)组织活检病理证实或符合结节病。

(3)Kveim 实验呈阳性反应。

(4)血清血管紧张素转换酶活性增高。

(5)5TU PPD-S 试验或 5TU 旧结核菌素试验为阴性或弱阳性反应。

(6)高血钙、高尿钙，碱性磷酸酶升高，血浆免疫球蛋白增高，支气管肺泡灌洗液中 T 淋巴细胞及其亚群的检查结果可作为判断结节病活动性的参考。有条件可做 ^{67}镓核素扫描，应用 SPECT 显像或 γ 照相，以了解病变侵犯的程度和范围。

上述标准中的 1、2、3 条为诊断的主要依据，而 4、5、6 条为重要的参考指标。

2. 病理诊断 结节病的病理变化缺乏特异性，病理诊断必须与临床相结合，以下形态支持结节病的诊断。

(1)主要为上皮样细胞形成的肉芽肿。结节均匀分布，形态、大小相一致。

(2)结节内不发生干酪样坏死，偶见小灶性纤维素性坏死。

(3)结节内常见多核巨细胞(朗罕氏细胞和异物巨细胞常同时存在)，散在分布的少量淋巴细胞。

(4)巨细胞内偶见舒曼小体或星状小体。

(5)抗酸染色阴性。

(6)嗜银染色结节内及四周有较多的网状纤维,而结节灶中网状纤维多被破坏。

(7)结节内有时可见薄壁小血管。

(二)鉴别诊断要点

根据结节病不同的分期,将所需要鉴别的疾病分述如下:

1. Ⅰ期结节病的鉴别诊断　主要需与纵隔肺门淋巴结肿大的疾病相鉴别,包括以下疾病:

(1)肺门和纵隔淋巴结结核　多见于青少年,常有发热、盗汗、消瘦、乏力等结核中毒症状。结核纯蛋白衍生物(PPD)试验常呈阳性。肺门淋巴结肿大多为单侧或双侧不对称性,边缘模糊,有时伴有钙化。病理学检查是干酪样坏死。可见肺部原发病灶。

(2)肺癌　多见于55岁以上的男性,多有长期吸烟史,常有刺激性咳嗽、咯血、胸痛、呼吸困难等症状。胸部X线表现多为单侧肺门淋巴结肿大,密度不均,多有融合;常伴肺门肿块、肺不张和胸膜病变;肺癌肿块常呈分叶状,有毛刺、切迹。纤维支气管镜检查和痰细胞学检查有助于鉴别。

(3)淋巴瘤　常有全身乏力、消瘦、周期性发热、胸痛、上腔静脉阻塞综合征、中枢神经受累等表现。胸部X线和CT表现:肺门淋巴结肿大明显,多不对称,以气管旁淋巴结受累为主;轮廓清楚呈波浪状;密度均匀、多有融合、无钙化;常侵犯肺与胸膜,75%病例出现胸腔积液;淋巴结融合时,上纵隔可向两侧显著增宽。

2. Ⅱ期和Ⅲ期结节病的鉴别诊断　主要与肺内病灶同时伴或不伴纵隔肺门淋巴结肿大的疾病鉴别,包括以下疾病:

(1)肺结核　肺结核以咳嗽、咳痰、咯血、胸痛、呼吸困难为主要表现,常有发热、盗汗、消瘦、乏力等结核中毒症状,结节病全身多系统受累较结核病多见。肺部影像学表现:肺结核病灶形态多样,与结节病不易鉴别,可表现为粟粒型,但粟粒大小均匀一致,与气道无关,边界清晰,无融合;可出现斑片状、条索状、结节状、空洞等多种形态,而且多种形态的病灶往往混合存在,伴钙化、病灶外围见卫星灶等。虽然两者影像学表现非常相似,但病灶以上肺分布为主,游走性不明显,病灶内钙化更明显等有助于结核病的诊断。病理活检如果发现典型的结核病变,如干酪性坏死性上皮样肉芽肿或抗酸染色阳性,则可确诊结核病。其他实验室检查如Kveim试验、支气管肺泡灌洗液、SACE活性等有助于鉴别。

(2)肺癌　同Ⅰ期。

(3) 职业性尘肺　有长期接触粉尘的职业史。淋巴结多为轻度肿大,伴有蛋壳样钙化。石棉肺可见胸膜结节和斑块。

(4) 弥漫性泛细支气管炎(DPB)　当结节病的影像学表现以弥漫性小结节影为主时,需要与 DPB 进行鉴别。以下几点有助于 DPB 的诊断:常有慢性咳嗽、较多脓痰等气道感染表现,伴有活动性气促;多有副鼻窦炎史;CT 主要表现为沿着气道分布的"小叶中心性结节",后期常合并支气管扩张;痰菌常为绿脓杆菌;肺功能以阻塞性通气障碍为主;病理学特点为以呼吸性细支气管为中心的终末气道慢性非特异性的全壁炎症,管壁增厚、管腔狭窄;大环内酯类抗生素疗效好。

(5) 真菌感染　属于感染性肉芽肿性病变。有些病例临床表现不明显或很轻,有些可有低热、盗汗等全身症状;肺内病灶有一定的游走性和自限性,与结节病有相似之处。以下几点有助于真菌感染的诊断:部分病例可找到有机粉尘的吸入史,如整理陈旧图书,打扫室内卫生,或饲养宠物等;肺内病变以絮团状为主,可有空洞,多见于双下肺,可累及胸膜,有一定的游走性;纵隔淋巴结肿大不明显,即便有也多为轻度肿大;真菌抗原检测阳性;病理活检发现真菌,多为隐球菌和曲霉菌;抗真菌治疗有效。

(6) 其他肉芽肿性疾病　如韦格纳肉芽肿、朗格汉斯肉芽肿等,临床表现和影像学改变可能相似。主要依靠病理活检进行鉴别。C-ANCA 阳性有助于韦格纳肉芽肿的诊断。朗格汉斯肉芽肿的影像学特点为小结节影和薄壁的囊;病理活检发现特征性的郎罕氏细胞可确诊。

(7) 其他肺部炎症　各种病原体引起的肺炎,如细菌、病毒、支原体、衣原体、寄生虫等引起的肺部炎症,可通过临床表现、外周血像、病原体学检查、特殊的抗原和抗体检查、抗病原体疗效等进行鉴别。

(8) 外源性过敏性肺泡炎(EAA)　肺内病灶形态多样,须与结节病鉴别。EAA 患者多有某种过敏原接触史;纵隔和肺门淋巴结肿大少见;病理活检有助于鉴别。

(9) 隐原性机化性肺炎(COP)　肺内病灶形态多样、变化多端,与结节病易于混淆。以下几点有助于 COP 诊断:肺门和纵隔淋巴结肿大少见;病理活检提示小气道和肺泡管内过多的肉芽组织增殖(增殖性细支气管炎),伴周围肺泡的慢性炎症。这些变化具有均一、短暂的特点;肺泡腔内肉芽组织呈芽生状,有疏松的结缔组织将成纤维细胞包埋而构成,可通过肺泡孔从一个肺泡扩展到邻近的肺泡,形成典型的"蝴蝶影";重者可有纤维化、蜂窝肺。

3. Ⅳ期结节病的鉴别诊断　主要与伴有肺纤维化的疾病鉴别,包括以下疾病:

(1)特发性肺间质纤维化(IPF/UIP) 当结节病进展到纤维化阶段,不伴有淋巴结肿大时,与 IPF/UIP 非常相似。以下几点有助于 IPF/UIP 的诊断:发病隐袭、年龄多大于 50 岁;进行性加重的活动后呼吸困难和刺激性干咳;双肺 velcro 啰音、杵状指、发绀;影像学改变为两肺弥漫性网状影和蜂窝肺,沿着胸膜和膈肌分布、肺容积缩小;肺功能改变为限制性通气障碍和弥散功能障碍;血气变化为低氧血症、低二氧化碳血症;病理表现为不均匀分布的正常肺组织、间质炎症、间质纤维化和蜂窝样改变,特点是轻重不一、新老并存、分布不均。

(2)其他系统性风湿病肺间质浸润 其他系统性风湿病如硬皮病、皮肌炎和混合型结缔组织病等在肺部病变晚期常出现蜂窝肺,CT 表现与Ⅳ期结节病相似,鉴别诊断主要依据相应疾病的临床表现如关节肿痛、肌无力、雷诺现象、皮疹等以及自身抗体、补体等免疫学检测。

(3)石棉肺 影像学上与Ⅳ期结节病相似,但职业史和肺实质内的纤维条带和胸膜斑块,以及病理活检有助于石棉肺的诊断。

(4)亚急性或慢性外源性过敏性肺泡炎 也可出现与Ⅳ期结节病相似的网状阴影或蜂窝肺,病理活检有助于鉴别。

(5)隐原性机化性肺炎晚期 临床和影像学表现与Ⅳ期结节病相似,但少有纵膈和肺门淋巴结肿大,主要靠病理活检鉴别。

【治疗对策】

(一)治疗原则

1. 不需治疗的情况 无症状和肺功能正常的Ⅰ期患者一般不需治疗,需跟踪观察。

2. 需要治疗的情况 (1)有全身或呼吸系统症状;(2)同时或单独存在肺外结节病;(3)结节病处于活动期。

3. 糖皮质激素为首选用药。

4. 急性结节病 发热、多发性关节炎、结节性红斑者,先给予非甾体类抗炎药(NSAIDs)治疗。如果症状明显,治疗无效,改为激素治疗。

5. 对激素治疗无效或不能耐受其副作用的患者可以使用免疫抑制剂。

(二)治疗计划

1. 常用药物

(1)糖皮质激素 激素仍是治疗本病的首选药物。关于激素治疗的剂量和疗程有许多不同的看法。通常起始剂量泼尼松 30～40 mg/d,有效后逐步减量。总疗程至少1年。有学者主张对于病情较重的患者,早期较大剂量的激素静脉用药1~2周,然后改为口服逐渐减量,维持至少2年以上。并不断保持随访,一旦发现复发迹象,及时加量或重新使用激素治疗仍然有效。这种激素的静脉-口服序贯疗法最大的优点是可在短期内快速缓解病情。

(2)氯喹或羟氯喹 适应于皮肤损害为主的结节病,如冻疮样狼疮、结节性红斑等,以及高钙血症。一般剂量为200~400 mg/d。与激素合用治疗神经和皮肤结节病有一定疗效。但氯喹容易引起视网膜病变甚至导致失明,因此疗程最好限制在6个月以内,并应经常进行眼部检查。羟氯喹眼毒性小于氯喹,可优先选用。

(3)细胞毒药物 用于激素疗效不佳的患者。常用甲氨蝶呤、硫唑嘌呤等。

1)甲氨蝶呤 一般剂量为5~25 mg/W。低剂量甲氨蝶呤单独使用或与激素联合应用6个月至2.8年,对于激素治疗无效的结节病、复发的难治性结节病有一定疗效,且比较安全。

2)硫唑嘌呤 一般剂量为50~200 mg/d。多应用于慢性结节病或多系统病变的难治性结节病。可单独应用,也可与激素联合应用。

3)环磷酰胺 一般剂量为50~150 mg/d。多用于对激素治疗无效或严重肺外(如神经或心脏)结节病。可以单独应用,也可与激素合用。本药副作用较大,应严格掌握适应证。

4)苯乙酸氮芥 一般剂量为4~6 mg/d。有作者报道,本品与低剂量激素联合应用对复发性难治性结节病有一定疗效。但因有致瘤的危险,目前少用。

(4)己酮可可碱 扩血管药。通过抑制肿瘤坏死因子(TNF)的产生,减少肉芽肿结节的形成。一般剂量为25 mg/kg·d,疗程6个月。可改善临床症状和肺功能。

(5)英夫利昔(infliximab) 为肿瘤坏死因子拮抗剂,用于难治性结节病,疗效较好,但目前使用时间较短,远期疗效有待于进一步临床验证,而且价格昂贵。

2. 肺移植 晚期结节病患者可考虑肺移植或其他受累器官的移植。结节病肺移植的适应证:(1)用力肺活量<1.5 L;(2)Ⅳ期结节病患者;(3)每日需要激素维持量>20 mg;(4)肺CO弥散量<30%;(5)需要吸氧维持生命;(6)有肺动脉高压存在。但移植后供体肺也可发生结节病,免疫抑制剂可控制结节病的发展。

3. 并发症的治疗 结节病后期容易产生肺纤维化,从而引起支气管扩张、咯血、合并真菌感染等。应给予抗感染、抗真菌、止血等治疗。补充维生素D、钙剂和降钙素对皮质激素引起的骨质疏松有一定的预防作用,但必须密切监测血钙,因为部分结节病患者本身就可通过增加内源性的维生素D引起高钙血症。

(三)治疗方案的选择

关于结节病的治疗方案,目前尚无国际统一的标准和规范。在是否需要治疗、如何治疗的问题上尚存许多争议。因此,根据每个病例的病情制定个体化的治疗方案非常重要。通常在采取治疗措施前应考虑两个问题:第一,是否需要治疗;第二,如果需要治疗,如何治疗,包括药物的选择,剂量、疗程、何时减量、如何预防药物的副作用等一系列问题均需要考虑。

【病程观察及处理】

(一)病情观察要点

临床症状、体征,SACE、胸部 X 线、胸部 CT 等检查。

(二)疗效判断及处理

1. 治愈　临床症状、体征消失,胸部 X 线示双肺病灶消失,SACE 正常。随访。

2. 好转　临床症状、体征改善,胸部 X 线示双肺病灶明显缩小,SACE 降低。继续当前治疗方案,密切随访。

3. 未愈　临床症状、体征无改善,胸部 X 线示双肺病灶无缩小,SACE 增高。进一步改善治疗方案,密切随访。

【预后评估】

结节病是一种自限性疾病,大多数患者的预后良好,多数有自然缓解的趋势。部分患者可能发展为肺纤维化。约 60%～70% 结节病患者病情可自行缓解,10%～30% 发展为慢性结节病,4.7% 可发展为肺纤维化。结节病的病死率为 1%～5%。死亡原因多为呼吸衰竭、中枢神经系统或心脏受累。

【出院随访】

本病属于慢性病,出院后应密切随访,注意定期复查胸部 X 线、SACE 等。复查的周期因分期不同而异:Ⅰ期结节病,每 6 个月复查 1 次。其他期结节病每 3～6 个月复查 1 次。随访观察至少 3 年,直至胸部 X 线正常后 2 年。对于经激素治疗后缓解的患者应加强随访观察。

(李　昊　詹钟平)

第二节 纤维肌痛综合征

【概述】

纤维肌痛综合征(Fibromyalgia,FMS)是一种非关节性风湿性疾病,临床表现为肌肉骨骼系统多处疼痛与发僵,并在特殊部位有压痛点。纤维肌痛综合征可继发于外伤和各种风湿病,如骨性关节炎、类风湿关节炎及一些非风湿性疾病(如甲状腺功能低下、恶性肿瘤)等。如不伴有其他疾患,则称为原发性纤维肌痛综合征,否则称为继发性纤维肌痛综合征。纤维肌痛综合征的确切病因和发病机制尚不清楚,大多认为是多因素共同作用的结果,可能与以下因素有关:遗传易感性、外伤、情感伤害、病毒感染、风湿、过敏、睡眠障碍、长时间身体姿势不良、工作过度、营养不良等。

大部分医生认为纤维肌痛综合征是一种少见病,其实发病率并不低。美国风湿病协会指出,依据1990年美国风湿病学会有关FMS诊断分类标准,调查发现美国原发性FMS的患病率为2%,在风湿病中仅次于OA和RA,占第3位,是最常见的风湿病之一。我国尚无FMS流行病学资料,但从一些初步资料看来,本病发病率在我国可能已达到0.1%左右,而且还有上升的趋势。国内李永伟等报告风湿科门诊中FMS占4.5%。大量的统计资料表明FMS主要见于成人,发病年龄多在25~45岁,女性多于男性,据统计,在美国女性占3.4%、男性占0.5%。80%~90%为育龄妇女,很少见于学龄前儿童,但学龄期儿童和青春期少年并不少见。此外,FMS发病可能具有家族性倾向。

【诊断步骤】

(一)病史采集要点

1. 起病情况 详细询问病史,争取掌握比较确切的起病时间,了解病程和疾病进展情况。

2. 主要临床表现 主要临床症状是全身性的广泛疼痛,多呈对称性疼痛,常被描写为刺痛。特征性症状包括睡眠障碍、疲劳及晨僵。另外,部分患者出现麻木、肿胀、头痛、心理异常、肠激惹综合征等非特异性症状。如伴随有其他风湿病,则可出现相应的一系列症状。

3. 既往病史　详细询问病史，寻找可能的致病因素。如近期有无病毒感染、外伤、情感伤害、风湿性疾病、过敏、睡眠障碍、长时间身体姿势不良、工作过度、营养不良等易感因素，既往有无其他风湿病，家族中有无类似疾病。

(二)体格检查要点

纤维肌痛综合征患者身体广泛存在对称性的压痛点，多位于头部、下背、腹部、髋部和大腿，特别是颈、背、腰部中轴两旁的肌肉，在压痛点处，患者反应较敏感。除此之外，无其他客观体征。

(三)门诊资料分析

常规检查如血常规、尿常规、大便常规，纤维肌痛综合征一般无明显异常，一些患者可以出现轻度贫血。

(四)进一步检查项目

1. 大便培养　对肠激惹综合征患者做大便培养，排除感染性疾病。

2. 完善免疫炎症指标　如血沉、C反应蛋白以及ANA等自身抗体。上述检查通常正常，一些患者可以出现血沉轻度升高，有近10%的患者可以出现抗核抗体，但没有系统性风湿病的其他临床表现。

3. 其他血液学指标　如甲状腺功能、肿瘤标志物等。

4. 辅助检查　如心电图、腹部B超及全套肝肾功能生化检查、疼痛部位X线片等，以利于鉴别诊断和了解疾病对全身重要脏器功能的影响情况，并为正规治疗做准备。

【诊断对策】

(一)诊断要点

纤维肌痛综合征主要依靠临床表现做出诊断，没有特异的实验室确诊指标。美国风湿病学会在研究了纤维肌痛综合征患者共同的特异性症状和体征的基础上，1990年提出了FMS的诊断分类标准。

(1)持续3个月以上的全身性疼痛　左右半身的疼痛、腰部以上和以下的疼痛。另外，必须存在中轴骨骼疼痛。在这个定义中，肩部和臀部的疼痛包括在其各自所在半身的疼痛中。

(2)用拇指按压(拇指平放，均匀地按压双侧每一点，压力为4 kg/cm^2)18个压痛点中至少有11个疼痛。

1)双侧后枕部的枕下肌肉附着处；

2) 双侧斜方肌上缘的中点;

3) 双侧下颈部 C5～7颈椎横突间隙的前面;

4) 双侧冈上肌起点处,肩胛上近中线处;

5) 双侧第2肋与第2肋软骨连接处,正位于连接处外侧上缘;

6) 双侧肱骨外上髁侧面,肱骨外上髁远端2 cm处;

7) 双侧臀肌 臀部外上相限臀肌前皱褶处;

8) 双侧大转子 转子粗隆后方;

9) 双侧膝部 中间的脂肪垫关节皱褶线近端。

同时符合以上2个条件,并排除其他风湿病者,就可诊断为纤维肌痛综合征。该标准的特点在于没有强调FMS的睡眠障碍、晨僵等特征性表现,而强调FMS和其他类似疾病的不同之处。

此外还要区分纤维肌痛综合征是原发性还是继发性。若继发于骨性关节炎、类风湿关节炎、骨质疏松、强直性脊柱炎等各种风湿病及甲状腺疾病、恶性肿瘤、慢性感染、精神性疾病和创伤等称为继发性纤维肌痛综合征;若不伴有其他疾病,则称为原发性纤维肌痛综合征。

(二) 鉴别诊断要点

纤维肌痛综合征的症状如疼痛、疲乏是临床上常见的症状,它需要与下列几种疾病相鉴别。

1. 慢性疲劳综合征 本病以不能忍受的疲劳为主要特点,伴有全身不适、头痛,反复咽喉痛、认知困难,温度调节障碍以及淋巴结、肌肉关节、腹部的疼痛等。可分为慢性活动性EB病毒感染和特发性两种类型。部分患者有Epstein Barr病毒、人类疱疹病毒6和Coxsackie的抗体水平升高和免疫异常。

2. 强直性脊柱炎 本病特点是发病年龄为15～30岁;有家族史;多为男性患者;90%～95%患者HLA B27阳性;主要侵犯骶髂关节及脊柱。本病的特征性病理改变是在肌腱、韧带附着处有炎症;X线片显示典型的骶髂关节炎和脊柱呈竹节状改变。

3. 类风湿关节炎 二者均有全身广泛性疼痛、发僵及关节肿胀的感觉。但RA特点是疼痛多分布于腕、掌指及近端指间关节等小关节,而且关节肿胀呈对称性,可见类风湿结节,血中类风湿因子阳性。而FS疼痛范围较广泛,多位于下背、大腿、腹部、头部和髋部,较少局限于关节,实验室检查一般阴性。

4. 肌筋膜痛综合征 亦称局限性纤维织炎,本病特点是按压压痛点时非常敏感,轻压即可诱发剧烈疼痛,与其相关联的远离部位也常有深压痛。按压两侧骶棘肌外缘压痛点,向臀部、大腿后部放射;按压肩胛骨间压痛点,向上肢放射。局部封闭压痛点效果良好,而且相连部位的压痛和放射痛也消失,此特点可作为诊断依据。如果持续性的疼痛引起Ⅳ期睡眠障碍,肌筋膜综合征可能演变为FS。

5. 风湿性肌痛　本病特点是颈、肩胛、上臂、臀、股部的肌肉疼痛和僵硬,多为对称性。对小剂量激素反应良好。发病年龄多在50岁以上,可突然起病,常与巨细胞动脉炎合并存在。可有轻度至中度贫血、白细胞及血小板轻度升高,血沉和C反应蛋白增高,肝功能异常,滑膜活检示炎性改变。

6. 心因性疼痛　本病特点是在慢性疼痛的同时,患者常有兴趣减退、焦虑、睡眠障碍等轻度抑郁症状,通过精神药物和心理治疗能使症状迅速缓解。多是心理因素所致。

7. 精神性风湿痛　本病特点是患者常有精神神经病、抑郁或精神分裂症,述说症状带感情色彩,如刀割烧样或针扎样疼痛。定位模糊,变化多端。且不受天气或活动的影响。

8. 脑脊液减少症　本病特点是感疲倦,全身乏力,头有下沉感,头痛,而躺下后头痛消失,多见于交通事故、脊柱手术引起的脑脊液漏。

(三)临床类型

根据是否继发于其他疾病分为继发性纤维肌痛综合征和原发性纤维肌痛综合征。

1. 继发性纤维肌痛综合征　继发于骨性关节炎、类风湿关节炎、骨质疏松、强直性脊柱炎等各种风湿病及甲状腺疾病、恶性肿瘤、慢性感染、精神性疾病和创伤等称为继发性纤维肌痛综合征。

2. 原发性纤维肌痛综合征　不伴有其他疾病者,则称为原发性纤维肌痛综合征。

【治疗对策】

(一)治疗原则

目前已明确,纤维肌痛综合征是一种终生性疾病,可以通过治疗减轻症状,提高患者的生活质量,但不能根治。因此,治疗的目的是减轻症状和功能重建。治疗的原则是综合治疗、个体化治疗。

(二)治疗计划

由于纤维肌痛综合征的病因不明,因此本病目前尚无特效疗法。治疗多采用综合治疗,包括宣教、药物、心理和行为治疗以及针对并存综合征的治疗,由于纤维肌痛综合征的症状复杂,因此治疗应该个体化。

1. 精神疗法

(1)医生要给患者适当解释和安慰　医生要耐心地让患者对此病有足够的了解,向患者说明这种病预后良好,不会造成残疾,以解除患者的焦虑和抑郁。

(2)患者本人要树立战胜疾病的信心和决心　患者要解除顾虑,此病不会有生命危险,因此不必顾虑重重,要接受现实,自己要对自己负责,否则很容易加重症状。治疗时不要依靠药物,而是主要依靠自我心理调节,放松心情,平日做一些体育运动,可以起到改善不良心理状态的作用,并改善症状;要培养多方面兴趣,多与人交往,消除抑郁焦虑。

(3)患者亲属要给患者足够的关心、谅解和安慰　亲属的关心能够帮助患者树立战胜疾病的信心和决心,给患者的康复打下良好的基础。

以上措施属于教育、心理和认知行为疗法,能降低中枢神经系统的敏感性,有助于治疗。

2. 药物治疗　根据美国疼痛学会2004年11月发布的《纤维肌痛综合征治疗指南》。

(1)首先考虑使用小剂量三环类抗抑郁药阿米替林和胺苯环庚烯　它们通过增加大脑和脊髓中多种有广泛活性的神经递质(如5羟色胺、P物质)含量,达到抗抑郁、解除肌痉挛的目的,从而改善睡眠、减少晨僵和疼痛,是目前治疗本病的理想药物。用法:阿米替林10 mg,可缓慢增至25~50 mg,或胺苯环庚烯10~30 mg,睡前一次服。它们虽然有口干、咽痛、便秘的副作用,但由于剂量较小,患者大都可以耐受。另外可用抗抑郁药,如百忧解、多虑平、阿咪替丁等。近年发现S腺苷甲硫氨酸治疗该征有一定疗效,它是脑组织中许多甲基化反应的甲基供体,且有抗抑郁的作用。

(2)再是考虑使用肌肉松弛剂或抗惊厥药物　如曲马多、5羟色胺再摄取抑制剂(SSRIS)、双相再摄取抑制剂(SNRIS)、舍曲林和一些抗惊厥药如文拉法辛、普加巴林(第二代抗惊厥药)、氟西汀等。其中氟西汀是当前得到认真评估的唯一药物,可以与三环类药物一起在睡时使用。

注意:阿片、皮质类固醇、非类固醇抗炎药、苯二氮类和非苯二氮类安眠药、褪黑激素、降钙素、甲状腺素、脱氢表雄酮、镁等药物无效,治疗时不要依靠消炎止痛类药物(如消炎痛、芬必得等)或激素类药物。

3. 物理治疗　如高压电位、频谱治疗、超声疗法、经皮神经刺激、干扰电刺激等。

4. 中医药治疗

(1)复方丹参注射液,风寒湿痹方　如羌活、独活、穿山甲、地龙等祛风除湿,通络止痛及中成药如正清风痛宁等。

(2)中医外治疗法　如中药熏蒸、针灸、推拿、按摩及外用止痛膏。

5. 体育锻炼　如游泳、散步、耐力及伸展姿势训练等,强度以患者能耐受为准。这些有氧运动属于心血管适应锻炼,有一定疗效。

6. 其他治疗　如浴疗、催眠疗法、局部交感神经阻断、痛点封闭、生物反馈等。

(三)治疗方案的选择

1. 继发性纤维肌痛综合征　治疗原发病的同时,根据患者合理选择治疗方案。

2. 原发性纤维肌痛综合征　根据患者病情程度进行个性化的综合治疗方案。

【病程观察及处理】

(一)病情观察要点

治疗期间,原发性纤维肌痛综合征注意观察患者症状的改善情况;继发性纤维肌痛综合征除了要观察患者症状的改善情况,还要注意检测原发病的血清学指标及X线等。

(二)疗效判断及处理

1. 症状改善　患者症状较前明显好转,继续原方案治疗。

2. 无效　患者症状较前无明显变化,根据患者症状,确定更合理的治疗方案。

【预后评估】

纤维肌痛综合征是一个比较难以治愈的疾病,目前没有特效的治疗措施,需要患者和家庭付出艰辛的努力。但这种病不会造成肢体功能障碍和危及生命,预后良好。一项研究显示,对患者随访14年后患者的临床症状都没有明显的变化。但大多数患者仍然可以从事原工作和正常的日常生活。总的来说,纤维肌痛综合征患者的寿命与无纤维肌痛综合征者无明显差异。

(李　昊　许韩师)

第三节 结节性脂膜炎

【概述】

结节性脂膜炎(nodular panniculitis)是一种原发于脂肪小叶的自身免疫性疾病,其组织病理学特征是早期为脂肪细胞变性、坏死和炎症细胞浸润,伴有不同程度的血管炎症改变,继之出现以吞噬脂肪颗粒为特点的脂质肉芽肿反应,可有泡沫细胞、噬脂性巨细胞、成纤维细胞和血管增生等(最后皮下脂肪萎缩纤维化和钙盐沉着)。本病好发于女性,约占75%,任何年龄均可发病,但以30~50岁最为多见。

1892年Pfeifer首次报道本病,1925年Weber进一步描述它具有复发性和非化脓性特征。1928年Christian强调了发热的表现,此后被称为特发性小叶性脂膜炎或复发性发热性非化脓性脂膜炎,即韦伯病(Weber-Christian disease),国内则简称结节性脂膜炎。因发病原因不明又称特发性结节性脂膜炎(或特发性小叶性脂膜炎,idiopathic lobular panniculitis)。本病发病情况不详,由于和其他类型的脂膜炎临床表现相似,病理诊断有时模棱两可,给流行病学研究带来一定困难,迄今国内外尚无有关发病率的报告。系统性红斑狼疮、皮肌炎、硬皮病、各种感染和血管炎等也可引起脂膜炎改变,临床诊断时需与原发性脂膜炎鉴别。

【诊断步骤】

(一)病史采集要点

1. 起病情况　结节性脂膜炎临床上常呈急性或亚急性经过,需详细询问病史,了解患者的疾病进展。

2. 临床表现　成批出现的疼痛性皮下结节是本病的主要特征,大多数患者伴随发热,部分患者可有明显的内脏受损,甚至为首发表现,表现出相应器官受累的症状。

(二)体格检查要点

1. 全身症状　有无发热、关节痛、肌痛等。
2. 皮肤　有无皮下结节、萎缩性瘢痕及色素沉着,有无黄疸、蜘蛛痣等。
3. 胸部　有无胸痛、胸腔积液等。

4. 腹部　腹部有无膨隆、有无肝大、腹部包块等。

5. 神经系统查体　有无神经异常体征。

(三)门诊资料分析

1. 生命体征　体温、脉搏、呼吸、血压等。

2. 血常规、肝肾功能，用以评估有无系统性损害。患者可有贫血、白细胞计数减少，及相应器官受累的血液生化指标异常。

(四)进一步检查项目

1. 完善血沉、CRP、自身抗体、体液免疫、ANCA 等免疫炎症指标，患者可有血沉增快、低补体血症、循环免疫复合物阳性，而抗核抗体、类风湿因子通常阴性。

2. 胰腺炎相关酶学检查，血尿淀粉酶正常有助于本病与胰腺性脂膜炎鉴别；α_1抗胰蛋白酶水平正常有助于与 α_1 抗胰蛋白酶缺乏性脂膜炎的鉴别诊断。

3. 结核菌素实验、胸片，以排除结核病。

4. 完善心电图、腹部 B 超、胸片等，了解全身状况，为制定治疗方案提供依据。

【诊断对策】

(一)诊断要点

1. 临床特征

(1)好发于青壮年女性；

(2)以反复发作与成批出现的皮下结节为特征，结节消退后局部皮肤出现程度不等的凹陷和色素沉着；

(3)常伴发热、关节痛与肌痛等全身症状；

(4)当病变侵犯内脏脂肪组织，视受累部位不同，出现不同症状。内脏广泛受累者，可出现多脏器功能衰竭、大出血或并发感染。

2. 病理诊断　皮肤结节活检，其组织病理学改变是诊断的主要依据，它可分为三期：

(1)第一期(急性炎症期)　在小叶内脂肪组织变性坏死，有中性粒细胞、淋巴细胞和组织细胞浸润，部分伴有血管炎改变。

(2)第二期(吞噬期)　在变性坏死的脂肪组织中有大量巨噬细胞浸润，吞噬变性的脂肪细胞，形成具有特征性的"泡沫细胞"。

(3)第三期(纤维化期)　泡沫细胞大量减少或消失，被纤维母细胞取代；炎症反应被纤维组织取代，最后形成纤维化。

本病诊断主要依靠临床特征性皮下结节表现及其组织病理改变。当临床表现为反复成批出现的皮下结节并有自觉疼痛和显著触痛,大多数发作时伴有发热症状时,应及时做皮下结节活检,结合组织病理学第二期改变所出现的特征性泡沫细胞即可确诊。但由于皮下脂肪组织炎症的发生是一个动态的过程,在疾病不同的发展阶段可有不同的组织病理改变,因此活检的时间和部位均会影响显微结构上的变化,而造成病理诊断的困难。

(二)鉴别诊断要点

(1)结节性红斑 亦可发生对称性分布的皮下结节,但结节多局限于小腿伸侧,不破溃,3～4周后自行消退,愈后无萎缩性疤痕。全身症状轻微,无内脏损害。继发于其他系统性疾病(如白塞病等)者,则伴有相关疾病的症状。病理表现为间隔性脂膜炎伴有血管炎。

(2)硬红斑 主要发生在小腿屈侧中下部,疼痛较轻,但可破溃形成难以愈合的溃疡。组织病理学表现为结核结节或结核性肉芽肿,并有明显血管炎改变。

(3)组织细胞吞噬性脂膜炎 亦可出现皮下结节、反复发热、肝肾功能损害、全血细胞减少及出血倾向等,但一般病情危重,进行性加剧,最终死于出血。组织病理学变化可出现吞噬各种血细胞及其碎片的所谓"豆袋状"组织细胞,这可与本病鉴别。

(4)结节性多动脉炎 常见的皮肤损害亦是皮下结节,其中心可见坏死形成溃疡,但结节沿动脉走向分布,内脏损害以肾脏与心脏最多见,外周神经受累亦十分常见。核周型中性粒细胞胞浆抗体(P-ANCA)与乙肝表面抗原阳性具有诊断价值,病理证实有中小动脉坏死性血管炎,动脉壁有粒细胞与单核细胞浸润。

(5)皮下脂膜样T细胞淋巴瘤 表现高热、肝脾肿大、全血细胞减少及出血倾向,与系统型结节性脂膜炎极其相似。但脂肪组织中有肿瘤细胞浸润,均为中小多形T细胞,中扭核及脑回状细胞核具有重要诊断价值,常有反应性吞噬性组织细胞出现。免疫组化CD45RO和CD4阳性,而CD20阴性。

(6)恶性组织细胞病 与系统型结节性脂膜炎相似,表现高热、肝脾肿大、全血细胞减少、红斑、皮下结节等,但组织细胞异形性明显,并可出现多核巨异常组织细胞,病情更为凶险,预后极差。

(7)皮下脂质肉芽肿病 皮肤损害为结节或斑块,0.5～3 cm,大者可达10～15 cm,质较硬,表面皮肤呈淡红色或正常皮色,轻压痛,分布于面部、躯干和四肢,以大腿内侧常见,可持续0.5～1年后逐渐隐退,且不留萎缩和凹陷。无发热等全身症状。早期的病理改变为脂肪小叶的包性炎症,有脂肪细胞变性坏死,中性粒细胞、组织细胞和淋巴细胞浸润,晚期发生纤维化,组织内出现大小不一的囊腔。本病好发于儿童,结节散在,消退后无萎缩和凹陷,无全身症状,有自愈倾向。

(8)类固醇激素后脂膜炎 风湿热、肾炎或白血病的儿童短期内大量应用了糖皮质激素,在糖皮质激素减量或停用后的 1~13 天内出现皮下结节,结节 0.5~4 cm 大小不等,表面皮肤正常或充血,好发于因应用糖皮质激素而引起的皮下脂肪积聚最多部位,如颊部、下颌、上臂和臀部等处,数周或数月后可自行消退,无全身症状。激素加量或停用后再度应用也可促使结节消退。多数病例无全身症状。组织病理可见病变在脂肪小叶,有泡沫细胞、组织细胞和异物巨细胞浸润及变性的脂肪细胞出现并见针形裂隙。本病无特殊治疗,皮损可自行消退而无瘢痕。

(9)冷性脂膜炎 本病是一种由寒冷直接损伤脂肪组织引起的一种物理性脂膜炎,表现为皮下结节性损害,多发生于婴幼儿,成人则多见于冻疮患者或紧身衣裤所致的血循环不良者。本病好发于冬季,受冷数小时或 3 天后于暴露部位如面部和四肢等处出现皮下结节,直径 2~3 cm,也可增大或融合成斑块,质硬、有触痛、呈紫绀色,可逐渐自行消退而不留痕迹。主要病理变化为急性脂肪坏死。

(10)其他 还需同胰腺性脂膜炎(胰腺炎和胰腺癌)、麻风、外伤或异物所致的皮下脂肪坏死等相鉴别。此外尚须排除 α1 抗胰蛋白酶缺乏脂膜炎,类固醇类激素后脂膜炎等。

(三)临床类型

根据受累部位,可分为皮肤型和系统型。

(1)皮肤型 病变只侵犯皮下脂肪组织,而不累及内脏,临床上以皮下结节为特征,皮下结节大小不等,直径一般 1~4 cm,亦可大至 10 cm 以上。在几周到几个月的时间内成群出现,呈对称分布,好发于股部与小腿,亦可累及上臂,偶见于躯干和面部。皮肤表面呈暗红色,带有水肿,亦可呈正常皮肤颜色,皮下结节略高出皮面,质地较坚实,可有自发痛或触痛。结节位于皮下深部时,能轻度移动,位置较浅时与皮肤粘连,活动性很小。结节反复发作,间歇期长短不一。结节消退后,局部皮肤出现程度不等的凹陷和色素沉着,这是由于脂肪萎缩,纤维化而残留的萎缩性疤痕。有的结节可自行破溃,流出黄色油样液体,此称为"液化性脂膜炎"(Liquefying panniculitis)。它多发生于股部和下腹部,小腿伸侧少见。愈后形成不规则的疤痕。

约半数以上的皮肤型患者伴有发热,可为低热、中度热或高热,热型多为间歇热或不规则热,少数为弛张热。通常在皮下结节出现数日后开始发热,持续时间不定,多在 1~2 周后逐渐下降,可伴乏力、肌肉酸痛、食欲减退,部分病例有关节疼痛,以膝、踝关节多见,呈对称性、持续性或反复性,关节局部可红肿,但不出现关节畸形。多数患者可在3～5年内逐渐缓解，预后良好。

(2) 系统型　除具有上述皮肤型表现外，还有内脏受累。内脏损害可与皮肤损害同时出现，也可出现在皮肤损害后，少数病例广泛内脏受损先于皮损出现。各种脏器均可受累，包括肝、小肠、肠系膜、大网膜、腹膜后脂肪组织、骨髓、肺、胸膜、心肌、心包、脾、肾和肾上腺等。系统型的发热一般较为特殊，常与皮疹出现相平行，多为弛张热，皮疹出现后热度逐渐上升，可高达40 ℃，持续1～2周后逐渐下降。消化系统受累较为常见，出现肝损害时可表现胁肋部痛、肝肿大、脂肪肝、黄疸与肝功能异常。侵犯肠系膜、大网膜、腹膜后脂肪组织，可出现腹痛、腹胀、腹部包块、肠梗阻与消化道出血等。骨髓受累者可出现全血细胞减少。呼吸系统受累时可出现胸膜炎、胸腔积液、肺门阴影和肺内一过性肿块。累及肾脏者出现一过性肾功能不全。累及中枢神经系统可导致精神异常或神志障碍。本型预后差，内脏广泛受累者可死于多脏器功能衰竭，或上消化道等部位的大出血或感染。

【治疗对策】

(一) 治疗原则

目前尚无特效治疗。药物治疗的原则如下：在急性炎症期或有高热等情况下，首选用糖皮质激素，通常有明显疗效。对系统型患者，特别是重症病例，可同时加用1～2种免疫抑制剂，并根据内脏受累情况进行相应的处理，同时加强支持疗法。

(二) 治疗计划

1. 一般治疗

首先应去除可疑病因，加选用适当的抗生素消除感染灶，停用可疑的致病药物。

2. 药物治疗

非甾体抗炎药(NSAIDS)可使发热、关节痛和全身不适减轻。病情急性加重者，应用糖皮质激素(如泼尼松)可使体温下降、结节消失，但减量或停药后部分病例症状可再发。氯喹或羟氯喹、硫唑嘌呤、沙利度胺(反应停)、环磷酰胺、四环素(可能有抗脂肪酶活性)、肝素(能释放脂蛋白脂酶，且具有抗凝活性与抗炎特性)、环孢素与霉酚酸酯等亦有一定疗效，特别是重症患者可试用。以下是几种常用的治疗药物：

(1) NSAIDs　根据病情和患者的个体差异选择适当的NSAID，如对高热患者可选用有强烈退热作用的尼美舒利(应从小剂量开始，如50 mg，q12 h)或洛索洛芬。使用NSAIDs应注意其副作用如胃肠道损害、肝肾损害、对心血管系统的影响等。

(2) 糖皮质激素　在病情急性加重时可选用。糖皮质激素(如泼尼松),常用剂量为每天 40~60 mg,可一次或分次服用,当症状缓解后 2 周逐渐减量。

(3) 免疫抑制剂　较常用的有硫唑嘌呤、羟氯喹或氯喹、沙利度胺(反应停)、环磷酰胺、环孢素与霉酚酸脂等(具体用法可参照有关诊治指南)。①硫唑嘌呤:常用剂量为每天 100 mg,可 1 次或分 2 次服用。为防止骨髓抑制,开始以 1 mg/(kg·d),连用 6~8 周后加量,最大剂量不得超过 2.5 mg/(kg·d)。如与血管紧张素转换酶抑制剂合用可引起严重的白细胞减少症,对肝、肾与造血系统均有一定毒性,故应定期查血常规和肝肾功能。妊娠期不宜服用。②氯喹或羟氯喹:氯喹常用剂量为 0.25 g/d;羟氯喹为 200 mg 每天 1~2 次,起效后改为每天 100~200 mg 长期维持治疗。长期服用要警惕视网膜病变与视野改变,要每半年作 1 次眼科检查。③环磷酰胺:常用剂量为每天 2.5~3 mg/kg,每日 1 次或分次口服;重症者可每次 500~1 000 mg/m² 体表面积,每 2~4 周静脉滴注 1 次。严重骨髓抑制者或孕妇禁用。使用期间要定期查血常规和肝、肾功能并注意预防出血性膀胱炎等不良反应。④环孢素:常用剂量为每日 2.5~4 mg/kg,分 2~3 次服用。难以控制的高血压禁用,孕妇慎用。⑤沙利度胺(反应停):常用剂量为每天 100~200 mg,晚上或餐后至少 1 h 服用,如体重少于 50 kg,要从小剂量开始。由于有致胎儿畸形作用,孕妇禁用。

(三) 治疗方案的选择

根据患者临床表现,进行分型,选择合理的、个体化治疗方案。

【病程观察及处理】

(一) 病情观察要点

注意观察患者体温、皮下结节、关节痛等全身表现及相应器官受累的血液学指标。

(二) 疗效判断及处理

1. 好转　患者症状逐渐缓解,无发热和新发皮下结节,器官受累的血液学指标逐渐好转,继续原方案治疗。

2. 无效　患者症状无明显改善,仍有发热、成批出现的痛性结节,器官损害没有明显改善,应根据病情,进一步改进治疗方案。

【预后评估】

本病预后个体差异较大。只有皮肤表现者,预后相对较好,但常年出现病情缓解与恶化交替进行。有内脏受累者,预后差,死亡率高。

(李 昊 许韩师)

第四节 抗磷脂抗体综合征

【概述】

抗磷脂抗体综合征(antiphospholipid syndrome,APS)是一种以反复动、静脉血栓形成、自发性流产、血小板减少及血清抗磷脂抗体(antiphospholipid antibodies,APL)持续阳性为主要特征的多系统受累的非炎症性自身免疫性疾病,上述症状可单独或多个共同存在。可分为原发性和继发性。如伴发系统性红斑狼疮(SLE)、类风湿关节炎、干燥综合征等全身免疫性疾病,或继发于各种感染和肿瘤等,称为继发性抗磷脂综合征(secondary antiphospholipid syndrome,SAPS);如单独出现则称原发性抗磷脂综合征(primary antiphospholipid syndrome,PAPS)。原发性抗磷脂综合征的病因目前尚不明确,可能与遗传、感染等因素有关。抗磷脂抗体可以在出现临床症状(血栓形成和妊娠失败)之前持续多年阳性。

【诊断步骤】

(一)病史采集要点

1. 起病情况　APS多见于年轻人,儿童亦可出现。女性发病明显高于男性,男女比例为1∶9。

2. 主要临床表现

(1)血栓形成　APS血管性血栓形成有以下特点:①所有大、中、小及微动、静脉均可出现血栓。②血栓可单一部位发生,也可多处同时发生。③血栓形成表现为反复、间歇性发作,难以预测。大多数情况下,血栓复发常发生在同一部位。④组织病理提示大部分血管病变是血栓,而没有炎症现象,与血管炎明显不同。⑤部分病例受累血管可有内膜显著增生和管腔严重狭窄,称之为"APS血管病(APS vasculopathy)"。

APS血管性血栓形成的临床表现,取决于受累血管的种类、部位和大小,可以

表现为单一血管或多个血管受累,各部位症状分述如下:

①周围血管:深静脉血栓形成或血栓性静脉炎,肢体动脉闭塞可导致肢端缺血、坏疽,部分需要截肢。

②神经系统表现:大动脉受累可表现为脑卒中和短暂性脑缺血发作,Sneddon综合征(APL 阳性患者伴反复脑缺血、网状青斑和高血压)。舞蹈症,其他神经系统表现:癫痫、急性缺血性脑病、横贯性脊髓炎、格林巴利综合征或脊髓前动脉闭塞、偏头痛。静脉受累表现为中枢静脉窦血栓。

③心脏表现:主要表现为动脉受累,其他还有心脏瓣膜损害、心腔内血栓、心肌梗死、心肌病、心内膜炎等。

④肺部表现:肺栓塞和肺梗死、肺动脉高压、肺动脉血栓形成、肺泡出血、产后综合征,后者表现为发热、胸痛和呼吸困难;影像学检查示胸腔积液和斑片状浸润影。

⑤肾脏和肾上腺:包括肾动脉闭塞、肾静脉血栓形成、肾梗死和肾血栓性微血管病。恶性高血压可以是肾脏受累的首发表现,蛋白尿和肾功能衰竭亦可出现。肾上腺静脉血栓可引起腺体肿胀,进而动脉供血减少,导致 Addison 病和肾上腺功能减退。

⑥肝脏:表现包括布-加综合征、静脉闭塞疾病、结节再生性增生、肝梗死及肝酶升高。

⑦肠道:受累包括肠系膜缺血、局灶节段性小肠缺血和结肠缺血,可导致肠绞痛、肠出血和肠梗死。门静脉高压、微血管病所致的胰腺炎、脾栓塞和脾梗死亦有报道。

⑧眼部:视网膜缺血和梗死。新生血管增生可引起继发玻璃体出血、视网膜脱落或青光眼。临床出现眼血管闭塞征象时,要警惕脑血管意外的发生。

⑨皮肤:常见网状青斑、慢性皮肤溃疡;其他包括浅表性血栓性静脉炎、皮肤坏疽、肢端坏死、血管炎样病变(斑或结节)、Degos 病(恶性萎缩型丘疹病)及指甲下碎片状出血等。

⑩大血管:上/下腔静脉受累可表现为上/下腔静脉综合征。主动脉弓受累可出现主动脉弓综合征,腹主动脉受累可出现跛行,急性髂动脉闭塞可见于血栓栓塞或急性血栓形成,临床表现为受累下肢凉、苍白、发绀,足背动脉搏动减弱或消失。

⑪灾难性血管闭塞(catastrophic vascular occlusion):某些患者同时或短期内(数日至数周)进行性出现多部位(3 个或 3 个以上)血栓形成,常累及脑、肾、肝或心等重要器官,出现多器官功能衰竭而死亡,称之为恶性抗磷脂综合征(catastrophic antiphospholipid syndrome,CAPS)。此时应与弥散性血管内凝血(DIC)、

血栓性血小板减少性紫癜(TTP)和溶血性尿毒综合征(HUS)相鉴别。

⑫产科症状：APS 的主要特征是习惯性流产(胎龄小于 10 周)、胎死宫内(胎龄大于 10 周)和(或)早产(胎龄小于 34 周,因重度妊高征或胎盘功能不全引起)。近来许多学者发现不孕症的妇女 APL 阳性率增高,但 APL 与不孕症的关系尚未确定。

⑬血细胞减少：APS 血液学表现包括血小板减少、Coombs 试验阳性、溶血性贫血、Fisher-Evans 综合征(自身免疫性溶血性贫血伴血小板减少)和中性粒细胞减少。

3. **既往病史及家族史** 既往血栓病史、反复流产史及诱因、血液系统疾病史,有无其他引起高凝状态、血栓形成、血细胞减少的诱因及有无相关的原发病如系统性红斑狼疮、类风湿关节炎、干燥综合征等。有无特殊药物服用史。有无家族史等。

(二)体格检查要点

1. **一般情况** 可出现网状青斑、慢性皮肤溃疡、浅表性血栓性静脉炎、皮肤坏疽、肢端坏死、血管炎样病变(斑或结节)、丘疹及指甲下碎片状出血、皮肤紫癜、黄疸等。

2. **血栓部位相应体征** 如脑栓塞局灶定位体征,肢体动脉血栓缺血体征,静脉血栓回流障碍体征,眼科检查异常等。

3. **心肺腹** 心律失常、肝脾增大、腹部压痛、血管杂音等。

4. **妇科检查**。

(三)门诊资料分析

1. **血常规** APS 患者血小板多为轻至中度减少,重度血小板减少亦不少见。部分患者出现贫血、中性粒细胞减少。

2. **尿常规** 肾脏受累可有蛋白尿、血尿、管型等。

(四)进一步检查项目

1. **抗磷脂抗体(APL)** 抗心磷脂抗体(ACL)是目前最常检测的 APL,一般应用酶联免疫吸附法(ELISA),定量或半定量测定 ACL,对诊断 APS 敏感性较高,特异性相对低,常用作筛选试验。目前国内多用阴性(－)、低滴度(＋)、中等滴度(＋＋)及高滴度阳性(＋＋＋～＋＋＋＋)来表达 ACL 的实验结果。持续中高滴度的 IgG/IgM 型 ACL 与血栓密切相关,IgG 型 ACL 与中晚期流产相关。

狼疮抗凝物(LA) LA 因首先在 SLE 患者中发现而得名,是一种 IgG 或 IgM 型免疫球蛋白,在体外能干扰并延长各种磷脂依赖的凝血试验,在体内与血栓形成密切相关,对诊断 APS 有较高的特异性。检测 LA 的筛选试验有活化的凝血活酶时间(activated partial thromboplastin time,APTT)、白陶土凝血时间(kaolinclotting time,KCT)及 Russell 蛇毒凝血时间(Russell's viper venom time,RVVT)等,其中以 KCT 和 RVVT 较敏感。鉴定 LA 需要 4 步过程:①磷脂依赖的凝血筛选试验(APTT、KCT 或 RVVT)延长。②加入正常缺乏血小板的血浆不能纠正上述筛选试验中延长的凝血时间。③加入过量磷脂可以缩短或纠正上述筛选试验中延长的凝血时间。④排除其他凝血疾患,如Ⅷ因子抑制剂或肝素。

2. β_2-GP1 β_2GP1 是一种天然的抗凝剂,在体外有明显的抑制凝血作用。抗 β_2GP1 抗体包括 IgG、IgM 及 IgA 型,IgG 型与血栓密切相关。抗 β_2GP1 抗体与 β_2GP1 结合,可促进 β_2GP1 与细胞膜表面磷脂稳定结合,干扰依赖磷脂的抗凝途径,增加血栓形成的危险性。抗 β_2GP1 抗体还能促使 β_2GP1 与血管内皮细胞、单核细胞及血小板相关受体结合,诱导组织因子的表达,而发挥促凝作用。抗 β_2GP1 抗体同时也可激活血小板,诱导血栓素产生增加,促进血栓形成。

3. 其他常规检查 肝肾功能及电解质;血浆蛋白电泳、免疫球蛋白、补体(C3、C4 和 CH50)及红细胞沉降率等。出凝血功能、D 二聚体、网织红计数、Coombs 试验等。

4. 影像学检查
①超声检查:血管彩色多普勒有助于外周较大动静脉血栓的诊断,敏感性和特异性较高。经颅多普勒超声(TCD)检查对脑缺血诊断有重要意义。B 超还可监测妊娠中晚期胎盘功能和胎儿状况。

②电子计算机体层扫描摄影(CT):头颅 CT 对脑梗死有重要诊断价值,胸部 CT 有利于肺栓塞的诊断。

③磁共振成像(MRI):头颅 MRI 对脑梗死、脑血管疾病的诊断很有帮助。胸部 MRI 有利于主动脉、腔静脉等大血管病变的诊断。

④血管造影:是诊断血管内血栓形成的金标准,尤其是数字减影血管造影(digital subtraction angiography,DSA),可显示血管阻塞部位、范围和程度,以及侧支循环情况。血管造影为有创检查,要掌握其适应证。当临床高度怀疑血栓形成,其他检查不能明确时,应行血管造影检查。

5. 其他自身抗体 PAPS 患者可有 ANA 和抗 dsDNA 抗体阳性。新生儿狼疮是所有自身免疫性疾病的一个潜在并发症,妊娠妇女应常规检测抗 Ro/SSA 和抗 La/SSB 抗体。

6. 对静脉血栓闭塞患者应检测蛋白 C、蛋白 S、抗凝血酶Ⅲ和因子Ⅴ-Leiden

突变等。血浆同型半胱氨酸有助于动脉闭塞患者的诊断。

7. 组织病理检查 皮肤、肾脏或其他组织活检显示非炎症性血管闭塞和血栓形成。一般无淋巴细胞或白细胞浸润。炎症性血管炎常提示合并 SLE 或其他结缔组织病。

【诊断对策】

(一)诊断要点

常用的 APS 的诊断标准有 1988 年 Asherson 提出的和 1989 年 Alarcon、Segovia 提出的诊断标准,见表 20-1 和表 20-2。

表 20-1 原发性抗磷脂综合征的分类标准(1988,Asherson)

临床表现	诊断条件
1. 静脉血栓	1. 满足 1 条临床表现加 1 条实验室指标
2. 动脉血栓	2. APL 阳性 2 次,间隔>3 个月
3. 习惯性流产	3. 随访 5 年以排除 SLE 或其他自身免疫疾病
4. 血小板减少	
实验室指标	
1. IgG APL(中/高度水平)	
2. IgM APL(中/高度水平)	
3. LA 阳性	

表 20-2 抗磷脂综合征的分类标准(1989,Alarcon-Segovia)

明确诊断需满足:

(一)两种或两种以上下述临床表现

1. 习惯性流产

2. 静脉血栓

3. 动脉阻塞

4. 腿部溃疡

5. 网状青紫

6. 溶血性贫血

7. 血小板减少

(二)高滴度 APL(IgG 或 IgM>5SD)

可疑:1 条临床表现加上高滴度 APL 或两条及两条以上临床表现加上 APL 阳性(IgG 或 IgM 型)

目前认为抗 β_2-GP1 抗体比 APL 特异性高，故中、高滴度抗 β_2-GP1 抗体阳性的患者应高度警惕 PAPS。

(二)鉴别诊断要点

诊断 APS 需除外 APL 阳性和/或导致血栓栓塞和流产的其他疾病。

1. 静脉血栓形成

(1)易栓症　某些患者存在基因缺陷，易发生血栓形成，称为易栓症。如因子 V Leiden 突变(激活的蛋白 C 抵抗)，蛋白 C(PC)、蛋白 S(PS)或抗凝血酶Ⅲ(AT-Ⅲ)缺乏症；不良纤维蛋白原血症；纤维蛋白溶解异常等，多为常染色体显性或隐性遗传，通常在 45 岁以前有过血栓形成史，或有家族血栓栓塞病史。其诊断依靠实验室检查。

(2)肾病综合征　以肾静脉血栓最常见，其他可出现肺血管血栓、栓塞，下肢静脉、下腔静脉、冠状动脉和脑血管血栓。

(3)真性红细胞增多症　多见于中老年男性。可出现四肢、肠系膜、脑和冠状血管血栓形成。约半数病例伴有高血压。体检可见皮肤和黏膜显著红紫，眼结膜充血，常伴肝脾肿大。血液检查示红细胞容量、红细胞计数和血红蛋白定量显著增高。骨髓检查可明确诊断。

(4)原发性血小板增多症　血小板显著增多，伴出血及血栓形成，常有脾肿大。静脉血栓多见于肢体，有时发生于肝、脾、肠系膜、肾及门静脉。

(5)阵发性睡眠性血红蛋白尿　以与睡眠有关的、间歇发作的血红蛋白尿为特征，可伴全血细胞减少或反复血栓形成。可累及肝静脉，出现 Budd-Chiari 综合征。其他可累及肠系膜静脉、脑和肢体血管。酸溶血试验(Ham 试验)、蔗糖溶血试验、蛇毒因子溶血试验等阳性，可与 APS 鉴别。

2. 动脉闭塞　对动脉闭塞者，应注意与高脂血症、糖尿病、高血压、血管炎、高同型半胱氨酸血症、血栓性闭塞性脉管炎和镰状细胞病等疾病鉴别。

(1)高脂血症、糖尿病和高血压是动脉粥样硬化的常见主要危险因素，其本身所引起的动脉粥样硬化可导致血管狭窄、闭塞，组织器官缺血或梗死。对中老年患者应监测血压、血脂、血糖。但应注意 APL 与上述疾病合并存在的情况。

(2)血管炎是一组临床表现各异的疾病，可累及大小不等的动脉、静脉、微血管，使管腔变窄、循环受阻、受累器官出现功能障碍。如大动脉炎多累及主动脉及其分支；结节性多动脉炎(PAN)、显微镜下多血管炎(MPA)、变应性肉芽肿性血管炎(AGA)和 Wegener 肉芽肿(WG)，主要累及中小动脉和微血管，血清 ANCA 阳性；贝赫切特综合征可累及大、中动脉和(或)静脉等。血管炎与 APS 最关键的鉴别点是受累血管壁有明显炎症改变。

(3) 高同型半胱氨酸血症　可表现为反复动静脉血栓栓塞,但患者血浆同型半胱氨酸水平显著增高,叶酸、维生素 B 和维生素治疗有效,其 APL 阴性,可与 APS 区别。

(4) 血栓闭塞性脉管炎(Buerger 病)　大多数患者是青壮年男性,有吸烟史。多数累及下肢的趾、足背和胫、腓动脉,也可有上肢的指、桡和尺动脉血栓,病变呈节段性分布。临床可表现为间歇跛行、静息痛、坏疽和溃疡。病理提示血管壁全层炎症,内皮细胞、成纤维细胞增生和淋巴细胞浸润,管腔内血栓形成,可与 APS 鉴别。

3. 产科异常　蛋白 C、蛋白 S 或抗凝血酶Ⅲ遗传性缺乏症,因子 V Leiden 突变(激活的蛋白 C 抵抗),重度妊高征及糖尿病亦可引起妊娠并发症和死胎。详细询问病史、体检和盆腔检查,母体和胎儿超声,必要时染色体分析可明确流产原因。

4. 抗磷脂抗体阳性　除 APS 外,APL 可在正常人(2%～6.5%)和其他疾病患者血清中检出,但不伴血栓形成。而且 APL 阳性率随年龄增加而增高。感染诱发的 APL 阳性通常为一过性,且 IgM 型较 IgG 型更为常见。因此,诊断 APS 时,要除外与非致血栓性 APL 有关的疾病,主要包括以下方面:

(1) 自身免疫疾病　系统性红斑狼疮、盘状狼疮、类风湿关节炎和干燥综合征等。

(2) 恶性肿瘤　实体肿瘤(癌),血液系统肿瘤(白血病和淋巴瘤)。

(3) 药物　普鲁卡因酰胺、肼屈嗪、β受体阻滞剂、苯妥英钠、氯丙嗪、奎宁、口服避孕药等。

(4) 感染性疾病　梅毒、结核病、细菌性心内膜炎、病毒性肝炎、B19 微小病毒、EB 病毒感染、传染性单核细胞增多症、莱姆病、钩端螺旋体病、南美锥虫病、HIV 等。

(5) 血管炎　大动脉炎、颞动脉炎、过敏性紫癜。

(6) 其他　风湿热、吉兰巴雷综合征、脊柱关节病、炎性肠病、终末期肾衰竭等。

(三)临床类型

1. 按病因分类　分为原发性和继发性。

2. 根据抗体检测结果分类　可分为①LA 血栓综合征:指 LA 阳性,往往引起静脉血栓;②ACL 血栓综合征:指 ACL 阳性,更易引起动脉血栓;③混合型 aPLA 血栓综合征。

3. 根据临床症状分五型　Ⅰ型以深静脉血栓形成为主;Ⅱ型以动脉血栓形成

为主;Ⅲ型主要指视网膜动静脉、脑血管栓塞;Ⅳ型为以上混合型;Ⅴ型为胎儿丢失型(胎儿流产综合征)。此种分型对临床治疗更有指导意义。

【治疗对策】

(一)治疗原则

目前尚无令人满意的治疗方案,无临床症状的原发性 APS 一般不需治疗,而继发性 APS 主要治疗原发病。APS 未出现症状者,在出现高危因素的情况下,如长期制动、高血脂、高血压,可使用低剂量血栓预防药物,手术期间短期使用肝素。出现血栓事件的患者主要是对症治疗,防止血栓和流产的再次发生。当血小板明显减少、溶血性贫血,或于足够的抗凝治疗后仍有危及生命的反复血栓栓塞发作者即灾难性 APS 时应当使用激素或免疫抑制剂,必要时可血浆置换、纤溶疗法和静脉注射大剂量免疫球蛋白治疗灾难性 APS。

(二)治疗计划

1. 血栓治疗 美国血液学会建议 APS 患者静脉血栓的治疗方案如下:

(1)确定基础 PT 时间是否正常;

(2)对初发患者口服抗凝治疗目标 国际标准化比率(INR)为 2.0~3.0,至少持续治疗 12 个月;

(3)治疗其他高凝因素,如叶酸治疗高同型半胱氨酸血症;

(4)对于复发患者采用更高 INR 3.0~4.0,或替代抗凝治疗如低分子量肝素或免疫抑制剂,特别是对于继发性 APS 患者。

APS 患者的动脉血栓的治疗:

(1)确定基础 PT 时间是否正常;

(2)对初发患者口服抗凝治疗目标:INR 为 2.5~3.5,至少持续治疗 12 个月;

(3)治疗其他的高凝因素,如高胆固醇血症和高血压;

(4)复发患者,采用 INR 3.0 以上,抗血小板治疗、替代抗凝药物如低分子量肝素或免疫抑制。

对于抗凝治疗时间,英国血液学会建议为 6 个月,美国胸科医师学会建议为 12 个月。但对患者个体的治疗应依据血栓栓塞事件的严重程度、其他高凝因素、潜在出血并发症等危险因素综合考虑。免疫抑制治疗包括类固醇激素、环磷酰胺、利妥昔单抗等。

2. 抗凝治疗 常用的抗凝药物:

(1)普通肝素或低分子量肝素。监测肝素治疗的实验室指标为 APTT,治疗剂量应控制在正常对照的 1.5~2.0 倍。肝素过量可用鱼精蛋白对抗。

(2)华法林 从小剂量开始,逐渐增加,用药过程中应监测 INR。INR>3.0 出血风险加大,INR>5.0 出血风险极大。华法林过量可以用维生素 K 拮抗。本药有致畸作用,孕妇禁用。

(3)抗血小板药物 用以抑制血小板黏附、聚集和释放功能,防止和抑制血栓形成。常选用阿司匹林 50~300 mg/d,双嘧达莫 25~50 mg tid。

(4)羟氯喹 可预防 SLE 伴 APL 阳性者的血栓形成,或用于经良好抗凝治疗仍有血栓形成的患者。羟氯喹有减少 APS 的生成和抗血小板聚集的作用。用量:0.2~0.4 g/d。

3. 急性期血栓治疗 急性期血栓可行取栓术,静脉血栓在 72 h 内进行,动脉血栓在 8~12 h 内进行或血管旁路手术。不能手术患者可行溶栓治疗,常用尿激酶、链激酶等,溶栓后用肝素或华法林继续抗凝治疗。

4. 血小板减少的治疗 对轻度血小板减少而不合并血栓的患者,可以观察不予治疗。对出现血栓而血小板 $<100 \times 10^9/L$ 患者抗凝治疗应慎重。血小板 $<50 \times 10^9/L$ 的患者禁用抗凝治疗,可以应用泼尼松联合大剂量丙种球蛋白静脉注射治疗,血小板上升后再予抗凝治疗。

(三)治疗方案的选择

Kelley 风湿学中总结如下:

抗体	临床情况	建议
中/重滴度	无症状	不治疗*
	不肯定的血栓	阿司匹林,80mg/d
	反复静脉血栓	华法林,INR▲ 2.0~3.0,不确定
	动脉血栓	华法林,INR 3.0,不确定
	第一次妊娠	不治疗*
	一次流产,<10 周	不治疗*
	反复流产/10 周后的流产无血栓	整个妊娠中低剂量肝素(5 000 U Bid)持续至产后 6~12 周
	反复流产/10 周后的流产伴血栓	整个妊娠过程治疗量肝素,产后用华法林
	网状青斑	不治疗*

续表

抗体	临床情况	建议
无/低滴度	血小板下降，>50×10⁹/L	不治疗*
	血小板下降，<50×10⁹/L	泼尼松 60 mg/d
	反复静脉血栓	评估蛋白C、蛋白S、抗凝血酶Ⅲ缺乏、因子V Leiden。华法林，INR 2.0~3.0，不确定
	动脉血栓	评估有无高胱氨酸血症、动脉粥样硬化血管炎。华法林，INR 3.0，不确定
	反复流产	评估其凝血物质和其他流产的原因，整个妊娠中低剂量肝素(5 000 U Bid)持续至产后6~12周

* 为可给予阿司匹林 80 mg，▲ INR 代表 international normalized ratio。引自 Kelley 风湿病学。

【病程观察及处理】

(一)病情观察要点

1. 溶栓效果、血栓部位再通情况。
2. 监测血小板。
3. 抗凝治疗如使用华法林监测 INR，并调整适当药物剂量。
4. 应用激素及免疫抑制剂应注意检查血常规、肝肾功能。
5. 妊娠期长期密切监护，以早期发现先兆子痫、胎儿发育迟缓和胎盘功能不良等。

(二)疗效判断与处理

1. 疗效评价

(1)有效 血栓症状和体征消失，无血栓复发，妊娠成功，监测血小板正常。

(2)未愈 仍反复复发血栓、流产、血小板减少。

2. 处理

(1)有效 预防血栓形成及反复流产。

(2)未愈 继发性 APS 继续治疗原发病。原发性 APS 加强预防血栓及反复流产治疗。

【预后评估】

预后主要取决于血栓形成的部位和内脏器官受累的程度,抗磷脂抗体滴度明显增高提示预后不良。对于重症 APS 的治疗效果取决于及早诊断和有效的抗凝治疗。

(高 扬 叶玉津)